THOMPSON & THOMPSON
GENÉTICA MÉDICA

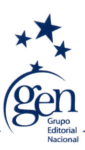

O GEN | Grupo Editorial Nacional – maior plataforma editorial brasileira no segmento científico, técnico e profissional – publica conteúdos nas áreas de ciências da saúde, exatas, humanas, jurídicas e sociais aplicadas, além de prover serviços direcionados à educação continuada e à preparação para concursos.

As editoras que integram o GEN, das mais respeitadas no mercado editorial, construíram catálogos inigualáveis, com obras decisivas para a formação acadêmica e o aperfeiçoamento de várias gerações de profissionais e estudantes, tendo se tornado sinônimo de qualidade e seriedade.

A missão do GEN e dos núcleos de conteúdo que o compõem é prover a melhor informação científica e distribuí-la de maneira flexível e conveniente, a preços justos, gerando benefícios e servindo a autores, docentes, livreiros, funcionários, colaboradores e acionistas.

Nosso comportamento ético incondicional e nossa responsabilidade social e ambiental são reforçados pela natureza educacional de nossa atividade e dão sustentabilidade ao crescimento contínuo e à rentabilidade do grupo.

THOMPSON & THOMPSON
GENÉTICA MÉDICA

OITAVA EDIÇÃO

Robert L. Nussbaum, MD, FACP, FACMG
Holly Smith Chair of Medicine and Science
Professor of Medicine, Neurology, Pediatrics and Pathology
Department of Medicine and Institute for Human Genetics
University of California San Francisco
San Francisco, California

Roderick R. McInnes, CM, MD, PhD, FRS(C), FCAHS, FCCMG
Alva Chair in Human Genetics
Canada Research Chair in Neurogenetics
Professor of Human Genetics and Biochemistry
Director, Lady Davis Institute
Jewish General Hospital
McGill University
Montreal, Quebec, Canada

Huntington F. Willard, PhD
President and Director
The Marine Biological Laboratory
Woods Hole, Massachusetts
and
Professor of Human Genetics
University of Chicago
Chicago, Illinois

Com Estudos de Casos Clínicos atualizados por:

Ada Hamosh, MD, MPH
Professor of Pediatrics
McKusick-Nathans Institute of Genetic Medicine
Scientific Director, OMIM
Johns Hopkins University School of Medicine
Baltimore, Maryland

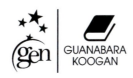

- Os autores deste livro e a editora empenharam seus melhores esforços para assegurar que as informações e os procedimentos apresentados no texto estejam em acordo com os padrões aceitos à época da publicação. Entretanto, tendo em conta a evolução das ciências, as atualizações legislativas, as mudanças regulamentares governamentais e o constante fluxo de novas informações sobre os temas que constam do livro, recomendamos enfaticamente que os leitores consultem sempre outras fontes fidedignas, de modo a se certificarem de que as informações contidas no texto estão corretas e de que não houve alterações nas recomendações ou na legislação regulamentadora.

- Os autores e a editora se empenharam para citar adequadamente e dar o devido crédito a todos os detentores de direitos autorais de qualquer material utilizado neste livro, dispondo-se a possíveis acertos posteriores caso, inadvertida e involuntariamente, a identificação de algum deles tenha sido omitida.

- **Atendimento ao cliente:** (11) 5080-0751 | faleconosco@grupogen.com.br

- Traduzido de
  Thompson & Thompson Genetics in Medicine, Eighth Edition
  Copyright © 2016 by Elsevier, Inc.
  All rights reserved.
  This edition of Thompson & Thompson Genetics in Medicine, *Eighth Edition* by Robert L. Nussbaum, Roderick R. McInnes and Huntington F. Willard is published by arrangement with Elsevier Inc.
  ISBN: 978-1-4377-0696-3
  Esta edição de *Thompson & Thompson Genetics In Medicine,* 8ª edição de Robert L. Nussbaum, Roderick R. McInnes e Huntington F. Willard é publicada por acordo com a Elsevier, Inc.

- Direitos exclusivos para a língua portuguesa
  Copyright © 2016, 2022 (5ª impressão) by
  GEN | Grupo Editorial Nacional S.A.
  Publicado pelo selo Editora Guanabara Koogan Ltda.
  Travessa do Ouvidor, 11
  Rio de Janeiro – RJ – 20040-040
  www.grupogen.com.br

  Reservados todos os direitos. É proibida a duplicação ou reprodução deste volume, no todo ou em parte, em quaisquer formas ou por quaisquer meios (eletrônico, mecânico, gravação, fotocópia, distribuição pela Internet ou outros), sem permissão, por escrito, do GEN | Grupo Editorial Nacional Participações S/A.

- Capa: Studio Creamcracker

- Editoração eletrônica: Thomson Digital

Nota

Esta obra foi produzida por GEN - Grupo Editorial Nacional sob sua exclusiva responsabilidade. Médicos e pesquisadores devem sempre fundamentar-se em sua experiência e no próprio conhecimento para avaliar e empregar quaisquer informações, métodos, substâncias ou experimentos descritos nesta publicação. Devido ao rápido avanço nas ciências médicas, particularmente, os diagnósticos e a posologia de medicamentos precisam ser verificados de maneira independente. Para todos os efeitos legais, a Elsevier, os autores, os editores ou colaboradores relacionados a esta obra não assumem responsabilidade por qualquer dano/ou prejuízo causado a pessoas ou propriedades envolvendo responsabilidade pelo produto, negligência ou outros, ou advindos de qualquer uso ou aplicação de quaisquer métodos, produtos, instruções ou ideias contidos no conteúdo aqui publicado.

CIP-BRASIL. CATALOGAÇÃO NA PUBLICAÇÃO
SINDICATO NACIONAL DOS EDITORES DE LIVROS, RJ

N957g
8. ed.

    Nussbaum, Robert L., 1950-
        Thompson & Thompson Genética Médica / Robert L. Nussbaum, Roderick R. McInnes, Huntington F. Willard ; tradução Ana Julia Perrotti-Garcia. - 8. ed. - [Reimpr.]. - Rio de Janeiro : GEN | Grupo Editorial Nacional. Publicado pelo selo Editora Guanabara Koogan Ltda., 2022.
        il. ; 28 cm.

    Tradução de: Thompson & Thompson genetics in medicine
    Inclui bibliografia
    ISBN 978-85-352-8400-3

    1. Genética médica. I. McInnes, Roderick R. II. Willard, Huntington F. III. Título. IV. Título: Genética na medicina.

16-32669   CDD: 616.042
                         CDU: 616-056.7

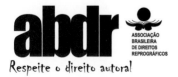

Revisão científica

Cíntia Barros Santos-Rebouças
Coordenadora Adjunta do Serviço de Genética Humana da Universidade Estadual do Rio de Janeiro (UERJ)
Professora Associada do Departamento de Genética do Instituto de Biologia Roberto Alcântara Gomes da UERJ
Doutora em Ciências (Genética Humana) pela UERJ
Bacharel em Ciências Biológicas pela UERJ

TRADUÇÃO

Ana Julia Perrotti-Garcia (Caps. 9 e 19)
Doutora em Língua Inglesa pelo Departamento de Letras Modernas da Faculdade de Filosofia, Letras e Ciências Humanas da Universidade de São Paulo (DLM/FFLCH/USP)
Mestre em Linguística Aplicada pela Pontifícia Universidade Católica de São Paulo (PUC-SP)
Especialista em Tradução pela FFLCH/USP
Cirurgiã-dentista pela Faculdade de Odontologia da USP
Tradutora Intérprete pela UniFMU-SP
Intérprete Médica Membro da International Medical Interpreters Association (IMIA) e da American Translators Association (ATA), EUA

Agnes Cristina Fett-Conte (Cap. 8)
Professora Adjunta da Disciplina de Genética Médica do Departamento de Biologia Molecular da Faculdade de Medicina de São José do Rio Preto (FAMERP/FUNFARME)
Livre-docente em Genética Humana e Médica pela Universidade Estadual Paulista "Julio de Mesquita Filho" (UNESP)
Doutora e Mestre em Genética Humana e Médica pela UNESP
Especialista em Citogenética Humana pela SBG e em Terapia Familiar Sistêmica pela FAMERP
Graduada em Ciências Biológicas pela UNESP

Ana Lúcia Brunialti (Casos Clínicos)
Pós-doutora em Genética Animal pelo Instituto Nacional de Pesquisa Agronômica (INRA) – França
Mestre e Doutora em Genética Humana pela Université Pierre et Marie Curie – Paris VI e Instituto Pasteur de Paris – França
Graduada em Ciências Biológicas pela PUC Campinas

Carlos Eduardo Steiner (Cap. 7)
Professor Associado do Departamento de Genética Médica da Faculdade de Ciências Médicas da Universidade Estadual de Campinas (UNICAMP)
Doutor e Mestre em Genética pela UNICAMP
Graduado em Medicina pela Universidade Federal do Paraná (UFPR) com Residência Médica em Genética Médica

Carlos M.C. Maranduba (Fontes e Reconhecimento)
Professor no Departamento de Biologia do Instituto de Ciências Biológicas da Universidade Federal de Juiz de Fora (UFJF)
Doutor em Biotecnologia (Genética Humana) pela USP

Danuza Pinheiro Bastos Garcia de Mattos (Cap. 12)
Professora Adjunta do Departamento de Microbiologia e Parasitologia da Universidade Federal Fluminense (UFF)
Doutora em Medicina Veterinária pela UFF
Mestre em Biologia Parasitária pelo Instituto Oswaldo Cruz/Fundação Oswaldo Cruz (IOC-FIOCRUZ)
Graduada em Medicina Veterinária pela UFF

Denise C. Rodrigues (Caps. 1, 2, 3, 6, 10 e 16)
Pós-Graduada em Tradução pela Universidade de Franca (UNIFRAN)
Bacharel em Tradução pela Universidade de Brasília (UnB)

Eliseanne Nopper (Cap. 14)
Especialista em Psiquiatria Clínica pela Faculdade de Medicina de Santo Amaro (FMSA) e Complexo Hospitalar do Mandaqui
Graduada em Medicina pela FMSA – Organização Santamarense de Educação e Cultura (OSEC) da Universidade de Santo Amaro (UNISA)

Geraldo Aleixo Passos (Cap. 17)
Professor Associado e Livre-docente em Genética, Professor das Disciplinas de Genética e de Biologia Molecular das Faculdades de Odontologia e Medicina de Ribeirão Preto da USP
Doutor em Bioquímica pela Faculdade de Medicina de Ribeirão Preto da USP

Luciana Paroneto Medina (Cap. 4)
Pós-doutora em Neurociências pela USP
Doutora e Mestre em Ciências pela USP
Graduada em Biomedicina pela Faculdades Metropolitanas Unidas (FMU)

Marie Odile (Respostas aos problemas)
Tradutora

Monica Farah Pereira (Cap. 13)
Doutora em Ciências Biológicas
Pós-Graduada em Ciências Biológicas pela UERJ

Sergio Jesus-Garcia (Caps. 15 e 18)
Médico pela Faculdade de Ciências Médicas da Santa Casa de São Paulo (FCMSCSP)
Especialista em Otorrinolaringologia pela FCMSCSP
Tradutor

Sheila Recepute (Cap. 5)
Mestre em Genética e Melhoramento
Especialista em Citologia Clínica – Citopatologia
Licienciada em Ciências Biológicas

Tatiana Ferreira Robaina (Índice)
Doutora em Ciências pela Universidade Federal do Rio de Janeiro (UFRJ)
Mestre em Patologia pela UFF
Especialista em Estomatologia pela UFRJ
Cirurgiã-dentista pela Universidade Federal de Pelotas (UFPel)

Viviane Alves Gouveia (Cap. 11)
Doutora em Ciências pela UNIFESP
Mestre em Ciências pela UFMG
Bacharela em Ciências Biológicas pela UFMG

Wagner José Martins Paiva (Glossário)
Professor no Departamento de Biologia Geral da Universidade Estadual de Londrina (UEL)
Doutor em Ciências/Genética, Área de Concentração em Genética Humana (Citogenética) pela USP/FMRP

Prefácio

No prefácio à primeira edição da *Genética Médica*, publicada há quase 50 anos, James e Margaret Thompson escreveram:

A genética é fundamental para as ciências básicas da educação médica pré-clínica e tem aplicações importantes na clínica médica, na saúde pública e na pesquisa médica. ... Este livro foi escrito para introduzir o estudante de medicina nos princípios da genética, como eles se aplicam à medicina, e para dar a ele uma base para a leitura de uma extensa e crescente literatura nessa área. Se seus colegas mais velhos também o considerarem útil, ficaremos duplamente satisfeitos.

O que era verdade naquela época permanece ainda agora, conforme o nosso conhecimento sobre a genética e o genoma humano tem se tornado rapidamente uma parte integrante da saúde pública e da prática da medicina. Esta nova edição da *Genética Médica*, a oitava, procura cumprir as metas das sete anteriores, oferecendo uma exposição precisa dos princípios fundamentais da genética e da genômica humana e médica. Usando exemplos ilustrativos extraídos da medicina, continuamos a enfatizar os genes e os mecanismos que atuam nas doenças humanas.

No entanto, muita coisa mudou desde a última edição deste livro. O ritmo rápido dos progressos decorrentes do Projeto Genoma Humano fornece um catálogo refinado de todos os genes humanos, sua sequência, e um extenso, e ainda crescente, banco de dados da variação humana em todo o mundo e sua relação com doenças. As informações do genoma estimularam a criação de novas ferramentas poderosas que estão mudando a pesquisa em genética humana e a prática da genética médica. Nós, então, continuamos a expandir o escopo do livro para incorporar os conceitos de cuidados de saúde da medicina personalizada e de precisão em *Genética Médica*, fornecendo mais exemplos de como a genômica está sendo usada para identificar as contribuições feitas pela variação genética das suscetibilidades às doenças e aos resultados dos tratamentos.

O livro não pretende ser um compêndio de doenças genéticas nem é um tratado enciclopédico sobre a genética humana e a genômica em geral. Em vez disso, os autores esperam que a oitava edição da *Genética Médica* proporcione aos estudantes uma base para a compreensão da área da genética médica e da genômica, dando-lhes meios para estabelecer um programa de educação continuada nesta área. Os Casos Clínicos — introduzidos pela primeira vez na sexta edição para demonstrar e reforçar os princípios gerais das doenças hereditárias, a patogênese, o diagnóstico, o manejo e o aconselhamento — continuam a ser uma característica importante do livro. Expandimos a seção de casos de doenças complexas para acrescentar distúrbios mais comuns ao conjunto de casos. Para aumentar ainda mais o valor do ensinamento dos Casos Clínicos, continuamos a fornecer um número ao caso (em destaque na cor verde) ao longo do texto para direcionar os leitores diretamente à seção de Estudos de Casos Clínicos que é relevante para os conceitos que estão sendo discutidos naquele trecho do texto.

Qualquer orientador em medicina ou genética, estudante do ciclo avançado, estudante de pós-graduação em genética e genômica, residente em qualquer área da medicina clínica, médico atuante, ou qualquer outro profissional da área da saúde, como enfermeiras e fisioterapeutas, deve considerar este livro uma obra extensa, mas não exaustiva (ou cansativa!) sobre os fundamentos da genética e genômica humanas aplicados à saúde e à doença.

Material Suplementar

Este livro conta com o seguinte material suplementar:

- Banco de imagens
- Perguntas e respostas

O acesso ao material suplementar é gratuito. Basta que o leitor se cadastre e faça seu *login* em nosso *site* (www.grupogen.com.br), clique no *menu* superior do lado direito e, após, em GEN-IO. Em seguida, clique no menu retrátil = e insira o código de acesso (PIN) localizado na segunda orelha deste livro.

O acesso ao material suplementar online fica disponível até seis meses após a edição do livro ser retirada do mercado.

Caso haja alguma mudança no sistema ou dificuldade de acesso, entre em contato conosco pelo e-mail gendigital@grupogen.com.br.

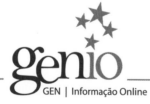

GEN-IO (GEN | Informação Online) é o ambiente virtual de aprendizagem do GEN | Grupo Editorial Nacional

Agradecimentos

Os autores desejam expressar sua estima e gratidão aos seus muitos colegas que, através de suas ideias, sugestões e críticas, melhoraram a oitava edição da *Genética Médica*. Em particular, somos gratos a Anthony Wynshaw-Boris, por compartilhar seu conhecimento e experiência sobre dismorfologia molecular e genética do desenvolvimento na redação do Capítulo 14, e a Ada Hamosh, por sua dedicação e administração contínua dos estudos de casos clínicos.

Agradecemos também a Mark Blostein, Isabelle Carrier, Eduardo Diez, Voula Giannopoulos, Kostas Pantopoulos e Prem Ponka do Lady Davis Institute, McGill University; Katie Bungartz; Peter Byers, da University of Washington; Philippe Campeau, do Ste Justine University Hospital Research Center; Ronald Cohn, Chris Pearson, Peter Ray, Johanna Rommens e Stephen Scherer, do Hospital for Sick Children, de Toronto; Gary Corte e Ada Hamosh, da Johns Hopkins School of Medicine; Beverly Davidson, do Children's Hospital of Philadelphia; Harold C. Dietz, do Howard Hughes Medical Institute e da Johns Hopkins School of Medicine; Evan Eichler, do Howard Hughes Medical Institute e da University of Washington; Geoffrey Ginsburg, da Duke University Medical Center; Douglas R. Higgs e William G. Wood, do Weatherall Institute of Molecular Medicine, Oxford University; Katherine A. High, do Howard Hughes Medical Institute e do Children's Hospital of Philadelphia; Ruth Macpherson, da University of Ottawa Heart Institute; Mary Norton, da University of California San Francisco; Crista Lese Martin, do Geisinger Health System; M. Katharine Rudd e Lora Bean, da Emory University School of Medicine; Eric Shoubridge, da McGill University; Peter St. George-Hyslop, da University of Toronto and the Cambridge Institute for Medical Research; Paula Waters, da University of British Columbia; Robin Williamson; Daynna Wolff, da Medical University of South Carolina; e Huda Zoghbi do Howard Hughes Medical Institute e Baylor College of Medicine.

Estendemos nossos profundos agradecimentos aos editores de apoio, sempre persistentes e determinados, à Elsevier, a Joan Ryan, a Mary Pohlman e a Meghan Ziegler. Mais importante, outra vez agradecemos às nossas famílias por sua paciência e compreensão pela muitas horas que passamos na criação da oitava edição da *Genética Médica*.

E, por último e mais profundamente, expressamos nossa mais profunda gratidão à Drª Margaret Thompson, por nos dar a oportunidade de continuar o livro que ela criou há quase 50 anos com seu falecido marido, James S. Thompson. Peggy faleceu aos 94 anos, logo depois de termos completado esta última revisão da obra. O livro, ampla e simplesmente conhecido como "Thompson & Thompson", vive como um legado de suas carreiras e de sua paixão pela genética na Medicina.

Sumário

CAPÍTULO 1
Introdução *1*
- *O nascimento e o desenvolvimento da genética e da genômica, 1*
- *Genética e genômica na medicina, 1*
- *Prosseguimento, 2*

CAPÍTULO 2
Introdução ao Genoma Humano *3*
- *O genoma humano e a base cromossômica da hereditariedade, 3*
- *Variação no genoma humano, 11*
- *Transmissão do genoma, 11*
- *Gametogênese humana e fertilização, 18*
- *Relevância clínica da mitose e da meiose, 20*

CAPÍTULO 3
O Genoma Humano:
Estrutura e Função Gênicas *21*
- *Informações do conteúdo do genoma humano, 21*
- *O dogma central: DNA → RNA → proteína, 22*
- *Organização e estrutura gênicas, 24*
- *Fundamentos da expressão gênica, 27*
- *Expressão gênica em ação, 29*
- *Aspectos epigenéticos e epigenômicos da expressão gênica, 33*
- *Expressão gênica como uma integração dos sinais genômicos e epigenômicos, 35*
- *Desequilíbrio alélico na expressão gênica, 36*
- *Variação na expressão gênica e sua relevância para a medicina, 41*

CAPÍTULO 4
Diversidade Genética Humana:
Mutação e Polimorfismo *43*
- *A natureza da variação genética, 43*
- *Variação herdada e polimorfismo no DNA, 45*
- *A origem e a frequência de diferentes tipos de mutações, 48*
- *Tipos de mutações e suas consequências, 52*
- *Variação em genomas individuais, 54*
- *Impacto da mutação e do polimorfismo, 55*

CAPÍTULO 5
Princípios da Citogenética Clínica
e da Análise Genômica *57*
- *Introdução à citogenética e à análise genômica, 57*
- *Anomalias cromossômicas, 64*
- *Análise cromossômica e genômica no câncer, 73*

CAPÍTULO 6
Bases Cromossômica e Genômica das Doenças:
Distúrbios dos Autossomos e dos Cromossomos
Sexuais *75*
- *Mecanismos de anomalias, 75*
- *Aneuploidia, 75*
- *Dissomia uniparental, 79*
- *Distúrbios genômicos: síndromes de microdeleção e duplicação, 80*
- *Anomalias cromossômicas idiopáticas, 82*
- *Segregação de anomalias familiares, 83*
- *Distúrbios associados a* imprinting *genômico, 85*
- *Cromossomos sexuais e suas anomalias, 87*
- *Distúrbios de desenvolvimento sexual, 97*
- *Distúrbios do neurodesenvolvimento e deficiência intelectual, 102*

CAPÍTULO 7
Padrões de Herança Monogênica *107*
- *Visão geral e conceitos, 107*
- *Heredogramas, 108*
- *Herança mendeliana, 110*
- *Padrões autossômicos de herança mendeliana, 111*
- *Herança ligada ao X, 118*
- *Herança pseudoautossômica, 122*
- *Mosaicismo, 122*
- *Efeitos da origem parental nos padrões de herança, 124*
- *Mutações dinâmicas: expansão de repetições instáveis, 124*
- *Herança materna dos distúrbios causados por mutações no genoma mitocondrial, 128*
- *Correlacionando genótipo e fenótipo, 130*
- *Importância da história familiar na prática médica, 130*

CAPÍTULO 8
A Herança Complexa dos Distúrbios
Multifatoriais Comuns *133*
- *Caracteres qualitativos e quantitativos, 133*
- *Agregação familiar e correlação, 135*
- *Determinação das contribuições relativas dos genes e do ambiente para as doenças complexas, 137*
- *Exemplos de doenças multifatoriais comuns com uma contribuição genética, 141*

SUMÁRIO

Exemplos de características multifatoriais para as quais fatores genéticos e ambientais específicos são conhecidos, 145
O desafio da doença multifatorial de herança complexa, 152

CAPÍTULO 9

Variação Genética nas Populações *155*
Genótipos e fenótipos nas populações, 155
Fatores que alteram o equilíbrio de Hardy-Weinberg, 158
Diferenças étnicas na frequência de diversas doenças genéticas, 163
Genética e ancestralidade, 166

CAPÍTULO 10

Identificação da Base
Genética para Doenças Humanas *171*
Base genética para análise de ligação e associação, 171
Mapeamento de genes de doenças humanas, 178
Do mapeamento gênico à identificação do gene, 186
Encontrar genes responsáveis por doenças por sequenciamento do genoma, 189

CAPÍTULO 11

Bases Moleculares das Doenças Genéticas *195*
O efeito das mutações sobre a função proteica, 195
Como as mutações alteram a formação de proteínas biologicamente normais, 197
A relação entre genótipo e fenótipo nas doenças genéticas, 197
As hemoglobinas, 198
As hemoglobinopatias, 201

CAPÍTULO 12

Bases Moleculares, Bioquímicas
e Celulares das Doenças Genéticas *215*
Doenças causadas por mutações em classes diferentes de proteínas, 215
Doenças que envolvem enzimas, 216
Defeitos em proteínas receptoras, 226
Defeitos de transporte, 230
Distúrbios de proteínas estruturais, 233
Distúrbios neurodegenerativos, 242
Comentários finais, 254

CAPÍTULO 13

O Tratamento de Doenças Genéticas *257*
A situação atual do tratamento de doenças genéticas, 257
Considerações especiais no tratamento de doenças genéticas, 259
Tratamento através da manipulação do metabolismo, 260
Tratamento para aumentar a função do gene ou da proteína afetada, 263

Terapia gênica, 275
Medicina de precisão: o presente e o futuro do tratamento de doenças mendelianas, 280

CAPÍTULO 14

Genética do Desenvolvimento
e Defeitos Congênitos *283*
Biologia do desenvolvimento em medicina, 283
Introdução à biologia do desenvolvimento, 287
Os genes e o ambiente no desenvolvimento, 289
Conceitos básicos de biologia do desenvolvimento, 290
Mecanismos celulares e moleculares no desenvolvimento, 300
Interação dos mecanismos do desenvolvimento na embriogênese, 306
Comentários finais, 307

CAPÍTULO 15

Genética e Genômica do Câncer *309*
Neoplasia, 309
Base genética do câncer, 309
Câncer em famílias, 314
Ocorrência familiar de câncer, 323
Câncer esporádico, 325
Alterações citogenéticas no câncer, 327
Aplicação da genômica para individualizar a terapia do câncer, 327
Câncer e o ambiente, 330

CAPÍTULO 16

Avaliação de Risco
e Aconselhamento Genético *333*
História familiar na avaliação do risco, 333
Aconselhamento genético na prática clínica, 334
Determinação de riscos de recorrência, 336
Riscos de recorrência empíricos, 342
Diagnóstico molecular e baseado no genoma, 344

CAPÍTULO 17

Diagnóstico e Triagem Pré-natais *349*
Métodos de diagnóstico pré-natal, 350
Indicações para o diagnóstico pré-natal por testes invasivos, 355
Triagem pré-natal, 356
Estudos laboratoriais, 361
Aconselhamento genético para o diagnóstico e triagem pré-natais, 365

CAPÍTULO 18

Aplicação da Genômica à Medicina
e Cuidados de Saúde Personalizados *369*
Triagem genética em populações, 369
Farmacogenômica, 372
Farmacogenômica como um traço complexo, 375
Triagem de suscetibilidade genética à doença, 375
Medicina genômica personalizada, 380

CAPÍTULO 19

Questões Éticas e Sociais em Genética
e Genômica *383*

Princípios de ética biomédica, 383
Dilemas éticos em genética médica, 383
Privacidade da informação genética, 386
*Efeitos eugênicos e disgênicos
da genética médica, 388*
Genética na medicina, 390

CASO

Estudos de Casos Clínicos Ilustrando
os Princípios Genéticos *391*

Glossário *489*

Fontes e Agradecimentos *509*

Respostas dos Problemas *515*

Índice *533*

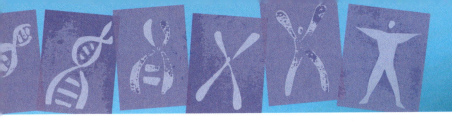

CAPÍTULO 1

Introdução

O NASCIMENTO E O DESENVOLVIMENTO DA GENÉTICA E DA GENÔMICA

Poucas áreas da ciência e da medicina estão vendo avanços com o mesmo ritmo que vivenciamos nos campos relacionados à genética e à genômica. Pode parecer surpreendente para muitos estudantes, hoje em dia, aprender que uma avaliação do papel da genética na medicina remonta há mais de um século, quando o médico britânico Archibald Garrod e outros reconheceram que as leis de Mendel sobre a herança poderiam explicar a recorrência de determinados distúrbios clínicos em famílias. Durante os anos que se seguiram, com os avanços da biologia celular e molecular, o campo da **genética médica** cresceu de uma pequena subespecialidade clínica interessada em algumas doenças hereditárias raras para uma especialidade médica reconhecida, cujos conceitos e abordagens são componentes importantes do diagnóstico e manejo de muitos transtornos, tanto comuns como raros.

No início do século XXI, o **Projeto Genoma Humano** forneceu a sequência quase completa do DNA humano — nosso **genoma** (o sufixo *-oma* vem do grego, significando "todos" ou "completo") — que agora serve como a base dos esforços para catalogar todos os genes humanos, compreender as suas estruturas e regulação, determinar a extensão da variação desses genes em diferentes populações, e descobrir como a variação genética contribui para doenças. O genoma humano de qualquer indivíduo pode agora ser estudado em sua totalidade, em vez de um gene por vez. Esses avanços estão tornando possível o campo da **medicina genômica**, que visa a aplicar uma análise em larga escala do genoma humano e de seus produtos ao cuidado médico, incluindo o controle da expressão gênica, a variação gênica humana e as interações entre os genes e o ambiente.

GENÉTICA E GENÔMICA NA MEDICINA

A Prática da Genética

O geneticista clínico geralmente é um médico que trabalha como parte de uma equipe de prestadores de cuidados à saúde, que inclui muitos outros médicos, enfermeiros e aconselhadores genéticos, e que avalia pacientes para possíveis doenças hereditárias. Eles caracterizam a doença do paciente por meio do histórico cuidadoso, avaliam possíveis modos de herança, providenciam o teste diagnóstico, desenvolvem planos de tratamento e vigilância e participam na divulgação para outros membros da família sob risco para o distúrbio.

No entanto, os princípios e abordagens genéticos não são restritos a qualquer especialidade ou subespecialidade médica; eles permeiam por muitas das áreas da medicina — talvez todas. Aqui estão apenas alguns exemplos de como a genética e a genômica são aplicadas à medicina atualmente:

- Um pediatra avalia uma criança com malformações congênitas múltiplas e solicita um teste genômico de alta resolução para detectar deleções ou duplicações cromossômicas submicroscópicas que estão abaixo do nível de resolução da análise cromossômica de rotina (Caso 32).
- Um aconselhador genético especializado em câncer de mama hereditário oferece instrução, interpretação de exames e apoio a uma jovem mulher com história familiar de câncer hereditário de mama e de ovário (Caso 7).
- Um obstetra envia uma amostra de vilosidades coriônicas coletadas de uma mulher grávida de 38 anos de idade para um laboratório de citogenética, com o objetivo de confirmar alterações no número ou na estrutura dos cromossomos fetais, após um resultado de triagem positivo a partir de um teste de sangue pré-natal não invasivo (Cap. 17).
- Um hematologista combina a história familiar e clínica com o teste genético de um adulto jovem com trombose venosa profunda para avaliar os benefícios e riscos de iniciar e manter a terapia anticoagulante (Caso 46).
- Um cirurgião utiliza a análise de microarranjos de expressão gênica em uma amostra de tumor de pulmão para determinar o prognóstico e orientar a tomada de decisões terapêuticas (Cap. 15).
- Um oncologista pediátrico testa seus pacientes para variações genéticas que podem predizer uma resposta adequada ou uma reação adversa a um agente quimioterápico (Caso 45).
- Um neurologista e consultor especialista em genética fornece testes do gene *APOE* para avaliar a suscetibilidade à doença de Alzheimer em uma mulher com um forte histórico familiar da doença, de modo que ela possa fazer planos financeiros de longo prazo adequados (Caso 4).
- Um patologista forense utiliza bases de dados de polimorfismos genéticos em sua análise de amostras de DNA obtidas de itens pessoais das vítimas e parentes sobreviventes para identificar os restos mortais de um acidente aéreo.

- Um gastrenterologista solicita a análise da sequência genômica para uma criança com uma história de vários anos de doença intestinal inflamatória grave e intratável. O sequenciamento revela uma mutação em um gene anteriormente insuspeito, esclarecendo o diagnóstico clínico e alterando o tratamento para o paciente (Cap. 16).
- Os cientistas da indústria farmacêutica sequenciam o DNA de uma célula com câncer para identificar alterações específicas em vias de sinalização oncogênica, inapropriadamente ativadas por uma mutação somática, que levam ao desenvolvimento de inibidores específicos capazes de induzir remissões do câncer em pacientes (Caso 10).

Categorias de Doenças Genéticas

Praticamente toda doença é resultado da ação combinada de genes e ambiente, mas o papel relativo do componente genético pode ser grande ou pequeno. Entre os transtornos causados total ou parcialmente por fatores genéticos, três tipos principais são reconhecidos: distúrbios cromossômicos, distúrbios monogênicos e distúrbios multifatoriais.

Nos **distúrbios cromossômicos**, o defeito não se deve a um único erro na sequência genética, mas a um excesso ou a uma deficiência de genes localizados em cromossomos inteiros ou em seus segmentos. Por exemplo, a presença de uma cópia extra do cromossomo 21 está associada a um distúrbio específico, a síndrome de Down, embora nenhum gene individual nesse cromossomo esteja alterado. A duplicação ou deleção de segmentos menores de cromossomos, que variam em tamanho de apenas um único gene até uma pequena porcentagem do comprimento de um cromossomo, pode causar defeitos congênitos complexos, como a síndrome de DiGeorge ou até mesmo autismo isolado sem qualquer alteração física evidente. Como um todo, os distúrbios cromossômicos são comuns, afetando cerca de sete a cada 1.000 nascidos vivos e sendo responsáveis por cerca de metade de todos os abortos espontâneos que ocorrem no primeiro trimestre de gravidez. Esses tipos de distúrbios são discutidos no Capítulo 6.

Os **distúrbios monogênicos** são causados por mutações patogênicas em genes individuais. A mutação pode estar presente em ambos os cromossomos de um par (um de origem paterna e outro de origem materna) ou em apenas um cromossomo do par (combinado com uma cópia normal do gene na outra cópia cromossomômica). Distúrbios monogênicos frequentemente causam doenças que seguem um dos padrões de herança clássicos em famílias (autossômico recessivo, autossômico dominante ou ligado ao X). Em alguns casos, a mutação ocorre no genoma mitocondrial, e não no nuclear. De qualquer maneira, a causa é um erro crítico na informação genética transportada por um único gene. Distúrbios monogênicos, tais como a fibrose cística (Caso 12), a anemia falciforme (Caso 42) e a síndrome de Marfan (Caso 30), geralmente apresentam padrões de herança evidentes e característicos. A maioria desses transtornos é rara, com uma frequência que pode ser de até um em 500 a 1.000 indivíduos, mas em geral muito menos. Ainda que sejam individualmente raros, os distúrbios monogênicos, como um todo, são responsáveis por uma proporção significativa de doenças e mortes. No geral, a incidência de distúrbios monogênicos graves na população pediátrica foi estimada como sendo de aproximadamente um a cada 300 nascidos vivos; ao longo de uma vida inteira, a prevalência de distúrbios monogênicos é de um em 50. Esses distúrbios são discutidos no Capítulo 7.

As **doenças multifatoriais com herança complexa** são responsáveis pela maioria das doenças em que há um componente genético, conforme demonstrado por um maior risco de uma doença em gêmeos idênticos ou parentes próximos de indivíduos afetados em comparação com a população em geral e ainda quando a história familiar não se enquadra nos padrões de herança característicos observados nos transtornos de um único gene. As doenças multifatoriais incluem malformações congênitas, como a doença de Hirschsprung (Caso 22), as fendas labial e palatina, e as cardiopatias congênitas, assim como muitas doenças comuns da vida adulta, como a doença de Alzheimer (Caso 4), o diabetes e a doença arterial coronariana. Em muitas dessas condições, não parece haver um erro único na informação genética. Em vez disso, a doença resulta do impacto combinado de formas variantes em muitos genes diferentes, de modo que cada variante pode causar, proteger ou predispor a um defeito grave, frequentemente em conjunto com ou desencadeado por fatores ambientais. As estimativas do impacto de doenças multifatoriais variam de 5% na população pediátrica a mais de 60% na população em geral. Esses distúrbios são o assunto do Capítulo 8.

PROSSEGUIMENTO

Durante 50 anos de vida dos alunos de pós-graduação e profissionais, é provável que ocorram mudanças significativas na descoberta, desenvolvimento e utilização de conhecimentos e ferramentas genéticas e genômicas na medicina. A julgar pelo ritmo acelerado das descobertas apenas na última década, é praticamente certo que estamos apenas no início de uma revolução no sentido de integrar o conhecimento sobre a genética e o genoma à saúde pública e à prática médica. Uma introdução à linguagem e aos conceitos de genética humana e médica e uma apreciação da perspectiva genética e genômica na saúde e na doença formarão a base para um aprendizado contínuo que faz parte da carreira de todo profissional de saúde.

REFERÊNCIAS GERAIS

Feero WG, Guttmacher AE, Collins FS: Genomic medicine—an updated primer, *N Engl J Med* 362:2001-2011, 2010.

Ginsburg G, Willard HF, editors: *Genomic and personalized medicine*, (vols 1 & 2), ed 2, New York, 2012, Elsevier.

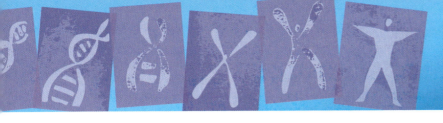

CAPÍTULO 2

Introdução ao Genoma Humano

Compreender a organização, a variação e a transmissão do **genoma humano** é essencial para a avaliação do papel da genética na medicina, assim como dos princípios que estão originando-se da genômica e da medicina personalizada. Com a disponibilização da sequência do genoma humano e da crescente conscientização do papel da variação do genoma nas doenças, é agora possível começar a explorar o impacto dessa variação na saúde humana em uma ampla escala. A comparação de genomas individuais ressalta a primeira grande lição deste livro — *cada indivíduo tem sua própria constituição de produtos gênicos, produzida em resposta às contribuições combinadas da sequência do genoma e de um conjunto particular de exposições ambientais e experiências*. Como destacado no capítulo anterior, essa percepção reflete o que Garrod denominou de *individualidade química* há mais de um século e fornece a base conceitual para a prática da genômica e da medicina personalizada.

Os avanços na tecnologia genômica e a consequente explosão do conhecimento e da informação provenientes do **Projeto Genoma Humano** estão desempenhando um papel cada vez mais transformador na integração e na aplicação de conceitos e nas descobertas em genética para a prática médica.

O GENOMA HUMANO E A BASE CROMOSSÔMICA DA HEREDITARIEDADE

A avaliação da importância da genética para a medicina exige uma compreensão da natureza do material hereditário, de como ele é empacotado no genoma humano e de como ele é transmitido de uma célula a outra durante a divisão celular e ainda de geração a geração durante a reprodução. O genoma humano é composto por grandes quantidades de ácido desoxirribonucleico (**DNA**), o qual contém na sua estrutura a informação genética necessária para especificar todos os aspectos da embriogênese, do desenvolvimento, do crescimento, do metabolismo e da reprodução — essencialmente todos os aspectos que fazem do ser humano um organismo funcional. Toda célula nucleada do corpo carrega sua própria cópia do genoma humano, que contém, de acordo com as estimativas atuais, cerca de 20.000 a 50.000 **genes** (Quadro adiante). Os genes, que neste momento definimos simplesmente como unidades funcionais de informação genética, são codificados no DNA do genoma, organizados em várias organelas em

ANÁLISE DO CROMOSSOMO E DO GENOMA NA MEDICINA CLÍNICA

A análise cromossômica e genômica tem se tornado um procedimento diagnóstico importante na medicina clínica. Conforme descrito mais detalhadamente nos capítulos subsequentes, essas aplicações incluem:

- *Diagnóstico clínico.* Várias condições médicas, incluindo algumas que são comuns, estão associadas a mudanças no número ou na estrutura dos cromossomos e requerem a análise cromossômica ou genômica para o diagnóstico e aconselhamento genéticos (Caps. 5 e 6).
- *Identificação de genes.* Um dos principais objetivos da genética médica e da genômica atualmente é a identificação de genes específicos e a elucidação de seus papéis na saúde e nas doenças. Esse tópico é mencionado várias vezes, sendo discutido em detalhes no Capítulo 10.
- *Genômica do câncer.* Alterações genômicas e cromossômicas em células somáticas estão envolvidas no início e na progressão de muitos tipos de câncer (Cap. 15).
- *Tratamento de doenças.* A avaliação da integridade, da composição e do estado de diferenciação do genoma é crucial para o desenvolvimento de células-tronco pluripotentes paciente-específicas para fins terapêuticos (Cap. 13).
- *Diagnóstico pré-natal.* A análise cromossômica e genômica é um procedimento essencial no diagnóstico pré-natal (Cap. 17).

forma de bastonete, denominadas **cromossomos,** no núcleo de cada célula. A influência de genes e da genética no estado de saúde e doença é profunda, e suas raízes encontram-se nas informações codificadas no DNA que compõe o genoma humano.

Cada espécie possui um complemento cromossômico característico (**cariótipo**) em termos de número, morfologia e conteúdo dos cromossomos que compõem seu genoma. Os genes estão dispostos linearmente ao longo dos cromossomos, sendo que cada gene tem uma posição precisa ou *locus*. Um **mapa genético** é o mapa da localização genômica dos genes e é característico de cada espécie e individual dentro da espécie.

O estudo dos cromossomos, da sua estrutura e da sua hereditariedade é denominado *citogenética*. A ciência da citogenética humana data de 1956, quando foi estabelecido, pela primeira vez, que o número normal de cromossomos humanos é 46. Desde então, muito se aprendeu sobre os cromossomos humanos, sua estrutura e composição normais, e a identidade dos genes que eles contêm, bem como sobre suas inúmeras e variadas anormalidades.

Com exceção das células que se desenvolvem em gametas (a **linhagem germinativa**), todas as células que contribuem para um corpo são chamadas de **células somáticas** (*soma*, corpo). O genoma contido no núcleo de células somáticas humanas consiste em 46 cromossomos, constituídos de 24 tipos diferentes dispostos em 23 pares (Fig. 2-1). Desses 23 pares, 22 são semelhantes em homens e mulheres e são chamados de **autossomos**, numerados em ordem pelo seu tamanho aparente do maior até o menor. O par restante compreende os dois tipos diferentes de **cromossomos sexuais**: um cromossomo X e um Y no sexo masculino e dois cromossomos X no sexo feminino. Cada cromossomo carrega um subconjunto diferente de genes dispostos linearmente ao longo do seu DNA. Os membros de um par de cromossomos (chamados de **cromossomos homólogos** ou **homólogos**) carregam informações genéticas equivalentes; isto é, eles possuem os mesmos genes na mesma ordem. Em qualquer *locus* específico, no entanto, os homólogos tanto podem ser idênticos como podem variar ligeiramente em sequência; essas diferentes formas de um gene são chamadas de **alelos**. Um membro de cada par de cromossomos é herdado do pai, e o outro, da mãe. Normalmente, os membros de um par de autossomos são microscopicamente indistinguíveis um do outro. No sexo feminino, os cromossomos sexuais, os dois **cromossomos X**, são igualmente indistinguíveis. No sexo masculino, no entanto, os cromossomos sexuais são diferentes. Um deles é um cromossomo X, idêntico ao X das mulheres, herdado por um homem a partir de sua mãe e transmitido às suas filhas; o outro, o **cromossomo Y**, é herdado do seu pai e transmitido aos seus filhos homens. No Capítulo 6, quando exploramos as bases cromossômicas e genômicas da doença, iremos observar algumas exceções à regra simples e quase universal de que as mulheres são XX e os homens são XY.

Além do genoma nuclear, uma pequena mas importante parte do genoma humano reside em mitocôndrias no citoplasma (Fig. 2-1). O cromossomo mitocondrial, descrito posteriormente neste capítulo, possui várias características incomuns que o distinguem do restante do genoma humano.

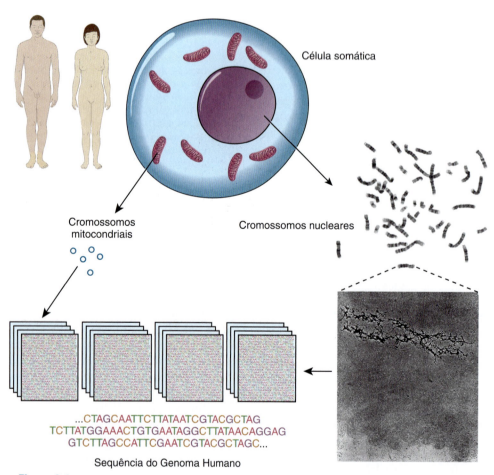

Figura 2-1 Genoma humano, codificado tanto nos cromossomos nucleares quanto nos cromossomos mitocondriais. *Veja Fontes & Agradecimentos.*

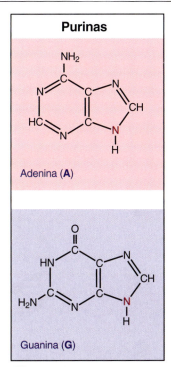
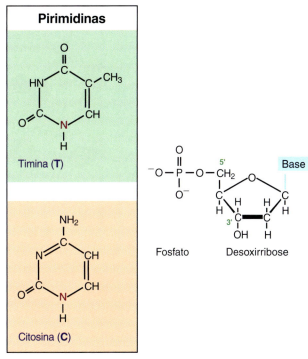

Figura 2-2 As quatro bases do DNA e a estrutura geral de um nucleotídeo no DNA. Cada uma das quatro bases liga-se à desoxirribose (por meio do nitrogênio mostrado em *magenta*) e a um grupo fosfato para formar os nucleotídeos correspondentes.

GENES NO GENOMA HUMANO

O que é um gene? E quantos genes nós temos? Essas perguntas são mais difíceis de responder do que pode parecer.

A palavra *gene*, introduzida pela primeira vez em 1908, tem sido utilizada em muitos contextos diferentes, desde que as características essenciais de "caracteres unitários" hereditários foram primeiramente delineadas por Mendel há mais de 150 anos. Para os médicos (e, na verdade, para Mendel e outros primeiros geneticistas), um gene pode ser definido por seu impacto observável em um organismo e em sua transmissão estatisticamente determinada de geração a geração. Para médicos geneticistas, um gene é reconhecido clinicamente no contexto de uma variante observável que conduz a uma doença clínica característica, sendo que atualmente são reconhecidas cerca de 5.000 dessas condições (Cap. 7).

O Projeto Genoma Humano forneceu uma base mais sistemática para delinear os genes humanos, contando com a análise da sequência de DNA, em vez de com a perspicácia clínica e os estudos de família isoladamente; na verdade, essa foi uma das razões mais convincentes para iniciar o projeto no final da década de 1980. Contudo, mesmo com o produto da sequência terminado em 2003, ficou evidente que falta habilidade para reconhecer características da sequência que apontam para a existência ou identidade de um gene. Interpretar a sequência do genoma humano e relacionar sua variação com a biologia humana tanto na saúde como nas doenças é, portanto, um desafio permanente para a pesquisa biomédica.

Embora o catálogo final de genes humanos permaneça como um alvo indefinido, reconhecemos dois tipos gerais de genes — aqueles cujo produto são uma proteína e aqueles cujos produtos são um RNA funcional.

- O número de **genes que codificam proteína** — reconhecidos pelas características no genoma que serão discutidas no Capítulo 3 — é estimado em cerca de 20.000 a 25.000. Neste livro, utilizamos aproximadamente 20.000 como número, e o leitor deve reconhecer que isto pode ser impreciso ou subestimado.
- Além disso, no entanto, está claro há várias décadas que o produto final de alguns genes não é uma proteína, mas um RNA transcrito a partir da sequência do DNA. Existem muitos tipos diferentes de genes de RNA (tipicamente chamados de **genes não codificadores,** para distingui-los dos genes codificadores de proteínas), e estima-se atualmente que existam, pelo menos, outros 20.000 a 25.000 genes de RNA não codificadores em todo o genoma humano.

Assim, em geral — e dependendo do que se quer dizer com o termo — o número total de genes no genoma humano é de cerca de 20.000 a 50.000. No entanto, o leitor compreenderá que este continua sendo um alvo em movimento, sujeito à evolução de definições, ao aumento da capacidade tecnológica e à precisão analítica, aos avanços na informática e à medicina digital, e a uma anotação mais completa do genoma.

Estrutura do DNA: Uma Breve Revisão

Antes de a organização do genoma humano e de seus cromossomos ser considerada em detalhes, é necessário avaliar a natureza do DNA que compõe o genoma. O DNA é uma macromolécula de ácido nucleico polimérica, composta por três tipos de unidades: um açúcar de cinco carbonos, a desoxirribose; uma base contendo nitrogênio; e um grupo fosfato (Fig. 2-2). As bases são de dois tipos, **purinas** e **pirimidinas**. No DNA, existem duas bases de purinas, **adenina** (A) e **guanina** (G), e duas bases de pirimidina, **timina** (T) e

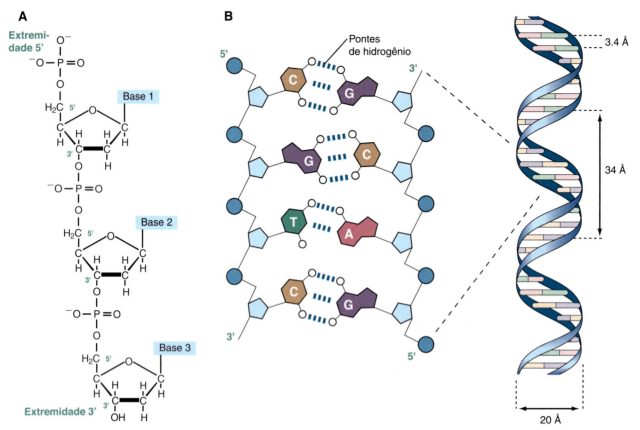

Figura 2-3 A estrutura do DNA. **A,** Uma porção de uma cadeia polinucleotídica de DNA, mostrando as ligações fosfodiéster 3'-5' que ligam os nucleotídeos adjacentes. **B,** Modelo de dupla hélice do DNA, como proposto por Watson e Crick. Os "degraus" horizontais representam as bases pareadas. Diz-se que a hélice é voltada para a direita porque a fita que vai do lado esquerdo inferior para o lado direito superior cruza a fita oposta. A parte detalhada da figura ilustra as duas fitas complementares de DNA, mostrando os pares de bases AT e GC. Note que a orientação das duas fitas é antiparalela. *Veja Fontes & Agradecimentos.*

citosina (C). Os nucleotídeos, cada um composto por uma base, um fosfato e uma fração de açúcar, polimerizam-se em longas cadeias polinucleotídicas por ligações 5'-3' fosfodiéster formadas entre unidades adjacentes de desoxirribose (Fig. 2-3A). No genoma humano, essas cadeias polinucleotídicas existem sob a forma de uma dupla hélice (Fig. 2-3B) que pode ter centenas de milhões de nucleotídeos de comprimento, no caso dos maiores cromossomos humanos.

A estrutura anatômica do DNA carrega a informação química que possibilita a transmissão exata de informação genética de uma célula para suas células-filhas e de uma geração para a próxima. Ao mesmo tempo, a estrutura primária de DNA especifica as sequências de aminoácidos das cadeias polipeptídicas de proteínas, como descrito no próximo capítulo. O DNA tem características especiais que lhe conferem essas propriedades. O estado nativo de DNA, como elucidado por James Watson e Francis Crick em 1953, é uma dupla hélice (Fig. 2-3B). A estrutura helicoidal assemelha-se a uma escada em espiral com giro para a direita, na qual suas duas cadeias polinucleotídicas seguem em direções opostas, mantidas juntas por ligações de hidrogênio entre os pares de bases: T de uma cadeia pareada com o A da outra e G com C. A natureza específica das informações genéticas codificadas no genoma humano encontra-se na sequência de Cs, As, Gs e Ts nas duas fitas da dupla hélice ao longo de cada um dos cromossomos, tanto do núcleo como da mitocôndria (Fig. 2-1). Devido à natureza complementar das duas fitas de DNA, o conhecimento da sequência de bases nucleotídicas de uma das fitas automaticamente possibilita determinar a sequência de bases na outra fita. A estrutura de dupla fita das moléculas de DNA permite que elas se repliquem com precisão pela separação das duas fitas, seguida da síntese de duas novas fitas complementares, de acordo com a sequência da fita molde original (Fig. 2-4). Da mesma maneira, quando necessário, a complementaridade das bases permite o reparo eficaz e correto de danos às moléculas de DNA.

Estrutura de Cromossomos Humanos

A composição dos genes no genoma humano, bem como os determinantes da sua expressão, é especificada no DNA dos 46 cromossomos humanos no núcleo juntamente com o cromossomo mitocondrial. *Cada cromossomo humano é constituído por um único DNA de dupla hélice contínuo*; ou seja, cada cromossomo é uma molécula de DNA de dupla fita longa e o genoma nuclear consiste, por conseguinte, em 46 moléculas de DNA lineares, totalizando mais de 6 bilhões de pares de nucleotídeos (Fig. 2-1).

Contudo, os cromossomos não são duplas-hélices de DNA desprotegidas. Dentro de cada célula, o genoma é empacotado como **cromatina**, na qual o DNA genômico está conjugado com várias classes de proteínas especializadas. Exceto durante a divisão celular, a cromatina é distribuída por todo o núcleo e seu aspecto é relativamente homogêneo à aparência ao microscópio. Quando uma célula se divide, no entanto, o seu genoma condensa-se, aparecendo como cromossomos microscopicamente visíveis. Os cromossomos são, então, visíveis como estruturas discretas somente nas células em divisão, embora eles mantenham a sua integridade entre as divisões celulares.

A molécula de DNA de um cromossomo existe na cromatina como um complexo com uma família de proteínas cromossômicas básicas denominadas *histonas*. Essa unidade fundamental interage com um grupo heterogêneo de proteínas não histonas, que estão envolvidas no estabelecimento de um ambiente espacial e funcional adequado para garantir o comportamento cromossômomico normal e a expressão gênica apropriada.

Cinco tipos principais de histonas desempenham um papel crucial no empacotamento da cromatina. Duas cópias de cada uma das quatro histonas principais H2A, H2B, H3 e H4 constituem um octâmero, ao redor do qual um segmento da dupla hélice de DNA se enrola, como uma linha ao redor de um carretel (Fig. 2-5). Aproximadamente 140 pares de bases (pb) do DNA estão associados a cada cerne das histonas, formando quase duas voltas ao redor do octâmero. Após um curto (de 20 a 60 pb) "espaçamento" no segmento de DNA, forma-se o próximo núcleo de complexo de DNA, e assim por diante, fornecendo à cromatina a aparência de "colar de contas". Cada complexo de DNA com histonas centrais é chamado de **nucleossomo** (Fig. 2-5), que é a unidade estrutural básica da cromatina, e cada um dos 46 cromossomos humanos contém várias centenas de milhares até mais de um milhão de nucleossomos. Uma quinta histona, a H1, parece se ligar ao DNA na extremidade de cada nucleossomo, na região de espaçamento internucleossômico. A quantidade de DNA associada ao nucleossomo central, em conjunto com a região de espaçamento, é de aproximadamente 200 pb.

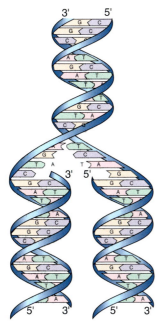

Figura 2-4 Replicação de uma dupla hélice de DNA, resultando em duas moléculas-filhas idênticas, cada uma composta por uma fita parental e uma nova fita sintetizada.

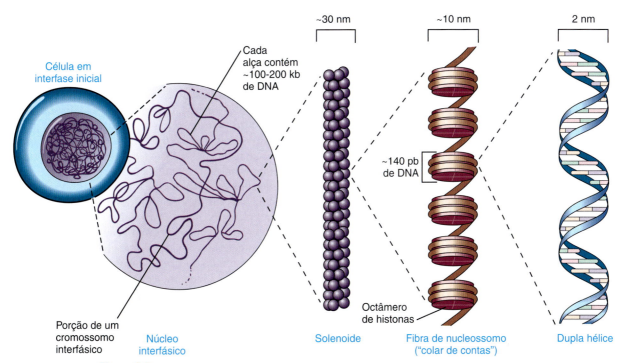

Figura 2-5 Níveis hierárquicos do empacotamento da cromatina em um cromossomo humano.

Além dos tipos principais, várias histonas especializadas podem substituir a H3 ou a H2A e conferir características específicas ao DNA genômico naquele local. As histonas também podem ser modificadas por alterações químicas e estas modificações podem alterar as propriedades dos nucleossomos que as contêm. Como discutido em mais detalhes no Capítulo 3, o padrão dos tipos de histonas principais e especializadas e suas modificações podem variar de um tipo celular para outro e acredita-se que especifique como o DNA é empacotado e quão acessível ele está às moléculas reguladoras que determinam a expressão do gene ou outras funções do genoma.

Durante o ciclo celular, como veremos mais adiante neste capítulo, os cromossomos passam por estágios ordenados de condensação e descondensação. No entanto, mesmo quando os cromossomos estão em seu estado mais descondensado, em um estágio do ciclo celular chamado de **intérfase**, o DNA empacotado na cromatina está substancialmente mais condensado do que estaria como uma dupla hélice natural, livre de proteínas. Além disso, os longos cordões de nucleossomos são, por si mesmos, compactados em uma estrutura helicoidal secundária, uma fibra cilíndrica "solenoide" (do grego *solenoeides*, em forma de cilindro) que parece ser a unidade fundamental de organização da cromatina (Fig. 2-5). Os solenoides, por sua vez, são empacotados em **alças** ou domínios fixados em intervalos de aproximadamente 100.000 pb (o equivalente a 100 pares de quilobases [kb], porque 1 kb = 1.000 pb) de uma **proteína-arcabouço** dentro do núcleo. Especula-se que essas alças sejam unidades funcionais do genoma e que os pontos de inserção de cada alça sejam fixados ao longo do DNA cromossômico. Como veremos, um nível de controle da expressão gênica depende de como o DNA e os genes são empacotados em cromossomos e de sua associação com proteínas da cromatina no processo de empacotamento.

A enorme quantidade de DNA genômico empacotado em um cromossomo pode ser estimada quando os cromossomos são tratados para liberar o DNA da proteína-arcabouço subjacente (Fig. 2-1). Quando o DNA é liberado dessa maneira, alças longas de DNA podem ser visualizadas e o arcabouço residual pode servir para a reprodução da estrutura de um cromossomo típico.

O Cromossomo Mitocondrial

Como mencionado anteriormente, um pequeno mas importante subconjunto de genes codificados no genoma humano reside no citoplasma, dentro das mitocôndrias (Fig. 2-1). Os genes mitocondriais apresentam herança exclusivamente materna (Cap. 7). As células humanas podem ter centenas de milhares de mitocôndrias, cada uma contendo várias cópias de uma molécula circular pequena, o cromossomo mitocondrial. A molécula de DNA mitocondrial possui apenas 16 kb de comprimento (somente uma pequena fração do comprimento do menor cromossomo nuclear) e codifica somente 37 genes. Os produtos desses genes atuam nas mitocôndrias, embora a maioria das proteínas dentro destas compreenda, de fato, produtos dos genes nucleares.

Mutações em genes mitocondriais têm sido demonstradas em várias doenças herdadas maternalmente, bem como em distúrbios esporádicos (**Caso 33**) (Caps. 7 e 12).

A Sequência do Genoma Humano

Com uma compreensão geral da estrutura e da importância clínica de cromossomos e dos genes que eles carregam, os cientistas voltaram a atenção para a identificação de genes específicos e a sua localização no genoma humano. A partir desse amplo esforço surgiu o **Projeto Genoma Humano**, um consórcio internacional de centenas de laboratórios em todo o mundo, formado para determinar e montar a sequência dos 3,3 bilhões de pares de bases de DNA localizados entre os 24 tipos de cromossomos humanos.

Ao longo de uma década e meia, alimentada pelos principais avanços na tecnologia de sequenciamento do DNA, grandes centros de sequenciamento colaboraram para montar sequências de cada cromossomo. Os genomas sequenciados vieram de vários indivíduos diferentes, e a sequência-consenso que resultou na conclusão do Projeto Genoma Humano foi relatada em 2003, como uma montagem de uma sequência de "referência", usada como base para comparação posterior com sequências de genomas individuais. Essa sequência de referência é mantida em bancos de dados públicos para facilitar a descoberta científica e sua tradução em avanços úteis para a medicina. As sequências genômicas são tipicamente apresentadas na direção 5' a 3' em apenas uma das duas fitas da dupla hélice, devido à natureza complementar da estrutura do DNA descrita anteriormente — caso se conheça a sequência de uma fita, pode-se inferir a sequência da outra (Fig. 2-6).

Organização do Genoma Humano

Os cromossomos não são apenas uma coleção aleatória de diferentes tipos de genes e outras sequências de DNA. Regiões do genoma com características semelhantes tendem a ser agrupadas, e a organização funcional do genoma reflete sua organização estrutural e sequência. Algumas regiões cromossômicas, ou até mesmo cromossomos inteiros, têm alto teor de conteúdo gênico ("rico em genes"), enquanto outras têm baixo ("pobre em genes") (Fig. 2-7). As consequências clínicas de anormalidades estruturais do genoma refletem a natureza específica dos genes e das sequências envolvidas. Dessa forma, as anormalidades de cromossomos ou regiões cromossômicas ricas em genes tendem a ser muito mais graves clinicamente do que defeitos de dimensões semelhantes envolvendo partes do genoma pobres em genes.

Como resultado do conhecimento adquirido a partir do Projeto Genoma Humano, é evidente que a organização de DNA no genoma humano é mais variada e complexa do que se pensava. Dos bilhões de pares de bases de DNA em qualquer genoma, menos de 1,5% realmente codifica proteínas. Acredita-se que elementos reguladores que influenciam ou determinam padrões de expressão gênica durante o desenvolvimento ou em diferentes tecidos representem

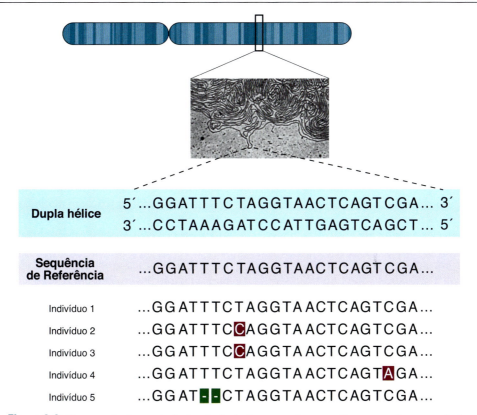

Figura 2-6 Uma porção da sequência de referência do genoma humano. Por convenção, as sequências são apresentadas a partir de uma única fita de DNA, porque a sequência da fita complementar pode ser inferida a partir da natureza de dupla fita do DNA (mostrada acima da sequência de referência). A sequência de DNA de um grupo de indivíduos é semelhante, mas não idêntica à da referência, com alterações de nucleotídeo único em alguns indivíduos e uma pequena deleção de duas bases em outro.

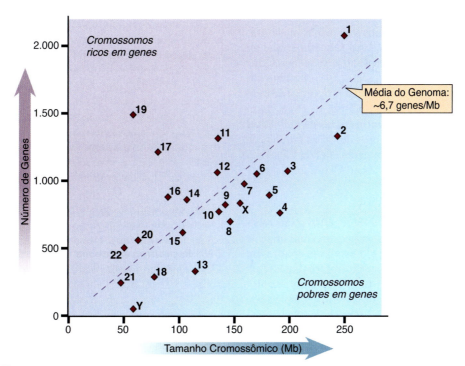

Figura 2-7 Tamanho e conteúdo gênico dos 24 cromossomos humanos. *A linha diagonal tracejada* corresponde à densidade média de genes no genoma, aproximadamente 6,7 genes codificadores de proteínas por megabase (Mb). Os cromossomos que são relativamente ricos em genes estão acima da diagonal e tendem para o lado esquerdo superior. Os cromossomos que são relativamente pobres em genes estão abaixo da diagonal e tendem para o lado direito inferior. *Veja Fontes & Agradecimentos.*

apenas cerca de 5% da sequência adicional, embora análises mais recentes de características da cromatina sugiram que uma proporção muito mais elevada do genoma pode fornecer sinais que são relevantes para as funções do genoma. Somente cerca da metade do comprimento total linear do genoma consiste no chamado **DNA de cópia única** ou **DNA único**, isto é, o DNA cuja ordem linear de nucleotídeos específicos está representada apenas uma vez (ou no máximo algumas vezes) ao longo de todo o genoma. Esse conceito pode parecer surpreendente para alguns, já que há apenas quatro nucleotídeos diferentes no DNA. Mas, considere um pequeno trecho do genoma que tenha comprimento de apenas 10 bases; com quatro tipos de bases há mais de um milhão de sequências possíveis. E, embora a ordem de bases no genoma não seja totalmente aleatória, qualquer sequência particular de 16 bases poderia ser prevista ao acaso isoladamente por aparecer apenas uma vez em um dado genoma.

O restante do genoma é composto por várias classes de **DNA repetitivo** e inclui o DNA cuja sequência de nucleotídeo é repetida, seja perfeitamente ou com alguma variação, centenas de milhões de vezes no genoma. Enquanto a maioria (mas não todos) dos 20.000 genes estimados no genoma codificadores de proteínas (veja o Quadro no início deste capítulo) é representada no DNA de cópia única, as sequências da fração de DNA repetitivo contribuem para manter a estrutura do cromossomo e são uma fonte importante de variação entre indivíduos diferentes; algumas dessas variações podem predispor a eventos patológicos no genoma, como veremos nos Capítulos 5 e 6.

Sequências de DNA de Cópia Única

Embora o DNA de cópia única componha pelo menos metade do DNA no genoma, muito de sua função permanece um mistério porque, como mencionado, sequências que realmente codificam proteínas (i.e., a porção codificante dos genes) constituem somente uma pequena proporção de todo o DNA de cópia única. A maioria do DNA de cópia única é encontrada em trechos curtos (vários pares de quilobases ou menos), intercalada com membros de várias famílias de DNA repetitivo. A organização dos genes em DNA de cópia única é abordada com mais detalhes no Capítulo 3.

Sequências Repetitivas de DNA

Várias categorias diferentes de DNA repetitivo são reconhecidas. Uma característica distintiva útil é saber se as sequências repetidas ("repetições") estão agrupadas em um ou poucos locais ou se elas estão intercaladas com sequências de cópia única ao longo do cromossomo. Sequências repetidas agrupadas constituem cerca de 10% a 15% do genoma e consistem em arranjos de várias repetições curtas organizadas em um padrão "cabeça para cauda". Os diferentes tipos de tais repetições em *tandem* são coletivamente chamados de **DNAs satélites**, e são assim chamados porque muitas famílias de repetições em *tandem* originais podem ser separadas por métodos bioquímicos a partir da maior parte do genoma como frações ("satélites") diferentes de DNA.

As famílias de repetições em *tandem* variam quanto à sua localização genômica e à natureza das sequências que compõem o arranjo. Em geral, esses arranjos podem se estender por vários milhões de pares de bases ou mais e constituir uma grande porcentagem do conteúdo de DNA de um cromossomo humano individual. Algumas sequências de repetições em *tandem* são importantes como ferramentas úteis na análise citogenética clínica (Cap. 5). Arranjos longos de repetições (com alguma variação) de uma sequência curta, tal como um pentanucleotídeo, são encontrados em grandes regiões geneticamente inertes nos cromossomos 1, 9 e 16 e constituem mais da metade do cromossomo Y (Cap. 6). Outras famílias de repetições em *tandem* são baseadas em repetições um pouco mais longas. Por exemplo, a família satélite-α de DNA é composta por arranjos em *tandem* de uma unidade de aproximadamente 171 pb, encontrados no **centrômero** de cada cromossomo humano, o qual é crucial para a fixação dos cromossomos aos microtúbulos do aparelho do fuso durante a divisão celular.

Além do DNA de repetição em *tandem*, outra classe principal de DNA repetitivo no genoma consiste em sequências relacionadas que estão dispersas por todo o genoma, em vez de agrupadas em um ou poucos locais. Embora muitas famílias de DNA satisfaçam essa descrição geral, duas em particular merecem discussão, porque juntas constituem uma proporção significativa do genoma e porque foram implicadas em doenças genéticas. Entre os elementos repetitivos dispersos mais bem estudados estão aqueles que pertencem à chamada **família *Alu***. Os membros dessa família possuem aproximadamente 300 pb de comprimento e estão relacionados uns com os outros, embora não possuam uma sequência de DNA idêntica. No total, existem mais de um milhão de membros da família *Alu* no genoma, compondo no mínimo 10% do DNA humano. Uma segunda família de DNA repetitivo mais dispersa é chamada de família do elemento nuclear intercalado longo (**LINE** [do inglês, *long interspersed nuclear element*], às vezes chamado de L1). Os LINEs possuem até 6 kb de comprimento e são encontrados em aproximadamente 850.000 cópias por genoma, representando cerca de 20% do genoma. Ambas as famílias são abundantes em algumas regiões do genoma, mas relativamente escassas em outras — regiões ricas em conteúdo GC tendem a ser enriquecidas em elementos *Alu*, mas são desprovidas de sequências LINE, enquanto o oposto é verdadeiro para regiões do genoma mais ricas em AT.

DNA Repetitivo e Doença. Tanto sequências *Alu* como LINE têm sido implicadas como a causa de mutações em doenças hereditárias. Pelo menos algumas cópias das famílias LINE e *Alu* geram cópias de si mesmas que podem se integrar em outro local no genoma, ocasionalmente causando inativação por inserção de genes importantes do ponto de vista médico. A frequência de tais eventos que causam doenças genéticas em seres humanos é desconhecida, mas elas podem ser responsáveis por até uma em 500 mutações. Além disso, eventos de recombinação aberrante entre repetições LINE ou *Alu* diferentes também podem ser causa de mutação em algumas doenças genéticas (Cap. 12).

Um tipo adicional importante de DNA repetitivo encontrado em muitos locais diferentes em todo o genoma inclui sequências que são duplicadas, muitas vezes com uma conservação extraordinariamente alta de sequências. As duplicações envolvendo segmentos substanciais de um cromossomo, chamadas de **duplicações segmentadas**, podem se estender por centenas de quilobases e corresponder a pelo menos 5% do genoma. Quando as regiões duplicadas contêm genes, rearranjos genômicos envolvendo as sequências duplicadas podem resultar em deleção da região (e dos genes) entre as cópias e, então, originar doenças (Caps. 5 e 6).

VARIAÇÃO NO GENOMA HUMANO

Com a conclusão da sequência de referência do genoma humano, muita atenção se voltou para a descoberta e catalogação de variações de sequência entre os diferentes indivíduos (incluindo indivíduos saudáveis e aqueles com várias doenças) e entre as diferentes populações ao redor do mundo. Como vamos explorar mais detalhadamente no Capítulo 4, há muitas dezenas de milhões de variantes de sequências comuns que são observadas com frequência significativa em uma ou mais populações; qualquer indivíduo carrega, pelo menos, 5 milhões dessas variantes de sequência. Além disso, existem inúmeras variantes muito raras, muitas das quais provavelmente existem em apenas um único ou em poucos indivíduos. Na verdade, dado o número de indivíduos em nossa espécie, *essencialmente espera-se que cada par de bases no genoma humano varie em alguém em algum lugar no mundo*. É por essa razão que a sequência do genoma humano original é considerada uma sequência de "referência" para a nossa espécie, mas que não é, na verdade, idêntica ao genoma de nenhum indivíduo.

As primeiras estimativas eram de que quaisquer dois indivíduos aleatoriamente selecionados teriam sequências 99,9% idênticas ou, dito de outra forma, que um genoma individual teria duas versões *diferentes* (**alelos**) da sequência do genoma humano em cerca de três a cinco milhões de posições, com bases diferentes (p. ex., um T ou um G) nas cópias materna ou paternamente herdadas dessa posição particular da sequência (Fig. 2-6). Embora muitas dessas diferenças alélicas envolvam simplesmente um nucleotídeo, grande parte da variação consiste em inserções ou deleções de (geralmente) trechos curtos de sequência, variações no número de cópias de elementos repetidos (incluindo genes), ou inversões na ordem de sequências em uma determinada posição (*locus*) no genoma (Cap. 4).

Atualmente sabe-se que a quantidade total do genoma envolvida nessa variação é substancialmente maior do que inicialmente estimado e aproxima-se de 0,5% entre quaisquer dois indivíduos escolhidos ao acaso. Como será abordado em capítulos posteriores, todo e qualquer tipo de variação pode influenciar a função biológica e, portanto, deve ser contabilizado em qualquer tentativa de compreender a contribuição da genética para a saúde humana.

TRANSMISSÃO DO GENOMA

A base cromossômica da hereditariedade reside na cópia do genoma e na sua transmissão de uma célula para sua progênie durante a divisão celular típica e de uma geração para a próxima durante a reprodução, quando cópias únicas do genoma de cada um dos pais se reúnem em um novo embrião.

Para alcançar essas formas de herança do genoma relacionadas mas distintas, existem dois tipos de divisão celular, a mitose e a meiose. A **mitose** é a divisão de células somáticas que regula o crescimento do corpo, a diferenciação e os efeitos da regeneração tecidual. A divisão mitótica normalmente resulta em duas células-filhas, cada uma com cromossomos e genes idênticos aos da célula-mãe. Pode haver dezenas ou mesmo centenas de mitoses sucessivas em uma linhagem de células somáticas. Ao contrário, a **meiose** ocorre apenas nas células da linha germinativa. A meiose resulta na formação de células reprodutivas (**gametas**), sendo que cada uma delas possui apenas 23 cromossomos — um de cada tipo de autossomo e ou X ou Y. Dessa forma, enquanto as células somáticas possuem um conteúdo cromossômico **diploide** (*diploos*, duplo) ou 2n (i.e., 46 cromossomos), os gametas possuem um conteúdo **haploide** (*haploos*, único) ou n (i.e., 23 cromossomos). As alterações no número ou na estrutura dos cromossomos, as quais em geral são clinicamente significativas, podem se originar tanto nas células somáticas quanto nas células germinativas por erros na divisão celular.

O Ciclo Celular

O ser humano inicia sua vida como um ovócito fertilizado (**zigoto**), uma célula diploide a partir da qual todas as células do corpo (estimadas como sendo de aproximadamente 100 trilhões em número) são derivadas por uma série de dezenas ou mesmo centenas de mitoses. A mitose é, obviamente, crucial para o crescimento e a diferenciação, mas ela constitui apenas uma pequena parte do ciclo de vida de uma célula. O período entre duas mitoses sucessivas é chamado de **interfase**, estado no qual uma célula passa a maior parte de sua vida.

Imediatamente após a mitose, a célula entra em uma fase, chamada G_1, em que não há síntese de DNA (Fig. 2-8.). Algumas células passam por esse estágio em horas; outras despendem um tempo longo, dias ou anos, em G_1. De fato, alguns tipos celulares, tais como os neurônios e as hemácias, não se dividem uma vez que estão totalmente diferenciadas; em vez disso, elas permanecem presas em uma fase distinta conhecida como G_0 ("G zero"). Outras células, tais como as células do fígado, podem entrar em G_0, mas após uma lesão no órgão, retornam à G_1 e continuam por todo o ciclo celular.

O ciclo celular é orientado por uma série de **pontos de controle** que determinam o tempo despendido em cada etapa na mitose. Além disso, os pontos de controle monitoram e controlam a precisão da síntese de DNA, bem como a montagem e fixação de uma rede elaborada de microtúbulos que facilita o movimento dos cromossomos. Caso seja detectada uma lesão no genoma, esses

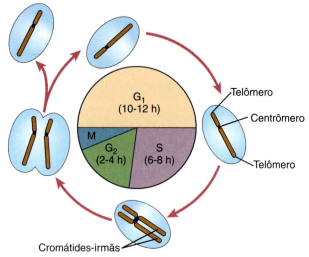

Figura 2-8 Um ciclo celular mitótico típico, descrito no texto. Os telômeros, o centrômero e as cromátides-irmãs estão indicados.

pontos de controle mitóticos interrompem a progressão do ciclo celular até que reparos sejam realizados ou, se o dano for excessivo, até que a célula seja instruída a morrer por morte celular programada (um processo chamado de **apoptose**).

Durante G_1, cada célula contém uma cópia diploide do genoma. À medida que começa o processo de divisão celular, a célula entra na **fase S**, a fase da síntese programada de DNA, conduzindo à replicação precisa do DNA de cada cromossomo. Durante essa fase, cada cromossomo, que em G_1 era uma molécula única de DNA, é duplicado e consiste em duas **cromátides-irmãs** (Fig. 2-8), sendo que cada uma contém uma cópia idêntica da dupla hélice de DNA linear original. As duas cromátides-irmãs são mantidas juntas fisicamente no **centrômero**, uma região de DNA que se associa a um número específico de proteínas para formar o **cinetocoro**. Essa estrutura complexa serve para ligar cada cromossomo aos microtúbulos do **fuso mitótico** e orientar o movimento dos cromossomos durante a mitose. A síntese de DNA durante a fase S não é sincrônica em todos os cromossomos nem em um cromossomo único; em vez disso, inicia-se em centenas até milhares de locais ao longo de cada cromossomo, chamados de **origens de replicação do DNA**. Os segmentos de um cromossomo individual possuem um tempo característico de replicação de 6 a 8 horas durante a fase S. As extremidades de cada cromossomo (ou cromátides) são marcadas por **telômeros**, que consistem em sequências especializadas de DNA repetitivo que garantem a integridade do cromossomo durante a divisão celular. A manutenção correta das extremidades dos cromossomos requer uma enzima especial chamada **telomerase**, que assegura que as extremidades de cada cromossomo sejam replicadas.

A natureza essencial desses elementos estruturais dos cromossomos e o seu papel em assegurar a integridade do genoma são ilustrados por uma série de condições clínicas que resultam de defeitos em elementos do telômero ou cinetocoro ou da maquinaria do ciclo celular, ou da replicação imprecisa de porções até mesmo pequenas do genoma (Quadro). Algumas dessas condições serão apresentadas em mais detalhes nos capítulos seguintes.

CONSEQUÊNCIAS CLÍNICAS DE ANOMALIAS E VARIAÇÃO NA ESTRUTURA E MECÂNICA DO CROMOSSOMO

Condições clinicamente relevantes, decorrentes de estrutura ou função anormais de elementos cromossômicos durante a divisão celular, incluem:
- Um amplo espectro de anomalias congênitas em crianças com defeitos hereditários em genes que codificam componentes essenciais dos pontos de controle no fuso mitótico no cinetocoro
- Uma série de **defeitos de nascimento** e **transtornos do desenvolvimento** devido à segregação anômala de cromossomos com centrômeros múltiplos ou ausentes (Cap. 6)
- Uma variedade de cânceres associados a um excesso de replicação (amplificação) ou alteração do tempo de replicação em regiões específicas do genoma na fase S (Cap. 15)
- **Síndrome de Roberts** de retardo do crescimento, encurtamento dos membros e microcefalia em crianças com alterações em um gene necessário para o alinhamento adequado das cromátides-irmãs e coesão na fase S
- **Falência ovariana prematura** como uma das principais causas de infertilidade do sexo feminino, devido à mutação em um gene meiose-específico necessário para a coesão correta das cromátides-irmãs
- As chamadas **síndromes dos telômeros**, uma série de distúrbios degenerativos que se apresenta desde a infância até a idade adulta em pacientes com encurtamento anormal dos telômeros, devido a defeitos nos componentes da telomerase
- E, na outra extremidade do espectro, variantes gênicas comuns que se correlacionam com o número de cópias das repetições nos telômeros e com a expectativa de vida e a longevidade

---

No final da fase S, o conteúdo de DNA da célula está duplicado, e cada célula nova contém duas cópias de genoma diploide. Após a fase S, a célula entra em um estágio breve chamado de G_2. Ao longo de todo o ciclo celular, a célula aumenta gradualmente e, em seguida, duplica a sua massa total antes da próxima mitose. A fase G_2 é finalizada por mitose, que começa quando cromossomos individuais tornam-se condensados e visíveis ao microscópio como filamentos estendidos finos, um processo que é discutido detalhadamente na seção seguinte.

As fases G_1, S e G_2 constituem, juntas, a interfase. Em células humanas típicas em divisão, as três fases levam um total de 16 a 24 horas, enquanto a mitose dura apenas 1 a 2 horas (Fig. 2-8). Há uma grande variação, no entanto, na duração do ciclo celular, que se estende de poucas horas em células que se dividem rapidamente, tais como aquelas da derme da pele ou da mucosa intestinal, até meses em outros tipos celulares.

Mitose

Durante a fase mitótica do ciclo celular, um aparelho elaborado assegura que cada uma das duas células-filhas receba um conjunto completo de informação genética. Esse resultado é alcançado por um mecanismo que distribui uma cromátide de cada cromossomo para cada célula-filha (Fig. 2-9). O processo de distribuição de uma cópia de cada cromossomo para cada célula-filha é chamado de **segregação cromossômica**. A importância desse processo para o crescimento celular normal é ilustrada pela observação de que muitos tumores são, invariavelmente, caracterizados por um estado de desequilíbrio genético resultante de erros mitóticos na distribuição dos cromossomos para as células-filhas.

O processo de mitose é contínuo, mas cinco estágios, ilustrados na Figura 2-9, são distinguidos: prófase, prometáfase, metáfase, anáfase e telófase.

- *Prófase*. Este estágio é marcado por condensação gradual dos cromossomos, a formação do fuso mitótico e a formação de um par de **centrossomos**, a partir dos quais microtúbulos irradiam-se e, subsequentemente, assumem posições nos polos da célula.
- *Prometáfase*. Aqui, a membrana nuclear se rompe, possibilitando que os cromossomos se dispersem dentro da célula e se fixem, pelos seus cinetocoros, aos microtúbulos do fuso mitótico.
- *Metáfase*. Nesta fase, os cromossomos são maximamente condensados e alinham-se no plano equatorial da célula.
- *Anáfase*. Os cromossomos separam-se no centrômero e as cromátides-irmãs de cada cromossomo agora se tornam **cromossomos-filhos** independentes, que se dirigem para os polos opostos da célula.
- *Telófase*. Agora, os cromossomos começam a se descondensar do seu estado altamente contraído e uma membrana nuclear começa a se formar novamente em torno de cada um dos dois núcleos-filhos, que retomam o seu aspecto da interfase. Para concluir o processo de divisão celular, o citoplasma é clivado por um processo conhecido como **citocinese**.

Existe uma diferença importante entre uma célula que entra na mitose e aquela que acabou de completar o processo. Uma célula em G_2 tem um genoma totalmente replicado (i.e., um complemento 4n de DNA), e cada cromossomo consiste em um par de cromátides-irmãs. Em contraste, após a mitose, os cromossomos de cada célula-filha tem apenas uma cópia do genoma. Essa cópia não será duplicada até que uma célula-filha, por sua vez, atinja a fase S do próximo ciclo celular (Fig. 2-8). Todo o processo de mitose garante, assim, a duplicação e distribuição ordenadas do genoma através de divisões celulares sucessivas.

O Cariótipo Humano

Os cromossomos condensados de uma célula humana em divisão são mais facilmente analisados na metáfase ou prometáfase. Nessas etapas, os cromossomos são visíveis ao microscópio como uma **dispersão cromossômica**; cada cromossomo consiste em suas cromátides-irmãs, embora na maioria das preparações de cromossomos, as duas cromátides sejam mantidas unidas de modo tão firme que raramente são visíveis como entidades separadas.

Conforme afirmado anteriormente, existem 24 tipos diferentes de cromossomos humanos, sendo que cada um deles

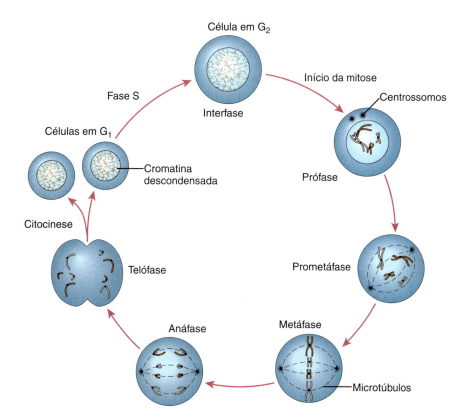

Figura 2-9 Mitose. Somente dois pares de cromossomos são mostrados. Veja mais detalhes no texto.

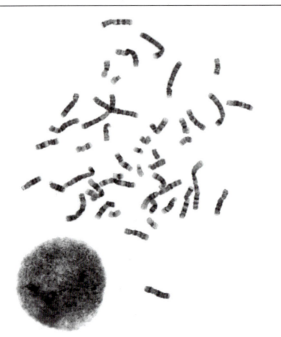

Figura 2-10 Dispersão cromossômica preparada a partir de uma cultura de linfócitos que foi corada pela técnica de bandeamento de Giemsa (**bandas G**). O núcleo corado mais escuro adjacente aos cromossomos é de uma célula diferente em interfase, quando o material cromossômico está difuso por todo o núcleo. *Veja Fontes & Agradecimentos.*

pode ser distinguido citologicamente por uma combinação de tamanho total, de localização do centrômero e do conteúdo da sequência, este último com um reflexo de vários métodos de coloração. O centrômero é evidente como uma **constrição primária**, um estreitamento das cromátides-irmãs devido à formação do cinetocoro. Este é um marco citogenético reconhecível, que divide o cromossomo em dois **braços**, um braço curto designado **p** (para *petit*) e um braço longo designado **q**.

A Figura 2-10 mostra uma célula em prometáfase, na qual os cromossomos foram corados com o método de coloração Giemsa (**bandeamento G**) (Cap. 5). Cada par de cromossomos cora-se em um padrão característico de bandas claras e escuras alternadas (bandas G) que se correlaciona grosseiramente com as características da sequência de DNA subjacente, tais como a composição de bases (i.e., a percentagem de pares de base que são GC ou AT) e a distribuição dos elementos de DNA repetitivo. Com tais técnicas de bandeamento, todos os cromossomos podem ser distinguidos individualmente, e a natureza de muitas alterações estruturais ou numéricas pode ser determinada, como vamos examinar com mais detalhes nos Capítulos 5 e 6.

Embora os especialistas possam frequentemente analisar cromossomos metafásicos diretamente ao microscópio, um procedimento comum é cortar os cromossomos de uma imagem digital ou fotomicrografia e organizá-los em pares em uma classificação padronizada (Fig. 2-11). O quadro completo é chamado de **cariótipo**. A palavra *cariótipo* é utilizada também para se referir a um conjunto de cromossomos padronizados de um indivíduo ("um cariótipo masculino normal") ou de uma espécie ("o cariótipo humano") e, como um verbo, para o processo de preparação dessa figura padronizada ("cariotipar").

Ao contrário dos cromossomos observados em preparações coradas ao microscópio ou em fotografias, os cromossomos de células vivas são estruturas fluidas e dinâmicas. Durante a mitose, a cromatina de cada cromossomo da interfase condensa-se substancialmente (Fig. 2-12). Quando está em máxima condensação na metáfase, o DNA cromossômico é de cerca de 1/10.000 em relação ao seu estado totalmente estendido. Quando os cromossomos são preparados para revelar as bandas (como nas Figs. 2-10 e 2-11), até 1.000 ou mais bandas podem ser reconhecidas em preparações coradas de todos os cromossomos. Cada banda citogenética contém, portanto, até 50 ou mais genes, embora a densidade de genes no genoma, como mencionado anteriormente, seja variável.

Meiose

A meiose, o processo pelo qual as células diploides dão origem a gametas haploides, envolve um tipo de divisão celular que é exclusivo de células germinativas. Em contraste com a mitose, a meiose consiste em uma etapa de replicação do DNA seguida de *duas* etapas de segregação cromossômica e divisão celular (veja meiose I e meiose II na Fig. 2-13). Como delineado aqui e ilustrado na Figura 2-14, a sequência geral de eventos nas meioses masculina e feminina é a mesma; no entanto, o momento da gametogênese é muito diferente nos dois sexos, como iremos descrever de modo mais completo adiante neste capítulo.

A meiose I é também conhecida como a **divisão reducional** porque é a divisão em que o número de cromossomos é reduzido à metade por meio do pareamento dos homólogos na prófase e pela sua segregação em células diferentes na anáfase da meiose I. A meiose I também é notável porque é a fase em que ocorre a **recombinação** genética (também chamada de *crossing over* meiótico). Nesse processo, como mostrado por um par de cromossomos na Figura 2-14, segmentos homólogos de DNA são trocados entre as cromátides não irmãs de um par de cromossomos homólogos, garantindo assim que nenhum dos gametas produzidos pela meiose seja idêntico ao outro. As consequências conceituais e práticas da recombinação para muitos aspectos da genética e genômica humana são substanciais e estão descritas no Quadro ao final desta seção.

A prófase da meiose I difere da prófase mitótica de várias formas, com consequências genéticas importantes, porque os cromossomos homólogos precisam parear-se e trocar informações genéticas. A fase inicial mais crítica é chamada **zigoteno**, quando cromossomos homólogos começam a se alinhar ao longo de toda a sua extensão. O processo de pareamento meiótico — chamado de **sinapse** — é normalmente preciso, colocando sequências de DNA correspondentes em alinhamento ao longo da extensão do par cromossômico inteiro. Os homólogos pareados — agora chamados de **bivalentes** — são mantidos unidos por uma estrutura proteica semelhante a uma fita chamada de **complexo sinaptonêmico**, que é essencial para o processo de

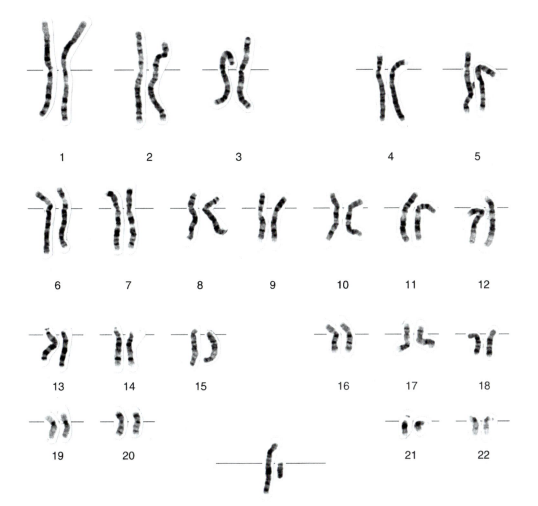

CROMOSSOMOS SEXUAIS

Figura 2-11 Cariótipo humano masculino com bandeamento de Giemsa (bandas G). Os cromossomos estão no estágio de prometáfase da mitose e estão dispostos em uma classificação padronizada, numerados de 1 a 22 em ordem de tamanho, com os cromossomos X e Y mostrados separadamente. *Veja Fontes & Agradecimentos*.

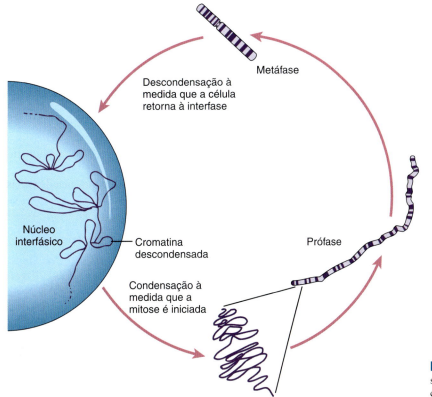

Figura 2-12 Ciclo de condensação e descondensação conforme um cromossomo prossegue pelo ciclo celular.

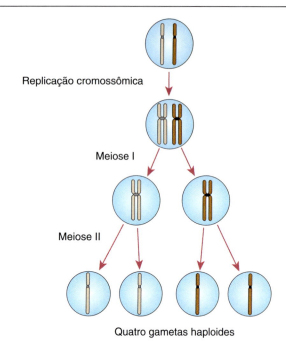

Figura 2-13 Representação simplificada das etapas essenciais na meiose, consistindo em uma rodada de replicação do DNA seguida por duas rodadas de segregação cromossômica, meiose I e meiose II.

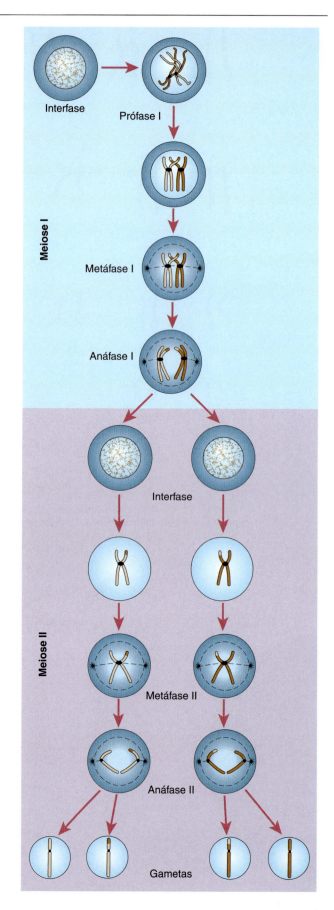

recombinação. Após a sinapse estar concluída, o *crossing over* meiótico ocorre durante o **paquiteno**, após o qual o complexo sinaptonêmico é degradado.

A metáfase I começa, como na mitose, quando a membrana nuclear desaparece. Um fuso se forma e os cromossomos pareados alinham-se no plano equatorial com seus centrômeros orientados para diferentes polos (Fig. 2-14).

A anáfase da meiose I novamente difere da fase correspondente da mitose. Aqui, são os dois membros de cada bivalente que se separam, não as cromátides-irmãs (compare a Fig. 2-14 com a Fig. 2-9). Os centrômeros homólogos (com suas cromátides-irmãs fixadas) são puxadas para os polos opostos da célula, um processo denominado **disjunção**. Assim, o número de cromossomos é dividido pela metade, e cada produto celular da meiose I possui um número haploide de cromossomos. Os 23 pares de cromossomos homólogos ordenam-se independentemente um do outro e, como resultado, os conjuntos de cromossomos paternos e maternos originais são

Figura 2-14 A meiose e suas consequências. Um par cromossômico único e um *crossover* único são mostrados, levando à formação de quatro gametas distintos. Os cromossomos replicam-se durante a interfase e começam a se condensar à medida que a célula entra na prófase da meiose I. Na meiose I, os cromossomos fazem sinapse e recombinam-se. Um *crossing over* é visível à medida que os homólogos se alinham na metáfase I, com os centrômeros orientados para polos opostos. Na anáfase I, a troca de DNA entre os homólogos é evidente, pois os cromossomos são puxados para polos opostos. Após completar a meiose I e a citocinese, a meiose II prossegue com uma divisão semelhante à da mitose. Os cinetocoros-irmãos separam-se e movem-se para polos opostos na anáfase II, obtendo-se quatro produtos haploides.

organizados em combinações aleatórias. O número possível de combinações dos 23 pares de cromossomos que podem estar presentes nos gametas é de 2^{23} (mais do que oito milhões). Devido ao processo de *crossing over*, no entanto, a variação do material genético que é transmitido de mãe para filho é realmente muito maior do que esta. Como resultado, cada cromátide caracteristicamente contém segmentos derivados de cada um dos membros do par de cromossomos parental original, tal como ilustrado esquematicamente na Figura 2-14. Por exemplo, nessa fase, um cromossomo humano típico grande seria composto de três a cinco segmentos, de origens paterna e materna alternadamente, como inferido a partir das variantes da sequência de DNA que distinguem os respectivos genomas parentais (Fig. 2-15).

CONSEQUÊNCIAS GENÉTICAS E RELEVÂNCIA MÉDICA DE RECOMBINAÇÃO HOMÓLOGA

A lição de casa dessa parte do capítulo é simples: **o conteúdo genético de cada gameta é único**, por causa da variedade aleatória dos cromossomos parentais que embaralham a combinação de variantes de sequência *entre* cromossomos e por causa de recombinação homóloga que embaralha a combinação de variantes de sequência *dentro* de cada cromossomo. Isto tem consequências significativas para os padrões de variação genômica entre diferentes populações ao redor do mundo e para o diagnóstico e aconselhamento de muitas condições comuns com padrões complexos de herança (Caps. 8 e 10).

Os **valores e padrões de recombinação meiótica** são determinados pelas variantes de sequência em genes específicos e em *hots spots* ("pontos quentes") específicos, diferindo entre os indivíduos, entre os sexos, entre as famílias e entre as populações (Cap. 10).

Pelo fato de a recombinação envolver o entrelaçamento físico de dois homólogos até o ponto adequado durante a meiose I, também é importante garantir a segregação cromossômica adequada durante a meiose. A falha em recombinar adequadamente pode levar à **má segregação cromossômica (não disjunção)** na meiose I e é uma causa frequente de perda gestacional e de anomalias cromossômicas como a síndrome de Down (Caps. 5 e 6).

Grandes esforços contínuos para **identificar genes e suas variantes responsáveis por várias condições clínicas** dependem do rastreamento da herança de milhões de diferenças de sequência dentro das famílias ou do compartilhamento de variantes dentro de grupos de indivíduos até mesmo não aparentados, acometidos por uma determinada condição. A utilidade dessa abordagem, que descobriu milhares de associações gene-doença até o momento, depende dos padrões de recombinação homóloga na meiose (Cap. 10).

Embora a recombinação homóloga em geral seja precisa, áreas de DNA repetitivo no genoma e genes com número de cópias variável na população são propensos a um ocasional ***crossing over* desigual** durante a meiose, levando a variações em características clinicamente relevantes, tais como resposta a fármacos, doenças comuns como as talassemias ou o autismo, ou anomalias da diferenciação sexual (Caps. 6, 8 e 11).

Embora a recombinação homóloga seja uma parte normal e essencial da meiose, ela também ocorre, embora mais raramente, em células somáticas. As anomalias na **recombinação somática** são uma das causas de **instabilidade genômica no câncer** (Cap. 15).

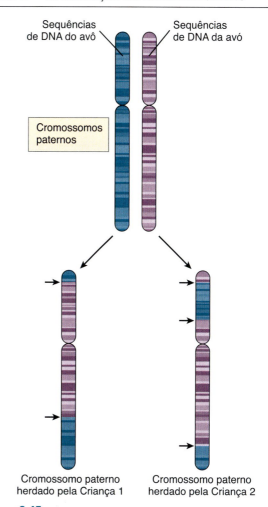

Figura 2-15 Efeito da recombinação homóloga na meiose. Neste exemplo, representando a herança de sequências em um cromossomo grande típico, um indivíduo tem homólogos distintos: um contendo sequências herdadas de seu pai (*em azul*) e um contendo sequências homólogas de sua mãe (*em roxo*). Após a meiose na espermatogênese, ele transmite uma cópia completa única desse cromossomo para seus dois filhos. Contudo, como resultado do *crossing over* (*setas*), a cópia que ele transmite para cada filho é composta por segmentos alternados das sequências dos dois avós. A criança 1 herda uma cópia depois de dois *crossovers*, ao passo que a criança 2 herda uma cópia com três *crossovers*.

Depois da telófase da meiose I, as duas células-filhas haploides entram na interfase meiótica. Em contraste com a mitose, esta interfase é breve, e a meiose II começa. O ponto notável que distingue a interfase mitótica da meiótica é que não existe fase S (i.e., não há síntese de DNA e duplicação do genoma) entre a primeira e a segunda divisão meiótica.

A meiose II é semelhante a uma mitose normal, exceto que o número de cromossomos é 23 em vez de 46; as cromátides de cada um dos 23 cromossomos separam-se e uma cromátide de cada cromossomo passa para cada célula-filha (Fig. 2-14). No entanto, como mencionado anteriormente, por causa do *crossing over* na meiose I, os cromossomos dos gametas resultantes não são idênticos (Fig. 2-15).

GAMETOGÊNESE HUMANA E FERTILIZAÇÃO

As células da linhagem germinativa que passam por meiose, os espermatócitos primários ou ovócitos primários, são derivadas do zigoto por uma longa série de mitoses antes do início da meiose. Os gametas masculinos e femininos têm histórias diferentes, marcadas por diferentes padrões de expressão de genes que refletem sua origem de desenvolvimento como um embrião XY ou XX. As células germinativas primordiais humanas são reconhecíveis na 4ª semana do desenvolvimento fora do embrião propriamente, no endoderma do saco vitelino. A partir daí, elas migram durante a 6ª semana para as cristas genitais e associam-se a células somáticas formando as gônadas primitivas, que logo se diferenciam em testículos ou ovários, dependendo da constituição do cromossomo sexual das células (XY ou XX), conforme examinamos com mais detalhes no Capítulo 6. Tanto a espermatogênese como a ovogênese exigem meiose, mas possuem diferenças importantes nos detalhes e no tempo despendido, o que pode ter consequências clínicas e genéticas para a prole. A meiose feminina é iniciada mais cedo durante a vida fetal, em um número limitado de células. Ao contrário, a meiose masculina é iniciada continuamente em muitas células a partir de uma população de células em divisão por toda a vida adulta do homem.

No sexo feminino, estágios sucessivos da meiose ocorrem durante várias décadas — no ovário fetal antes de a mulher em questão até mesmo nascer, no ovócito próximo ao período da ovulação na mulher sexualmente madura, e após a fertilização do óvulo que pode tornar-se a prole daquela mulher. Embora os estágios pós-fertilização possam ser estudados *in vitro*, o acesso aos estágios iniciais é limitado. O material testicular para o estudo da meiose masculina é menos difícil de ser obtido, pois uma biópsia testicular é incluída na avaliação de muitos homens que procuram atendimento em clínicas de infertilidade. Ainda há muito a ser aprendido sobre a citogenética, bioquímica e mecanismos moleculares envolvidos na meiose normal e sobre as causas e consequências das irregularidades meióticas.

Espermatogênese

Os estágios da espermatogênese são mostrados na Figura 2-16. Os túbulos seminíferos dos testículos são revestidos com **espermatogônias**, que se desenvolvem a partir de células germinativas primordiais por uma longa série de mitoses e que estão em diferentes estágios de diferenciação. O **esperma** (espermatozoides) é formado somente após a maturidade sexual ser atingida. O último tipo de célula na sequência de desenvolvimento é o **espermatócito primário**, uma célula germinativa diploide que sofre meiose I, formando dois **espermatócitos secundários** haploides. Os espermatócitos secundários rapidamente entram na meiose II, cada um formando duas **espermátides**, que se diferenciam, sem mais divisões, nos espermatozoides. Nos seres humanos, o processo completo leva cerca de 64 dias. O enorme número de espermatozoides produzidos, aproximadamente 200 milhões por ejaculação e com uma estimativa de 10^{12} durante toda a vida, exige várias centenas de mitoses sucessivas.

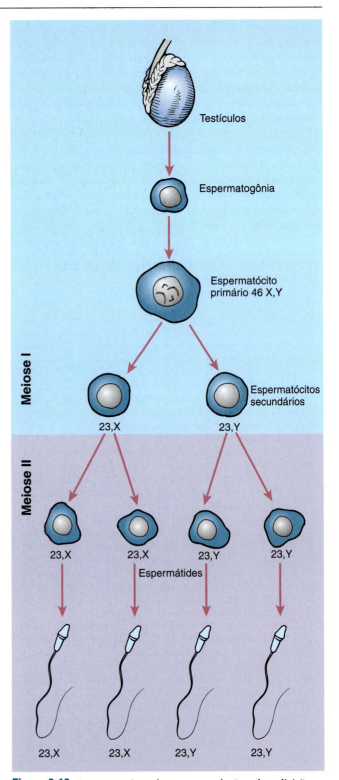

Figura 2-16 Espermatogênese humana em relação a duas divisões meióticas. A sequência de eventos começa na puberdade e leva cerca de 64 dias para ser concluída. O número do cromossomo (46 ou 23) e a constituição dos cromossomos sexuais (X ou Y) de cada célula são mostrados. *Veja Fontes & Agradecimentos.*

Como discutido anteriormente, a meiose normal exige o pareamento de cromossomos homólogos, seguido de recombinação. Os autossomos e os cromossomos X no sexo feminino não apresentam dificuldades incomuns nesse aspecto; mas como ficam os cromossomos X e Y durante a espermatogênese? Embora os cromossomos X e Y sejam diferentes e não sejam homólogos em um sentido estrito, eles possuem segmentos curtos relativamente idênticos nas extremidades de seus respectivos braços curtos (Xp e Yp) e longos (Xq e Yq) (Cap. 6). O pareamento e o *crossing over* ocorrem em ambas as regiões durante a meiose I. Esses segmentos homólogos são chamados de **pseudoautossômicos**, refletindo o seu comportamento de pareamento e recombinação semelhante ao dos autossomos, apesar de estarem em diferentes cromossomos sexuais.

Ovocitogênese

Ao contrário da espermatogênese, que é iniciada apenas na puberdade, a ovocitogênese inicia-se durante o desenvolvimento fetal da mulher (Fig. 2-17). Os **ovócitos** se desenvolvem a partir de **ovogônias**, células do córtex ovariano que desceram das células germinativas primordiais por uma série de cerca de 20 mitoses. Cada ovogônia é uma célula central em um folículo em desenvolvimento. Por volta do 3° mês de desenvolvimento fetal, as ovogônias do embrião começam a se desenvolver em **ovócitos primários**, sendo que a maioria deles já entrou na prófase da meiose I. O processo de ovogênese não é sincronizado, e tanto o estágio inicial como o tardio coexistem no ovário fetal. Embora existam vários milhões de ovócitos no momento do nascimento, a maioria destes degenera; os outros permanecem retidos na prófase I (Fig. 2-14) ao longo de décadas. Apenas cerca de 400, por fim, amadurecem e ovulam como parte de um ciclo menstrual da mulher.

Depois que uma mulher atinge a maturidade sexual, os folículos individuais começam a crescer e amadurecer, e poucos (em média um por mês) são ovulados. Pouco antes da ovulação, o ovócito rapidamente completa a meiose I, dividindo-se de forma que uma célula torna-se o ovócito secundário (um ovo ou **óvulo**), contendo a maior parte do citoplasma com suas organelas; a outra célula torna-se o primeiro glóbulo polar (Fig. 2-17). A meiose II começa prontamente e prossegue para o estágio de metáfase durante a ovulação, onde ela para novamente, e é somente concluída se ocorrer a fertilização.

Fertilização

A fertilização do ovócito geralmente ocorre nas tubas de Falópio dentro de mais ou menos 1 dia de ovulação. Embora muitos espermatozoides possam estar presentes, a penetração de um único espermatozoide no ovócito desencadeia uma série de eventos bioquímicos que geralmente ajuda a impedir a entrada de outro espermatozoide.

A fertilização é seguida pela conclusão da meiose II, com a formação do segundo glóbulo polar (Fig. 2-17). Os cromossomos do ovócito fertilizado e do espermatozoide formam

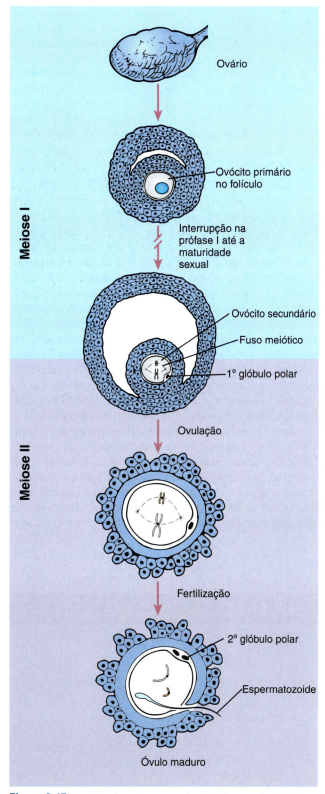

Figura 2-17 **Ovocitogênese humana e fertilização em relação às duas divisões meióticas.** Os ovócitos primários são formados no pré-natal e permanecem suspensos na prófase da meiose I por anos até o início da puberdade. Um ovócito completa a meiose I à medida que seu folículo amadurece, resultando em um ovócito secundário e no primeiro glóbulo polar. Após a ovulação, cada ovócito continua até a metáfase da meiose II. A meiose II é concluída somente se a fertilização ocorrer, resultando em um óvulo maduro fertilizado e no segundo glóbulo polar.

pronúcleos, cada um circundado por sua própria membrana nuclear. Apenas com a replicação dos genomas parentais após a fertilização é que os dois genomas haploides se tornam um genoma diploide dentro do núcleo partilhado. O **zigoto** diploide divide-se por mitose, formando duas células-filhas diploides, a primeira etapa na série de divisões celulares que iniciam o processo de desenvolvimento embrionário (Cap. 14).

Embora o desenvolvimento se inicie no momento da concepção, com a formação do zigoto, na medicina clínica o estágio e a duração da gravidez são geralmente medidos como a "idade menstrual", datada a partir do início do último período menstrual da mãe, cerca de 14 dias antes da concepção.

RELEVÂNCIA CLÍNICA DA MITOSE E DA MEIOSE

A importância biológica da mitose e da meiose encontra-se na garantia da constância do número de cromossomos — e assim, da integridade do genoma — de uma célula para a sua progênie e de uma geração para a seguinte. A relevância médica desses processos encontra-se nos erros de um ou outro mecanismo de divisão celular, levando à formação de um indivíduo ou de uma linhagem celular com um número anormal de cromossomos e, portanto, com uma quantidade anormal de material genômico.

Como podemos ver em detalhes no Capítulo 5, a não disjunção meiótica, particularmente na ovocitogênese, é o mecanismo mutacional mais comum em nossa espécie, sendo responsável por fetos cromossomicamente anormais em pelo menos uma grande porcentagem de todas as gestações reconhecidas. Entre as gestações que chegaram a termo, as anormalidades cromossômicas são a principal causa de defeitos do desenvolvimento, falhas em superar o período neonatal, e deficiência intelectual.

A não disjunção mitótica em células somáticas também contribui para doenças genéticas. A não disjunção logo após a fertilização, seja no embrião em desenvolvimento ou em tecidos extraembrionários como a placenta, leva ao mosaicismo cromossômico que pode estar subjacente a algumas condições clínicas, tais como uma proporção de pacientes com síndrome de Down. Além disso, a segregação cromossômica anormal em tecidos que se dividem rapidamente, tais como as células do colo, é frequentemente uma etapa no desenvolvimento de tumores cromossomicamente anormais, de modo que a avaliação do equilíbrio cromossomômico e genômico é um exame diagnóstico e prognóstico importante em muitos cânceres.

REFERÊNCIAS GERAIS

Green ED, Guyer MS, National Human Genome Research Institute: Charting a course for genomic medicine from base pairs to bedside, *Nature* 470:204-213, 2011.

Lander ES: Initial impact of the sequencing of the human genome, *Nature* 470:187-197, 2011.

Moore KL, Presaud TVN, Torchia MG: *The developing human: clinically oriented embryology*, ed 9, Philadelphia, 2013, WB Saunders.

REFERÊNCIAS PARA TÓPICOS ESPECÍFICOS

Deininger P: Alu elements: know the SINES, *Genome Biol* 12:236, 2011.

Frazer KA: Decoding the human genome, *Genome Res* 22:1599-1601, 2012.

International Human Genome Sequencing Consortium: Initial sequencing and analysis of the human genome, *Nature* 409:860-921, 2001.

International Human Genome Sequencing Consortium: Finishing the euchromatic sequence of the human genome, *Nature* 431:931-945, 2004.

Venter J, Adams M, Myers E, et al: The sequence of the human genome, *Science* 291:1304-1351, 2001.

PROBLEMAS

1. Em um determinado *locus*, uma pessoa tem dois alelos, *A* e *a*.
   a. Que alelos estarão presentes nos gametas dessa pessoa?
   b. Quando *A* e *a* se separam (1) se não houver *crossing over* entre o *locus* e o centrômero do cromossomo? (2) se houver um único crossover entre o *locus* e o centrômero?

2. Qual é a principal causa de alterações cromossômicas numéricas em seres humanos?

3. Desconsiderando o *crossing over*, que aumenta a quantidade de variabilidade genética, estime a probabilidade de que todos os seus cromossomos tenham vindo para você a partir de sua avó paterna e da sua avó materna. Você seria homem ou mulher?

4. Um cromossomo que entra em meiose é composto por duas cromátides- irmãs, sendo que cada uma delas é uma molécula única de DNA.
   a. Em nossa espécie, no final da meiose I, quantos cromossomos existem por célula? Quantas cromátides?
   b. No final da meiose II, quantos cromossomos existem por célula? Quantas cromátides?
   c. Quando o número diploide de cromossomos é restaurado? Quando a estrutura de duas cromátides de um cromossomo metafásico típico é restaurada?

5. A partir da Figura 2-7, estime o número de genes por milhão de pares de bases nos cromossomos 1, 13, 18, 19, 21 e 22. Seria esperado que uma anormalidade cromossômica de tamanho igual nos cromossomos 18 ou 19 tivesse grande impacto clínico? E nos cromossomos 21 ou 22?

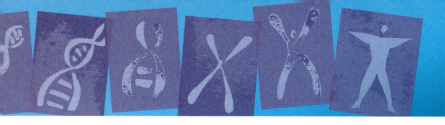

CAPÍTULO 3

O Genoma Humano: Estrutura e Função Gênicas

Ao longo das últimas 3 décadas, houve um progresso marcante na compreensão da estrutura e função dos genes e cromossomos. Esses avanços foram auxiliados pelas aplicações da genética molecular e da genômica em muitos problemas clínicos, fornecendo as ferramentas para uma nova abordagem distinta para a genética médica. Neste capítulo, apresentamos uma visão geral da estrutura e função gênicas e dos aspectos da genética molecular que são necessários para a compreensão das abordagens genéticas e genômicas na medicina. Para complementar as informações discutidas aqui e nos capítulos subsequentes, fornecemos material *on-line* adicional para detalhar muitas das abordagens experimentais da genética e genômica modernas que estão se tornando críticas para a prática e compreensão da genética humana e médica.

O maior conhecimento dos genes e da sua organização no genoma teve um impacto enorme na medicina e na nossa percepção da fisiologia humana. Em 1980, Paul Erb foi agraciado com o prêmio Nobel por ter previsto o início desta nova era:

Como o nosso conhecimento e nossa prática atuais da medicina dependem de um conhecimento sofisticado de anatomia, fisiologia e bioquímica humanas, lidar com a doença no futuro exigirá uma compreensão detalhada da anatomia, fisiologia e bioquímica moleculares do genoma humano... Necessitaremos de um conhecimento mais detalhado de como os genes humanos são organizados e como funcionam e são regulados. Teremos também de ter médicos que estejam tão familiarizados com a anatomia molecular e fisiologia dos cromossomos e genes como o cirurgião cardíaco está familiarizado com a estrutura e funcionamento do coração.

INFORMAÇÕES DO CONTEÚDO DO GENOMA HUMANO

Como o código digital de três bilhões de letras do genoma humano orienta os detalhes da anatomia, fisiologia e bioquímica humanas, às quais Berg se refere? A resposta está nas enormes amplificação e integração do conteúdo de informações que ocorre quando se passa dos genes no genoma para os seus produtos na célula e para a expressão observável dessa informação genética, como traços celulares, morfológicos, clínicos ou bioquímicos — o que é denominado **fenótipo** do indivíduo. Essa expansão hierárquica de informações do genoma para o fenótipo inclui uma vasta gama de produtos de RNA estruturais e reguladores, bem como produtos proteicos que orquestram as muitas funções das células, órgãos e todo o organismo, além de suas interações com o meio ambiente. Mesmo com a sequência essencialmente completa do genoma humano em mãos, ainda não sabemos o número exato de genes no genoma. As estimativas atuais são de que o genoma contenha cerca de 20.000 **genes codificadores de proteínas** (veja o Quadro no Cap. 2), mas esse retrato começa somente a sugerir os níveis de complexidade que emergem da decodificação dessa informação digital (Fig. 3-1).

Como introduzido brevemente no Capítulo 2, o produto de genes codificadores de proteínas é uma proteína, cuja estrutura por fim determina as suas funções específicas na célula. Mas se houvesse uma simples correspondência de um para um entre genes e proteínas, poderíamos ter no máximo cerca de 20.000 proteínas diferentes. Esse número parece insuficiente para dar conta da vasta gama de funções que ocorre em células humanas ao longo da vida. A resposta para esse dilema é encontrada em duas características da estrutura e função gênicas. Em primeiro lugar, muitos genes são capazes de gerar vários produtos diferentes, não apenas um (Fig. 3-1). Esse processo, discutido mais adiante neste capítulo, é efetuado através do uso de segmentos de codificação alternativos nos genes e de modificações bioquímicas subsequentes da proteína codificada; essas duas características dos genomas complexos resultam em uma amplificação substancial do conteúdo de informações. Na verdade, estima-se que, dessa maneira, os 20.000 genes humanos podem codificar muitas centenas de milhares de proteínas diferentes, coletivamente chamadas de **proteoma**. Em segundo lugar, proteínas individuais não funcionam sozinhas. Elas formam redes elaboradas, envolvendo muitas proteínas diferentes e RNAs reguladores que respondem de maneira coordenada e integrada a muitos diferentes sinais genéticos, ambientais ou de desenvolvimento. A natureza combinatória das redes de proteínas resulta em uma diversidade ainda maior de possíveis funções celulares.

Os genes estão localizados ao longo do genoma, mas tendem a se agrupar em regiões e em cromossomos específicos e a ser relativamente escassos em outras regiões

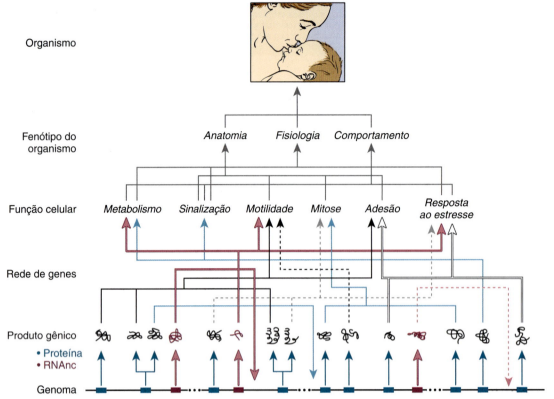

Figura 3-1 Amplificação da informação genética do genoma para os produtos gênicos, para as redes de genes e, finalmente, para a função celular e fenótipo. O genoma contém tanto genes de RNA codificantes de proteínas (*em azul*) como genes de RNA não codificantes (RNAnc) (*em vermelho*). Muitos genes no genoma usam informações de codificação alternativas para gerar vários produtos diferentes. RNAncs grandes e pequenos participam da regulação gênica. Muitas proteínas participam em redes multigênicas que respondem aos sinais celulares de maneira coordenada e combinatória, ampliando ainda mais a gama de funções celulares subjacentes aos fenótipos do organismo.

ou em outros cromossomos. Por exemplo, o cromossomo 11, que possui aproximadamente 135 milhões de pb (pares de megabase [Mb]), é relativamente rico em genes, com cerca de 1.300 genes que codificam proteínas (Fig. 2-7). Esses genes não estão distribuídos aleatoriamente ao longo do cromossomo, e sua localização é particularmente aumentada em duas regiões cromossômicas com densidade gênica tão alta quanto um gene a cada 10 kb (Fig. 3-2). Alguns desses genes pertencem a famílias de genes relacionados, como descreveremos com mais detalhes posteriormente neste capítulo. Outras regiões são pobres em genes e existem vários dos chamados desertos de genes, de um milhão de pares de bases ou mais, sem qualquer gene codificante de proteína conhecido. Duas advertências aqui: em primeiro lugar, o processo de identificação do gene e a anotação do genoma ainda são um desafio contínuo; apesar da aparente robustez de estimativas recentes, é praticamente certo que existem alguns genes, incluindo genes clinicamente relevantes, que atualmente não são detectados ou que apresentam características que atualmente não são reconhecidas como sendo associadas a genes. E, em segundo lugar, como mencionado no Capítulo 2, muitos genes não são codificantes de proteínas; seus produtos são moléculas de RNA funcionais (**RNAs não codificadores** ou RNAnc; Fig. 3-1), que desempenham uma variedade de funções na célula, muitas das quais estão apenas começando a ser desvendadas.

Para genes localizados nos autossomos, existem duas cópias de cada gene, uma no cromossomo herdado da mãe e uma no cromossomo herdado do pai. Para a maioria dos genes autossômicos, ambas as cópias são expressas e geram um produto. Existe, no entanto, um número crescente de genes no genoma que são exceções a essa regra geral e são expressos a partir das duas cópias em níveis caracteristicamente diferentes, incluindo alguns que, em caso extremo, são expressos a partir de apenas um dos dois homólogos. Esses exemplos de **desequilíbrio alélico** são discutidos detalhadamente adiante neste capítulo, bem como nos Capítulos 6 e 7.

O DOGMA CENTRAL: DNA → RNA → PROTEÍNA

Como o genoma especifica a complexidade e diversidade funcionais evidentes na Figura 3-1? Como vimos no capítulo anterior, a informação genética está contida no DNA nos

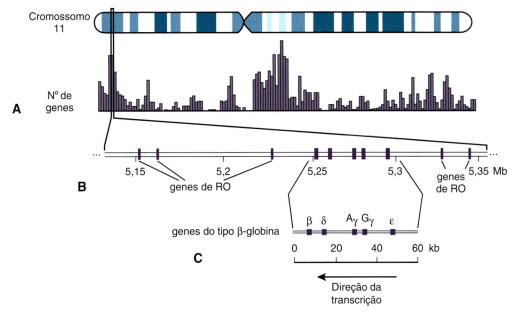

Figura 3-2 Conteúdo gênico do cromossomo 11, que consiste em 135 Mb de DNA. **A,** A distribuição dos genes é indicada ao longo do cromossomo e é alta em duas regiões do cromossomo e baixa nas demais regiões. **B,** Uma região expandida de 5,15 a 5,35 Mb (medida a partir do telômero do braço curto), que contém 10 genes codificantes de proteínas conhecidos, cinco pertencentes à família gênica do receptor olfativo (RO) e cinco pertencentes à família gênica da globina. **C,** Os cinco genes do tipo β-globina expandiram-se ainda mais. *Veja Fontes & Agradecimentos.*

cromossomos dentro do núcleo celular. No entanto, a síntese proteica, o processo pelo qual a informação codificada no genoma é efetivamente utilizada para especificar funções celulares, ocorre no citoplasma. Essa compartimentalização reflete o fato de que o organismo humano é um **eucarionte**. Isto significa que as células humanas possuem um núcleo que contém o genoma, separado do citoplasma por uma membrana nuclear. Ao contrário, nos procariontes, como a bactéria intestinal *Escherichia coli*, o DNA não está inserido dentro de um núcleo. Devido à compartimentalização de células eucarióticas, a transferência de informações do núcleo para o citoplasma é um processo complexo que tem sido foco de muita atenção entre biólogos moleculares e celulares.

A ligação molecular entre esses dois tipos relacionados de informação — o código do DNA dos genes e o código do aminoácido da proteína — é o **ácido ribonucleico (RNA)**. A estrutura química do RNA é semelhante à do DNA, exceto que cada nucleotídeo no RNA tem um componente de açúcar ribose no lugar de uma desoxirribose; além disso, a uracila (U) substitui a timina como uma das bases de pirimidina do RNA (Fig. 3-3). Outra diferença entre o RNA e o DNA é que o RNA, na maioria dos organismos, existe como uma molécula de fita única, enquanto o DNA, como vimos no Capítulo 2, existe como uma dupla-hélice.

As relações de informações entre o DNA, o RNA e as proteínas estão interligadas: o DNA genômico direciona a síntese e a sequência de RNA, o RNA direciona a síntese e sequência de polipeptídeos, e as proteínas específicas estão envolvidas na síntese e no metabolismo do DNA e do RNA. Esse fluxo de informações é chamado de **dogma central** da biologia molecular.

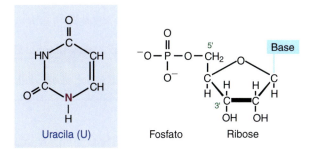

Figura 3-3 A pirimidina uracila e a estrutura de um nucleotídeo no RNA. Observe que o açúcar ribose substitui o açúcar desoxirribose do DNA. Compare com a Figura 2-2.

A informação genética está armazenada no DNA do genoma por meio de um código (o **código genético**, discutido adiante), no qual a sequência de bases adjacentes por fim determina a sequência de aminoácidos no polipeptídeo codificado. Primeiramente, o RNA é sintetizado a partir do molde de DNA por um processo conhecido como **transcrição**. O RNA, que carrega a informação codificada sob a forma chamada de **RNA mensageiro (RNAm)**, é então transportado do núcleo para o citoplasma, onde a sequência de RNA é decodificada, ou traduzida, para determinar a sequência de aminoácidos na proteína que está sendo sintetizada. O processo de **tradução** ocorre nos **ribossomos**, que são organelas citoplasmáticas com locais de ligação para todas as moléculas de interação, incluindo o RNAm, envolvido na síntese proteica. Os ribossomos são compostos de muitas proteínas estruturais diferentes em associação com tipos especializados de RNA conhecidos como **RNA ribossômicos (RNAr)**. A tradução envolve ainda um terceiro tipo de RNA, o **RNA de transferência (RNAt)**, que fornece a ligação molecular entre o código contido na sequência de bases de cada RNAm e a sequência de aminoácidos da proteína codificada por tal RNAm.

Devido ao fluxo interdependente de informações representado pelo dogma central, pode-se começar a discussão da genética molecular da expressão gênica em qualquer um dos seus três níveis de informação: DNA, RNA ou proteína. Começamos examinando a estrutura dos genes no genoma como uma base para a discussão do código genético, transcrição e tradução.

ORGANIZAÇÃO E ESTRUTURA GÊNICAS

De forma mais simples, um gene codificante de proteína pode ser visualizado como um segmento de uma molécula de DNA que contém um código para uma sequência de aminoácidos de uma cadeia polipeptídica e as sequências reguladoras necessárias para a sua expressão. Essa descrição, no entanto, é inadequada para genes no genoma humano (e para a maioria dos genomas eucariontes), porque poucos genes existem como sequências codificantes contínuas. Em vez disso, na maioria dos genes, as sequências codificantes são interrompidas por uma ou mais regiões não codificantes (Fig. 3-4). Essas sequências interpostas, chamadas de

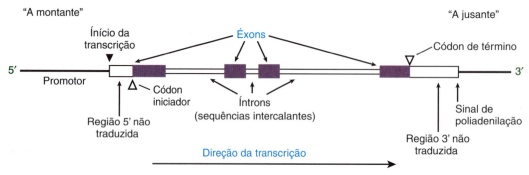

A

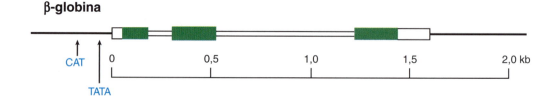

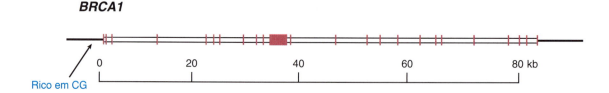

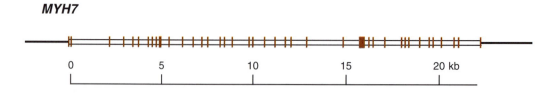

B

Figura 3-4 **A**, Estrutura geral de um gene humano típico. As características individuais marcadas são discutidas no texto. **B**, Exemplos de três genes humanos clinicamente importantes. Diferentes mutações no gene da β-globina, com três éxons, causam uma variedade de distúrbios importantes de hemoglobina (Casos 42 e 44). As mutações no gene *BRCA1* (24 éxons) são responsáveis por vários casos de câncer de mama e de ovário hereditários (Caso 7). As mutações no gene da cadeia pesada de β-miosina (*MYH7*) (40 éxons) levam à miocardiopatia hipertrófica hereditária.

íntrons, são inicialmente transcritas em RNA no núcleo, mas não estão presentes no RNAm maduro no citoplasma, porque são removidas ("spliced out") por um processo que discutiremos adiante. Assim, a informação de sequências intrônicas não é, normalmente, representada no produto final da proteína. Os íntrons são alternados com **éxons**, os segmentos de genes que determinam, por fim, a sequência de aminoácidos da proteína. Além disso, a coleção de éxons codificantes em qualquer gene em particular é flanqueada por sequências adicionais que são transcritas mas não traduzidas, chamadas de regiões não traduzidas 5' e 3' (Fig. 3-4). Embora alguns genes no genoma humano não tenham íntrons, a maioria dos genes contém pelo menos um e geralmente vários íntrons. Em muitos genes, o tamanho cumulativo dos íntrons compõe uma proporção muito maior do comprimento total de um gene do que os éxons. Embora alguns genes tenham apenas alguns pares de quilobases de tamanho, outros estendem-se por centenas de pares de quilobases. Além disso, alguns genes são excepcionalmente grandes; por exemplo, o gene da distrofina no cromossomo X (nos quais mutações levam à distrofia muscular de Duchenne [Caso 14]) abrange mais de 2 Mb, dos quais, notavelmente, menos de 1% consiste em éxons codificantes.

Características Estruturais de um Gene Humano Típico

Uma gama de aspectos caracteriza os genes humanos (Fig. 3-4). Nos Capítulos 1 e 2, definimos brevemente *gene* em termos gerais. Nesse momento, podemos fornecer uma definição molecular de um gene como uma *sequência de DNA que especifica a produção de um produto funcional*, seja um polipeptídeo ou uma molécula de RNA funcional. Um gene inclui não apenas as sequências codificantes de nucleotídeos reais, mas também as sequências de nucleotídeos adjacentes necessárias para a expressão adequada do gene, isto é, para a produção de RNAm normal ou de outras moléculas de RNA na quantidade correta, no local correto e no tempo correto durante o desenvolvimento ou durante o ciclo celular.

As sequências de nucleotídeos adjacentes fornecem os sinais moleculares de "início" e "parada" para a síntese de RNAm transcrito a partir do gene. Pelo fato de o transcrito de RNA primário ser sintetizado na direção de 5' para 3', o início da transcrição é chamado de extremidade 5' da porção transcrita de um gene (Fig. 3-4). Por convenção, o DNA genômico que antecede o local de início de transcrição na direção 5' é chamado de sequência "a montante" (*upstream*), enquanto que a sequência de DNA localizada na direção 3' além da extremidade de um gene é chamada de sequência "a jusante" (*downstream*). Na extremidade 5' de cada gene encontra-se uma região **promotora** que inclui sequências responsáveis pelo início adequado da transcrição. Dentro dessa região estão vários elementos de DNA, cuja sequência é frequentemente conservada entre vários genes diferentes; esta conservação, em conjunto com estudos funcionais de expressão gênica, indica que essas sequências específicas desempenham um papel importante na regulação gênica. Apenas um subconjunto de genes no genoma é expresso em qualquer tecido ou em qualquer momento durante o desenvolvimento. Vários tipos diferentes de promotor são encontrados no genoma humano, com diferentes propriedades reguladoras que especificam os padrões, bem como os níveis de expressão de um gene determinado em diferentes tecidos e tipos celulares, tanto durante o desenvolvimento como ao longo da vida. Algumas dessas propriedades são codificadas no genoma, enquanto outras são especificadas por características da cromatina associadas a essas sequências, conforme discutido mais adiante neste capítulo. Tanto os promotores quantos outros **elementos reguladores** (localizados tanto em 5' ou 3' de um gene ou em seus íntrons) podem ser locais de mutação em doenças genéticas que podem interferir na expressão normal de um gene. Esses elementos reguladores, incluindo os **acentuadores**, **os insuladores** e **as regiões de controle do *locus***, são discutidos detalhadamente mais adiante neste capítulo. Alguns desses elementos encontram-se a uma distância significativa da porção codificante de um gene, o que reforça o conceito de que o ambiente genômico no qual um gene está inserido é uma característica importante da sua evolução e regulação.

A região não traduzida 3' contém um sinal para a adição de uma sequência de resíduos de adenosina (a chamada cauda poliA) à extremidade do RNA maduro. Embora geralmente seja aceito que essas sequências reguladoras estreitamente contíguas façam parte do que é chamado de gene, as dimensões precisas de qualquer gene em particular permanecerão um tanto incertas, até que as funções potenciais das sequências mais distantes sejam completamente caracterizadas.

Famílias de Genes

Muitos genes pertencem a famílias gênicas, que compartilham sequências de DNA estreitamente relacionadas e codificam polipeptídeos com sequências de aminoácidos estreitamente relacionadas.

Membros de duas dessas famílias gênicas estão localizados dentro de uma pequena região no cromossomo 11 (Fig. 3-2) e ilustram uma série de aspectos que caracteriza as famílias gênicas em geral. Uma família gênica pequena e clinicamente importante é composta de genes que codificam as cadeias de proteínas encontradas nas hemoglobinas. Acredita-se que o *cluster* (aglomerado) de genes da β-globina no cromossomo 11 e o aglomerado de genes relacionados da α-globina no cromossomo 16 tenham surgido pela duplicação de um gene precursor primitivo há cerca de 500 milhões de anos. Esses dois aglomerados contêm múltiplos genes que codificam cadeias de globina estreitamente relacionadas expressas em diferentes estágios do desenvolvimento, do embrião ao adulto. Acredita-se que cada aglomerado tenha evoluído por uma série de eventos sequenciais de duplicação gênica nos últimos 100 milhões de anos. Os padrões éxon-íntron dos genes funcionais de globina foram notavelmente conservados durante a evolução; cada um dos genes funcionais de globina possui dois íntrons em localizações semelhantes (veja o gene de β-globina na Fig. 3-4), embora as sequências contidas nos íntrons tenham acumulado muito mais alterações de bases de nucleotídeos ao longo do tempo do que as sequências codificantes de cada gene. O controle da expressão dos vários genes de globina, no estado normal, bem como em muitos distúrbios hereditários da hemoglobina, é considerado em mais detalhes mais adiante neste capítulo e no Capítulo 11.

A segunda família gênica mostrada na Figura 3-2 é a família de genes de receptores olfativos (RO). Estima-se que existam até 1.000 genes de RO no genoma. Os RO são responsáveis pelo nosso sentido olfativo aguçado que pode reconhecer e distinguir milhares de substâncias químicas estruturalmente diversas. Os genes de RO são encontrados em todo o genoma em quase todos os cromossomos, embora mais da metade seja encontrada no cromossomo 11, incluindo uma série de membros da família próximos do aglomerado de β-globina.

Pseudogenes

Dentro tanto da família gênica de β-globina quanto de RO há sequências que são relacionadas com a globina funcional e genes de RO, mas que não produzem qualquer RNA funcional ou produto proteico. Sequências de DNA que se assemelham muito a genes conhecidos, mas não são funcionais, são chamadas de **pseudogenes**, e existem dezenas de milhares de pseudogenes relacionados com muitos genes e famílias gênicas diferentes localizados ao longo do genoma. Os pseudogenes são de dois tipos gerais, processados e não processados. Acredita-se que os **pseudogenes não processados** sejam subprodutos da evolução, representando genes "mortos" que antes eram funcionais, mas que agora são vestigiais, tendo sido inativados por mutações sequências codificantes ou reguladoras críticas. Ao contrário dos pseudogenes não processados, os **pseudogenes processados** são pseudogenes que foram formados, não por mutação, mas por um processo chamado de **retrotransposição**, que envolve a transcrição, a geração de uma cópia de DNA a partir do RNAm (o chamado **DNAc**) por transcrição reversa e, por fim, a integração dessas cópias de DNA no genoma em um local geralmente bastante distante do gene original. Como esses pseudogenes são criados por retrotransposição de uma cópia de DNA do RNAm processado, eles não possuem íntrons e não estão necessária ou geralmente no mesmo cromossomo (ou região cromossômica) como seu gene progenitor. Em muitas famílias gênicas, existem tantos ou mais pseudogenes quanto membros de genes funcionais.

Genes de RNA não Codificante

Como discutido anteriormente, muitos genes codificam proteínas e são transcritos nos RNAms que, por fim, são traduzidos em suas respectivas proteínas; seus produtos compreendem as enzimas, proteínas estruturais, receptores e proteínas reguladoras que são encontrados em vários tecidos e tipos celulares humanos. No entanto, tal como apresentado brevemente no Capítulo 2, existem outros genes, cujo produto funcional parece ser o próprio RNA (Fig. 3-1). Estes chamados **RNA não codificantes (RNAnc)** têm uma gama de funções nas células, embora muitos não

tenham uma função identificada. Pelas estimativas atuais, existem cerca de 20.000 a 25.000 genes de RNAnc, além dos aproximadamente 20.000 genes codificantes de proteínas que foram introduzidos anteriormente. Assim, a coleção de RNAnc representa aproximadamente metade de todos os genes humanos identificados. O cromossomo 11, por exemplo, apresenta uma estimativa de ter 1.000 genes RNAnc, além de seus 1.300 genes codificantes de proteínas.

Alguns dos tipos de RNAnc desempenham papéis amplamente genéricos na infraestrutura celular, incluindo os RNAt e RNAr envolvidos na tradução de RNAm nos ribossomos, outros RNAs envolvidos no controle do *splicing* de RNA, e os pequenos RNAs nucleolares (RNApno) envolvidos na modificação de RNAr. Outros RNnc podem ser bastante longos (às vezes chamados de RNAnc longos ou **RNAlnc**) e desempenham papéis na regulação gênica, no silenciamento gênico e em doenças humanas, como exploraremos com mais detalhes mais adiante neste capítulo.

Uma classe específica de pequenos RNAs de importância crescente são os **microRNAs (miRNA)**, RNAnc de apenas cerca de 22 bases de comprimento que suprimem a tradução de genes-alvo por meio da ligação a seus respectivos RNAms e regulam a produção de proteínas a partir do(s) transcrito(s)-alvo(s). Bem mais de 1.000 genes de miRNA foram identificados no genoma humano; alguns são evolutivamente conservados, ao passo que outros parecem ter origem bastante recente durante a evolução. Alguns

---

RNAS NÃO CODIFICANTES E DOENÇAS

A importância de vários tipos de RNAnc para a medicina é ressaltada por seus papéis em uma gama de doenças humanas, desde síndromes precoces do desenvolvimento até distúrbios que se manifestam na idade adulta.

- A deleção de um agrupamento de genes de miRNA no cromossomo 13 leva a uma forma de **síndrome de Feingold**, uma síndrome de desenvolvimento de defeitos esqueléticos e de crescimento, incluindo microcefalia, baixa estatura e anomalias digitais.
- As mutações no gene de miRNA *MIR96*, na região do gene crítica para a especificidade de reconhecimento de seu(s) RNAm(s)-alvo, pode resultar em **perda auditiva progressiva** em adultos.
- Níveis alterados de determinadas classes de miRNAs foram relatados em uma ampla variedade de cânceres, distúrbios do sistema nervoso central e doença cardiovascular (Cap. 15).
- A deleção de agrupamentos de genes de RNApno no cromossomo 15 resulta na **síndrome de Prader-Willi**, um distúrbio caracterizado por obesidade, hipogonadismo e comprometimento cognitivo (Cap. 6).
- A expressão anormal de um RNAlnc no cromossomo 12 tem sido relatada em pacientes com uma doença associada à gravidez, chamada de **síndrome HELLP**.
- Deleção, expressão anormal e/ou alterações estruturais em diferentes RNAlncs com papéis na regulação da expressão gênica de longo alcance e função genômica levam a uma variedade de distúrbios que envolvem a manutenção do tamanho do telômero, a expressão monoalélica de genes em regiões específicas do genoma e a dosagem do cromossomo X (Cap. 6).

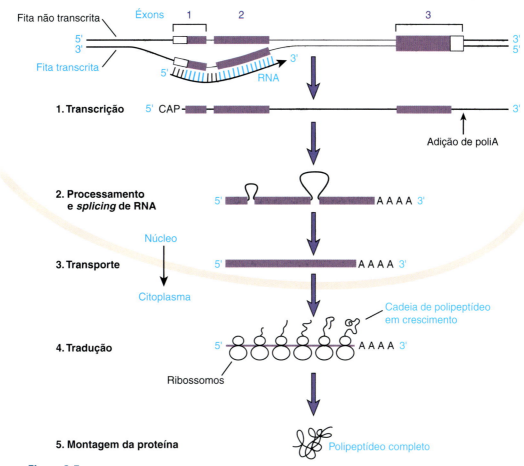

Figura 3-5 Fluxo de informação do DNA até o RNA e até a proteína para um gene hipotético com três éxons e dois íntrons. Dentro dos éxons, a cor *roxa* indica as sequências codificantes. As etapas incluem transcrição, processamento e *splicing* de RNA, transporte de RNA do núcleo para o citoplasma, e tradução.

miRNAs mostraram regular negativamente centenas de RNAms cada, com diferentes combinações de RNAs-alvo em diferentes tecidos; combinados, prevê-se que os miRNAs, portanto, controlem a atividade de até 30% de todos os genes codificantes de proteínas no genoma.

Embora esta seja uma área em rápido movimento da biologia genômica, mutações em vários genes de RNAnc já foram implicadas em doenças humanas, incluindo câncer, distúrbios do desenvolvimento e várias doenças tanto de início precoce como no adulto (Quadro).

FUNDAMENTOS DA EXPRESSÃO GÊNICA

Para genes que codificam proteínas, o fluxo de informações do gene para o polipeptídeo envolve vários passos (Fig. 3-5). O início da transcrição de um gene está sob a influência de promotores e outros elementos reguladores, bem como de proteínas específicas conhecidas como **fatores de transcrição**, que interagem com sequências específicas dentro dessas regiões e determinam um padrão espacial e temporal de expressão de um gene. A transcrição de um gene é iniciada no sítio de "início" de transcrição no DNA cromossômico no início de uma região 5′ transcrita, mas não traduzida (chamada de 5′ UTR), imediatamente a montante das sequências codificantes. Ela continua ao longo do cromossomo para qualquer lugar das várias centenas de pares base até mais de um milhão de pares de bases, passando tanto por íntrons como éxons, além da extremidade das sequências codificantes. Após a modificação nas extremidades 5′ e 3′ do transcrito de RNA primário, as porções correspondentes aos íntrons são removidas e os segmentos correspondentes aos éxons são removidos em conjunto, um processo chamado de *splicing* de RNA. Após o *splicing*, o RNAm resultante (contendo um segmento central que é agora colinear com as porções codificantes do gene) é transportado do núcleo para o citoplasma, onde o RNAm é finalmente traduzido em uma sequência de aminoácidos do polipeptídeo codificado. Cada uma das etapas dessa via complexa está sujeita a erros, e mutações que interferem nas etapas individuais têm sido implicadas em vários distúrbios hereditários (Caps. 11 e 12).

Transcrição

A transcrição de genes codificantes de proteínas pela RNA polimerase II (uma das várias classes de RNA polimerases) é iniciada no sítio de início transcricional, o ponto na 5′ UTR que corresponde à extremidade 5′ do produto final de RNA (Figs. 3-4 e 3-5). A síntese do transcrito de RNA primário prossegue na direção de 5′ para 3′, enquanto a fita do gene que é transcrita e que serve como molde para a síntese de RNA é na verdade lida na direção de 3′ a 5′ em relação à direção do arcabouço de desoxirribose fosfodiéster (Fig. 2-3). Como o RNA sintetizado corresponde tanto em polaridade quanto em sequência de bases (substituindo T por U) à fita 5′ a 3′ do DNA, esta fita de 5′ a 3′ de DNA não transcrito é às vezes chamada de fita de DNA *codificante*, ou **senso**. A fita de DNA de 3′ a 5′ que é usada como molde para a transcrição é então chamada de fita *não codificante* ou **antissenso**. A transcrição continua por ambas as porções intrônicas e exônicas do gene, para além da posição no cromossomo que, por fim, corresponde à extremidade 3′ do RNAm maduro. Não se sabe se a transcrição termina em um ponto de término 3′ predeterminado.

O transcrito primário de RNA é processado pela adição de uma estrutura química de "cap" (ou capuz) na extremidade 5′ do RNA e pela clivagem da extremidade 3′ em um ponto específico a jusante da extremidade da informação de codificação. Essa clivagem é seguida pela adição de uma cauda poliA à extremidade 3′ do RNA; a cauda poliA parece aumentar a estabilidade do RNA poliadenilado resultante. A localização do ponto de poliadenilação é especificada em parte pela sequência AAUAAA (ou uma variante desta),

geralmente encontrada na porção 3′ não traduzida do transcrito de RNA. Todas essas modificações pós-transcricionais ocorrem no núcleo, assim como o processo de *splicing* de RNA. O RNA totalmente processado, chamado agora de RNAm, é então transportado para o citoplasma, onde ocorre a tradução (Fig. 3-5).

Tradução e Código Genético

No citoplasma, o RNAm é traduzido em uma proteína pela ação de uma variedade de pequenas moléculas adaptadoras de RNA, os RNAts, cada qual específico para um aminoácido em particular. Essas moléculas notáveis, cujo tamanho varia de apenas 70 a 100 nucleotídeos, têm a tarefa de trazer os aminoácidos corretos para a posição correta ao longo do molde de RNAm, para serem adicionados à cadeia polipeptídica em crescimento. A síntese proteica ocorre nos ribossomos, complexos macromoleculares compostos de RNAr (codificados pelos genes de RNAr 18S e 28S) e várias dúzias de proteínas ribossômicas (Fig. 3-5).

A chave para a tradução é um código que relaciona aminoácidos específicos com combinações de três bases adjacentes ao longo do RNAm. Cada conjunto de três bases constitui um **códon**, específico para um determinado aminoácido (Tabela 3-1). Teoricamente, variações quase

TABELA 3-1 O Código Genético

Primeira Base	Segunda Base								Terceira Base
	U		C		A		G		
U	UUU	phe	UCU	ser	UAU	tyr	UGU	cys	U
	UUC	phe	UCC	ser	UAC	tyr	UGC	cys	C
	UUA	leu	UCA	ser	UAA	stop	UGA	Stop	A
	UUG	leu	UCG	ser	UAG	stop	UGG	trp	G
C	CUU	leu	CCU	pro	CAU	his	CGU	arg	U
	CUC	leu	CCC	pro	CAC	his	CGC	arg	C
	CUA	leu	CCA	pro	CAA	gln	CGA	arg	A
	CUG	leu	CCG	pro	CAG	gln	CGG	arg	G
	AUU	ile	ACU	thr	AAU	asn	AGU	ser	U
	AUC	ile	ACC	thr	AAC	asn	AGC	ser	C
	AUA	ile	ACA	thr	AAA	lys	AGA	arg	A
	AUG	met	ACG	thr	AAG	lys	AGG	arg	G
G	GUU	val	GCU	ala	GAU	asp	GGU	gly	U
	GUC	val	GCC	ala	GAC	asp	GGC	gly	C
	GUA	val	GCA	ala	GAA	glu	GGA	gly	A
	GUG	val	GCG	ala	GAG	glu	GGG	gly	G

Abreviaturas para Aminoácidos			
ala (A)	alanina	leu (L)	leucina
arg (R)	arginina	lys (K)	lisina
asn (N)	asparagina	met (M)	metionina
asp (D)	ácido aspártico	phe (F)	fenilalanina
cys (C)	cisteína	pro (P)	prolina
gln (Q)	glutamina	ser (S)	serina
glu (E)	ácido glutâmico	thr (T)	treonina
his (H)	glicina	trp (W)	triptofano
gly (G)	histidina	tyr (Y)	tirosina
ile (I)	isoleucina	val (V)	valina

Stop, códon de término.
Os códons são apresentados em termos de RNAm, que são complementares aos códons de DNA correspondentes.

infinitas são possíveis no arranjo das bases ao longo de uma cadeia de polinucleotídeos. Em qualquer posição, existem quatro possibilidades (A, T, C ou G); assim, para três bases, existem 4^3, ou 64, possíveis combinações de trincas. Esses 64 códons constituem o **código genético**.

Como existem apenas 20 aminoácidos e 64 códons possíveis, a maioria dos aminoácidos é especificada por mais de um códon; portanto, o código é considerado **degenerado**. Por exemplo, a base na terceira posição da trinca frequentemente pode ser uma purina (A ou G) ou uma pirimidina (T ou C) ou, em alguns casos, qualquer uma das quatro bases, sem alterar a mensagem codificada (Tabela 3-1). A leucina e a arginina são, cada uma, especificadas por seis códons. Apenas a metionina e o triptofano são, cada um, especificados por um único códon. Três dos códons são chamados de **códons de parada** (ou *nonsense*) porque designam o término da tradução do RNAm naquele ponto.

A tradução de um RNAm processado é sempre iniciada em um códon que especifica metionina. A metionina é, portanto, o primeiro aminoácido codificado (aminoterminal) de cada cadeia polipeptídica, embora seja geralmente removida antes de a síntese de proteínas ser concluída. O códon para metionina (o **códon iniciador**, AUG) estabelece a **matriz de leitura** do RNAm; cada códon subsequente é lido na sua vez para predizer a sequência de aminoácidos da proteína.

Os elos moleculares entre códons e aminoácidos são as moléculas de RNAt específicas. Um local determinado em cada RNAt forma um **anticódon** de três bases que é complementar a um códon específico no RNAm. A ligação entre o códon e o anticódon leva o aminoácido adequado à próxima posição no ribossomo para a fixação, pela formação de uma ligação peptídica na extremidade carboxílica da cadeia polipeptídica crescente. O ribossomo, em seguida, desliza exatamente três bases ao longo do RNAm, alinhando o próximo códon para reconhecimento por outro RNAt contendo o próximo aminoácido. Assim, proteínas são sintetizadas da extremidade aminoterminal até a extremidade carboxiterminal, o que corresponde à tradução do RNAm na direção 5′ a 3′.

Conforme mencionado anteriormente, a tradução termina quando um códon de parada (UGA, UAA ou UAG) é encontrado na mesma matriz de leitura que o códon iniciador. (Códons de parada em qualquer uma das outras matrizes de leitura não utilizadas não são lidos e, portanto, não têm efeito sobre a tradução.) O polipeptídeo completo é então liberado do ribossomo, que se torna disponível para iniciar a síntese de outra proteína.

Transcrição do Genoma Mitocondrial

As seções anteriores descreveram fundamentos da expressão gênica para genes contidos no genoma nuclear. O genoma mitocondrial possui transcrição e sistema de síntese de proteínas próprios. Uma RNA polimerase especializada, codificada no genoma nuclear, é utilizada para transcrever o genoma mitocondrial de 16 kb, que contém duas sequências promotoras relacionadas, uma para cada fita de

DIVERSIDADE FUNCIONAL CRESCENTE DAS PROTEÍNAS

Muitas proteínas passam por extensos empacotamentos e processamentos pós-traducionais à medida que adotam a sua forma funcional final (Cap. 12). A cadeia polipeptídica, que é o produto de tradução primário, dobra sobre si mesma e forma ligações intramoleculares, criando uma estrutura tridimensional específica, que é determinada pela sequência de aminoácidos em si. Duas ou mais cadeias polipeptídicas, produtos do mesmo gene ou de genes diferentes, podem combinar-se formando um complexo multiproteico único. Por exemplo, duas cadeias de α-globina e duas cadeias de β-globina associam-se de forma não covalente para formar uma molécula de hemoglobina tetramérica (Cap. 11). Os produtos proteicos podem também ser quimicamente modificados, por exemplo, pela adição de grupos metil, fosfatos ou carboidratos em locais específicos. Essas modificações podem ter influência significativa na função ou na abundância da proteína modificada. Outras modificações podem envolver a clivagem da proteína, tanto para remover sequências aminoterminais específicas depois de elas terem funcionado para direcionar uma proteína a sua localização correta dentro da célula (p. ex., proteínas que funcionam dentro da mitocôndria) ou para dividir a molécula em cadeias polipeptídicas menores. Por exemplo, as duas cadeias que compõem a insulina madura, uma com tamanho de 21 e outra de 30 aminoácidos, são originalmente parte de um produto de tradução primário de 82 aminoácidos chamado de proinsulina.

genoma circular. Cada fita é transcrita em sua totalidade e os transcritos mitocondriais são então processados para gerar os vários RNAms, RNAts e RNArs mitocondriais individuais.

EXPRESSÃO GÊNICA EM AÇÃO

O fluxo de informações descritas nas seções anteriores pode ser mais bem compreendido usando-se como referência um determinado gene bem estudado, o gene da β-globina. A cadeia de β-globina é um polipeptídeo de 146 aminoácidos, codificada por um gene que ocupa aproximadamente 1,6 kb no braço curto do cromossomo 11. O gene possui três éxons e dois íntrons (Fig. 3-4). O gene da β-globina, assim como outros genes do *cluster* de β-globina (Fig. 3-2), é transcrito na direção do centrômero para o telômero. A orientação, no entanto, é distinta para diferentes genes no genoma e depende de qual fita da dupla-hélice cromossômica é a fita codificante para um determinado gene.

As sequências de DNA necessárias para o início preciso da transcrição do gene da β-globina estão localizadas no promotor dentro de cerca de 200 pb a montante do local de início da transcrição. A sequência do DNA de dupla-fita dessa região do gene de β-globina, a sequência de RNA correspondente e a sequência traduzida dos primeiros 10 aminoácidos são representadas na Figura 3-6 para ilustrar as relações entre esses três níveis de informação. Como mencionado anteriormente, é a fita de 3′ a 5′ do DNA que serve como molde e é, na verdade, transcrita, mas é a fita de

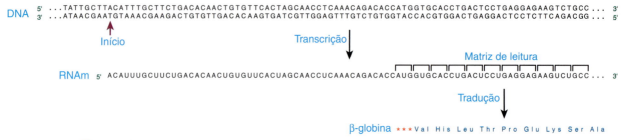

Figura 3-6 Estrutura e sequência de nucleotídeos da extremidade 5' do gene de β-globina humana no braço curto do cromossomo 11. A transcrição da fita de 3' a 5' (*inferior*) começa no sítio de início indicado, produzindo o RNA mensageiro de β-globina (RNAm). A matriz de leitura traducional é determinada pelo códon iniciador AUG (★★★); códons subsequentes especificando aminoácidos são indicados em *azul*. As outras duas matrizes potenciais não são utilizadas.

5' a 3' do DNA que corresponde diretamente à sequência 5' a 3' do RNAm (e, de fato, é idêntica a ela, exceto que U é substituído por T). Por causa dessa correspondência, a fita de DNA de 5' a 3' de um gene (i.e., a fita que *não* é transcrita) é a fita geralmente relatada na literatura científica ou nos bancos de dados.

De acordo com essa convenção, a sequência completa de aproximadamente 2,0 kb do cromossomo 11 que inclui o gene da β-globina é mostrada na Figura 3-7. (É sensato refletir que uma cópia impressa de todo o genoma humano nessa escala exigiria mais de 300 livros do tamanho deste!) Dentro desses 2,0 kb está contida a maioria dos elementos, mas não todos, de sequência necessários para codificar e regular a expressão desse gene. Muitas das características estruturais importantes do gene da β-globina estão indicadas na Figura 3-7, incluindo elementos de sequências promotoras conservados, os limites íntron-éxon, 5' e 3' UTRs, sítios de *splicing* de RNA, os códons iniciador e de término e o sinal de poliadenilação, todos os quais são conhecidos por serem mutados em vários defeitos hereditários do gene da β-globina (Cap. 11).

Início da Transcrição

O promotor da β-globina, como muitos outros promotores de genes, consiste em uma série de elementos funcionais relativamente curtos que interagem com proteínas reguladoras específicas (genericamente chamadas de **fatores de transcrição**) que controlam a transcrição, incluindo, no caso dos genes de globina, aquelas proteínas que restringem a expressão desses genes em células eritroides, as células em que a hemoglobina é produzida. Há bem mais de 1.000 fatores de transcrição de ligação ao DNA sequência-específicos no genoma, sendo que alguns deles são ubíquos em sua expressão, enquanto outros são específicos para o tipo celular ou tecido.

Uma sequência promotora importante encontrada em muitos dos genes, mas não em todos, é a **TATA box**, uma região conservada rica em adeninas e timinas que está, aproximadamente, 25 a 30 pb a montante do sítio de início da transcrição (Figs. 3-4 e 3-7). A TATA box parece ser importante para determinar a posição do início de transcrição, que no gene de β-globina está aproximadamente 50 pb a montante do sítio de início da tradução (Fig. 3-6). Então, nesse gene, existem aproximadamente 50 pb da sequência na extremidade 5' que são transcritos mas não são traduzidos; em outros genes, a 5' UTR pode ser muito mais longa e pode ser interrompida por um ou mais íntrons. Uma segunda região conservada, a chamada CAT box (na verdade CCAAT), está a poucas dúzias de pares de bases mais a montante (Fig. 3-7). Tanto mutações experimentalmente induzidas como as de ocorrência natural nesses elementos de sequência, bem como em outras sequências reguladoras ainda mais a montante, levam a uma redução acentuada no nível da transcrição, demonstrando assim a importância desses elementos para a expressão gênica normal. Muitas mutações nesses elementos reguladores têm sido identificadas em pacientes com o distúrbio da hemoglobina β-talassemia (Cap. 11).

Nem todos os promotores de genes contêm os dois elementos específicos que acabamos de descrever. Em particular, os genes que são constitutivamente expressos na maioria ou em todos os tecidos (os chamados genes de manutenção — *housekeeping genes*) muitas vezes não têm os boxes CAT e TATA, que são mais típicos dos genes tecido-específicos. Os promotores de muitos genes de manutenção contêm uma alta proporção de citosinas e guaninas em relação ao DNA circundante (veja o promotor do gene *BRCA1* do câncer de mama na Fig. 3-4). Tais promotores ricos em CG são muitas vezes localizados em regiões do genoma chamadas de **ilhas CpG**, assim denominadas por causa da concentração surpreendentemente alta do dinucleotídeo 5'-CpG-3' (o *p* representa o grupo fosfato entre bases adjacentes; veja a Fig. 2-3), que se destaca de um panorama genômico mais geral rico em AT. Acredita-se que alguns dos elementos de sequência rica em CG encontrados nesses promotores servem como sítios de ligação para fatores de transcrição específicos. As ilhas de CpG também são importantes porque elas são alvos de **metilação de DNA**. A metilação extensa do DNA nas ilhas CpG está geralmente associada à repressão da transcrição gênica, como discutiremos mais adiante no contexto da cromatina e do seu papel no controle da expressão gênica.

A transcrição pela RNA polimerase II (RNA pol II) é sujeita à regulação em múltiplos níveis, incluindo a ligação

CAPÍTULO 3 — O GENOMA HUMANO: ESTRUTURA E FUNÇÃO GÊNICAS

```
5'....agccacaccctagggttggccaatctactcccaggagcagggagggcaggagccagggctgggcataaaa

            gtcagggcagagccatctattgcttACATTTGCTTCTGACACAACTGTGTTCACTAGCAACCTCAAACAGACACCATG

        ValHisLeuThrProGluGluLysSerAlaValThrAlaLeuTrpGlyLysValAsnValAspGluValGlyGlyGlu
Éxon 1  GTGCACCTGACTCCTGAGGAGAAGTCTGCCGTTACTGCCCTGTGGGGCAAGGTGAACGTGGATGAAGTTGGTGGTGAG

        AlaLeuGlyAr-
        GCCCTGGGCAGgttggtatcaaggttacaagacaggtttaaggagaccaatagaaactgggcatgtggagacagagaag

                                                                        -gLeuLeuValValTyr
Íntron 1  actcttgggtttctgataggcactgactctctctgcctattggtctattttcccaccctttagGCTGCTGGTGGTCTAC

        ProTrpThrGlnArgPhePheGluSerPheGlyAspLeuSerThrProAspAlaValMetGlyAsnProLysValLys
        CCTTGGACCCAGAGGTTCTTTGAGTCCTTTGGGGATCTGTCCACTCCTGATGCTGTTATGGGCAACCCTAAGGTGAAG

Éxon 2  AlaHisGlyLysLysValLeuGlyAlaPheSerAspGlyLeuAlaHisLeuAspAsnLeuLysGlyThrPheAlaThr
        GCTCATGGCAAGAAAGTGCTCGGTGCCTTTAGTGATGGCCTGGCTCACCTGGACAACCTCAAGGGCACCTTTGCCACA

        LeuSerGluLeuHisCysAspLysLeuHisValAspProGluAsnPheArg
        CTGAGTGAGCTGCACTGTGACAAGCTGCACGTGGATCCTGAGAACTTCAGGgtgagtctatgggacccttgatgtttt

            ctttcccttcttttctatggttaagttcatgtcataggaaggggagaagtaacagggtacagtttagaatgggaaac

            agacgaatgattgcatcagtgtggaagtctcaggatcgtttttagtttcttttatttgctgttcataacaattgttttc

            ttttgtttaattcttgctttctttttttttttcttctccgcaattttttactattatacttaatgccttaacattgtgtat

Íntron 2  aacaaaaggaaatatctctgagatacattaagtaacttaaaaaaaaactttacacagtctgcctagtacattactatt

            tggaatatatgtgtgtgcttatttgcatattcataatgtccctactttattttctttttattttttaattgatacataatca

            ttatacatatttatgggttaaagtgtaatgtttaatatgtgtacacatattgaccaaatcagggtaattttgcatt

            tgtaattttaaaaaatgctttcttcttttaatatactttttttgtttatcttatttctaatactttccctaatctctttt

            ctttcagggcaataatgatacaatgtatcatgcctctttgcaccattctaaagaataacagtgataatttctgggtta

            aggcaatagcaatatttctgcatataaatatttctgcatataaattgtaactgatgtaagaggtttcatattgctaa

            tagcagctacaatccagctaccattctgctttttattttatggttgggataaggctggattattctgagtccaagctag

                                                        LeuLeuGlyAsnValLeuValCysValLeuAla
            gcccttttgctaatcatgttcatacctcttatcttcctcccacagCTCCTGGGCAACGTGCTGGTCTGTGTGCTGGCC

        HisHisPheGlyLysGluPheThrProProValGlnAlaAlaTryGlnLysValValAlaGlyValAlaAsnAlaLeu
        CATCACTTTGGCAAAGAATTCACCCCACCAGTGCAGGCTGCCTATCAGAAAGTGGTGGCTGGTGTGGCTAATGCCCTG

Éxon 3  AlaHisLysTyrHisTer
        GCCCACAAGTATCACTAAGCTCGCTTTCTTGCTGTCCAATTTCTATTAAAGGTTCCTTTGTTCCCTAAGTCCAACTAC

        TAAACTGGGGGATATTATGAAGGGCCTTGAGCATCTGGATTCTGCCTAATAAAAAACATTTATTTTCATTGCaatgat

            gtatttaaattatttctgaatattttactaaaaagggaatgtgggaggtcagtgcatttaaaacataaagaaatgatg

            agctgttcaaaccttgggaaaatacactatatcttaaactccatgaaagaaggtgaggctgcaaccagctaatgcaca

            ttggcaacagcccctgatgcctatgccttattcatccctcagaaaaggattcttgtagaggcttga....   3'
```

Figura 3-7 Sequência de nucleotídeos do gene da β-globina humana completo. É mostrada a sequência da fita de 5′ a 3′ do gene. As áreas *acastanhadas* com letras maiúsculas representam sequências exônicas que correspondem ao RNAm maduro. As letras minúsculas indicam íntrons e sequências flanqueadoras. As sequências CAT e TATA box na região flanqueadora 5′ são indicadas na cor *marrom*. Os dinucleotídeos GT e AG, importantes para o *splicing* de RNA nas junções íntron-éxon, e o sinal AATAAA, importante para a adição de uma cauda poliA, estão também realçados. O códon iniciador ATG (AUG no RNAm) e o códon de parada TAA (UAA no RNAm) são mostrados em letras *vermelhas*. A sequência de aminoácidos de β-globina é mostrada acima da sequência codificante; as abreviações de três letras na Tabela 3-1 são usadas aqui. *Veja Fontes & Agradecimentos.*

com o promotor, o início da transcrição, o desenrolamento da dupla-hélice de DNA para expor a fita-molde e o alongamento à medida que a RNA pol II se move ao longo do DNA. Embora alguns genes silenciados sejam desprovidos de ligação da RNA pol II no conjunto, compatível com a sua incapacidade de serem transcritos em um determinado tipo celular, outros possuem RNA pol II preparada bidireccionalmente no sítio de início da transcrição, talvez como um meio de transcrição afinado em resposta a determinados sinais celulares.

Além das sequências que constituem um promotor em si, existem outros elementos de sequência que podem alterar significativamente a eficiência da transcrição. As sequências mais bem caracterizadas dessas "ativadoras" são chamadas de **acentuadores**. Os acentuadores são elementos de sequência que podem atuar à distância de um gene (geralmente várias ou mesmo centenas de quilobases de distância) para estimular a transcrição. Ao contrário dos promotores, os acentuadores são independentes tanto em posição como em orientação e podem estar localizados a 5′ ou 3′ do sítio de início da transcrição. Elementos específicos de acentuadores funcionam apenas em determinados tipos celulares e, portanto, parecem estar envolvidos no estabelecimento da especificidade tecidual ou no nível de expressão de muitos genes, em conjunto com um ou mais fatores de transcrição. No caso do gene da β-globina, vários acentuadores tecido-específicos estão presentes tanto dentro do próprio gene como nas suas regiões flanqueadoras. A interação de acentuadores com proteínas reguladoras específicas leva a níveis aumentados de transcrição.

A expressão normal do gene da β-globina durante o desenvolvimento também requer sequências mais distantes, chamadas de **região controladora de *locus*** (RCL), localizadas a montante do gene de ε-globina (Fig. 3-2), que são essenciais para o estabelecimento do contexto adequado da cromatina necessário para a expressão de alto nível apropriada. Como esperado, as mutações que interrompem ou eliminam o acentuador ou as sequências de RCL interferem ou impedem a expressão do gene da β-globina (Cap. 11).

Splicing de RNA

O transcrito de RNA primário do gene de β-globina contém dois íntrons, de cerca de 100 e 850 pb de tamanho, que precisam ser removidos, e os segmentos remanescentes de RNA unidos para formar o RNAm maduro. O processo de *splicing* de RNA, descrito em linhas gerais anteriormente, é minucioso e altamente eficiente; acredita-se que 95% dos transcritos de β-globina sofram *splicing* com precisão, produzindo RNAm funcional de globina. As reações de *splicing* são guiadas por sequências específicas no transcrito de RNA primário em ambas as extremidades, 5′ e 3′, dos íntrons. A sequência 5′ consiste em nove nucleotídeos, dos quais dois (o dinucleotídeo GT [GU no transcrito de RNA] localizado no íntron imediatamente adjacente ao sítio de *splicing*) praticamente não variam entre sítios de *splicing* de diferentes genes (Fig. 3-7). A sequência 3′ consiste em aproximadamente uma dúzia de nucleotídeos, dos quais, mais uma vez, dois — o AG localizado imediatamente a 5′ do limite íntron-éxon — são obrigatórios para o *splicing* normal. Os locais de *splicing* por si sós não estão relacionados com a matriz de leitura de um determinado RNAm. Em algumas circunstâncias, como no caso do íntron 1 do gene de β-globina, o íntron, na verdade, divide um códon específico (Fig. 3-7).

O significado clínico do *splicing* de RNA é ilustrado pelo fato de que mutações dentro das sequências conservadas nos limites íntron-éxon comumente prejudicam o *splicing* de RNA, com uma redução concomitante da quantidade normal de RNAm de β-globina maduro; mutações nos dinucleotídeos GT ou AG mencionados anteriormente invariavelmente eliminam o *splicing* normal do íntron que contém a mutação. Mutações de sítios de *splicing* representativas, identificadas em pacientes com β-talassemia, são discutidas em detalhes no Capítulo 11.

Splicing Alternativo

Como discutido anteriormente, quando os íntrons são removidos do transcrito de RNA primário pelo *splicing* de RNA, os éxons remanescentes sofrem *splicing* juntos, gerando o RNAm maduro final. No entanto, para a maioria dos genes, o transcrito primário pode seguir múltiplas vias alternativas de *splicing*, o que leva à síntese de múltiplos RNAms relacionados porém diferentes, sendo que cada um dos quais pode ser subsequentemente traduzido para gerar produtos proteicos diferentes (Fig. 3-1). Alguns desses eventos alternativos são altamente tecido- ou tipo celular-específicos e, na medida em que tais eventos são determinados pela sequência primária, eles estão sujeitos à variação alélica entre indivíduos diferentes. Quase todos os genes humanos sofrem *splicing* alternativo em algum grau e estima-se que há uma média de dois ou três transcritos alternativos por gene no genoma humano, expandindo, assim, enormemente o conteúdo de informações do genoma humano para além dos 20.000 genes codificantes de proteínas. A regulação do *splicing* alternativo parece desempenhar um papel particularmente impressionante durante o desenvolvimento neuronal, no qual pode contribuir para a geração de níveis elevados de diversidade funcional necessária no sistema nervoso. Consistente com isso, a suscetibilidade a um número de condições neuropsiquiátricas tem sido associada a mudanças ou ruptura dos padrões de *splicing* alternativo.

Poliadenilação

O RNAm maduro de β-globina contém aproximadamente 130 pb de material de 3′ não traduzido (o 3′ UTR) entre o códon de parada e o local da cauda de poliA (Fig. 3-7). Como em outros genes, a clivagem da extremidade 3′ do RNAm e a adição da cauda poliA são controladas, pelo menos em parte, por uma sequência de AAUAAA de aproximadamente 20 pb antes do sítio de poliadenilação. As mutações nesse sinal de poliadenilação em pacientes com β-talassemia documentam a importância desse sinal para a clivagem adequada de 3′ e a poliadenilação (Cap. 11). A 3′ UTR de alguns genes pode alcançar até vários kb de tamanho. Outros genes possuem vários sítios de poliadenilação alternativos, sendo que a seleção de um deles pode influenciar a estabilidade do RNAm resultante e, assim, o nível do estado de estabilidade de cada RNAm.

Edição de RNA e Diferenças de Sequência de RNA-DNA

Achados recentes sugerem que o princípio conceitual subjacente ao dogma central — de que o RNA e as sequências de proteínas refletem a sequência genômica subjacente — nem sempre é verdadeiro. A edição de RNA para alterar a sequência de nucleotídeos do RNAm foi demonstrada em vários organismos, incluindo os humanos. Esse processo envolve a desaminação de adenosina em sítios específicos, convertendo um A na sequência de DNA em inosina no RNA resultante; este é então lido pela maquinaria de tradução como um G, levando a alterações na expressão gênica e função proteica, especialmente no sistema nervoso. Diferenças de RNA-DNA mais difundidas envolvendo outras bases (com alterações correspondentes na sequência de aminoácidos codificada) também têm sido relatadas, em níveis que variam entre os indivíduos. Embora o(s) mecanismo(s) e a relevância clínica desses eventos permaneçam controversos, eles ilustram a existência de uma gama de processos capazes de aumentar a diversidade de transcritos e do proteoma.

ASPECTOS EPIGENÉTICOS E EPIGENÔMICOS DA EXPRESSÃO GÊNICA

Dada a variedade de funções e destinos que células diferentes em qualquer organismo devem adotar durante sua vida útil, é evidente que nem todos os genes no genoma podem ser ativamente expressos em todas as células em todos os momentos. Assim como a conclusão do Projeto Genoma Humano foi importante para contribuir para a nossa compreensão da biologia humana e de doenças, identificar as sequências e as características genômicas que orientam os aspectos de desenvolvimento, espaciais e temporais da expressão gênica continua sendo um desafio formidável. Várias décadas de trabalho em biologia molecular definiram elementos reguladores críticos para muitos genes individuais, como vimos na seção anterior, e uma atenção mais recente tem sido direcionada para a realização desses estudos do genoma em uma escala ampla.

No Capítulo 2, apresentamos os aspectos gerais da cromatina que empacotam o genoma e seus genes em todas as células. Aqui, vamos explorar as características específicas da cromatina que estão associadas com genes ativos ou reprimidos como um passo para identificar o código regulador para expressão do genoma humano. Tais estudos concentram-se em alterações reversíveis no ambiente da cromatina como determinantes da função gênica, em vez de alterações na sequência do genoma por si, e são, portanto, chamadas de *epi*genéticas ou, quando consideradas no contexto do genoma como um todo, de *epi*genômicas (do grego *epi*, sobre ou em cima).

O campo da **epigenética** está crescendo rapidamente e consiste no estudo das mudanças hereditárias na função celular ou expressão gênica que podem ser transmitidas de uma célula para outra (e até mesmo de geração a geração), como resultado de sinais moleculares baseados na cromatina (Fig. 3-8). Estados epigenéticos complexos podem ser estabelecidos, mantidos e transmitidos por uma variedade de mecanismos: modificações no DNA, tais como a **metilação do DNA**; inúmeras **modificações de histona** que alteram o empacotamento da cromatina ou o acesso a ela; e substituição de **variantes de histona** especializadas que marcam a cromatina associada a sequências ou regiões particulares no genoma. Essas mudanças de cromatina podem ser altamente dinâmicas e transitórias, capazes de responder rapidamente e de maneira sensível às necessidades de mudança na célula, ou podem ser de longa duração, capazes de serem transmitidas através de múltiplas divisões celulares ou mesmo para gerações subsequentes. Em ambos os casos, o conceito fundamental é que mecanismos epigenéticos *não* alteram a sequência de DNA subjacente e isso os distinguem de mecanismos genéticos, os quais são baseados na sequência. Juntas, as marcas epigenéticas e a sequência de DNA compõem o conjunto de sinais que orientam o genoma a expressar seus genes no momento certo, no lugar certo e nas quantidades certas.

Cada vez mais, evidências apontam que as alterações epigenéticas tenham um papel em doenças humanas em resposta a influências ambientais ou de estilo de vida. A natureza dinâmica e reversível das mudanças epigenéticas possibilita um nível de adaptabilidade ou plasticidade que excede em muito a capacidade da sequência de DNA isoladamente e, portanto, é relevante tanto para as origens como para o tratamento potencial da doença. Vários projetos epigenômicos em larga escala (semelhantes ao Projeto de Genoma Humano original) foram iniciados para catalogar os sítios de metilação do DNA em larga escala no genoma (o chamado metiloma), para avaliar ambientes de CpG ao longo do genoma, para descobrir novas variantes de histonas e padrões de modificação em vários tecidos e para documentar o posicionamento de nucleossomos ao longo do genoma em diferentes tipos celulares e em amostras tanto de indivíduos assintomáticos como daqueles com câncer ou outras doenças. Essas análises são parte de um esforço amplo (o chamado **Projeto ENCODE**, para *Enc*yclopedia *of DNA Elements*) para explorar padrões epigenéticos na cromatina em larga escala no genoma, a fim de compreender melhor o controle da expressão gênica em diferentes tecidos ou estados de doença.

Metilação do DNA

A metilação do DNA envolve a modificação de bases de citosina por metilação do carbono na quinta posição no anel de pirimidina (Fig. 3-9). A metilação extensa do DNA é uma marca de genes reprimidos e é um mecanismo difundido e associado ao estabelecimento de programas específicos de expressão gênica durante a diferenciação e o desenvolvimento celular. Tipicamente, a metilação do DNA ocorre no C de dinucleotídeos CpG (Fig. 3-8) e inibe a expressão gênica pelo recrutamento de proteínas específicas de ligação a metil-CpG, que, por sua vez, recrutam enzimas de modificação da cromatina para silenciar a transcrição. A presença de 5-metilcitosina (5-mC) é considerada uma marca epigenética estável que pode ser transmitida fielmente através da divisão celular; no entanto, estados alterados de metilação são frequentemente observados no câncer, com hipometilação de segmentos genômicos grandes ou com hipermetilação regional (particularmente em ilhas de CpG) em outros (Cap. 15).

Uma desmetilação extensa ocorre durante o desenvolvimento das células germinativas e nas fases iniciais de

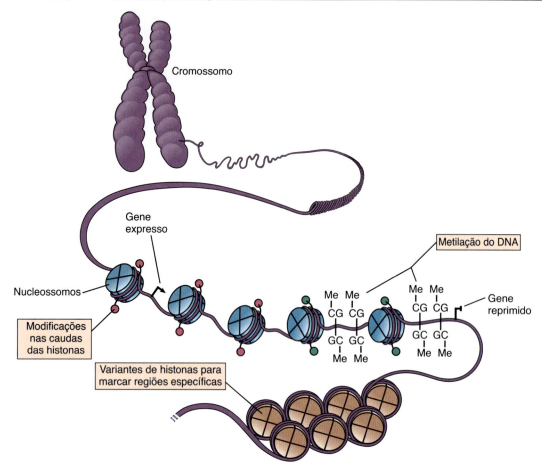

Figura 3-8 Representação esquemática da cromatina e os três principais mecanismos epigenéticos: a metilação de DNA em dinucleotídeos CpG, associada à repressão gênica; várias modificações (indicadas por cores diferentes) nas caudas das histonas, associadas tanto com expressão quanto com repressão gênica; e diversas variantes de histonas que marcam as regiões específicas do genoma, associadas a funções específicas necessárias para a estabilidade cromossômica ou integridade do genoma. Não está em escala.

desenvolvimento embrionário, compatível com a necessidade de "redefinir" o ambiente da cromatina e restaurar a totipotência ou pluripotência do zigoto e de várias populações de células-tronco. Embora os detalhes ainda não sejam totalmente compreendidos, essas etapas de reprogramação parecem envolver a conversão enzimática de 5-mC a 5-hidroximetilcitosina (5-hmC; veja a Fig. 3-9), como um provável intermediário na desmetilação do DNA. Em geral, os níveis de 5-mC são estáveis ao longo dos tecidos adultos (aproximadamente 5% de todas as citocinas), enquanto os níveis de 5-hmC são muito menores e muito mais variáveis (0,1% a 1% de todas as citosinas). Curiosamente, embora a 5-hmC seja bem difundida no genoma, seus níveis mais altos são encontrados em regiões reguladoras conhecidas, sugerindo um possível papel na regulação dos promotores específicos e acentuadores.

Modificações de Histona

Uma segunda classe de sinais epigenéticos consiste em uma lista extensa de modificações em qualquer dos tipos principais de histonas, H2A, H2B, H3 e H4 (Cap. 2). Essas

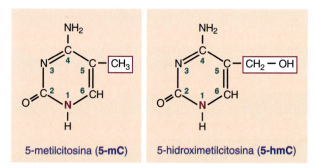

Figura 3-9 As bases modificadas do DNA, 5-metilcitosina e 5-hidroximetilcitosina. Compare com a estrutura de citosina na Figura 2-2. Os grupamentos metil e hidroximetil estão marcados em *roxo*. Os átomos nos anéis de pirimidina estão numerados de 1 a 6 para indicar o carbono 5.

modificações incluem a metilação, a fosforilação, a acetilação das histonas e outros, ocorrendo em resíduos de aminoácidos específicos, localizados principalmente nas "caudas" N-terminais de histonas, que se estendem para fora a partir do centro do nucleossomo (Fig. 3-8). Acredita-se que essas modificações epigenéticas influenciem a expressão gênica, afetando a compactação da cromatina ou sua acessibilidade e sinalizando complexos de proteínas que — dependendo da natureza do sinal — ativam ou silenciam a expressão gênica naquele local. Existem dúzias de sítios modificados que podem ser experimentalmente consultados em larga escala no genoma, utilizando-se anticorpos que reconhecem sítios especificamente modificados — por exemplo, a histona H3 metilada na lisina na posição 9 (metilação de H3K9, usando a abreviação de uma letra K para lisina; veja a Tabela 3-1) ou a histona H3 acetilada na lisina na posição 27 (acetilação H3K27). A primeira é uma marca repressora associada a regiões silenciadas do genoma, ao passo que a última é uma marca para regiões reguladoras ativas.

Padrões específicos de modificações diferentes de histona estão associados a promotores, a acentuadores ou ao conjunto de genes em diferentes tecidos e tipos celulares. O Projeto ENCODE, apresentado anteriormente, examinou 12 das modificações mais comuns em quase 50 tipos celulares diferentes e integrou os perfis de cromatina individuais a supostos atributos funcionais em mais de metade do genoma humano. Esse achado sugere que uma porção muito maior do genoma desempenha um papel, direta ou indiretamente, na determinação dos padrões variados de expressão gênica que distinguem os tipos celulares do que havia sido previamente inferido, a partir do fato de que menos de 2% do genoma é "codificante" em um sentido tradicional.

Variantes de Histona

As modificações da histona discutidas envolvem modificações das principais histonas em si, que são todas codificadas por *clusters* multigênicos em poucos locais no genoma. Ao contrário, as muitas dezenas de variantes de histona são produtos de genes completamente diferentes, localizados em partes diferentes do genoma, e suas sequências de aminoácidos são distintas das histonas canônicas, apesar de estarem relacionadas.

Diferentes variantes de histonas estão associadas a diferentes funções e substituem — completa ou parcialmente — o membro relacionado das histonas principais encontradas nos nucleossomos típicos para gerar estruturas de cromatina especializadas (Fig. 3-8). Algumas variantes marcam regiões específicas ou *loci* no genoma com funções altamente especializadas; por exemplo, a histona CENP-A é uma variante de histona relacionada com a H3, que é encontrada exclusivamente em centrômeros funcionais no genoma e contribui para as características essenciais da cromatina centromérica que marcam a localização de cinetocoros ao longo da fibra do cromossomo. Outras variantes são mais transitórias e marcam regiões do genoma com atributos particulares; por exemplo, H2A.X é uma histona variante de H2A envolvida na resposta a danos ao DNA para marcar regiões do genoma que requerem reparo do DNA.

Arquitetura da Cromatina

Em contraste com a impressão que se tem ao visualizar o genoma como uma cadeia linear de sequência (Fig. 3-7),
o genoma adota uma disposição altamente ordenada e dinâmica dentro do espaço do núcleo, correlacionada com e provavelmente guiada por sinais epigenéticos e epigenômicos que acabamos de discutir. Essa paisagem tridimensional é altamente preditiva do mapa de todas as sequências expressas em qualquer tipo celular determinado (**transcriptoma**) e reflete mudanças dinâmicas na arquitetura da cromatina em diferentes níveis (Fig. 3-10). Em primeiro lugar, grandes domínios cromossômicos (até milhões de pares de bases em tamanho) podem exibir padrões coordenados de expressão gênica em nível cromossômico, envolvendo interações dinâmicas entre diferentes pontos de contato intra e intercromossômicos no interior do núcleo. Em um nível mais aprimorado, avanços técnicos para mapear e sequenciar pontos de contato ao longo do genoma no contexto do espaço tridimensional apontaram para alças ordenadas de cromatina que posicionam e orientam os genes com precisão, expondo ou bloqueando regiões reguladoras críticas para acesso da RNA pol II, de fatores de transcrição e de outros reguladores. Por último, padrões específicos e dinâmicos de posicionamento dos nucleossomos diferem entre os tipos celulares e tecidos em face às mudanças de indícios ambientais e de desenvolvimento (Fig. 3-10). As propriedades biofísicas, epigenômicas e/ou genômicas que facilitam ou especificam o empacotamento ordenado e dinâmico de cada cromossomo durante cada ciclo celular, sem reduzir o genoma a um emaranhado desordenado dentro do núcleo, continuam sendo uma maravilha da engenharia panorâmica.

EXPRESSÃO GÊNICA COMO UMA INTEGRAÇÃO DOS SINAIS GENÔMICOS E EPIGENÔMICOS

A programação de expressão gênica de uma célula inclui um subgrupo específico de aproximadamente 20.000 genes codificantes de proteínas no genoma que são transcritos e traduzidos ativamente em seus respectivos produtos funcionais, o subconjunto dos cerca de 20.000 a 25.000 genes de RNAnc que são transcritos, a quantidade de produtos produzidos e a sequência particular (alelos) daqueles produtos. O perfil de expressão gênica de qualquer célula ou tipo celular em um determinado indivíduo em um determinado momento (quer no contexto do ciclo celular, no desenvolvimento precoce ou durante toda uma vida) e sob um determinado conjunto de circunstâncias (conforme influenciado pelo meio ambiente, estilo de vida ou doença) é, assim, a soma integrada de vários efeitos diferentes, mas inter-relacionados, incluindo os seguintes:

- A sequência primária dos genes, suas variantes alélicas e os seus produtos codificados.
- As sequências reguladoras e o seu posicionamento epigenético na cromatina.
- As interações com os milhares de fatores transcricionais, RNAnc e outras proteínas envolvidas no controle de transcrição, *splicing*, tradução e modificações pós-traducionais.
- A organização do genoma em domínios subcromossômicos.

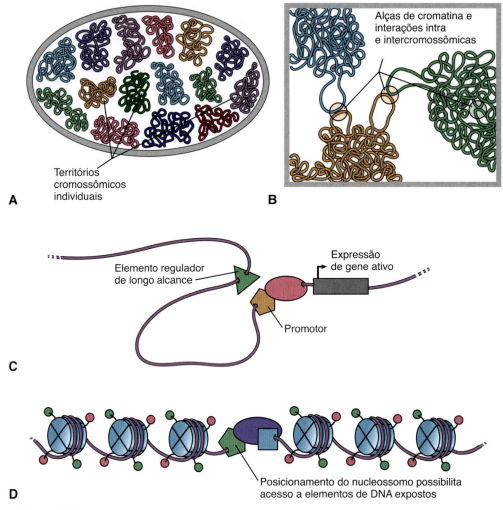

Figura 3-10 A arquitetura tridimensional e o empacotamento dinâmico do genoma, vistos em níveis crescentes de resolução. **A,** Dentro do núcleo interfásico, cada cromossomo ocupa um território particular, representado por diferentes cores. **B,** A cromatina é organizada em domínios subcromossômicos grandes dentro de cada território, com alças que trazem determinadas sequências e genes em proximidade uns com os outros, com interações intra e intercromossômicas detectáveis. **C,** As alças trazem elementos reguladores de longo alcance (p. ex., acentuadores ou regiões de controle de *locus*) em associação com promotores, que levam à transcrição ativa e à expressão gênica. **D,** O posicionamento de nucleossomos ao longo da fibra de cromatina promove o acesso a sequências de DNA específicas para a ligação dos fatores de transcrição e outras proteínas reguladoras.

- As interações programadas entre as diferentes partes do genoma.
- O empacotamento tridimensional e dinâmico da cromatina no núcleo.

Todos esses efeitos estão orquestrados de maneira eficiente, hierárquica e altamente programada. Seria de se esperar que a perturbação de qualquer um deles — devido a variação genética, alterações epigenéticas e/ou processos relacionados com doenças — alteraria o programa celular geral e sua produção funcional (Quadro).

DESEQUILÍBRIO ALÉLICO NA EXPRESSÃO GÊNICA

Já se supôs que genes presentes em duas cópias no genoma seriam expressos a partir de ambos os homólogos em níveis comparáveis. No entanto, tornou-se cada vez mais evidente que pode haver um grande desequilíbrio entre os alelos, refletindo tanto a quantidade de variação da sequência no genoma como a interação entre a sequência do genoma e padrões epigenéticos que acabamos de discutir.

PANORAMA EPIGENÉTICO DO GENOMA E MEDICINA

- Os diferentes cromossomos e regiões cromossômicas ocupam territórios característicos dentro do núcleo. A probabilidade de proximidade física influencia a incidência de anormalidades cromossômicas específicas (Caps. 5 e 6).
- O genoma é organizado em domínios de tamanho de megabases com características locais compartilhadas de composição de par de base (i.e., rico em GC ou AT), densidade gênica, momento da replicação na fase S e presença de determinadas modificações de histonas (Cap. 5).
- Os módulos de genes coexpressos correspondem a estágios anatômicos ou de desenvolvimento distintos, por exemplo, no cérebro humano ou na linhagem hematopoiética. Essas redes de coexpressão são reveladas por redes reguladoras compartilhadas e sinais epigenéticos, pelo agrupamento dentro de domínios genômicos e pela sobreposição de padrões de expressão gênica alterada em vários estados de doença.
- Embora os gêmeos monozigóticos compartilhem genomas praticamente idênticos, eles podem ser bastante discordantes para determinados traços, incluindo a suscetibilidade a doenças comuns. Mudanças significativas na metilação do DNA ocorrem durante o tempo de vida desses gêmeos, implicando a regulação epigenética da expressão gênica como uma fonte de diversidade.
- O panorama epigenético pode integrar contribuições genômicas e ambientais à doença. Por exemplo, níveis de metilação de DNA diferenciados correlacionam-se com uma variação subjacente na sequência em *loci* específicos no genoma e, assim, modulam o risco genético para a artrite reumatoide.

No Capítulo 2, introduzimos os achados gerais de que qualquer genoma individual possui dois alelos diferentes em um mínimo de três a cinco milhões de posições ao longo do genoma, distinguindo assim, pela sequência, as cópias herdadas materna e paternalmente daquela posição da sequência (Fig. 2-6). Agora, vamos explorar maneiras pelas quais aquelas diferenças na sequência revelam desequilíbrio alélico na expressão gênica, tanto em *loci* autossômicos como em *loci* do cromossomo X em mulheres.

Pela determinação das sequências de todos os produtos de RNA — o transcriptoma — em uma população de células, pode-se quantificar o nível relativo de transcrição de todos os genes (tanto codificantes como não codificantes de proteínas) que são transcricionalmente ativos nessas células. Considere, por exemplo, o conjunto de genes codificantes de proteínas. Embora uma célula média possa conter aproximadamente 300.000 cópias de RNAm no total, a abundância de RNAms específicos pode diferir em muitas ordens de grandeza; entre genes que estão ativos, a maioria é expressa em níveis baixos (estimados como sendo <10 cópias do RNAm daquele gene por célula), enquanto outros são expressos em níveis muito mais elevados (várias centenas a alguns milhares de cópias daquele RNAm por célula). Apenas em tipos celulares altamente especializados são expressos determinados genes em níveis muito elevados (muitas dezenas de milhares de cópias),

correspondendo a uma proporção significativa de todo RNAm nessas células.

Agora, considere um gene expresso com uma variante da sequência que possibilita fazer a distinção entre os produtos de RNA (seja RNAm ou RNAnc) transcritos de cada um de dois alelos, um alelo com um T que é transcrito para produzir um RNA com um A, e o outro alelo com um C que é transcrito para produzir um RNA com um G (Fig. 3-11). Ao sequenciar moléculas de RNA individuais e comparar o número de sequências geradas que contêm um A ou um G naquela posição, pode-se inferir a proporção de transcritos a partir dos dois alelos naquela amostra. Embora a maioria dos genes apresente níveis substancialmente equivalentes de expressão bialélica, análises recentes têm demonstrado uma expressão alélica desigual e generalizada para 5% a 20% dos genes autossômicos no genoma (Tabela 3-2). Para a maioria desses genes, a extensão do desequilíbrio é duplicada ou menor, embora diferenças de até 10 vezes tenham sido observadas para alguns genes. Esse desequilíbrio alélico pode refletir as interações entre a sequência do genoma e a regulação gênica; por exemplo, mudanças na sequência podem alterar a ligação relativa de vários fatores de transcrição ou outros reguladores transcricionais aos dois alelos ou a extensão de metilação do DNA observada nos dois alelos (Tabela 3-2).

Expressão Gênica Monoalélica

Alguns genes, contudo, apresentam uma forma muito mais completa de desequilíbrio alélico, resultando em uma expressão gênica monoalélica (Fig. 3-11). Diversos mecanismos demonstraram ser responsáveis pelo desequilíbrio alélico desse tipo em subgrupos específicos de genes no genoma: rearranjo do DNA, expressão monoalélica aleatória, *imprinting* de origem parental e, para genes no cromossomo X no sexo feminino, inativação do cromossomo X. Suas características distintivas estão resumidas na Tabela 3-2.

Rearranjo Somático

Uma forma de expressão gênica monoalélica altamente especializada é observada nos genes que codificam **imunoglobulinas** e **receptores de células T**, expressos em células B e T, respectivamente, como parte da resposta imunitária. Os anticorpos são codificados na linhagem germinativa por um número relativamente pequeno de genes que, durante o desenvolvimento de células B, são submetidos a um processo único de rearranjo somático. Este processo envolve o corte e a colagem de sequências de DNA nas células precursoras dos linfócitos (mas *não* em quaisquer outras linhagens de células) para reorganizar os genes em células somáticas, gerando uma enorme diversidade de anticorpos. Os rearranjos de DNA altamente orquestrados ocorrem em muitas centenas de quilobases, mas envolvem apenas um dos dois alelos, o qual é escolhido aleatoriamente em qualquer célula B determinada (Tabela 3-2). Assim, a expressão de RNAms maduros para as subunidades da cadeia pesada ou leve de imunoglobulina é exclusivamente monoalélica.

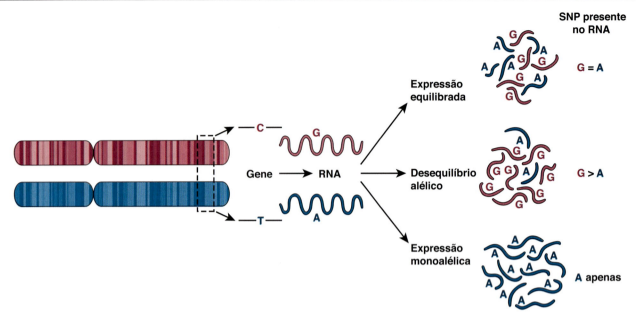

Figura 3-11 Padrões de expressão alélica para uma sequência gênica com uma variante de DNA transcrita (aqui, um C ou T) para distinguir os alelos. Como descrito no texto, a abundância relativa de transcritos de RNA dos dois alelos (aqui, carregando um G ou um A) demonstra se o gene apresenta expressão equilibrada (*parte superior*), desequilíbrio alélico (*centro*) ou expressão exclusivamente monoalélica (*parte inferior*). Diferentes mecanismos subjacentes para o desequilíbrio alélico são comparados na Tabela 3-2. SNP, Polimorfismo de nucleotídeo único.

TABELA 3-2 Desequilíbrio Alélico na Expressão Gênica

Tipo	Características	Genes Afetados	Base	Origem no Desenvolvimento
Expressão desequilibrada	Abundância de RNA desigual a partir de dois alelos, devido a variantes de DNA e alterações epigenéticas associadas; geralmente diferença inferior a duas vezes na expressão	5%-20% dos genes autossômicos	Variantes de sequência causam diferentes níveis de expressão nos dois alelos	Embriogênese inicial
Expressão monoalélica				
• Rearranjo somático	Alterações na organização do DNA para produzir um gene funcional em um alelo, mas não em outro	Genes de imunoglobulina, genes de receptores de células T	Escolha aleatória de um alelo	Linhagens de células T e B
• Silenciamento ou ativação alélica aleatória	Expressão a partir de um único alelo em um *locus*, devido ao empacotamento epigenético diferencial no *locus*	Genes de receptores olfativos em neurônios sensoriais; outros genes quimiossensoriais ou do sistema imune; até 10% de todos os genes em outros tipos celulares	Escolha aleatória de um alelo	Tipos celulares específicos
• *Imprinting* genômico	Silenciamento epigenético de alelo(s) na região "imprintada"	> 100 genes com funções no desenvolvimento	Região "imprintada" marcada epigeneticamente de acordo com a origem do progenitor	Linhagem germinativa parental
• Inativação do cromossomo X	Silenciamento epigenético de alelos em um cromossomo X em mulheres	Maioria dos genes ligados ao X em mulheres	Escolha aleatória de um cromossomo X	Embriogênese inicial

Esse mecanismo de rearranjo somático e da expressão gênica monoalélica aleatória também é observado nos genes de receptores de células T na linhagem de células T. Contudo, tal comportamento é exclusivo para essas famílias gênicas e linhagens celulares; o restante do genoma permanece altamente estável ao longo do desenvolvimento e da diferenciação.

Expressão Monoalélica Aleatória

Em contraste com essa forma altamente especializada de rearranjo de DNA, a expressão monoalélica resulta tipicamente da regulação epigenética diferencial dos dois alelos. Um exemplo bem estudado de expressão monoalélica aleatória envolve a família gênica de RO descrita anteriormente (Fig. 3-2). Nesse caso, apenas um único alelo de um gene de RO é expresso em cada neurônio sensorial olfatório; as muitas centenas de outras cópias da família de RO permanecem reprimidas nessa célula. Outros genes com funções quimiossensoriais ou do sistema imune também apresentam expressão monoalélica aleatória, o que sugere que este mecanismo pode ser geral para aumentar a diversidade de respostas para células que interagem com o mundo exterior. Contudo, esse mecanismo aparentemente não é restrito aos sistemas imunes e sensoriais, porque um subgrupo substancial de todos os genes humanos (5% a 10% em diferentes tipos celulares) tem demonstrado passar por silenciamento alélico aleatório; estes genes estão amplamente distribuídos em todos os autossomos, têm uma ampla gama de funções, e variam nos tipos celulares e tecidos, nos quais a expressão monoalélica é observada.

Imprinting de Origem Parental

Para os exemplos anteriormente descritos, a escolha de qual alelo é expresso não é dependente da origem parental; a cópia materna ou a paterna pode ser expressa em diferentes células e em seus descendentes clonais. Isso distingue formas *aleatórias* de expressão monoalélica de ***imprinting*** genômico, no qual a escolha do alelo a ser expresso é *não aleatória,* sendo determinada unicamente pela origem parental. O *imprinting* é um processo normal que envolve a introdução de marcas epigenéticas (Fig. 3-8) na linhagem germinativa de um dos progenitores, mas não no outro, em locais específicos no genoma. Isto leva à expressão monoalélica de um gene ou, em alguns casos, de múltiplos genes dentro da região "imprintada".

O *imprinting* ocorre durante a gametogênese, antes da fertilização, e marca determinados genes como sendo de origem materna ou paterna (Fig. 3-12). Após a concepção, o *imprinting* de origem parental é mantido em alguns ou todos os tecidos somáticos do embrião, silenciando a expressão gênica no(s) alelo(s) dentro da região "imprintada"; enquanto alguns genes "imprintados" apresentam expressão monoalélica em todo o embrião, outros apresentam *imprinting* tecido-específico, em especial na placenta, com expressão bialélica em outros tecidos. O estado "imprintado" persiste no pós-natal até a idade adulta, através de centenas de divisões celulares, de modo que apenas a cópia materna ou paterna do gene é expressa. No entanto, o *imprinting* deve ser reversível: um alelo de origem paterna, quando herdado por uma mulher, deve ser convertido em sua linhagem germinativa de modo que ela possa passar um *imprint* materno para sua prole. Da mesma maneira, um alelo de origem materna com *imprinting*, quando é herdado por um homem, deve ser convertido em sua linhagem germinativa de maneira que ele possa passá-lo adiante como um alelo de *imprinting* paterno para sua prole (Fig. 3-12). O controle sobre esse processo de conversão parece ser governado por elementos de DNA específicos, chamados de **regiões de controle de *imprinting*** ou **centros de *imprinting*** que estão localizados dentro de regiões "imprintadas" em todo o genoma; embora o seu mecanismo exato de ação não seja conhecido, muitos parecem envolver RNАncs que iniciam a mudança epigenética na cromatina, que, em seguida, se espalha ao longo do cromossomo

através da região "imprintada". Notavelmente, embora a região "imprintada" possa abranger mais do que um único gene, essa forma de expressão monoalélica é restrita a um segmento genômico delimitado, tipicamente de algumas centenas de pares de quilobases a algumas megabases de tamanho; isto distingue o *imprinting* genômico tanto da forma mais geral de expressão monoalélica aleatória descrita anteriormente (que parece envolver genes individuais sob controle *locus*-específico), como da inativação do cromossomo X, descrita na próxima seção (que envolve genes ao longo de todo o cromossomo).

Até o momento, cerca de 100 genes "imprintados" foram identificados em muitos autossomos diferentes. O envolvimento desses genes em vários distúrbios cromossômicos é descrito com mais detalhes no Capítulo 6. Para as condições clínicas decorrentes de um único gene "imprintado", tais como a **síndrome de Prader-Willi** (Caso 38) e **síndrome de Beckwith-Wiedemann** (Caso 6), o efeito do *imprinting* genômico nos padrões de herança em heredogramas é discutido no Capítulo 7.

Inativação do Cromossomo X

A base cromossômica para a determinação sexual, introduzida no Capítulo 2 e discutida em mais detalhes no Capítulo 6, resulta em uma diferença de dosagem entre homens e mulheres com relação a genes no cromossomo X. Aqui vamos discutir os mecanismos cromossômicos e moleculares de inativação do cromossomo X, o exemplo mais extenso de expressão monoalélica aleatória no genoma e um mecanismo de **compensação de dose** que resulta no silenciamento epigenético da maioria dos genes em um dos dois cromossomos X nas mulheres.

Em células de mulheres normais, a escolha de qual cromossomo X deve ser inativado é aleatória e mantida em cada linhagem clonal. Assim, as mulheres são mosaico em relação à expressão gênica ligada ao X; algumas células expressam alelos no X herdado de origem paterna, mas não no X de herança materna, ao passo que outras células fazem o oposto (Fig. 3-13). Esse padrão de mosaico da expressão gênica distingue a maioria dos genes ligados ao X dos genes "imprintados", cuja expressão, como acabamos de observar, é determinada estritamente pela origem parental.

Embora o cromossomo X inativo tenha sido primeiramente identificado citologicamente pela presença de uma massa heterocromática (chamada de **corpúsculo de Barr**) em células interfásicas, muitas características epigenéticas distinguem os cromossomos X ativos dos inativos, incluindo a metilação do DNA, modificações de histonas e uma variante de histona específica, a macroH2A, que está particularmente enriquecida na cromatina do X inativo. Além de fornecer conhecimento sobre os mecanismos de inativação de X, essas características podem ser úteis no diagnóstico para identificar cromossomos X inativos em material clínico, como veremos no Capítulo 6.

Embora a inativação do X seja claramente um fenômeno cromossômico, nem todos os genes no cromossomo X apresentam expressão monoalélica em células femininas. A análise extensa da expressão de quase todos

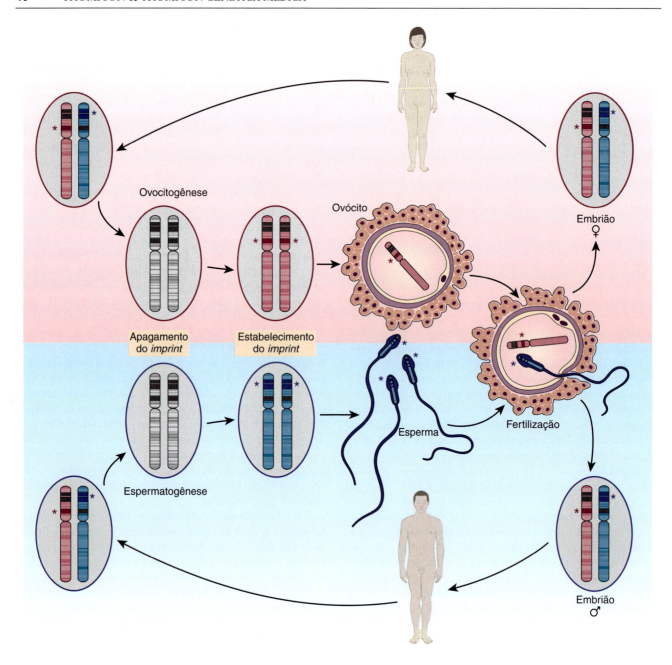

Figura 3-12 *Imprinting* genômico e conversão dos *imprints* materno e paterno através da gametogênese masculina ou feminina. Dentro de uma região "imprintada" hipotética em um par de autossomos homólogos, os genes "imprintados" paternalmente estão indicados em *azul*, enquanto um gene "imprintado" maternalmente é indicado em *vermelho*. Após a fecundação, tanto o embrião do sexo masculino como o do sexo feminino têm uma cópia do cromossomo carregando um *imprint* paterno e uma cópia carregando um *imprint* materno. Durante a ovocitogênese (*parte superior*) e espermatogênese (*parte inferior*), os *imprints* são apagados pela remoção das marcas epigenéticas e são estabelecidos novos *imprints* determinados pelo sexo do progenitor na região "imprintada". Os gametas, portanto, realizam *imprint* monoalélico apropriado à origem do progenitor, enquanto as células somáticas em ambos os sexos carregam um cromossomo de cada tipo de *imprint*.

os genes ligados ao X demonstrou que pelo menos 15% dos genes apresentam expressão bialélica e são expressos a partir de cromossomos X ativos e inativos, pelo menos até certo ponto; uma proporção desses apresenta níveis significativamente mais elevados de produção de RNAm em células femininas em relação às células masculinas, sendo candidatos interessantes para explicar traços sexuais dismórficos.

Um subgrupo especial de genes está localizado nos segmentos pseudoautossômicos, que são essencialmente idênticos nos cromossomos X e Y e passam por recombinação durante a espermatogênese (Cap. 2). Esses genes têm duas

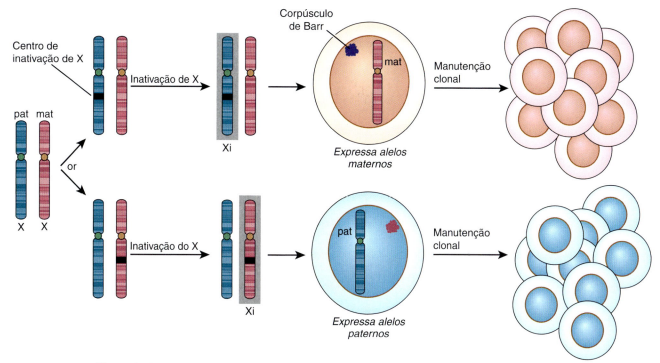

Figura 3-13 Inativação aleatória do cromossomo X no início do desenvolvimento feminino. Um pouco depois da concepção de um embrião feminino, tanto os cromossomos X de herança paterna como os de herança paterna (pat e mat, respectivamente) estão ativos. Na primeira semana da embriogênese, um ou outro X é escolhido ao acaso para se tornar o futuro X inativo, por meio de uma série de eventos envolvendo o centro de inativação do X (*quadrado preto*). Esse X torna-se então o X inativo (Xi, indicado pelo *sombreamento*) naquela célula e em sua progênie, e forma o corpúsculo de Barr em núcleos interfásicos. O embrião feminino resultante é, assim, um mosaico clonal de dois tipos de células epigeneticamente determinadas: uma expressa alelos do X materno (células *em rosa*), enquanto a outra expressa alelos do X paterno (células *em azul*). A proporção dos dois tipos de células é determinada aleatoriamente, mas varia entre mulheres normais e entre as mulheres que são portadoras de alelos de doenças ligadas ao X (Caps. 6 e 7).

cópias tanto nas mulheres (duas cópias ligadas ao X) quanto nos homens (uma cópia ligada ao X e uma ligada ao Y) e, portanto, não sofrem inativação do X; como esperado, esses genes apresentam expressão bialélica equilibrada, como se vê na maioria dos genes autossômicos.

Centro de Inativação do X e o Gene XIST. A inativação do X ocorre muito cedo no desenvolvimento embrionário feminino, e a determinação de qual X será designado como X inativo em qualquer célula no embrião é uma escolha aleatória sob controle de um *locus* complexo chamado de **centro de inativação do X**. Essa região contém um gene de RNAnc incomum, o **XIST**, que parece ser um *locus*-mestre regulador importante para a inativação do X. O *XIST* (acrônimo para a expressão em inglês *inactive X* [Xi]-*specific transcripts*) tem a nova característica que é expressa apenas a partir do alelo no X inativo; é transcricionalmente silencioso no X ativo tanto em células masculinas como femininas. Embora o modo exato de ação de *XIST* seja desconhecido, a inativação de X não pode ocorrer na sua ausência. O produto de *XIST* é um RNAnc longo que permanece no núcleo em estreita associação com o cromossomo X inativo.

Outros aspectos e consequências da inativação do cromossomo X serão discutidos no Capítulo 6, no contexto de indivíduos com cromossomos X estruturalmente anormais ou com um número anormal de cromossomos X, e no Capítulo 7, no caso de mulheres que são portadoras de alelos mutantes deletérios para doenças ligadas ao X.

VARIAÇÃO NA EXPRESSÃO GÊNICA E SUA RELEVÂNCIA PARA A MEDICINA

A expressão regulada de genes no genoma humano envolve um conjunto de inter-relações complexas entre diferentes níveis de controle, incluindo a dosagem gênica adequada (controlada por mecanismos de replicação e segregação cromossômica), estrutura gênica, empacotamento de cromatina e regulação epigenética, transcrição, *splicing* de RNA e, para os *loci* codificantes de proteína, estabilidade do RNAm, tradução, processamento e degradação de proteínas. Para alguns genes, oscilações nos níveis do produto do gene funcional, devido à variação hereditária na estrutura de um gene particular ou às alterações induzidas por fatores não genéticos, como a dieta ou o ambiente, são relativamente de pouca importância. Para outros genes, mesmo alterações relativamente menores nos níveis de expressão podem ter consequências clínicas desastrosas, refletindo a importância desses produtos gênicos em vias biológicas específicas. A natureza da variação hereditária na estrutura e na função dos cromossomos, dos genes e do genoma, combinada à influência dessa variação na expressão de características específicas, é a própria essência da genética médica e molecular e é tratada nos capítulos subsequentes.

REFERÊNCIAS GERAIS

Brown TA: *Genomes*, ed 3, New York, 2007, Garland Science.
Lodish H, Berk A, Kaiser CA, et al: *Molecular cell biology*, ed 7, New York, 2012, WH Freeman.
Strachan T, Read A: *Human molecular genetics*, ed 4, New York, 2010, Garland Science.

REFERÊNCIAS PARA TÓPICOS ESPECÍFICOS

Bartolomei MS, Ferguson-Smith AC: Mammalian genomic imprinting, *Cold Spring Harbor Perspect Biol* 3:1002592, 2011.
Beck CR, Garcia-Perez JL, Badge RM, et al: LINE-1 elements in structural variation and disease, *Annu Rev Genomics Hum Genet* 12:187-215, 2011.
Berg P: Dissections and reconstructions of genes and chromosomes (Nobel Prize lecture), *Science* 213:296-303, 1981.

Chess A: Mechanisms and consequences of widespread random monoallelic expression, *Nat Rev Genet* 13:421-428, 2012.
Dekker J: Gene regulation in the third dimension, *Science* 319:1793-1794, 2008.
Djebali S, Davis CA, Merkel A, et al: Landscape of transcription in human cells, *Nature* 489:101-108, 2012.
ENCODE Project Consortium: An integrated encyclopedia of DNA elements in the human genome, *Nature* 489:57-74, 2012.
Gerstein MB, Bruce C, Rozowsky JS, et al: What is a gene, post-ENCODE? *Genome Res* 17:669-681, 2007.
Guil S, Esteller M: Cis-acting noncoding RNAs: friends and foes, *Nat Struct Mol Biol* 19:1068-1074, 2012.
Heyn H, Esteller M: DNA methylation profiling in the clinic: applications and challenges, *Nature Rev Genet* 13:679-692, 2012.
Hubner MR, Spector DL: Chromatin dynamics, *Annu Rev Biophys* 39:471-489, 2010.
Li M, Wang IX, Li Y, et al: Widespread RNA and DNA sequence differences in the human transcriptome, *Science* 333:53-58, 2011.
Nagano T, Fraser P: No-nonsense functions for long noncoding RNAs, *Cell* 145:178-181, 2011.
Willard HF: The human genome: a window on human genetics, biology and medicine. In Ginsburg GS, Willard HF, editors: *Genomic and personalized medicine*, ed 2, New York, 2013, Elsevier.
Zhou VW, Goren A, Bernstein BE: Charting histone modifications and the functional organization of mammalian genomes, *Nat Rev Genet* 12:7-18, 2012.

PROBLEMAS

1. A sequência de aminoácidos a seguir representa parte de uma proteína. A sequência normal e quatro formas mutantes são mostradas. Consultando a Tabela 3-1, determine a sequência da dupla-fita da seção correspondente do gene normal. Que fita é aquela que a polimerase de RNA "lê"? Qual seria a sequência do RNAm resultante? Que tipo de mutação cada proteína mutante provavelmente representa?

Normal	-lys-arg-his-his-tyr-leu
Mutante 1	-lys-arg-his-his-cys-leu
Mutante 2	-lys-arg-ile-ile-ile-
Mutante 3	-lys-glu-thr-ser-leu-ser-
Mutante 4	-asn-tyr-leu-

2. Os seguintes itens estão relacionados uns com os outros de maneira hierárquica: cromossomo, par de base, nucleossomo, par de quilobase, íntron, gene, éxon, cromatina, códon, nucleotídeo, promotor. Quais são essas relações?

3. Descreva como se pode esperar que uma mutação em cada uma das seguintes regiões altere ou interfira na função gênica normal, causando doenças humanas: promotor, códon iniciador, sítios de *splicing* nas junções íntron-éxon, uma deleção de um par de base na sequência codificante, códon de parada.

4. A maior parte do genoma humano consiste em sequências que não são transcritas e não codificam produtos gênicos diretamente. Considere maneiras pelas quais os seguintes elementos do genoma podem contribuir para doenças humanas: íntrons, sequências repetitivas *Alu* ou LINE, regiões de controle de *locus*, pseudogenes.

5. Contraste os mecanismos e as consequências do *splicing* de RNA e do rearranjo somático.

6. Considere diferentes maneiras em que mutações ou variações a seguir podem levar a doenças humanas: modificações epigenéticas, metilação do DNA, genes de miRNA, genes de RNAlnc.

7. Compare os mecanismos e as consequências do *imprinting* genômico e da inativação do cromossomo X.

CAPÍTULO 4

Diversidade Genética Humana: Mutação e Polimorfismo

O estudo da variação genética e genômica é o pilar conceitual para a genética na medicina e para o campo mais amplo da genética humana. Durante o curso da evolução, o fluxo constante de nova variação de nucleotídeos tem assegurado um alto grau de diversidade genética e individualidade, e este tema se estende através de todos os campos da genética médica e humana. A diversidade genética pode manifestar-se como diferenças na organização do genoma, como alterações de nucleotídeos na sequência do genoma, como variações no número de cópias de grandes segmentos de DNA genômico, como alterações na estrutura ou na quantidade de proteínas encontradas em vários tecidos, ou como qualquer um destes no contexto de doenças clínicas.

Este capítulo é um dos vários em que exploraremos a natureza das diferenças geneticamente determinadas entre os indivíduos. A sequência de DNA nuclear é aproximadamente 99,5% idêntica entre dois seres humanos não aparentados. Ainda, é precisamente a diferença na pequena fração da sequência de DNA entre indivíduos que é responsável pela variabilidade geneticamente determinada, a qual é evidente tanto na existência diária quanto na medicina clínica. Muitas diferenças nas sequências de DNA têm pouco ou nenhum efeito na aparência externa, ao passo que outras diferenças são diretamente responsáveis por causar doença. Entre esses dois extremos está a variação responsável pela variabilidade geneticamente determinada na anatomia, na fisiologia, nas intolerâncias alimentares, na suscetibilidade à infecção, na predisposição ao câncer, nas respostas terapêuticas ou nas reações adversas a medicamentos, e talvez até mesmo a variabilidade em vários traços de personalidade, aptidão atlética e talento artístico.

Um dos conceitos importantes da genética humana e médica é que doenças com um componente claramente hereditário são apenas a manifestação mais óbvia e muitas vezes mais extrema de diferenças genéticas, uma das extremidades de um *continuum* de variação que se estende desde variantes deletérias raras que causam doença, através de variantes mais comuns que podem aumentar a suscetibilidade à doença, até a variação mais comum na população, a qual apresenta relevância incerta em relação à doença.

A NATUREZA DA VARIAÇÃO GENÉTICA

Conforme descrito no Capítulo 2, um segmento de DNA que ocupa uma posição ou localização particular no cromossomo é um *locus* (plural, *loci*). O *locus* pode ser grande,

como um segmento de DNA que contém muitos genes, tal qual o *locus* do complexo principal de histocompatibilidade, envolvido na resposta do sistema imunológico a substâncias estranhas; pode ser um gene único, tal como o *locus* da β-globina que introduzimos no Capítulo 3; ou pode ainda ser apenas uma base única no genoma, como no caso de um único nucleotídeo variante (Fig. 2-6 e mais adiante neste capítulo). Versões alternativas da sequência de DNA no *locus* são chamadas de **alelos**. Para muitos genes, há um único alelo predominante, em geral presente em mais da metade dos indivíduos em uma população, que os geneticistas chamam de **tipo selvagem** ou alelo comum. (Em linguagem leiga, isso é algumas vezes referido como o alelo "normal". No entanto, como a variação genética é por si só muito "normal", a existência de alelos diferentes em indivíduos "normais" é trivial. Assim, deve-se evitar o uso "normal" para designar o alelo mais comum.) As outras versões do gene são alelos **variantes** (ou **mutantes**) que diferem do alelo selvagem, devido à presença de uma **mutação**, uma alteração permanente na sequência de nucleotídeos ou na disposição do DNA. Note que os termos *mutação* e *mutantes* referem-se ao DNA, mas não aos seres humanos portadores dos alelos mutantes. Os termos denotam uma alteração na sequência, mas por outro lado não transmitem qualquer conotação com respeito à função ou à capacidade dessa alteração.

A frequência de variantes diferentes pode variar amplamente em diferentes populações ao redor do mundo, como exploraremos detalhadamente no Capítulo 9. Se houver dois ou mais alelos relativamente comuns (definidos por convenção como tendo uma frequência alélica >1%) em um *locus* na população, diz-se que esse *locus* apresenta polimorfismo (literalmente "muitas formas") nessa população. A maioria dos alelos variantes, no entanto, não é suficientemente frequente na população para ser considerada como polimorfismos; alguns são tão raros a ponto de serem encontrados em apenas uma única família e são conhecidos como **alelos** "particulares".

O Conceito de Mutação

Neste capítulo, começaremos a explorar a natureza da **mutação**, variando desde a alteração de um nucleotídeo único a alterações em um cromossomo inteiro. Para se reconhecer uma mudança deve-se comparar aquilo que a variante mostra ser uma diferença com um "padrão-ouro". Como vimos no Capítulo 2, não há um único indivíduo cuja sequência do genoma poderia servir como padrão para a espécie humana, e assim a sequência ou arranjo mais comum na população em qualquer posição no genoma foi arbitrariamente designada como a sequência de referência (Fig. 2-6). À medida que mais genomas de indivíduos ao redor do mundo são amostrados (e, portanto, mais variação é detectada entre os atualmente sete bilhões de genomas que compõem nossa espécie), este genoma de referência está sujeito a avaliação e mudanças constantes. De fato, uma série de colaborações internacionais compartilha e atualiza dados de ações sobre a natureza e a frequência de variação no DNA em diferentes populações no contexto da sequência de referência do genoma humano, e disponibiliza os dados através de bancos de dados públicos, que servem como recursos essenciais para cientistas, médicos e outros profissionais da saúde (Tabela 4-1).

As mutações são por vezes classificadas pelo tamanho da sequência de DNA alterada e, em outros momentos, pelo efeito funcional da mutação na expressão gênica. Embora a classificação por tamanho seja um pouco arbitrária, pode ser útil conceitualmente para distinguir as mutações em três níveis diferentes:

- Mutações que deixam cromossomos intactos, mas que alteram o número de cromossomos de uma célula (**mutações cromossômicas**).
- Mutações que mudam apenas uma parte do cromossomo e podem envolver uma alteração no número de cópias de um segmento subcromossômico ou um rearranjo estrutural que envolve partes de um ou mais cromossomos (**mutações regionais** ou **subcromossômicas**).
- Alterações na sequência de DNA que envolvem a substituição, deleção ou inserção de DNA, variando de um nucleotídeo único até um limite definido de modo arbitrário de aproximadamente 100 kb (**mutações gênicas** ou de **DNA**).

A base para e as consequências desse terceiro tipo de mutação são o principal foco deste capítulo, enquanto mutações cromossômicas e regionais serão apresentadas nos Capítulos 5 e 6.

Dependendo da localização precisa, da natureza e do tamanho da mutação no DNA, as suas consequências funcionais, mesmo aquelas que alteram um único par de bases, podem ir desde consequências completamente inócuas até causar sérias doenças. Por exemplo, uma mutação dentro de um éxon codificante de um gene pode não ter nenhum efeito sobre a forma como esse gene é, se a alteração não afetar a sequência primária de aminoácidos do produto polipeptídico; mesmo que isso aconteça, a modificação resultante na sequência de aminoácidos codificada pode não alterar as propriedades funcionais da proteína. Portanto, nem todas as mutações se manifestam em um indivíduo.

O Conceito de Polimorfismo Genético

A sequência de DNA de uma determinada região do genoma é notavelmente semelhante entre os cromossomos transportados por muitos indivíduos diferentes em todo o mundo. De fato, qualquer segmento de DNA humano de aproximadamente 1.000 pb de comprimento, escolhido ao acaso, contém, em média, apenas um par de bases que é diferente entre os dois cromossomos homólogos herdados dos pais (assumindo que os pais não tenham parentesco). No entanto, em todas as populações humanas, têm sido identificados e catalogados muitas dezenas de milhões de diferenças de um único nucleotídeo e mais de um milhão de variantes mais complexas. Devido à amostragem limitada, esses números provavelmente subestimam a verdadeira extensão da diversidade genética em nossa espécie. Muitas populações ao redor do mundo ainda têm de ser estudadas, e mesmo naquelas que foram estudadas, o número

---

TABELA 4-1 Bancos de Dados Úteis sobre Informações da Diversidade Genética Humana

Descrição	URL
O **Projeto Genoma Humano**, concluído em 2003, foi uma colaboração internacional para sequenciar e mapear o genoma da nossa espécie. O rascunho da sequência do genoma foi divulgado em 2001, e a montagem do genoma de referência "essencialmente completo" foi publicada em 2004.	http://www.genome.gov/10001772 http://genome.ucsc.edu/cgi-bin/hgGatewa http://www.ensembl.org/Homo_sapiens/Info/Index
O **Single Nucleotide Polymorphism Database** (**dbSNP**) e o **Structural Variation Database** (**dbVar**) são bancos de dados de variações em pequena e larga escala, incluindo variantes de nucleotídeo único, microssatélites, indels e CNVs.	http://www.ncbi.nlm.nih.gov/snp/ http://www.ncbi.nlm.nih.gov/dbvar/
O **1.000 Genomes Project** está sequenciando os genomas de um grande número de indivíduos para fornecer uma fonte abrangente sobre a variação genética em nossa espécie. Todos os dados estão disponíveis publicamente.	www.1000genomes.org
O **Human Gene Mutation Database** é uma coleção abrangente de mutações germinativas associadas a ou causadoras de doenças hereditárias humanas (atualmente incluindo mais de 120.000 mutações em 4.400 genes).	www.hgmd.org
O **Database of Genomic Variants** é um catálogo de curadoria de variações estruturais no genoma humano. Desde 2012, o banco de dados contém mais de 400.000 entradas, incluindo mais de 200.000 CNVs, 1.000 inversões e 34.000 indels.	http://dgv.tcag.ca
O **Japanese Single Nucleotide Polymorphisms Database** (**JSNP Database**) relata SNPs descobertos como parte do Millennium Genome Project.	http://snp.ims.u-tokyo.ac.jp/

CNV, variação no número de cópias; SNP, polimorfismo de nucleotídeo único.

Atualizado de Willard HF: The human genome: a window on human genetics, biology and medicine. In Ginsburg GS, Willard HF, editors: *Genomic and personalized medicine*, ed 2, New York, 2013, Elsevier.

de indivíduos examinados é demasiadamente pequeno para revelar a maioria das variantes com frequências alélicas menores, abaixo de 1% a 2%. Assim, à medida que mais pessoas são incluídas nos projetos de descoberta de variantes, variantes adicionais (e raras) serão certamente descobertas.

Se uma variante é considerada formalmente como um polimorfismo ou não, depende inteiramente de se sua frequência populacional é superior a 1% dos alelos na população, e não do tipo de mutação que o causou, de quão grande é o segmento do genoma envolvido, ou se ele tem um efeito aparente sobre o indivíduo. A localização de uma variante em um gene também não determina se a variante é um polimorfismo. Embora a maioria dos polimorfismos de sequência esteja localizada entre genes ou dentro de íntrons e seja irrelevante para o funcionamento de qualquer gene, outros podem estar localizados na sequência codificante dos próprios genes e resultar em proteínas variantes diferentes que podem, por sua vez, levar a diferenças distintivas em populações humanas. Outros ainda estão em regiões reguladoras e também podem ter efeitos importantes sobre a transcrição ou a estabilidade do RNA.

Pode-se esperar que mutações deletérias que causam doenças monogênicas raras provavelmente sejam muito raras para atingir a frequência necessária para serem consideradas um polimorfismo. Embora seja verdade que os alelos responsáveis pela maioria das condições clínicas claramente hereditárias sejam raros, alguns alelos que apresentam um efeito profundo sobre a saúde são relativamente comuns, tais como os alelos de genes que codificam enzimas que metabolizam medicamentos (p. ex., sensibilidade ao abacavir em alguns indivíduos infectados com o vírus da imunodeficiência humana [HIV]) (Caso 1), ou uma mutação falciforme nas populações africanas e afro-americanas (Cap. 11) (Caso 42). No entanto, estas são exceções, e à medida que mais variações genéticas são descobertas e catalogadas, fica evidente que a grande maioria das variantes no genoma, comuns ou raras, reflete diferenças na sequência de DNA que não têm nenhum significado conhecido para a saúde.

Os polimorfismos são elementos-chave para o estudo da genética humana e médica. A capacidade de distinguir diferentes formas de herança de um gene ou diferentes segmentos do genoma fornece ferramentas essenciais para uma vasta gama de aplicações, tanto na pesquisa quanto na prática clínica (Quadro).

VARIAÇÃO HERDADA E POLIMORFISMO NO DNA

O Projeto Genoma Humano original e o estudo subsequente atual de milhares de indivíduos em todo o mundo têm proporcionado uma grande quantidade de informações sobre a sequência de DNA. Com essas informações em mãos, pode-se começar a caracterizar os tipos e as frequências de variações polimórficas encontrados no genoma humano e gerar catálogos da diversidade de sequência

POLIMORFISMOS E VARIAÇÃO HERDADA EM GENÉTICA HUMANA E MÉDICA

As variantes alélicas podem ser utilizadas como "marcadores" para rastrear a herança do segmento genômico correspondente em famílias e em populações. Tais variantes podem ser usadas:
- Como ferramentas de pesquisa poderosas para mapear um gene em uma determinada região de um cromossomo por análise de ligação ou por associação alélica (Cap. 10)
- Para diagnóstico pré-natal de doenças genéticas e para detecção de portadores de alelos deletérios (Cap. 17), bem como em bancos de sangue e tipagem de tecidos para transfusões e transplantes de órgãos
- Em aplicações forenses, tais como testes de identificação para determinar a paternidade, identificar restos mortais de vítimas de crimes, ou para comparar o DNA do suspeito com o do agressor (neste capítulo)
- No esforço contínuo de fornecer medicina personalizada baseada em genômica (Cap. 18), na qual o cuidado médico individual é adaptado conforme o paciente carregue ou não variantes que aumentam ou diminuem o risco para transtornos comuns em adultos (como doenças cardíacas coronarianas, câncer e diabetes, Cap. 8) ou que influenciam a eficácia ou segurança de medicamentos específicos

do DNA humano ao redor do mundo. Os polimorfismos de DNA podem ser classificados de acordo com a forma como a sequência de DNA varia entre os diferentes alelos (Tabela 4-2 e Figs. 4-1 e 4-2).

Polimorfismos de Nucleotídeo Único

Os mais simples e comuns de todos os polimorfismos são os **polimorfismos de nucleotídeo único** (**SNPs**, do inglês, *single nucleotide polymorphisms*). Um *locus* caracterizado por um SNP geralmente tem apenas dois alelos, que correspondem a duas bases diferentes que ocupam uma localização específica no genoma (Fig. 4-1). Como mencionado anteriormente, os SNPs são comuns e são observados em média uma vez a cada 1.000 pb no genoma. Entretanto, a distribuição de SNPs é desigual em todo o genoma; muito mais SNPs são encontrados em regiões não codificantes do genoma, em íntrons e em sequências que estão a alguma distância de genes conhecidos. No entanto, há ainda um número significativo de SNPs que ocorrem em genes e em outros elementos funcionais conhecidos no genoma. Para o conjunto de genes codificantes de proteínas, mais de 100.000 SNPs exônicos foram documentados até o momento. Cerca de metade desses não alteram a sequência de aminoácidos prevista para a proteína codificada e são assim denominados de **sinônimos**, enquanto a outra metade altera a sequência de aminoácidos e compreende os chamados **não sinônimos**. Outros SNPs introduzem ou alteram um códon de parada (Tabela 3-1), e outros ainda alteram um sítio de *splicing* conhecido; esses SNPs são candidatos a apresentar consequências funcionais significativas.

A importância da grande maioria dos SNPs para a saúde é desconhecida e é objeto de pesquisas em andamento.

TABELA 4-2 Variação Comum no Genoma Humano

Tipo de Variação	Extensão do Tamanho (Aprox.)	Base para o Polimorfismo	Número de Alelos
Polimorfismos de nucleotídeo único	1 pb	Substituição de um ou outro par de bases em uma localização específica no genoma	Geralmente dois
Inserção/deleções (indels)	1 pb a > 100 pb	*Simples:* Presença ou ausência de um pequeno segmento de DNA de 100-1.000 pb de comprimento *Microssatélites:* Geralmente, uma unidade de 2, 3 ou 4 nucleotídeos repetida em *tandem* 5-25 vezes	*Simples:* 2 *Microssatélites:* tipicamente 5 ou mais
Variantes no número de cópias	10 kb a > 1 Mb	Tipicamente a presença ou ausência de segmentos de DNA de 200 pb a 1,5 Mb, embora a duplicação em *tandem* de 2, 3, 4 ou mais cópias também possa ocorrer	2 ou mais
Inversões	Poucos pb a > 1 Mb	Um segmento de DNA presente em qualquer uma das duas orientações com respeito ao DNA circundante	2

pb, par de bases; kb, par de quilobases; Mb, par de megabases

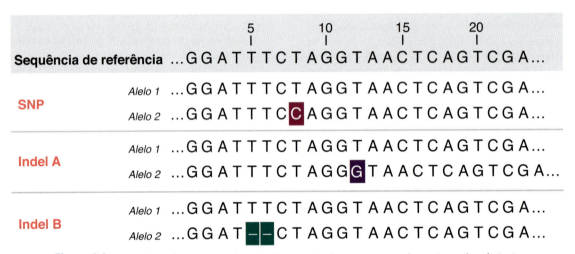

Figura 4-1 Três polimorfismos no DNA genômico a partir de um segmento do conjunto de referência do genoma humano são demonstrados na parte superior (Fig. 2-6). O polimorfismo de nucleotídeo único (SNP) na posição 8 possui dois alelos, um com T (correspondente à sequência referência) e um com C. Existem duas indels nessa região. Na indel A, o alelo 2 apresenta uma inserção de um G entre as posições 11 e 12 na sequência de referência (alelo 1). Na indel B, o alelo 2 apresenta uma deleção de 2 pb nas posições 5 e 6 na sequência de referência.

O fato de os SNPs serem comuns, não significa que eles não apresentem efeito na saúde e na longevidade. Isto quer dizer que qualquer efeito de SNPs comuns está mais provavelmente envolvido na alteração relativamente sutil de suscetibilidade a doenças do que na causa direta de doenças sérias.

Polimorfismos de Inserção e Deleção

Uma segunda classe de polimorfismos resulta de variações causadas por **inserção** ou **deleção** (**in/dels** ou simplesmente **indels**) em qualquer parte, variando de um único par de bases até aproximadamente 1.000 pb, embora indels maiores também tenham sido bem documentadas. Mais de um milhão de indels têm sido descritas, na casa de centenas de milhares em qualquer genoma individual. Aproximadamente metade de todas as indels é referida como "simples", porque elas apresentam apenas dois alelos — ou seja, presença ou ausência do segmento inserido ou deletado (Fig. 4-1).

Polimorfismos de Microssatélites

Outras indels, entretanto, são multialélicas, devido a números variáveis de um segmento de DNA que é inserido em *tandem* em um determinado local, constituindo assim o que é chamado de **microssatélites**. Eles consistem em trechos de DNA compostos por unidades de dois, três ou quatro nucleotídeos, como TGTGTG, CAACAACAA ou AAATAAATAAAT, repetidos entre uma e algumas dúzias de vezes em um local específico no genoma (Fig. 4-2). Os diferentes alelos em um polimorfismo de microssatélite são resultado de diferentes números de unidades de nucleotídeos repetidas, contidas dentro de qualquer microssatélite, e são, portanto, por vezes também chamadas de **polimorfismos de repetições curtas em *tandem*** (**STR**, do inglês, *short tandem repeat*). Um *locus* de microssatélite frequentemente possui muitos alelos (tamanhos de repetição) que podem ser avaliados rapidamente por procedimentos laboratoriais padronizados para distinguir indivíduos diferentes e para inferir relações de parentesco (Fig. 4-3). Muitas dezenas de milhares de *loci*

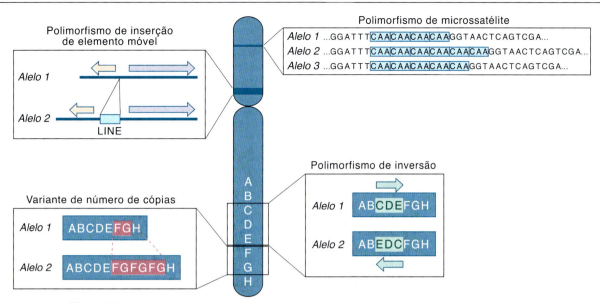

Figura 4-2 Exemplos de polimorfismos no genoma humano maiores que SNPs. *No sentido horário da direita superior*: O *locus* de microssatélite possui três alelos, com quatro, cinco ou seis cópias de uma repetição trinucleotídica CAA. O polimorfismo de inversão possui dois alelos correspondentes às duas orientações (indicados pelas *setas*) do segmento genômico mostrado em *verde*; tais inversões podem envolver regiões de até muitas megabases de DNA. As variantes de número de cópias envolvem deleção ou duplicação de centenas de pares de quilobases até mais de uma megabase de DNA genômico. No exemplo mostrado, o alelo 1 contém uma cópia única, enquanto o alelo 2 contém três cópias do segmento cromossômico que contém os genes F e G; outros alelos possíveis com zero, duas, quatro ou mais cópias de F e G não são mostrados. O polimorfirsmo de inserção por elemento móvel possui dois alelos, um com e outro sem inserção de um retroelemento repetido LINE de aproximadamente 6 kb; a inserção do elemento móvel altera o espaçamento entre os dois genes e pode alterar a expressão gênica na região.

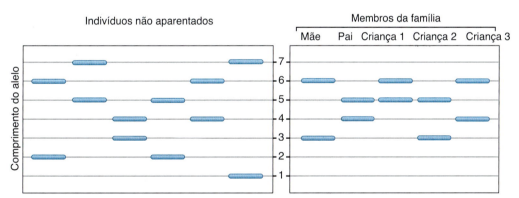

Figura 4-3 Esquema de um marcador de microssatélite hipotético no DNA humano. Os alelos de tamanho diferentes (numerados de 1 a 7) correspondem aos fragmentos de DNA genômico contendo diferentes números de cópias de uma repetição de microssatélites, e os seus tamanhos relativos são determinados separando-os por eletroforese em gel. O alelo mais curto (alelo 1) migra em direção à parte inferior do gel, enquanto o alelo mais longo (alelo 7) permanece mais próximo do topo. À *esquerda*, Para este microssatélite multialélico, cada um dos seis indivíduos não aparentados possui dois alelos diferentes. À *direita*, Dentro de uma família, a herança dos alelos pode ser seguida a partir de cada um dos pais para cada uma das três crianças.

de microssatélites polimórficos são conhecidas ao longo do genoma humano.

Os microssatélites são um grupo particularmente útil de indels. A determinação dos alelos nos múltiplos *loci* de microssatélites é atualmente o método de escolha para a impressão digital de DNA (*DNA fingerprinting*) utilizada para o teste de identificação. Por exemplo, o Federal Bureau of Investigation (FBI) nos Estados Unidos utiliza atualmente uma coleção de alelos em 13 desses *loci* para o seu painel de impressão digital de DNA. É improvável que dois indivíduos (exceto gêmeos monozigóticos) tenham exatamente os mesmos alelos em todos os 13 *loci* para os quais o painel determinará em definitivo se duas amostras vieram de um mesmo indivíduo. A informação é armazenada no *FBI's Combined DNA Index System* (CODIS), que vem crescendo desde dezembro de 2014 e inclui mais de 11.548.700 perfis de criminosos, 1.300.000 de perfis de presos, e 601.600 perfis forenses (material obtido em cenas de crimes). Muitos estados e o U.S. Department of Defense, assim como as unidades correspondentes em outros países, possuem bancos de dados similares de impressões digitais de DNA.

Polimorfismos de Inserção de Elementos Móveis

Quase a metade do genoma humano é composta por famílias de elementos repetitivos que estão dispersos ao longo do genoma (Cap. 2). Embora a maioria das cópias dessas repetições seja fixa, algumas delas são móveis e contribuem para a diversidade genética humana através da **retrotransposição**, um processo que envolve a transcrição para um RNA, transcrição reversa em uma sequência de DNA e inserção (i.e., transposição) em outra região do genoma, como introduzimos no Capítulo 3, no contexto dos pseudogenes processados. As duas famílias mais comuns de elementos móveis são a família *Alu* e a família de repetições LINE, sendo que cerca de 10.000 polimorfismos de inserção de elementos móveis foram descritos em diferentes populações. Cada *locus* polimórfico consiste em dois alelos, um com e outro sem o elemento móvel inserido (Fig. 4-2). Os polimorfismos de elementos móveis são encontrados em todos os cromossomos humanos. Embora a maioria seja encontrada em regiões não gênicas do genoma, uma pequena parte deles é encontrada dentro dos genes. Pelo menos 5.000 desses *loci* polimórficos têm uma frequência de inserção superior a 10% em várias populações.

Variação no Número de Cópias

Outro tipo importante de polimorfismo humano inclui a **variação no número de cópias** (CNVs, do inglês, *copy number variants*). As CNVs são conceitualmente relacionadas às indels e aos microssatélites, mas consistem em variações no número de cópias de segmentos grandes do genoma, que variam em tamanho de 1.000 pb a muitas centenas de pares de quilobases. Variações maiores que 500 kb são encontradas em 5% a 10% dos indivíduos na população em geral, ao passo que as variações abrangendo mais que 1 Mb são encontradas em 1% a 2%. As maiores CNVs são encontradas, às vezes, em regiões do genoma caracterizadas por blocos repetidos de sequências homólogas chamadas de **duplicações segmentares** (ou *segdups*). A sua importância em mediar a duplicação e a deleção dos segmentos correspondentes é discutida mais adiante no Capítulo 6, no contexto de várias síndromes cromossômicas.

As CNVs menores em particular podem apresentar apenas dois alelos (i.e., a presença ou ausência de um segmento), de modo semelhante às indels nesse contexto. As CNVs maiores tendem a apresentar alelos múltiplos, devido à presença de números diferentes de cópias em *tandem* de um segmento de DNA (Fig. 4-2). Em termos de diversidade genômica entre os indivíduos, a quantidade de DNA envolvida em CNVs excede amplamente aquele conteúdo que difere por causa dos SNPs. *Nos loci com CNV, o conteúdo de quaisquer dos dois genomas humanos pode diferir em até 50 a 100 Mb por causa de diferenças no número de cópias.*

Notavelmente, o segmento variável em muitos *loci* com CNV pode incluir uma a várias dúzias de genes, e assim as CNVs são frequentemente associadas a características que envolvem alteração da dosagem gênica. Quando uma CNV é frequente o suficiente para ser polimórfica, ela representa um *background* de variação comum que deve ser compreendido caso as alterações no número de cópias observadas em pacientes forem interpretadas adequadamente. Assim como todos os polimorfismos de DNA, o significado de diferentes alelos na CNV sobre a saúde e sobre a suscetibilidade a doenças é objeto de investigação intensa.

Polimorfismos de Inversão

Um grupo final de polimorfismos a ser discutido compreende as inversões, que diferem em tamanho — desde poucos pares de bases a grandes regiões do genoma (até vários pares de megabase) —, podendo estar presentes em qualquer uma das duas orientações nos genomas de indivíduos diferentes (Fig. 4-2). A maioria das inversões é caracterizada por regiões de homologia de sequência nas extremidades do segmento invertido, implicando um processo de recombinação homóloga na origem das inversões. Na sua forma balanceada, as inversões, independentemente da orientação, não envolvem ganho ou perda de DNA, e os polimorfismos de inversão (com dois alelos correspondentes às duas orientações) podem atingir frequências substanciais na população em geral. Entretanto, a recombinação anômala pode resultar na duplicação ou deleção de DNA localizado entre as regiões de homologia, associada a distúrbios clínicos que serão mais explorados nos Capítulos 5 e 6.

A ORIGEM E A FREQUÊNCIA DE DIFERENTES TIPOS DE MUTAÇÕES

Ao longo do espectro da diversidade desde variantes raras até os polimorfismos mais comuns, diferentes tipos de mutações surgem no contexto de processos fundamentais da divisão celular, tais como replicação, reparo e recombinação de DNA, e a segregação cromossômica na mitose ou meiose. A **frequência de mutações por** *locus* **por divisão celular** é uma medida básica de quão propensos a erros estes processos estão, o que é de fundamental importância para a biologia e evolução do genoma. No entanto, de maior importância para os médicos geneticistas é a **frequência de mutações por** *locus* **da doença por geração**, em vez da taxa de mutação total em todo o genoma por divisão celular. Entretanto, quantificar as taxas de mutações causadoras de doenças pode ser difícil, porque muitas mutações causam letalidade embrionária precoce antes de a mutação ser reconhecida em um feto ou recém-nascido, ou porque algumas pessoas com uma mutação causadora de doença podem manifestar a condição tardiamente na vida ou nunca manifestar sinais da doença. Apesar dessas limitações, temos tido um ótimo progresso na determinação da frequência total — algumas vezes referida como **carga genética** — de todas as mutações que afetam a espécie humana.

Os principais tipos de mutação apresentados de forma breve anteriormente ocorrem com frequências consideráveis em muitas células diferentes do corpo. Na prática da genética, estamos preocupados principalmente com a variação genômica herdada; no entanto, toda essa variação teria de se originar como uma alteração nova (*de novo*) nas células germinativas. Nesse ponto, tal variante seria bastante rara na população (ocorrendo apenas uma vez), e sua frequência final na população ao longo do tempo dependeria do acaso e dos princípios de herança e de genética de populações (Caps. 7 e 9). Embora a mutação original tenha ocorrido apenas no DNA das células da **linhagem germinativa**, qualquer pessoa que herdasse esta mutação a carregaria como uma mutação constitucional em todas as células do corpo.

Ao contrário, as **mutações somáticas** ocorrem em todo o corpo, mas não podem ser transmitidas à geração seguinte. Dada a taxa de mutação (veja mais adiante nesta seção), pode-se prever que, de fato, cada célula em um indivíduo tem uma versão ligeiramente diferente do seu genoma, dependendo do número de divisões celulares que ocorrem desde a concepção até o tempo de aquisição das amostras. Em tecidos altamente proliferativos, tais como os epiteliais intestinais ou células hematopoiéticas, tal heterogeneidade genômica é particularmente suscetível de estar evidente. No entanto, a maioria de tais mutações não é tipicamente detectada, porque em ensaios clínicos, o DNA é geralmente sequenciado a partir de coleções de muitos milhões de células; em tais coleções, a base mais prevalente em qualquer posição no genoma será a única presente no momento da análise, e mutações somáticas raras serão amplamente invisíveis e indeterminadas. Tais mutações podem ser de importância clínica, entretanto, em distúrbios provocados por mutação em apenas um subtipo de células em tecidos específicos, levando ao mosaicismo somático (Cap. 7).

A principal exceção à expectativa de que mutações somáticas sejam subdetectadas em qualquer amostra de DNA multicelular está no câncer. A base mutacional para as origens do câncer e a natureza clonal da evolução tumoral direcionam certas alterações somáticas a estar presentes essencialmente em todas as células de um tumor. De fato, de 1.000 a 10.000 mutações somáticas (e algumas vezes muito mais) são encontradas nos genomas da maioria dos cânceres de adultos, com frequências e padrões mutacionais específicos para diferentes tipos de câncer (Cap. 15).

Mutações Cromossômicas

Mutações que produzem alteração no número de cromossomos devido a erros de segregação cromossômica estão entre as mutações mais observadas em humanos, com uma taxa de uma mutação por 25 a 50 divisões celulares meióticas. Essa estimativa é um valor mínimo, porque as consequências de muitos desses eventos no desenvolvimento são provavelmente tão graves que os fetos resultantes são abortados de modo espontâneo logo após a concepção sem serem detectados (Caps. 5 e 6).

Mutações Regionais

As mutações que afetam a estrutura ou a organização regional dos cromossomos podem surgir por vários caminhos diferentes. As duplicações, deleções e inversões de um segmento de um único cromossomo são predominantemente o resultado da recombinação homóloga entre segmentos de DNA com alta homologia de sequência situados em mais de um local em uma região do cromossomo. No entanto, nem todas as mutações estruturais são resultado de recombinação homóloga. Algumas, como translocações cromossômicas e algumas inversões, podem ocorrer em locais de quebras espontâneas do DNA de dupla-fita. Uma vez que a quebra ocorra em dois locais no genoma, as duas extremidades quebradas podem ser unidas em conjunto, mesmo sem qualquer homologia óbvia na sequência entre as duas extremidades (um processo denominado *reparo por união de extremidades não homólogas*). Exemplos de tais mutações serão discutidos em profundidade no Capítulo 6.

Mutações Gênicas

A mutações gênicas ou de DNA, incluindo a substituição de um par de bases, inserções e deleções (Fig. 4-4), podem originar-se por qualquer um de dois mecanismos básicos: erros introduzidos durante a replicação do DNA ou mutações decorrentes de uma falha no reparo correto do DNA após lesão. Muitas dessas mutações são espontâneas e surgem durante os processos normais (mas imperfeitos) de replicação e reparo do DNA, enquanto outras são induzidas por agentes físicos ou químicos, chamados de mutagênicos.

Erros de Replicação do DNA

O processo de replicação do DNA (Fig. 2-4) é altamente preciso; a maioria dos erros de replicação (i.e., a inserção de uma base diferente da base complementar que restauraria o par de bases nessa posição da dupla-hélice) é rapidamente removida do DNA e corrigida por uma série de enzimas de reparo de DNA que primeiramente reconhecem qual fita na dupla-hélice recém-sintetizada contém a base incorreta e, em seguida, substituem-na com a base complementar adequada, um processo denominado **revisão do DNA** (*proofreading*). A replicação do DNA precisa ser um processo notavelmente exato; caso contrário, o ônus da mutação nos organismos e nas espécies seria intolerável. A enzima DNA polimerase duplica fielmente as duas fitas da dupla- hélice com base em regras rigorosas de pareamento de bases (A pareia com T, C pareia com G), mas introduz um erro a cada 10 milhões de pb. Uma revisão adicional, em seguida, corrige mais de 99,9% desses erros de replicação do DNA. Assim, a taxa de mutação total por base, como resultado de erros de replicação, é consideravelmente menor que 1×10^{-10} por divisão celular — *menor que uma mutação por genoma por divisão celular.*

Reparo da Lesão do DNA

Em adição aos erros de replicação, estima-se que entre 10.000 e um milhão de nucleotídeos sejam danificados por célula humana por dia devido a processos químicos

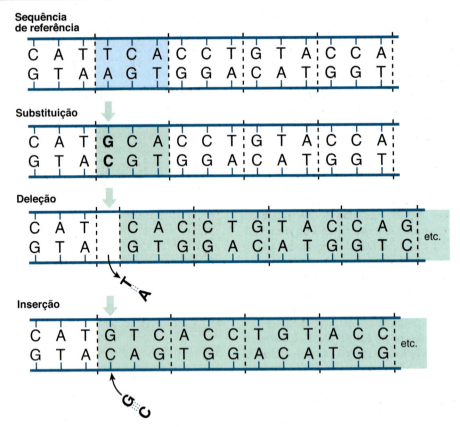

Figura 4-4 Exemplos de mutações em uma porção de um gene hipotético com cinco códons são demonstrados (delimitados pelas *linhas tracejadas*). O primeiro par de bases do segundo códon na sequência de referência (sombreados em *azul*) está mutado por uma substituição de base, deleção ou inserção. A substituição de base de um G para um T nesta posição leva a uma mudança de códon (sombreado em *verde*) e, supondo que a fita superior é a fita senso ou codificante, a uma alteração não sinônima predita de uma serina para uma alanina na proteína codificada (código genético na Tabela 3-1); todos os outros códons permanecem inalterados. Tanto a deleção quanto a inserção do par de bases único levam a uma mutação *frameshift*, na qual o quadro de leitura da tradução é alterado para todos os códons subsequentes (sombreados em *verde*), até que um códon de término seja alcançado.

espontâneos, tais como a depurinação, a desmetilação ou a desaminação; por reação com mutagênicos químicos (naturais ou não) no ambiente; e por exposição à radiação ultravioleta ou ionizante. Algumas dessas lesões, mas nem todas, são reparadas. Mesmo que a lesão seja reconhecida e destruída, a maquinaria de reparo pode criar mutações através da introdução de bases incorretas. Assim, em contraste com as alterações do DNA relacionadas à replicação, as quais são geralmente corrigidas por meio de mecanismos de revisão, as alterações de nucleotídeos introduzidos por lesão e reparo do DNA muitas vezes resultam em mutações permanentes.

Uma mutação espontânea particularmente comum é a substituição de T por C (ou A por G na outra fita). A explicação para essa observação vem da principal forma de modificação epigenética no genoma humano, a metilação do DNA, introduzida no Capítulo 3. A desaminação espontânea da 5-metilcitosina para timidina (compare as estruturas de citosina e timina na Fig. 2-2) no par CpG dá origem a mutações de C para T ou G para A (dependendo em qual fita a 5-metilcitosina é desaminada). Tais mutações espontâneas podem não ser reconhecidas pela maquinaria de reparo do DNA e, assim, estabelecer-se no genoma após a rodada seguinte de replicação do DNA. Mais de 30% de todas as substituições de nucleotídeos únicos são deste tipo e ocorrem em uma taxa 25 vezes maior que quaisquer outras mutações de um único nucleotídeo. Assim, os dupletos de CpG representam um verdadeiro *hot spot* ("ponto quente") de mutação no genoma humano.

Taxa Total de Mutações de DNA

Embora a taxa de mutações de DNA em *loci* específicos tenha sido estimada utilizando-se uma variedade de abordagens ao longo dos últimos 50 anos, o impacto global de erros de replicação e reparo sobre a ocorrência de novas mutações ao longo do genoma atualmente pode ser determinado diretamente pelo **sequenciamento de genoma completo** de trios constituídos pela criança e seus pais, em busca de novas mutações na criança que não estão presentes na sequência genômica de nenhum dos pais. A taxa total média de novas mutações entre gametas maternos e paternos é de aproximadamente $1,2 \times 10^{-8}$ mutações por par de bases por geração. *Assim, cada pessoa provavelmente recebe cerca de 75 novas mutações em seu genoma de um ou do outro* *progenitor*. Essa taxa, no entanto, varia de gene para gene ao longo do genoma e, talvez, de população para população ou mesmo de indivíduo para indivíduo. De forma geral, essa taxa, combinada com considerações sobre o crescimento e a dinâmica populacional, prevê que deve haver um número enorme de mutações relativamente novas (e, portanto, muito raras) na atual população mundial atual de sete bilhões de indivíduos.

É previsto que a grande maioria dessas mutações seja de alterações de nucleotídeo único em porções não codificantes do genoma e provavelmente tenha pouco ou nenhum significado funcional. No entanto, em nível populacional, o impacto coletivo potencial dessas novas mutações em genes de importância médica não deve ser negligenciado. Nos Estados Unidos, por exemplo, com mais de quatro milhões de nascidos vivos por ano, aproximadamente seis milhões de novas mutações ocorrerão em sequências codificantes. Assim, mesmo para um gene codificante de uma proteína *única* de tamanho médio, podemos esperar várias centenas de recém-nascidos por ano com uma nova mutação na sequência codificante deste gene.

Conceitualmente, estudos semelhantes têm determinado a taxa de mutações em CNVs, nas quais a geração de uma nova variante de tamanho depende de recombinação, em vez de erros na síntese de DNA para gerar um novo par de bases. A quantificação da taxa de formação de novas CNVs ($\approx$1,2 $\times$ 10^{-2} por locus por geração) é de uma ordem de magnitude mais alta do que aquelas de substituições de bases.

Taxa de Mutações Gênicas Causadoras de Doença

A maneira mais direta de estimar a taxa de mutações causadoras de doença por *locus* por geração é medindo a incidência de novos casos de doença genética que não está presente em nenhum dos progenitores e é causada por uma mutação única, que gera uma condição claramente reconhecível em todos os recém-nascidos que carregam essa mutação. A **acondroplasia**, uma condição de crescimento ósseo reduzido que leva a uma baixa estatura (Caso 2), é uma condição que atende a esses requisitos. Em um estudo, sete crianças acondroplásicas nasceram em uma série de 242.257 nascimentos consecutivos. Todas as sete nasceram de pais de estatura normal, e como a acondroplasia sempre se manifesta quando a mutação está presente, todas foram consideradas por representarem novas mutações. A nova taxa de mutação nesse *locus* pode ser calculada como sendo de sete novas mutações em um total de 2 $\times$ 242.257 cópias do gene relevante, ou seja, aproximadamente 1,4 $\times$ 10^{-5} mutações causadoras de doença por *locus* por geração. Essa taxa de mutação elevada é particularmente notável, porque foi verificado que virtualmente todos os casos de acondroplasia são devido a uma mutação *idêntica*, uma mutação de G para A, que altera um códon de glicina para uma arginina na proteína codificada.

A taxa de mutações gênicas causadoras de doença foi estimada por vários outros distúrbios, nos quais a ocorrência de uma nova mutação foi determinada pelo aparecimento de uma doença detectável (Tabela 4-3). A quantificação das taxas para esses e outros distúrbios varia dentro de uma faixa de 1.000 vezes, de 10^{-4} a 10^{-7} mutações por *locus* por geração. A base para essas diferenças pode estar relacionada com alguns ou todos os seguintes pontos: o tamanho de genes diferentes; a porção de todas as mutações naqueles genes que vão levar a doenças; a idade e o sexo do progenitor no qual a mutação ocorreu; o mecanismo mutacional; e a presença ou ausência de mutações nos *hot spots* no gene. Na verdade, a elevada taxa de mutação sítio-específica particular na acondroplasia pode ser parcialmente explicada pelo fato de que a mutação na outra fita é uma alteração de um C para T em uma posição sujeita à metilação de CpG, que é um *hot spot* para mutação por desaminação, como discutido anteriormente.

Mesmo com essa variedade de taxas entre os diferentes genes, a taxa de mutação gênica média é de aproximadamente 1 $\times$ 10^{-6}. Dado que há pelo menos 5.000 genes no genoma humano em que as mutações são atualmente conhecidas por causar uma doença ou qualquer característica discernível (Cap. 7), *é provável que aproximadamente uma em 200 pessoas receba uma nova mutação em um gene associado a uma doença conhecida a partir de um dos progenitores.*

Diferenças Sexuais e Efeitos da Idade nas Taxas de Mutação

Como o DNA no esperma é submetido a muito mais ciclos de replicação do que o DNA nos óvulos (Cap. 2), há maior oportunidade de ocorrerem erros; pode-se prever, portanto, que muitas mutações sejam mais frequentemente de origem paterna que materna. Na verdade, quando estas foram

TABELA 4-3 Estimativas de Taxas de Mutação para Genes de Doenças Humanas Selecionados

Doença	*Locus* (Proteína)	Taxa de Mutação*
Acondroplasia (Caso 2)	*FGFR3* (receptor do fator de crescimento de fibroblasto 3)	1,4 $\times$ 10^{-5}
Aniridia	*PAX6* (Pax6)	2,9-5 $\times$ 10^{-6}
Distrofia muscular de Duchenne (Caso 14)	*DMD* (distrofina)	3,5-10,5 $\times$ 10^{-5}
Hemofilia A (Caso 21)	*F8* (fator VIII)	3,2-5,7 $\times$ 10^{-5}
Hemofilia B (Caso 21)	*F9* (fator IX)	2,3 $\times$ 10^{-6}
Neurofibromatose tipo 1 (Caso 34)	*NF1* (neurofibromina)	4-10 $\times$ 10^{-5}
Doença renal policística, tipo 1 (Caso 37)	*PKD1* (policistina)	6,5-12 $\times$ 10^{-5}
Retinoblastoma (Caso 39)	*RB1* (Rb1)	5-12 $\times$ 10^{-6}

*Expresso como mutações por *locus* por geração
Baseado nos dados de Vogel F, Motulsky AG: *Human genetics*, ed 3, Berlin, 1997, Springer-Verlag.

TIPOS DE MUTAÇÕES E SUAS CONSEQUÊNCIAS

explorada, as novas mutações responsáveis por determinadas condições (p. ex., acondroplasia, como nós acabamos de discutir) são geralmente mutações de sentido trocado (*missense*) que surgem quase sempre na linhagem paterna. Além disso, quanto mais velho o homem for, mais ciclos de replicação terão precedido as divisões meióticas, e, portanto, seria esperado que a frequência de novas mutações paternas aumentasse com a idade do pai. De fato, foram observadas correlações do aumento da idade do pai com a incidência de mutações gênicas em uma série de distúrbios (incluindo a acondroplasia) e com a incidência de mutações regionais envolvendo CNVs em transtornos do espectro autista (Caso 5). Em outras doenças, entretanto, a origem parental e os efeitos da idade no espectro mutacional podem, por razões desconhecidas, não ser tão surpreendentes.

TIPOS DE MUTAÇÕES E SUAS CONSEQUÊNCIAS

Nesta seção, consideramos a natureza de diferentes mutações e seus efeitos sobre os genes envolvidos. Cada tipo de mutação discutido aqui é ilustrado por um ou mais exemplos de doenças. Notavelmente, a mutação específica encontrada em quase todos os casos de acondroplasia é uma exceção e não a regra, e as mutações que estão na base de uma única doença genética são mais tipicamente heterogêneas entre um grupo de indivíduos afetados. Diferentes casos de uma doença em particular, portanto, serão frequentemente causados por diferentes mutações subjacentes (Tabela 4-4). Nos Capítulos 11 e 12, vamos nos voltar para a maneira pelas quais mutações em genes específicos causam tais doenças.

Substituições Nucleotídicas

Mutações de Sentido Trocado

Uma única substituição de nucleotídeo (ou **mutação pontual**) em uma sequência gênica, tal como a observada no exemplo de acondroplasia que acabamos de descrever, pode alterar o código em uma trinca de bases e causar a substituição não sinônima de um aminoácido por outro no produto gênico (veja código genético no Quadro 3-1 e o exemplo da Fig. 4-4). Tais mutações são denominadas **mutações de sentido trocado** (*missense)* porque alteram o "sentido" da codificação do gene ao especificar um aminoácido diferente. Embora nem todas as mutações de sentido trocado conduzam a uma alteração observável na função proteica, a proteína resultante pode não funcionar adequadamente, pode tornar-se instável e degradar-se rapidamente, ou pode falhar em localizar a sua posição intracelular correta. Em muitos distúrbios, tais como a β-talassemia (Caso 44), a maioria das mutações detectadas em diferentes pacientes compreende mutações de sentido trocado (Cap. 11).

Mutações sem Sentido

As mutações pontuais em uma sequência de DNA que causam a substituição de um códon normal para um aminoácido por um dos três códons de término (ou "parada") são chamadas de **mutações sem sentido** (*nonsense)*. Como

TABELA 4-4 Tipos de Mutação em Doenças Genéticas Humanas

Tipo de Mutação	Porcentagem de Mutações Causadoras de Doença
Substituições de Nucleotídeos	
• Mutações de sentido trocado (*missense)* (substituições de aminoácidos)	50%
• Mutações sem sentido (*nonsense)* (códons de término prematuros)	10%
• Mutações no processamento de RNA (destroem sítios de *splicing* consensuais, sítios de capeamento e sítios de poliadenilação ou criam sítios ocultos)	10%
• Mutações de sítios de *splicing*, levando a mutações de mudança de matriz de leitura (*frameshift*) e códons de término prematuros	10%
• Mutações reguladoras de longo alcance	Raras
Deleções e Inserções	
• Adição ou deleções de um pequeno número de bases	25%
• Deleções gênicas grandes, inversões, fusões e duplicações (podem ser mediadas pela homologia de sequência do DNA tanto dentro quanto entre as fitas de DNA)	5%
• Inserção do elemento LINE ou *Alu* (perturbação da transcrição ou interrupção da sequência codificante)	Rara
• Mutações dinâmicas (expansão de sequências de repetição de tri ou tetranucleotídeos)	Raras

a tradução do RNA mensageiro (RNAm) cessa quando o códon de término é atingido (Cap. 3), uma mutação que converte um éxon codificante em um códon de término promove a parada da tradução no meio da sequência codificante do RNAm. As consequências das mutações de término prematuras são duplas. Em primeiro lugar, o RNAm transportando uma mutação prematura é frequentemente alvo de rápida degradação (através de um processo celular conhecido como **decaimento do RNAm mediado por mutações sem sentido**), e a tradução não é possível. Em segundo, mesmo que o RNAm seja suficientemente estável para ser traduzido, a proteína truncada é tão instável que é rapidamente degradada dentro da célula (veja o Cap. 12 para exemplos). Enquanto algumas mutações pontuais criam um códon de término prematuro, outras podem destruir o códon de término normal e permitir, assim, que a tradução continue até que outro códon de término do RNAm seja alcançado a jusante. Tal mutação irá levar a um produto proteico anormal com aminoácidos adicionais em sua extremidade carboxiterminal, e poderá também perturbar as funções reguladoras normalmente exercidas pela região 3′ não traduzida a jusante do códon de término normal.

Mutações que Afetam a Transcrição, o Processamento e a Tradução do RNA

O mecanismo normal pelo qual os transcritos iniciais de RNA são feitos e depois convertidos em RNAms maduros (ou versões finais de RNAs não codificantes) requer uma série de modificações, incluindo a ligação de fatores de transcrição, o capeamento 5′, a poliadenilação e o *splicing* (Cap. 3). Todos esses passos de maturação do RNA dependem de sequências específicas dentro do RNA. No caso de *splicing*, duas classes gerais de mutações foram descritas. Para os íntrons serem excisados do RNA não processado e os éxons serem unidos para formar um RNA maduro são requeridas sequências particulares de nucleotídeos localizados dentro ou próximos das junções éxon-íntron (sítio doador 5′) ou íntron-éxon (sítio aceptor 3′) delas. As mutações que afetam essas bases necessárias, seja no sítio doador ou aceptor, interferem com (e em alguns casos anulam) o *splicing* normal de RNA naquele local. Uma segunda classe de mutações de *splicing* envolve substituições de bases que não afetam por si próprias as sequências do sítio doador ou aceptor. Em vez disso, criam sítios doadores ou aceptores alternativos que competem com os sítios normais durante o processamento do RNA. Assim, pelo menos uma proporção do RNAm maduro ou do RNA não codificante em tais casos pode conter sequências de íntron impropriamente excisadas. Exemplos de ambos os tipos de mutação são apresentados no Capítulo 11.

Para genes codificantes de proteínas, mesmo se o RNAm for produzido e for estável, as mutações pontuais em regiões 5′ e 3′ não traduzidas também podem contribuir para doenças ao alterarem a estabilidade do RNAm ou a eficiência de tradução, reduzindo, assim, as quantidades de produtos proteicos produzidos.

Deleções, Inserções e Rearranjos

As mutações também podem ser causadas por inserção, deleção ou rearranjo nas sequências de DNA. Algumas deleções e inserções envolvem apenas alguns nucleotídeos e são, em geral, mais facilmente detectadas pelo sequenciamento direto dessa parte do genoma. Em outros casos, um segmento substancial de um gene ou um gene inteiro é deletado, duplicado, invertido, ou translocado para criar uma nova organização de sequências gênicas. Dependendo da natureza exata da deleção, inserção ou rearranjo, uma variedade de diferentes abordagens laboratoriais pode ser usada para detectar a alteração genômica.

Algumas deleções afetam apenas um pequeno número de pares de bases. Quando tal mutação ocorre em uma sequência codificante e o número de bases envolvidas não é um múltiplo de três (i.e., não é um número completo de códons), o quadro de leitura será alterado começando no ponto de inserção ou deleção. O resultado das mutações é chamado de **mutações de mudança de matriz de leitura** (*frameshift*) (Fig. 4-4). A partir do ponto de inserção ou de deleção, uma sequência diferente de códons é, portanto, gerada, codificando aminoácidos incorretos seguidos por um códon de término na matriz alterada, o que levará a um produto proteico funcionalmente alterado. Em contraste, se o número de pares bases inserido ou deletado *for* um múltiplo de três, não ocorrerão mudanças na matriz de leitura e haverá uma simples inserção ou deleção de aminoácidos correspondentes no produto gênico normalmente traduzido. Inserções ou deleções maiores, que variam de cerca de 100 a mais de 1.000 pb, são tipicamente referidas como "indels", como vimos no caso de polimorfismos anteriores. Elas podem afetar múltiplos éxons de um gene e causar distúrbios maiores na sequência codificante.

Um tipo de mutação de inserção envolve a inserção de um elemento móvel, como aqueles pertencentes à família de DNA repetitivo LINE. Estima-se que, em qualquer indivíduo, aproximadamente 100 cópias de uma subclasse particular da família LINE no genoma sejam capazes de se movimentar por **retrotransposição**, como abordado anteriormente. Tal movimento não só gera diversidade genética em nossa espécie (Fig. 4-2), como também pode causar doenças por mutagênese insercional. Por exemplo, em alguns pacientes com a hemorragia grave do tipo **hemofilia A** (Caso 21) são encontradas sequências LINE com vários pares de quilobases de tamanho inseridas em um éxon do gene do fator VIII, que interrompem a sequência de codificação e inativam o gene. Inserções LINE ao longo do genoma também são comuns em câncer de colo, refletindo a retrotransposição em células somáticas (Cap. 15).

Como discutido anteriormente no contexto de polimorfismos neste capítulo, duplicações, deleções e inversões de um segmento maior de um único cromossomo são predominantemente o resultado de recombinação homóloga entre segmentos de DNA com alta homologia de sequência (Fig. 4-5). Os distúrbios que surgem como resultado de tais trocas podem ser devido a outra forma de alteração na dosagem de produtos gênicos selvagens, quando os segmentos homólogos estão fora dos próprios genes (Cap. 6). Alternativamente, tais mutações podem, por si sós, levar a uma alteração da natureza da proteína codificada quando a recombinação ocorre entre genes diferentes dentro de uma família gênica (Cap. 11) ou entre genes em diferentes cromossomos (Cap. 15). O pareamento e recombinação anormais entre duas sequências similares em orientação oposta em uma única fita de DNA levam à inversão. Por exemplo, quase metade de todos os casos de hemofilia A se deve à recombinação que inverte uma série de éxons, interrompendo assim a estrutura gênica e tornando o gene incapaz de codificar um produto gênico normal (Fig. 4-5).

Mutações Dinâmicas

As mutações em alguns distúrbios envolvem a amplificação de uma sequência de repetição de nucleotídeos simples. Por exemplo, repetições simples, tais como (CCG)n, (CAG)n ou (CCTG)n localizadas na porção codificante de um éxon, em uma região não traduzida de um éxon, ou mesmo em um íntron, podem expandir-se durante a gametogênese, o que é denominado **mutação dinâmica**, interferindo com a expressão gênica normal ou com a função proteica. Uma repetição expandida na região codificante irá gerar um produto proteico anormal, enquanto a expansão da repetição em regiões não traduzidas ou íntrons de um gene pode interferir com a transcrição, o processamento de RNA ou a tradução. Não se sabe plenamente como as mutações dinâmicas ocorrem; elas são conceitualmente semelhantes aos polimorfismos de microssatélites, mas expandem-se a

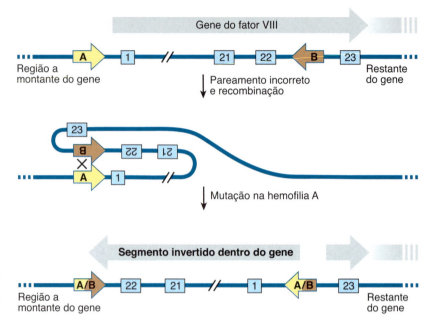

Figura 4-5 Sequências homólogas invertidas, marcadas como *A* e *B*, localizadas a 500 kb uma da outra no cromossomo X, uma a montante do gene do fator VIII, e outra em um íntron entre os éxons 22 e 23 do gene. O pareamento intracromossômico incorreto e a recombinação resultam na inversão dos éxons 1 a 22 do gene, interrompendo desse modo o gene e causando hemofilia grave.

uma taxa muito maior que aquelas observadas para os *loci* de microssatélites.

O envolvimento de expansões de repetição de nucleotídeos simples nas doenças é discutido nos Capítulos 7 e 12. Em distúrbios causados por mutações dinâmicas, efeitos notáveis da origem parental são bem conhecidos e parecem ser característicos de doenças específicas e/ou da repetição de nucleotídeos simples específica envolvida (Cap. 12). Tais diferenças podem ser devido a diferenças biológicas fundamentais entre a ovocitogênese e a espermatogênese, mas também podem resultar da seleção contra gametas que carregam determinadas expansões de repetição.

VARIAÇÃO EM GENOMAS INDIVIDUAIS

O inventário atual mais extenso da quantidade e do tipo de variação que se espera em um dado genoma vem da análise direta dos genomas humanos diploides individuais. A primeira dessas sequências genômicas, em um indivíduo do sexo masculino, foi relatada em 2007. Agora, dezenas de milhares de genomas individuais foram sequenciadas, algumas como parte de um grande consórcio internacional de pesquisa que exploram a diversidade genética humana na saúde e nas doenças, e outras no contexto sequenciamento clínico para determinar a base subjacente de um distúrbio em pacientes específicos.

Qual o grau de variação genômica detectado em tais estudos? Os genomas humanos individuais carregam tipicamente de cinco a 10 milhões de SNPs, dos quais — dependendo em parte da população — um quarto a um terço é novo (Quadro). Isso sugere que o número de SNPs descritos para nossa espécie ainda é incompleto, embora presumivelmente a fração desses novos SNPs diminua à medida que mais genomas de mais populações forem sequenciados.

Dentro dessa variação estão as variantes com impacto clínico conhecido, provável ou suspeito. Com base em estudos realizados até o momento, cada genoma carrega de 50 a 100 variantes previamente implicadas em doenças hereditárias conhecidas. Além disso, cada genoma carrega milhares de SNPs não sinônimos nos genes codificantes de proteína ao longo do genoma, alguns dos quais previstos para alterar a função proteica. Cada genoma também transporta aproximadamente 200 a 300 prováveis mutações de perda de função, algumas das quais estão presentes em ambos os alelos dos genes daquele indivíduo. No cenário clínico, essa percepção tem implicações importantes para a interpretação dos dados da sequência genômica dos pacientes, particularmente quando se tenta prever o impacto de mutações em genes cuja função atualmente é desconhecida (Cap. 16).

Um aspecto interessante e inesperado do sequenciamento genômico individual é que a montagem do genoma humano de referência ainda carece de conteúdos consideráveis de DNA não documentados e não anotados que são descobertos em literalmente todos os genomas individuais sequenciados. Essas "novas" sequências são reveladas apenas à medida que genomas adicionais são sequenciados. Estima-se que a coleção completa de todas as sequências genômicas humanas encontradas em nossa população atual de sete bilhões de indivíduos seja 20 a 40 Mb maior que o conjunto de referência existente, e ainda precisa ser totalmente elucidada.

É impressionante o inventário atual da diversidade genética humana, e é claro que ainda estamos em um modo de descoberta. Não há dúvida de que milhões de SNPs adicionais e outras variantes permanecem por serem descobertos, assim como o grau em que qualquer um deles pode afetar o estado clínico de um indivíduo no contexto dos cuidados de bem-estar e saúde.

VARIAÇÃO DETECTADA EM UM GENOMA HUMANO TÍPICO

Os indivíduos variam extremamente em uma ampla gama de funções biológicas, determinadas, em parte, pela variação entre os seus genomas. Qualquer genoma individual irá conter:

- 5-10 milhões de SNPs (variáveis por população)
- 25.000-50.000 mutações variantes raras (mutações particulares ou vistas anteriormente em < 0,5% dos indivíduos testados)
- 75 mutações de pares de bases novas não detectadas nos genomas parentais
- 3-7 CNVs novas envolvendo ≈ 500 kb de DNA
- 200.000-500.000 indels (1-50 pb) (variáveis por população)
- 500-1.000 deleções de 1-45 kb, sobrepondo ≈ 200 genes
- 150 indels sem mudanças de matriz de leitura
- 200-250 mudanças na matriz de leitura
- 10.000-12.000 SNPs sinônimos
- 8.000-11.000 SNPs não sinônimos em 4.000-5.000 genes
- 175-500 variantes raras não sinônimas
- 1 nova mutação não sinônima
- 100 códons de término prematuros
- 40-50 variantes em locais que alteram o *splicing*
- 250-300 genes com prováveis variantes de perda de função
- 25 genes previstos para serem completamente inativados

Estudos Clínicos de Sequenciamento

No contexto da medicina genômica, uma questão-chave é até que ponto a variação na sequência e/ou na expressão de um genoma influencia a probabilidade de início da doença, determina ou sinaliza a história natural da doença, e/ou fornece pistas relevantes para o manejo da doença. Como acabamos de discutir, a variação em um genoma constitucional pode apresentar uma série de diferentes efeitos diretos ou indiretos na função gênica.

O sequenciamento de genomas completo (os chamados *whole-genome sequencing*) ou do subconjunto do genoma que inclui todos os éxons codificantes conhecidos (o chamado **sequenciamento de exoma completo ou** *whole exome sequencing*) foi introduzido em uma série de situações clínicas, que serão discutidas com mais detalhes no Capítulo 16. Ambos, o sequenciamento de genoma completo e o sequenciamento de exoma completo, têm sido utilizados para detectar mutações *de novo* (tanto mutações pontuais como CNVs) em uma variedade de condições de etiologia complexa e/ou desconhecida, incluindo, por exemplo, várias condições neurológicas ou neuropsiquiátricas, como o autismo, a esquizofrenia, a epilepsia ou a deficiência intelectual e atraso no desenvolvimento.

Estudos de sequenciamento clínico podem ter como alvo tanto a linhagem germinativa quanto as variantes somáticas. No câncer, especialmente, várias estratégias têm sido utilizadas para rastrear mutações somáticas no tecido tumoral e identificar genes potencialmente relevantes para a progressão do câncer (Cap. 15).

GENÔMICA PESSOAL E O PAPEL DO CONSUMIDOR

A crescente capacidade de sequenciar genomas individuais não está somente beneficiando laboratórios de investigação e clínicos, mas também está gerando uma revolução informativa e social entre os consumidores no contexto de genômica direta ao consumidor (DTC, do inglês, *direct-to-consumer genomics*), através da qual o teste de polimorfismos de genoma amplo e até mesmo o sequenciamento de genomas inteiros são oferecidos diretamente a clientes potenciais, ignorando os profissionais de saúde.

Ainda não está amplamente claro qual o grau de vigilância do genoma será mais útil para a prática da rotina clínica, e isto provavelmente vai evoluir de maneira rápida em caso de condições específicas, à medida que nosso conhecimento aumenta, que diretrizes de prática profissional são adotadas, e que companhias de seguros reagem. Alguns grupos têm levantado preocupações substanciais sobre a privacidade e sobre a necessidade de regulamentar o setor. Ao mesmo tempo, entretanto, outros indivíduos estão dispostos a produzir dados de sequência do genoma (e até mesmo informação médica) disponível mais ou menos publicamente.

Atitudes nessa área variam amplamente entre os profissionais e o público em geral de forma parecida, dependendo de se o conhecimento da sequência do genoma de alguém vai ser uma atividade fundamentalmente médica ou pessoal. Os críticos dos testes DTC e os formuladores de política, tanto na indústria da saúde quanto no governo, focam em questões de utilidade clínica, normas regulamentares, supervisão médica, disponibilidade de aconselhamento genético e privacidade. Os proponentes do teste DTC e até mesmo os próprios consumidores, por outro lado, se concentram mais na liberdade de informação, direitos individuais, consciência pessoal e social, educação pública e capacitação dos consumidores.

A disponibilidade de informações do genoma individual é cada vez mais uma comodidade comercial e uma realidade pessoal. Nesse sentido, e não obstante ou minimizando as questões científicas, éticas e clínicas significativas que temos pela frente, é certo que sequências genômicas individuais serão uma parte ativa da prática médica para os estudantes de hoje.

IMPACTO DA MUTAÇÃO E DO POLIMORFISMO

Embora seja evidente para estudantes de genética humana que novas mutações deletérias ou variantes raras na população podem ter consequências clínicas, pode parecer menos óbvio que variantes polimórficas *comuns* possam ser clinicamente relevantes. Para a proporção da variação polimórfica que ocorre nos próprios genes, tais *loci* podem ser estudados pela análise da variação nas proteínas codificadas por diferentes alelos. Estima-se que um indivíduo seja suscetível a transportar dois alelos distintos, determinando polipeptídeos estruturalmente diferentes em cerca de 20% de todos os *loci* codificantes de proteína; quando os indivíduos de diferentes grupos

THOMPSON & THOMPSON GENÉTICA MÉDICA

étnicos ou geográficos são comparados, uma fração ainda maior de proteínas exibindo polimorfismo detectáveis tem sido encontrada. Além disso, mesmo quando o produto gênico é idêntico, os níveis de expressão desse produto podem ser muito distintos entre indivíduos diferentes, o que é determinado por uma combinação da variação genética e epigenética, como vimos no Capítulo 3.

Assim, existe um grau considerável de individualidade bioquímica dentro da espécie humana em sua composição de enzimas e outros produtos gênicos. Além disso, como os produtos de muitas vias reguladoras e bioquímicas interagem em redes funcionais e fisiológicas, pode-se concluir de forma plausível que cada indivíduo, independentemente do seu estado de saúde, possui uma composição única e geneticamente determinada e, portanto, responde de uma maneira única às influências ambientais, alimentares e farmacológicas. Esse conceito de **individualidade química**, primeiramente apresentado há um século por Garrod, um médico britânico notavelmente visionário, e introduzido no Capítulo 1, continua verdadeiro até hoje. A ampla questão do que é normal — um conceito essencial na biologia humana e na medicina clínica — permanece muito em aberto quando se trata de genoma humano.

Os capítulos seguintes vão explorar esse conceito em detalhes, primeiro no contexto de mutações genômicas e cromossômicas (Caps. 5 e 6), e depois, em termos de mutações gênicas e polimorfismos que determinam a herança de doenças genéticas (Cap. 7) e influenciam sua probabilidade em famílias e populações (Caps. 8 e 9).

REFERÊNCIAS GERAIS

Olson MV: Human genetic individuality, *Ann Rev Genomics Hum Genet* 13:1-27, 2012.

Strachan T, Read A: *Human molecular genetics*, ed 4, New York, 2010, Garland Science.

The 1000 Genomes Project Consortium: An integrated map of genetic variation from 1,092 human genomes, *Nature* 491:56-65, 2012.

Willard HF: The human genome: a window on human genetics, biology and medicine. In Ginsburg GS, Willard HF, editors: *Genomic and personalized medicine*, ed 2, New York, 2013, Elsevier.

REFERÊNCIAS PARA TÓPICOS ESPECÍFICOS

Alkan C, Coe BP, Eichler EE: Genome structural variation discovery and genotyping, *Nature Rev Genet* 12:363-376, 2011.

Bagnall RD, Waseem N, Green PM, Giannelli F: Recurrent inversion breaking intron 1 of the factor VIII gene is a frequent cause of severe hemophilia A, *Blood* 99:168-174, 2002.

Crow JF: The origins, patterns and implications of human spontaneous mutation, *Nature Rev Genet* 1:40-47, 2000.

Gardner RJ: A new estimate of the achondroplasia mutation rate, *Clin Genet* 11:31-38, 1977.

Kong A, Frigge ML, Masson G, et al: Rate of de novo mutations and the importance of father's age to disease risk, *Nature* 488:471-475, 2012.

Lappalainen T, Sammeth M, Friedlander MR, et al: Transcriptome and genome sequencing uncovers functional variation in humans, *Nature* 501:506-511, 2013.

MacArthur DG, Balasubramanian S, Rrankish A, et al: A systematic survey of loss-of-function variants in human protein-coding genes, *Science* 335:823-828, 2012.

McBride CM, Wade CH, Kaphingst KA: Consumers' view of direct-to-consumer genetic information, *Ann Rev Genomics Hum Genet* 11:427-446, 2010.

Stewart C, Kural D, Stromberg MP, et al: A comprehensive map of mobile element insertion polymorphisms in humans, *PLoS Genet* 7:e1002236, 2011.

Sun JX, Helgason A, Masson G, et al: A direct characterization of human mutation based on microsatellites, *Nature Genet* 44:1161-1165, 2012.

PROBLEMAS

1. O polimorfismo pode resultar de uma variedade de mecanismos com diferentes consequências. Descreva e diferencie os tipos de polimorfismo que podem ter os seguintes efeitos:
   a. Alteração na dosagem de um gene ou genes
   b. Alteração na sequência de múltiplos aminoácidos no produto de um gene codificante de proteína
   c. Alteração na estrutura final de um RNA produzido a partir de um gene
   d. Alteração na ordem dos genes em uma região de um cromossomo
   e. Nenhum efeito óbvio

2. A aniridia é um distúrbio ocular caracterizado por uma ausência completa ou parcial da íris e está sempre presente quando uma mutação ocorre no gene responsável. Em uma população, 41 crianças diagnosticadas com aniridia nasceram de pais de visão normal entre 4,5 milhões de nascimentos durante um período de 40 anos. Assumindo que esses casos foram causados por mutações novas, qual é a taxa de mutação estimada no *locus* da aniridia? Em que hipóteses esta estimativa é baseada, e por que esta estimativa pode ser muito alta ou muito baixa?

3. Qual dos seguintes tipos de polimorfismo seria mais efetivo para distinguir dois indivíduos da população em geral: um SNP, uma indel simples ou um microssatélite? Explique seus argumentos.

4. Considere duas linhagens celulares que diferem uma da outra por uma série de 100 divisões celulares. Dada a taxa de mutação para diferentes tipos de variação, quão diferente seriam os genomas dessas linhagens?

5. Compare o provável impacto, na taxa total de mutação detectada em um dado genoma, de cada um dos seguintes aspectos: idade dos pais, *hot spots* de mutação, recombinação homóloga intracromossômica, variação genética nos genomas parentais.

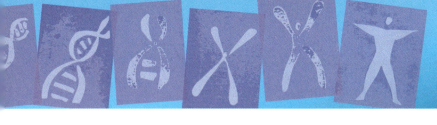

CAPÍTULO 5

Princípios da Citogenética Clínica e da Análise Genômica

A citogenética clínica é o estudo dos cromossomos, sua estrutura e sua herança, aplicado à prática médica. Por mais de 50 anos, tem sido evidente que anomalias cromossômicas — mudanças microscopicamente visíveis no número ou na estrutura dos cromossomos — poderiam ser responsáveis por várias condições clínicas que são, assim, referidas como **transtornos cromossômicos**. Focados no conjunto completo do material genético, os citogeneticistas foram os primeiros a trazer uma perspectiva ampla do genoma para a prática médica. Atualmente, a análise cromossômica — com resolução e precisão cada vez maiores nos níveis citológico e genômico — é um procedimento diagnóstico importante em diversas áreas da medicina clínica. A análise genômica atual, que usa abordagens a serem exploradas neste capítulo, incluindo **microarranjos cromossômicos** e **sequenciamento de genoma completo** representa impressionante melhora na capacidade e resolução, comparadas àquelas conceitualmente similares aos métodos microscópicos focados nos cromossomos (Fig. 5-1).

Transtornos cromossômicos formam a principal categoria de doenças genéticas. Eles são responsáveis por uma grande proporção de todas as perdas reprodutivas, malformações congênitas e deficiência intelectual, e têm um papel importante na patogênese do câncer. Transtornos citogenéticos específicos são responsáveis por centenas de síndromes distintas que são, coletivamente, mais comuns do que todos os distúrbios de genes únicos juntos. Anomalias citogenéticas estão presentes em quase 1% dos nativivos, em aproximadamente 2% das gestações em mulheres com mais de 35 anos que se submetem ao diagnóstico pré-natal, e em metade dos abortos espontâneos do primeiro trimestre.

O espectro de análise de mudanças microscopicamente visíveis no número e na estrutura cromossômica até anomalias na estrutura ou sequência do genoma detectáveis em nível de sequenciamento de genoma completo envolve literalmente todo o campo da genética médica (Fig. 5-1). Neste capítulo, serão apresentados os princípios gerais da análise cromossômica e genômica, com foco nas **mutações cromossômicas** e **mutações regionais** introduzidas no capítulo anterior. A discussão sobre distúrbios causados por desequilíbrio genômico foi restrita — quer seja para as centenas a milhares de genes encontrados em cromossomos individuais ou para números menores de genes localizados numa determinada região do genoma. Aplicações desses princípios a alguns dos distúrbios cromossômicos e genômicos mais comuns e mais bem conhecidos serão apresentadas no Capítulo 6.

INTRODUÇÃO À CITOGENÉTICA E À ANÁLISE GENÔMICA

A morfologia geral e a organização dos cromossomos humanos, bem como sua composição molecular e genômica, foram introduzidas nos Capítulos 2 e 3. Para serem examinadas pela análise cromossômica para propósitos clínicos, as células devem ser capazes de se proliferar em cultura. As células mais acessíveis que atendem a esse requisito são os leucócitos, especificamente os linfócitos T. Para preparar uma cultura de curto prazo adequada à análise citogenética dessas células, uma amostra de sangue periférico é obtida e os leucócitos são coletados, colocados em meio de cultura de tecidos e estimulados a dividirem-se. Após alguns dias, as células em divisão são paradas em **metáfase**, através de agentes químicos que inibem o fuso mitótico. As células são tratadas com solução hipotônica para liberar os cromossomos, os quais são, então, fixados, espalhados em lâminas e corados por uma das diversas técnicas de coloração, dependendo do procedimento diagnóstico específico que está sendo executado. Elas estão, em seguida, prontas para a análise.

Embora sejam ideais para a análise clínica rápida, as culturas de células preparadas a partir de sangue periférico possuem a desvantagem de ter curta duração (3 a 4 dias). Culturas de longo prazo, adequadas para armazenamento permanente e estudos posteriores, podem ser obtidas de uma variedade de outros tecidos. A biópsia da pele, um procedimento cirúrgico pequeno, pode fornecer amostras de tecidos que em cultura produzem **fibroblastos**, os quais podem ser utilizados para uma variedade de estudos bioquímicos e moleculares, bem como para análises genômicas e cromossômicas. Os leucócitos também podem ser transformados em cultura para formar linhagens de células **linfoblastoides**, que são potencialmente imortais. A **medula óssea** possui a vantagem de conter uma alta proporção de células em divisão, de modo que poucas células são necessárias para qualquer cultura; no entanto, ela só

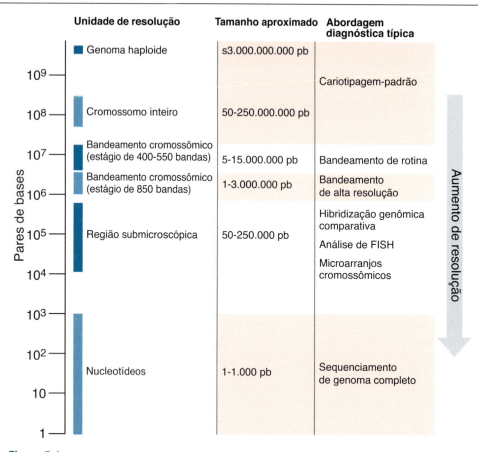

Figura 5-1 Espectro de resolução da análise cromossômica e genômica. A resolução típica e a faixa de eficiência são dadas para várias abordagens diagnósticas usadas rotineiramente na análise cromossômica e genômica. Veja o texto para detalhes e exemplos específicos. FISH, hibridização *in situ* por fluorescência.

pode ser obtida através de procedimento de biópsia de medula, relativamente invasivo. É principalmente utilizada no diagnóstico de malignidades hematológicas suspeitas. As **células fetais** derivadas do fluido amniótico (amniócitos) ou obtidas através da biópsia das vilosidades coriônicas também podem ser cultivadas em cultura com sucesso, para análises citogenéticas, genômicas, bioquímicas ou moleculares. As células de vilosidades coriônicas também podem ser analisadas diretamente após a biópsia, sem ser necessário colocá-las em cultura. Notavelmente, pequenas quantidades de **DNA fetal livre de células** são encontradas no plasma materno e podem ser testadas pelo sequenciamento de genoma completo (veja a discussão aprofundada no Capítulo 17).

A análise molecular do genoma, incluindo o sequenciamento de genoma completo, pode ser conduzida em qualquer material clínico apropriado, desde que se possa obter DNA de boa qualidade. As células não precisam estar em divisão para essa finalidade e, dessa forma, é possível estudar o DNA a partir, por exemplo, de amostras de tecidos e tumores, bem como a partir de sangue periférico. Qual abordagem é mais apropriada para um diagnóstico em particular ou uma investigação científica é uma área que tem evoluído rápido, assim como o aumento da resolução, da sensibilidade e da facilidade nas análises cromossômicas e genômicas (Quadro).

Identificação Cromossômica

Os 24 tipos de cromossomos encontrados no genoma humano podem ser rapidamente identificados, em nível citológico, através de procedimentos específicos de coloração. O mais comum desses, o bandeamento Giemsa (**bandeamento G**), foi desenvolvido no início da década de 1970 e foi a primeira ferramenta analítica do genoma completo utilizada amplamente para pesquisa e diagnóstico clínico (Figs. 2-1 e 2-10). Este tem sido o padrão-ouro para detecção e caracterização de anormalidades genômicas estruturais e numéricas em amostras no diagnóstico clínico de distúrbios constitucionais (pós- e pré-natal) e adquiridos (câncer).

O bandeamento G e outros procedimentos de coloração podem ser usados para descrever cromossomos individuais e suas variações ou anomalias, utilizando-se um sistema de classificação cromossômica aceito internacionalmente. A Figura 5-2 mostra um ideograma do padrão de bandas de um conjunto cromossômico humano normal em metáfase, ilustrando o padrão alternado de bandas claras e escuras usado na identificação cromossômica. O padrão de bandas em cada cromossomo é enumerado em cada braço do centrômero ao telômero para vários cromossomos, como mostrado em detalhe na Figura 5-3. A identidade de qualquer banda em particular (e, portanto, da sequência de DNA e dos genes nela inseridos) pode ser precisamente descrita

INDICAÇÕES CLÍNICAS PARA A ANÁLISE CROMOSSÔMICA E GENÔMICA

A análise cromossômica é indicada como procedimento rotineiro de exame diagnóstico para condições específicas encontradas na medicina clínica. Algumas condições clínicas gerais indicam a necessidade de análise citogenética e genômica:

- *Problemas de crescimento e desenvolvimento precoces.* Falha no crescimento, atraso no desenvolvimento, fácies dismórficas, múltiplas malformações, estatura baixa, genitália ambígua e deficiência intelectual são achados frequentes nas crianças com anomalias cromossômicas. A menos que se tenha um diagnóstico definitivo não cromossômico, a análise cromossômica e genômica deve ser realizada em pacientes que apresentem quaisquer desses problemas.
- *Natimorto e morte neonatal.* A incidência de anomalias cromossômicas é muito mais alta entre natimortos (até aproximadamente 10%) do que entre nativivos (aproximadamente 0,7%). Ela é também elevada entre crianças que morrem no período neonatal (aproximadamente 10%). A análise cromossômica deveria ser realizada para todas as perdas fetais e natimortos que não tenham uma base clara indicando uma anomalia cromossômica. Nesses casos, a cariotipagem (ou outro modo compreensível de escanear o genoma) é essencial para um aconselhamento genético preciso. Essas análises podem gerar informações importantes para o diagnóstico pré-natal em futuras gestações.
- *Problemas de fertilidade.* Estudos cromossômicos são indicados para mulheres que apresentam amenorreia e para casais com história de infertilidade ou abortos recorrentes. Uma anomalia cromossômica é vista em um ou outro progenitor em 3% a 6% dos casos, nos quais há infertilidade ou dois ou mais abortos.
- *História familiar.* Uma anomalia cromossômica ou genômica conhecida ou suspeita num familiar de primeiro grau é indicativa de análise cromossômica e genômica.
- *Neoplasia.* Virtualmente todos os cânceres estão associados com uma ou mais anomalias cromossômicas (Cap. 15). A avaliação cromossômica e genômica no próprio tumor, ou na medula óssea no caso de neoplasias hematológicas malignas, pode oferecer informação diagnóstica ou prognóstica.
- *Gestação.* Existe um alto risco de anomalias cromossômicas em fetos concebidos por mulheres com idade avançada, tipicamente definida como mais de 35 anos (Cap. 17). A análise cromossômica e genômica dos cromossomos fetais pode ser oferecida como parte da rotina dos cuidados pré-natais em tais gestações. Como uma abordagem de triagem para os distúrbios cromossômicos mais comuns, testes pré-natais não invasivos, usando o sequenciamento de genoma completo, estão atualmente disponíveis para mulheres gestantes de todas as idades.

sem ambiguidade através da utilização desse sistema de numeração hierárquica baseado nessas regiões.

Cromossomos humanos são frequentemente classificados em três tipos que podem ser facilmente distinguidos na metáfase, pela posição do **centrômero**, a constrição primária visível na metáfase (Fig. 5-2): cromossomos **metacêntricos**, com um centrômero mais ou menos central e braços aproximadamente do mesmo tamanho; cromossomos **submetacêntricos**, com o centrômero deslocado do centro e braços com tamanhos claramente diferentes; e cromossomos **acrocêntricos**, com o centrômero próximo a uma das extremidades. Um quarto tipo potencial de cromossomo, o **telocêntrico**, com o centrômero numa extremidade e apenas um único braço, não ocorre no cariótipo humano normal, mas é ocasionalmente observado em rearranjos cromossômicos. Os cromossomos acrocêntricos humanos (cromossomos 13, 14, 15, 21 e 22) possuem pequenas e distintas massas de cromatina, conhecidas como **satélites**, conectadas ao braço curto por hastes finas (chamadas de contrições secundárias). As hastes desses cinco pares cromossômicos possuem centenas de cópias de genes de RNA ribossômico (o principal componente dos ribossomos; Cap. 3), bem como uma variedade de sequências repetitivas.

Além das mudanças no padrão de bandas, intervalos que não se coram — denominados **sítios frágeis** — são ocasionalmente observados em locais específicos de vários cromossomos, estando propensos à instabilidade genômica regional. Mais de 80 sítios frágeis comuns são conhecidos, muitos dos quais são variações hereditárias. Uma pequena proporção de sítios frágeis está associada a distúrbios clínicos específicos; o sítio frágil que mais demonstra ser clinicamente significativo é encontrado próximo à extremidade do braço longo do cromossomo X em homens com uma forma específica e comum de deficiência intelectual ligada ao X, a **síndrome do X frágil** (Caso 17), bem como em algumas mulheres portadoras do mesmo distúrbio genético.

Análise Cromossômica de Alta Resolução

O cariótipo de bandas G padrão, com resolução de 400 a 550 bandas, como é visto numa típica preparação em metáfase, permite a detecção de deleções e duplicações maiores que aproximadamente 5 a 10 Mb em qualquer parte do genoma (Fig. 5-1). No entanto, a sensibilidade do bandeamento G com essa resolução pode ser baixa para regiões do genoma em que os padrões de banda são menos específicos.

Para aumentar a sensibilidade da análise cromossômica, o bandeamento de alta resolução (também chamado de **bandeamento em prometáfase**) pode ser conseguido através da coloração dos cromossomos obtidos em um estágio inicial da mitose (prófase ou prometáfase), quando eles ainda estão num estado relativamente descondensado (Cap. 2). O bandeamento de alta resolução é especialmente útil quando se suspeita de uma anormalidade cromossômica estrutural sutil. A coloração de cromossomos em prometáfase pode revelar 850 bandas ou mais, em um conjunto haploide, embora esse método seja substituído atualmente pela análise de microarranjos (veja a seguir). Uma comparação dos padrões de bandas em três estágios distintos de resolução é mostrada para um cromossomo na Figura 5-4, demonstrando o aumento na precisão diagnóstica obtido em cromossomos mais longos. O desenvolvimento da análise cromossômica de alta resolução, no início da década de 1980, permitiu a descoberta de várias das novas **síndromes de microdeleção**,

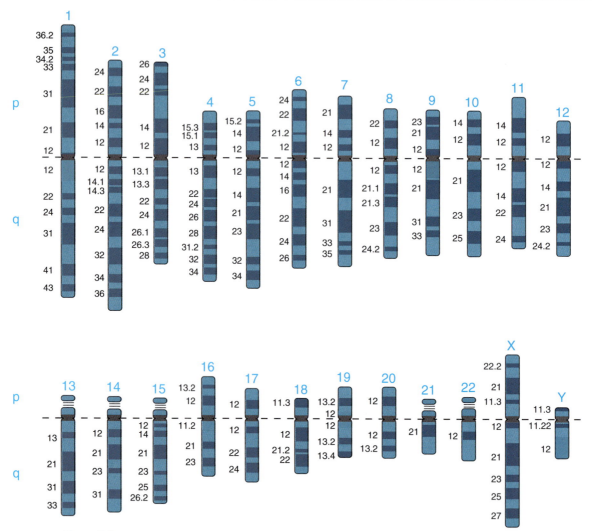

Figura 5-2 Ideograma mostrando o padrão de bandas G para cromossomos humanos em metáfase, com cerca de 400 bandas por cariótipo haploide. Conforme o desenho, os cromossomos estão tipicamente representados com as cromátides-irmãs alinhadas tão próximas que elas não são reconhecidas como entidades distintas. Os centrômeros são indicados pela constrição primária e regiões estreitas em *cinza-escuro* separando os braços p e q. Por conveniência e clareza, apenas as bandas G escuras estão enumeradas. Para exemplos de um esquema completo de numeração, veja a Figura 5-3. *Veja Fontes & Agradecimentos.*

causadas por deleções ou duplicações genômicas menores, com tamanho de cerca de 2 a 3 Mb (Fig. 5-1). Entretanto, o longo tempo necessário e a dificuldade técnica característica deste método impedem seu uso rotineiro na análise genômica completa.

Hibridização *In Situ* por Fluorescência

O bandeamento cromossômico de alta resolução direcionado foi amplamente substituído no início da década de 1990 pela **hibridização *in situ* por fluorescência (FISH, do inglês,** *fluorescence in situ hybridization*), um método para detectar a presença ou ausência de uma determinada sequência de DNA, ou avaliar o número ou a organização de um cromossomo ou região cromossômica, *in situ* (literalmente, "no local") na célula. Essa convergência de abordagens genômica e citogenética — denominada com vários termos, tais como *citogenética molecular*, *citogenômica* ou *cromonômica* — expandiu dramaticamente tanto o alcance quanto a precisão da análise cromossômica na rotina da prática clínica.

A tecnologia da FISH tem a vantagem da disponibilidade de se encomendar coleções de clones de DNA recombinantes contendo DNA de toda a extensão do genoma, geradas originalmente como parte do Projeto Genoma Humano. Clones contendo sequências específicas de DNA humano podem ser utilizados como sondas para detectar a região correspondente do genoma em preparações cromossômicas ou no núcleo interfásico, para uma variedade de objetivos de pesquisa ou diagnósticos, como ilustrado na Figura 5-5:

- Sondas de DNA específicas para cromossomos individuais, regiões cromossômicas ou genes podem ser marcadas com diferentes fluorocromos e usadas para identificar rearranjos cromossômicos específicos ou para diagnosticar rapidamente a existência de número cromossômico anormal no material clínico.

CAPÍTULO 5 — PRINCÍPIOS DA CITOGENÉTICA CLÍNICA E DA ANÁLISE GENÔMICA 61

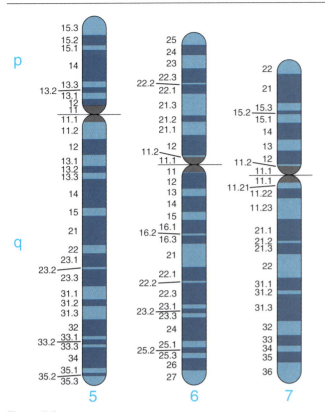

Figura 5-3 Exemplos de padrões de bandas G para os cromossomos 5, 6 e 7, no estágio de condensação de 550 bandas. Os números das bandas permitem a identificação inequívoca de cada banda G escura ou clara, por exemplo, cromossomo 5p15.2 ou cromossomo 7q21.2. *Veja Fontes & Agradecimentos.*

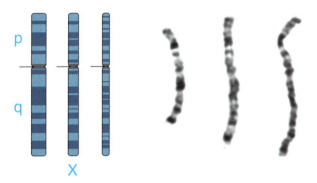

Figura 5-4 O cromossomo X: ideogramas e fotomicrografias na metáfase, prometáfase e prófase (*da esquerda para a direita*). *Veja Fontes & Agradecimentos.*

- Sondas de DNA repetitivo permitem a detecção de DNA-satélite ou outros elementos repetitivos de DNA localizados em regiões cromossômicas específicas. Sondas de DNA-satélite, especialmente aquelas que pertencem à família α-satélite de repetições centroméricas (Cap. 2), são amplamente utilizadas para determinar o número de cópias de um determinado cromossomo.

Embora a tecnologia da FISH forneça resolução e especificidade muito maiores do que a análise por bandeamento G, ela não permite a análise eficiente do genoma inteiro, e, assim, sua utilização é limitada pela necessidade de um alvo

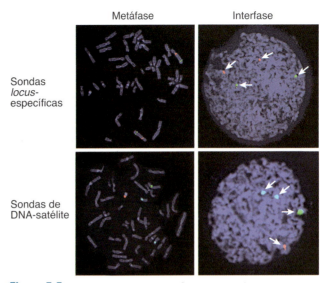

Figura 5-5 Hibridização *in situ* por fluorescência dos cromossomos humanos em metáfase e interfase, com diferentes tipos de sonda de DNA. *Parte superior*, sondas de DNA de cópia única específicas para as sequências dentro das bandas 4q12 (fluorescência *vermelha*) e 4q31.1 (fluorescência *verde*). *Parte inferior*, sondas de DNA repetitivo α-satélite específicas para os centrômeros dos cromossomos 18 (*azul-claro*), X (*verde*) e Y (*vermelho*). *Veja Fontes & Agradecimentos.*

específico com base numa região genômica suspeita em um diagnóstico clínico.

Análise Genômica Usando Microarranjos

Embora o cariótipo de bandas G continue sendo o teste diagnóstico de primeira linha para a maioria das aplicações clínicas, ele tem sido complementado ou mesmo substituído pelas abordagens genômicas amplas para detectar o desequilíbrio no número de cópias em alta resolução (Fig. 5-1), ampliando o conceito da análise específica de FISH para testar o genoma inteiro. Em vez de examinar as células e cromossomos *in situ* com uma sonda de cada vez, as técnicas de microarranjos cromossômicos interrogam simultaneamente o genoma inteiro, representado em uma matriz ordenada de segmentos genômicos em uma lâmina microscópica contendo segmentos de DNA sobrepostos ou regularmente espaçados que representam o genoma inteiro. Em uma abordagem baseada na **hibridização genômica comparativa (CGH, do inglês,** *comparative genome hybridization*), é possível detectar ganhos e perdas relativos no número de cópias de forma ampla no genoma através da hibridização de duas amostras — uma do genoma-controle e outra do paciente — para certos microarranjos. Um excesso de sequências de um ou de outro genoma indica uma super ou sub-representação dessas sequências no genoma do paciente em relação ao controle (Fig. 5-6). Uma abordagem alternativa utiliza "arranjos de polimorfismos de nucleotídeo único (SNP)", os quais contêm versões de sequências correspondentes de dois alelos de vários SNPs espalhados pelo genoma (conforme introduzido no Capítulo 4). Nesse caso, a representação e a intensidade relativa dos alelos em diferentes regiões do genoma

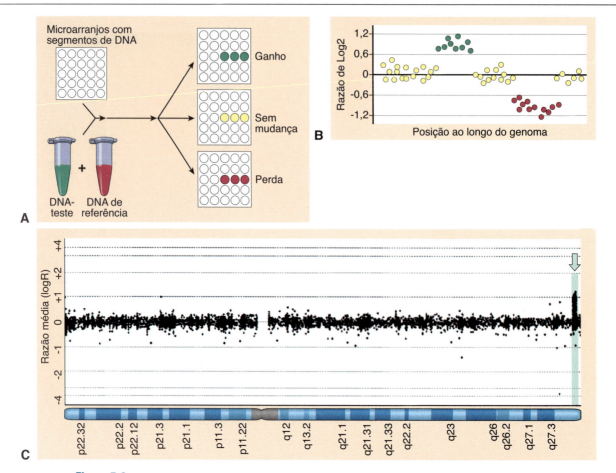

Figura 5-6 Microarranjo cromossômico para detectar a dosagem cromossômica e genômica. **A,** Esquema de ensaio de arranjos baseado na hibridização genômica comparativa (CGH), na qual o genoma do paciente (destacado em *verde*) é cohibridizado com o arranjo de um genoma-controle de referência (destacado em *vermelho*). As sondas são misturadas e permite-se que elas hibridizem com sua sequência complementar no arranjo. As intensidades relativas da hibridização de duas sondas são mensuradas, indicando a dosagem equivalente entre os dois genomas (*em amarelo*) ou um ganho (*em verde*) ou uma perda (*em vermelho*) na amostra do paciente. **B,** Uma plotagem típica do logaritmo das razões de fluorescência em função da posição ao longo do genoma. **C,** Resultado do arranjo de CGH de um paciente com síndrome de Rett (Caso 40), indicando duplicação de aproximadamente 800 kb em uma banda Xq28 contendo o gene *MECP2*. As razões de fluorescência LogR foram plotadas ao longo do comprimento do cromossomo X. Cada ponto representa a razão para uma uma sequência individual no arranjo. Sequências correspondentes ao gene *MECP2* e regiões próximas estão duplicadas no genoma do paciente, levando a uma razão aumentada indicada pela *seta verde* e pelo *quadro sombreado* nessa região do cromossomo. *Veja Fontes & Agradecimentos.*

indicam se o cromossomo ou a região cromossômica está presente na dosagem apropriada (Fig. 5-6).

Em testes clínicos rotineiros para distúrbios cromossômicos suspeitos, o espaçamento das sondas de microarranjos fornece uma resolução de 250 kb ao longo de uma porção inteira do genoma humano. Uma maior densidade de sondas pode ser utilizada para atingir resolução ainda maior (<25-50 kb) sobre regiões de interesse clínico em particular, tais como aquelas associadas a distúrbios do desenvolvimento ou anomalias congênitas conhecidos (Fig. 5-6; para outros exemplos, Cap. 6). Essa abordagem, a qual tem sido utilizada num número cada vez maior de laboratórios clínicos, complementa a cariotipagem convencional e proporciona uma avaliação muito mais sensível e de maior resolução do genoma. Os microarranjos têm sido utilizados com sucesso na identificação de anormalidades cromossômicas e genômicas em crianças com atraso de desenvolvimento não explicado, deficiência intelectual ou defeitos congênitos, revelando uma série de alterações genômicas patogênicas que não foram detectadas pelo bandeamento G convencional. Com base nesse campo em significativo crescimento, os microarranjos genômicos amplos vêm substituindo o cariótipo por bandeamento G como teste rotineiro de primeira linha em determinadas populações de pacientes.

Entretanto, duas importantes limitações dessa tecnologia devem ser mencionadas. Primeiramente, métodos baseados em microarranjos mensuram apenas o número relativo de cópias de sequências de DNA, mas não se elas foram translocadas ou rearranjadas a partir de sua posição normal no genoma. Dessa forma, a confirmação da suspeita de anormalidade cromossômica ou genômica através de cariotipagem ou FISH é importante para determinar a natureza da alteração e, portanto, seu risco de recorrência, seja para o indivíduo ou para outros membros da família. Em segundo lugar, a análise genômica de alta resolução pode revelar variações, particularmente diferenças pequenas no número de cópias, que possuem significado clínico incerto. Um número cada vez maior de tais variações tem sido documentado e catalogado, mesmo dentro da população geral. Como abordado no Capítulo 4, muitas delas parecem ser **variações do número de cópias** benignas. Sua existência ressalta a natureza única de cada genoma individual e enfatiza o desafio diagnóstico de avaliar o que é considerado um cariótipo "normal" e o que parece ser patogênico.

Análise Genômica pelo Sequenciamento de Genoma Completo

No extremo, mas ainda no mesmo espectro da análise citogenética e da análise por microarranjos, a mais recente resolução em testes clínicos para detectar distúrbios cromossômicos e genômicos seria sequenciar genomas de pacientes em sua totalidade. De fato, como a eficiência do sequenciamento de genoma completo tem aumentado e seu custo tem caído, está se tornando cada vez mais conveniente considerar o sequenciamento de amostras de pacientes em um cenário clínico (Fig. 5-1).

Os princípios subjacentes a essa abordagem são simples, pois o número e a composição de qualquer segmento específico do genoma de um indivíduo irão refletir a sequência de DNA gerada a partir desse genoma. Embora as sequências obtidas rotineiramente com a tecnologia atual sejam em geral pequenas (cerca de 50 a 500 pb) em comparação ao tamanho de um cromossomo ou até mesmo de um único gene, um genoma com representação anormalmente baixa ou alta dessas sequências, a partir de um determinado cromossomo ou segmento cromossômico, tem maior probabilidade de apresentar anormalidades numéricas ou estruturais para este cromossomo. Para detectar anormalidades numéricas de um cromossomo inteiro, geralmente não é necessário sequenciar o genoma completo; até mesmo um número limitado de sequências que se alinham em um cromossomo de interesse particular deve revelar se essas sequências são encontradas em número esperado (p. ex., equivalente a duas cópias por genoma diploide no caso de um autossomo) ou quando elas estão significativamente super ou sub-representadas (Fig. 5-7). Esse conceito está sendo aplicado atualmente no diagnóstico pré-natal de fetos com desequilíbrio cromossômico (Cap. 17).

Entretanto, para detectar rearranjos balanceados do genoma, nos quais não há ganho ou perda de DNA, é necessária uma sequência mais completa do genoma. Aqui, em vez de sequências que se alinham perfeitamente com a sequência de referência do genoma humano, encontram-se sequências raras

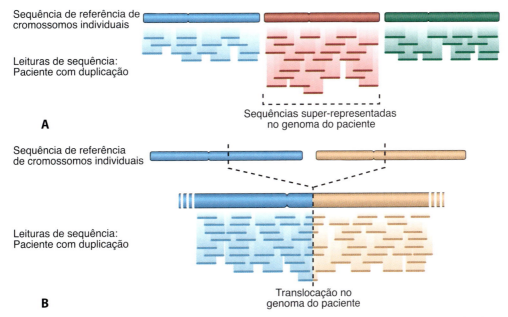

Figura 5-7 Estratégias para detecção de anomalias cromossômicas numéricas e estruturais pela análise do sequenciamento de genoma completo. Embora um pequeno número de leituras seja ilustrado esquematicamente aqui, na prática muitos milhões de leituras de sequências são analisadas e alinhadas ao genoma de referência para obter suporte estatisticamente significativo no diagnóstico de uma aneuploidia ou anomalia cromossômica estrutural. A, Alinhamento de sequências de leitura do genoma de um paciente à sequência de referência de três cromossomos individuais. A super-representação das sequências do cromossomo em *vermelho* indica que o paciente é aneuploide para esse cromossomo. B, O alinhamento das sequências de leitura do genoma de um paciente para a sequência de referência de dois cromossomos revela várias leituras que contêm sequências contíguas para *ambos* os cromossomos. Isso indica uma translocação no genoma do paciente envolvendo os cromossomos em *azul* e em *laranja* nas posições designadas pelas *linhas tracejadas*.

que se alinham em duas *regiões diferentes* e *normalmente não contíguas* na sequência de referência (quer sejam no mesmo cromossomo ou em cromossomos diferentes) (Fig. 5-7). Essa abordagem tem sido utilizada para identificar genes específicos envolvidos em alguns tipos de câncer e em crianças com vários defeitos congênitos devido a translocações, envolvendo a justaposição de sequências que são normalmente localizadas em cromossomos diferentes (Caps. 6 e 15).

ANOMALIAS CROMOSSÔMICAS

As anomalias cromossômicas podem ser tanto numéricas quanto estruturais, e podem envolver um ou mais autossomos, cromossomos sexuais ou ambos simultaneamente. A incidência global de anomalias cromossômicas é de aproximadamente um em cada 154 nativivos (Fig. 5-8), e seu impacto é, consequentemente, substancial, tanto para a medicina clínica quanto para a sociedade. Sem dúvida, o tipo mais comum de anomalia cromossômica clinicamente significativa é a **aneuploidia**, uma anomalia cromossômica numérica devido a um cromossomo extra ou ausente. Um cariótipo aneuploide está sempre associado a anormalidades físicas ou mentais ou a ambas. **Anomalias estruturais** (rearranjos envolvendo um ou mais cromossomos) também são relativamente comuns (Fig. 5-8). Dependendo de se o rearranjo cromossômico leva ou não a um desequilíbrio de conteúdo genômico, este pode ter ou não um efeito fenotípico. No entanto, como explicado mais adiante neste capítulo, mesmo anomalias cromossômicas balanceadas podem aumentar o risco de prole anormal na geração seguinte.

As anomalias cromossômicas são descritas segundo um conjunto padronizado de abreviações e nomenclaturas que indicam a natureza e (no caso de análises executadas por FISH ou microarranjos) a tecnologia utilizada. Algumas das abreviações mais comuns, exemplos de cariótipos anormais e anomalias estão listados na Tabela 5-1.

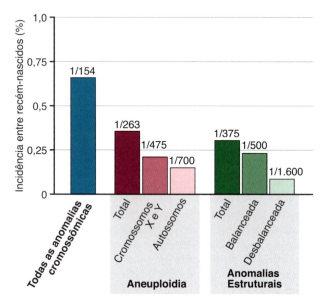

Figura 5-8 Incidência de anomalias cromossômicas em recém-nascidos, baseada na análise cromossômica de 68.000 recém-nascidos. *Veja Fontes & Agradecimentos.*

TABELA 5-1 Algumas Abreviações Usadas para a Descrição dos Cromossomos e de suas Anomalias, com Exemplos Representativos

Abreviação	Significado	Exemplo	Condição
		46,XX	Cariótipo feminino normal
		46, XY	Cariótipo masculino normal
cen	Centrômero		
del	Deleção	46,XX,del(5)(q13)	Mulher com deleção terminal de um cromossomo 5 distal à banda 5q13
der	Cromossomo derivativo	der(1)	Translocação cromossômica derivada do cromossomo 1 e contendo o centrômero do cromossomo 1
dic	Cromossomo dicêntrico	dic(X;Y)	Translocação cromossômica contendo o centrômero de ambos os cromossomos, X e Y
dup	Duplicação		
inv	Inversão	inv(3)(p25q21)	Inversão pericêntrica do cromossomo 3
mar	Cromossomo marcador	47,XX, + mar	Mulher com um cromossomo extra, não identificado
mat	Origem materna	47,XX, + del(1)mat	Homem com um cromossomo extra der(1) herdado da sua mãe
p	Braço curto do cromossomo		
pat	Origem paterna		
q	Braço longo do cromossomo		
r	Cromossomo em anel	46,X,r(X)	Mulher com cromossomo X em anel
rob	Translocação robertsoniana	rob(14;21)(q10;q10)	Quebra e reunião ocorreram na banda 14q10 e na banda 21q10 nas regiões centroméricas dos cromossomos 14 e 21
t	Translocação	46,XX,t(2;8)(q22;p21)	Mulher com translocação balanceada entre os cromossomos 2 e 8, com quebras nas bandas 2q22 e 8p21
+	Ganho de	47,XX, + 21	Mulher com trissomia do 21
−	Perda de	45,XY,−22	Homem com monossomia do 22
/	Mosaicismo	46,XX/47,XX, + 21	Mulher com duas populações de células, uma com cariótipo normal e uma com trissomia do 21

Abreviações de Shaffer LG, McGowan-Jordan J, Schmid M, editores: *ISCN 2013: an international system for human cytogenetic nomenclature*, Basel, 2013, Karger.

Dosagem, Equilíbrio e Desequilíbrio Gênicos

Para distúrbios cromossômicos e genômicos, é o aspecto *quantitativo* da expressão gênica que constitui a base da doença, em contraste com os distúrbios de gene único, nos quais a patogênese normalmente reflete aspectos *qualitativos* da função gênica. As consequências clínicas de qualquer anormalidade cromossômica em particular vão depender do desequilíbrio resultante de partes do genoma, da combinação específica de genes contidos na ou afetados pela anormalidade, e da possibilidade de transmissão para a próxima geração.

O conceito central para pensar em distúrbios cromossômicos e genômicos é o de **dosagem gênica** e seu equilíbrio ou desequilíbrio. Como será visto nos próximos capítulos, esse mesmo conceito é geralmente aplicado ao serem considerados alguns distúrbios de gene único e sua base mutacional subjacente (Caps. 7, 11 e 12); no entanto, ele assume importância uniforme para anormalidades cromossômicas, nas quais geralmente há maior preocupação com a dosagem gênica dentro de uma região cromossômica relevante do que efetivamente com a sequência normal ou anormal desses genes. Aqui, a sequência dos genes é tipicamente considerada normal e não levaria a qualquer condição clínica, exceto pelo fato de sua dosagem estar incorreta.

A maioria dos genes no genoma humano está presente em duas doses e é expressa a partir de ambas as cópias. Alguns genes, entretanto, são expressos a partir de uma única cópia (p. ex., genes "imprintados" e genes ligados ao X sujeitos à inativação do X; Cap. 3). Análises extensas de casos clínicos têm demonstrado que a dosagem relativa desses genes é crítica para o desenvolvimento normal. Uma ou três doses em vez de duas geralmente não contribuem para a função normal do gene ou do conjunto de genes que são tipicamente expressos a partir de duas cópias. Do mesmo modo, anormalidades do *imprinting* genômico ou da inativação do X que causam expressão anormal das duas cópias de um gene ou de um conjunto de genes em vez de uma, invariavelmente levam a distúrbios clínicos.

Predizer resultados clínicos para distúrbios cromossômicos e genômicos pode ser um desafio enorme para o aconselhamento genético, particularmente no grupo pré-natal. Muitos desses dilemas diagnósticos serão apresentados ao longo desta seção e nos Capítulos 6 e 17, mas há uma série de princípios gerais que devem ser mantidos em mente, enquanto se exploram tipos específicos de anormalidades cromossômicas nas seções que se seguem (Quadro).

Anomalias Cromossômicas Numéricas

Um complemento cromossômico com qualquer número de cromossomos diferente de 46 é dito ser **heteroploide**. Um múltiplo exato do número cromossômico haploide (n) é chamado **euploide**, e qualquer outro número cromossômico é **aneuploide**.

CARIÓTIPOS E GENOMAS DESBALANCEADOS EM RECÉM-NASCIDOS: ORIENTAÇÕES GERAIS PARA O ACONSELHAMENTO

- *Monossomias são mais deletérias que trissomias.* As monossomias completas geralmente não são viáveis, exceto para a monossomia do cromossomo X. As trissomias completas são viáveis para os cromossomos 13, 18, 21, X e Y.
- *O fenótipo na aneuploidia parcial depende de uma série de fatores,* incluindo o tamanho do segmento desbalanceado, qual a região do genoma foi afetada, quais os genes envolvidos e se o desbalanço é monossômico ou trissômico.
- *O risco em casos de inversão depende da localização da inversão no que diz respeito ao centrômero e do tamanho do segmento invertido.* Para inversões que não envolvem o centrômero (inversões paracêntricas), há um baixo risco de um fenótipo anormal na próxima geração. Mas para inversões que envolvem o centrômero (inversões pericêntricas), o risco de defeitos congênitos na prole pode ser significativo e aumenta com o tamanho do segmento invertido.
- *Para um cariótipo mosaico envolvendo qualquer anomalia cromossômica, todas as apostas estão fora!* O aconselhamento é particularmente desafiador porque o grau de mosaicismo em tecidos ou estágios relevantes do desenvolvimento é geralmente desconhecido. Assim, há incerteza sobre a severidade do fenótipo.

Triploidia e Tetraploidia

Além do número diploide (2n) característico das células somáticas normais, dois outros complementos cromossômicos euploides, **triploide** (3n) e **tetraploide** (4n), são ocasionalmente observados em material clínico. Ambas, triploidia e tetraploidia, foram observadas em fetos. A triploidia é observada em 1% a 3% das concepções reconhecidas; crianças triploides podem nascer vivas, embora elas não sobrevivam por muito tempo. Entre as poucas que sobrevivem pelo menos até o fim do primeiro trimestre de gestação, a maioria resulta da fertilização do óvulo por dois espermatozoides (dispermia). Outros casos são causados pela falha em uma das divisões meióticas em um dos genitores, resultando num óvulo ou espermatozoide diploide. A manifestação fenotípica de um cariótipo triploide depende da fonte do conjunto cromossômico extra; triploides com material cromossômico extra de origem materna são tipicamente abortados espontaneamente no início da gravidez, enquanto aqueles com conjunto cromossômico extra de origem paterna tipicamente possuem uma placenta degenerativa anormal (resultando na chamada **mola hidatiforme parcial**), com um feto pequeno. Os tetraploides são sempre 92, XXXX ou 92, XXYY e resultam provavelmente da falha em completar a divisão inicial de clivagem do zigoto.

Aneuploidia

A aneuploidia é o tipo de distúrbio cromossômico humano mais comum e clinicamente significativo, ocorrendo em pelo menos 5% de todas as gestações reconhecidas. A maioria dos pacientes aneuploides possui ou **trissomia** (três em vez do par normal de um determinado cromossomo) ou, menos frequentemente, **monossomia** (apenas um representante de um determinado cromossomo). Tanto a trissomia quanto a monossomia podem ter graves consequências fenotípicas.

A trissomia pode existir em qualquer parte do genoma, mas a trissomia em todos os cromossomos é compatível com a vida apenas ocasionalmente. De longe, o tipo mais comum de trissomia em recém-nascidos vivos é a **trissomia do 21**, a constituição cromossômica encontrada em 95% dos pacientes com **síndrome de Down** (cariótipo 47,XX,+21 ou 47,XY,+21) (Fig. 5-9). Outras trissomias observadas em nativivos incluem a trissomia do 18 e a trissomia do 13. É notável que esses autossomos (13, 18 e 21) são os três que possuem menor número de genes (Fig. 2-7); presumivelmente, a trissomia dos autossomos com maior número de genes é letal na maioria dos casos. A monossomia em um cromossomo inteiro quase sempre é letal; uma importante exceção é a monossomia do cromossomo X, como observado na **síndrome de Turner** (Caso 47). Essas condições são consideradas em maiores detalhes no Capítulo 6.

Embora as causas de aneuploidia não sejam completamente compreendidas, o mecanismo cromossômico mais comum é a **não disjunção meiótica**. Ela refere-se à falha na separação correta de um determinado par cromossômico durante uma das duas divisões meióticas, geralmente durante a meiose I. As consequências genômicas da não disjunção durante a meiose I e a meiose II são diferentes (Fig. 5-10). Se o erro ocorrer durante a meiose I, o gameta com 24 cromossomos conterá ambos os membros cromossômicos, paterno e materno, do par. Se ele ocorrer durante a meiose II, o gameta com o cromossomo extra conterá ambas as cópias do cromossomo materno ou paterno. (Estritamente falando, essas afirmações referem-se apenas ao centrômero paterno ou materno, uma vez que a recombinação entre os cromossomos homólogos normalmente ocorreu no início da meiose I precedente, resultando em algumas diferenças genéticas entre as cromátides e, consequentemente, entre os cromossomos-filhos correspondentes; Cap. 2.)

A disjunção adequada de um par de cromossomos homólogos durante a meiose I parece relativamente simples (Fig. 5-10). Na realidade, entretanto, ela requer uma façanha de engenharia complexa que envolve o controle temporal e espacial preciso do alinhamento entre os dois homólogos, de suas conexões fortes uns com os outros (sinapses), de suas interações com o fuso mitótico, e, finalmente, de seu desprendimento e do movimento subsequente para polos opostos e para as diferentes células-filhas. A propensão de um par cromossômico à não disjunção tem sido fortemente associada a alterações na frequência ou localização, ou ambas, dos eventos de recombinação na meiose I, os quais são críticos para a manutenção adequada da sinapse. Um par de cromossomos com muito poucas (ou mesmo nenhuma) recombinações, ou com recombinação muito próxima ao centrômero ou telômero, pode estar mais suscetível à não disjunção do que um par de cromossomos com um número e uma distribuição de eventos de recombinação mais típicos.

Em alguns casos, a aneuploidia pode também resultar da separação prematura de cromátides-irmãs na meiose I em vez de na meiose II. Se isso ocorrer, as cromátides separadas podem se segregar ao acaso para o ovócito ou para o glóbulo polar, levando a um desequilíbrio do gameta.

A não disjunção também pode ocorrer durante uma divisão mitótica após a formação do zigoto. Se isso acontece nas divisões iniciais de clivagem, pode resultar em **mosaicismo** clinicamente significativo (veja a seção posterior). Em algumas linhagens de células malignas e algumas culturas de células, a não disjunção mitótica pode levar a cariótipos muito anormais.

Anomalias Cromossômicas Estruturais

Os rearranjos estruturais resultam da quebra, recombinação ou troca cromossômica, seguida de reconstituição em uma combinação anormal. Enquanto os rearranjos podem ocorrer de várias maneiras, eles são, em conjunto, menos comuns que a aneuploidia; em geral, as anomalias cromossômicas estão presentes em um a cada 375 recém-nascidos (Fig. 5-8). Como as alterações numéricas, os rearranjos estruturais podem estar presentes em todas as células de uma pessoa ou sob a forma de mosaico.

Os rearranjos estruturais são classificados como **balanceados**, se o genoma possui o complemento normal de material cromossômico, ou **desbalanceados**, quando existe material adicional ou ausente. É evidente que essas designações dependem da resolução do(s) método(s) utilizado(s) para analisar um determinado rearranjo (Fig. 5-1); alguns que parecem balanceados em nível de bandeamento de alta resolução, por exemplo, podem ser desbalanceados quando estudados com microarranjos cromossômicos ou por análise de sequências de DNA. Alguns rearranjos são estáveis, capazes de passar inalterados pelas divisões celulares de meiose e mitose, enquanto outros são instáveis. Alguns dos tipos de rearranjos estruturais mais comuns encontrados nos cromossomos humanos são ilustrados esquematicamente na Figura 5-11.

Rearranjos Desbalanceados

Os rearranjos desbalanceados são detectados em aproximadamente um a cada 1.600 nativivos (Fig. 5-8); o fenótipo provavelmente será anormal devido à deleção ou à duplicação de múltiplos genes, ou (em alguns casos) a ambas. A duplicação de parte de um cromossomo leva a uma **trissomia parcial** nos genes dentro desse segmento; a deleção leva à **monossomia parcial**. Como conceito geral, qualquer mudança que perturbe o equilíbrio normal da dosagem gênica pode resultar em desenvolvimento anormal; uma ampla gama de fenótipos pode ocorrer, dependendo da natureza dos genes específicos, cujas dosagens estão alteradas em um determinado caso.

Grandes rearranjos estruturais que envolvem o desequilíbrio de, pelo menos, algumas megabases podem ser detectados em nível de bandeamento cromossômico de rotina, incluindo a cariotipagem de alta resolução. A detecção de alterações menores, no entanto, geralmente requer análise de maior resolução, envolvendo FISH ou análise de microarranjos cromossômicos.

CAPÍTULO 5 — PRINCÍPIOS DA CITOGENÉTICA CLÍNICA E DA ANÁLISE GENÔMICA 67

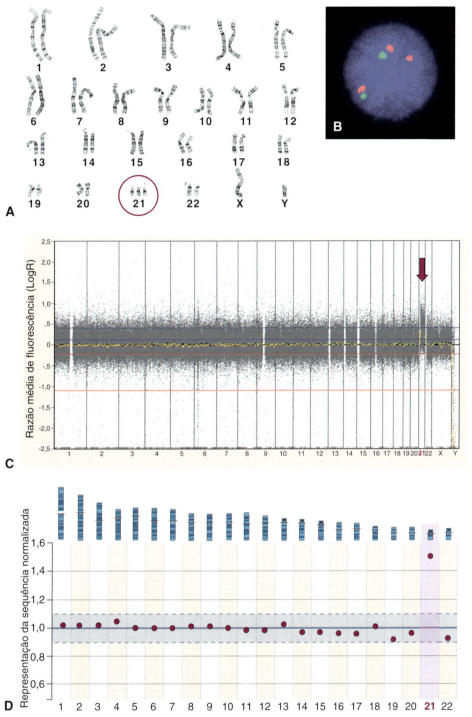

Figura 5-9 Abordagens cromossômica e genômica no diagnóstico da trissomia do 21. A, Cariótipo de um paciente do sexo masculino com síndrome de Down, mostrando três cópias do cromossomo 21. B, Análise de hibridização *in situ* por fluorescência em interfase usando sonda *locus*-específica para o cromossomo 21 (*em vermelho*, três pontos) e para um autossomo-controle (*em verde*, dois pontos). C, Detecção da trissomia do 21 em uma paciente do sexo feminino por microarranjo cromossômico de genoma completo. O aumento da razão de fluorescência para sequências do cromossomo 21 está indicado pela *seta vermelha*. D, Detecção da trissomia do 21 pelo sequenciamento de genoma completo e super-representação das sequências do cromossomo 21. A representação da sequência normalizada para cromossomos individuais (±DP) em amostras cromossomicamente normais está indicada pela *região sombreada verde*. Uma razão normalizada de aproximadamente 1,5 indica três cópias de sequências do cromossomo 21 em vez de duas, consistente com a trissomia do 21. *Veja Fontes & Agradecimentos.*

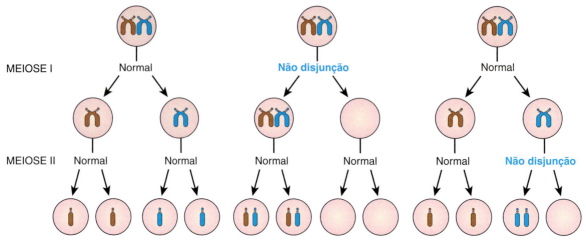

Figura 5-10 As diferentes consequências da não disjunção na meiose I (*centro*) e na meiose II (*à direita*), comparadas à disjunção normal (*à esquerda*). Se o erro ocorre em meiose I, os gametas ou contêm um representante de ambos os membros do par cromossômico 21 ou carecem de ambos os cromossomos 21. Se a não disjunção ocorre na meiose II, os gametas anormais contêm duas cópias de um cromossomo 21 parental (e nenhuma cópia do outro) ou carecem do cromossomo 21.

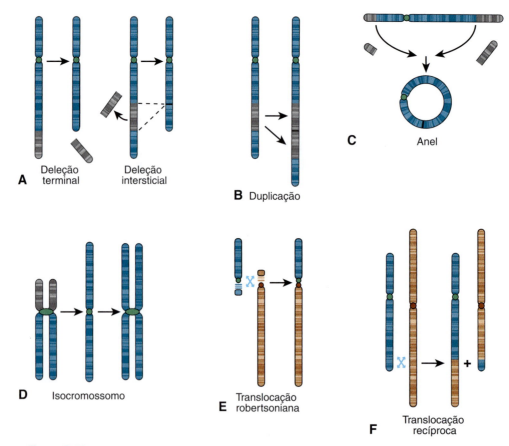

Figura 5-11 Rearranjos estruturais dos cromossomos, descritos no texto. **A**, Deleções terminal e intersticial, cada uma gerando um fragmento cromossômico acêntrico que é tipicamente perdido. **B**, Duplicação de um segmento cromossômico, levando à trissomia parcial. **C**, Cromossomo em anel com dois fragmentos acêntricos. **D**, Geração de um isocromossomo para o braço longo de um cromossomo. **E**, Translocação robertsoniana entre dois cromossomos acêntricos, frequentemente levando a um cromossomo pseudodicêntrico. Translocações robertsonianas são não recíprocas, e os braços curtos dos acrocêntricos são perdidos. **F**, Translocação entre dois cromossomos, com troca recíproca de segmentos translocados.

Deleções e Duplicações. As deleções envolvem a perda de um segmento cromossômico, resultando em um desbalanço cromossômico (Fig. 5-11). Um portador de deleção cromossômica (com um homólogo normal e um homólogo com deleção) é monossômico para a informação genética no segmento correspondente do homólogo normal. As consequências clínicas geralmente refletem **haploinsuficiência** (literalmente, a incapacidade de uma única cópia do material genético realizar a função normal desempenhada pelas duas cópias), e, quando examinado, sua severidade reflete o tamanho do segmento ausente e o número e a função dos genes específicos que foram excluídos. Deleções autossômicas citogeneticamente visíveis têm uma incidência de cerca de um em 7.000 nativivos. Deleções menores, submicroscópicas, detectadas pela análise de microarranjos, são muito mais comuns, porém, como mencionado anteriormente, o completo significado clínico de muitas dessas variações ainda está por ser determinado.

Uma deleção pode ocorrer na extremidade do cromossomo (**terminal**) ou ao longo do braço de um cromossomo (**intersticial**). As deleções podem se originar pela simples quebra cromossômica e perda do segmento acêntrico. Numerosas deleções têm sido identificadas durante o diagnóstico pré-natal ou na investigação de pacientes dismórficos ou de pacientes com deficiência intelectual, e exemplos específicos de tais casos serão discutidos no Capítulo 6.

Em geral, a duplicação parece ser menos prejudicial do que a deleção. Entretanto, uma vez que a duplicação em um gameta resulta em um desbalanço cromossômico (i.e., trissomia parcial), e uma vez que a quebra cromossômica que o gerou pode interromper genes, a duplicação frequentemente leva a alguma anomalia fenotípica.

Cromossomos Marcadores e em Anel. Cromossomos muito pequenos, não identificáveis, chamados de **cromossomos marcadores**, são ocasionalmente observados em preparações de cromossomos, com frequência em um estado de mosaico. Eles estão geralmente adicionados ao complemento cromossômico normal e são, portanto, referidos como **cromossomos supranumerários** ou **cromossomos extras estruturalmente anormais**. A frequência pré-natal de novos cromossomos marcadores supranumerários foi estimada em cerca de um em 2.500. Devido ao seu tamanho pequeno e indistinguível, a análise genômica de maior resolução é geralmente requerida para a identificação precisa.

Cromossomos marcadores maiores contêm material genômico de um ou ambos os braços cromossômicos, criando um desequilíbrio para quaisquer genes presentes. Dependendo da origem do cromossomo marcador, o risco de uma anomalia fetal pode variar de muito baixo a até 100%. Por razões não totalmente compreendidas, uma proporção relativamente alta de tais marcadores deriva do cromossomo 15 e dos cromossomos sexuais.

Muitos marcadores cromossômicos perdem o telômero e constituem **cromossomos em anel,** que são formados quando o cromossomo sofre duas quebras e as extremidades cromossômicas quebradas reúnem-se numa estrutura em anel (Fig. 5-11). Alguns desses anéis experimentam dificuldades durante a mitose, quando as duas cromátides-irmãs tornam-se entrelaçadas durante sua tentativa de disjunção na anáfase. Nesses casos, podem acontecer quebras do anel seguidas de fusão, e anéis maiores e menores podem ser gerados. Devido a essa instabilidade mitótica, não é incomum encontrar cromossomos em anel em apenas uma proporção das células.

Isocromossomos. Um isocromossomo é um cromossomo no qual um dos braços está ausente e o outro é duplicado em forma de imagem espelhada (Fig. 5-11). Uma pessoa com 46 cromossomos carregando um isocromossomo, portanto, tem uma cópia única do material genético de um braço (monossomia parcial) e três cópias do material genético do outro braço (trissomia parcial). Embora já tenham sido descritos isocromossomos para vários autossomos, o isocromossomo mais comum envolve o braço longo do cromossomo X — designado i(X)(q10) — em uma proporção de indivíduos com síndrome de Turner (Cap. 6). Os isocromossomos são também encontrados frequentemente em cariótipos de tumores sólidos e neoplasias hematológicas malignas (Cap. 15).

Cromossomos Dicêntricos. Um cromossomo dicêntrico é um tipo raro de cromossomo anormal no qual dois segmentos cromossômicos, cada um com um centrômero, fundem-se pelas extremidades. Os cromossomos dicêntricos, apesar dos dois centrômeros, podem ser mitoticamente estáveis se um dos dois centrômeros for inativado epigeneticamente ou se os dois centrômeros sempre coordenarem seus movimentos para o mesmo polo durante a anáfase. Tais cromossomos são tipicamente chamados de **pseudodicêntricos**. Os cromossomos pseudodicêntricos mais comuns envolvem os cromossomos sexuais ou os cromossomos acrocêntricos (as chamadas translocações robertsonianas; veja adiante).

Rearranjos Balanceados

Os rearranjos cromossômicos balanceados são encontrados em um de cada 500 indivíduos (Fig. 5-8) e não costumam levar a um efeito fenotípico, pois todo o material genômico está presente, mesmo que organizado de forma diferente (Fig. 5-11). Como observado anteriormente, é importante distinguir entre o rearranjo *verdadeiramente* balanceado e aqueles que *parecem* citogeneticamente balanceados, mas que são, na realidade, desbalanceados em nível molecular. Devido à alta frequência de polimorfismo no número de cópias ao longo do genoma (Cap. 4), acrescentando coletivamente diferenças de muitas megabases entre os genomas de indivíduos não aparentados, o conceito do que é balanceado ou desbalanceado está sujeito a uma investigação permanente e a um aperfeiçoamento contínuo.

Mesmo quando os rearranjos estruturais são verdadeiramente balanceados, eles podem representar uma ameaça às gerações subsequentes, porque os portadores são mais suscetíveis a produzir uma frequência significativa de gametas desbalanceados e, portanto, têm um risco aumentado de ter uma prole anormal com cariótipos desbalanceados; dependendo do rearranjo específico, esse risco pode variar de 1% a 20%. Também existe a possibilidade de que uma das quebras cromossômicas interrompa um gene, levando a uma mutação. Especialmente com o uso do sequenciamento de genoma completo para examinar a natureza aparentemente balanceada dos rearranjos em pacientes que apresentam fenótipos significativos, esta é uma causa de distúrbios cada vez mais bem documentada em portadores de translocações balanceadas (Cap. 6); tais translocações podem fornecer pistas úteis na identificação do gene responsável por um determinado distúrbio genético.

Translocações. A translocação envolve a troca de segmentos cromossômicos entre dois cromossomos. Existem dois tipos principais: a recíproca e a não recíproca.

Translocações Recíprocas. Este tipo de rearranjo resulta de quebra ou de recombinação envolvendo cromossomos não homólogos, com troca recíproca dos segmentos quebrados ou recombinados (Fig. 5-11). Normalmente, apenas dois cromossomos estão envolvidos, e uma vez que a troca é recíproca, o número total de cromossomos não é alterado. Tais translocações geralmente não possuem efeito fenotípico; no entanto, como ocorre em outros rearranjos estruturais balanceados, elas estão associadas a um maior risco de gametas desbalanceados e progênie anormal. Elas ficam aparentes durante o diagnóstico pré-natal ou quando os pais de uma criança clinicamente anormal com translocação desbalanceada são "cariotipados". As translocações balanceadas são mais comumente encontradas em casais que tiveram dois ou mais abortos espontâneos e em homens inférteis do que na população em geral.

A existência de translocações apresenta desafios para o processo de pareamento e recombinação dos cromossomos homólogos durante a meiose (Cap. 2). Quando os cromossomos de um portador de uma translocação recíproca balanceada pareiam-se na meiose, como mostrado na Figura 5-12, eles devem apresentar uma formação **quadrivalente** para assegurar o alinhamento apropriado das sequências homólogas (em vez das formações bivalentes típicas vistas nos cromossomos normais). Na segregação típica, dois dos quatro cromossomos na formação quadrivalente migram para cada polo da anáfase; no entanto, os cromossomos podem segregar-se de diferentes maneiras a partir dessa configuração, dependendo de qual dos cromossomos vai para cada polo. A **segregação alternada**, o tipo usual de segregação meiótica, produz gametas balanceados que têm tanto o complemento cromossômico normal como dois cromossomos recíprocos. Outros padrões de segregação, no entanto, sempre produzem gametas desbalanceados (Fig. 5-12).

Translocações Robertsonianas. As translocações robertsonianas são o tipo mais comum de rearranjo cromossômico observado na espécie humana e envolvem dois cromossomos

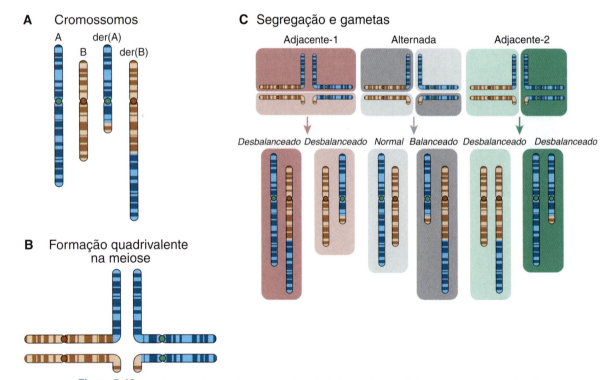

Figura 5-12 **A**, Diagrama ilustrando uma translocação balanceada entre dois cromossomos, envolvendo uma troca recíproca entre a parte distal dos braços longos dos cromossomos A e B. **B**, A formação quadrivalente na meiose é necessária para o alinhamento dos segmentos homólogos dos dois cromossomos derivativos e de seus homólogos normais. **C**, Padrões de segregação em um portador de translocação, levando tanto a gametas balanceados quanto desbalanceados, mostrados embaixo. A segregação adjacente 1 (*em vermelho*, cromossomos de cima para um gameta, cromossomos de baixo para outro) leva apenas a gametas desbalanceados. A segregação adjacente 2 (*em verde*, cromossomos da esquerda para um gameta, cromossomos da direita para outro) também leva a gametas desbalanceados. Apenas a segregação alternada (*em cinza*, para um gameta, cromossomos em cima à esquerda, para outro, embaixo à direita) pode levar a gametas balanceados.

acrocêntricos que se fundem próximo à região do centrômero, com perda dos braços curtos (Fig. 5-11). Tais translocações são não recíprocas e resultam num cariótipo com apenas 45 cromossomos, incluindo o cromossomo translocado, o qual, na prática, é formado pelos braços longos dos dois cromossomos acrocêntricos. Como mencionado anteriormente, devido ao fato de os braços curtos de todos os cinco pares de cromossomos acrocêntricos consistirem basicamente em várias classes de DNA-satélite, bem como em centenas de cópias de genes de RNA ribossômico, a perda dos braços curtos de dois cromossomos acrocêntricos não é deletéria; dessa forma, o cariótipo é considerado como sendo balanceado, apesar de ter apenas 45 cromossomos. As translocações robertsonianas são tipicamente, embora nem sempre, pseudodicêntricas (Fig. 5-11), refletindo a localização do ponto de quebra em cada cromossomo acrocêntrico.

Embora as translocações robertsonianas possam envolver todas as combinações de cromossomos acrocêntricos, duas — designadas rob(13;14)(q10;q10) e rob(14;21)(q10;q10) — são relativamente comuns. As translocações envolvendo 13q e 14q são encontradas em uma a cada 1.300 pessoas e são, portanto, de longe, o rearranjo cromossômico mais comum em nossa espécie. Foram descritos indivíduos raros com duas cópias do mesmo tipo de translocação robertsoniana; esses indivíduos fenotipicamente normais possuem apenas 44 cromossomos e carecem de cópias normais dos acrocêntricos envolvidos, substituídos pelas duas cópias dos translocados.

Embora um portador de uma translocação robertsoniana seja fenotipicamente normal, existe um risco de gametas desbalanceados e, portanto, de prole desbalanceada. O risco para uma prole desbalanceada varia de acordo com a translocação robertsoniana em particular e o sexo do progenitor portador; mulheres portadoras em geral têm maior risco de transmitir a translocação para uma criança afetada. A principal importância clínica desse tipo de translocação é que portadores de translocações robertsonianas envolvendo o cromossomo 21 estão sob risco de terem uma criança com síndrome de Down por translocação, como será explorado adiante no Capítulo 6.

Inserções. Uma inserção é outro tipo de translocação não recíproca que ocorre quando um segmento é removido de um cromossomo e inserido em um cromossomo diferente, tanto em sua orientação usual com relação ao centrômero, quanto invertida. Uma vez que elas requerem três quebras cromossômicas, as inserções são relativamente raras. A segregação anormal em um portador de inserção pode produzir uma prole com duplicação ou deleção do segmento inserido, bem como uma prole normal e portadores balanceados. O risco médio de formar uma criança anormal pode ser superior a 50% e, portanto, o diagnóstico pré-natal é indicado.

Inversões. Uma inversão ocorre quando um único cromossomo sofre duas quebras e é reconstituído com o segmento invertido entre as quebras. As inversões são de dois tipos (Fig. 5-13): **paracêntrica**, na qual ambas as quebras ocorrem em um mesmo braço (do grego *para*, fora do centrômero); e **pericêntrica**, na qual ocorre uma quebra em cada um dos braços (do grego *peri*, ao redor do centrômero). Pode ser mais fácil identificar as inversões pericêntricas citogeneticamente quando elas mudam a proporção dos braços cromossômicos, bem como o padrão de bandeamento.

Uma inversão normalmente não causa um fenótipo anormal no portador por ser um rearranjo balanceado. Seu significado clínico é importante para a progênie; um portador de um ou outro tipo de inversão tem risco de produzir gametas anormais que podem levar a uma prole desbalanceada, pois, quando uma inversão está presente, é necessária a formação de uma alça para permitir o alinhamento e o pareamento dos segmentos homólogos dos cromossomos normais e invertidos na meiose I (Fig. 5-13). Quando a recombinação ocorre dentro da alça, pode levar à produção de gametas desbalanceados: gametas com complemento cromossômico balanceado (normais ou que possuem a inversão) e gametas com complemento desbalanceado são formados, dependendo da localização dos eventos de recombinação. Quando uma inversão é paracêntrica, os cromossomos recombinados desbalanceados são acêntricos ou dicêntricos e tipicamente não levam à descendência viável (Fig. 5-13); portanto, o risco do portador de uma inversão paracêntrica ter um filho com cariótipo anormal é realmente muito baixo.

Uma inversão pericêntrica, por outro lado, pode levar à produção de gametas desbalanceados, tanto com **duplicação** quanto com **ausência** de segmentos cromossômicos (Fig. 5-13). Os segmentos duplicados e ausentes são os segmentos distais à inversão. Geralmente, o risco de um portador de uma inversão pericêntrica ter uma criança com cariótipo desbalanceado é estimado em 5% a 10%. Cada inversão pericêntrica, no entanto, está associada a um determinado risco, refletindo tipicamente o tamanho e o conteúdo do segmento duplicado ou ausente.

Mosaicismo para Anomalias Cromossômicas

Quando uma pessoa possui uma anomalia cromossômica, seja numérica ou estrutural, a anomalia está normalmente presente em todas as suas células. Algumas vezes, no entanto, dois ou mais complementos cromossômicos diferentes estão presentes no mesmo indivíduo; essa situação é denominada **mosaicismo**. O mosaicismo é usualmente detectado pela cariotipagem convencional, mas também pode ser suspeitado com base na análise de FISH em interfases ou nos microarranjos cromossômicos.

Uma causa comum de mosaicismo é a não disjunção nas divisões mitóticas pós-zigóticas iniciais. Por exemplo, um zigoto com um cromossomo 21 adicional pode perder esse cromossomo extra em uma divisão mitótica e continuar se desenvolvendo como mosaico 46/47,+21. Os efeitos do mosaicismo no desenvolvimento variam em função do momento em que ocorre o evento de não disjunção, da natureza da anomalia cromossômica, da proporção dos diferentes complementos cromossômicos presentes e dos tecidos afetados. Acredita-se frequentemente que indivíduos que são mosaicos para uma determinada trissomia, como o mosaico da síndrome de Down ou da síndrome de Turner, são menos severamente afetados do que indivíduos não mosaicos.

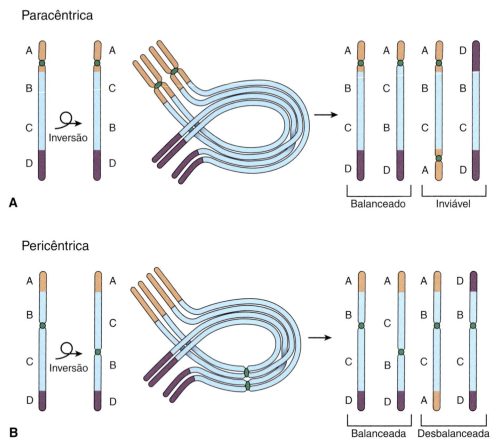

Figura 5-13 *Crossing over* com alças de inversão formadas na meiose I em portadores de um cromossomo com segmento B-C invertido (ordem A-C-B-D, em vez da ordem normal A-B-C-D). **A**, Inversão paracêntrica. Os gametas formados após a segunda meiose geralmente contêm tanto uma cópia normal (A-B-C-D) quanto uma cópia balanceada (A-C-B-D) do cromossomo porque os produtos acêntricos e dicêntricos do *crossover* são inviáveis. **B**, Inversão pericêntrica. Os gametas formados após a segunda meiose podem ser balanceados (normais ou invertidos) ou desbalanceados. Os gametas desbalanceados contêm uma cópia do cromossomo com uma duplicação ou com ausência de material que flanqueia o segmento invertido (A-B-C-A ou D-B-C-D).

Quando detectado em linfócitos, em linhagens de células em cultura ou em amostras pré-natais, pode ser difícil acessar a significância do mosaicismo, especialmente se identificado no pré-natal. As proporções dos diferentes complementos cromossômicos observados no tecido em análise (p. ex., cultura de aminiócitos ou linfócitos) pode não refletir necessariamente as proporções presentes em outros tecidos ou no embrião durante seus estágios de desenvolvimento iniciais. O mosaicismo também pode surgir em células em cultura após elas terem sido retiradas do indivíduo; assim, os citogeneticistas tentam diferenciar entre o **verdadeiro mosaicismo**, presente no indivíduo, do **pseudomosaicismo**, que ocorreu no laboratório. A distinção entre esses tipos nem sempre é fácil ou correta, podendo levar a grandes dificuldades interpretativas no diagnóstico pré-natal (Quadro anterior e o Cap. 17).

Incidência das Anomalias Cromossômicas

A incidência dos diferentes tipos de alterações cromossômicas tem sido mensurada em várias pesquisas com populações grandes e foi resumida anteriormente na Figura 5-8. Os principais distúrbios numéricos observados em nativivos são três trissomias autossômicas (trissomia do 21, trissomia do 18 e trissomia do 13) e quatro tipos de aneuploidia dos cromossomos sexuais: a síndrome de Turner (geralmente 45,X), a síndrome de Klinefelter (47,XXY), 47,XYY e 47,XXX (Cap. 6). A triploidia e a tetraploidia são responsáveis por apenas uma pequena porcentagem dos casos, particularmente nos abortos espontâneos. A classificação e a incidência de defeitos cromossômicos mensuradas nessas pesquisas podem ser utilizadas para considerar o destino de 10.000 conceptos, como apresentado na Tabela 5-2.

Nativivos

Como mencionado anteriormente, acredita-se que a incidência geral de anomalias cromossômicas em recém-nascidos seja de cerca de um a cada 154 nascimentos (0,65%) (Fig. 5-8). A maioria das anomalias dos autossomos pode ser diagnosticada ao nascimento, mas muitas anomalias cromossômicas sexuais, com exceção da síndrome de Turner, não são reconhecidas clinicamente até a puberdade (Cap. 6).

TABELA 5-2 Resultado de 10.000 Gestações*

Resultado	Gestações	Abortos Espontâneos (%)	Nativivos
Total	10.000	1.500 (15)	8.500
Cromossomos normais	9.200	750 (8)	8.450
Cromossomos anormais	800	750 (94)	50
Anormalidades Específicas			
Triploidia ou tetraploidia	170	170 (100)	0
45,X	140	139 (99)	1
Trissomia do 16	112	112 (100)	0
Trissomia do 18	20	19 (95)	1
Trissomia do 21	45	35 (78)	10
Outras trissomias	209	208 (99,5)	1
47,XXY, 47,XXX, 47,XYY	19	4 (21)	15
Rearranjos desbalanceados	27	23 (85)	4
Rearranjos balanceados	19	3 (16)	16
Outros	39	37 (95)	2

*Essas estimativas são baseadas nas frequências observadas de anomalias cromossômicas em abortos espontâneos e crianças nativivas. É provável que a frequência de anomalias cromossômicas em todos os conceptos seja bem mais alta do que isso, pois muitos são abortados de modo espontâneo antes que sejam identificados clinicamente.

Os rearranjos desbalanceados são mais prováveis de chamar atenção clínica por causa de sua aparência anormal e do atraso de desenvolvimento físico e mental em indivíduos com anomalias cromossômicas. Em contraste, os rearranjos balanceados raramente são identificados clinicamente, a menos que um portador de um rearranjo tenha uma criança com complemento cromossômico desbalanceado e sejam iniciados estudos familiares.

Abortos Espontâneos

A frequência total de anormalidades cromossômicas em abortos espontâneos é de, pelo menos, 40% a 50%, e os tipos de anomalias diferem de diversas maneiras daqueles observados em nativivos. Surpreendentemente, a anomalia mais comum em abortos é o cariótipo 45,X (a mesma anomalia encontrada na síndrome de Turner), o qual responde por cerca de 20% dos abortos espontâneos cromossomicamente anormais, mas por menos de 1% dos nativivos com anomalias cromossômicas (Tabela 5-2). Outra diferença está na distribuição dos tipos de trissomias; por exemplo, a trissomia do 16 nunca é vista em nativivos, mas é responsável por aproximadamente um terço das trissomias em abortos.

ANÁLISE CROMOSSÔMICA E GENÔMICA NO CÂNCER

Este capítulo focou nas anomalias cromossômicas constitucionais que são encontradas na maior parte ou em todas as células do corpo e derivam de mutações cromossômicas ou regionais que tenham sido transmitidas pelos pais (herdadas ou ocorrendo *de novo* na linhagem germinativa de um dos pais) ou que tenham ocorrido nas divisões mitóticas iniciais do zigoto.

No entanto, essas mutações também podem acontecer em células somáticas ao longo da vida e são marcadores de câncer, tanto em neoplasias hematológicas (p. ex., leucemias e linfomas) quanto no contexto da progressão de tumores sólidos. Uma área importante nas pesquisas de câncer é o delineamento das mudanças cromossômicas e genômicas em tipos específicos de câncer e a relação dos pontos de quebra dos diferentes rearranjos estruturais para o processo da oncogênese. As mudanças cromossômicas e genômicas encontradas em células cancerígenas são numerosas e diversificadas. A associação das análises citogenética e genômica com o tipo de tumor e com a eficácia da terapia já é uma parte importante do manejo de pacientes com câncer; estes serão discutidos no Capítulo 15.

REFERÊNCIAS GERAIS

Gardner RJM, Sutherland GR, Shaffer LG: *Chromosome abnormalities and genetic counseling*, ed 4, Oxford, England, 2012, Oxford University Press.

Shaffer LG, McGowan-Jordan J, Schmid M, editors: *ISCN 2013: an international system for human cytogenetic nomenclature*, Basel, 2013, Karger.

Trask B: Human cytogenetics: 46 chromosomes, 46 years and counting, *Nature Rev Genet* 3:769-778, 2002.

REFERÊNCIAS PARA TÓPICOS ESPECÍFICOS

Baldwin EK, May LF, Justice AN, et al: Mechanisms and consequences of small supernumerary marker chromosomes, *Am J Hum Genet* 82:398-410, 2008.

Coulter ME, Miller DT, Harris DJ, et al: Chromosomal microarray testing influences medical management, *Genet Med* 13:770-776, 2011.

Dan S, Chen F, Choy KW, et al: Prenatal detection of aneuploidy and imbalanced chromosomal arrangements by massively parallel sequencing, *PLoS ONE* 7:e27835, 2012.

Debatisse M, Le Tallec B, Letessier A, et al: Common fragile sites: mechanisms of instability revisited, *Trends Genet* 28:22-32, 2012.

Fantes JA, Boland E, Ramsay J, et al: FISH mapping of de novo apparently balanced chromosome rearrangements identifies characteristics associated with phenotypic abnormality, *Am J Hum Genet* 82:916-926, 2008.

Firth HV, Richards SM, Bevan AP, et al: DECIPHER: database of chromosomal imbalance and phenotype in humans using Ensembl resources, *Am J Hum Genet* 84:524-533, 2009.

Green RC, Rehm HL, Kohane IS: Clinical genome sequencing. In Ginsburg GS, Willard HF, editors: *Genomic and personalized medicine*, ed 2, New York, 2013, Elsevier, pp 102-122.

Higgins AW, Alkuraya FS, Bosco AF, et al: Characterization of apparently balanced chromosomal rearrangements from the Developmental Genome Anatomy Project, *Am J Hum Genet* 82:712-722, 2008.

Kearney HM, South ST, Wolff DJ, et al: American College of Medical Genetics recommendations for the design and performance expectations for clinical genomic copy number microarrays intended for use in the postnatal setting for detection of constitutional abnormalities, *Genet Med* 13:676-679, 2011.

Ledbetter DH, Riggs ER, Martin CL: Clinical applications of whole-genome chromosomal microarray analysis. In Ginsburg GS, Willard HF, editors: *Genomic and personalized medicine*, ed 2, New York, 2013, Elsevier, pp 133-144.

Lee C: Structural genomic variation in the human genome. In Ginsburg GS, Willard HF, editors: *Genomic and personalized medicine*, ed 2, New York, 2013, Elsevier, pp 123-132.

Miller DT, Adam MP, Aradhya S, et al: Consensus statement: chromosomal microarray is a first-tier clinical diagnostic test for individuals with developmental disabilities or congenital anomalies, *Am J Hum Genet* 86:749-764, 2010.

Nagaoka SI, Hassold TJ, Hunt PA: Human aneuploidy: mechanisms and new insights into an age-old problem, *Nat Rev Genet* 13:493-504, 2012.

Reddy UM, Page GP, Saade GR, et al: Karyotype versus microarray testing for genetic abnormalities after stillbirth, *N Engl J Med* 367:2185-2193, 2012.

Talkowski ME, Ernst C, Heilbut A, et al: Next-generation sequencing strategies enable routine detection of balanced chromosome rearrangements for clinical diagnostics and genetic research, *Am J Hum Genet* 88:469-481, 2011.

PROBLEMAS

1. Você envia uma amostra de sangue de uma criança dismórfica para o laboratório de análise cromossômica. O relatório do laboratório afirma que o cariótipo da criança é 46,XY,del(18)(q12).
   a. O que este cariótipo significa?
   b. O laboratório solicita amostras de sangue dos pais clinicamente normais para análise. Por quê?
   c. O laboratório informa o cariótipo da mãe como 46,XX e o do pai como 46,XY,t(7;18)(q35;q12). O que o segundo cariótipo significa? Recorrendo aos ideogramas normais dos cromossomos, na Figura 5-2, esquematize o(s) cromossomo(s) translocado(s) no pai e no seu filho. Esquematize esses cromossomos na meiose paterna. Quais tipos de gametas podem ser produzidos?
   d. À luz dessa nova informação, o que o cariótipo da criança significa agora? Quais regiões são monossômicas? Trissômicas? Dada as informações dos Capítulos 2 e 3, estime o número de genes presentes nas regiões trissômica e monossômica.

2. Um feto abortado espontaneamente apresenta trissomia do 18.
   a. Qual a proporção de fetos com trissomia do 18 são perdidos por aborto espontâneo?
   b. Qual é o risco de os pais terem um recém-nascido com trissomia do 18 em uma gestação futura?

3. No cariótipo de um recém-nascido com síndrome de Down são encontradas duas linhagens celulares: 70% das suas células possuem o cariótipo típico 47,XX,+21, e 30% são 46,XX normais. Quando foi que o evento de não disjunção provavelmente ocorreu? Qual o prognóstico para essa criança?

4. Qual das seguintes pessoas é ou se espera que seja uma pessoa fenotipicamente normal?
   a. Uma mulher com 47 cromossomos, incluindo um pequeno cromossomo supranumerário derivado da região centromérica do cromossomo 15
   b. Uma mulher com cariótipo 47,XX,+13
   c. Um homem como deleção de uma banda no cromossomo 4

   d. Uma pessoa com translocação recíproca balanceada
   e. Uma pessoa com inversão pericêntrica do cromossomo 6

   Quais tipos de gametas cada um desses indivíduos pode produzir? Quais tipos de prole podem resultar, assumindo que o outro genitor é cromossomicamente normal?

5. Para cada situação que se segue, responda quando a análise genômica ou cromossômica é indicada. Para quais membros da família, se houver algum? Para que tipo de anomalia cromossômica a família, em cada caso, pode estar sob risco?
   a. Uma mulher grávida com 29 anos e seu marido com 41 anos, sem história de defeitos genéticos
   b. Uma mulher grávida com 41 anos e seu marido com 29 anos, sem história de defeitos genéticos
   c. Um casal cujo único filho tem síndrome de Down
   d. Um casal cujo único filho tem fibrose cística
   e. Um casal que tem dois meninos com deficiência intelectual severa

6. Explique a natureza da anomalia cromossômica e o método de detecção indicado para as nomenclaturas seguintes.
   a. inv(X)(q21q26)
   b. 46,XX,del(1)(1qter → p36.2:)
   c. 46,XX.ish del(15)(q11.2q11.2)(SNRPN–,D15S10–)
   d. 46,XX,del(15)(q11q13).ishdel(15)(q11.2q11.2)(SNRPN–,D15S10–)
   e. 46,XX.arr cgh1p36.3(RP11-319A11,RP11-58A11,RP11-92O17) × 1
   f. 47,XY,+mar.ish r(8)(D8Z1+)
   g. 46,XX,rob(13;21)(q10;q10),+21
   h. 45,XY,rob(13;21)(q10;q10)

7. Utilizando o sistema de nomenclatura da Tabela 5-1, descreva os "cariótipos moleculares" que correspondem aos dados de microarranjo nas Figuras 5-6C e 5-9C.
   a. Referindo-se à Figura 5-6C, o indivíduo de quem resulta o arranjo é homem ou mulher? Como você sabe?
   b. Referindo-se à Figura 5-9C, o indivíduo de quem resulta o arranjo é homem ou mulher? Como você sabe?

CAPÍTULO 6

Bases Cromossômica e Genômica das Doenças: Distúrbios dos Autossomos e dos Cromossomos Sexuais

Neste capítulo, apresentamos vários dos distúrbios cromossômicos e genômicos mais comuns e mais bem compreendidos encontrados na prática clínica, com base nos princípios gerais da citogenética clínica e da análise genômica introduzidos no capítulo anterior. Cada um dos distúrbios aqui apresentados ilustra os princípios de **equilíbrio e desequilíbrio de dosagem** no nível dos cromossomos e de regiões subcromossômicas do genoma. Como uma vasta gama de fenótipos observados na medicina clínica envolve mutações cromossômicas e subcromossômicas, incluímos neste capítulo o espectro de distúrbios que são caracterizados por deficiência intelectual ou por um desenvolvimento sexual anormal ou ambíguo. Embora muitos desses distúrbios possam ser determinados por genes únicos, a abordagem clínica para avaliação desses fenótipos frequentemente inclui uma análise cromossômica e genômica detalhada.

MECANISMOS DE ANOMALIAS

Nesta seção, consideramos anomalias que ilustram os principais mecanismos cromossômicos e genômicos que são subjacentes ao desequilíbrio genético de cromossomos inteiros ou regiões cromossômicas. Em geral, podemos distinguir cinco categorias diferentes dessas anomalias, sendo que cada uma delas provoca distúrbios de importância clínica:

- Distúrbios causados por **segregação cromossômica anormal** (não disjunção).
- Distúrbios causados por **síndromes cromossômicas recorrentes**, envolvendo deleções ou duplicações em pontos quentes (*hot spots*) genômicos importantes.
- Distúrbios causados por **anomalias cromossômicas idiopáticas**, tipicamente *de novo*.
- Distúrbios causados por **anomalias cromossômicas familiares desbalanceadas**.
- Distúrbios causados por eventos cromossômicos e genômicos que revelam regiões de *imprinting* **genômico**.

As características distintivas dos mecanismos subjacentes estão resumidas na Tabela 6-1. Embora as categorias de defeitos que resultam destes mecanismos possam envolver qualquer cromossomo, nós os introduzimos aqui no contexto de anomalias autossômicas.

ANEUPLOIDIA

A mutação mais comum em nossa espécie envolve erros na segregação cromossômica, tipicamente conduzindo à produção de um gameta anormal que tem duas cópias ou nenhuma cópia do cromossomo envolvido no evento de não disjunção. Não obstante a elevada frequência desses erros na meiose e, em menor grau, na mitose, há apenas três distúrbios cromossômicos não mosaico bem definidos compatíveis com a sobrevida pós-natal em que existe uma dose anormal de um autossomo inteiro: a **trissomia do 21** (síndrome de Down), a **trissomia do 18** e **a trissomia do 13**. Certamente não é coincidência que esses cromossomos sejam aqueles com o menor número de genes entre todos os autossomos (Fig. 2-7). O desequilíbrio para cromossomos mais ricos em genes é presumivelmente incompatível com a sobrevida a longo prazo e a aneuploidia para alguns destes é frequentemente associada à perda gestacional (Tabela 5-2).

Cada uma destas trissomias autossômicas está associada a retardo do crescimento, deficiência intelectual e múltiplas anomalias congênitas (Tabela 6-2). No entanto, cada uma tem um fenótipo bastante distinto que é imediatamente reconhecível por um médico astuto na enfermaria neonatal. A trissomia do 18 e a trissomia do 13 são ambas menos comuns do que a trissomia do 21; a sobrevida além do primeiro ano é rara, em contraste com a síndrome de Down, em que a expectativa média de vida é de mais de 50 anos de idade.

As anomalias do desenvolvimento típicas de qualquer estado trissômico devem ser determinadas pela dosagem extra dos genes particulares no cromossomo adicional. O conhecimento da relação específica entre o cromossomo extra e a consequente anomalia do desenvolvimento tem sido limitado até o momento. A pesquisa atual, no entanto, está começando a localizar genes específicos no cromossomo extra que são responsáveis por aspectos específicos do fenótipo anormal, através de modulação direta ou indireta de eventos de modelagem durante o início do desenvolvimento (Cap. 14). Os princípios da dosagem gênica e o papel provável do desequilíbrio para genes isolados subjacentes a aspectos específicos do desenvolvimento do fenótipo

TABELA 6-1 Mecanismos de Anomalias Cromossômicas e Desequilíbrio Genômico

Categoria	Mecanismo Subjacente	Consequências/Exemplos
Segregação cromossômica anormal	Não Disjunção	Aneuploidia (síndrome de Down, síndrome de Klinefelter) Dissomia uniparental
Síndromes cromossômicas recorrentes	Recombinação em duplicações segmentares	Síndromes de duplicação/ deleção Variação no número de cópias
Anomalias cromossômicas idiopáticas	Pontos de quebra variáveis, esporádicos	Síndromes de deleção (síndrome cri du chat, síndrome de deleção de 1p36)
	Translocações balanceadas *de novo*	Ruptura de genes
Anomalias familiares desbalanceadas	Segregação desbalanceada	Prole de translocações balanceadas Prole de inversões pericêntricas
Síndromes envolvendo *imprinting* genômico	Qualquer evento que revela gene(s) imprintados	Síndromes de Prader-Willi/Angelman

TABELA 6-2 Características de Trissomias Autossômicas Compatíveis com Sobrevida Pós-natal

Característica	Trissomia do 21	Trissomia do 18	Trissomia do 13
Incidência (nativivos)	1 em 850	1 em 6.000-8.000	1 em 12.000-20.000
Apresentação clínica	Hipotonia, baixa estatura, pele solta na nuca, prega palmar, clinodactilia	Hipertonia, deficiência de crescimento pré-natal, punho fechado típico, pés em mata-borrão	Microcefalia, testa inclinada, punho fechado típico, pés em mata-borrão, polidactilia
Características faciais dismórficas	Occipício plano, pregas epicânticas, manchas de Brushfield	Mandíbula recuada, baixa implantação das orelhas	Alterações oculares, fissura labial e palatal
Deficiência intelectual	Moderada a branda	Severa	Severa
Outras características comuns	Cardiopatia congênita Atresia duodenal Risco de leucemia Risco de demência prematura	Malformações cardíacas graves Dificuldades de alimentação	Malformações graves do SNC Cardiopatias congênitas
Expectativa de vida	55 anos	Tipicamente menos do que alguns meses; quase todos <1 ano	50% morrem dentro de primeiro mês, > 90% dentro do primeiro ano

SNC, sistema nervoso central.

aplicam-se a todas as condições de aneuploidia; estes são ilustrados aqui no contexto da síndrome de Down, ao passo que as outras condições são resumidas na Tabela 6-2.

Síndrome de Down

A síndrome de Down é de longe o mais comum e mais conhecido dos distúrbios cromossômicos e é a causa genética isolada mais comum de deficiência intelectual moderada. Aproximadamente 1 criança em 850 nasce com a síndrome de Down (Tabela 5-2), e entre os nativivos ou fetos de mães com 35 anos de idade ou mais, a incidência de trissomia do 21 é muito maior (Fig. 6-1).

A síndrome de Down geralmente pode ser diagnosticada ao nascimento ou pouco depois por suas características dismórficas, que variam entre os pacientes, mas mesmo assim produzem um fenótipo distintivo (Fig. 6-2). A hipotonia pode ser a primeira anomalia observada no recém-nascido. Além das características faciais dismórficas típicas (Fig. 6-2), os pacientes são de pequena estatura e têm braquicefalia com occipício plano. O pescoço é curto, com a pele frouxa na nuca. As mãos são curtas e largas, frequentemente com uma única prega palmar transversal ("prega simiesca") e os quintos dígitos encurvados (denominado clinodactilia).

Uma das principais causas de preocupação na síndrome de Down é a deficiência intelectual. Embora na primeira infância a criança talvez não pareça ter atraso no

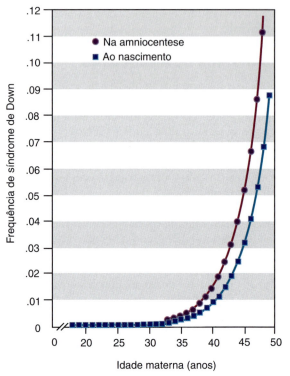

Figura 6-1 Dependência da idade materna sobre a incidência de trissomia do 21 ao nascimento e no momento da amniocentese. *Veja Fontes & Agradecimentos.*

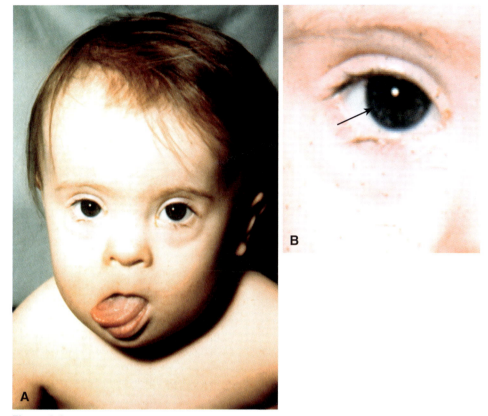

Figura 6-2 Fenótipo da síndrome de Down. A, Lactente. A ponte nasal é plana; as orelhas apresentam baixa implantação e têm um aspecto dobrado típico; os olhos apresentam pregas epicânticas típicas e fissuras palpebrais com inclinação ascendente; a boca é aberta, mostrando língua saliente. B, Manchas de Brushfield em volta da margem da íris (*seta*). *Veja Fontes & Agradecimentos.*

desenvolvimento, o atraso geralmente é evidente no final do primeiro ano. Embora o grau da deficiência intelectual varie entre os pacientes de moderada a leve, muitas crianças com síndrome de Down tornam-se pessoas interativas e até mesmo autossuficientes, e muitas frequentam as escolas locais.

Existe um alto grau de variabilidade no fenótipo de indivíduos portadores da síndrome de Down; anomalias específicas são detectadas em quase todos os pacientes, mas outras são observadas apenas em um subconjunto de casos. A doença cardíaca congênita está presente em pelo menos um terço de todos os nativivos lactentes com síndrome de Down. Determinadas malformações, tais como atresia duodenal e a fístula traqueoesofágica, são muito mais comuns na síndrome de Down do que em outros distúrbios.

Apenas cerca de 20% a 25% de conceptos com trissomia do 21 sobrevivem até o nascimento (Tabela 5-2). Dentre os conceptos com síndrome de Down, aqueles com menor chance de sobrevivência são os que apresentam doença cardíaca congênita; aproximadamente 25% dos bebês nativivos com defeitos cardíacos morrem antes de seu primeiro aniversário. Há um aumento de quinze vezes no risco de leucemia entre os pacientes com síndrome de Down que sobrevivem ao período neonatal. A demência precoce, associada a achados neuropatológicos típicos da doença de Alzheimer (atrofia cortical, dilatação ventricular e emaranhados neurobrilares), acomete quase todos os pacientes com síndrome de Down, várias décadas antes da idade típica de início da doença de Alzheimer na população geral.

Como princípio geral, é importante pensar nesta constelação de achados clínicos, sua variação e desfechos prováveis em termos de desequilíbrio gênico – a relativa superabundância de produtos de genes específicos; o seu impacto em várias vias críticas em determinados tecidos e tipos celulares, tanto no início do desenvolvimento como ao longo da vida; e os alelos particulares presentes em determinado genoma do paciente, tanto para genes no cromossomo trissômico como para os muitos outros genes herdados de seus pais.

Cromossomos na Síndrome de Down

O diagnóstico clínico da síndrome de Down geralmente não apresenta nenhuma dificuldade. No entanto, a cariotipagem é necessária para confirmação e para fornecer uma base para o aconselhamento genético. Embora o cariótipo específico anormal responsável pela síndrome de Down geralmente tenha pouco efeito sobre o fenótipo do paciente, é essencial determinar o risco de recorrência.

Trissomia do 21. Em pelo menos 95% de todos os pacientes, o cariótipo da síndrome de Down tem 47 cromossomos, com uma cópia extra do cromossomo 21 (Fig. 5-9). Esta trissomia resulta de não disjunção meiótica do par de cromossomos 21. Como observado anteriormente, o risco de se ter um filho com trissomia do 21 aumenta com a idade materna, especialmente após 30 anos de idade (Fig. 6-1). O erro meiótico responsável pela trissomia geralmente ocorre durante a meiose materna (aproximadamente 90% dos casos), predominantemente na meiose I, mas cerca de 10% dos casos ocorrem na meiose paterna, frequentemente na meiose II. A trissomia do 21 típica é um evento esporádico, e assim recorrências não são frequentes, como será discutido adiante.

Aproximadamente 2% dos pacientes com síndrome de Down são mosaicos de duas populações de células - uma com um cariótipo normal, e uma com o cariótipo da trissomia do 21. O fenótipo pode ser mais leve do que o da trissomia do 21 típica, mas existe uma grande variabilidade fenotípica entre pacientes mosaico, presumivelmente refletindo a proporção variável de células da trissomia do 21 no embrião durante o início do desenvolvimento.

Translocação Robertsoniana. Aproximadamente 4% dos pacientes com síndrome de Down tem 46 cromossomos, sendo que um deles é uma translocação Robertsoniana entre o cromossomo 21q e o braço longo de um dos outros cromossomos acrocêntricos (geralmente o cromossomo 14 ou o 22) (Fig. 5-11). O cromossomo translocado substitui um dos cromossomos acrocêntricos normais e o cariótipo de um paciente com síndrome de Down com uma translocação Robertsoniana entre os cromossomos 14 e 21 é, portanto, 46,XX ou XY,rob(14;21) (q10;q10), + 21 (Tabela 5-1 para nomenclatura). Apesar de ter 46 cromossomos, os pacientes com uma translocação Robertsoniana que envolve o cromossomo 21 são trissômicos para genes em todo o 21q.

Um portador de uma translocação Robertsoniana, que envolve, por exemplo, os cromossomos 14 e 21, tem apenas 45 cromossomos; um cromossomo 14 e um cromossomo 21 estão ausentes e são substituídos pelo cromossomo translocado. Os gametas que podem ser formados por esse portador são mostrados na Figura 6-3, e esses portadores estão sob risco de ter um filho com síndrome de Down por translocação.

Ao contrário da trissomia do 21 típica, a síndrome de Down por translocação não apresenta nenhuma relação com a idade materna, mas tem um risco relativamente alto de recorrência em famílias quando um progenitor, especialmente a mãe, é portador de translocação. Por essa razão, a cariotipagem dos pais e possivelmente de outros parentes é essencial para que um aconselhamento genético acurado seja fornecido.

Translocação do 21q21q. Um cromossomo translocado 21q21q é observado em uma pequena percentagem dos pacientes com síndrome de Down e acredita-se que se origine como um isocromossomo. É particularmente importante avaliar se um progenitor é portador, porque todos os gametas do portador desse cromossomo devem conter ou o cromossomo 21q21q, com a sua dose dupla do material

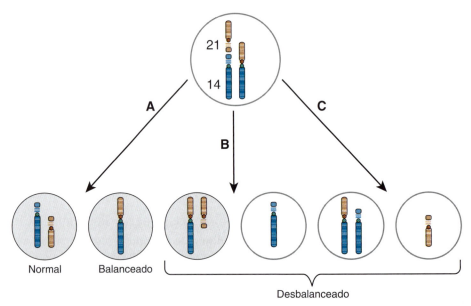

Figura 6-3 Cromossomos de gametas que, teoricamente, podem ser produzidos por um portador de uma translocação Robertsoniana, rob(14;21). A, Complementos normais e balanceados. B, Desbalanceado, um produto com cromossomo de translocação e o cromossomo 21 normal e o produto recíproco com apenas o cromossomo 14. C, Desbalanceado, um produto com o cromossomo de translocação e o cromossomo 14, e o produto recíproco com apenas o cromossomo 21. Teoricamente, há seis tipos possíveis de gametas, mas três deles parecem incapazes de levar à prole viável. Apenas os três gametas *sombreados* à esquerda podem levar a uma prole viável. Teoricamente, os três tipos de gametas serão produzidos em número igual, e, assim, o risco teórico de uma criança com síndrome de Down deve ser de 1:3. No entanto, estudos populacionais extensos mostraram que os complementos do cromossomo não balanceado aparecem somente em aproximadamente 10% a 15% da descendência de mães portadoras e em apenas uma pequena percentagem da progênie de pais portadores que têm translocações envolvendo o cromossomo 21.

genético do cromossomo 21, ou não possuí-lo e não ter um representante do cromossomo 21. A prole potencial, portanto, inevitavelmente tem ou síndrome de Down ou monossomia do 21, que raramente é viável. Os portadores de mosaico apresentam maior risco de recorrência e, assim, o diagnóstico pré-natal deve ser considerado em qualquer gravidez subsequente.

Trissomia parcial do 21. Muito raramente, a síndrome de Down é diagnosticada em um paciente no qual apenas uma parte do braço longo do cromossomo 21 está presente em triplicata. Esses pacientes têm uma importância especial porque podem mostrar qual região do cromossomo 21 provavelmente é responsável por componentes específicos do fenótipo da síndrome de Down e que regiões podem estar triplicadas *sem* provocar esse aspecto do fenótipo. O sucesso mais notável foi a identificação de uma região de menos de 2 Mb que é fundamental para os defeitos cardíacos observados em aproximadamente 40% dos pacientes com síndrome de Down. Selecionar os genes específicos cruciais para a expressão do fenótipo da síndrome de Down a partir daqueles que vêm a ser meramente sintênicos com eles no cromossomo 21 é essencial para a determinação da patogenia dos vários achados clínicos.

Risco para a Síndrome de Down

Um problema frequente no aconselhamento genético é avaliar o risco para o nascimento de uma criança com síndrome de Down. O risco depende principalmente da idade da mãe, mas também dos cariótipos de ambos os pais, como discutido anteriormente. A síndrome de Down pode ser detectada no pré-natal por cariotipagem, por análise dos microarranjos cromossômicos, ou por sequenciamento de genoma completo a partir de vilosidades coriônicas ou de células do líquido amniótico (Fig. 5-9). A triagem para síndrome de Down também é possível atualmente por **triagem pré-natal não invasiva** (**TPNI**) de DNA fetal livre de células no plasma materno. Como será discutido com mais detalhes no Capítulo 17, embora todas as gestações devam receber oferta de diagnóstico pré-natal, a decisão de submeter-se a métodos invasivos de exame pré-natal equilibra o risco de que um feto tenha síndrome de Down e o risco de que o procedimento de amniocentese ou a amostragem de vilosidades coriônicas utilizado para obtenção de tecido fetal para análise cromossômica leve a perda fetal. No entanto, com a TPNI surgindo como um exame de triagem para síndrome de Down e outras condições de aneuploidia relativamente comuns, este paradigma e considerações de aconselhamento tendem a mudar nos próximos anos (Cap. 17).

A incidência de síndrome de Down na população em nativivos está atualmente estimada em cerca de 1 em 850, refletindo a distribuição da idade materna para todos os nascimentos e a proporção de mães mais velhas que fazem uso de diagnóstico pré-natal e interrupção seletiva. Aproximadamente aos 30 anos de idade, o risco começa a subir acentuadamente, aproximando-se de 1 em cada 10 nascimentos na faixa etária materna mais velha (Fig. 6-1). Embora as mães mais jovens tenham um risco muito menor, a sua taxa de natalidade é muito mais elevada e, portanto, mais da metade das mães de todos os bebês com síndrome de Down têm menos de 35 anos de idade. O risco para a síndrome de Down, devido à translocação ou trissomia parcial não tem relação com a idade materna. A idade paterna parece não ter influência sobre o risco.

Risco de Recorrência

O risco de recorrência de trissomia do 21 ou de qualquer outra trissomia autossômica, depois que uma criança com esse distúrbio nasce em uma família, é de aproximadamente 1% em geral. O risco é de aproximadamente 1,4% para as mães com idade inferior a 30 anos, e é o mesmo que o risco relacionado com a idade das mães mais velhas; ou seja, há um aumento pequeno, mas significativo, de risco para as mães mais jovens, mas não para as mães mais velhas, cujo risco já é elevado. A razão para o aumento do risco para as mães mais jovens não é conhecida. Uma história de trissomia do 21 na família, embora muitas vezes cause preocupação materna, não parece aumentar significativamente o risco de ter um filho com síndrome de Down.

O risco de recorrência para a síndrome de Down devido a uma translocação é muito mais elevado, tal como descrito anteriormente.

DISSOMIA UNIPARENTAL

A não disjunção cromossômica resulta mais comumente em trissomia ou monossomia para o cromossomo particular envolvido no erro de segregação. No entanto, menos comumente, ela também pode conduzir a um estado dissômico em que *ambas* as cópias de um cromossomo derivam do *mesmo* progenitor, em vez de uma cópia ser herdada da mãe e outra do pai. Esta situação, chamada de **dissomia uniparental**, é definida como a presença de uma linhagem celular dissômica que contém dois cromossomos, ou porções dele, que são herdados de apenas um dos progenitores (Tabela 6-1). Se os dois cromossomos forem derivados de cromátides irmãs idênticas, a situação é descrita como **isodissomia**; se ambos os homólogos de um progenitor estiverem presentes, a situação é chamada de **heterodissomia**.

A explicação mais comum para a dissomia uniparental é o "resgate" da trissomia, devido à não disjunção do cromossomo em células de um concepto trissômico para restaurar o estado dissômico. A causa da trissomia originária é a não disjunção meiótica típica em uma das linhas germinativas parentais; o resgate resulta de um *segundo* evento de não disjunção, sendo que este ocorre mitoticamente em um estágio pós-zigótico inicial, "resgatando" assim um feto que de outra maneira seria mais provavelmente abortado espontaneamente (o destino mais comum para qualquer feto trissômico; consulte a Tabela 5-2). Dependendo do estágio e do progenitor do evento de não disjunção original (ou seja, meiose I ou II materna ou paterna), do local dos eventos de recombinação meiótica e de qual cromossomo é posteriormente perdido no evento de não disjunção mitótica pós-zigótica, o feto ou recém-nascido resultante pode ter isodissomia ou heterodissomia completa ou parcial para o cromossomo relevante.

THOMPSON & THOMPSON GENÉTICA MÉDICA

Embora não se saiba como a dissomia uniparental comum é no geral, ela tem sido bem documentada para a maioria dos cromossomos do cariótipo, demonstrando-se herança uniparental de polimorfismos em uma família. Anomalias clínicas, no entanto, foram demonstradas para apenas algumas delas, tipicamente nos casos em que uma região imprintada está presente em duas cópias de um dos progenitores (ver a seção sobre *imprinting* genômico mais adiante neste capítulo) ou quando uma condição tipicamente recessiva (que normalmente implicaria que ambos os progenitores são portadores obrigatórios; ver Capítulo 7) é observada em um paciente que tem apenas um progenitor portador documentado. É importante ressaltar que, embora essas condições frequentemente chamem a atenção clínica por causa de mutações em genes individuais ou em regiões imprintadas, o mecanismo patogenômico subjacente em casos de dissomia uniparental é a segregação do cromossomo anormal.

DISTÚRBIOS GENÔMICOS: SÍNDROMES DE MICRODELEÇÃO E DUPLICAÇÃO

Dezenas de síndromes caracterizadas por atraso no desenvolvimento, deficiência intelectual e uma constelação específica de características dismórficas e defeitos congênitos são conhecidas como associadas a anomalias subcromossômicas ou regionais recorrentes (Tabela 6-1). Essas deleções e/ou duplicações pequenas, mas por vezes citogeneticamente visíveis, levam a uma forma de desequilíbrio genético chamada de **aneussomia segmentar**. Estas deleções (e, em alguns casos, suas duplicações recíprocas) são tipicamente detectadas por microarranjos cromossômicos. O termo **síndrome de genes contíguos** tem sido aplicado a muitas destas condições, porque o fenótipo é frequentemente atribuível a cópias extras ou deficientes de múltiplos genes contíguos, dentro da região deletada ou duplicada. Para outros distúrbios como esse, no entanto, o fenótipo é aparentemente causado por deleção ou duplicação de apenas um único gene no interior da região, apesar de ser tipicamente associado a uma anomalia cromossômica que engloba vários genes.

Para muitas destas síndromes, embora o fenótipo clínico em diferentes pacientes possa ser bastante variável, a natureza da anomalia genômica subjacente é altamente semelhante. Com efeito, para as síndromes listadas na Tabela 6-3, estudos genômicos de alta resolução demonstraram que os pontos de quebra centroméricos e teloméricos agrupam-se entre diferentes pacientes, sugerindo a existência de sequências genômicas que predispõem aos rearranjos. O mapeamento refinado de vários destes distúrbios demonstrou que os pontos de quebra estão localizados em sequências repetidas de baixo número de cópias no genoma, denominadas **duplicações segmentares** (Cap. 4). A recombinação aberrante entre as cópias próximas das repetições provoca deleções e/ou duplicações, que tipicamente abrangem várias centenas a vários milhares de pares de quilobases. Uma análise extensa de mais de 30.000 pacientes no mundo inteiro atualmente envolveu este mecanismo geral dependente de sequência em 50 a 100 síndromes que envolvem rearranjos de gene contíguos que, coletivamente, são muitas vezes chamados de **distúrbios genômicos**.

É esta associação mecanicista com duplicações segmentares que distingue este subgrupo de síndromes de deleção e duplicação de outros, cujos pontos de quebra são altamente variáveis e não estão associados a qualquer característica(s) genômica(s) identificável(is), e cuja base mecanicista parece idiopática (Tabela 6-1). Aqui nos concentramos nas síndromes que envolvem o cromossomo 22 para ilustrar características genômicas subjacentes desta classe de distúrbios.

Deleções e Duplicações que Envolvem o Cromossomo 22q11.2

Várias deleções e duplicações mediadas por recombinação desigual entre duplicações segmentares foram documentadas no braço longo proximal do cromossomo 22 e ilustram o conceito geral de distúrbios genômicos (Fig. 6-4). Uma microdeleção particularmente comum envolve o cromossomo 22q11.2 e está associada ao diagnóstico de **síndrome de DiGeorge, síndrome velocardiofacial** e

TABELA 6-3 Exemplos de Distúrbios Genômicos Envolvendo Recombinação entre Duplicações Segmentares

Distúrbio	Localização	Rearranjo Genômico	
		Tipo	Tamanho (Mb)
Síndrome de deleção/duplicação de 1q21.1	1q21.1	Deleção/duplicação	≈ 0,8
Síndrome de Williams	7q11.23	Deleção	≈ 1,6
Síndrome de Prader-Willi/Angelman	15q11-q13	Deleção	≈ 3,5
Síndrome de deleção/duplicação de 16p11.2	16p11.2	Deleção/duplicação	≈ 0,6
Síndrome de Smith-Magenis	17p11.2	Deleção	≈ 3,7
dup(17)(p11.2p11.2)		Duplicação	
Síndrome de DiGeorge/síndrome velocardiofacial	22q11.2	Deleção	≈ 3.0, 1.5
Síndrome do olho de gato/síndrome de duplicação de 22q11.2		Duplicação	
Azoospermia (AZFc)	Yq11.2	Deleção	≈ 3,5

Baseado em Lupski JR, Stankiewicz P: *Genomic disorders: the genomic basis of disease*, Totowa, NJ, 2006, Humana Press; Cooper GM, Coe BP, Girirajan S, et al: A copy number variation morbidity map of developmental delay. *Nat Genet* 43: 838-846, 2011; e Weischenfeldt J, Symmns O, Spitz F, et al: Phenotipic impact of genomic structural variation: insights from and for human disease. *Nat Rev Genet* 14:125-138, 2013.

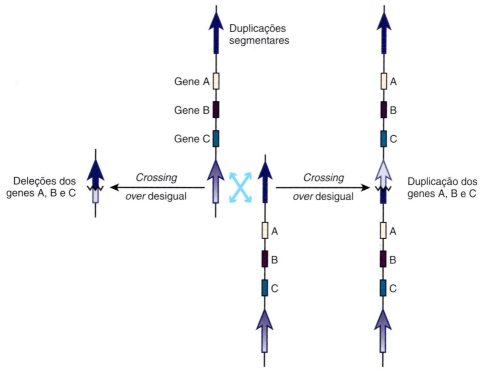

Figura 6-4 Modelo de rearranjos subjacentes a distúrbios genômicos. *Crossing over* desigual entre cromátides irmãs mal alinhadas ou cromossomos homólogos contendo cópias altamente homólogas de sequências segmentarmente duplicadas pode levar à deleção ou duplicação de produtos, que diferem no número de cópias de genes normalmente localizados entre as repetições. O número de cópias de qualquer gene ou genes (p. ex., A, B, e C) que se encontram entre as cópias da repetição vai mudar como resultado destes rearranjos do genoma. Para exemplos de distúrbios genômicos, duplicações segmentares e o tamanho da região deletada ou duplicada, consulte a Tabela 6-3.

síndrome de anomalia facial conotruncal. Todas as três síndromes clínicas são condições autossômicas com expressão clínica variável, causadas por uma deleção de aproximadamente 3 Mb dentro de 22q11.2 em uma cópia do cromossomo 22. A microdeleção e outros rearranjos desta região mostrados na Figura 6-5 são, cada um, mediados por recombinação homóloga entre duplicações segmentares na região. As deleções são detectadas em cerca de 1 em 4.000 nativivos, tornando este um dos rearranjos genômicos mais comuns associados a fenótipos clínicos importantes.

Os pacientes apresentam anomalias craniofaciais típicas, deficiência intelectual, imunodeficiência e defeitos cardíacos, provavelmente refletindo haploinsuficiência para um ou mais das várias dezenas de genes que são normalmente encontrados nesta região. Acredita-se que a deleção do gene *TBX1* na **síndrome da deleção de 22q11.2** desempenha um papel em até 5% de todas as cardiopatias congênitas e é uma causa particularmente frequente de anomalias do trato do fluxo de saída do lado esquerdo.

Em comparação com a deleção relativamente comum de 22q11.2, a duplicação recíproca de 22q11.2 é muito mais rara e leva a uma série de malformações dismórficas distintas e defeitos congênitos chamados de **síndrome da duplicação de 22q11.2** (Fig. 6-5). O diagnóstico dessa duplicação geralmente requer uma análise por hibridização *in situ* por fluorescência (FISH) em células de interfase ou por microarranjo cromossômico.

LIÇÕES ADQUIRIDAS DOS DISTÚRBIOS GENÔMICOS

Os distúrbios genômicos ilustram coletivamente uma série de conceitos de importância geral para considerar as causas e as consequências de desequilíbrio cromossômico ou genômico.

- Em primeiro lugar, com poucas exceções, a dosagem gênica alterada para qualquer região cromossômica ou genômica extensa provavelmente resulta em uma anormalidade clínica, cujo fenótipo irá, a princípio, refletir **haploinsuficiência** ou **superexpressão** de um ou mais genes codificados dentro da região. Em alguns casos, a apresentação clínica parece ser considerada pelo desequilíbrio de dosagem para apenas um único gene; em outras síndromes, no entanto, o fenótipo parece refletir desequilíbrio de vários genes em toda a região.
- Em segundo lugar, a distribuição destes distúrbios de duplicação/deleção ao longo do genoma parece não ser aleatória, porque a localização das famílias de **duplicações segmentares**, especialmente em regiões pericentroméricas e subteloméricas, predispõe regiões específicas a eventos de recombinação desigual que são subjacentes a essas síndromes.
- E terceiro, mesmo os pacientes que portam o que parece ser a mesma deleção ou duplicação cromossômica podem apresentar-se com uma **gama de fenótipos variáveis**. Embora a base precisa para esta variabilidade seja desconhecida, ela pode ser decorrente de causas não genéticas, variação genética subjacente na região no cromossomo não deletado, ou de diferenças em qualquer outro local no genoma entre indivíduos não aparentados.

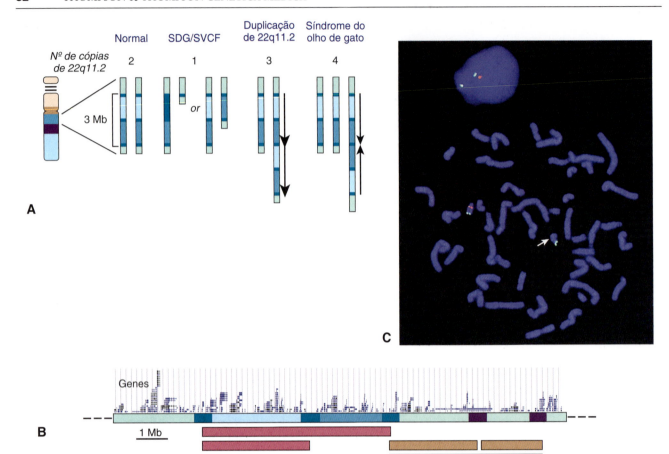

Figura 6-5 Deleções, duplicações e rearranjos cromossômicos em 22q11.2 mediados por recombinação homóloga entre duplicações segmentares. **A**, Cariótipos normais mostram duas cópias de 22q11.2, cada uma contendo várias cópias de uma família de duplicações segmentares relacionadas dentro da região (*azul escuro*). Na síndrome de DiGeorge (SDG) ou síndrome velocardiofacial (SVCF), uma região de 3 Mb é deletada de um homólogo, removendo cerca de 30 genes; em aproximadamente 10% dos pacientes, uma deleção menor de 1,5 Mb (aninhado dentro do segmento maior) é deletada. A duplicação recíproca é observada em pacientes com dup(22)(q11.2q11.2). A tetrassomia para 22q11.2 é observada em pacientes com síndrome do olho de gato. Observar que a região duplicada no cromossomo da síndrome do olho de gato está em uma orientação invertida em relação à duplicação observada em pacientes com dup(22), indicando um rearranjo genômico mais complexo que envolve essas duplicações segmentares. **B**, Visão ampliada da região genômica 22q11.2, indicando as deleções comuns de SDG/SVCF (*vermelho*) e deleções mais distais (também mediadas por recombinação envolvendo duplicações segmentares) que são observadas em pacientes com outros fenótipos (*laranja*). Os genes na região (do browser www.genome.ucsc.edu) são indicados acima da região. **C**, Análise de hibridização *in situ* por fluorescência de duas cores do probando com SDG, demonstrando deleção de 22q11.2 em um homólogo. O sinal *verde* é a hibridização de uma região controle em 22q distal. O sinal *vermelho* indica hibridização em uma região em 22q proximal que está presente em uma cópia do cromossomo, mas deletada na outra (*seta*). *Veja Fontes & Agradecimentos*.

Os conceitos gerais ilustrados para tratar distúrbios associados a 22q11.2 também se aplicam a muitos outros distúrbios cromossômicos e genômicos, sendo que alguns dos mais comuns ou mais significativos estão resumidos na Tabela 6-3. Juntas, essas síndromes recorrentes enfatizam vários princípios importantes na genética humana e médica (Quadro).

ANOMALIAS CROMOSSÔMICAS IDIOPÁTICAS

Embora as anomalias descritas anteriormente sejam mediadas pelo cenário de características genômicas específicas em determinadas regiões cromossômicas, muitas outras anomalias cromossômicas são causadas por deleções ou rearranjos que não têm uma base mecanicista definitiva (Tabela 6-1). Há muitos relatos de anomalias citogeneticamente detectáveis em pacientes dismórficos que envolvem eventos como deleções, duplicações, ou translocações de um ou mais cromossomos do cariótipo (Fig. 5-11). No geral, deleções autossômicas citogeneticamente visíveis ocorrem com uma incidência estimada de 1 em 7.000 nativivos. A maioria destas foi observada em apenas alguns pacientes e não está associada a síndromes clínicas reconhecidas. Outras, no entanto, são suficientemente comuns para possibilitar o delineamento de síndromes claramente reconhecíveis em que uma série de pacientes apresenta anomalias semelhantes.

A característica mecanicista definidora desta classe de anomalias é que o evento cromossômico subjacente é idiopático (Tabela 6-1); a maioria delas ocorre *de novo* e tem pontos de quebra altamente variáveis na região cromossômica particular, distinguindo-os assim como uma classe daquelas discutidas na seção anterior.

Síndromes de Deleção Autossômicas

Uma síndrome há muito reconhecida é a **síndrome cri du chat**, na qual existe uma deleção terminal ou intersticial de parte do braço curto do cromossomo 5. Esta síndrome de deleção recebeu seu nome comum porque o choro dos lactentes com este transtorno parecia o miado de um gato. O aspecto facial, mostrado na Figura 6-6, é distintivo e inclui microcefalia, hipertelorismo, pregas epicânticas, baixa implantação das orelhas, às vezes com acrocórdons pré-auriculares e micrognatia. A incidência global da deleção é estimada como sendo de até 1 em 15.000 nativivos.

A maioria dos casos de síndrome cri du chat é esporádica; somente 10% a 15% dos pacientes são descendentes de portadores de translocação. Os pontos de quebra e a extensão do segmento deletado do cromossomo 5p são altamente variáveis entre diferentes pacientes, mas a região crítica ausente em todos os pacientes com o fenótipo foi identificada como sendo a banda 5p15. Muitos dos achados clínicos foram atribuídos à haploinsuficiência para um gene ou genes dentro das regiões específicas; o grau de comprometimento intelectual geralmente correlaciona-se com o tamanho da deleção, embora estudos genômicos sugerem que a haploinsuficiência para determinadas regiões em 5p14-p15 pode contribuir de maneira desproporcional com a deficiência intelectual severa (Fig. 6-6).

Embora muitas deleções de grande porte possam ser avaliadas por cariotipagem de rotina, a detecção de outras deleções idiopáticas requer uma análise mais detalhada por microarranjos; isso é particularmente verdadeiro para anomalias que envolvem bandas subteloméricas de muitos cromossomos, que podem ser difíceis de visualizar bem por meio de bandeamento cromossômico. Por exemplo, uma das anomalias idiopáticas mais comuns, a **síndrome de deleção cromossômica 1p36**, tem uma incidência na população de 1 em 5.000 e envolve uma ampla gama de diferentes pontos de quebra, todos dentro dos 10 Mb terminais do cromossomo 1p. Aproximadamente 95% dos casos são *de novo* e muitos

(p. ex., o caso ilustrado na Fig. 6-6) não são detectáveis por análise cromossômica de rotina.

A análise genômica detalhada de várias síndromes de deleção autossômica ressalta a natureza idiopática dessas anomalias. Tipicamente, e em contraste com os distúrbios genômicos apresentados na Tabela 6-3, os pontos de quebra são altamente variáveis e refletem uma gama de diferentes mecanismos, incluindo a deleção do braço cromossômico com cicatrização dos telômeros, deleção intersticial do segmento subtelomérico ou recombinação entre cópias de elementos repetitivos, tais como *Alu* ou elementos L1 (Cap. 2).

Translocações Balanceadas com Fenótipos do Desenvolvimento

As translocações recíprocas são relativamente comuns (Cap. 5). A maioria é balanceada e envolve a troca precisa de material cromossômico entre cromossomos não homólogos; assim, eles em geral não possuem um efeito fenotípico evidente. No entanto, entre aproximadamente 1 em 2.000 recém-nascidos que tem uma translocação balanceada original, o risco de uma anomalia congênita é várias vezes empiricamente elevado, levando à sugestão de que algumas translocações balanceadas envolvem a ruptura direta de um gene ou genes por um ou ambos os pontos de quebra da translocação.

A análise detalhada de alguns desses casos por FISH, microarranjos e sequenciamento direcionado ou de genoma completo tem identificado defeitos nos genes de RNA codificantes ou não codificantes de proteína em pacientes com fenótipos diferentes, variando de atraso no desenvolvimento até cardiopatias congênitas e distúrbios do espectro autista. Embora as anomalias clínicas nestes casos possam ser atribuídas a mutações em genes isolados localizados no local das translocações, o mecanismo subjacente em cada caso é o rearranjo cromossômico em si (Tabela 6-1).

SEGREGAÇÃO DE ANOMALIAS FAMILIARES

Embora a maior parte das anomalias idiopáticas anteriormente descritas seja esporádica, outras apresentações clínicas podem ocorrer devido à segregação desbalanceada de anomalias cromossômicas familiares. Nestes casos, o mecanismo subjacente para o fenótipo clínico não é a anomalia cromossômica em si, mas sim a sua transmissão em um estado desbalanceado a partir de um progenitor, que é um portador balanceado, para a geração subsequente (Tabela 6-1).

O mecanismo de patogênese aqui é distinto do mecanismo de não disjunção descrito anteriormente neste capítulo. Ao contrário da aneuploidia ou da dissomia uniparental, não é o processo de segregação que é anormal nestes casos; ao contrário, é a natureza aleatória dos eventos durante a segregação que leva a cariótipos desbalanceados e, assim, à prole com fenótipos anormais.

Em caso de translocações balanceadas, por exemplo, pelo fato de os cromossomos envolvidos formarem um

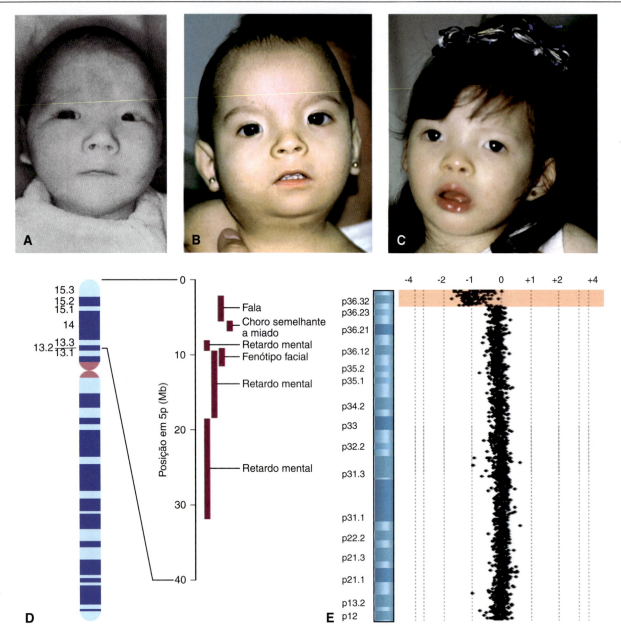

Figura 6-6 Síndromes de deleção idiopáticas. A-C, Três crianças diferentes com síndrome de cri du chat, que resulta de deleção de parte do cromossomo 5p. Observe, mesmo entre indivíduos não aparentados, fácies típica com hipertelorismo, epicanto e retrognatia. D, Mapa de fenótipo-cariótipo do cromossomo 5p, com base na análise cromossômica por microarranjo de uma série de pacientes del(5p). E, A análise cromossômica por microarranjo de deleção de aproximadamente 5 Mb na banda 1p36.3 (*vermelho*), que não é detectável por cariotipagem convencional. *Veja Fontes & Agradecimentos.*

quadrivalente na meiose, a combinação particular de cromossomos transmitidos a um determinado gameta pode levar a desbalanço genômico (Fig. 5-12), mesmo que a segregação em si seja normal.

Outro tipo de anomalia estrutural familiar que ilustra esse mecanismo envolve os cromossomos de inversão. Neste caso, a segregação do cromossomo invertido e seu homólogo normal durante a meiose ocorre tipicamente sem intercorrências; no entanto, gametas desbalanceados podem ser produzidos como resultado do processo de recombinação que ocorre dentro do segmento invertido, em particular para inversões pericêntricas (Fig. 5-13). Cromossomos de inversão diferentes apresentam riscos diferentes para prole anormal, provavelmente refletindo tanto a probabilidade de que um evento de recombinação ocorra dentro do segmento invertido, como a probabilidade de que um gameta desbalanceado possa levar à prole viável. Esse risco global deve ser determinado empiricamente para utilização no aconselhamento genético. Várias inversões bem descritas ilustram este ponto.

Uma inversão pericêntrica do cromossomo 3 é uma das poucas para as quais foram obtidos dados suficientes para possibilitar uma estimativa da transmissão do cromossomo de inversão para a prole dos portadores. O inv(3)(p25q21) originou-se em um casal de Newfoundland no início de 1800 e, desde então, tem sido relatado em algumas famílias, cujos antepassados podem remontar a províncias atlânticas do Canadá. Portadores do cromossomo inv(3) são normais, mas parte de sua prole tem um fenótipo anormal típico associado à presença de um cromossomo 3 recombinante, em que existe duplicação do segmento distal para 3q21 e deficiência do segmento distal para 3p25. O outro gameta desbalanceado previsto, com uma duplicação de 3p distal e deficiência de 3q distal, não leva à prole viável. O risco empírico para um desfecho anormal da gestação em portadores de inv(3) é maior que 40% e indica a importância de estudos cromossômicos familiares para identificar os portadores e oferecer aconselhamento genético e diagnóstico pré-natal.

Contudo, nem todas as inversões pericêntricas têm um risco para prole anormal. Uma das inversões mais comuns observada em cromossomos humanos é uma pequena inversão pericêntrica do cromossomo 9, que está presente em até 1% de todos os indivíduos. A inv(9) (p11q12) não tem nenhum efeito deletério conhecido sobre os portadores e não parece estar associada a um risco significativo para aborto ou prole desbalanceada; o risco empírico não é diferente daquele da população em geral e é, portanto, geralmente considerado uma variante normal.

DISTÚRBIOS ASSOCIADOS A *IMPRINTING* GENÔMICO

Para alguns distúrbios, a expressão do fenótipo da doença depende se o alelo mutante ou cromossomo anormal foi herdado do pai ou da mãe. Como introduzimos no Capítulo 3, esses efeitos da origem do progenitor são resultado de *imprinting* genômico.

O efeito do *imprinting* genômico sobre os padrões de herança em heredogramas será discutido no Capítulo 7. Aqui vamos nos concentrar na relevância do *imprinting* para a citogenética clínica, pois muitos efeitos de *imprinting* vêm à luz devido a anomalias cromossômicas. Evidências de *imprinting* genômico foram obtidas para alguns cromossomos ou regiões cromossômicas em todo o genoma, como revelado pela comparação de fenótipos de indivíduos portadores da mesma anomalia citogenética que acomete o homólogo materno ou paterno. Embora as estimativas variem, é provável que várias centenas de genes no genoma humano apresentem efeitos de *imprinting*. Algumas regiões contêm um único gene imprintado; outros contêm aglomerados (*clusters*) de múltiplos genes imprintados, abrangendo em alguns casos bem mais de 1 Mb ao longo de um cromossomo.

A marca dos genes imprintados que os distingue de outros *loci* autossômicos é que apenas um alelo, seja materno ou paterno, é expresso no tecido relevante. O efeito desses mecanismos no fenótipo clínico dependerá necessariamente se um evento mutacional ocorreu no homólogo materno ou paterno. Entre os exemplos mais bem estudados sobre o papel do *imprinting* genômico na doença humana estão a **síndrome de Prader-Willi** (Caso 38) e a **síndrome de Angelman**, e nós os discutimos a seguir para ilustrar as características genéticas e genômicas de condições de *imprinting*. Outro exemplo, a **síndrome de Beckwith-Wiedemann**, é apresentado no Caso 6.

Síndromes de Prader-Willi e de Angelman

A síndrome de Prader-Willi é uma síndrome dismórfica relativamente comum, caracterizada por hipotonia neonatal seguida de obesidade, hábitos alimentares excessivos e indiscriminados, mãos e pés pequenos, baixa estatura, hipogonadismo e deficiência intelectual (Fig. 6-7). A síndrome de Prader-Willi resulta da ausência de um gene ou genes imprintados paternalmente expressos. Em aproximadamente 70% dos casos da síndrome, há uma deleção citogenética do braço longo do cromossomo 15 (15q11.2-q13); a deleção é mediada por recombinação que envolve duplicações segmentares que flanqueiam uma região de cerca de 5 a 6 Mb e, nesse sentido, é mecanicamente semelhante a outros distúrbios genômicos descritos anteriormente (Tabela 6-3). No entanto, dentro desta região há um intervalo menor que contém alguns genes monoalelicamente expressos, sendo que alguns deles são normalmente expressos apenas a partir da cópia paterna e outros que são expressos apenas a partir da cópia materna (Fig. 6-7). Na síndrome de Prader-Willi, a deleção é encontrada apenas no cromossomo 15 herdado do pai do paciente (Tabela 6-4). Assim, os genomas destes pacientes têm informação genômica em 15q11.2-q13 que derivam *apenas de suas mães*, e a síndrome resulta da perda da expressão de um ou mais dos genes normalmente paternalmente expressos na região.

Notavelmente, as duplicações segmentares que flanqueiam as regiões da síndrome de Prader-Willi e de Angelman também foram implicadas em outros distúrbios, incluindo a duplicação ou triplicação da região ou duplicação invertida do cromossomo 15. Isso ressalta que, embora o *imprinting* seja responsável pela herança e achados clínicos específicos

TABELA 6-4 Mecanismos Genômicos Causadores das Síndromes de Prader-Willi e de Angelman

Mecanismo	Síndrome de Prader-Willi	Síndrome de Angelman
Deleção de 15q11.2-q13	≈ 70% (paterna)	≈ 70% (materna)
Dissomia uniparental	≈ 20-30% (materna)	≈ 7% (paterna)
Mutação do centro de *imprinting*	≈ 2,5%	≈ 3%
Mutações gênicas	Raras (pequenas deleções dentro do *cluster* de genes de snoRNA)	≈ 10% (mutações em *UBE3A*)
Não identificado	<1%	≈ 10%

snoRNA, pequeno RNA nucleolar.
Dados de Cassidy SB, Schwartz S, Miller JL, et al: Prader-Willi Syndrome. *Genet Med* 14:10-26, 2012; Dagli AI, Williams CA: Angelman syndrome. Em Pagon RA, Adam MP, Bird TD, et al, editores: GeneReviews [Internet], Seattle, 1993-2013, Universidade de Washington, Seattle, http://www.ncbi.nlm.nih.gov/books/NBK1144/.

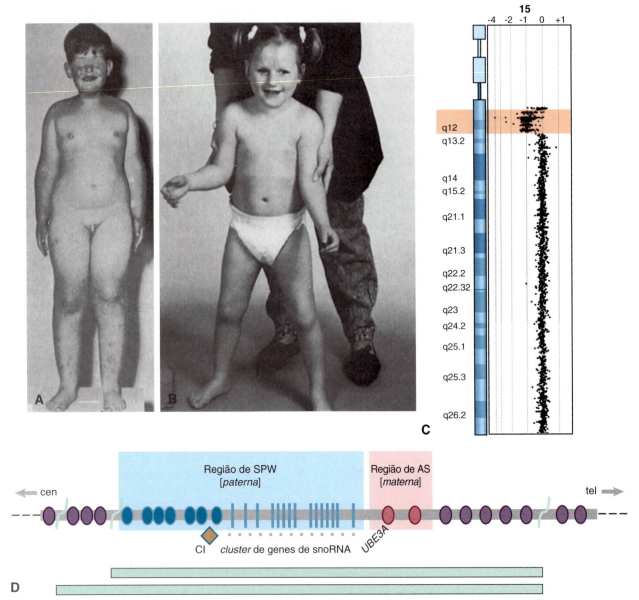

Figura 6-7 Síndrome de Prader-Willi (SPW) e síndrome de Angelman (SA). A, SPW em um menino de 9 anos e meio de idade, com obesidade, hipogonadismo e mãos e pés pequenos, que também tem baixa estatura e atraso no desenvolvimento. B, Síndrome de Angelman, em uma menina de 4 anos de idade. Observe postura e posição amplas dos braços. C, Detecção cromossômica por microarranjo de deleção de aproximadamente 5 Mb em 15q11.2-q13.1 (*vermelho*). D, Esquema da região 15q11.2-q13. A região de SPW (sombreada em *azul*) contém uma série de genes imprintados (*azul*) que são expressos apenas a partir da cópia paterna. A região de SA (sombreado na cor *rosa*) contém dois genes imprintados que se expressam apenas a partir da cópia materna, incluindo o gene *UBE3A*, que está imprintado no sistema nervoso central e no qual mutações podem causar SA. A região é flanqueada por genes não imprintados (*roxo*) que são expressos a partir tanto de cópias maternas como paternas. As deleções comuns da região de SPW/SA, causadas por recombinação entre os pares de duplicações segmentares, são mostradas em *verde* na parte inferior. Deleções menores do centro de imprinting (CI; laranja) e de um subconjunto de genes no *cluster* de genes de pequenos RNA nucleolares (snoRNA) também podem resultar em SPW. cen, Centrômero; tel, telômero. *Veja Fontes & Agradecimentos.*

nas síndromes de Prader-Willi e de Angelman, o mecanismo patogênico subjacente a todos esses distúrbios envolve a recombinação desigual de duplicações segmentares nessa região.

Em contrapartida, na maioria dos pacientes com a rara síndrome de Angelman, que é caracterizada por aspecto facial incomum, baixa estatura, deficiência intelectual severa, espasticidade e convulsões (Fig. 6-7), existe uma deleção da mesma região cromossômica, mas, agora no cromossomo 15 herdado da mãe. Portanto, os pacientes com síndrome de Angelman têm informação genética em 15q11.2-q13 derivadas *exclusivamente de seus pais*. Essa circunstância incomum demonstra contundentemente que a origem parental do material genético (neste caso, em um segmento de cromossomo 15) pode ter um efeito profundo sobre a expressão clínica de um defeito.

Alguns pacientes com síndrome de Prader-Willi não têm deleções citogenéticas detectáveis; em vez disso, eles têm dois cromossomos 15 citogeneticamente normais, sendo que ambos foram herdados da mãe (Tabela 6-4). Esta situação ilustra a **dissomia uniparental**, introduzida anteriormente neste capítulo na seção sobre segregação cromossômica anormal. Uma porcentagem menor de pacientes com síndrome de Angelman também têm dissomia uniparental, mas no seu caso com dois cromossomos 15 intactos de origem paterna (Tabela 6-4). Esses pacientes reforçam o fato de que, embora o *imprinting* genômico seja responsável por trazer esses casos à atenção clínica, o defeito subjacente em uma proporção de casos é de segregação cromossômica, e não de *imprinting* per se, que é completamente normal nestes casos.

Os defeitos primários no processo de *imprinting* são observados, no entanto, em alguns pacientes com síndrome de Prader-Willi e de Angelman, que têm anomalias no próprio **centro de *imprinting*** (Fig. 6-7). Como resultado, a mudança do *imprinting* do sexo feminino para o masculino durante a espermatogênese ou do *imprinting* masculino para feminino durante a ovocitogênese (Fig. 3-12) deixa de ocorrer. A fertilização por um espermatozoide portador de *imprint* feminino anormalmente persistente produziria uma criança com síndrome de Prader-Willi; a fertilização de um óvulo que tem *imprint* masculino inadequadamente persistente resultaria em síndrome de Angelman (Tabela 6-4).

Finalmente, há evidências de que as principais características dos fenótipos da síndrome de Prader-Willi e de Angelman podem ser explicadas por defeitos em genes particulares dentro da região de *imprint*. Descobriu-se que mutações na cópia materna de um único gene, o gene da ubiquitina-proteína ligase E3A (*UBE3A*), causam síndrome de Angelman (Tabela 6-4). O gene *UBE3A* está localizado dentro da região de *imprint* do 15q11.2-q13 e normalmente é expresso apenas a partir do alelo materno no sistema nervoso central. Mutações monogênicas em *UBE3A* herdadas da mãe são responsáveis por cerca de 10% dos casos de síndrome de Angelman. Na síndrome de Prader-Willi, vários pacientes foram descritos com deleções de uma região muito menor no cromossomo 15 herdado do pai, envolvendo especificamente o *cluster* gênico do pequeno RNA nucleolar não codificante (snoRNA) 116 na etiologia da síndrome (Fig. 6-7).

Outros Distúrbios decorrentes de Dissomia Uniparental de Regiões Imprintadas

Embora não se saiba quão comum é a dissomia uniparental, ela pode fornecer uma explicação para uma doença quando uma região de *imprint* está presente em duas cópias de um progenitor. Assim, médicos e aconselhadores genéticos devem ter o *imprinting* em mente como uma possível causa de distúrbios genéticos.

Por exemplo, alguns pacientes com fibrose cística e baixa estatura foram descritos com duas cópias idênticas da maioria ou da totalidade do seu cromossomo 7 materno. Nestes casos, a mãe era portadora de **fibrose cística** (Caso 12), e como a criança recebeu duas cópias maternas do gene mutante de fibrose cística e nenhuma cópia paterna do alelo normal neste *locus*, a criança desenvolveu a doença. A falha de crescimento foi inexplicável, mas pode estar relacionada com a perda de genes não identificados de *imprint* paterno no cromossomo 7.

CROMOSSOMOS SEXUAIS E SUAS ANOMALIAS

Os cromossomos X e Y há muito atraem interesse porque diferem entre os sexos, porque eles têm seus próprios padrões específicos de herança, e porque estão envolvidos na determinação do sexo primário. Eles são estruturalmente distintos e sujeitos a diferentes formas de regulação genética, e ainda emparelham na meiose masculina. Por todas essas razões, eles requerem atenção especial. Nesta seção, revisamos as anomalias cromossômicas sexuais comuns e suas consequências clínicas, o estado atual de conhecimento relativo ao controle da determinação do sexo e anomalias do desenvolvimento sexual.

Base Cromossômica da Determinação do Sexo

A constituição cromossômica sexual diferente de células masculinas e femininas humanas normais foi avaliada por mais de 50 anos. Logo após a análise citogenética tornar-se viável, a base fundamental do sistema XX/XY de determinação do sexo tornou-se aparente. Os homens com síndrome de Klinefelter têm 47 cromossomos com dois cromossomos X, bem como um cromossomo Y (cariótipo 47,XXY), enquanto a maioria das mulheres com síndrome de Turner têm apenas 45 cromossomos com um único cromossomo X (cariótipo 45,X). Esses achados inequivocamente estabelecem o papel crucial do cromossomo Y no desenvolvimento masculino normal. Além disso, em comparação com as consequências drásticas de aneuploidia autossômica, estes cariótipos destacam o efeito relativamente modesto de variação do número de cromossomos X em homens e em mulheres. A base para ambas as observações pode ser explicada em termos da biologia exclusiva dos cromossomos Y e X.

Pode-se considerar que o processo de determinação do sexo ocorre em etapas distintas, mas interrelacionadas (Fig. 6-8.):

- Estabelecimento do **sexo cromossômico** (ou seja, XY ou XX) no momento da fertilização.
- Iniciação de vias alternativas para a diferenciação de um ou do outro **sexo gonadal**, tal como determinado normalmente pela presença ou ausência do gene determinante de testículos no cromossomo Y.
- Continuação da **diferenciação específica para o sexo** de órgãos sexuais internos e externos.
- Especialmente após a puberdade, desenvolvimento de características sexuais secundárias distintivas para criar

o **sexo fenotípico** correspondente, como um homem ou uma mulher.

Embora os cromossomos sexuais desempenhem um papel determinante na especificação do sexo cromossômico e gonadal, alguns genes localizados em ambos os cromossomas sexuais e autossomos estão envolvidos na determinação do sexo e subsequente diferenciação sexual. Na maioria dos casos, o papel destes genes veio à luz como resultado de pacientes com várias doenças conhecidas como **transtornos do desenvolvimento sexual** e muitos deles são discutidos adiante neste capítulo.

O Cromossomo Y

A estrutura do cromossomo Y e seu papel no desenvolvimento sexual foi determinada tanto no nível molecular como genômico (Fig. 6-9). Na meiose masculina, os cromossomos X e Y normalmente emparelham por segmentos nas extremidades de seus braços curtos (Cap. 2) e passam por recombinação nessa região. O segmento de pareamento inclui a **região pseudoautossômica** dos cromossomos X e Y, assim chamada porque cópias ligadas ao X e Y desta região são essencialmente idênticas uma à outra e passam por recombinação homóloga na meiose I, assim como pares de autossomos. (Um segundo segmento menor pseudoautossômico está localizado nas extremidades distais de Xq e Yq.) Em comparação com os autossomos e com o cromossomo X, o cromossomo Y é relativamente pobre em genes (Fig. 2-7) e contém menos de 100 genes (alguns dos quais pertencem a famílias de múltiplos genes), especificando apenas cerca de duas dezenas de proteínas distintas. Notavelmente, as funções de uma elevada proporção destes genes são restritas ao desenvolvimento gonadal e genital.

Embriologia do Sistema Reprodutor

O efeito do cromossomo Y no desenvolvimento embriológico dos sistemas reprodutores masculino e feminino é resumido na Figura 6-10. Por volta da sexta semana de desenvolvimento em ambos os sexos, as células germinativas primordiais migraram de sua localização extraembrionária anterior para as cristas genitais pareadas, onde são cercadas pelos cordões sexuais formando um par de gônadas primitivas. Até este momento, a gônada em desenvolvimento é ambipotente, independentemente de se tratar de cromossomicamente XX ou XY.

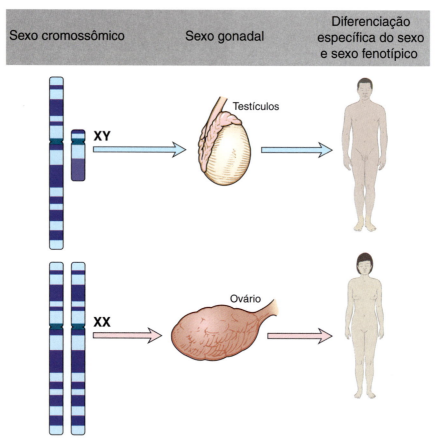

Figura 6-8 Processo de determinação do sexo e desenvolvimento: estabelecimento de sexo cromossômico na fecundação; comprometimento com a via masculina ou feminina de diferenciação gonadal; diferenciação específica do sexo da genitália interna e externa e desenvolvimento das características sexuais secundárias (sexo fenotípico). Embora os cromossomos sexuais desempenhem um papel determinante na especificação do sexo cromossômico, muitos genes localizados em ambos os cromossomos sexuais e autossomos estão envolvidos na determinação sexual e subsequente diferenciação sexual (Tabela 6-8).

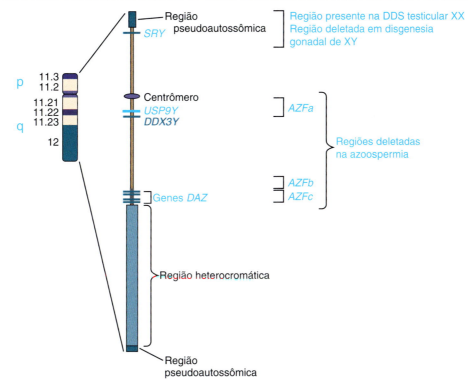

Figura 6-9 Cromossomo Y na determinação do sexo e em distúrbios do desenvolvimento sexual (DDS). Genes e regiões individuais implicadas na determinação do sexo, DDS e defeitos da espermatogênese são indicados, tal como discutido no texto.

O desenvolvimento em ovário ou testículo é determinado pela ação coordenada de uma sequência de genes em vias balanceadas finamente que levam ao desenvolvimento de ovário quando nenhum cromossomo Y está presente, mas inclina para o lado do desenvolvimento testicular quando o Y está presente. Sob circunstâncias normais, a via ovariana é seguida, a menos que um determinado gene ligado ao Y, originalmente o fator de testículos (*TDF*), desvie o desenvolvimento para a via masculina.

Se não há presença do cromossomo Y, a gônada começa a diferenciar formando um ovário, começando já na oitava semana de gestação e continuando por várias semanas; o córtex desenvolve-se, a medula regride e as ovogônias começam a se desenvolver dentro de folículos (Fig. 6-10). Começando aproximadamente no terceiro mês, as ovogônias entram na meiose I, mas (como descrito no Cap. 2) este processo é suspenso no dictióteno até a ovulação ocorrer muitos anos depois.

Na presença de um cromossomo Y normal (com o gene *TDF*), no entanto, o tecido medular forma testículos típicos com túbulos seminíferos e células de Leydig que, sob o estímulo de gonadotropina coriônica da placenta, tornam-se capazes de secretar androgênios (Fig. 6-10). As espermatogônias, derivadas das células germinativas primordiais por mitoses sucessivas, revestem as paredes dos túbulos seminíferos, onde residem junto com as células de Sertoli de suporte, aguardando o início da puberdade para começar a espermatogênese.

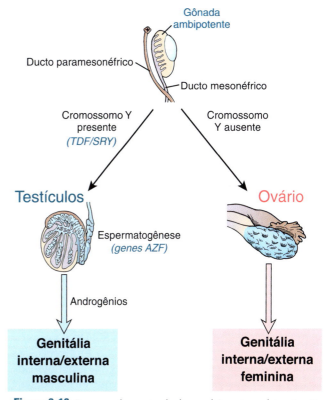

Figura 6-10 Esquema de eventos do desenvolvimento na determinação e diferenciação sexual das gônadas masculinas e femininas a partir de gônada ambipotente. Ver texto para discussão.

Enquanto as células germinativas primordiais estão migrando para as cristas genitais, espessamentos nas cristas indicam o desenvolvimento de ductos genitais, os ductos **mesonéfrico** (também chamado de **wolffiano**) e **paramesonéfrico** (também chamado de **mülleriano**), sob a influência de hormônios produzidos por tipos celulares específicos na gônada em desenvolvimento. A formação do ducto em geral é concluída no terceiro mês de gestação.

No embrião inicial, a genitália externa consiste em um tubérculo genital, inchaços labioscrotais pareados e pregas uretrais pareadas. A partir deste estado indiferenciado, a genitália externa masculina desenvolve-se sob a influência de androgênios, que começam aproximadamente com 12 semanas de gestação. Na ausência de um testículo (ou, mais especificamente, na ausência de androgênios), a genitália externa feminina é formada independentemente de um ovário estar presente.

SRY é o Gene Principal Determinante de Testículos

Os primeiros estudos citogenéticos estabeleceram a função de determinação do sexo masculino do cromossomo Y. Nas três décadas que se seguiram, a análise cromossômica e genômica de indivíduos com diferentes anomalias submicroscópicas do cromossomo Y e os distúrbios bem estudados do desenvolvimento sexual possibilitaram a identificação da região primária de determinação dos testículos em Yp.

Embora os cromossomos X e Y normalmente recombinem na meiose I na região pseudoautossômica de Xp/Yp, em casos raros, a recombinação genética ocorre fora da região pseudoautossômica (Fig. 6-11). Isto conduz a duas anomalias raras, mas altamente informativas – o sexo masculino com um cariótipo 46,XX e sexo feminino com um cariótipo 46,XY - que envolvem uma inconsistência entre o sexo cromossômico e o sexo gonadal, como vamos explorar em mais detalhes mais adiante neste capítulo.

O gene *SRY* (do inglês *sex-determining region on the Y*) fica perto do limite pseudoautossômico no cromossomo Y. Está presente em muitos homens com um cariótipo 46,XX normal em outros aspectos (Caso 41) e é deletado ou mutado em uma proporção de mulheres com um cariótipo 46,XY normal em outros aspectos, envolvendo, assim, fortemente, o *SRY* na determinação sexual masculina normal (Fig. 6-11). O *SRY* é expresso apenas brevemente no início do desenvolvimento nas células da crista germinal imediatamente antes da diferenciação dos testículos. O *SRY* codifica uma proteína de ligação ao DNA que é propensa a ser um fator transcricional, que superregula um gene autossômico essencial, o *SOX9*, na gônada ambipotente, em última instância levando à diferenciação dos testículos. Assim, por todos os critérios genéticos e de desenvolvimento disponíveis, o *SRY* é equivalente ao gene *TDF* no cromossomo Y. Se o *SRY* estiver ausente ou não estiver funcionando corretamente, então a diferenciação do sexo feminino se segue (Fig. 6-10).

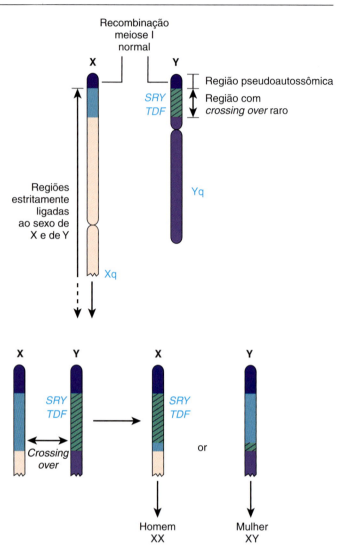

Figura 6-11 Fatores etiológicos de homens fenotípicos com um cariótipo 46,XX ou mulheres fenotípicas com um cariótipo 46,XY por recombinação aberrante entre sequências ligadas ao X e ao Y. Os cromossomos X e Y normalmente recombinam dentro do segmento pseudoautossômico de Xp/Yp na meiose masculina. Se a recombinação ocorrer abaixo do limite pseudoautossômico, entre as porções específicas de X e específicas de Y dos cromossomos, as sequências responsáveis pela determinação do sexo gonadal masculino (incluindo o gene *SRY*) podem ser translocadas do Y para o X. A fecundação por um espermatozoide que contém um cromossomo X como esse leva a um homem fenotípico com DDS testicular XX. Em contrapartida, a fertilização pelo espermatozoide que contém um cromossomo Y que perdeu *SRY* conduzirá a uma mulher fenotípica com disgenesia gonadal completa XY.

Embora não haja evidências claras que demonstrem o papel crucial do *SRY* no desenvolvimento normal do sexo masculino, a presença ou ausência de *SRY/TDF* não explica todos os casos de determinação anormal do sexo. Outros genes estão envolvidos na via de determinação do sexo e são discutidos mais adiante neste capítulo.

Genes Ligados ao Y na Espermatogênese

A prevalência de deleções e microdeleções do cromossomo Y na população masculina em geral é relatada como sendo de aproximadamente 1 em 2.000 a 3.000 homens. Contudo, as microdeleções na porção masculina específica de Yq são encontradas em uma proporção significativa dos homens com baixa contagem de espermatozoides, que vão desde casos de azoospermia não obstrutiva (nenhum espermatozoide detectável no sêmen) até oligospermia grave (<5 milhões/mL; intervalo normal, 20 a 40 milhões/mL). Estes achados sugerem que um ou mais genes, denominados *fatores de azoospermia* (AZF), estão localizados no cromossomo Y, e três dessas regiões em Yq (AZFa, AZFb e AZFc) foram definidas (Fig. 6-9).

A análise genômica destas deleções levou a identificação de uma série de genes que parecem ser importantes na espermatogênese. Por exemplo, a região de deleção de AZFc de 3,5-Mb de comprimento contém sete famílias diferentes de genes que são expressos apenas no testículo, incluindo quatro cópias dos genes *DAZ* (de *d*eletado em *az*oospermia) que codificam proteínas de ligação ao RNA quase idênticas expressas apenas nas células germinativas pré-meióticas do testículo. As deleções *de novo* de AZFc surgem em cerca de 1 em 4.000 homens e são responsáveis por aproximadamente 12% dos homens azoospérmicos e cerca de 6% dos homens com oligospermia severa. A deleção de apenas dois dos quatro genes *DAZ* foi associada à oligospermia mais branda. De maneira semelhante a outros distúrbios genômicos descritos anteriormente neste capítulo, eles são mediados por recombinação entre sequências de duplicação segmentar (Tabela 6-3). As deleções de AZFa e AZFb, embora menos comuns, também envolvem recombinação. Contudo, as microdeleções de Yq *não* são sindrômicas; elas são responsáveis apenas por um defeito na espermatogênese em homens normais em outros aspectos. A explicação é que todos os genes envolvidos nas deleções de *AZF* sejam expressos apenas nos testículos e não tenham funções em outros tipos de tecidos ou de células.

Em geral, cerca de 2% de homens saudáveis em outros aspectos são inférteis, devido a defeitos severos na produção de espermatozoides e parece provável que as deleções ou mutações *de novo* de genes no Yq sejam responsáveis por uma proporção significativa destes. Assim, os homens com infertilidade idiopática devem ser cariotipados e o teste molecular do cromossomo Y e o aconselhamento genético podem ser apropriados antes do início da reprodução assistida por injeção intracitoplasmática de espermatozoides para

esses casais, principalmente por causa do risco de passagem de uma microdeleção de Yq responsável pela infertilidade aos filhos do casal infértil.

O Cromossomo X

A aneuploidia para o cromossomo X está entre as anomalias citogenéticas mais comuns. A relativa tolerância do desenvolvimento humano para anomalias do cromossomo X pode ser explicada em termos da **inativação do cromossomo X**, o processo pelo qual a maioria dos genes em um dos dois cromossomos X em mulheres é epigeneticamente silenciada, como apresentado no Capítulo 3. A inativação do X e suas consequências em relação à herança de distúrbios ligados ao X são discutidas no Capítulo 7. Aqui nós discutimos os mecanismos cromossômicos e genômicos de inativação do X e suas implicações para a genética humana e clínica (Quadro no final desta seção).

Inativação do Cromossomo X

O princípio da inativação do X é que em células somáticas em mulheres normais (mas não em homens normais), um cromossomo X é inativado no início do desenvolvimento, equalizando assim a expressão de genes ligados ao X nos dois sexos. No desenvolvimento normal do sexo feminino, pelo fato da escolha de qual cromossomo X tem de ser inativado ser uma escolha aleatória que em seguida é mantida por clonagem, as mulheres são mosaico no que diz respeito à expressão gênica ligada ao X (Fig. 3-13).

Existem muitas características epigenéticas que distinguem os cromossomos X ativos e inativos em células somáticas (Tabela 6-5). Essas características podem ser úteis no diagnóstico para identificar o(s) cromossomo(s) X inativo(s) no material clínico. Em pacientes com cromossomos X extras (seja homem ou mulher), qualquer cromossomo X em excesso é inativado (Fig. 6-12). Assim, todas as células somáticas diploides tanto em homens como em mulheres têm um único cromossomo X ativo, independentemente do número total de cromossomos X ou Y presentes.

O cromossomo X contém aproximadamente 1.000 genes, mas nem todos eles estão sujeitos à inativação. Notavelmente, os genes que continuam sendo expressos, pelo menos até determinado grau, a partir do X inativo, não estão distribuídos aleatoriamente ao longo do cromos-

TABELA 6-5 Características Epigenéticas e Cromossômicas de Inativação do Cromossomo X em Células Somáticas

Característica	X Ativo	X Inativo
Expressão gênica	Sim; semelhante ao X do sexo masculino	Maioria dos genes silenciados ≈ 15% expressos em algum grau
Estado de cromatina	Eucromatina	Heterocromatina facultativa; corpúsculo de Barr
RNA não codificante	gene XIST silenciado	RNA de *XIST* expresso a partir de Xi apenas; associados a corpúsculo de Barr
Cronometragem de replicação de DNA	Síncrono com autossomos	Replicação tardia em fase S
Variantes de histona	Semelhante a autossomos e X masculino	Enriquecido para macroH2A
Modificações de histona	Semelhante a autossomos e X masculino	Enriquecido para marcas de heterocromatina; deficiente em marcas de eucromatina

Xi, X inativo.

Fenótipo sexual	Cariótipo	Nº de X ativos	Nº de X inativos
Sexo masculino	46,XY; 47,XYY	1	0
	47,XXY; 48,XXYY	1	1
	48,XXXY; 49,XXXYY	1	2
	49,XXXXY	1	3
Sexo feminino	45,X	1	0
	46,XX	1	1
	47,XXX	1	2
	48,XXXX	1	3
	49,XXXXX	1	4

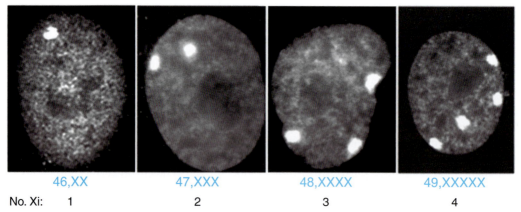

46,XX   47,XXX   48,XXXX   49,XXXXX
No. Xi: 1   2   3   4

Figura 6-12 Constituição do cromossomo sexual e inativação do cromossomo X. *No alto*, Em indivíduos com cromossomos X extras, qualquer X além de um é inativado, independentemente do sexo e independentemente do número de cromossomos Y presentes. Assim, o número de cromossomos X inativos em células diploides é sempre um a menos que o número total de cromossomos X. *Embaixo*, Detecção de cromossomos X inativos (Xi) em núcleos interfásicos de mulheres com cariótipos 46,XX, 47,XXX, 48,XXXX e 49,XXXXX. Regiões de fluorescência brilhante indicam a presença da variante histona macroH2A associada aos cromossomos X inativos (Tabela 6-5).

somo X; muitos mais genes "escapam" da inativação em Xp distal (até 50%) se comparado com a inativação em Xq (apenas uma pequena porcentagem). Este achado tem implicações importantes para o aconselhamento genético nos casos de aneuploidia parcial do cromossomo X, porque o desequilíbrio para genes em Xp pode ter maior significância clínica do que o desequilíbrio para genes em Xq, onde o efeito é, em grande parte, atenuado pela inativação do X.

Padrões de Inativação do X. A inativação do X é normalmente aleatória em células somáticas do sexo feminino e leva a mosaicismo para duas populações de células que expressam alelos de um ou outro X (Fig. 6-13). Onde examinadas, a maioria das mulheres tem proporções aproximadamente iguais de células que expressam alelos do X materno ou paterno (isto é, cerca de 50:50), e cerca de 90% das mulheres fenotipicamente normais entram em uma distribuição que se estende de aproximadamente 25:25 para aproximadamente 75:25 (Fig. 6-13). Uma distribuição como essa presumivelmente reflete o intervalo esperado de desfechos para um evento aleatório (isto é, a escolha de qual X será o X inativo) envolvendo um número relativamente pequeno de células durante a embriogênese inicial. Para os indivíduos que são portadores de distúrbios monogênicos ligados ao X (Cap. 7), essa proporção de inativação do X pode influenciar o fenótipo clínico, dependendo de qual a percentagem de células em tecidos relevantes ou tipos celulares expressam o alelo deletério no X ativo.

No entanto, há exceções para a distribuição esperada para inativação aleatória do X quando o cariótipo envolve um **cromossomo X estruturalmente anormal**. Por exemplo, em quase todos os pacientes com anomalias estruturais desbalanceadas de um cromossomo X (incluindo deleções, duplicações e isocromossomos), o cromossomo estruturalmente anormal é sempre o X inativo. Pelo fato do evento inicial de inativação no início do desenvolvimento embrionário ser provavelmente aleatório, os padrões observados após o nascimento provavelmente refletem seleção secundária contra células geneticamente desbalanceadas que são inviáveis (Fig. 6-13). Devido a esta inativação preferencial do X anormal, essas anomalias do cromossomo X têm menos impacto sobre o fenótipo do que as anomalias desbalanceadas de tamanho ou conteúdo gênico semelhante que envolvam autossomos.

A inativação não aleatória também é observada na maioria dos casos de **translocações X; autossomos**

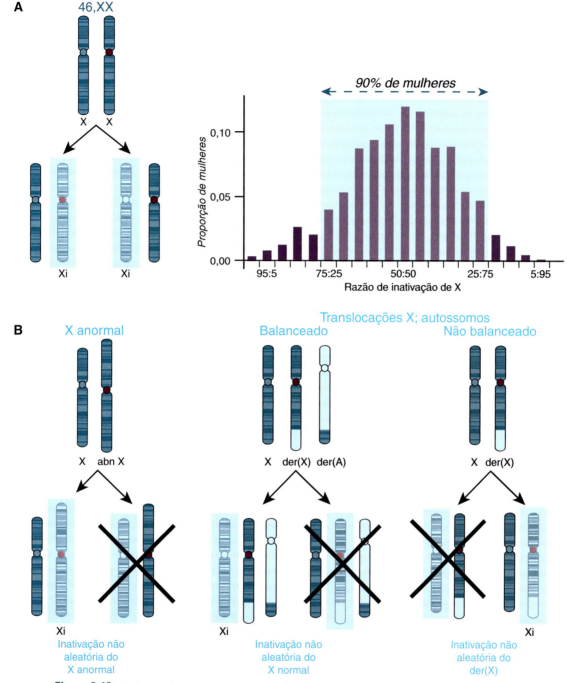

Figura 6-13 Inativação do cromossomo X em cariótipos com cromossomos X normais ou anormais ou translocações X;autossomos. **A**, as células normais do sexo feminino (46,XX) se submetem à inativação aleatória de X, o que resulta num mosaico de duas populações de células (*esquerda*) em que o X paterno ou materno é o X inativo (Xi, indicado pelo quadrado sombreado). Nas mulheres fenotipicamente normais, a razão das duas populações de células é de 50:50, mas com a variação observada na população (à *direita*), alguns com um excesso de células que expressam os alelos do X paterno e outros com um excesso de células expressando alelos do X materno. **B**, indivíduos portadores de um X estruturalmente anormal (Xan) ou translocação X; autossomo em um estado balanceado ou não balanceado mostram inativação não aleatória de X em que praticamente todas as células têm o mesmo X inativo. A outra população de células é inviável ou está em desvantagem de crescimento, devido ao desequilíbrio genético e encontra-se, portanto, subrrepresentada ou ausente. der(X) e der(A) representam os dois derivados da translocação X; autossomo. *Veja Fontes & Agradecimentos.*

(Fig. 6-13). Se essa translocação é balanceada, o cromossomo X normal é preferencialmente inativado e as duas partes do cromossomo translocado permanecem ativas, novamente provavelmente refletindo a seleção contra células, nas quais os genes autossômicos críticos foram inativados. Na prole não balanceada de um portador balanceado, no entanto, apenas o produto de translocação que carrega o **centro de inativação do X** está presente e esse cromossomo é invariavelmente inativado; o X normal está sempre ativo. Esses padrões não aleatórios de inativação têm o efeito geral de minimizar, mas nem sempre eliminar, as consequências clínicas do defeito cromossômico específico. Pelo fato de os padrões de inativação do X estarem fortemente correlacionados com o desfecho clínico, a determinação de um padrão de inativação do X do indivíduo por análise citológica ou molecular (Tabela 6-5) é indicada em todos os casos envolvendo translocações X; autossomos.

Centro de Inativação do X. A inativação de um cromossomo X depende da presença da região do centro de inativação do X (*XIC*) naquele cromossomo, quer se trate de um cromossomo X normal ou de um X estruturalmente anormal. A análise detalhada dos cromossomos X estruturalmente anormais, inativados conduziu à identificação do *XIC* dentro de uma região candidata de aproximadamente 800 kb em Xq proximal, na banda Xq13.2 (Fig. 6-14), que coordena muitas, se não a totalidade, das etapas essenciais necessárias para iniciar e promulgar o estado de cromatina silenciada ao longo da quase totalidade do X escolhido para se tornar o X inativo. Como apresentado no Capítulo 3, esta série complexa de eventos requer um gene de RNA não codificante, *XIST*, que parece ser um *locus* regulador mestre importante para o início da inativação do X. Ele é um de um conjunto de genes de RNA não codificantes no intervalo, sendo que outros deles podem operar na regulação da expressão de *XIST* e em outros eventos precoces no processo de inativação do X.

Anomalias Citogenéticas de Cromossomos Sexuais

As anomalias de cromossomos sexuais estão entre as mais comuns de todas as doenças genéticas humanas, com uma incidência total de aproximadamente 1 em cada 400 nativivos. Assim como anomalias dos autossomos, elas podem ser tanto numéricas quanto estruturais e podem estar presentes em todas as células ou em forma de mosaico. Como grupo, os distúrbios dos cromossomos sexuais tendem a ocorrer como eventos isolados sem fatores predisponentes aparentes, exceto quanto a um efeito de idade materna tardia nos casos que se originam a partir de erros da meiose I materna. Há uma série de indicações clínicas que levantam a possibilidade de uma anomalia de cromossomo sexual e, portanto, a necessidade de estudos cromossômicos ou genômicos. Estas indicações incluem atraso no início da puberdade, amenorreia primária ou secundária, infertilidade e genitália ambígua.

> ### SIGNIFICADO DA INATIVAÇÃO DO X NA GENÉTICA CLÍNICA
>
> Muitos dos detalhes subjacentes da inativação do X são mecanicisticamente semelhantes a outros sistemas de silenciamento epigenético mais localizado (Tabela 3-2). No entanto, existem algumas características da inativação do X que têm importância central para a genética humana e clínica:
> - Sua **natureza cromossômica** reduz o impacto do desbalanço genético segmentar ou de todo o cromossomo, de tal maneira que muitas anomalias numéricas e estruturais do cromossomo X são relativamente menos prejudiciais do que as anomalias comparáveis dos autossomos.
> - Sua **natureza aleatória** e o **mosaicismo clonal** resultante influenciam grandemente o fenótipo clínico de mulheres portadoras de mutações monogênicas ligadas ao X em um dos seus cromossomos X (Cap. 7).
> - Sua **dependência do *XIC*** é necessária para o desenvolvimento normal da mulher XX, porque até mesmo fragmentos muito pequenos do cromossomo X separados do *XIC* podem levar a anomalias fenotípicas graves, como resultado de sua expressão a partir de ambas as cópias de genes contidos no fragmento do X (Fig. 6-14).

As anomalias cromossômicas sexuais mais comuns envolvem aneuploidia para os cromossomos X e/ou Y. Os fenótipos associados a esses defeitos cromossômicos são, em geral, menos graves do que aqueles associados a distúrbios autossômicos comparáveis porque, como discutido anteriormente, a inativação do cromossomo X, bem como o baixo conteúdo de genes do Y, minimizam as consequências clínicas de desbalanço cromossomômico sexual. De longe, os defeitos cromossômicos sexuais mais comuns em nativivos lactentes e em fetos são os tipos trissômicos (XXY, XXX e XYY), mas todos os três são raros em abortos espontâneos. Em contrapartida, a monossomia para o X (síndrome de Turner) é menos frequente em nativivos, mas é a anomalia cromossômica mais comum relatada nos abortos espontâneos (Tabela 5-2).

Aneuploidia do Cromossomo Sexual

A incidência e principais características das quatro condições associadas à aneuploidia do cromossomo sexual são comparadas nas Tabelas 6-6 e 6-7. Essas síndromes bem definidas são causas importantes de infertilidade, desenvolvimento anormal, ou ambos, e, portanto, garantem uma descrição mais detalhada. Os efeitos dessas anomalias cromossômicas no desenvolvimento foram estudados em estudos multicêntricos a longo prazo de centenas de indivíduos acometidos, sendo que alguns deles foram monitorados por mais de 40 anos. Como grupo, aqueles com aneuploidia do cromossomo sexual apresentam níveis reduzidos de adaptação psicossocial, realização educacional, desempenho ocupacional e independência econômica e, em média, apresentam um escore ligeiramente menor nos testes de inteligência (QI) do que seus pares. No entanto, cada grupo apresenta uma variabilidade elevada, tornando impossível generalizar

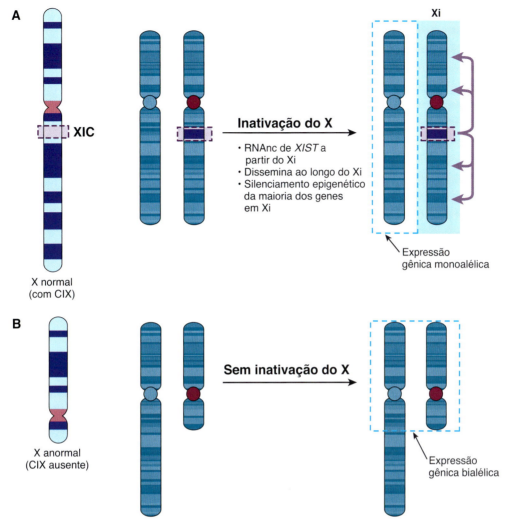

Figura 6-14 Inativação do cromossomo X e dependência do centro de inativação de X (CIX). A, Nos cromossomos X normais, o CIX reside dentro de uma região candidata de aproximadamente 800 kb em Xq13.2 que contém alguns genes de RNA não codificantes (RNAnc), incluindo o *XIST*, o gene de controle de inativação mestre do X. No desenvolvimento inicial em embriões XX, o RNA do *XIST* estende-se ao longo do comprimento de um X, que se tornará o X inativo (Xi), com silenciamento epigenético da maioria dos genes naquele cromossomo X, resultando em expressão monoalélica da maioria, mas não de todos os genes ligados ao X. B, Nos cromossomos X estruturalmente anormais que não têm o CIX, a inativação do X não pode ocorrer e genes presentes no X anormal são expressos de maneira bialélica. Embora um X anormal bastante grande seja mostrado aqui para fins ilustrativos, na verdade, apenas fragmentos bem pequenos são observados em pacientes do sexo feminino, que invariavelmente apresentam anomalias congênitas significativas, sugerindo que a expressão bialélica de um número maior de genes ligados ao X é incompatível com o desenvolvimento normal e é provavelmente inviável.

para casos específicos. Na verdade, a impressão geral é de um grau elevado de normalidade, particularmente na vida adulta, o que é notável entre aqueles com grandes anomalias cromossômicas. Pelo fato de quase todos os pacientes com anomalias dos cromossomos sexuais terem apenas anomalias leves do desenvolvimento, uma decisão dos pais sobre uma potencial interrupção da gravidez na qual se descobre que o feto tem esse tipo de defeito pode ser muito difícil e até mesmo controversa.

Aqui utilizamos a **síndrome de Klinefelter** para ilustrar os princípios mais importantes de aneuploidia do cromossomo sexual. Uma apresentação mais detalhada da **síndrome de Turner** (45,X e suas variantes) pode ser encontrada nos Casos (Caso 47).

Síndrome de Klinefelter (47,XXY). O fenótipo de pacientes típicos com síndrome de Klinefelter é mostrado na Figura 6-15. Pacientes com Klinefelter são quase sempre estéreis por causa da falha de desenvolvimento de células germinativas e os pacientes são muitas vezes identificados clinicamente pela primeira vez por causa de infertilidade; como tal, a síndrome de Klinefelter é classificada entre os **distúrbios**

THOMPSON & THOMPSON GENÉTICA MÉDICA

TABELA 6-6 Incidência de Anomalias Cromossômicas Sexuais

Sexo	Distúrbio	Cariótipo	Incidência Aproximada
Masculino	Síndrome de Klinefelter	47,XXY	1/600 homens
		48,XXXY	1/25.000 homens
		Outros (48,XXYY; 49,XXXYY; mosaicos)	1/10.000 homens
	Síndrome de 47,XYY	47,XYY	1/1.000 homens
	Outras anomalias cromossômicas de X ou Y		1/1.500 homens
	DDS testicular de XX	46,XX	1/20.000 homens
		Incidência global: 1/300 homens	
Feminino	Síndrome de Turner	45,X	1/4.000 mulheres
		46,X,i(Xq)	1/50.000 mulheres
		Outros (deleções, mosaicos)	1/15.000 mulheres
	Trissomia X	47,XXX	1/1.000 mulheres
	Outras anomalias do cromossomo X		1/3.000 mulheres
	Disgenesia gonadal XY	46,XY	1/20.000 mulheres
	Síndrome de insensibilidade androgênica	46,XY	1/20.000 mulheres
		Incidência global: 1/650 mulheres	

DSD, Distúrbio do desenvolvimento sexual.
Dados atualizados de Robinson A, Linden MG, Bender BG: Prenatal diagnosis of sex chromosome abnormalities. Em Milunsky A, editor: *Genetic disorders of the fetus,* ed 4, Baltimore, 1998, Johns Hopkins University Press, pp 249-285.

TABELA 6-7 Características das Condições de Aneuploidia do Cromossomo Sexual

Característica	47,XXY Síndrome de Klinefelter	47,XYY	47,XXX Trissomia do X	45,X Síndrome de Turner
Prevalência	1 em 600 nascimentos do sexo masculino	1 em 1.000 nascimentos do sexo masculino	1 em 1000 nascimentos do sexo feminino	1 em 2.500-4.000 nascimentos do sexo feminino
Fenótipo clínico	Homem alto; ver Figura 6-15 e texto	Alto, mas em outros aspectos aparência masculina típica	Hipotonia, marcos atrasados; dificuldades de linguagem e aprendizagem; tendem a ser mais altos do que a média	Baixa estatura, pescoço alado, linfedema risco de anomalias cardíacas
Cognição/ Inteligência	QI verbal reduzido para intervalo normal mínimo; dificuldades educacionais	QI verbal reduzido para intervalo normal mínimo; atraso de linguagem dificuldades de leitura	Intervalo normal para normal mínimo (tanto QI verbal como QI de desempenho reduzidos)	Tipicamente normal, mas QI de desempenho mais baixo do que QI verbal
Fenótipo comportamental	Sem grandes transtornos; tendência para ajustes sociais precários, mas relações adultas normais	Subgrupo com problemas comportamentais específicos provavelmente associados a baixo QI	Tipicamente, nenhum problema comportamental; alguma ansiedade e baixa autoestima habilidades sociais reduzidas	Tipicamente normal, mas ajuste social comprometido
Desenvolvimento sexual/ fertilidade	Hipogonadismo, azoospermia, infertilidade	Normal	?Fertilidade reduzida em alguns ?Falência ovariana prematura	Disgenesia gonadal, maturação retardada, infertilidade
Cariótipos variantes	Ver Tabela 6-6		48,XXXX 49, XXXXX Gravidade aumentada com X adicionais	46,Xi(Xq) mosaicos 45, X/46, XX; outros mosaicos

Resumido de Ross JL, Roeltgen DP, Kushner H, et al: Behaviroral and social phenotypes in boys with 47,XYY syndrome or 47,XXY Klinefelter syndrome. *Pediatrics* 129:769-778, 2012; Pinsker JE: Turner syndrome: updating the paradigma of clinical care. *J Clin Endocrinol Metab* 97:E994-E1003, 2012; e AXYS, http: www.genetic.org.

do desenvolvimento sexual, como nós veremos na próxima seção. A síndrome de Klinefelter é relativamente comum entre homens inférteis (aproximadamente 4%) ou homens com oligospermia ou azoospermia (aproximadamente 10%). Na idade adulta, uma deficiência persistente de androgênio pode resultar na redução do tônus muscular, em perda da libido e redução da densidade mineral óssea.

A incidência de síndrome de Klinefelter é estimada em até 1 em 600 nascimentos do sexo masculino. Aproximadamente metade dos casos resulta de não disjunção na meiose I paterna, devido a uma falha de recombinação normal Xp/Yp na região pseudoautossômica. Entre os casos de origem materna, a maioria resulta de erros na meiose I materna; a idade materna é aumentada nesses casos. Aproximadamente 15% dos pacientes com Klinefelter têm cariótipos mosaico, mais comumente 46,XY/47,XXY. Como um grupo, esses pacientes mosaico têm fenótipos variáveis e alguns podem ter desenvolvimento testicular normal.

Embora exista uma variação fenotípica entre pacientes com esta e outras aneuploidias dos cromossomos sexuais,

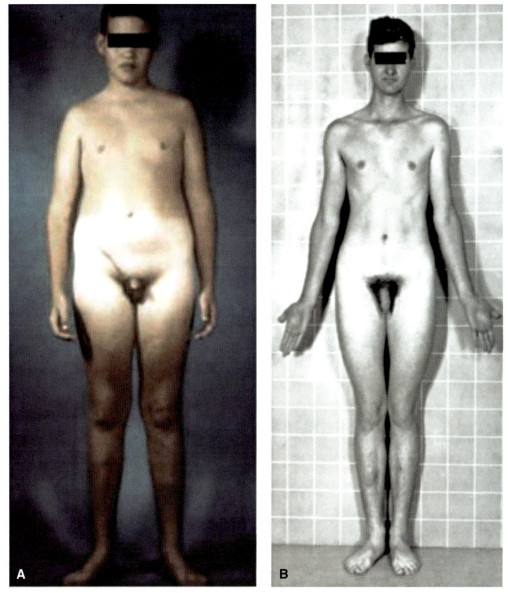

Figura 6-15 Fenótipo de homens com síndrome de Klinefelter 47,XXY. Os pacientes são altos e magros e têm pernas relativamente longas. Eles parecem fisicamente normais até a puberdade, quando os sinais de hipogonadismo tornam-se evidentes. A puberdade ocorre em uma idade normal, mas os testículos permanecem pequenos e as características sexuais secundárias permanecem subdesenvolvidas. Observe os ombros e tórax estreitos. A ginecomastia é uma característica de alguns homens com Klinefelter e é visível no paciente de 16 anos de idade em **A**. *Veja Fontes & Agradecimentos.*

algumas diferenças fenotípicas consistentes foram identificadas entre pacientes com síndrome de Klinefelter e homens cromossomicamente normais (Tabela 6-7). A compreensão verbal e a capacidade são inferiores aos dos homens 46,XY. Pacientes com síndrome de Klinefelter têm um risco várias vezes maior de ter dificuldades de aprendizagem, especialmente em leitura, o que pode exigir intervenção educacional. Dificuldades com a linguagem podem levar a timidez, falta de assertividade, imaturidade aparente e um risco aumentado de depressão. Embora a maioria dos homens com Klinefelter formem relacionamentos adultos normais, muitos dos meninos acometidos têm ajustamento psicossocial relativamente precário. Devido ao fenótipo relativamente leve, ainda que variável, muitos casos passam despercebidos.

DISTÚRBIOS DE DESENVOLVIMENTO SEXUAL

No início deste capítulo, discutimos o papel primário da determinação sexual do cromossomo Y e do gene *SRY*. Nesta seção, examinamos o papel de vários genes no desenvolvimento ovariano e testicular e no desenvolvimento da genitália externa masculina e feminina. Distúrbios do desenvolvimento gonadal e sexual podem surgir de erros em qualquer uma das principais etapas de determinação do sexo normal, descritas anteriormente (Fig. 6-8). Essas condições, que variam desde anomalias gonadais até incompatibilidade completa entre o sexo cromossômico e fenotípico, são agora denominadas coletivamente como **distúrbios do desenvolvimento sexual (DDS)**. Eles estão entre os defeitos congênitos mais comuns; em nível mundial, 1 em 4.500 os bebês nascem com genitália ambígua significativa, e estima-se que os DDS representam mais de 7% de todos os defeitos congênitos.

Embora o sexo cromossômico de um embrião seja estabelecido no momento da fertilização, para alguns lactentes recém-nascidos, a atribuição de sexo é difícil ou impossível porque os órgãos genitais são ambíguos, com anomalias que tendem a torná-los semelhantes, em parte, aos do sexo cromossômico oposto. Essas anomalias podem variar desde a hipospadia leve no sexo masculino (anomalia do desenvolvimento em que a uretra é aberta no lado de baixo do pênis ou no períneo) até um clitóris aumentado nas mulheres. Em alguns pacientes, como discutiremos adiante, há tanto tecido ovariano como testicular presente. Anomalias de ambos os órgãos genitais externos ou internos não necessariamente indicam uma anomalia citogenética dos cromossomos sexuais, mas podem refletir alterações cromossômicas em outros locais no cariótipo, defeitos monogênicos ou causas não genéticas. No entanto, a determinação do cariótipo da criança, frequentemente acompanhada de microarranjo cromossômico, é uma parte essencial da investigação de tais pacientes e pode ajudar a orientar tanto o manejo cirúrgico quanto o psicossocial, bem como o aconselhamento genético.

A detecção de anomalias citogenéticas, especialmente quando observadas em vários pacientes, também pode fornecer indícios importantes sobre a localização e a natureza dos genes envolvidos na determinação do sexo e na diferenciação sexual, sendo que alguns estão listados na Tabela 6-8. Os DDS podem ser classificados em vários grupos fenotípicos e mecanicistas importantes, exemplos dos quais são discutidos nas próximas seções. Nós nos concentramos em alguns exemplos para ilustrar o equilíbrio essencial entre os vários genes e seus produtos que é necessário para o desenvolvimento gonadal e genital normal tanto em homens quanto em mulheres (Quadro). Estes exemplos também reforçam a ampla gama de abordagens citogenéticas e genômicas – a partir de cariótipos padrão até FISH e microarranjos e análise direta de mutação - necessárias para o diagnóstico, manejo clínico e psicossocial e aconselhamento genético nestas condições.

> ### EQUILÍBRIO GÊNICO E DISTÚRBIOS DO DESENVOLVIMENTO SEXUAL
>
> A descoberta de diferentes anomalias ligadas ao Y, ligadas ao X e autossômicas, cromossômicas, genômicas e monogênicas em pacientes diferentes ressalta a natureza finamente harmonizada da rede de genes sensíveis à dosagem que controlam o desenvolvimento gonadal. Os genes certos e seus produtos devem ser expressos nas quantidades certas, precisamente no momento certo e no lugar certo no embrião em desenvolvimento.
>
> O desequilíbrio na expressão de genes principais nas vias de desenvolvimento do sexo podem substituir os sinais típicos de sexo cromossômico, levando à formação de testículos, mesmo na ausência de um cromossomo Y, ou ao desenvolvimento do ovário, mesmo na presença do Y. Mutações e/ou desequilíbrio de dosagem (duplicações ou deleções) de genes essenciais nessas vias podem superar o sexo cromossômico e levar a uma incompatibilidade entre sexo cromossômico e gonadal ou entre o sexo gonadal e o fenotípico (Fig. 6-16).

Distúrbios do Desenvolvimento Gonadal

A disgenesia gonadal refere-se a uma perda progressiva de células germinativas, conduzindo tipicamente a gônadas subdesenvolvidas e disfuncionais ("estria"), com a consequente falha em desenvolver características sexuais secundárias maduras. A disgenesia gonadal é tipicamente categorizada de acordo com o cariótipo de um paciente. A **disgenesia**

TABELA 6-8 Exemplos de Genes Envolvidos em Distúrbios do Desenvolvimento Sexual

Gene	Localização	Anomalia Genética	Sexo Fenotípico, Distúrbio
Cariótipo 46, XY			
SRY	Yp11.3	mutação em *SRY*	Feminino, disgenesia gonadal de XY
DAX1 (NR0B1)	Xp21.3	Duplicação do gene *DAX1*	Feminino, disgenesia gonadal de XY
SOX9	17q24	Mutação em *SOX9*	Feminino, disgenesia gonadal de XY, com displasia camptomélica
NR5A1	9q33	Mutação em *NRSA1*	Genitália ambígua, disgenesia gonadal parcial de XY
WNT4	1p35	Duplicação do gene *WNT4*	Genitália ambígua, criptorquidia
AR	Xq12	Mutação em *AR*	Feminino, síndrome de insensibilidade androgênica completa ou parcial
Cariótipo 46, XX			
SRY	Yp11.3	Gene *SRY* translocado para o X	Masculino, DSD (ovo)testicular de XX
SOX3	Xq27.1	Duplicação do gene *SOX3*	Masculino, DSD testicular de XX
SOX9	17q24	Duplicação do gene *SOX9*	Masculino, DSD testicular de XX
CYP21A2	6p21.3	Mutação em *CYP21A2*	Genitália ambígua, virilização, micropênis

DDS, Distúrbio do desenvolvimento sexual.

Atualizado de Achermann JC, Hughes IA: Disorders of sex development. Em Em Melmed S, Polonsky KS, Larsen PR, Kronenberg HM, editores: *Williams textbook of endocrinology*, ed 12, Filadélfia, 2011, WB Saunders, pp 886-934.

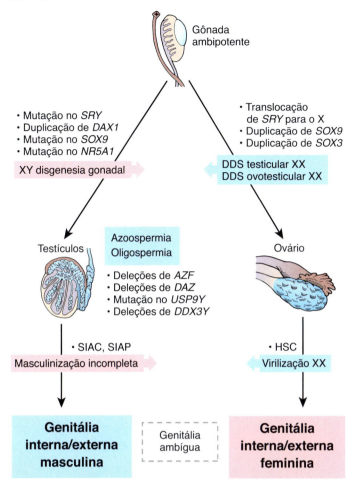

Figura 6-16 Distúrbios do desenvolvimento sexual (DDS), em todo o espectro de eventos de desenvolvimento na determinação sexual e na diferenciação gonadal (Fig. 6-10). DDS selecionados são mostrados, juntamente com determinadas mutações genéticas e alterações genômicas que interferem no efeito primário do sexo cromossômico (XX ou XY) no desenvolvimento sexual e mudam – no todo ou em parte – o desenvolvimento sexual em direção ao sexo oposto. Essas mutações, duplicações e deleções ilustram o papel de equilíbrio e desequilíbrio gênico e desequilíbrio no desenvolvimento do sexo gonadal, a diferenciação específica do sexo e o sexo fenotípico. Ver texto e Tabelas 6-8 e 6-9. HSC, Hiperplasia suprarrenal congênita; SIAC, síndrome de insensibilidade androgênica completa; SIAP, síndrome de insensibilidade androgênica parcial.

gonadal completa (DGC) - como no caso dos homens XX (agora designada formalmente **DDS testicular de 46,XX**) ou mulheres XY (agora formalmente designada **DGC de 46,XY**) - é caracterizada por genitália externa de aparência normal do sexo cromossômico oposto. Diz-se que os casos com genitália externa ambígua têm disgenesia gonadal parcial. A disgenesia gonadal também pode ser associada a DDS de cromossomo sexual; é uma característica compatível com a síndrome de Turner (Tabela 6-7), e os pacientes com cariótipo 45,X/46,XY têm **disgenesia gonadal mista**.

Vários tipos de disgenesia gonadal, seus fenótipos clínicos e causas genéticas estão resumidos na Tabela 6-9 e esquematicamente ilustrados na Figura 6-16.

Distúrbios Associados ao Cariótipo 46,XY

Começamos com DDS associados a um cariótipo 46,XY. A incidência global destas condições é de aproximadamente 1 em cada 20.000 nativivos. Embora alguns defeitos citogenéticos ou monogênicos tenham sido demonstrados, muitos desses casos permanecem inexplicados. Aproximadamente 15% dos pacientes com DGC de 46,XY CGD têm deleções ou mutações no gene *SRY* que interferem na via normal do sexo masculino. No entanto, a maioria das mulheres com cariótipo 46,XY tem um gene *SRY* aparentemente normal.

O gene *DAX1* no Xp21.3 codifica um fator transcricional que desempenha um papel sensível à dosagem na determinação do sexo gonadal, o que implica uma interação fortemente regulada entre *DAX1* e *SRY*. Embora a produção de *SRY* em um ponto crítico no desenvolvimento inicial normalmente leve à formação do testículo, um excesso de *DAX1* resultante da duplicação do gene pode, aparentemente, suprimir a função normal de determinação do sexo masculino do *SRY*, levando ao desenvolvimento ovariano (Fig. 6-16).

Um gene mestre importante no desenvolvimento gonadal e alvo de sinalização de *SRY* é o gene *SOX9* no cromossomo 17. *SOX9* é normalmente expresso no início do desenvolvimento na crista genital e é necessário para a formação testicular normal. Mutações em uma cópia do gene *SOX9*, tipicamente associada a um distúrbio de malformação esquelética chamado **displasia camptomélica**, levam à disgenesia gonadal completa em cerca de 75% de casos de 46,XY (Tabela 6-8). Na ausência de uma cópia do gene *SOX9*, os testículos não conseguem se formar, e a via ovariana é seguida em vez disso. O fenótipo destes pacientes sugere que o passo fundamental para a via do sexo masculino é expressão suficiente de *SOX9* para dirigir a formação dos testículos, normalmente após aumento da regulação do gene *SRY*. Em DGC 46,XY, quer com uma mutação no *SRY* ou uma mutação em *SOX9*, os níveis de expressão de *SOX9* continuam sendo demasiadamente baixos para diferenciação do testículo, possibilitando que ocorra diferenciação ovariana.

TABELA 6-9 Distúrbios do Desenvolvimento Sexual e suas Características

Distúrbio	Sexo Gonadal	Sexo Fenotípico	Características
DDS cromossômicos sexuais			
Síndrome de Klinefelter	Testículos (disgenésicos)	Masculino	Disgenesia gonadal hipogonadismo azoospermia
Síndrome de Turner	Ovário (gônadas estriadas)	Feminino	Disgenesia gonadal amenorreia
DDS testicular de 46,XX	Testículos (bilateral)	Sexo masculino normal (≈ 80%) ou ambíguo (≈ 20%)	Maioria apresenta-se clinicamente após a puberdade com testículos pequenos, ginecomastia, azoospermia
DDS ovotesticular de 46,XX	Tecido testicular e ovariano (ovotestículo ou um de cada)	Ambíguo	Útero pode estar presente; cirurgia muitas vezes necessária para reparar órgãos genitais externos; criado como homem ou mulher
DDS de 46,XY	Testículos (disgenésicos)	Ambíguos	Estruturas de Müller variáveis hipospadia penoscrotal; risco de gonadoblastoma; criado como homem ou mulher
Disgenesia gonadal completa de 46,XY	Gônadas estriadas subdesenvolvidas sem produção de espermatozoides	Feminino	Estruturas de Müller normais;Risco de gonadoblastoma
Disgenesia gonadal parcial de 46,XY	Testículos regredidos	Variável (masculino, feminino ou ambíguo)	Genitália externa ambígua com ou sem estruturas de Müller; criado como homem ou mulher
Disgenesia gonadal mista de 45,X/46,XY	Assimétrico (testículos disgenésicos e gônadas estriadas)	Variável (masculino, feminino ou ambíguo)	Fenótipo variável, que varia de homem típico (baixo) até mulher com síndrome de Turner; risco de gonadoblastoma

DDS, Distúrbio do desenvolvimento sexual.

Resumido de Achermann JC, Hughes IA: Disorders of sex development. Em Melmed S, Polonsky KS, Larsen PR, Kronenberg HM, editores: Williams textbook of endocrinology, ed 12, Filadélfia, 2011, WB Saunders, pp 886-934; e Pagon RA, Adam MP, Bird TD, et al, editores: GeneReviews [Internet]. Seattle, 1993-2013, Universidade de Washington, Seattle, http://www.ncbi.nlm.nih.gov/books/NBK1116/.

Até 10% dos pacientes com uma gama de fenótipos 46,XY de DDS são portadores de mutações no gene *NR5A1*, que codifica um regulador da transcrição de alguns genes, incluindo *SOX9* e *DAX1*. Essas mutações estão associadas à androgenização inadequada de genitália externa, levando a genitália ambígua, disgenesia gonadal parcial e estruturas müllerianas ausentes ou rudimentares.

Distúrbios Associados a um Cariótipo 46,XX

Uma série de fenótipos conhecidos como **DDS testiculares 46,XX** (anteriormente denominados *reversão sexual XX*) é caracterizada pela presença de órgãos genitais externos masculinos em indivíduos com um cariótipo 46,XX aparentemente normal. A incidência geral é de aproximadamente 1 em 20.000.

A maioria dos pacientes tem uma aparência normal do sexo masculino ao nascimento e o distúrbio não é diagnosticado até a puberdade, por causa de testículos pequenos, ginecomastia e infertilidade, apesar de genitália masculina e pelos pubianos de aparência normal em outros aspectos (Tabela 6-9). Tal como descrito anteriormente na seção sobre o cromossomo Y, a maioria desses pacientes tem uma cópia de um gene *SRY* normal translocado para um cromossomo X, como resultado de recombinação aberrante (Fig. 6-11) (Caso 41).

Aqueles homens com 46,XX que não têm um gene *SRY*, no entanto, são um grupo clinicamente mais heterogêneo. Aproximadamente 15% a 20% desses pacientes são identificáveis ao nascimento por causa de genitália ambígua, incluindo hipospádia penoscrotal e criptorquidia (testículos não descidos); não há estruturas de Müller identificáveis e sua identidade de gênero é do sexo masculino. Uma percentagem um pouco menor de pacientes, no entanto, tem *tanto* o tecido testicular *quanto* o tecido ovariano, quer como um ovo-testículo ou como um ovário e testículo separado, uma condição conhecida como **DDS ovotesticular 46,XX** (anteriormente chamada de hermafroditismo verdadeiro). Os pacientes com DDS testicular ou DDS ovotesticular que não têm um gene *SRY* translocado têm sido o tema de intensa investigação para identificar o(s) defeito(s) genético(s) responsáveis. As duplicações de pelo menos dois genes foram descritas, sugerindo que níveis aumentados de reguladores transcricionais podem superar a ausência de *SRY* e iniciar a via específica dos testículos (Tabela 6-8 e Fig. 6-16). Ambas as duplicações de genes e mutações reguladoras podem aumentar o nível de expressão de *SOX9* para contornar a exigência de *SRY*. Da mesma maneira, duplicações do gene *SOX3* ligado ao X, que está muito intimamente relacionado na sequência com o gene *SRY*, pode estimular o aumento da expressão de *SOX9*, substituindo a necessidade habitual por *SRY*.

Desenvolvimento e Manutenção do Ovário

Um determinado número de genes foi implicado no desenvolvimento ovariano normal através do estudo de DDS (Tabela 6-8). Assim, o desenvolvimento do ovário pode não ser a via padrão, como é frequentemente descrito, mas sim o resultado de interações balanceadas entre os vários genes, sendo que alguns deles normalmente estimulam a via ovariana e outros normalmente inibem os fatores envolvidos na via masculina oposta.

A manutenção do ovário tipicamente tem a duração de até cinco décadas em mulheres normais. A perda da função ovariana normal, antes da idade de 40 anos, como observado em aproximadamente 1% das mulheres, é considerada falência ovariana prematura (ou insuficiência ovariana prematura). Há muito se acredita que dois cromossomos X são necessários para manutenção do ovário, porque mulheres 45,X, apesar da iniciação normal do desenvolvimento do ovário *in utero*, são caracterizadas por perda de células germinativas, degeneração do ovócito e disgenesia do ovário. Além disso, pacientes com 47,XXX ou com anomalias citogenéticas envolvendo Xq, bem como portadores da síndrome do X frágil (Caso 17), frequentemente apresentam falência ovariana prematura. Pelo fato de muitas deleções não sobrepostas em Xq apresentarem o mesmo efeito, este achado pode refletir uma necessidade de dois cromossomos X estruturalmente normais na ovocitogênese ou simplesmente uma exigência por vários genes ligados ao X.

Quase uma dúzia de genes foi implicada em casos familiares de falência ovariana prematura e em várias formas de disgenesia gonadal de 46,XX.

Distúrbios do Desenvolvimento Sexual Envolvendo Sexo Fenotípico

Os pacientes descritos anteriormente ilustram uma incompatibilidade entre seu sexo cromossômico e seu sexo gonadal, com frequência levando à disgenesia gonadal (Fig. 6-16). Em contrapartida, indivíduos com DDS 46,XX ou 46,XY têm tecido gonadal que corresponde ao seu sexo cromossômico. No entanto, a sua incompatibilidade reside no estabelecimento do sexo fenotípico: aqui, sua genitália interna e/ou externa apresenta características que são contrárias às normalmente esperadas para aqueles daquele dado sexo cromossômico e gonadal (Fig. 6-16). Assim, os pacientes com DDS 46,XX têm um cariótipo 46,XX com tecido ovariano normal, mas com genitália ambígua ou masculina. E aqueles com DDS 46,XY têm um cariótipo 46,XY e tecido testicular, mas com genitália externa incompletamente masculinizada ou feminina. Com base nisto, os pacientes de ambos os tipos foram previamente descritos como tendo "pseudo-hermafroditismo," um termo não mais usado.

Virilização de Lactentes 46,XX: Hiperplasia Suprarrenal Congênita

Esses pacientes incluem aqueles que têm cariótipos 46,XX com um útero e ovários normais, mas com genitália externa ambígua ou masculina, devido à virilização excessiva. A maioria desses pacientes apresenta **hiperplasia suprarrenal congênita** (**HSC**), um distúrbio hereditário decorrente de defeitos específicos em enzimas do córtex suprarrenal necessários para biossíntese de cortisol e que resultam em virilização de lactentes 46,XX. Além de ser uma causa frequente de virilização feminina, a HSC é responsável por aproximadamente metade de todos os casos que apresentam genitália externa ambígua. O desenvolvimento ovariano é normal, mas a produção excessiva de androgênios causa masculinização da genitália externa, com aumento do clitóris e fusão labial formando uma estrutura semelhante ao escroto (Fig. 6-17).

Embora qualquer uma das várias etapas enzimáticas possa ser defeituosa na HSC, de longe, o defeito mais comum é

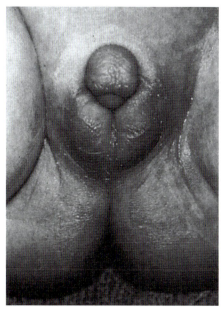

Figura 6-17 Genitália externa masculinizada de um lactente 46,XX provocada por hiperplasia suprarrenal congênita (forma virilizante). Veja texto para discussão. *Veja Fontes & Agradecimentos.*

a deficiência de 21-hidroxilase, que tem uma incidência de aproximadamente 1 em 12.500 nascimentos. A deficiência de 21-hidroxilase bloqueia a via biossintética normal de glicocorticoides e mineralocorticoides. Isto leva a superprodução dos precursores, que são então desviados para a via de biossíntese de androgênio, causando níveis anormalmente elevados de androgênio tanto em embriões XX como XY. Embora lactentes 46,XX, com deficiência de 21-hidroxilase nasçam com genitália ambígua, os lactentes 46,XY acometidos têm genitália externa normal e podem passar despercebidos na primeira infância. Dos pacientes com deficiência clássica de 21-hidroxilase, 25% têm o tipo virilizante simples e 75% têm um tipo perdedor de sal devido a uma deficiência de mineralocorticoide que é clinicamente mais grave e pode levar à morte neonatal. Um teste de triagem desenvolvido para identificar a condição em recém-nascidos está agora em uso em muitos países (Cap. 16). O manejo clínico, cirúrgico e psicossocial de pacientes com HSC 46,XX está associado a melhores taxas de fertilidade e identidade de gênero feminino normal.

Masculinização Incompleta de Lactentes 46,XY: Síndrome de Insensibilidade Androgênica

Além dos distúrbios de formação do testículo durante o desenvolvimento embriológico, as causas de DDS em indivíduos 46,XY incluem anomalias de gonadotrofinas, doenças hereditárias de biossíntese de testosterona e metabolismo e anomalias das células-alvo androgênicas. Esses distúrbios são heterogêneos tanto geneticamente quanto clinicamente, e em alguns casos, eles podem corresponder a manifestações mais leves da mesma causa subjacentes a DDS ovotesticular. Embora as gônadas sejam exclusivamente testículos na DDS 46,XY, os ductos genitais ou a genitália externa são incompletamente masculinizados (Fig. 6-16).

Existem várias formas de insensibilidade androgênica que resultam em masculinização incompleta de indivíduos 46,XY. Aqui ilustramos os princípios essenciais, considerando a síndrome ligada ao X conhecida como **síndrome de insensibilidade do androgênio** (outrora conhecida como feminização testicular). Como o nome original indica, os testículos estão presentes quer dentro do abdome ou no canal inguinal, onde às vezes são confundidos com hérnias em lactentes que parecem, em outros aspectos, ser mulheres normais. Embora os testículos nestes pacientes secretem androgênio normalmente, a ausência de resposta de órgãos-alvo aos androgênios resulta da ausência de receptores androgênicos nas células-alvo adequadas. A proteína receptora, especificada pelo alelo normal no *locus* do receptor de androgênio (AR) ligado ao X, tem a função de formar um complexo com testosterona e diidrotestosterona. Se houver falha na formação do complexo, o hormônio não estimula a transcrição de genes-alvo necessária para a diferenciação na direção do sexo masculino. O defeito molecular foi determinado em muitas centenas de casos e varia de uma deleção completa do gene *AR* até mutações pontuais nos domínios de ligação ao androgênio ou de ligação ao DNA da proteína do receptor de androgênio.

Os indivíduos acometidos são homens em nível cromossômico (cariótipo 46,XY) que têm genitália externa feminina aparentemente normal, mas têm uma vagina cega e sem útero ou tubas uterinas. A incidência de insensibilidade androgênica é de cerca de 1 em 10.000 a 20.000 nativivos, e ambas as formas completas e parciais são conhecidas, dependendo da gravidade do defeito genético. Na forma completa (Fig. 6-18), os pelos axilares e pubianos são esparsos ou ausentes e o desenvolvimento das mamas ocorre na idade apropriada, mas sem menstruação; a amenorreia primária é frequentemente o achado clínico apresentado que leva a um diagnóstico. A atribuição de gênero tipicamente não é um problema e o desenvolvimento psicossexual e a função sexual (exceto para a fertilidade) são a de uma mulher 46,XX típica.

DISTÚRBIOS DO NEURODESENVOLVIMENTO E DEFICIÊNCIA INTELECTUAL

Por último, consideramos outra classe de distúrbios que assim como os distúrbios do desenvolvimento sexual que acabamos de discutir, com frequência requerem uma vasta gama de abordagens cromossômicas e genômicas para o diagnóstico, manejo e aconselhamento genético. Os distúrbios do desenvolvimento neurológico são altamente heterogêneos, abrangendo deficiências na cognição, comunicação, comportamento e funcionamento motor. Amplamente considerada, a categoria de distúrbios do desenvolvimento neurológico inclui diagnósticos sobrepostos, tais como **deficiência intelectual** (definida como comprometimento de funções cognitivas e adaptativas na infância), **transtornos do espectro autista (TEA)** (Caso 5), e transtorno de hiperatividade e déficit de atenção (TDAH). Esta categoria também pode incluir várias condições neuropsiquiátricas como esquizofrenia e transtorno bipolar, tratos complexos deste tipo que são consideradas mais tarde no Capítulo 8.

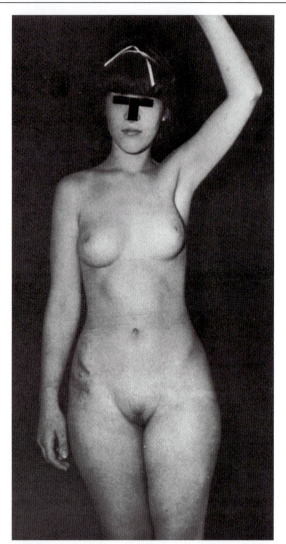

Figura 6-18 Fenótipo de um indivíduo 46,XY com síndrome de insensibilidade androgênica completa. Observe contornos do corpo feminino, desenvolvimento da mama, ausência de pelos axilares e pubianos e cabelos esparsos. *Veja Fontes & Agradecimentos.*

A incidência global de deficiência intelectual e atraso de crescimento é estimada em pelo menos 2% a 3%, enquanto o TEA acomete até 1%. Determinar a causa genética da deficiência intelectual na maioria dos pacientes é um desafio particular, especialmente na ausência de outros indícios clínicos ou informações sobre o gene ou região específica do genoma responsável. Especialmente em casos esporádicos sem uma história familiar evidente, um diagnóstico preciso pode ser útil para o manejo clínico e aconselhamento genético. Assim, a gama completa de métodos de triagem deve ser considerada, incluindo cariotipagem e microarranjos cromossômicos, bem como sequenciamento de exoma completo e de genoma completo.

Desequilíbrio Genômico em Distúrbios do Neurodesenvolvimento

Em estudos de grande porte comparando o rendimento diagnóstico nesta população de pacientes, a análise

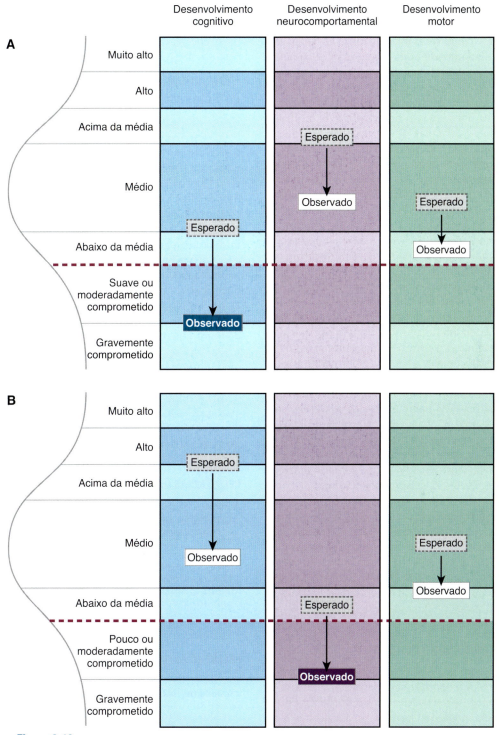

Figura 6-19 Modelo para o impacto de alterações genéticas ou genômicas no desenvolvimento cognitivo, neurocomportamental e de desenvolvimento motor de um indivíduo. Aqui, o perfil observado de habilidades em probandos (*quadros preenchidos*) mostra o efeito deletério de uma variante do número de cópias (VNC) no perfil previsto esperado a partir dos antecedentes familiares (quadros cinza). O efeito fenotípico de uma determinada VNC varia entre os três elementos do neurodesenvolvimento. A *linha pontilhada roxa* representa o limiar diagnóstico (2 DP abaixo da média). **A**, Nesta família, o efeito deletério de VNC nos traços cognitivos quantitativos (p.ex., QI) resulta em um diagnóstico de deficiência intelectual, enquanto as características neurocomportamentais e motoras não entram no intervalo clinicamente comprometido. **B**, Em contrapartida, em uma família diferente, por causa das normas familiares diferentes, o efeito deletério dos mesmos VNC conduz ao diagnóstico de um distúrbio neurocomportamental (p.ex., esquizofrenia), mas sem deficiência intelectual ou comprometimento motor. *Veja Fontes & Agradecimentos.*

cromossômica com microarranjos detecta desequilíbrios genômicos patogênicos em cerca de 12% a 16% dos casos, aproximadamente cinco vezes mais do que a cariotipagem de bandas G isoladamente; nesta base, os microarranjos cromossômicos são cada vez mais considerados um teste clínico de primeiro nível para identificar desequilíbrio genômico em pacientes com deficiência intelectual inexplicável ou TEA. Embora um aumento na presença de múltiplas variantes do número de cópias (VNC) raras seja verdadeiro tanto para a deficiência intelectual como para os TEA, as VNC em pacientes com deficiência intelectual tendem a ser maiores e abranger mais genes e são mais propensas a origem *de novo* do que as detectadas em pacientes com TEA. Muitas centenas de genes foram implicadas até o momento, com estimativas de até mil ou mais genes no genoma que, quando presentes em um número muito pequeno ou muito grande de cópias, podem levar a distúrbios do neurodesenvolvimento.

Embora a triagem para desequilíbrio genômico devido a VNC seja cada vez mais aceita como ferramenta de diagnóstico, identificar genes individuais e suas mutações patogênicas continua sendo um desafio significativo por causa da heterogeneidade clínica e genética. Alguns genes parecem ser alvos de mutação recorrentes, sendo responsáveis por até vários casos; o sequenciamento do exoma pode identificar variantes codificantes *de novo* com patogenicidade comprovada em aproximadamente 15% dos pacientes com deficiência intelectual não sindrômica esporádica severa e em coortes de pacientes com diagnóstico de TEA. O sequenciamento de genoma completo também identificou mutações provavelmente patogênicas, sejam elas originais ou herdadas, nos TEA e na deficiência intelectual.

Embora estas abordagens sejam valiosas para a descoberta de genes, o sequenciamento do exoma ou genoma em grande escala como uma estratégia para o teste clínico de rotina provavelmente vai exigir outras reduções substanciais nos custos, bem como melhorias na capacidade de distinguir uma mutação patogênica do grande excesso de variantes de importância desconhecida que são encontradas em qualquer genoma único.

Deficiência Intelectual Ligada ao X

Um aspecto há muito analisado da deficiência intelectual é o excesso de homens na população acometida, e um grande número de mutações, microdeleções ou duplicações que causam deficiência intelectual ligada ao cromossomo X foi documentado. A incidência coletiva desses defeitos ligados ao X foi estimada como sendo de até 1 em 500 a 1.000 nativivos.

A causa mais comum de deficiência mental ligada ao X é a mutação no gene *FMR1* em homens com a **síndrome do X frágil** (Caso 17). No entanto, cerca de 100 outros genes ligados ao X foram implicados na deficiência intelectual ligada ao X, principalmente com base em estudos de famílias grandes. A análise cromossômica de microarranjos identificou supostas VNCs causadoras e inserção-deleções em outros 10% dessas famílias. Além disso, os esforços de sequenciamento do exoma resumidos na seção anterior para

identificar alterações *de novo* em pacientes com deficiência intelectual revelaram um excesso dessas mutações no cromossomo X.

Heterogeneidade Clínica e Sobreposição do Diagnóstico

Um desafio específico para a compreensão dos distúrbios do neurodesenvolvimento, sua etiologia e sua evolução clínica é o grau extraordinário de heterogeneidade clínica, a co-ocorrência de sintomas e a sobreposição de diagnóstico entre eles. Para os casos decorrentes de VNCs ou de mutações monogênicas, o mesmo defeito pode levar a diagnósticos clínicos diferentes em casos diferentes e até mesmo em diferentes membros da família – alguns com alguma deficiência intelectual, alguns com TEA e alguns com doenças psiquiátricas diagnosticadas. Esta heterogeneidade e sobreposição, mesmo quando categorizadas por diagnóstico genético/genômico, em vez de diagnóstico clínico, sugere a necessidade de um estudo mais aprofundado das correlações genótipo/fenótipo para capturar significativamente a ampla gama de fenótipos que podem surgir entre os indivíduos com a mesma doença genética. Tal como ilustrado na Figura 6-19, um fator importante é analisar o efeito da VNC ou da mutação comparando indivíduos acometidos com os membros de sua família não acometidos (e não com indivíduos não aparentados na população geral), minimizando assim efeitos de confusão da vasta gama de fenótipos cognitivos e comportamentais observados, mesmo na população em geral.

REFERÊNCIAS GERAIS

Achermann JC, Hughes IA: Disorders of sex development. In Melmed S, Polonsky KS, Larsen PR, Kronenberg HM, editors: *Williams textbook of endocrinology*, ed 12, Philadelphia, 2011, WB Saunders, pp 886-934.

Gardner RJM, Sutherland GR, Shaffer LG: *Chromosome abnormalities and genetic counseling*, ed 4, Oxford, England, 2012, Oxford University Press.

Moore KL, Persaud TVN, Torchia MG: *The developing human: clinically oriented embryology*, ed 9, Philadelphia, 2013, W.B. Saunders.

REFERÊNCIAS PARA TÓPICOS ESPECÍFICOS

Bartolomei MS, Ferguson-Smith AC: Mammalian genomic imprinting, *Cold Spring Harb Perspect Biol* 3:a002592, 2011.

Baxter R, Vilain R: Translational genetics for diagnosis of human disorders of sex development, *Annu Rev Genomics Hum Genet* 14:371-392, 2013.

Cassidy SB, Schwartz S, Miller JL, et al: Prader-Willi syndrome, *Genet Med* 14:10-26, 2012.

Cooper GM, Coe BP, Girirajan S, et al: A copy number variation morbidity map of developmental delay, *Nat Genet* 43:838-846, 2011.

de Ligt J, Willemsen H, van Bon BWM, et al: Diagnostic exome sequencing in persons with severe intellectual disability, *N Engl J Med* 367:1921-1929, 2012.

Ellison JW, Rosenfeld JA, Shaffer LG: Genetic basis of intellectual disability, *Ann Rev Med* 64:441-450, 2013.

Gajecka M, MacKay KL, Shaffer LG: Monosomy 1p36 deletion syndrome, *Am J Med Genet Part C Semin Med Genet* 145C:346-356, 2007.

Higgins AW, Alkuraya FS, Bosco AF, et al: Characterization of apparently balanced chromosomal rearrangements from the Developmental Genome Anatomy Project, *Am J Hum Genet* 82:712-722, 2008.

CAPÍTULO 6 — BASES CROMOSSÔMICA E GENÔMICA DAS DOENÇAS

Hughes IA, Davies JD, Bunch TI, et al: Androgen insensitivity syndrome, *Lancet* 380:1419-1428, 2012.

Hughes IA, Houk C, Ahmed SF, et al: Consensus statement on management of intersex disorders, *Arch Dis Child* 91:554-563, 2006.

Huguet G, Ey E, Bourgeron T: The genetic landscapes of autism spectrum disorders, *Ann Rev Genomics Hum Genet* 14:191-213, 2013.

Jiang Y, Yuen RKC, Jin X, et al: Detection of clinically relevant genetic variants in autism spectrum disorder by whole-genome sequencing, *Am J Hum Genet* 93:1-15, 2013.

Kaminsky EB, Kaul V, Paschall J, et al: An evidence-based approach to establish the functional and clinical significance of copy number variants in intellectual and developmental disabilities, *Genet Med* 13:777-784, 2011.

Korbel JO, Tirosh-Wagner T, Urban AE, et al: The genetic architecture of Down syndrome phenotypes revealed by high-resolution analysis of human segmental trisomies, *Proc Natl Acad Sci USA* 106:12031-12036, 2009.

Leggett V, Jacobs P, Nation K, et al: Neurocognitive outcomes of individuals with a sex chromosome trisomy: XXX, XYY, or XXY: a systematic review, *Devel Med Child Neurol* 52:119-129, 2010.

Mabb AM, Judson MC, Zylka MJ, et al: Angelman syndrome: insights into genomic imprinting and neurodevelopmental phenotypes, *Trends Neurosci* 34:293-303, 2011.

Moreno-De-Luca A, Myers SM, Challman TD, et al: Developmental brain dysfunction: revival and expansion of old concepts based on new genetic evidence, *Lancet Neurol* 12:406-414, 2013.

Morris JK, Alberman E, Mutton D, et al: Cytogenetic and epidemiological findings in Down syndrome: England and Wales 1989-2009, *Am J Med Genet A* 158A:1151-1157, 2012.

Najmabadi H, Hu H, Garshasbi M, et al: Deep sequencing reveals 50 novel genes for recessive cognitive disorders, *Nature* 478:57-63, 2011.

Silber SJ: The Y chromosome in the era of intracytoplasmic sperm injection, *Fertil Steril* 95:2439-2448, 2011.

Talkowski ME, Maussion G, Crapper L, et al: Disruption of a large intergenic noncoding RNA in subjects with neurodevelopmental disabilities, *Am J Hum Genet* 91:1128-1134, 2012.

Talkowski ME, Rosenfeld JA, Blumenthal I, et al: Sequencing chromosomal abnormalities reveals neurodevelopmental loci that confer risk across diagnostic boundaries, *Cell* 149:525-537, 2012.

Weischenfeldt J, Symmns O, Spitz F, et al: Phenotypic impact of genomic structural variation: insights from and for human disease, *Nat Rev Genet* 14:125-138, 2013.

Zufferey F, Sherr EH, Beckmann ND, et al: A 600 kb deletion syndrome at 16p11.2 leads to energy imbalance and neuropsychiatric disorders, *J Med Genet* 49:660-668, 2013.

PROBLEMAS

1. Em uma mulher com um cariótipo 47,XXX, que tipos de gametas, teoricamente, seriam formados e em que proporções? Quais são os cariótipos *teóricos* e fenótipos de sua prole? Quais são os cariótipos e fenótipos *reais* de sua prole?

2. Os indivíduos portadores de uma cópia da inv(9) descritos no texto são clinicamente normais. Forneça duas possíveis explicações.

3. As taxas de incidência de nascimento de homens 47,XXY e 47,XYY são aproximadamente iguais. Isto é o que você esperaria com base nas possíveis origens dos dois cariótipos anormais? Explique.

4. Como uma pessoa com um cariótipo XX pode diferenciar-se como um homem fenotipicamente normal?

5. Um cromossomo X em anel cêntrico pequeno que não tem o centro de inativação do X é observado em um paciente com baixa estatura, disgenesia gonadal e deficiência intelectual. Pelo fato de a deficiência intelectual não ser uma característica típica da síndrome de Turner, explique a presença de retardo mental com ou sem outras anomalias físicas associadas em indivíduos com um cariótipo 46,X,r(x). Em um diagnóstico pré-natal que envolve uma família diferente, um anel um pouco maior que contém o centro de inativação do X é detectado. Que fenótipo você preveria para o feto nesta gravidez?

6. Observa-se que um bebê do sexo feminino com genitália ambígua tem deficiência de 21-hidroxilase do tipo perdedora de sal. Que cariótipo você esperaria encontrar? Qual é o distúrbio? Que aconselhamento genético você daria aos pais?

7. Quais são as consequências clínicas esperadas das seguintes deleções? Se a mesma quantidade de DNA é deletada em cada caso, por que a gravidade de cada um pode ser diferente?
   a. 46,XX,del(13)(pter→p11.1:)
   b. 46,XY,del(Y)(pter→q12:)
   c. 46,XX,del(5)(p15)
   d. 46, XX,del(X)(q23q26)

8. Forneça possíveis explicações para o fato de que as pessoas com aneuploidia do cromossomo X são clinicamente não completamente normais.

9. Em genética clínica, você está aconselhando cinco mulheres grávidas que perguntam sobre o seu risco de ter um feto com síndrome de Down. Quais são os seus riscos e por quê?
   a. Uma mãe de 23 anos de idade de uma criança anterior com trissomia do 21
   b. Uma mãe de 41 anos de idade de uma criança anterior com trissomia do 21
   c. Uma mulher de 27 anos de idade, cuja sobrinha tem síndrome de Down
   d. Um portador de uma translocação Robertsoniana 14;21
   e. Uma mulher, cujo marido é portador de uma translocação Robertsoniana 14;21

10. Uma jovem com síndrome de Down é cariotipada e descobre-se que é portadora de uma translocação 21q21q. Com o uso da nomenclatura citogenética padrão, qual é o seu cariótipo?

11. Inversões paracêntricas geralmente não levam ao problema de desequilíbrio na prole. Por que não?

CAPÍTULO 7

Padrões de Herança Monogênica

No Capítulo 1 foram apresentadas e brevemente caracterizadas as três principais categorias de distúrbios genéticos — monogênicas, cromossômicas e complexas. Neste capítulo serão discutidos detalhadamente os padrões típicos de transmissão de distúrbios monogênicos, aproveitando os mecanismos de transmissão gênica e genômica fornecidos de forma geral nos Capítulos 2 e 3; a ênfase será nas várias formas de padrões de herança das doenças genéticas que ocorrem em famílias. Posteriormente, no Capítulo 8, serão examinados os padrões mais complexos de herança, incluindo os distúrbios multifatoriais que resultam da interação entre variações em um ou mais genes, bem como de fatores ambientais.

VISÃO GERAL E CONCEITOS

Genótipo e Fenótipo

Para os *loci* autossômicos (e ligados ao X nas mulheres), o **genótipo** de uma pessoa em um determinado *locus* é constituído por ambos os alelos que ocupam aquele *locus* nos dois cromossomos homólogos (Fig. 7-1). Genótipo não deve ser confundido com **haplótipo**, que se refere ao conjunto de alelos em dois ou mais *loci* próximos em *um* cromossomo do par de homólogos. De forma mais ampla, o termo *genótipo* pode se referir a todos os pares de alelos que compõem de forma coletiva a constituição genética de um indivíduo ao longo de todo o genoma. O **fenótipo**, como descrito previamente no Capítulo 3, é a expressão do genótipo como um traço morfológico, clínico, celular ou bioquímico, podendo ser observado clinicamente ou apenas através de exames sanguíneos ou histológicos. O fenótipo pode ser uma variável discreta – como a presença ou ausência de uma doença — ou pode ser uma medida mensurável, como o índice de massa corporal ou a glicemia. Obviamente o fenótipo pode ser tanto normal quanto anormal em um determinado indivíduo, mas, neste livro, que enfatiza distúrbios com significado médico, o foco é dado no fenótipo da doença, ou seja, nos distúrbios genéticos.

Quando uma pessoa tem um par de alelos idênticos em um *locus* do DNA nuclear, ela é dita em **homozigose**, ou **homozigota**; quando os alelos são diferentes e um deles é do tipo selvagem, ela é dita em **heterozigose**, ou **heterozigota**. O termo **heterozigoto composto** é usado para descrever um genótipo, no qual estão presentes dois alelos mutados diferentes de um gene, em vez de um alelo selvagem e um mutante. Esses termos (*homozigoto, heterozigoto* e *heterozigoto composto*) podem se referir tanto a uma pessoa quanto a um genótipo. Na situação peculiar, na qual um homem apresenta um alelo anormal para um gene localizado no cromossomo X e não há outra cópia do gene, ele não é nem homozigoto nem heterozigoto, sendo referido como **hemizigoto**. O DNA mitocondrial também representa um caso especial. Diferentemente das duas cópias de cada gene em uma célula diploide, as moléculas do DNA mitocondrial e os genes codificados pelo genoma mitocondrial apresentam dezenas de milhares de cópias em cada célula (Cap. 2). Por isso, os termos *homozigoto, heterozigoto* e *hemizigoto* não são utilizados para descrever genótipos nos *loci* mitocondriais.

Um **distúrbio monogênico** é aquele determinado principalmente pelos alelos de um único *locus*. Uma lista clássica das doenças monogênicas conhecidas, a *Mendelian Inheritance in Man*, foi elaborada pelo falecido Victor A. McKusick e se tornou indispensável aos médicos geneticistas durante décadas. Essas doenças seguem um padrão clássico de herança nas famílias (autossômica recessiva, autossômica dominante, ligada ao X) e são referidas como **mendelianas** porque ocorrem em uma proporção aproximadamente fixa e previsível na prole de tipos específicos de cruzamentos, como as ervilhas de jardim estudadas por Gregor Mendel.

Um único gene ou par de genes frequentemente produz múltiplos efeitos fenotípicos diferentes em vários sistemas, com uma diversidade de sinais e sintomas acontecendo em diferentes momentos da vida. Para citar apenas um desses exemplos, indivíduos com uma mutação no gene *VHL* podem desenvolver hemangioblastomas no cérebro, na medula e na retina; cistos renais; cistos pancreáticos; carcinoma de células renais; feocromocitoma e tumores endolinfáticos da orelha interna, bem como tumores de epidídimo nos homens ou do ligamento largo do útero nas mulheres — embora *todas* as manifestações da doença sejam originárias da mesma mutação. Nesses casos, a doença é dita como tendo **pleiotropia** (do grego *pleion* e *tropos*, muitas mudanças), e a expressão do defeito gênico é dita **pleiotrópica**. Atualmente, para muitas condições pleiotrópicas a relação entre o defeito gênico e suas várias manifestações não é nem óbvia, nem bem compreendida.

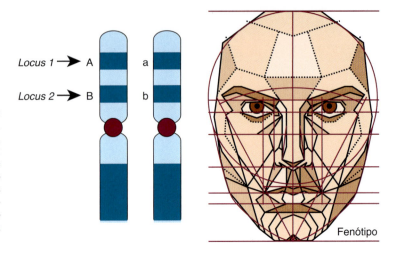

Figura 7-1 Os conceitos de genótipo e fenótipo. (*Esquerda*) O genótipo se refere à informação codificada no genoma. Diagrama de um par de cromossomos homólogos e dois *loci*, *Locus* 1 e *Locus* 2, em um indivíduo que é heterozigoto para ambos os *loci*. Ele tem os alelos A e a no *locus* 1 e os alelos B e b no *locus* 2. O genótipo do *locus* 1 é *Aa*, enquanto o genótipo do *locus* 2 é *Bb*. Os dois haplótipos nesses cromossomos homólogos são *A-B* e *a-b*. (*Direita*) O fenótipo é a manifestação física, clínica, celular ou bioquímica do genótipo, como ilustrado aqui pelos aspectos morfométricos da face de um indivíduo.

Os distúrbios monogênicos acometem as crianças de forma predominante, mas não exclusiva. Condições monogênicas graves afetam um em cada 300 recém-nascidos e são responsáveis por cerca de 7% das hospitalizações pediátricas. Embora menos de 10% das doenças monogênicas se manifestem após a puberdade e apenas 1% ocorra após o final do período reprodutivo, distúrbios mendelianos têm, no entanto, importância na medicina do adulto. Há aproximadamente 200 distúrbios mendelianos, cujos fenótipos incluem doenças comuns nos adultos como cardiopatias, derrame, câncer e diabetes. Embora os distúrbios mendelianos não sejam o principal fator de contribuição no desenvolvimento dessas doenças comuns na população geral, eles são individualmente importantes em pacientes devido ao seu significado na saúde de outros membros familiares e por causa da disponibilidade de testes genéticos e opções detalhadas de manejo.

Penetrância e Expressividade

Para algumas condições genéticas, o genótipo deletério é sempre expresso de forma plena ao nascimento como um fenótipo anormal. A experiência clínica, entretanto, ensina que outras condições não são totalmente expressas ou podem variar significativamente em seus sinais e sintomas, gravidade clínica ou idade de início, inclusive entre membros de uma família que compartilham o mesmo genótipo deletério. Os geneticistas utilizam diferentes termos para descrever essas diferenças na expressão clínica.

Penetrância é a probabilidade de um ou mais alelos mutantes apresentarem qualquer expressão fenotípica. Quando a frequência da expressão do fenótipo é menor do que 100% — isto é, quando alguns dos que têm um genótipo relevante falham *completamente* em expressá-lo – o distúrbio é dito como tendo **penetrância incompleta** ou **reduzida**. A penetrância é um conceito "tudo ou nada". É o percentual de pessoas em uma determinada idade, com um genótipo de predisposição, que se mostram afetadas, independentemente da gravidade.

Em alguns distúrbios, a penetrância é dependente da idade, ou seja, pode acontecer em qualquer momento, desde o desenvolvimento intrauterino precoce até os anos pós-reprodutivos. Algumas condições apresentam letalidade pré-natal, enquanto outras podem ser identificadas no período pré-natal (p. ex., por ultrassonografia; Cap. 17), mas são compatíveis com o nascimento de uma criança viva; outras ainda podem ser identificadas apenas ao nascimento (**congênitas**).* Outros distúrbios podem ter seu início de forma típica ou exclusiva na infância e na vida adulta. Mesmo nesses, porém, e em alguns casos dentro da mesma família, dois indivíduos que portam o mesmo genótipo deletério podem desenvolver a doença em idades bem distintas.

Em contraste com a penetrância, **expressividade** não se refere à presença ou à ausência de um fenótipo, mas à gravidade da expressão do fenótipo entre os indivíduos que têm o mesmo genótipo deletério. Quando a gravidade da doença difere em pessoas que possuem exatamente o mesmo genótipo, o fenótipo é dito como tendo **expressividade variável**. Ainda que dentro da mesma família, dois indivíduos portadores dos mesmos genes mutantes podem ter alguns sinais e sintomas em comum, enquanto outras manifestações da doença podem ser bem diferentes, dependendo do tecido ou do órgão afetado. O desafio do clínico no cuidado dessas famílias é não deixar passar sinais sutis de um distúrbio em um membro da família e, como resultado, tanto confundir expressividade leve ou falta de penetrância quanto inferir que esse indivíduo não tem o genótipo deletério.

HEREDOGRAMAS

Os distúrbios monogênicos são caracterizados por seus padrões de transmissão nas famílias. Para definir o tipo de transmissão, o primeiro passo comumente utilizado é

---

*Os termos *genético* e *congênito* são frequentemente confundidos. É importante ter em mente que um distúrbio genético é determinado por variações em genes, enquanto um distúrbio congênito é simplesmente aquele presente ao nascimento e que pode ou não ter uma base genética.

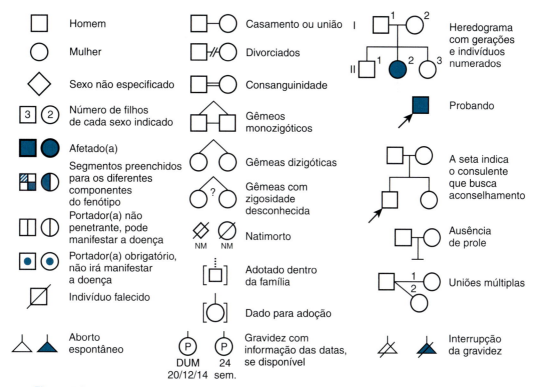

Figura 7-2 Símbolos comumente utilizados em heredogramas. Embora não haja um sistema uniforme de notação para os heredogramas, os símbolos usados aqui estão de acordo com as recomendações recentes feitas por profissionais no campo do aconselhamento genético.

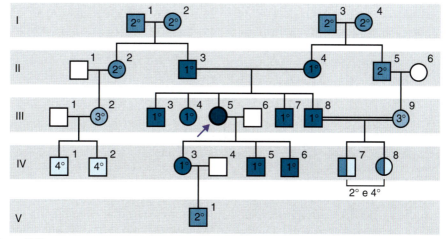

Figura 7-3 Relações dentro de uma genealogia. O probando, III-5 (*seta*), representa um caso isolado de um distúrbio genético. Ela tem quatro irmãos, III-3, III-4, III-7 e III-8. Seu parceiro/esposo é III-6 e eles têm três filhos (sua prole F1). O probando tem nove parentes em primeiro grau (seus pais, irmãos e filhos), nove parentes em segundo grau (avós, tios e tias, sobrinhos e sobrinhas, além do neto), dois parentes em terceiro grau (primos em primeiro grau) e quatro parentes em quarto grau (primos em segundo grau). IV-3, IV-5 e IV-6 são primos em terceiro grau de IV-1 e IV-2. IV-7 e IV-8, cujos pais são consanguíneos, têm parentesco duplo com o probando: são primos em terceiro grau pelo lado paterno e primos em quinto grau pelo lado materno.

obter informações sobre a história familiar do paciente e resumir os detalhes na forma de um **heredograma**, uma representação gráfica da árvore familiar, usando símbolos padronizados (Fig. 7-2). A extensão familiar retratada em tal heredograma é uma **genealogia** (Fig. 7-3). Um indivíduo afetado a partir do qual uma família com uma doença genética é inicialmente encaminhada para um geneticista (i.e., avaliada) é o **probando, propósito** ou **caso índice**. A pessoa que traz as informações familiares ao consultar um geneticista é referida como **consulente**; o consulente pode ser um indivíduo afetado ou um parente não afetado de um probando. Uma família pode ter mais

THOMPSON & THOMPSON GENÉTICA MÉDICA

de um probando, se eles forem avaliados a partir de mais de uma fonte. Irmãos e irmãs em uma família compõem uma **irmandade**. Os parentes são classificados em **primeiro grau** (pais, irmãos e prole de um probando), **segundo grau** (avós e netos, tios e tias, sobrinhos e sobrinhas, bem como meio-irmãos) ou **terceiro grau** (p. ex., primos em primeiro grau) e assim por diante, dependendo do número de passos no heredograma entre duas pessoas. A prole de primos em primeiro grau são primos em terceiro grau entre si, enquanto o filho de um primo de primeiro grau em relação a este é um primo em segundo grau. Casais que têm um ou mais antepassados em comum são **consanguíneos**. Se o probando é o único afetado em uma família, é chamado de caso **isolado** (Fig. 7-3). Se for provado que o caso isolado é resultado de uma mutação nova no probando, isso também é conhecido como caso **esporádico**. Quando existe um diagnóstico definitivo fundamentado na comparação com outros pacientes, o padrão de herança bem estabelecido em outras famílias que apresentam o mesmo distúrbio pode ser usado como base para o aconselhamento, mesmo que o paciente seja um caso isolado na família. Assim, ainda que o paciente não tenha parentes afetados de modo semelhante, é possível reconhecer que aquela doença é genética e determinar o risco para outros membros da família.

Examinar um heredograma é um primeiro passo essencial para determinar o padrão de herança de um distúrbio genético em uma família. O padrão de herança em uma família com uma doença letal afetando o feto em fases precoces da gravidez pode estar oculto porque tudo o que se observa são abortos múltiplos ou diminuição da fertilidade. De forma recíproca, para os fenótipos com idade variável de início, um indivíduo afetado pode ter outros parentes não afetados ou pode não ter atingido ainda a idade na qual o efeito do gene mutado se revela. Além de a penetrância reduzida e a expressividade variável mascararem a existência de outros parentes portadores do genótipo mutado, o geneticista pode receber informações imprecisas sobre a presença da doença em outros familiares ou sobre o grau de parentesco. Por fim, com o tamanho reduzido das famílias nos países desenvolvidos atualmente, há grande chance de o paciente ser o único familiar afetado, tornando difícil a determinação de qualquer padrão de herança.

HERANÇA MENDELIANA

O padrão de herança visto em distúrbios monogênicos depende principalmente de dois fatores:

- Se a localização cromossômica do *locus* gênico está em um autossomo (cromossomos 1 a 22), em um cromossomo sexual (cromossomos X e Y) ou no genoma mitocondrial.
- Se o fenótipo é **dominante** (expresso quando apenas um dos cromossomos do par porta o alelo mutado) ou **recessivo** (expresso apenas quando ambos os cromossomos de um par portam os alelos mutados em determinado *locus*).

Heranças Autossômica, Ligada ao X e Mitocondrial

Os padrões diversificados de transmissão dos autossomos, cromossomos sexuais e mitocôndrias durante a meiose resultam em padrões distintos de herança dos alelos mutados nesses tipos diferentes de cromossomos (Cap. 2). Devido ao fato de apenas uma das duas cópias de cada autossomo ser passada para um único gameta durante a meiose, homens e mulheres heterozigotos para um alelo mutado em um autossomo têm uma chance de 50% de passar aquele alelo para qualquer um de sua prole, independentemente do gênero da criança. Alelos mutados em um cromossomo X, contudo, não são distribuídos de modo igual para filhos e filhas. Os homens passam seu cromossomo Y aos filhos e seu cromossomo X às filhas; assim, *não podem* passar um alelo no cromossomo X aos seus filhos e *sempre* passam esse alelo às filhas (a menos que esteja em um dos *loci* pseudoautossômicos; Cap. 6). Como as mitocôndrias são herdadas apenas da mãe, seja qual for o gênero da criança, mutações no genoma mitocondrial não são herdadas seguindo o padrão mendeliano. As heranças autossômica, ligada ao X e mitocondrial serão discutidas a seguir no restante do capítulo.

Características Dominantes e Recessivas

Loci Autossômicos

Seguindo uma definição clássica, um fenótipo é **recessivo** se expresso *apenas* em homozigotos, hemizigotos ou heterozigotos compostos, na falta do alelo selvagem em todas essas situações, e *nunca* em heterozigotos que apresentem um alelo selvagem. Por outro lado, um padrão de herança **dominante** ocorre quando o fenótipo é expresso em heterozigotos, bem como em homozigotos (ou heterozigotos compostos). Para a grande maioria dos distúrbios herdados de forma dominante, os homozigotos e os heterozigotos compostos por alelos mutantes em *loci* autossômicos são acometidos de forma mais grave que os heterozigotos, em um padrão de herança conhecido como **dominante incompleto** (ou **semidominante**). São conhecidos poucos distúrbios nos quais os homozigotos (ou heterozigotos compostos) apresentam o mesmo fenótipo que os heterozigotos; nesses casos, o distúrbio é dito **dominante puro**. Por fim, se ocorrer a expressão fenotípica de ambos os alelos de um *locus* em um heterozigoto, a herança é denominada **codominante**.

Sistema ABO. Uma característica que mostra expressão codominante é o sistema sanguíneo ABO, que tem importância médica em casos de transfusão sanguínea e de transplante de órgãos. Os alelos *A*, *B* ou *O* no *locus* *ABO* formam um sistema trialélico, no qual dois deles (*A* e *B*) determinam a expressão tanto de A quanto de B do antígeno de superfície eritrocitária, seguindo uma forma codominante; um terceiro alelo (*O*) resulta da ausência de expressão dos antígenos A ou B e é recessivo. A diferença entre os antígenos A e B resulta de dois tipos distintos

TABELA 7-1 Genótipos ABO e Reação Sorológica

Genótipo	Fenótipo nas Hemácias	Reação com Anti-A	Reação com Anti-B	Anticorpos no Soro
OO	O	–	–	Anti-A, anti-B
AA ou *AO*	A	+	–	Anti-B
BB ou *BO*	B	–	+	Anti-A
AB	AB	+	+	Nenhum

– Reação negativa; + reação positiva

de açúcar terminal na glicoproteína de superfície celular chamada H. A maneira como se determinam as formas A ou B dessa glicoproteína é conferida por uma enzima codificada pelo gene *ABO* que adiciona uma ou outra molécula de açúcar ao antígeno H, dependendo de qual variação da enzima foi codificada pelos alelos no *locus ABO*. Existem, portanto, quatro fenótipos possíveis: O, A, B e AB (Tabela 7-1). Os indivíduos com o tipo A têm antígeno A em suas hemácias, os indivíduos com o tipo B têm o antígeno B, os do tipo AB têm ambos os antígenos, e os do tipo O não têm nenhum.

Uma característica do grupo ABO que não é compartilhada por outros sistemas sanguíneos é a relação recíproca, em um indivíduo, entre o antígeno presente nas hemácias e os anticorpos séricos (Tabela 7-1). Quando falta o antígeno A nas hemácias, o soro contém anticorpos anti-A; quando falta o antígeno B, o soro contém anti-B. Acredita-se que a formação de anticorpos anti-A e anti-B na ausência de uma transfusão sanguínea prévia seja uma resposta à ocorrência natural de antígenos semelhantes ao A e ao B presentes no ambiente (p. ex., em bactérias).

Loci Ligados ao X

Para os distúrbios ligados ao X, uma condição expressa apenas em hemizigotos e *nunca* em heterozigotos é tradicionalmente mencionada como recessiva ligada ao X, enquanto um fenótipo *sempre* expresso em heterozigotos e em hemizigotos é chamado de dominante ligado ao X. Devido à regulação epigenética da expressão dos genes ligados ao X nas mulheres portadoras, seguindo a inativação do X (introduzida nos Caps. 3 e 6), pode ser difícil definir se uma doença com padrão de herança ligado ao X é fenotipicamente dominante ou recessiva, de modo que muitos geneticistas preferem não usar esses termos ao descrever a herança ligada ao X.

Na realidade, os termos *dominante* e *recessivo* se referem mais ao fenótipo de um padrão de herança do que aos alelos responsáveis por tais fenótipos. Assim, um gene não é dominante ou recessivo; é o fenótipo produzido por um determinado alelo mutado naquele gene que mostra herança dominante ou recessiva.

PADRÕES AUTOSSÔMICOS DE HERANÇA MENDELIANA

Herança Autossômica Recessiva

A doença autossômica recessiva ocorre apenas em indivíduos com dois alelos mutados e nenhum alelo selvagem. Tais homozigotos devem herdar um alelo mutado de cada um dos genitores, sendo cada um deles (com raras exceções, que serão discutidas posteriormente) heterozigoto para aquele alelo.

Quando um distúrbio apresenta herança autossômica recessiva, o alelo mutante responsável geralmente diminui ou abole a função do produto gênico, na chamada **mutação de perda de função**. Por exemplo, muitas doenças recessivas são causadas por mutações que comprometem ou abolem a função de uma enzima. A cópia normal remanescente do gene em um heterozigoto é capaz de compensar o alelo mutante e evitar que a doença ocorra. Porém, quando não há nenhum alelo normal presente, como no caso dos homozigotos e dos heterozigotos compostos, a doença se manifesta. Mecanismos das doenças e exemplos de condições recessivas serão discutidos detalhadamente nos Capítulos 11 e 12.

Três tipos de união podem resultar em uma prole homozigota afetada por uma doença autossômica recessiva. O tipo mais comum de união é, de longe, aquela entre dois heterozigotos não afetados, que são frequentemente chamados de **portadores**. Contudo, qualquer união na qual cada genitor tem ao menos um alelo recessivo pode produzir uma prole homozigota afetada. A transmissão de uma condição recessiva pode ser acompanhada se simbolizarmos o alelo recessivo mutado por *r* e o alelo dominante normal por *R*.

Como visto na tabela, quando ambos os genitores de uma pessoa afetada são portadores, o risco de a criança receber um alelo recessivo é de 50% a partir de cada genitor. A chance de herdar dois alelos recessivos e ser, portanto, afetado é de ½ × ½ ou de um em quatro a cada gravidez. Essa chance de 25% para que dois heterozigotos tenham uma criança com um distúrbio autossômico recessivo independe de quantos filhos já tiveram e se os mesmos são afetados ou não. O probando pode ser o único membro afetado da família, mas se houver outros afetados, geralmente esses estão na irmandade e não em outro lugar na genealogia (Fig. 7-4).

Distúrbios Autossômicos Recessivos Influenciados pelo Sexo

Uma vez que homens e mulheres possuem a mesma composição de autossomos, os distúrbios autossômicos recessivos geralmente apresentam frequência e gravidade iguais entre homens e mulheres. Há, entretanto, exceções. Algumas doenças autossômicas recessivas apresentam um **fenótipo influenciado pelo sexo**, ou seja, o distúrbio se expressa em ambos os gêneros, porém com frequência ou gravidade diferentes. Por exemplo, a **hemocromatose hereditária** é um fenótipo autossômico recessivo cinco a 10 vezes mais comum em homens do que em mulheres (Caso 20). Os indivíduos afetados apresentam aumento da absorção do ferro proveniente da alimentação, o que pode causar sobrecarga e danos sérios no coração, no fígado e no pâncreas. Acredita-se que a menor incidência de doença clínica nas mulheres homozigotas se deva à menor ingestão de ferro na dieta, menos uso de álcool e maior perda desse íon pela menstruação.

Herança Autossômica Recessiva

Portador × Portador		Genitor 2 Genótipo R/r Gametas		Risco para doença
		R	r	
Genitor 1 Genótipo R/r Gametas	R	R/R	R/r	¼ Não afetados (R/R) ½ Portadores não afetados (R/r) ¼ Afetados (r/r)
	r	R/r	r/r	

Portador × Afetado		Genitor 2 Genótipo r/r Gametas		Risco para doença
		r	r	
Genitor 1 Genótipo R/r Gametas	R	R/r	R/r	½ Portadores não afetados (R/r) ½ Afetados (r/r)
	r	r/r	r/r	

Afetado × Afetado		Genitor 2 Genótipo r/r Gametas		Risco para doença
		r	r	
Genitor 1 Genótipo r/r Gametas	r	r/r	r/r	Todos afetados (r/r)
	r	r/r	r/r	

O alelo selvagem é representado pelo R maiúsculo, o alelo mutante, pelo r minúsculo.

Frequência Gênica e Frequência de Portadores

Geralmente os alelos mutantes responsáveis por um distúrbio recessivo são raros, de modo que a maioria das pessoas não terá nem mesmo uma cópia do alelo mutado. Considerando que os distúrbios autossômicos recessivos precisam ser herdados de *ambos* os genitores, o risco para qualquer portador ter uma criança afetada depende, em parte, da possibilidade de o parceiro também ser portador do alelo mutado para essa condição. Assim, conhecer a frequência de portadores de uma doença tem importância clínica para fins de aconselhamento genético.

O distúrbio autossômico recessivo mais comum em crianças de origem caucasiana é a **fibrose cística (FC)** (Caso 12), determinada por mutações no gene *CFTR* (Cap. 12). Nas populações caucasianas, aproximadamente uma em cada 2.000 crianças apresenta dois alelos mutados no gene *CFTR* e manifesta a doença, a partir do que, pode-se inferir que um em cada 23 indivíduos é um portador assintomático (a forma de calcular a frequência de heterozigotos para condições autossômicas recessivas será abordada no Cap. 9). Os alelos mutados podem ser transmitidos de portador para portador ao longo de várias gerações sem aparecer em estado homozigoto ou causar doença evidente. A presença de tais genes recessivos escondidos não é revelada até que um portador case com outra pessoa que também seja portadora do alelo mutado no mesmo *locus* e os dois alelos deletérios sejam herdados por um dos filhos.

Estima-se que haja entre 50 e 200 alelos deletérios em cada um de nossos genomas, número baseado na análise do exoma completo ou sequenciamento genômico de um indivíduo para mutações deletérias em regiões codificantes do genoma (Cap. 4). Essa estimativa, entretanto, é imprecisa. Pode se tratar de uma subestimativa, considerando que não foram incluídos alelos mutantes, cujo efeito deletério não é evidente a partir de um simples exame de sequenciamento de DNA. Por outro lado, pode estar superestimado porque incluiu mutações em vários genes que sabidamente não causam doenças.

Consanguinidade

Devido geralmente à raridade dos alelos mutantes na população, os indivíduos que apresentam distúrbios autossômicos recessivos raros são mais tipicamente **heterozigotos**

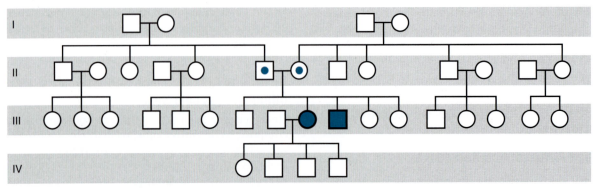

Figura 7-4 Heredograma típico mostrando herança autossômica recessiva.

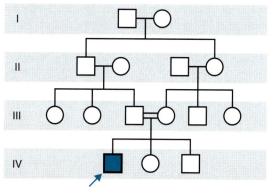

Figura 7-5 Heredograma no qual a consanguinidade parental sugere herança autossômica recessiva. A *seta* indica o probando.

compostos do que realmente homozigotos. Uma exceção bem conhecida a essa regra ocorre quando um indivíduo afetado herda exatamente o mesmo alelo mutante de ambos os pais quando estes são consanguíneos (i.e., quando são parentes e portam um alelo mutante idêntico herdado de um ancestral comum). A presença de consanguinidade entre os genitores de um paciente com um distúrbio genético é uma forte evidência (mas não uma prova) de que o distúrbio foi herdado de maneira autossômica recessiva. Por exemplo, o distúrbio mostrado no heredograma da Figura 7-5 é mais provavelmente uma condição autossômica recessiva, mesmo que as demais informações nessa genealogia sejam insuficientes para definir tal padrão de herança.

A consanguinidade é encontrada mais frequentemente em pacientes com doenças muito raras do que nos casos de doenças recessivas mais comuns. Isso ocorre porque é menos provável que dois indivíduos que se casem ao acaso na população sejam portadores do mesmo alelo mutante do que se tivessem herdado de um ancestral em comum. Por exemplo, no **xeroderma pigmentoso (Caso 48)**, um defeito de reparo de DNA bastante raro com herança autossômica recessiva (Cap. 15), mais de 20% dos casos ocorrem na prole de casais de primos em primeiro grau. Por outro lado, em condições recessivas mais comuns, a maioria dos casos ocorre em casais que não *são aparentados*, tendo cada um maior chance de ser portador. Assim, a maioria dos afetados por doenças relativamente comuns, tais como a FC, *não* resulta de casamentos consanguíneos, tendo em vista o alelo mutado ser comum na população geral. A forma de aferir a consanguinidade em diferentes tipos de união será descrita no Capítulo 9.

O risco de uma doença genética na prole de casais consanguíneos não é tão alto como muitas vezes se imagina. Para primos em primeiro grau, o risco absoluto de uma prole anormal, incluindo não apenas doenças autossômicas recessivas, mas também natimortalidade, óbitos neonatais e malformações congênitas, é de 3% a 5%, aproximadamente o dobro do risco geral de 2% a 3% que ocorre na prole de um casal sem consanguinidade (Cap. 16). A consanguinidade ao nível de primos em quinto grau ou ainda mais distantes não costuma ter importância em genética

e o risco adicional para a prole nesses casos costuma ser desprezível.

A incidência de casamentos entre primos em primeiro grau é baixa (~ 1 a 10 em cada 1.000 casamentos) na maioria das populações ocidentais atualmente. Por outro lado, permanece relativamente comum em alguns grupos étnicos como, por exemplo, em famílias de áreas rurais no subcontinente indiano, em outras partes da Ásia e no Oriente Médio, onde 20% a 60% dos casamentos ocorrem entre primos.

CARACTERÍSTICAS DA HERANÇA AUTOSSÔMICA RECESSIVA

- Um fenótipo autossômico recessivo, se não for isolado, é encontrado tipicamente na irmandade do probando e não nos seus pais, sua prole ou outros parentes.
- Para a maioria das doenças autossômicas recessivas, homens e mulheres são afetados em proporções aproximadamente iguais.
- Os pais de uma criança afetada são portadores assintomáticos dos alelos mutados.
- Os pais de uma pessoa afetada podem, em alguns casos, ser consanguíneos. Isso é particularmente provável se o gene responsável por essa condição for raro na população.
- O risco de recorrência para a irmandade de um probando é de um em quatro (25%).

Herança Autossômica Dominante

Mais da metade de todos os distúrbios mendelianos conhecidos são herdados de forma autossômica dominante. A incidência de alguns distúrbios autossômicos dominantes pode ser alta. Por exemplo, a **doença policística renal** do adulto (Caso 37) afeta um em cada 1.000 indivíduos nos Estados Unidos. Outras condições autossômicas dominantes apresentam uma frequência elevada apenas em certas populações de áreas geográficas específicas: por exemplo, a frequência da **hipercolesterolemia familiar** (Caso 16) é de um em 100 em populações africâneres na África do Sul, e a da **distrofia miotônica** é de um em 550 nas regiões de Charlevoix e Saguenay-Lac Saint Jean no noroeste do Quebec. O fardo dos distúrbios autossômicos dominantes se torna ainda maior devido à sua natureza hereditária; quando acontecem dentro das famílias, incorrem em problemas médicos e sociais não apenas para os indivíduos, mas também para as genealogias inteiras, muitas vezes ao longo de diversas gerações.

O risco e a gravidade de doenças transmitidas de forma dominante para a prole dependem de se um ou ambos os genitores são afetados e se esse caráter é dominante puro ou dominante incompleto. Há diversas maneiras de um alelo mutante causar uma característica dominante em um heterozigoto a despeito da presença de um alelo normal. Os mecanismos patológicos em diversas condições dominantes serão discutidos no Capítulo 12.

Representando como *D* um alelo mutante e *d* o alelo selvagem, as uniões que produzem crianças com distúrbios autossômicos dominantes podem ocorrer entre dois heterozigotos (*D/d*) para a mutação ou, mais frequentemente, entre um heterozigoto para a mutação (*D/d*) e um homozigoto para o alelo normal (*d/d*).

Herança Autossômica Dominante

Afetado × Não Afetado		Genitor 2 Genótipo d/d Gametas		Risco para a Doença
		d	d	
Genitor 1 Genótipo D/d Gametas	D	D/d	D/d	½ Afetado (D/d) ½ Não afetado (d/d)
	d	d/d	d/d	

Afetado × Afetado		Genitor 2 Genótipo D/d Gametas		Risco para a Doença
		D	d	
Genitor 1 Genótipo D/d Gametas	D	D/D	D/d	Dominante puro ¾ Afetados (D/D ou D/d) ¼ Não afetados (d/d)
	d	D/d	d/d	Dominante incompleto ¼ Afetado gravemente (D/D) ½ Afetado (D/d) ¼ Não afetado (d/d)

O alelo mutante que causa a doença herdada de forma dominante é representado pelo D maiúsculo; o alelo normal ou selvagem é representado pelo d minúsculo.

Conforme visto na tabela, cada criança resultante de um cruzamento *D/d* com *d/d* tem 50% de chance de receber o alelo anômalo *D* e 50% de chance de receber o alelo normal *d*. Na população como um todo, então, a prole de um casal *D/d* com *d/d* será aproximadamente 50% *D/d* e 50% *d/d*. É claro que cada gravidez é um evento independente e sem relação com o desfecho da gestação anterior. Assim, dentro de uma família, a distribuição de crianças afetadas e não afetadas pode ser bem diferente da proporção teórica esperada de 1:1, especialmente se a irmandade for pequena. A herança autossômica dominante típica pode ser vista no heredograma de uma família acometida por uma forma dominante de surdez hereditária (Fig. 7-6A).

Na prática médica, é incomum ver homozigotos para um fenótipo dominante, pois o tipo de união que poderia produzir uma prole homozigota é rara. Mais uma vez representandoo alelo anômalo como *D* e o alelo selvagem como *d*, a união que pode produzir um homozigoto *D/D* seria teoricamente entre *D/d* com *D/d*, *D/D* com *D/d* ou *D/D* com *D/D*. Na eventualidade de uma união entre dois heterozigotos, três quartos da prole de um casal *D/d* com *D/d* seriam afetados de alguma forma e um quarto seria não afetado.

Herança Dominante Pura

Como mencionado previamente, poucas doenças humanas apresentam um padrão de herança dominante puro. Mesmo na **doença de Huntington (Caso 24)**, que é frequentemente

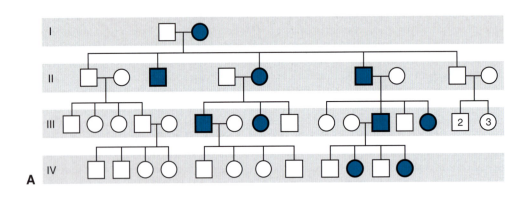

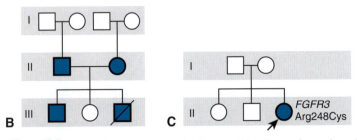

Figura 7-6 **A**, Heredograma mostrando a herança típica de uma forma de surdez neurossensorial progressiva de início na idade adulta (DFNA1), herdada como um caráter autossômico dominante. **B**, Heredograma mostrando a herança da acondroplasia, como um caráter dominante incompleto (ou semidominante) **C**, Heredograma mostrando um caso esporádico de nanismo tanatofórico, um letal genético, no probando (*seta*).

considerada como dominante pura, pelo fato de se manifestar de forma semelhante na sua natureza e gravidade de sintomas em heterozigotos e homozigotos, parece haver um tempo de curso mais acelerado desde a manifestação da doença até o óbito em indivíduos homozigotos, quando comparados aos heterozigotos.

Herança Dominante Incompleta

Conforme apresentado no Capítulo 4, a **acondroplasia (Caso 2)** é uma displasia esquelética dominante incompleta com nanismo de membros curtos e macrocefalia causada por mutações específicas no gene do receptor 3 do fator de crescimento de fibroblastos (*FGFR3*). A maioria dos pacientes com acondroplasia apresenta inteligência preservada e tem uma vida normal dentro de suas capacidades físicas. Os casamentos entre duas pessoas com acondroplasia não são infrequentes. A Figura 7-6B mostra um heredograma ilustrando a união entre dois indivíduos heterozigotos para a mutação mais comum que causa a acondroplasia. A criança falecida, indivíduo III-3, era homozigoto para essa condição e apresentava uma doença muito mais grave que seus pais, causando sua morte logo após o nascimento.

Fenótipo Limitado ao Sexo em Distúrbio Autossômico Dominante

Os fenótipos com herança autossômica dominante também podem apresentar uma proporção sexual significativamente diferente de 1:1, conforme discutido anteriormente na hemocromatose de herança autossômica recessiva. Uma divergência extrema na proporção sexual pode ser vista em fenótipos limitados ao sexo, nos quais o defeito é transmitido de forma autossômica, mas expresso apenas em um gênero. Um exemplo é a **puberdade precoce limitada aos homens**, um distúrbio autossômico dominante no qual os meninos afetados desenvolvem características sexuais secundárias e sofrem o estirão de crescimento puberal por volta dos 4 anos de idade (Fig. 7-7). Em algumas famílias o defeito foi associado a mutações no gene *LCGR*, que codifica o receptor para o hormônio luteinizante; essas mutações constitutivas ativam a sinalização do receptor, mesmo na ausência do hormônio. Essa mesma falha não surte efeito nas mulheres heterozigotas. O heredograma na Figura 7-8 mostra que, apesar de a doença ser transmitida por mulheres não afetadas (portadoras não penetrantes), ocorre transmissão direta de pai para filho, evidenciando que se trata de uma forma autossômica e não ligada ao X.

Nem sempre é possível fazer a distinção entre herança autossômica limitada ao sexo e herança ligada ao X em distúrbios nos quais os homens afetados não se reproduzem porque a evidência principal, ausência de transmissão homem a homem, não pode ser demonstrada. Nesse caso, devem ser usadas outras linhas de evidência, em especial o

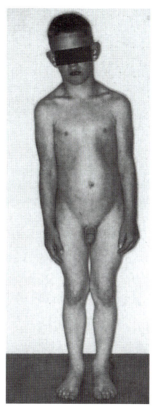

Figura 7-7 Puberdade precoce limitada aos homens, um distúrbio autossômico dominante limitado ao sexo e expresso exclusivamente nos homens. Esta criança, com 4 anos e 9 meses, tem 120 cm de estatura (acima do percentil 97 para sua idade). Note a massa muscular e o desenvolvimento precoce da genitália externa. A fusão epifisária ocorre em idade precoce e as pessoas afetadas têm baixa estatura relativa na idade adulta.

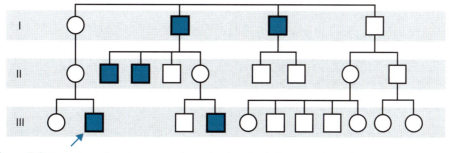

Figura 7-8 Parte de um heredograma muito maior de puberdade precoce limitada aos homens na família da criança mostrada na Figura 7-7. Esse distúrbio autossômico dominante pode ser transmitido pelos homens afetados ou pelas mulheres portadoras não afetadas. A transmissão homem a homem mostra que a herança é autossômica, não ligada ao X. A transmissão do caráter através das mulheres portadoras mostra que a herança não pode ser ligada ao Y. A *seta* indica o probando.

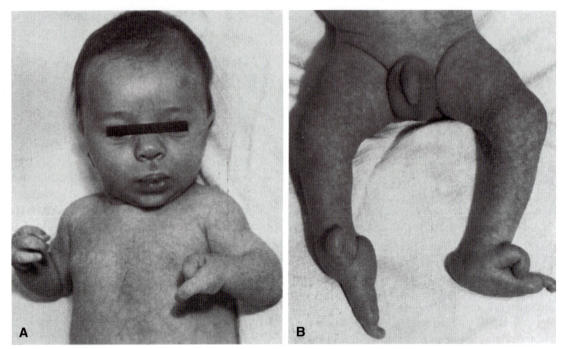

Figura 7-9 Fenda de mão, um caráter autossômico dominante comprometendo as mãos e os pés, em um menino com 3 meses de idade. A, Membros superiores. B, Membros inferiores. *Veja Fontes & Agradecimentos.*

mapeamento gênico para descobrir se o gene responsável se localiza no cromossomo X ou em um autossomo (Cap. 10) e, assim, determinar o padrão de herança e o risco de recorrência (Quadro).

CARACTERÍSTICAS DA HERANÇA AUTOSSÔMICA DOMINANTE

- O fenótipo geralmente aparece em todas as gerações e uma pessoa afetada tem um genitor afetado. As exceções ou aparentes exceções a essa regra na genética clínica são (1) casos originados de mutações novas em um gameta vindo de um genitor fenotipicamente normal e (2) casos em que o distúrbio não é expresso (não penetrante) ou é expresso apenas de forma sutil na pessoa que herdou o alelo mutante Responsável.
- A partir de um genitor afetado, qualquer criança tem o risco de 50% de herdar a característica. Isso é válido para a maioria das famílias nas quais o outro genitor é fenotipicamente normal. Considerando que estatisticamente cada membro da família é o resultado de um "evento independente", podem ocorrer grandes desvios ao acaso da proporção esperada de 1:1 em uma única família.
- Familiares fenotipicamente normais não transmitem o fenótipo aos seus filhos. Falha de penetrância ou expressividade leve de uma condição podem resultar em exceções aparentes a essa regra.
- Homens e mulheres são igualmente passíveis de transmitir o fenótipo para os filhos, seja qual for o gênero. Vale ressaltar que pode ocorrer transmissão homem a homem e que homens podem ter filhas não afetadas.
- Uma proporção significativa de casos isolados e de casos esporádicos se deve a mutações novas. Quanto menor a adequação para sobreviver e reproduzir, maior será a proporção dos casos decorrentes de mutações novas.

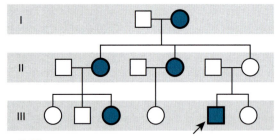

Figura 7-10 Heredograma da fenda de mãos e pés demonstrando falha de penetrância na mãe do probando (*seta*) e em sua irmã, a consulente. A penetrância reduzida deve ser levada em consideração no aconselhamento genético.

Efeitos da Penetrância Incompleta, da Expressividade Variável e de Mutações Novas no Padrão de Herança Autossômica Dominante

A ocorrência de penetrância incompleta em um tipo de ectrodactilia, a **fenda de mãos e pés** (Fig. 7-9), ilustra algumas das dificuldades na compreensão plena do fenótipo anormal. A fenda de mãos e pés se origina na 6ª ou 7ª semana de vida embrionária, durante a formação das extremidades dos membros. A falha de penetrância vista em alguns heredogramas dessa condição pode sugerir um aparente salto de gerações e isso complica o aconselhamento genético, pois uma pessoa com mãos e pés normais pode estar sob risco de ser portadora da mutação para essa condição e, assim, ter filhos afetados.

A Figura 7-10 mostra o heredograma de uma família com fenda de mãos, na qual uma irmã não afetada de um homem acometido procurou aconselhamento genético. Sua mãe é uma portadora não penetrante para a mutação da fenda de mãos. A literatura sobre essa deformidade sugere que há penetrância reduzida em aproximadamente 70% (i.e., apenas 70% das pessoas que têm a mutação exibem clinicamente o defeito). Usando essa informação para calcular a probabilidade condicional (conforme discussão adiante, no Cap. 16), pode-se estimar que o risco para que a consulente seja ela mesma uma portadora não penetrante é de 23% e sua chance de ter uma criança afetada é de aproximadamente 8% (risco de ser portadora × risco de transmissão × penetrância, ou 23% × 50% × 70%).

Um padrão de herança autossômico dominante também pode ser mascarado pela expressividade variável. A **neurofibromatose tipo 1 (NF1)** é uma doença comum do sistema nervoso e apresenta tanto penetrância dependente de idade quanto expressividade variável dentro da mesma família. Alguns adultos podem ter apenas máculas cutâneas hiperpigmentadas de formato irregular, conhecidas como manchas café com leite, e pequenos tumores benignos (hamartomas) de íris chamados nódulos de Lisch. Outros membros da família podem apresentar esses sinais, além de tumores cutâneos benignos múltiplos (neurofibromas). Mais ainda, outros afetados podem apresentar um fenótipo muito mais grave, que inclui deficiência intelectual, neurofibromas plexiformes difusos ou tumores malignos dos músculos ou do sistema nervoso, além das manchas café com leite, nódulos de Lisch e neurofibromas. Se não for feita uma pesquisa direcionada das manifestações leves da doença nos parentes de um probando, os heterozigotos portadores podem ser erroneamente diagnosticados como não afetados e não portadores.

Além disso, os sinais da NF1 podem levar vários anos para surgir. Por exemplo, no período neonatal, menos da metade dos recém-nascidos afetados exibe sinais sutis da doença, como aumento no número de manchas café com leite. Ocasionalmente, porém, surgem manchas café com leite múltiplas e os nódulos de Lisch, de modo que, na vida adulta, os heterozigotos sempre apresentam algum sinal da doença. Os desafios para o diagnóstico e o aconselhamento genético da NF1 são apresentados no (**Caso 34**).

Por fim, na herança autossômica dominante tradicional cada pessoa afetada em um heredograma tem um genitor afetado e assim por diante, até onde for possível averiguar (Fig. 7-6A). De fato, porém, muitas condições dominantes com significado médico ocorrem devido a uma mutação espontânea *de novo* no gameta de um dos genitores não portador (Fig. 7-6C). Um indivíduo com um distúrbio autossômico dominante causado por uma mutação nova parecerá um caso isolado, e seus pais, tios, tias e primos serão portadores não afetados. Essa pessoa, todavia, estará sob risco de transmitir a mutação adiante para seus filhos. A partir do momento em que surge uma mutação nova, ela será transmitida às futuras gerações seguindo os princípios da herança. e como discutido na seção seguinte, sua manutenção na população depende do valor adaptativo na pessoa que a carrega.

Relação entre Mutação Nova e o Valor Adaptativo em Distúrbios Autossômicos Dominantes

Em muitos distúrbios, o modo como uma condição demonstra ou não um padrão óbvio de transmissão dentro das famílias depende do quanto os indivíduos afetados por esse distúrbio são capazes de se reproduzir. Os geneticistas cunharam o termo **valor adaptativo** (ou *fitness*) como uma medida de impacto do distúrbio sobre a reprodução. O valor adaptativo é definido como a razão entre o número de descendentes na prole de indivíduos afetados com uma condição, que sobrevivem até a idade reprodutiva, comparado ao número de descendentes desses indivíduos que não carregam o alelo mutante. O valor adaptativo varia de 0 (os indivíduos afetados nunca terão filhos que sobrevivam até a idade reprodutiva) até 1 (os indivíduos afetados têm o mesmo número de descendentes que os controles não afetados). Embora os impactos da mutação, da seleção e do valor adaptativo nas frequências alélicas sejam detalhados no Capítulo 9, aqui serão discutidos exemplos que ilustram os principais conceitos e a abrangência do impacto do valor adaptativo em condições autossômicas dominantes.

Em um extremo encontra-se os distúrbios com valor adaptativo 0; os pacientes com tais doenças nunca se reproduzem e essa situação é conhecida como **letal genético**. Um exemplo é a forma grave da síndrome de nanismo de membros curtos, conhecida como **nanismo tanatofórico**, que ocorre em heterozigotos para mutações no gene *FGFR3* (Fig. 7-6C). O nanismo tanatofórico é letal no período neonatal e, portanto, todos os probandos com esse distúrbio *necessariamente* são decorrentes de mutações novas, porque essas mutações não podem ser transmitidas para a geração seguinte.

No outro extremo estão os distúrbios que apresentam valor adaptativo reprodutivo potencialmente normal por terem idade de início tardio ou fenótipo brando que não interferem na reprodução. Se esse valor é normal, raramente o distúrbio será resultado de uma mutação nova; é muito mais provável que o paciente tenha herdado o distúrbio do que tenha um gene mutante novo, de modo que o heredograma provavelmente mostrará múltiplos afetados e transmissão autossômica dominante evidente. Um bom exemplo de tais condições autossômicas dominantes é a **perda auditiva progressiva** de início tardio, que apresenta um valor aproximadamente igual a 1 (Fig. 7-6A). Dessa maneira, existe uma relação inversa entre o valor adaptativo de um determinado distúrbio autossômico dominante e a proporção de pacientes com a doença que herdaram o gene deletério em comparação àqueles que o receberam na forma de uma mutação nova. A medida da frequência de mutação e a sua relação com o valor adaptativo serão discutidos oportunamente no Capítulo 9.

É importante notar que o valor adaptativo *não* é apenas uma medida de deficiência física ou intelectual. Muitos indivíduos com um distúrbio autossômico dominante podem parecer fenotipicamente normais e ter um valor de 0; no outro extremo, os indivíduos podem ter um valor normal ou próximo da normalidade, apesar de terem uma condição autossômica dominante com fenótipo obviamente grave, tal como a doença de Alzheimer familiar (Caso 4).

HERANÇA LIGADA AO X

Ao contrário dos genes localizados nos autossomos, os genes nos cromossomos X e Y apresentam uma distribuição desigual entre homens e mulheres dentro das famílias. A herança patrilinear do cromossomo Y é evidente. Há, entretanto, poucos genes puramente ligados ao Y, a maioria deles envolvida na determinação das características sexuais primárias ou no desenvolvimento das características masculinas secundárias, conforme discussão no Capítulo 6, e não serão abordados neste momento. Aproximadamente 800 genes codificadores de proteínas e 300 de RNA não codificante foram identificados no cromossomo X até o momento, dos quais 300 genes estão sabidamente associados a fenótipos de doenças ligadas ao X. Os fenótipos determinados por genes no cromossomo X têm uma distribuição característica entre os gêneros e um padrão de herança geralmente fácil de reconhecer e de diferenciar dos padrões de herança previamente abordados.

Pelo fato dos homens terem um cromossomo X e as mulheres terem dois, existe apenas dois genótipos possíveis para os homens e quatro para as mulheres no que se refere aos alelos mutantes em um *locus* ligado ao X. Um homem com um alelo mutado em um *locus* ligado ao X é **hemizigoto** para aquele alelo, enquanto as mulheres podem ser homozigotas para o alelo selvagem, homozigotas para o alelo mutado, heterozigotas compostas para dois alelos mutados diferentes ou uma portadora heterozigota de um alelo mutado. Por exemplo, se X_H é o alelo selvagem para o gene de uma doença ligada ao X e o alelo mutado X_h é o alelo da doença, os genótipos esperados em homens e mulheres se comportam da seguinte maneira:

Genótipos e Fenótipos nas Doenças Ligadas ao X

	Genótipos	Fenótipos
Homens	Hemizigoto X_H	Não afetado
	Hemizigoto X_h	Afetado
Mulheres	Homozigota X_H/X_H	Não afetada
	Heterozigota X_H/X_h	Portadora (pode ou não ser afetada)
	Homozigota (ou heterozigota composta) X_h/X_h	Afetada

Inativação do X, Compensação de Dose e a Expressão de Genes Ligados ao X

Conforme apresentado nos Capítulos 3 e 6, a inativação do X é um processo fisiológico normal que inativa, nas células somáticas, a maioria dos genes de um dos dois cromossomos X nas mulheres normais, mas não os genes do único cromossomo X nos homens, de modo a igualar a expressão da maioria dos genes ligados ao X em ambos os gêneros. Essa inativação em doenças ligadas ao X tem uma profunda importância clínica. Ela faz com que as mulheres tenham duas populações celulares que expressam os genes de um ou de outro cromossomo X (Fig. 3-13 e discussão adicional no Cap. 6). Essas duas populações celulares são geneticamente idênticas, mas divergem no funcionamento, e ambas as populações celulares podem ser rapidamente identificadas para algumas doenças nas mulheres. Por exemplo, na **distrofia muscular de Duchenne** (Caso 14), as portadoras mostram uma expressão tipicamente em mosaico na imunomarcação da distrofina (Fig. 7-11). Dependendo do padrão de inativação aleatória do X nos dois cromossomos X, duas mulheres heterozigotas para uma doença ligada

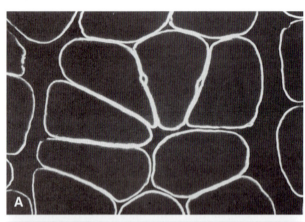
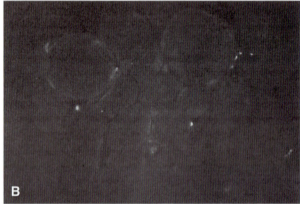
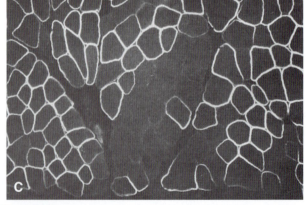

Figura 7-11 Imunomarcação da distrofina em amostras musculares. **A**, Uma mulher normal (480×). **B**, Um homem com distrofia muscular de Duchenne (DMD) (480×). **C**, Uma mulher portadora (240×). A coloração cria sinais brilhantes vistos aqui ao redor das fibras musculares individuais. O músculo de pacientes com DMD não apresenta coloração. O músculo de portadoras para DMD mostra áreas positivas e negativas para imunomarcação da distrofina, representando fibras tanto com o alelo normal quanto com o alelo mutante no cromossomo X ativo. *Veja Fontes & Agradecimentos.*

ao X podem ter apresentações clínicas bastante distintas, devido à diferença da proporção de células que têm o alelo mutante no X ativo em um tecido relevante (como visto nas **heterozigotas manifestantes**, conforme descrito adiante).

Herança Recessiva e Dominante dos Distúrbios Ligados ao X

Como mencionado previamente neste capítulo, o uso dos termos *dominante* e *recessivo* é um tanto diferente nas condições ligadas ao X do que acabamos de ver para os distúrbios autossômicos. Os assim chamados padrões de herança dominante e recessivo ligados ao X são tipicamente diferenciados com base no fenótipo apresentado em mulheres heterozigotas. Alguns fenótipos ligados ao X são expressos clinicamente nas portadoras de forma constante, ao menos em algum grau, sendo, portanto, denominados como dominantes, enquanto outros tipicamente não o são, sendo considerados recessivos. A dificuldade em classificar um distúrbio ligado ao X como dominante ou recessivo provém do fato de que algumas mulheres heterozigotas para o mesmo alelo mutante em uma família podem ou não expressar a doença, dependendo do padrão de inativação aleatória do X e da proporção de células nos tecidos pertinentes que tenham o alelo mutante no cromossomo X ativo ou inativo.

Aproximadamente um terço dos distúrbios ligados ao X é penetrante em algumas mulheres heterozigotas, mas não em todas, não podendo ser classificado como dominante nem como recessivo. Mesmo os distúrbios que podem ser classificados dessa maneira demonstram penetrância incompleta que varia em função do padrão de inativação do X e não do padrão de herança. Devido à expressão clínica de condições ligadas ao X não depender unicamente de cada gene comprometido ou de uma mutação em particular dentro da mesma família, alguns geneticistas recomendaram que os distúrbios ligados ao X sejam dispensados dos termos *recessivo* e *dominante*. De todo modo, os termos são amplamente utilizados nos distúrbios ligados ao X e continuarão sendo usados assim, devendo-se reconhecer que eles descrevem um *continuum* de penetrância e de expressividade nas mulheres portadoras de distúrbios ligados ao X.

Herança Recessiva Ligada ao X

A herança de fenótipos recessivos ligados ao X segue um padrão bem definido e de fácil reconhecimento (Fig. 7-12 e Quadro). Uma mutação recessiva ligada ao X se expressa fenotipicamente em todos os homens que a recebem e, consequentemente, distúrbios recessivos ligados ao X são geralmente restritos aos homens.

A **hemofilia A** é um distúrbio recessivo ligado ao X clássico, no qual há falha na coagulação sanguínea devido à deficiência do fator VIII, uma proteína da cascata da coagulação (Caso 18). A natureza hereditária da hemofilia e até mesmo o seu padrão de transmissão foram reconhecidos desde a antiguidade e essa condição se tornou conhecida como "hemofilia real", pela sua ocorrência entre os descendentes da Rainha Vitória da Grã-Bretanha, que era uma portadora.

Como na discussão anterior, suponha que X_h represente o alelo mutante para o fator VIII que causa hemofilia A e que o X_H represente o alelo normal. Se um homem com hemofilia se casar com uma mulher normal, todos os filhos homens receberão o cromossomo Y de seu pai e um cromossomo X materno e se tornarão não afetados, mas todas as filhas receberão o cromossomo X paterno com o alelo para hemofilia e se tornarão portadoras obrigatórias. Se a filha de um homem afetado se casar com um homem não afetado, há quatro genótipos possíveis para a prole, com iguais probabilidades:

A hemofilia presente no avô afetado, que não apareceu em nenhum de seus próprios filhos, tem 50% de chance de aparecer em cada filho de suas filhas. Contudo, não reaparecerá entre os descendentes de seus filhos homens. A filha de uma portadora tem 50% de chance de se tornar ela mesma uma portadora (Fig. 7-12). Um alelo recessivo ligado ao X pode ser transmitido ao acaso por uma série de várias mulheres portadoras de forma indetectável até que se expresse em um descendente do sexo masculino.

Herança Recessiva Ligada ao X

Homem Afetado × Mulher não Portadora	Mulher Genótipo X_H/X_H Gametas		Risco para a Doença
	X_H	X_H	
Homem Genótipo X_h/Y Gametas — X_h	X_H/X_h	X_H/X_h	Todas as mulheres portadoras (X_H/X_h)
Homem Genótipo X_h/Y Gametas — Y	X_H/Y	X_H/Y	Todos os homens não afetados (X_H/Y)

Homem não Afetado × Mulher Portadora	Mulher Genótipo X_H/X_h Gametas		Risco para a Doença
	X_H	X_h	
Homem Genótipo X_H/Y Gametas — X_H	X_H/X_H	X_H/X_h	¼ Mulheres não portadoras (X_H/X_H)
			¼ Mulheres portadoras (X_H/X_h)
Homem Genótipo X_H/Y Gametas — Y	X_H/Y	X_h/Y	¼ Homens normais (X_H/Y)
			¼ Homens afetados (X_h/Y)

O alelo selvagem no *locus* da hemofilia ligada ao X é representado por X_H com um H maiúsculo, e o alelo mutante por um X_h com um h minúsculo.

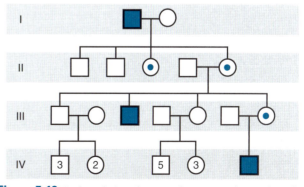

Figura 7-12 Padrão de heredograma demonstrando um distúrbio recessivo ligado ao X, tal como a hemofilia A, transmitida de um homem afetado através das mulheres para um neto e um bisneto afetados.

CARACTERÍSTICAS DA HERANÇA RECESSIVA LIGADA AO X

- A característica fenotípica incide muito mais em homens do que em mulheres.
- As mulheres heterozigotas geralmente não são afetadas, mas algumas manifestam a condição em níveis variados de gravidade determinada pelo padrão de inativação do X.
- O gene responsável pela condição é transmitido de um homem afetado a todas as suas filhas. Os filhos homens de qualquer uma dessas filhas têm um risco de 50% de herdá-lo.
- O alelo mutante nunca é transmitido diretamente de pai para filho, mas é transmitido de um homem afetado a todas as suas filhas.
- O alelo mutante pode ser transmitido ao longo de uma série de mulheres portadoras, de modo que os homens afetados em uma genealogia serão aparentados entre si através das mulheres.
- Uma proporção significativa dos casos isolados se deve a mutações novas.

Mulheres Afetadas por Doenças Recessivas Ligadas ao X

Embora as condições ligadas ao X sejam classicamente vistas apenas em homens, também podem ocorrer nas mulheres em duas situações. Em uma, a mulher pode ser homozigota para um alelo de doença de relevância clínica, apesar de a maioria das doenças ligadas ao X ser tão rara que essa possibilidade se torna improvável, exceto se os pais forem consanguíneos. Contudo, algumas poucas condições, a exemplo do daltonismo, são comuns o suficiente para a ocorrência de homozigotas resultantes da prole de um homem afetado com uma mãe portadora.

A forma mais habitual ocorre quando uma mulher afetada é portadora de um alelo recessivo ligado ao X e mostra expressão fenotípica, sendo conhecida como uma **heterozigota manifestante**. O quanto uma mulher portadora se tornará uma heterozigota manifestante depende de alguns aspectos da inativação do X. Em primeiro lugar, conforme visto no Capítulo 3, a chance de qualquer um dos cromossomos X se tornar inativo ocorre ao acaso, mas acontece quando o número de células ainda é pequeno no desenvolvimento de um embrião feminino. Por si só, portanto, a proporção de células nos diferentes tecidos de uma mulher portadora e nos quais um alelo mutante se mantém ativo pode diferir significativamente dos 50% esperados, resultando em **inativação desbalanceada** ou **desvio de inativação** (Fig. 6-13A). Uma portadora pode ter sinais e sintomas de um distúrbio ligado ao X se o desvio da inativação for desfavorável (i.e., a grande maioria dos cromossomos X ativos naquele tecido em especial contém o alelo deletério).

Também pode ocorrer um desbalanço ou desvio de inativação favorável, em que o alelo mutante se encontra preferencialmente no cromossomo X inativo em alguns tecidos de uma heterozigota não afetada. Tal desvio de inativação pode ocorrer simplesmente por acaso, como recém-discutido (embora de forma inversa). Há, porém, certas condições ligadas ao X nas quais as células com o alelo mutante no cromossomo X apresentam sobrevivência celular diminuída ou desvantagem proliferativa, resultando em um padrão de desvio de inativação que favorece fortemente as células com o alelo normal no cromossomo X ativo em tecidos importantes. Por exemplo, um desvio importante da inativação do X ocorre como regra em heterozigotas para determinadas **imunodeficiências ligadas ao X**, nas quais apenas as células progenitoras precoces que portam o alelo normal no seu cromossomo X podem povoar certas linhagens do sistema imune.

Herança Dominante Ligada ao X

Conforme discussão prévia, um fenótipo ligado ao X pode ser descrito como dominante se tiver expressão regular em heterozigotas. A herança dominante ligada ao X pode ser prontamente diferenciada da herança autossômica dominante pela ausência de **transmissão homem a homem**, que é impossível de ocorrer na herança ligada ao X porque os homens transmitem o cromossomo Y, e não o X, aos seus filhos homens.

Assim, uma característica inconfundível em um heredograma dominante ligado ao X com penetrância completa (Fig. 7-13) é que *todas* as filhas e *nenhum* dos filhos de homens afetados são afetados; se alguma das filhas for não afetada ou algum dos filhos for afetado, a herança deve ser autossômica, e não ligada ao X. O padrão de herança a partir das mulheres não é diferente daquele no padrão autossômico dominante; como as mulheres têm um par de cromossomos X do mesmo modo que têm um par de autossomos, cada criança de uma mulher afetada tem 50% de chance de herdar a característica, seja qual for o gênero. Em múltiplas famílias com uma doença dominante ligada ao X, a expressão é geralmente mais atenuada nas mulheres heterozigotas, devido ao alelo mutante estar localizado no cromossomo X inativo em uma parte de suas células. Desse modo, a maioria dos distúrbios dominantes ligados ao X é dominante incompleta, como ocorre na maioria dos distúrbios autossômicos dominantes (Quadro).

Herança Dominante Ligada ao X

Homem não Afetado × Mulher Afetada		Mulher Genótipo X_D/X_d Gametas		
		X_D	X_d	Risco para a Doença
Homem Genótipo X_d/Y Gametas	X_d	X_D/X_d	X_d/X_d	¼ Mulheres afetadas (X_D/X_d) ¼ Mulheres não afetadas (X_d/X_d)
	Y	X_D/Y	X_d/Y	¼ Homens afetados (X_D/Y) ¼ Homens não afetados (X_d/Y)
Homem Afetado × Mulher não Portadora		Mulher Genótipo X_d/X_d Gametas		
		X_d	X_d	Risco para a Doença
Homem Genótipo X_D/Y Gametas	X_D	X_D/X_d	X_D/X_d	Todas as mulheres afetadas (X_D/X_d)
	Y	X_d/Y	X_d/Y	Todos os homens não afetados (X_d/Y)

O alelo selvagem para o *locus* do raquitismo hipofosfatêmico é representado por X_d, e o alelo mutante, por X_D.

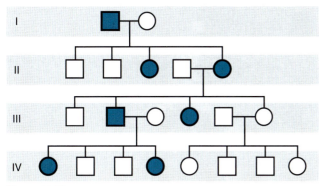

Figura 7-13 Padrão de heredograma demonstrando herança dominante ligada ao X.

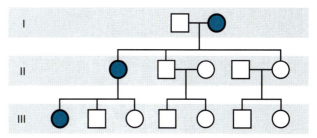

Figura 7-14 Padrão de heredograma demonstrando herança dominante ligada ao X em um distúrbio que é letal nos homens durante o período pré-natal.

CARACTERÍSTICAS DA HERANÇA DOMINANTE LIGADA AO X

- Homens afetados casados com mulheres normais têm todos os filhos homens afetados e nenhuma filha normal.
- A prole de ambos os gêneros de uma mulher portadora tem risco de 50% de herdar o fenótipo. O padrão visto no heredograma é semelhante ao da herança autossômica dominante.
- Mulheres afetadas ocorrem em uma frequência aproximadamente duas vezes maior do que os homens afetados, mas as mulheres afetadas tipicamente exibem uma expressão mais leve (embora variável) do fenótipo.
- Um exemplo de distúrbio dominante ligado ao X é o **raquitismo hipofosfatêmico** ligado ao X (também conhecido como raquitismo resistente à vitamina D), no qual há comprometimento da capacidade dos túbulos renais na reabsorção do fosfato filtrado. Esse distúrbio preenche os critérios da herança dominante ligada ao X quanto ao acometimento de ambos os gêneros, embora os níveis de fosfato sérico estejam menos reduzidos e o raquitismo seja menos grave nas mulheres heterozigotas do que nos homens afetados.

Distúrbios Dominantes Ligados ao X com Letalidade em Homens

Embora a maioria das condições ligadas ao X ocorra tipicamente apenas nos homens, poucos defeitos ligados ao X são expressos exclusivamente ou quase unicamente nas mulheres. Essas condições dominantes ligadas ao X são letais nos homens antes do nascimento (Fig. 7-14). Os heredogramas típicos dessas condições mostram transmissão a partir de mulheres afetadas, que geram filhas afetadas, filhas normais e filhos homens normais em proporções iguais (1:1:1); não se vê homens afetados.

A **síndrome de Rett** (Caso 40) é um distúrbio notável que ocorre quase que exclusivamente nas mulheres, preenche todos os critérios para ser uma doença dominante ligada ao X e é geralmente letal em homens hemizigotos. A síndrome é caracterizada pelo desenvolvimento e crescimento normais nos períodos pré-natal e neonatal, seguidos de sintomas neurológicos de surgimento rápido nas mulheres afetadas. Presume-se que o mecanismo patológico decorra de anomalias na regulação de um conjunto de genes no cérebro em desenvolvimento; a causa da letalidade em homens é desconhecida, mas provavelmente reflete a necessidade de se ter, durante as fases precoces do desenvolvimento, ao menos uma cópia funcional do gene *MECP2*, o qual está mutado nessa síndrome.

Distúrbios Dominantes Ligados ao X que Poupam os Homens

Outros distúrbios se manifestam apenas nas mulheres portadoras porque os homens hemizigotos são amplamente poupados das consequências da mutação que carregam. A **epilepsia com comprometimento cognitivo** ligada ao X, limitada às mulheres, é um desses distúrbios. As mulheres afetadas são assintomáticas ao nascimento e aparentam ter um desenvolvimento normal, mas depois surgem crises convulsivas, geralmente no 2° ano de vida, após as quais o desenvolvimento começa a regredir. A maioria das mulheres afetadas apresenta atraso no desenvolvimento que varia de leve a severo. Por outro lado, os homens hemizigotos na mesma família são completamente assintomáticos (Fig. 7-15). O distúrbio se deve a mutações de perda de função no gene da protocaderina 19, um gene ligado ao X que codifica uma molécula de superfície celular expressa em neurônios do sistema nervoso central.

Não há uma explicação clara para esse padrão de herança incomum. Acredita-se que a epilepsia ocorra nas mulheres pela expressão em mosaico da protocaderina 19, resultante da inativação aleatória do X no cérebro, perturbando a comunicação entre grupos de neurônios com e sem essa proteína de superfície. Os neurônios dos homens não apresentam essa proteína de superfície, mas seus cérebros aparentemente são poupados dos erros de comunicação por uma protocaderina diferente compensatória.

Relação entre Mutação Nova e Valor Adaptativo em Distúrbios Ligados ao X

Assim como nos distúrbios autossômicos dominantes, as mutações novas constituem uma parcela significativa dos casos isolados em muitos distúrbios ligados ao X. Os homens que carregam mutações causadoras de distúrbios ligados ao X são expostos à seleção que é completa para algumas condições, parcial para outras e ausente para outras mais, dependendo do valor adaptativo do genótipo. Na **distrofia muscular de Duchenne** (Caso 14), uma doença muscular que acomete meninos jovens, os homens portadores de alelos

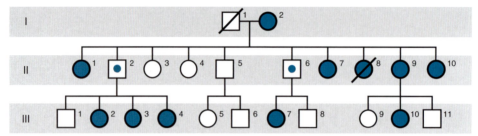

Figura 7-15 Padrão de heredograma da forma familiar de epilepsia com comprometimento cognitivo em mulheres, demonstrando a herança dominante ligada ao X, que poupa os homens hemizigotos de uma mutação de término prematuro no gene da protocaderina 19.

mutantes para essa condição ligada ao X não se reproduzem. Atualmente, o valor adaptativo para os homens afetados é 0, embora essa situação possa mudar em decorrência dos avanços nas pesquisas que buscam tratamento para os meninos afetados (Cap. 12). Por outro lado, pacientes com **hemofilia (Caso 21)** também apresentam valor adaptativo reduzido, mas essa condição não é um letal genético; homens afetados apresentam, em média, 70% de prole do mesmo modo que os homens não afetados, sendo o valor adaptativo dos homens afetados, portanto, de cerca de 0,70. Esse valor adaptativo pode aumentar com os avanços no tratamento desse distúrbio.

Quando o valor adaptativo está reduzido, os alelos mutantes que esses homens carregam são perdidos na população. Em comparação às condições autossômicas dominantes, entretanto, os alelos mutantes para doenças ligadas ao X com valor adaptativo reduzido podem ser parcial ou totalmente protegidos da seleção quando se encontram nas mulheres. Assim, mesmo em distúrbios ligados ao X com um valor adaptativo de 0, menos da metade dos casos novos será resultado de mutações novas. Desse modo, a incidência geral da doença será determinada tanto pela transmissão de um alelo mutante a partir de uma mãe portadora, quanto pela taxa de mutações *de novo* no respectivo *locus*. A discussão sobre o equilíbrio entre mutação nova e seleção, do ponto de vista de genética de populações, será apresentada no Capítulo 9.

HERANÇA PSEUDOAUTOSSÔMICA

Como nós vimos no Capítulo 2, a recombinação meiótica entre *loci* ligados ao X somente ocorre entre dois cromossomos X homólogos e está, portanto, limitada às mulheres. Os *loci* ligados ao X não participam da recombinação meiótica nos homens que têm um cromossomo Y e apenas um cromossomo X. Existe, contudo, um pequeno número de *loci* contíguos localizados nas extremidades dos braços p e q dos cromossomos sexuais que são homólogos entre X e Y e sofrem recombinação durante a meiose masculina. Como consequência, durante a espermatogênese um alelo mutante em um desses *loci* localizados no X pode ser transferido para o Y e passar para os descendentes do sexo masculino, passando a apresentar a característica de transmissão homem a homem da herança autossômica.

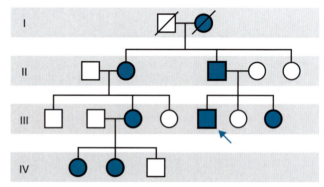

Figura 7-16 Heredograma mostrando a herança da discondrosteose causada por mutações no *SHOX*, um gene pseudoautossômico nos cromossomos X e Y. A *seta* mostra um homem que herdou o caráter no cromossomo Y vindo de seu pai. Este, entretanto, herdou o caráter do cromossomo X vindo da sua mãe. *Veja Fontes & Agradecimentos.*

Pelo fato de esses *loci* atípicos nos cromossomos X e Y demonstrarem herança autossômica, mas não estarem localizados nos autossomos, eles são conhecidos como *loci* **pseudoautossômicos,** e os segmentos dos cromossomos X e Y onde se localizam são referidos como as **regiões pseudoautossômicas.**

Um exemplo de uma doença causada por uma mutação em um *locus* pseudoautossômico é a **discondrosteose**, uma displasia esquelética herdada de forma dominante que apresenta baixa estatura desproporcional e deformidade dos antebraços. Embora uma maior prevalência da doença em mulheres, quando comparadas aos homens, tenha sugerido inicialmente que o distúrbio teria herança dominante ligada ao X, a presença de transmissão homem a homem claramente exclui herança ligada ao X (Fig. 7-16). Mutações no gene *SHOX*, localizado na região pseudoautossômica de Xp e de Yp, foram identificadas como responsáveis por essa condição.

MOSAICISMO

Embora seja habitual pensar que somos compostos por células que contêm exatamente a mesma composição de genes e cromossomos, na realidade essa é uma visão simplista. O mosaicismo é a presença em um indivíduo ou em um tecido de ao menos duas linhagens celulares

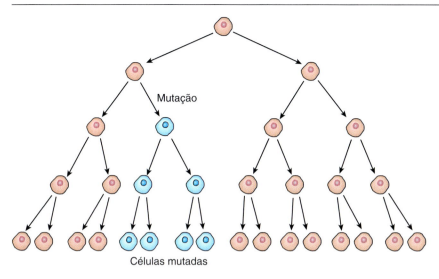

Figura 7-17 Representação esquemática de uma mutação que ocorre após a concepção, durante as divisões celulares mitóticas. Tal mutação pode resultar em uma proporção de células portadoras da mutação — ou seja, determinar tanto mosaicismo somático quanto da linhagem germinativa, dependendo do estágio de desenvolvimento embrionário ou pós-natal em que a mutação aconteceu.

geneticamente diferentes, porém derivadas de um único zigoto. As mutações que acontecem em uma única célula após a concepção, tanto na vida pré-natal quanto na vida pós-natal, podem originar clones celulares geneticamente diferentes do zigoto original porque, devido à natureza da replicação do DNA, a mutação irá permanecer em todos os descendentes clonais dessa célula (Fig. 7-17). O mosaicismo para alterações numéricas ou estruturais nos cromossomos é um fenômeno de importância clínica (Caps. 5 e 17), e a mutação somática é reconhecida como um dos principais fatores que contribuem para a maioria dos tipos de câncer (Cap. 15).

O mosaicismo pode acometer qualquer célula ou tecido do embrião em desenvolvimento ou pode ocorrer em qualquer momento após a concepção até a vida adulta, e isso pode ser um dilema diagnóstico para determinar o quanto o padrão de mosaico se difundiu. Por exemplo, uma população celular que carrega uma mutação em mosaico durante a gravidez pode estar restrita apenas aos tecidos extraembrionários e não ser encontrada no embrião propriamente dito (**mosaicismo placentário**; Cap. 17), pode estar presente em alguns tecidos embrionários, mas não nos gametas (**mosaicismo somático** puro), pode estar restrito apenas às linhagens que darão origem aos gametas e em nenhum outro lugar (**mosaicismo germinativo** puro), ou pode ocorrer em ambas as linhagens, somática e germinativa — tudo dependendo da maneira como a mutação aconteceu antes ou após a separação da massa embrionária interna, nas células germinativas e nas células somáticas durante a embriogênese (Cap. 17). Por haver aproximadamente 30 divisões mitóticas nas células da linhagem germinativa nas mulheres e várias centenas nos homens (Cap. 12), existem diversas oportunidades para que as mutações ocorram nas células germinativas após a separação das células somáticas, resultando em mosaicismo gonadal puro.

Pode ser difícil determinar o quanto o mosaicismo para mutações está presente apenas em células germinativas ou apenas em células somáticas, pois a ausência de mutações em uma amostra de células obtidas de um tecido de fácil acesso (p. ex., linfócitos do sangue periférico, pele ou mucosa oral) não é garantia de que a mutação não esteja presente em outras partes do corpo, incluindo a linhagem germinativa.

Mosaicismo Segmentar

Uma mutação que afeta a morfogênese e que ocorre durante o desenvolvimento embrionário pode se manifestar como uma anomalia segmentar ou focal, dependendo do estágio no qual ocorreu a mutação e da linhagem de células somáticas em que se originou. Por exemplo, algumas vezes a **neurofibromatose tipo 1** (**NF1**) (Caso 34) é segmentar, afetando apenas uma parte do corpo. A NF1 segmentar é causada por mosaicismo somático para mutações que aconteceram após a fecundação. Embora os genitores de tais pacientes sejam não afetados e considerados sem risco de transmitir o gene mutante, um paciente com NF1 segmentar pode correr o risco de ter um filho com fenótipo típico da NF1, ou seja, *não* segmentar. O risco de esse paciente transmitir o defeito depende de se a mutação ocorreu antes da separação entre as células da linhagem germinativa e as células somáticas que carregam a mutação.

Mosaicismo Germinativo

Nos heredogramas com mosaicismo germinativo, indivíduos não afetados e sem evidência de uma mutação deletéria em seu genoma (comprovada pela ausência da mutação no DNA extraído de linfócitos do sangue periférico) podem estar sob risco de ter um ou mais filhos que herdem a mutação (Fig. 7-18). A existência de mosaicismo germinativo significa que geneticistas e profissionais de aconselhamento genético devem estar atentos para uma possível imprecisão ao assumir que o exame físico normal ou que o resultado normal de um teste genético nos genitores de uma criança afetada por um fenótipo autossômico dominante ou ligado ao X signifique que aquela criança deva ser resultado de uma

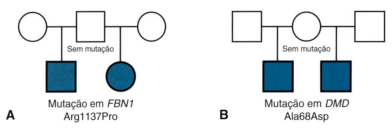

Figura 7-18 Heredograma demonstrando dois irmãos afetados pela síndrome de Marfan (família A), de herança autossômica dominante, e pela distrofia muscular de Becker, de herança ligada ao X (família B). Na família A, as crianças afetadas têm a mesma mutação de ponto herdada do seu pai, que não era afetado e não portava a mutação no DNA nas células somáticas examinadas. Ele deve ser um mosaico para mutações no gene *FBN1* em sua linhagem germinativa. Na família B, os meninos afetados apresentam a mesma mutação de ponto herdada de sua mãe, que não é afetada e não porta a mutação no DNA nos tecidos somáticos examinados. Ela deve ser um mosaico para mutações no gene *DMD* em sua linhagem germinativa.

mutação nova. O impacto dessa possibilidade no cálculo de risco será discutido no Capítulo 16.

EFEITOS DA ORIGEM PARENTAL NOS PADRÕES DE HERANÇA

Padrões Incomuns de Herança Decorrentes do *Imprinting* genômico

Conforme as leis de Mendel sobre a hereditariedade, um alelo mutante em um gene autossômico tem possibilidades iguais de ser transmitido de um genitor de qualquer gênero para seu descendente de qualquer gênero; do mesmo modo, uma mulher tem possibilidades iguais de transmitir um gene mutado no cromossomo X para uma criança de qualquer gênero. Inicialmente foi dada pouca atenção sobre o quanto o gênero do genitor exercia qualquer efeito na *expressão* dos genes que cada genitor transmitia. Conforme discutido no Capítulo 6, sabe-se agora, porém, que em alguns distúrbios genéticos como na **síndrome de Prader-Willi** (Caso 38) e na **síndrome de Angelman**, a expressão do fenótipo anormal depende de se o alelo mutante foi herdado do pai ou da mãe, um fenômeno conhecido como *imprinting* **genômico**. A peculiaridade do *imprinting* genômico consiste no fato de que o gênero do genitor que transmite a alteração determina a forma como o distúrbio será expresso na criança. Isso é bem diferente da herança limitada ao sexo (descrita previamente neste capítulo), na qual a expressão da doença depende do gênero da criança que *herdou* a alteração.

O *imprinting* pode resultar em padrões incomuns de herança em heredogramas, em que o distúrbio pode parecer ser herdado de forma dominante quando transmitido por um genitor, mas não por outro. Por exemplo, os **paragangliomas** (PGLs) **hereditários** formam um grupo de distúrbios autossômicos dominantes nos quais múltiplos tumores se desenvolvem nos gânglios simpáticos e parassimpáticos do sistema nervoso autônomo. Pacientes com paraganglioma também podem desenvolver um tumor produtor de catecolaminas conhecido como feocromocitoma na medula adrenal ou nos gânglios simpáticos ao longo da coluna vertebral. A Figura 7-19 mostra o heredograma de uma família com um tipo de PGL. Uma constatação evidente é que, embora tanto homens quanto mulheres possam ser afetados, isso ocorre apenas quando se herda a mutação do pai e não quando se herda da mãe. Um homem heterozigoto que herdou a mutação da mãe permanecerá não afetado ao longo da vida, mas mesmo assim terá o risco de 50% de transmitir a mutação para cada um de sua prole, a qual terá então alto risco de desenvolver a doença.

MUTAÇÕES DINÂMICAS: EXPANSÃO DE REPETIÇÕES INSTÁVEIS

Em todos os tipos de herança apresentados até agora neste capítulo, a mutação responsável, quando presente, é transmitida de forma estável de uma geração para a seguinte, ou seja, todos os membros afetados em uma família compartilham a mesma mutação de forma idêntica. Por outro lado, foi identificada uma classe totalmente diferente de distúrbios genéticos decorrentes de **mutações dinâmicas** que mudam de geração em geração (Cap. 4). Essas condições são caracterizadas por uma expansão instável dentro de um gene afetado ou de um segmento de DNA consistindo em unidades repetidas de três ou mais nucleotídeos, tais como CAG ou CCG, de modo que a repetição será CAGCAGCAGCAG ou CCGCCGCCGCCG. Em geral, os genes associados a essas doenças apresentam alelos selvagens polimórficos, ou seja, existe uma variação no número de repetições que é normal na população, conforme visto no capítulo 4. Quando o gene é transmitido de geração a geração, porém, o número de repetições pode aumentar e resultar em uma **expansão**, muito além do limite polimórfico normal, resultando em anormalidades na função e na expressão gênica. A descoberta desse grupo incomum de condições abalou as noções ortodoxas da estabilidade germinativa e definiu a base biológica para as peculiaridades da transmissão familiar, discutida na seção seguinte, para as quais não se conhecia a explicação sobre seus mecanismos.

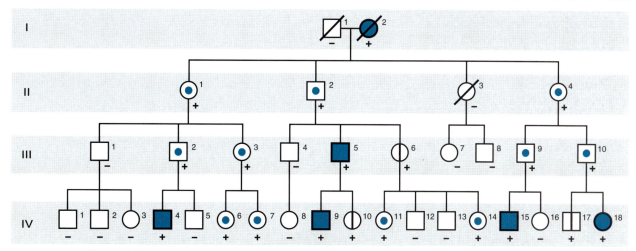

Figura 7-19 Heredograma de uma família com a síndrome do paraganglioma tipo 1, causada por mutações no gene *SDHD*. Os indivíduos II-1, II-2, II-4, III-2, III-3, III-9, III-10, IV-6, IV-7, IV-11 e IV-14 herdaram, cada um, a mutação de suas mães, mas não são afetados. Contudo, quando os homens dessa família passam a mutação, as crianças podem ser afetadas. Além do *imprinting* genômico, a família também demonstra o efeito da redução na penetrância dependente da idade nos filhos (III-6, IV-10, IV-17) de pais heterozigotos. Os símbolos + e – se referem à presença ou à ausência da mutação em *SDHD* nessa família.

São conhecidos mais de 12 distúrbios decorrentes de expansões de repetições instáveis desse tipo. Todas essas condições são primariamente neurológicas. Aqui serão revistos os padrões de herança em duas doenças diferentes por expansão instável que exemplificam os efeitos que as mutações dinâmicas podem exercer sobre os padrões de herança. Uma descrição mais completa sobre os mecanismos patogênicos dos distúrbios de repetições instáveis é fornecida no Capítulo 12.

Distúrbios de Poliglutamina

Várias doenças neurológicas diferentes compartilham uma propriedade conferida por um cordão variável de resíduos consecutivos de glutamina, para a qual o códon é o trinucleotídeo CAG, conforme a proteína codificada pelo gene mutado em cada uma dessas condições. Tais condições são chamadas de **distúrbios de poliglutamina** e ocorrem quando a expansão da repetição CAG resulta em uma proteína com mais glutaminas do que o compatível com uma função normal. A **doença de Huntington** (DH) é uma condição bem conhecida que apresenta vários aspectos comuns a esses distúrbios de poliglutamina causados por expansão de uma repetição instável (**Caso 24**). Sua neuropatologia é regida pela degeneração do corpo estriado e do córtex. Os pacientes começam a apresentar clínica na meia-idade, manifestada por um fenótipo de alterações motoras (coreia, distonia), mudanças de personalidade, perda gradual das funções cognitivas e, por fim, óbito.

Durante muito tempo pensou-se que a DH seria uma condição autossômica dominante típica com penetrância dependente da idade. A doença é transmitida de geração a geração com um risco de 50% para cada descendente, e os pacientes heterozigotos e homozigotos para a mutação têm um fenótipo muito semelhante, embora os homozigotos possam ter um curso mais rápido da doença. Há, entretanto, peculiaridades óbvias na sua herança que não podem ser explicadas pela herança autossômica dominante simples. Em primeiro lugar, a doença parece se desenvolver de forma cada vez mais precoce ao longo de sua transmissão em um heredograma, fenômeno citado como **antecipação**. Depois, a antecipação parece ocorrer apenas quando o alelo mutante é transmitido a partir de um pai afetado, e não da mãe, situação conhecida como **viés de transmissão parental**.

As peculiaridades da herança na DH são agora prontamente explicadas pela descoberta de que a mutação é composta por uma expansão de CAG anormalmente longa na região codificante do gene *HD*. Indivíduos normais carregam alelos entre nove e 35 repetições de CAG no gene *HD*, com uma média de 18 ou 19. Os indivíduos com DH, contudo, têm 40 repetições ou mais, com uma média em torno de 46. O número de repetições na faixa de 40 a 50 determina uma doença de início mais tardio, o que explica a penetrância dependente da idade, que é a marca dessa condição. Um número limítrofe de 36 a 39 repetições, embora geralmente associado à DH, pode ser encontrado em poucos indivíduos que não apresentam sinais da doença, mesmo em idade avançada. A idade de início varia conforme a quantidade de repetições CAG presente (Fig. 7-20).

De que modo, então, um indivíduo passa a ter uma expansão da repetição CAG em seu gene *HD*? Inicialmente, a pessoa precisa ter herdado a repetição de um genitor que já apresente uma expansão de repetições além do limite normal, mas que ainda não desenvolveu a doença. Em seguida, é possível que essa pessoa tenha herdado uma repetição expandida de um dos genitores que apresente o tamanho da repetição entre 35 e 40, o que pode ou não determinar a doença durante o período de vida desse genitor, mas

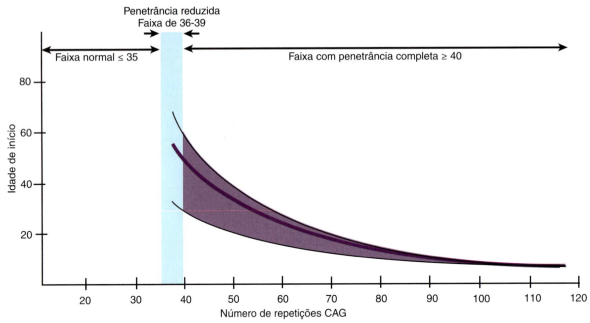

Figura 7-20 Gráfico correlacionando a idade aproximada de início da doença de Huntington com o número de repetições CAG encontradas no gene *HD*. A *linha contínua* indica a idade média de início e a *área hachurada* mostra a faixa de idade de início para qualquer dos números de repetição. *Veja Fontes & Agradecimentos*.

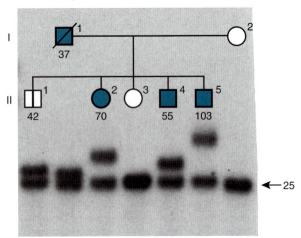

Figura 7-21 Heredograma de uma família com doença de Huntington. Abaixo do heredograma é mostrada a análise de *Southern blot* para as expansões da repetição CAG no gene *HD*. Além do alelo normal contendo 25 repetições de CAG, o indivíduo I-1 e seus filhos, II-1, II-2, II-4 e II-5, são todos heterozigotos para alelos expandidos, cada um apresentando um número diferente de repetições CAG. O número de repetições está indicado abaixo de cada indivíduo. II-2, II-4 e II-5 são afetados; o indivíduo II-1 encontra-se não afetado na idade de 50 anos, mas irá desenvolver a doença mais tarde durante a vida. *Veja Fontes & Agradecimentos*.

que pode se expandir quando transmitido, resultando em uma doença de início mais precoce nas gerações seguintes (explicando, desse modo, a antecipação). Por exemplo, no heredograma mostrado na Figura 7-21, o indivíduo I-1, já falecido, foi diagnosticado com DH na idade de 64 anos e era heterozigoto para um alelo expandido com 37 repetições de CAG e um alelo normal, estável, com 25 repetições. De seus filhos, quatro herdaram o alelo instável, com tamanho de CAG variando de 42 a mais de 100 repetições. Por fim, indivíduos não afetados podem ser portadores de alelos com tamanho de repetição no limite superior da normalidade (29 a 35 repetições de CAG) que podem se expandir durante a meiose para 40 repetições ou mais. Os alelos com repetição de CAG no limite superior da normalidade e que não causam doença, mas são capazes de expandir-se para valores causadores do distúrbio, são conhecidos como **pré-mutações**.

As expansões na DH apresentam um viés na transmissão paterna e ocorrem mais frequentemente durante a gametogênese masculina, de modo que a doença mais grave e de início precoce, a forma juvenil, vista nas expansões maiores (70 a 121 repetições), é sempre herdada por via paterna.

Síndrome do X Frágil

A **síndrome do X frágil** (Caso 17) é a forma hereditária mais comum de deficiência intelectual de grau moderado, sendo uma das várias condições atualmente consideradas nos transtornos do espectro autista. O nome X frágil remete a um marcador citogenético em Xq27.3 do cromossomo X, no assim denominado **sítio frágil** induzido em cultura celular, no qual ocorre falha na condensação da cromatina durante a mitose. A síndrome é herdada como um distúrbio ligado ao X com penetrância de 50% a 60% nas mulheres. A síndrome do X frágil tem uma frequência de um para 3.000 a 4.000 homens nascidos e é tão comum que desperta consideração no diagnóstico diferencial da deficiência intelectual ou do autismo, tanto em homens quanto em mulheres. Os exames para a síndrome do X frágil estão entre as indicações mais frequentes para a análise genômica, o aconselhamento genético e o diagnóstico pré-natal.

CAPÍTULO 7 — PADRÕES DE HERANÇA MONOGÊNICA

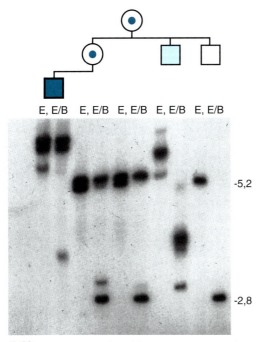

Figura 7-22 Exame de *Southern blot* a partir do DNA de membros de uma família, na qual a síndrome do X frágil está segregando. Na família mostrada acima, as amostras de DNA foram digeridas tanto pela endonuclease *EcoRI* isoladamente (E) quanto pela combinação da *EcoRI* com a *BssH2* (B), outra endonuclease que não irá cortar quando as citosinas estão metiladas em sua sequência de reconhecimento. A digestão com *EcoRI* normalmente cobre um fragmento de 5,2 kb contendo a região de repetição, mas o tamanho do fragmento aumenta proporcionalmente com a expansão da trinca repetida. A digestão com *BssH2* junto com a *EcoRI* (E/B) irá diminuir o fragmento de 5,2 kb gerado pela *EcoRI* para um fragmento de 2,8 kb contendo as repetições, se as repetições CGG se encontrarem desmetiladas, como no caso de um cromossomo X ativo em uma mulher, ou se as repetições não se expandirem para a faixa de mutação completa (>200 repetições). A *BssH2* não pode cortar o fragmento de 5,2 kb vindo de um cromossomo X inativo ou de uma mutação completa no alelo *FMR1*. O indivíduo afetado tem um fragmento de *EcoRI* longo, muito superior a 5,2 kb, que contém a repetição CGG expandida e não é digerido pela *BssH2* porque está principalmente metilado. Sua mãe apresenta dois fragmentos após a digestão com *EcoRI*, um de tamanho normal e outro maior em algumas centenas de pares de base, indicando que ela é portadora de uma pré-mutação, assim a mãe dela, a avó do probando. Na digestão dupla, podem ser vistos dois fragmentos, o normal com 2,8 kb e o alelo com pré-mutação, que é algumas centenas de pares de base mais longo. O probando tem dois tios, um (mostrado em azul-claro) que aparenta ter manifestações brandas e tem um alelo expandido (baseado na digestão com *EcoRI*), e que está apenas parcialmente metilado (baseado na digestão com *BssH2*). O outro tio é um homem normal com um alelo de tamanho normal e não metilado. *Veja Fontes & Agradecimentos.*

Como na DH, a síndrome do X frágil é causada por uma expansão instável de repetições. Nesse caso, porém, ocorre a expansão massiva de repetição de uma trinca diferente, a CGG, que está na região 5' não traduzida do gene denominado *FMR1* (Fig. 7-22). O número de repetições normais é de até 55, enquanto mais de 200 repetições (podendo chegar a até alguns milhares) são vistas em pacientes com a mutação "completa" da síndrome do X frágil. A síndrome se deve a uma ausência da expressão do gene *FMR1* e à falha na produção da proteína que ele codifica. A repetição expandida determina um aumento da metilação das citosinas na região

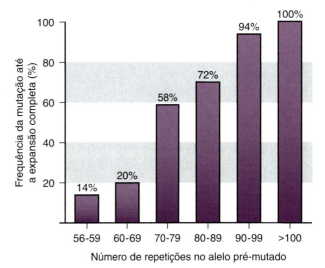

Figura 7-23 Frequência da expansão da trinca repetida de pré-mutação no gene *FMR1* até a mutação completa na ovocitogênese em relação ao tamanho do alelo com pré-mutação nas mulheres heterozigotas portadoras. O risco para a síndrome do X frágil nos filhos é aproximadamente a metade de sua frequência, porque há 50% de chance de um filho herdar o alelo expandido. O risco para a síndrome do X frágil nas filhas é aproximadamente um quarto de sua frequência, porque a chance de as filhas herdarem a mutação é de 50% e a penetrância da mutação completa nas mulheres é de aproximadamente 50%. *Veja Fontes & Agradecimentos.*

promotora do *FMR1*, conforme discutido no Capítulo 3, e a metilação do DNA nas ilhas CpG impede a função normal do promotor, levando ao silenciamento gênico.

As repetições de trincas entre 56 e 200 vezes constituem um estado intermediário de pré-mutação na síndrome do X frágil. As expansões nessa faixa são instáveis quando transmitidas das mães para os filhos e têm uma tendência a aumentar para a mutação completa com mais de 200 repetições durante a gametogênese nas mulheres (mas quase nunca nos homens), sendo que o risco para expansão completa aumenta dramaticamente conforme o tamanho da pré-mutação (Fig. 7-23). Estima-se que a frequência da pré-mutação seja da ordem de uma a cada 200 mulheres na população.

Semelhanças e Diferenças nos Heredogramas na Doença de Huntigton e na Síndrome do X Frágil

Uma comparação entre a DH e a síndrome do X frágil revela muitas semelhanças, mas também várias diferenças, o que ilustra várias características dos distúrbios causados por mutações dinâmicas:

- As duas condições apresentam como regra a expansão da pré-mutação para mutação completa, e a antecipação é frequentemente vista em ambas.
- Contudo, o número de repetições que ocorre nos alelos pré-mutados na DH varia de 29 a 35, muito inferior às 55 a 200 repetições da pré-mutação na síndrome do X frágil.
- Portadores da pré-mutação na síndrome do X frágil estão sob risco de desenvolver ataxia de manifestação na idade adulta (nos homens) e falência ovariana (nas mulheres).

Portadores da pré-mutação na DH, porém, são, por definição, isentos de doença.
- A expansão dos alelos de pré-mutação ocorre essencialmente na linhagem germinativa das mulheres na síndrome do X frágil, enquanto a grande maioria das expansões causadoras de doença de DH de início juvenil acontece na linhagem germinativa dos homens.

HERANÇA MATERNA DOS DISTÚRBIOS CAUSADOS POR MUTAÇÕES NO GENOMA MITOCONDRIAL

Todos os padrões de herança descritos até o momento foram explicados por mutações no genoma nuclear, tanto em genes autossômicos quanto nos ligados ao X. Alguns heredogramas, entretanto, retratam distúrbios hereditários que não apresentam os padrões típicos de herança mendeliana, sendo causados por mutações no genoma mitocondrial e manifestando herança exclusivamente materna. Os distúrbios causados por mutações no DNA mitocondrial (mtDNA) apresentam vários aspectos incomuns que resultam das características únicas da biologia e da função mitocondrial.

Conforme apresentado no Capítulo 2, nem todo RNA ou proteína sintetizados em uma célula são codificados pelo DNA nuclear; uma quantidade pequena, porém importante, é codificada por genes no DNAmt. O genoma mitocondrial compreende 37 genes que codificam 13 subunidades de enzimas envolvidas na fosforilação oxidativa, bem como RNAs ribossômicos e RNAs de transferência necessários para a tradução dos transcritos dos polipeptídeos codificados pela mitocôndria. Pelo fato de a mitocôndria ser essencial para o funcionamento de quase todas as células, a perturbação da produção de energia devido a mutações no mtDNA resulta em distúrbios graves, afetando diversos tecidos diferentes. Desse modo, a pleiotropia é uma regra e não uma exceção dos distúrbios mitocondriais.

Foram identificadas no mtDNA mais de 100 rearranjos e 100 mutações de ponto diferentes que causam uma variedade de doenças humanas, em geral comprometendo os sistemas nervoso central e musculoesquelético, a exemplo da **epilepsia mioclônica com fibras rotas vermelhas (Caso 33)**. Nesta seção serão focados os padrões peculiares de herança decorrentes das três características incomuns das mitocôndrias: **herança materna, segregação replicativa**, e **homoplasmia** e **heteroplasmia**. Os mecanismos subjacentes dos distúrbios mitocondriais serão discutidos com maiores detalhes no Capítulo 12.

Herança Materna do mtDNA

A primeira característica que define os aspectos genéticos do DNAmt é a **herança materna**. As mitocôndrias do espermatozoide normalmente não estão presentes no zigoto, de modo que apenas o mtDNA materno é transmitido para a geração futura. Assim as crianças de uma *mulher* que tenha uma mutação no mtDNA herdarão a mutação, enquanto nenhum dos descendentes de um *homem* portador da mesma mutação irá receber o DNA defeituoso. Os heredogramas de tais distúrbios são bastante peculiares, conforme demonstrado na herança materna exclusiva da mutação no mtDNAt causadora da **neuropatia óptica hereditária de Leber**, vista na Figura 7-24. Embora seja esperada geralmente a herança materna, em pelo menos uma ocasião ocorreu a herança paterna do mtDNA em um paciente com uma miopatia mitocondrial. Consequentemente, em pacientes com mutações aparentemente esporádicas do mtDNA, deve ser considerada a rara ocorrência de herança paterna do mtDNA (Quadro).

Segregação Replicativa

Uma segunda característica do genoma mitocondrial é a natureza estocástica da segregação durante a mitose e a meiose. Na divisão celular, as cópias múltiplas do mtDNA de cada mitocôndria em cada célula se replicam de forma aleatória em mitocôndrias recém-sintetizadas, de maneira muito distinta em relação à segregação altamente previsível e programada dos 46 cromossomos nucleares. Essas mitocôndrias, por sua vez, se distribuem de forma aleatória entre as duas células-filhas. Esse processo é conhecido como **segregação replicativa** e pode resultar numa variabilidade significativa de manifestações de distúrbios mitocondriais entre diferentes tecidos e/ou entre diferentes pacientes.

Homoplasmia e Heteroplasmia

Por fim, uma característica distintiva da genética do mtDNA é vista quando a segregação replicativa ocorre nas mitocôn-

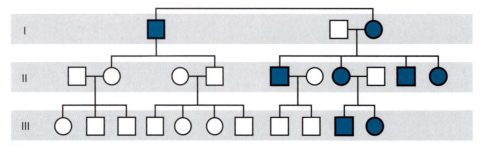

Figura 7-24 Heredograma da neuropatia óptica hereditária de Leber, uma forma de cegueira de início na vida adulta, causada por defeitos no DNA mitocondrial. A herança é dada apenas pela linhagem materna, seguindo o padrão conhecido de herança do DNA mitocondrial. Note que nenhum homem afetado transmite a doença.

drias contendo os dois tipos de genomas, mutante e selvagem. Quando uma mutação acontece pela primeira vez no mtDNA, ela se faz presente apenas em uma molécula de mtDNA em uma única mitocôndria. Durante a divisão celular, todo o mtDNA se replica, a mitocôndria entra em fissão e os dois tipos de DNA, mutante e selvagem, são distribuídos de forma aleatória entre as organelas-filhas, as quais — simplesmente ao acaso — podem conter diferentes proporções de genomas do tipo selvagem ou mutante. A célula, que agora contém mitocôndrias abrangendo uma mistura de mtDNA normal e mutante, por sua vez distribui essas mitocôndrias de forma aleatória para as suas células-filhas; estas podem, então, receber uma mistura de mitocôndrias, algumas com e outras sem a mutação (uma situação conhecida como **heteroplasmia**; Fig. 7-25). Ocasionalmente, a célula filha pode receber, novamente por acaso, mitocôndrias que contêm uma população puramente normal de mtDNA ou uma população puramente mutante do mtDNA (situação conhecida como **homoplasmia**). Como a expressão fenotípica da mutação no mtDNA depende da proporção relativa de mtDNA normal ou mutante nas células que constituem diferentes tecidos, a penetrância reduzida e a expressão variável são características típicas dos distúrbios mitocondriais (**Caso 33**).

A herança materna, na presença de heteroplasmia na mãe, apresenta aspectos adicionais com importância médica na genética do mtDNA. Em primeiro lugar, o número de moléculas de mtDNA nos ovócitos em desenvolvimento encontra-se diminuído antes de sua amplificação no enorme total que é visto nos ovócitos maduros. Essa restrição e a amplificação subsequente do mtDNA durante a ovocitogênese são denominadas de **gargalo genético mitocondrial**. Consequentemente, a variabilidade das moléculas de mtDNA mutantes vistas na prole de uma mulher com heteroplasmia para uma mutação no mtDNA surge, ao menos em parte, da amostragem de um lote reduzido de mtDNA após o gargalo mitocondrial que ocorre na ovocitogênese. Conforme esperado, as mães com uma relação maior de moléculas de mtDNA mutantes provavelmente produzirão óvulos com uma proporção maior de mtDNA mutante e estarão mais propensas a ter prole afetada clinicamente do que as mães com uma proporção menor.

CARACTERÍSTICAS DA HERANÇA MITOCONDRIAL

- Todos os filhos e filhas de mulheres *homoplasmáticas* para uma mutação herdarão a mutação; os filhos e filhas de um homem portador de uma mutação semelhante quase sempre não irão herdá-las.
- Mulheres *heteroplasmáticas* para *mutações de ponto* e *duplicações* irão passá-las para todos os seus filhos e filhas. Contudo, a proporção de mitocôndrias mutantes na prole e, consequentemente, o risco e a gravidade da doença podem variar de forma considerável, dependendo da fração de mitocôndrias mutantes na mãe, bem como da chance aleatória que ocorre em números diminutos de mitocôndrias por célula no gargalo do ovócito. As *deleções* em heteroplasmia geralmente não são herdáveis.
- Pode haver grande variação na proporção de mitocôndrias mutantes em diferentes tecidos de um indivíduo heteroplasmático para uma mutação, dando origem, portanto, a um espectro da doença entre os membros de uma família na qual a mutação mitocondrial seja heteroplasmia. Também são frequentes a pleiotropia e a expressividade variável entre os diferentes membros afetados da família.

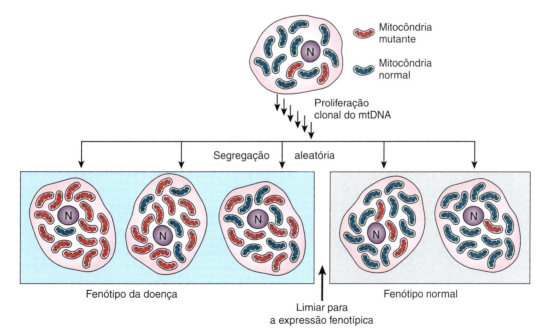

Figura 7-25 Segregação replicativa de uma mutação mitocondrial em heteroplasmia. A repartição aleatória dos alelos mutantes e selvagens das mitocôndrias por múltiplos ciclos de mitose produz uma coleção de células-filhas com grande variação na proporção de mitocôndrias mutantes e selvagens presentes em cada célula. A disfunção celular e tecidual ocorre quando a porção de mitocôndrias portadoras da mutação excede um limiar. mtDNA, DNA mitocondrial; N, núcleo.

CORRELACIONANDO GENÓTIPO E FENÓTIPO

Um aspecto importante da genética médica consiste em identificar e caracterizar os genótipos responsáveis por determinados fenótipos anormais. Ao fazer isso, é importante não assumir uma visão simplista de que cada fenótipo anormal seja causado unicamente por uma mutação em particular em um gene específico ou que mutações em um gene em particular sempre causarão o mesmo fenótipo. De fato, geralmente ocorre heterogeneidade significativa nas relações complexas entre fenótipos anormais, nos genes mutados nessas doenças e na natureza das mutações encontradas nesses genes. Podem-se distinguir três tipos principais de heterogeneidade que serão ilustrados nos Capítulos 11 e 12. Estes serão introduzidos aqui com um esboço de suas peculiaridades.

- **Heterogeneidade alélica**, na qual mutações *diferentes* em um gene podem resultar em um *mesmo* fenótipo.
- **Heterogeneidade de *locus***, na qual mutações em genes *diferentes* podem causar o *mesmo* fenótipo.
- **Heterogeneidade clínica** ou **fenotípica**, na qual *diferentes* mutações em um gene podem resultar em fenótipos *distintos*.

Heterogeneidade Alélica

Vários *loci* possuem mais de um alelo mutante; de fato, em um determinado *locus*, pode haver mutações múltiplas e variadas na população. A heterogeneidade alélica pode ser responsável por diferenças na gravidade ou no grau de pleiotropia apresentado por uma condição em especial. Servindo como um exemplo, mais de 1.000 mutações diferentes foram descritas no mundo inteiro no gene regulador de condutância transmembrana (*CFTR*) na fibrose cística (Caso 12). Algumas vezes, essas mutações diferentes resultam em distúrbios que são indistinguíveis do ponto de vista clínico. Em outros casos, alelos mutantes diferentes em um mesmo *locus* resultam em um fenótipo semelhante, porém como parte de um *continuum* de gravidade. Em especial nos distúrbios autossômicos recessivos, o fato de muitos pacientes serem heterozigotos compostos para dois alelos diferentes acrescenta variabilidade fenotípica à doença. Por exemplo, homozigotos ou heterozigotos compostos para muitas das mutações no gene *CFTR* apresentam a forma clássica da fibrose cística, com insuficiência pancreática, doença pulmonar progressiva grave e agenesia dos ductos deferentes nos homens, enquanto outros pacientes com outras combinações de alelos mutantes podem ter doença pulmonar, mas com função pancreática normal, e outros ainda podem ter apenas alterações do aparelho reprodutor masculino.

A heterogeneidade também pode se manifestar no padrão de herança apresentado por uma determinada condição. Por exemplo, na **retinite pigmentosa**, uma causa comum de perda visual hereditária devido à degeneração dos fotorreceptores, algumas mutações no gene *ORP1*, que codifica uma proteína fotorreceptora regulada pelo oxigênio, causam uma forma autossômica recessiva da doença, enquanto outras no mesmo gene determinam uma forma autossômica dominante.

Heterogeneidade de *Locus*

A heterogeneidade de *locus* descreve a situação em que distúrbios clinicamente semelhantes ou até mesmo indistinguíveis resultam de mutações em *loci* diversos em pacientes diferentes. Em alguns fenótipos, a interpretação do heredograma sozinho não é suficiente para evidenciar a heterogeneidade de *locus*. Utilizando novamente a retinite pigmentosa como exemplo, há muito tempo se identificou que a doença acontece de forma tanto autossômica como ligada ao X. Atualmente, a análise de heredogramas combinada com o mapeamento gênico demonstrou que essa entidade clínica única pode ser causada por mutações em pelo menos 56 genes diferentes, 54 dos quais são autossômicos e dois são ligados ao X!

Heterogeneidade Clínica

Mutações diferentes no mesmo gene podem produzir fenótipos muito desiguais em famílias distintas, um fenômeno conhecido como **heterogeneidade clínica** ou **fenotípica**. Essa situação acontece com as mutações no gene *LMNA*, que codifica uma proteína de membrana nuclear. Mutações diferentes nesse gene têm sido associadas a pelo menos meia dúzia de distúrbios fenotipicamente diversos, incluindo uma forma de distrofia muscular, uma forma de miocardiopatia dilatada, uma forma da neuropatia periférica de Charcot-Marie-Tooth, um distúrbio do tecido adiposo denominado lipodistrofia, e a síndrome de envelhecimento precoce conhecida como progéria de Hutchinson-Gilford.

IMPORTÂNCIA DA HISTÓRIA FAMILIAR NA PRÁTICA MÉDICA

Entre as especialidades médicas, a genética médica é peculiar no que se refere ao foco não apenas no paciente, mas também em toda a família. Uma história familiar abrangente representa o primeiro passo em importância para a análise de qualquer distúrbio, seja ele ou não sabidamente genético. Como dito de forma sucinta pelo falecido Barton Childs: "não colher uma boa história familiar denota má medicina." Apesar dos testes citogenéticos, moleculares e genômicos sofisticados, agora disponíveis aos geneticistas, uma história familiar bem-feita (incluindo o heredograma) permanece uma ferramenta fundamental para todos os médicos e profissionais de aconselhamento genético a ser usada para determinar o padrão de herança de um distúrbio em uma família, elaborar diagnósticos diferenciais e instituir manejo e um plano de tratamento individualizado para seus pacientes. Além disso, identificar o componente familiar de um distúrbio médico permite estimar o risco para outros familiares de modo a oferecer manejo, prevenção e aconselhamento adequados ao paciente *e* à família, como será discutido no capítulo seguinte.

CAPÍTULO 7 — PADRÕES DE HERANÇA MONOGÊNICA

REFERÊNCIAS GERAIS

Bennett RL, French KS, Resta RG, Doyle DL: Standardized human pedigree nomenclature: update and assessment of the recommendations of the National Society of Genetic Counselors, *J Genet Counsel* 17:424-433, 2008.

Online Mendelian Inheritance in Man, OMIM, Baltimore, Johns Hopkins University. Updated online at: http://omim.org/.

Rimoin DL, Pyeritz RE, Korf BR, editors: *Emery and Rimoin's essential medical genetics*, Oxford, 2013, Academic Press.

Scriver CR, Beaudet AL, Sly WS, et al, editors: *The metabolic and molecular bases of inherited disease*, ed 8, New York, 2000, McGraw-Hill, Updated online version available at: http://genetics.accessmedicine.com/.

PROBLEMAS

1. Cathy está grávida pela segunda vez. Seu primeiro filho, Donald, tem fibrose cística (FC). Cathy tem dois irmãos, Charles e Colin, e uma irmã, Cindy. Colin e Cindy não são casados. Charles é casado com uma mulher não aparentada, Carolyn, e tem uma filha de 2 anos de idade, Debbie. Os pais de Cathy são Bob e Betty. A irmã de Betty, Barbara, é a mãe do marido de Cathy, Calvin, que tem 25 anos. Não há história familiar prévia de FC.
   a. Construa o heredograma usando os símbolos padronizados.
   b. Qual é o padrão de transmissão da FC e qual é o risco para o próximo filho de Cathy?
   c. Quais pessoas nesse heredograma são heterozigotos obrigatórios?

2. George e Grace, que apresentam audição normal, têm oito filhos; duas de suas cinco filhas e dois de seus três filhos são surdos congênitos. Outro casal, Harry e Helen, ambos com audição normal, também têm oito filhos; duas de suas seis filhas e um de seus dois filhos são surdos. Um terceiro casal, Gilbert e Gisele, que apresentam surdez congênita, têm quatro filhos, também surdos. Sua filha Hedy casou com Horace, um dos filhos surdos de George e Grace, e por sua vez eles têm quatro filhos surdos. Seu filho mais velho, Isaac, casou com Ingrid, uma filha de Harry e Helen; embora tanto Isaac quanto Ingrid sejam surdos, seus seis filhos homens apresentam audição *normal*. Construa o heredograma e responda as questões seguintes. (Dica: Quantos tipos diferentes de surdez congênita estão segregando nesse heredograma?)
   a. Determine os genótipos prováveis das crianças na última geração.
   b. Por que todos os filhos de Gilbert e Gisele e de Hedy e Horace são surdos?

3. Considere as seguintes situações:
   a. A retinite pigmentosa ocorre nas formas ligada ao X e autossômica.
   b. Dois genitores, cada, têm a forma típica de hipercolesterolemia familiar diagnosticada com base na hipercolesterolemia, arco corneano, xantomas tendinosos e deficiência comprovada dos receptores da lipoproteína de baixa densidade (LDL), além da história familiar desse distúrbio; eles têm uma criança que apresenta níveis plasmáticos muito elevados de colesterol ao nascimento e que em poucos anos desenvolveu xantomas e aterosclerose generalizada.
   c. Um casal com visão normal, procedente de uma comunidade isolada, tem uma criança com atrofia girata autossômica recessiva de retina. Essa criança cresceu, casou com outro membro (de visão normal) da mesma comunidade e teve uma criança com a mesma enfermidade ocular.
   d. Uma criança tem neurofibromatose 1 (NF1) grave. Seu pai é fenotipicamente normal; sua mãe parece ser clinicamente normal, mas tem diversas manchas café com leite de tamanho grande e algumas áreas de hipopigmentação, além de o exame com lâmpada de fenda mostrar que ela apresenta alguns poucos nódulos de Lisch (tumores hamartomatosos da íris).
   e. Pais de estatura normal tiveram uma criança com acondroplasia.
   f. Um homem adulto com distrofia miotônica apresenta catarata, alopecia frontal e hipogonadismo, além de miotonia.
   g. Um homem com raquitismo resistente à vitamina D transmite essa condição a todas as suas filhas, que apresentam uma forma mais leve da doença em relação à do seu pai; nenhum dos filhos homens é afetado. As irmãs têm um número aproximadamente igual de filhos homens não afetados, filhos homens afetados, filhas não afetadas e filhas afetadas, sendo os meninos mais gravemente afetados do que as suas irmãs acometidas.
   h. Um garoto tem distrofia muscular progressiva com início na primeira infância e está restrito à cadeira de rodas na idade de 12 anos. Um homem não aparentado também tem distrofia muscular progressiva, mas permanece ambulante até a idade de 30 anos. O estudo molecular mostrou que ambos os pacientes apresentam grandes deleções no gene da distrofina, que codifica a proteína deficiente ou defeituosa na distrofia muscular dos tipos Duchenne e Becker.
   i. Descobriu-se que um paciente com um distúrbio recessivo herdou duas cópias de um cromossomo de um mesmo genitor e nenhum representante daquele cromossomo do outro genitor.
   j. Uma criança com doença da urina do xarope de bordo nasceu de um casal de primos em primeiro grau.

   Quais dos conceitos listados aqui representam as situações de a-j?
   - Expressividade variável
   - Dissomia uniparental
   - Consanguinidade
   - Endogamia
   - Herança dominante ligada ao X

- Mutação nova
- Heterogeneidade alélica
- Heterogeneidade de *locus*
- Caráter autossômico dominante incompleto
- Pleiotropia

4. Don e seu avô materno, Barry, têm hemofilia A. Diane, a parceira de Don, é filha de sua tia materna. Don e Diane têm um filho, Edward, e duas filhas, Elise e Emily, todos com hemofilia A. Eles também têm uma filha não afetada, Enid.
   a. Desenhe o heredograma.
   b. Por que Elise e Emili são afetadas?
   c. Qual é a probabilidade de um filho de Elise ser hemofílico? Qual é a probabilidade de sua filha ser hemofílica?
   d. Qual é a probabilidade de um filho de Enid ser hemofílico? E de uma filha?

5. Um menino nasceu com diversas malformações, mas não apresenta uma síndrome reconhecida. Os pais não são consanguíneos e a história familiar é negativa para casos semelhantes. Quais das seguintes condições poderiam explicar essa situação? Quais são improváveis? Por quê?
   a. Herança autossômica dominante com mutação nova
   b. Herança autossômica dominante com penetrância reduzida
   c. Herança autossômica dominante com expressividade variável
   d. Herança autossômica recessiva
   e. Herança ligada ao X
   f. Herança autossômica dominante, sendo a paternidade ilegítima
   g. Ingestão materna de medicamento teratogênico durante uma fase crucial do desenvolvimento embrionário

6. Um casal tem uma criança com NF1. Ambos os genitores são clinicamente normais e nenhuma de suas famílias apresenta história positiva.
   a. Qual é a explicação mais provável para a NF1 nessa criança?
   b. Qual é o risco de recorrência para outros filhos desse casal?
   c. Se o marido tiver outro filho com uma mãe diferente, qual será o risco de NF1?
   d. Qual é o risco de que a prole da criança afetada também tenha NF1?

7. A consulente (*seta*) deseja saber o risco de ter uma criança com defeito congênito antes de formar sua família, pois ela e seu marido são aparentados (veja heredograma). A história familiar não revela nenhuma doença recessiva conhecida. Qual é a chance de esse casal ser homozigoto para uma mutação de um distúrbio recessivo presente em um dos dois ancestrais comuns na geração I (coeficiente de endogamia)? (Dica: A mutação pode estar em qualquer um dos dois cromossomos e em qualquer um dos ancestrais comuns.)

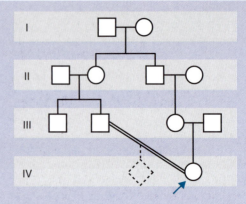

8. Considerando o heredograma a seguir, qual(is) é(são) o(s) padrão(ões) de herança mais *provável(is)*; o(s) padrão(ões) *possível(is)*, mas menos provável(eis); o(s) padrão(ões) de herança *incompatível(is)*? Os padrões são autossômico recessivo, autossômico dominante, recessivo ligado ao X, dominante ligado ao X, mitocondrial. Justifique as suas escolhas.

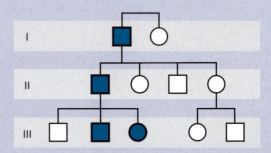

9. Quando uma criança é afetada por uma condição autossômica recessiva, assume-se que ambos os genitores são portadores heterozigotos para essa condição. Mais ainda, mutações novas acontecem o tempo todo durante a formação dos gametas (Cap. 4). Um indivíduo não poderia ter dois alelos mutantes para uma condição autossômica recessiva em decorrência de ter herdado um alelo mutante de um dos genitores portador, enquanto o outro alelo mutante teria surgido *de novo* no gameta de um genitor que não é portador? Considere uma criança com fibrose cística. Calcule a *odds ratio* (razão de probabilidade) caso ambos os genitores fossem portadores *versus* a probabilidade de que apenas a mãe fosse portadora e que o espermatozoide carregasse uma mutação *de novo*. Assuma uma taxa de mutação média de aproximadamente 1×10^{-6} por gameta masculino por geração.

CAPÍTULO 8

A Herança Complexa dos Distúrbios Multifatoriais Comuns

Distúrbios comuns, como defeitos congênitos, infarto do miocárdio, câncer, transtornos neuropsiquiátricos, diabetes e doença de Alzheimer resultam em morbidade ou mortalidade prematura em cerca de dois a cada três indivíduos afetados ao longo de suas vidas (Tabela 8-1). Muitas dessas doenças "correm nas famílias" — os casos parecem se agrupar entre os familiares de indivíduos afetados com uma frequência maior do que na população em geral. No entanto, seu padrão de herança geralmente não corresponde aos padrões mendelianos observados nos distúrbios monogênicos descritos no Capítulo 7. Isso porque tais doenças raramente resultam simplesmente da herança de um ou dois alelos de efeito maior em um único *locus*, como ocorre nos distúrbios mendelianos dominantes e recessivos. Em vez disso, acredita-se que resultam de *interações complexas* entre diversas variantes genéticas que alteram a susceptibilidade à doença, combinadas com determinadas exposições ambientais e possíveis eventos casuais, todos atuando em conjunto para desencadear, acelerar, ou proteger contra o processo da doença. Por essa razão, estes distúrbios são considerados de origem **multifatorial**, e a agregação familiar caracteriza um padrão de herança que é referido como **complexo**. A agregação familiar e a herança complexa observadas nos distúrbios multifatoriais podem ser explicadas pelo reconhecimento de que membros de uma mesma família compartilham uma proporção maior de informações genéticas e exposições ambientais do que os indivíduos escolhidos ao acaso na população. Assim, os familiares de um indivíduo afetado estão mais propensos às mesmas **interações gene-gene** e **gene-ambiente** que desencadearam a doença no probando do que os indivíduos não relacionados a ele.

Neste capítulo, inicialmente abordaremos a questão de como inferimos que variantes gênicas na população predispõem às chamadas doenças comuns. Então, descreveremos como os estudos de agregação familiar e com gêmeos são utilizados pelos geneticistas para quantificar as contribuições relativas da variação genética e do ambiente, e como estas estratégias têm sido aplicadas às doenças multifatoriais. Por fim, dedicaremos o restante do capítulo para descrever alguns exemplos de distúrbios complexos, dos quais informações sobre a natureza específica das contribuições genéticas e ambientais começam a emergir.

Como veremos neste capítulo, os genes individuais, suas variantes em particular e os fatores ambientais que interagem com estas variantes ainda não foram totalmente identificados para a maioria das doenças multifatoriais comuns. Uma melhor compreensão das abordagens utilizadas pelos geneticistas para identificar os fatores genéticos subjacentes às doenças complexas requer, inicialmente, uma avaliação completa da distribuição da variação genética nas diferentes populações. Esse assunto está apresentado no Capítulo 9 e em seguida no Capítulo 10, onde são discutidas abordagens epidemiológicas baseadas em populações específicas, que são utilizadas pelos geneticistas para identificar genes específicos e variantes nestes genes responsáveis pelo número crescente de condições com herança complexa.

Por fim, identificar os genes e suas variantes que interagem com o ambiente para contribuir para a susceptibilidade nos dará uma melhor compreensão dos processos subjacentes que levam às doenças multifatoriais comuns e, talvez, melhores ferramentas para prevenção ou tratamento.

CARACTERES QUALITATIVOS E QUANTITATIVOS

As doenças multifatoriais de herança complexa podem ser classificadas como caracteres qualitativos discretos ou caracteres quantitativos contínuos. Um caracter qualitativo é o mais simples dos dois; uma doença, como câncer de pulmão ou a artrite reumatoide, está presente ou ausente em um indivíduo. A distinção entre quem tem ou não a doença geralmente é simples, mas se as manifestações forem sutis, às vezes pode exigir um exame mais detalhado ou avaliações especializadas.

Ao contrário, um caracter quantitativo é uma quantidade bioquímica ou fisiologicamente mensurável, como peso, pressão sanguínea, concentração de colesterol sérico, ou índice de massa corpórea, que variam entre diferentes indivíduos dentro de uma mesma população. Embora uma característica quantitativa varie continuamente através de uma série de valores, há alguns diagnósticos de doenças, como baixa estatura, hipertensão, hipercolesterolemia ou obesidade, que são definidos baseados no fato do valor da característica ultrapassar o chamado **intervalo normal**, definido como um intervalo arbitrário em torno da média da população. Frequentemente, este intervalo normal deriva da **distribuição normal**, que é descrita na próxima

TABELA 8-1 Frequências dos Diferentes Tipos de Doenças Genéticas

Tipos	Incidência ao Nascimento (por 1.000)	Prevalência aos 25 Anos (por 1.000)	Prevalência na População (por 1.000)
Distúrbios causados por mutações genômicas e cromossômicas	6	1,8	3,8
Distúrbios causados por mutações monogênicas	10	3,6	20
Distúrbios com herança multifatorial	≈50	≈50	≈600

Dados de Rimoin DL, Connor JM, Pyeritz RE: *Emery and Rimoin's principles and practice of medical genetics*, ed 3, Edinburgh, 1997, Churchill Livingstone.

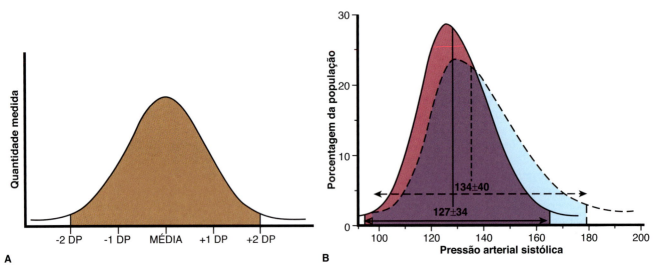

Figura 8-1 A distribuição gaussiana normal com média e desvios-padrão (DP) indicados. A: Para muitos traços, a variação "normal" é considerada como a média ± 2 DP, como indicado pela região sombreada. B: Distribuição da pressão arterial sistólica em cerca de 3.300 homens com idades entre 40 a 45 anos (*linha sólida*) e aproximadamente 2.200 homens com idades entre 50 a 55 anos (*linha pontilhada*). A média e os ± 2 DP estão acima das *setas de ponta dupla*. Veja Fontes & Agradecimentos.

seção, como uma aproximação para a distribuição dos valores de um caracter quantitativo na população. Note que o termo *normal* é aqui utilizado de duas maneiras diferentes. Afirmar que uma quantidade fisiológica tem uma distribuição "normal" na população e afirmar que o valor de um indivíduo está no intervalo "normal" são usos diferentes da mesma palavra, um é estatístico e o outro, uma medida de conformidade com o que é tipicamente observado.

A Distribuição Normal

Como acontece com as medidas fisiológicas, como pressão arterial sistólica, um gráfico do número (ou a fração) de indivíduos na população (eixo y) apresentando um determinado valor quantitativo (eixo x) forma a curva típica em forma de sino conhecida como **distribuição normal** (ou **gaussiana**) (Fig. 8-1A). A posição do pico e a largura da curva da distribuição normal são determinadas por duas quantidades, a **média** (μ) e a **variância** (σ^2), respectivamente. A média corresponde à média aritmética dos valores, e como mais pessoas têm valores perto da média para uma característica, normalmente o pico da curva se encontra no valor médio.

A variância (ou sua raiz quadrada, σ, o desvio padrão, abreviado como DP) é uma medida da quantidade de propagação dos valores para cada lado da média que, por conseguinte, determina a amplitude da curva.

Qualquer medida fisiológica que pode ser aferida a partir de uma amostra de uma população é um fenótipo quantitativo, e a média e a variância para tal amostra pode ser calculada e utilizada para estimar a média e variância da população, da qual aquela amostra foi retirada. Por exemplo, a pressão sanguínea sistólica de milhares de homens em dois diferentes grupos de idade é mostrada na Figura 8-1B. A pressão arterial sistólica da coorte mais jovem é quase simétrica; contudo, no grupo com idade mais avançada a curva se torna mais "desviada" (assimétrica), com mais indivíduos com pressão arterial sistólica acima da média do que abaixo, indicando uma tendência para a hipertensão neste grupo de idade.

A distribuição normal fornece diretrizes para se determinar os limites da variação normal. A variação normal é frequentemente definida como os valores de uma característica quantitativa que estão presentes em aproximadamente 95% da população. A teoria estatística básica indica que, quando os valores de um caracter quantitativo em uma

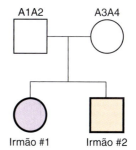

AGREGAÇÃO FAMILIAR E CORRELAÇÃO

Compartilhamento de Alelos entre Familiares

Quanto mais próximo é o parentesco entre dois indivíduos de uma família, mais alelos eles têm em comum, herdados dos seus antepassados em comum (Cap. 7). O exemplo mais extremo de dois indivíduos com alelos em comum é o dos gêmeos idênticos [monozigóticos (MZ)] (ver mais adiante neste capítulo), que têm os mesmos alelos em cada *locus*. Em seguida, os indivíduos mais relacionados em uma família são os parentes de primeiro grau, como pai e filho, ou um par de irmãos, incluindo os gêmeos fraternos [dizigóticos (DZ)]. Em um par pai-filho, o filho tem em cada *locus* exatamente um dos dois alelos (50% dos alelos) em comum com cada um dos seus pais, isto é, o alelo que herdou daquele genitor. Irmãos (incluindo gêmeos DZ) também têm 50% de alelos em comum com seus outros irmãos, mas isso é apenas uma média. Isto ocorre porque dois irmãos herdam os mesmos alelos para um determinado *locus* em 25% das vezes, não têm alelos em comum em 25% das vezes e apresentam um alelo em comum em outros 50% (Fig. 8-2). Em qualquer *locus*, portanto, o número médio esperado de alelos que um indivíduo compartilha com seu irmão é dado por:

$$\tfrac{1}{4}(2\,\text{alelos}) + \tfrac{1}{4}(0\,\text{alelo}) + \tfrac{1}{2}(1\,\text{alelo}) = 0,5 + 0 + 0,5 = 1\,\text{alelo}$$

Quanto mais distantes forem dois membros de uma família, menor a probabilidade de terem os mesmos alelos, herdados de ancestrais em comum.

Agregação Familiar de Caracteres Qualitativos

Se determinados alelos aumentam a probabilidade de desenvolver uma doença, é suposto que um indivíduo afetado tenha um número maior do que o esperado de parentes afetados, em comparação com a frequência estimada da doença na população em geral (**agregação familiar da doença**). Isto porque quanto mais próximos os membros da família estão do parente afetado, mais alelos relevantes eles irão compartilhar e maior será a chance de também serem afetados. Aqui, apresentaremos duas abordagens para medir a agregação familiar: razões de risco relativo e estudos do tipo caso com história familiar-controle.

Razão de Risco Relativo

Uma forma de avaliar a agregação familiar de uma doença é comparando-se a frequência da doença nos parentes de um probando afetado com a sua frequência (prevalência) na população em geral. A taxa de risco relativo λ_r (em que o subscrito "r" refere-se a parentes) é definida como:

$$\lambda_r = \frac{\text{Prevalência da doença nos parentes do afetado}}{\text{Prevalência da doença na população em geral}}$$

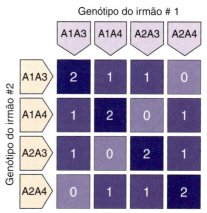

Figura 8-2 Compartilhamento de alelos de um *locus* arbitrário entre irmãos concordantes para uma doença. O genótipo dos pais é mostrado como A1A2 para o pai e A3A4 para a mãe. Todos os quatro possíveis genótipos para o irmão #1 são mostrados na parte superior da tabela, e todos os quatros possíveis genótipos para o irmão #2 são mostrados no lado esquerdo da tabela. Os números dentro dos quadrados representam o número de alelos que ambos os irmãos têm em comum para todas as 16 diferentes combinações de seus genótipos. Por exemplo, o quadrado superior à esquerda tem o número 2 porque tanto o irmão #1 quanto o irmão #2 possuem o genótipo A1A3 e, assim, ambos têm os alelos A1 e A3 em comum. O quadrado inferior à esquerda contém o número 0 porque o irmão #1 tem o genótipo A1A3, enquanto o irmão #2 tem o genótipo A2A4; assim, eles não possuem alelos em comum.

O valor de λ_r como medida de agregação familiar depende do risco de recorrência da doença na família de um indivíduo afetado (numerador) e da prevalência na população (denominador); quanto maior o valor de λ_r, maior é a agregação familiar. A prevalência na população entra no cálculo, porque quanto mais frequente for a doença, maior será a probabilidade de que a agregação seja apenas uma coincidência, com base na presença aleatória de alelos a partir do *pool* de genes na população, em vez de resultar do compartilhamento dos alelos que predispõem à doença devido à herança familiar. Um valor de $\lambda_r = 1$ indica que a probabilidade de um parente desenvolver a doença não é maior do que a de qualquer outro

TABELA 8-2 Razões de Risco λ_s para Irmãos de Probandos com Doenças com Agregação Familiar e Herança Complexa

Doença	Parentesco	λ_r
Esquizofrenia	Irmãos	12
Autismo	Irmãos	150
Doença maníaco-depressiva (bipolar)	Irmãos	7
Diabetes melito tipo 1	Irmãos	35
Doença de Cohn	Irmãos	25
Esclerose múltipla	Irmãos	24

Dados de Rimoin DL, Connor JM, Pyeritz RE: *Emery and Rimoin's principles and practice of medical genetics*, ed 3, Edinburgh, 1997, Churchill Livingstone; and King RA, Rotter JI, Motulsky AG: *The genetic basis of common diseases*, ed 2, Oxford, England, 2002, Oxford University Press.

indivíduo da população, enquanto que um valor superior a 1 indica que o parente tem um risco maior. Na prática, se mede λ para uma classe particular de parentes (p. ex., r = s para irmãos ou r = p para os pais). Exemplos de taxas de risco relativo determinadas para várias doenças em irmãos (λ_i) estão apresentados na Tabela 8-2.

Estudos de Caso com História Familiar-controle

Outra abordagem que permite a avaliação da agregação familiar é o **estudo tipo caso-controle**, no qual os pacientes com uma doença (casos) são comparados com pessoas criteriosamente escolhidas e que não a têm (controles), considerando-se história familiar da doença (assim como outros fatores, como exposições ambientais, ocupação, localização geográfica, paridade e doenças anteriores). Para avaliar a possível contribuição genética para a agregação familiar de uma doença, a frequência com que ela é encontrada nas famílias extensas dos casos (**história familiar positiva**) é comparada com a frequência de história familiar positiva entre os controles selecionados, pareados por idade e etnia, mas que não têm a doença. Nesta situação, é comum os cônjuges serem escolhidos como controles porque normalmente têm idade e etnia que coincidem com as dos casos e compartilham o mesmo ambiente doméstico. Outros controles utilizados com frequência são pacientes com doenças não relacionadas, pareados por idade, ocupação e etnia. Assim, por exemplo, em um estudo da **esclerose múltipla** (**EM**), aproximadamente 3,5% dos parentes em primeiro grau de pacientes também tiveram a doença, uma prevalência muito maior do que entre parentes em primeiro grau dos controles pareados sem EM (0,2%). Portanto, a chance de se ter um parente de primeiro grau com EM mostrou-se 18 vezes maior entre os pacientes com EM do que entre os controles. (No Capítulo 10, vamos discutir como se calcula a *odds ratio* - razão de chances - em estudos caso-controle). Portanto, pode-se concluir que uma agregação familiar substancial ocorre na EM, evidenciando uma predisposição genética para esta doença.

Medida da Contribuição Genética para os Caracteres Quantitativos

Assim como a contribuição hereditária para uma doença aumenta a agregação familiar da mesma, o compartilhamento de alelos que determinam uma característica quantitativa em particular afeta a distribuição de valores da característica nos membros da família. Quanto maior for o compartilhamento de alelos que determinam um caracter quantitativo entre parentes, mais semelhante será o valor da característica entre os membros da família, comparado ao que seria esperado a partir da variância da característica medida na população em geral. O efeito da variação genética nos caracteres quantitativos é muitas vezes medido e descrito de duas maneiras relacionadas: **correlação** entre parentes e **herdabilidade**.

Correlação Familiar

A tendência para os valores de uma medida fisiológica serem mais semelhantes entre parentes do que na população em geral é medida pela determinação do grau de **correlação** de determinadas quantidades fisiológicas entre familiares. O **coeficiente de correlação** (simbolizado pela letra r) é uma medida estatística de correlação aplicada a um par de medições, como o nível de colesterol sérico de uma criança e de um dos pais. Por conseguinte, existiria uma **correlação positiva** entre as medidas do colesterol no grupo dos pacientes e os níveis de colesterol de seus familiares, se fosse observado que quanto mais elevado fosse o nível de um paciente, proporcionalmente mais elevado seria o nível dos familiares do paciente. Quando existe uma correlação, no gráfico dos valores obtidos do probando e de seus familiares, no qual cada ponto representa um par de valores probando-parente, estes tenderão a se agrupar em torno de uma reta. Em tais exemplos, o valor de r pode variar de 0, quando não existe correlação, a +1 para uma correlação positiva perfeita. No exemplo do colesterol sérico, a Figura 8-3 mostra uma correlação positiva modesta ($r = 0{,}294$) entre o nível de colesterol no soro de mães com idade entre 30 e 39 anos e o de seus filhos do sexo masculino, com idades entre quatro e nove anos. Em contrapartida, existe uma **correlação negativa** quando quanto mais elevada for a medida do paciente, menor for a dos seus familiares. As medidas, mesmo assim, estão correlacionadas, mas na direção oposta. Neste caso, o valor de r pode ser de 0 a -1 para uma correlação negativa perfeita.

Herdabilidade

O conceito de **herdabilidade** de uma característica quantitativa (simbolizada como H^2) foi desenvolvido na tentativa de determinar o quanto as diferenças genéticas entre os indivíduos em uma população contribuem para a variabilidade dessa característica na população. A H^2 *é definida como a fração da variância fenotípica total de um caracter quantitativo que resulta da variação alélica no seu sentido mais amplo*, independentemente do mecanismo pelo qual os alelos afetam o fenótipo. Quanto maior a herdabilidade, maior é a contribuição das diferenças genéticas entre as pessoas para a variabilidade do caracter na população. O valor de H^2 varia de 0, se o genótipo em nada contribui para a variação fenotípica total em uma população, a 1, se o genótipo é totalmente responsável pela variação fenotípica nessa população.

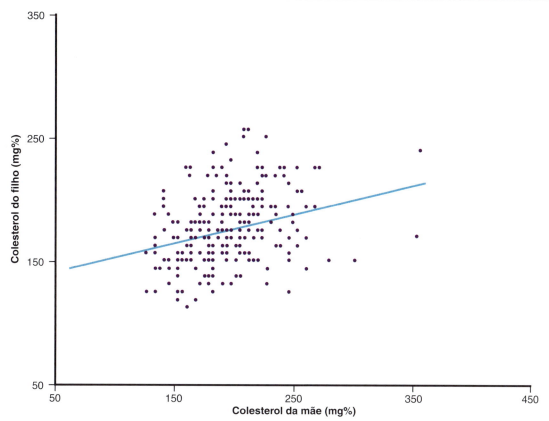

Figura 8-3 Gráfico com pontos de dados dos níveis séricos de colesterol em um grupo de mães com idades entre 30 e 39 anos e seus filhos homens com idade entre quatro e nove anos. Cada ponto representa a medida de um par de medidas mãe-filho. A linha reta é um "ajuste melhor" dos pontos dos dados. *Veja Fontes & Agradecimentos.*

A herdabilidade de uma característica humana é uma quantidade teórica, geralmente estimada a partir da correlação entre medidas desta característica entre familiares de graus de parentesco conhecidos, como pais e filhos, irmãos, ou, como veremos mais adiante neste capítulo, gêmeos.

DETERMINAÇÃO DAS CONTRIBUIÇÕES RELATIVAS DOS GENES E DO AMBIENTE PARA AS DOENÇAS COMPLEXAS

Distinção entre Influências Genéticas e Ambientais com a Utilização de Estudos de Famílias

Tanto para os caracteres qualitativos quanto para os quantitativos, as semelhanças entre os membros de uma família provavelmente resultam da sobreposição genotípica e da exposição comum a fatores não genéticos (ou seja, ambientais), como condição socioeconômica, ambiente, hábitos alimentares e comportamentos culturais, que são frequentemente compartilhados pelos membros da família, mas geralmente considerados não genéticos. Diante da evidência de agregação familiar de uma doença, ou da correlação de um caracter quantitativo, os geneticistas tentam separar as contribuições relativas do genótipo e do ambiente para um determinado fenótipo, com a utilização de uma variedade de métodos. Um deles é comparar os valores de λ_r ou as correlações do caracter quantitativo entre familiares de diferentes graus de parentesco com o probando. Por exemplo, se genes predispõem a uma doença, espera-se um valor de λ_r maior para gêmeos MZ e um pouco menor para parentes de primeiro grau, como irmãos ou pais, que continuaria a diminuir à medida que o compartilhamento de alelos fosse menor entre parentes mais distantes na família (Fig. 7-3).

Para ilustrar este tipo de avaliação, consideremos **fissura de lábio com ou sem fissura de palato**, ou **FL(P)**, um dos defeitos congênitos mais comuns na população, que afeta 1,4 em 1.000 recém-nascidos no mundo. FL(P) resulta da falha de fusão de tecidos embrionários que irão compor o lábio superior e o palato duro, que ocorre em torno dos 35 dias de gestação. É uma doença multifatorial de herança complexa; por razões ainda não esclarecidas, cerca de 60% a 80% dos afetados são do sexo masculino. Apesar da semelhança na nomenclatura, a FL(P) tem etiologia geralmente diferente da fissura de palato isolada (isto é, *sem* fissura de lábio).

A FL(P) é heterogênea e inclui formas nas quais a fenda é um dos sinais clínicos de uma síndrome que inclui outras anomalias, chamada de FL(P) **sindrômica**, assim como outras formas que não estão associadas a outros defeitos congênitos, conhecidas como FL(P) **não-sindrômica**. A FL(P) sindrômica pode ser herdada como um distúrbio mendeliano monogênico, resultar de alterações cromossômicas (especialmente trissomia do 13 e deleção de 4p) (Cap. 6) ou da exposição a agentes teratogênicos (embriopatia rubeólica, talidomida, ou anticonvulsivantes) (Cap. 14). A FL(P) não sindrômica também pode ser herdada como um distúrbio monogênico, mas geralmente é de ocorrência esporádica, com algum grau de agregação familiar, mas sem apresentar um padrão de herança mendeliano óbvio.

O risco de FL(P) em uma criança aumenta em função do número de seus familiares afetados e quanto mais próximo for o parentesco entre eles (Tabela 8-3). A explicação mais simples para este fato é que quanto mais familiares afetados e mais próximos do probando, maior é a probabilidade que estejam compartilhando os alelos que predispõem ao defeito; portanto, o risco para o distúrbio aumenta.

Outra abordagem consiste em comparar a razão de risco relativo da doença em parentes biológicos do probando com a dos membros da família não relacionados biologicamente a ele (por exemplo, adotados ou cônjuges), todos vivendo no mesmo ambiente doméstico. Voltando a EM, por exemplo, λ_r é 190 para gêmeos MZ e 20 a 40 para parentes biológicos de primeiro grau (pais, filhos e irmãos). Em contraste, λ_r é 1 para irmãos adotivos de um indivíduo afetado, sugerindo que a agregação familiar na EM é muito mais genética do que o resultado de um ambiente compartilhado. Uma análise parecida pode ser realizada para os traços quantitativos, como a pressão arterial: não existe nenhuma correlação entre a pressão arterial de uma criança e de seus irmãos adotados, porém há uma correlação positiva com a pressão arterial de seus irmãos biológicos, todos vivendo no mesmo ambiente doméstico.

Distinção entre Influências Genéticas e Ambientais pelos Estudos de Gêmeos

De todos os métodos utilizados para se distinguir entre influências genéticas e ambientais, os geneticistas geralmente preferem os estudos de gêmeos.

Gemelaridade

Gêmeos MZ e DZ são "experimentos da natureza" que fornecem uma excelente oportunidade para separar as influências genéticas e ambientais em fenótipos humanos. Gêmeos monozigóticos resultam de uma clivagem que ocorre no início da embriogênese, de um único zigoto fertilizado em dois zigotos separados (Cap. 14). Eles ocorrem em aproximadamente 0,3% de todos os nascimentos, sem diferenças significativas entre grupos étnicos. Na época da clivagem, os gêmeos MZ iniciam o desenvolvimento com genótipos idênticos em todos os *loci* e, portanto, têm os genótipos e padrões de expressão gênica idênticos.

Ao contrário, os gêmeos DZ surgem da fertilização simultânea de dois ovócitos por dois espermatozoides; geneticamente, gêmeos DZ são irmãos que compartilham

TABELA 8-3 Risco de Fissura Labial com ou sem Fissura Palatina em uma Criança, Dependendo do Número de Genitores e de Outros Parentes Afetados

| | Risco de FL(P) % | | |
| | Número dos Genitores Afetados | | |
Parentes Afetados	0	1	2
Nenhum	0,1	3	34
Um irmão	3	11	40
Dois irmãos	8	19	45
Um irmão e um parente de segundo grau	6	16	43
Um irmão e um parente de terceiro grau	4	14	44

FL(P): Fissura de lábio com ou sem fissura de palato.

um útero e, como todos os irmãos, têm em média 50% dos mesmos alelos em todos os *loci*. Os DZ são do mesmo gênero em metade das vezes e de gênero oposto na outra metade. Diferente dos MZ, os DZ ocorrem com frequências que variam em até cinco vezes em diferentes populações, de baixas, como 0,2% entre asiáticos, a mais de 1% dos nascimentos, como em algumas regiões da África e entre afro-americanos.

A diferença marcante entre gêmeos MZ e DZ quanto a sua composição genética pode ser facilmente observada, comparando-os pelo padrão do DNA *fingerprinting* (Fig. 8-4). Esse método gera simultaneamente muitos fragmentos de DNA de diferentes comprimentos, que compartilham uma determinada sequência de DNA (minissatélite), localizada por todo o genoma. Gêmeos MZ apresentam um padrão indistinguível um do outro, enquanto gêmeos DZ mostram muitas diferenças, sejam eles do mesmo gênero ou não.

Concordância de Doença em Gêmeos Monozigóticos e em Gêmeos Dizigóticos

Quando gêmeos têm a mesma doença são denominados **concordantes** para a doença. Por outro lado, quando apenas um membro do par de gêmeos é afetado e o outro não, os mesmos são **discordantes** para a doença. A investigação de quão frequentemente gêmeos MZ são concordantes para uma doença é um método poderoso para determinar se o genótipo sozinho é suficiente para produzir um distúrbio em particular. As diferenças entre uma doença mendeliana e outra que apresenta herança complexa são imediatamente evidentes. Usando a **anemia falciforme (Caso 42)** como um exemplo de distúrbio mendeliano, se um gêmeo MZ tiver esta doença, o outro gêmeo também a terá. Mas, como um exemplo de doença multifatorial, quando um gêmeo MZ tem **diabetes *mellitus* tipo 1** (anteriormente conhecida como diabetes insulinodependente ou juvenil) **(Caso 26)**, o outro gêmeo também a terá em apenas cerca de 40% dos pares. *A concordância de doença menor que 100% em gêmeos monozigóticos é uma forte evidência da participação de fatores não genéticos na predisposição à doença.* Tais fatores podem incluir influências ambientais, como a

CAPÍTULO 8 — A HERANÇA COMPLEXA DOS DISTÚRBIOS MULTIFATORIAIS COMUNS

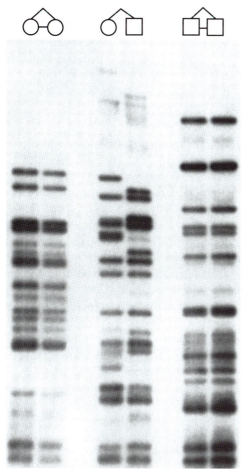

Figura 8-4 DNA *fingerprinting* de gêmeos para detecção de polimorfismo de variação no número de repetições em tandem, uma classe de polimorfismo que tem muitos alelos em diversos *loci* do genoma, devido à variação no número de cópias repetidas em tandem (Cap. 4). Cada par de poços do gel (colunas verticais) contém DNA de gêmeos. Os gêmeos do primeiro e terceiro pares têm DNA *fingerprintings* idênticas, indicando que são idênticos (monozigóticos). Os gêmeos das colunas no meio têm DNA *fingerprintings* claramente distinguíveis, confirmando que eles são gêmeos fraternos (dizigóticos). *Veja Fontes & Agradecimentos.*

TABELA 8-4 Taxas de Concordância em Gêmeos MZ e DZ para Vários Distúrbios Multifatoriais

Distúrbio	Concordância (%)* MZ	DZ
Epilepsia não traumática	70	6
Esclerose múltipla	18	2
Diabetes tipo 1	40	5
Esquizofrenia	46	15
Doença bipolar	62	8
Osteoartrite	32	16
Artrite reumatoide	12	3
Psoríase	72	15
Fissura de lábio com ou sem fissura de palato	30	2
Lúpus eritematoso sistêmico	22	0

*Porcentagem arredondada.
MZ: monozigótico; DZ: dizigótico.
Dados de Rimoin DL, Connor JM, Pyeritz RE: *Emery and Rimoin's principles and practice of medical genetics*, ed 3, Edinburgh, 1997, Churchill Livingstone; King RA, Rotter JI, Motulsky AG: *The genetic basis of common diseases*, Oxford, England, 1992, Oxford University Press; and Tsuang MT: Recent advances in genetic research on schizophrenia. *J Biomed Sci* 5:28-30.

exposição à infecção ou dieta, assim como outros efeitos, como mutação somática, efeitos do envelhecimento ou alterações epigenéticas na expressão gênica, em um dos gêmeos em comparação com o outro.

Os gêmeos MZ e os DZ do mesmo gênero compartilham o mesmo ambiente intrauterino e o gênero, sendo geralmente criados juntos na mesma casa, pelos mesmos pais. Assim, uma comparação de concordância para uma doença entre MZ e DZ do mesmo gênero revela quão frequentemente a doença ocorre quando os familiares foram expostos ao mesmo ambiente pré-natal e, muitas vezes, ao mesmo ambiente pós-natal, tendo eles os mesmos alelos em cada *locus* (gêmeos MZ), em comparação com apenas 50% de seus alelos em comum (gêmeos DZ). *A concordância maior em gêmeos MZ do que em DZ é uma forte evidência do componente genético da doença*, como ocorre em diversos distúrbios apresentados na Tabela 8-4.

Estimativa da Herdabilidade com Base nos Estudos de Gêmeos

Assim como os dados de gêmeos podem ser utilizados para avaliar a participação diferencial dos genes e do ambiente nas doenças com características qualitativas, também são utilizados para estimar a herdabilidade de características quantitativas, utilizando-se a correlação dos valores de uma medida fisiológica em gêmeos MZ e DZ. Se for assumido que os alelos que afetam o traço exercem um efeito aditivo (o que certamente é demasiado simplista e provavelmente incorreto em muitos, se não em todos os casos), os gêmeos MZ, que compartilham 100% de seus alelos, têm o dobro do total de alelos que compartilham em comparação aos DZ, que tem 50% em comum, em média. Portanto, H^2, referida no início deste capítulo, pode ser estimada pela diferença no coeficiente de correlação r para uma característica quantitativa entre gêmeos MZ (r_{MZ}) e r entre gêmeos DZ do mesmo gênero (r_{DZ}) (como mostrado pela fórmula de Falconer):

$$H^2 = 2 \times (r_{MZ} - r_{DZ})$$

Se o ambiente é o principal responsável pela variabilidade de uma característica, a correlação entre os gêmeos DZ será semelhante à dos gêmeos MZ; haverá pouca diferença entre o valor de r para MZ e DZ. Assim, $r_{MZ} - r_{DZ} = \approx 0$ e H^2 será próxima de 0. No outro extremo, no entanto, se a variabilidade é determinada exclusivamente pelo genoma, o coeficiente de correlação r entre pares MZ será 1, enquanto r para os gêmeos DZ será a metade disso. Mas, se $r_{MZ} - r_{DZ} = \approx ½$, H^2 será aproximadamente $2 \times (½) = 1$.

Gêmeos Criados Separadamente

Embora seja um evento raro, quando os gêmeos, por razões sociais, são separados no momento do nascimento e criados em lares diferentes, tem-se a oportunidade de observar indivíduos com o mesmo genótipo, ou com a metade idêntica de seus genótipos, sendo criados em ambientes díspares. Tais estudos têm sido utilizados principalmente em investigações de transtornos psiquiátricos, abuso de substâncias e distúrbios alimentares, para os quais se atribui uma forte influência ambiental da família no desenvolvimento da doença. Por exemplo, em um estudo sobre obesidade, o **índice de massa corporal** (IMC; peso/altura^2, expresso em kg/m^2) foi medido em gêmeos MZ e DZ criados na mesma casa e criados separadamente (Tabela 8-5). Embora o valor médio do IMC entre MZ e DZ tenha sido semelhante, independentemente de terem sido criados juntos ou separados, a correlação pareada foi muito maior para os MZ do que para os DZ. Interessante é que a maior correlação entre gêmeos MZ versus DZ ocorreu independente do fato dos gêmeos terem sido criados juntos ou separados, o que sugere que o genótipo tem um impacto altamente significante no peso do adulto e, consequentemente, no risco para obesidade e suas complicações.

Limitações das Estimativas de Herdabilidade e Agregação Familiar a partir dos Estudos de Famílias e Gêmeos

Fontes Potenciais de Viés

Existem várias dificuldades na medição e interpretação de λ_i. Uma delas é que os estudos de agregação familiar da doença estão sujeitos a várias formas de **viés**. Há o **viés de averiguação**, que surge quando as famílias com mais de um irmão afetado chamam maior atenção do pesquisador, superestimando o risco de recorrência em irmãos, λ_i. O viés de averiguação é um problema também nos estudos de gêmeos. Muitos estudos se apoiam no fato de solicitar a um gêmeo com uma doença específica que convide o outro gêmeo para participar (**averiguação baseada no voluntário**), em vez de serem inicialmente selecionados do registro de gêmeos e só então serem avaliados seus estados de saúde (**averiguação baseada na população**). A averiguação baseada no voluntário pode fornecer resultados enviesados porque os gêmeos, particularmente os MZ, que podem ser emocionalmente mais ligados, estão mais propensos a serem voluntários quando são concordantes do que quando não são, o que aumenta a taxa de concordância.

De forma similar, como os estudos tipo caso com história familiar-controle muitas vezes dependem, por razões práticas, do levantamento da história a partir do probando, em vez de examinar todos os familiares diretamente, pode haver um **viés de memória**, no qual é mais fácil um probando conhecer ou lembrar de outros membros da família com a mesma doença ou similar do que os controles. Isso certamente vai aumentar o nível de agregação familiar obtido.

Outras dificuldades resultam da avaliação e da interpretação da herdabilidade. A mesma característica pode apresentar percentuais diferentes de herdabilidade nas populações, devido às diferentes frequências alélicas ou condições ambientais. Por exemplo, o valor da herdabilidade da altura seria inferior quando tomado de uma população com fome generalizada, que prejudica o crescimento infantil, em comparação com a mesma população após os alimentos tornarem-se abundantes. Portanto, a herdabilidade de uma característica não deve ser pensada como uma medida intrínseca, universalmente aplicável do "quão genética" ela é, porque depende da população e do ambiente em que a estimativa é realizada. Embora as estimativas de herdabilidade ainda sejam realizadas em estudos genéticos, a maioria dos geneticistas considera serem apenas estimativas grosseiras da participação da variação genética na variação fenotípica.

Potencial Genético e Diferenças Epigenéticas

Apesar da importância dos estudos com gêmeos, deve-se ter cautela em pensar em tais estudos como experimentos perfeitamente controlados, que comparam indivíduos que compartilham metade ou todo o genoma e que são expostos ao mesmo ambiente ou a ambientes diferentes. Os estudos com gêmeos MZ assumem que eles são geneticamente idênticos. Embora seja, em parte, verdade, os gêmeos MZ podem apresentar diferenças quanto ao genótipo e padrão de expressão gênica, em função de alterações genéticas e epigenéticas que ocorrem após o evento de clivagem que gera os embriões gêmeos MZ. Existem várias formas que ilustram estas diferenças. O genótipo pode diferir quanto à presença de rearranjos e/ou mutações somáticas raras, que ocorrem após o evento de clivagem (Cap. 3). Mudanças epigenéticas podem ocorrer em resposta a fatores ambientais ou estocásticos, levando a diferenças na expressão gênica entre os gêmeos MZ. (Mulheres gêmeas MZ têm ainda uma fonte adicional de variabilidade, dada a natureza estocástica dos padrões de inativação do X nos diferentes tecidos, como apresentado no Cap. 6).

TABELA 8-5 Correlação Pareada de IMC entre Gêmeos MZ e DZ Criados Juntos e Separados

Tipo de Gêmeo	Criação	Homens			Mulheres		
		N° de Pares	IMC*	Correlação Pareada	N° de Pares	IMC*	Correlação Pareada
Monozigótico	Separados	49	24,8 ± 2,4	0,70	44	24,2 ± 3,4	0,66
	Juntos	66	24,2 ± 2,9	0,74	88	23,7 ± 3,5	0,66
Dizigótico	Separados	75	25,1 ± 3,0	0,15	143	24,9 ± 4,1	0,25
	Juntos	89	24,6 ± 2,7	0,33	119	23,9 ± 3,5	0,27

*Media ± 1 DP.
IMC, Índice de massa corporal; DZ, dizigótico; MZ, monozigótico.
Dados de Stunkard A J, Harris JR, Pedersen NL, McClearn GE: The body-mass index of twins who have been reared apart. *N Engl J Med* 322:1483-1487, 1990.

Outras Limitações

Outro problema ocorre quando assumimos que gêmeos MZ e DZ tiveram a mesma exposição ambiental quando criados juntos, mas não quando criados separados. As exposições ambientais, até mesmo o ambiente intrauterino, podem variar para os gêmeos criados na mesma família. Por exemplo, gêmeos MZ frequentemente compartilham a mesma placenta, e pode haver uma disparidade entre eles quanto ao suprimento de sangue, desenvolvimento intrauterino e peso ao nascimento. Para doenças de início tardio, como as doenças neurodegenerativas de início na idade adulta, a suposição de que gêmeos MZ e DZ estão expostos a ambientes semelhantes ao longo de suas vidas vem se enfraquecendo progressivamente, e a diferença na concordância mostra uma participação menor de fatores genéticos na predisposição à doença. Por outro lado, supõe-se que pela concordância da doença em gêmeos MZ criados separados, podem ser avaliados os efeitos de ambientes diferentes sobre o mesmo genótipo. No entanto, o ambiente de gêmeos criados separadamente pode não variar como se poderia supor. *Assim, nenhum estudo com gêmeos pode ser perfeitamente controlado quanto à influência genética ou ambiental sobre uma característica.*

Por fim, é necessário cautela na generalização dos dados obtidos de estudos de gêmeos. A situação mais extrema seria quando o fenótipo estudado é de origem exclusivamente genética apenas em alguns casos; ou seja, quando existem fenocópias não genéticas. Se o genótipo sozinho causa a doença em metade dos pares de gêmeos (concordância de 100% em MZ) em uma amostra e uma fenocópia não genética afeta apenas um gêmeo da outra metade dos pares na amostra (concordância de 0% em MZ), o estudo de gêmeos mostrará um nível intermediário de 50% de concordância, que verdadeiramente não se aplica a nenhuma das formas da doença.

EXEMPLOS DE DOENÇAS MULTIFATORIAIS COMUNS COM UMA CONTRIBUIÇÃO GENÉTICA

Nesta seção e na próxima, vamos considerar exemplos de várias condições comuns que ilustram os conceitos gerais dos distúrbios multifatoriais e sua herança complexa, como resumido aqui (Quadro).

Malformações Congênitas Multifatoriais

Muitas malformações congênitas comuns, que ocorrem como defeitos isolados e não como parte de uma síndrome, são multifatoriais e apresentam herança complexa (Tabela 8-6). Entre estas, as malformações cardíacas congênitas estão entre as mais comuns e servem para ilustrar o estado atual do conhecimento das outras categorias de malformação congênita.

As cardiopatias congênitas (CCs) ocorrem com uma frequência de aproximadamente 4-8 por 1.000 nascimentos. Elas constituem um grupo heterogêneo, que em alguns indivíduos são causadas por mecanismos monogênicos ou

CARACTERÍSTICAS DA HERANÇA DAS DOENÇAS COMPLEXAS

- A variação genética contribui para as doenças de herança complexa, mas essas doenças não são monogênicas e não demonstram padrão simples de herança mendeliana.
- Muitas vezes, as doenças de herança complexa mostram agregação familiar porque os parentes de um indivíduo afetado são mais propensos a ter alelos que predispõem à doença em comum com ele do que com indivíduos não aparentados.
- Doenças de herança complexa são mais comuns entre parentes próximos de um probando e menos comuns entre os mais distantes, que compartilham um número menor de alelos predisponentes. É esperada maior concordância para a doença entre os gêmeos monozigóticos do que entre os dizigóticos.
- No entanto, mesmo os familiares que compartilham *loci* genotípicos relevantes que predispõem à doença podem ser discordantes para o fenótipo (ausência de penetrância), devido ao papel crucial de fatores não genéticos na causa da doença. Os exemplos mais extremos de ausência de penetrância, apesar dos genótipos idênticos, são os gêmeos monozigóticos discordantes.

TABELA 8-6 Algumas Malformações Congênitas Comuns com Herança Multifatorial

Malformação	Incidência Aproximada na População (por 1.000)
Fissura labial com ou sem fissura palatina	0,4-1,7
Fissura palatina	0,4
Luxação congênita do quadril	2,0*
Cardiopatias congênitas	4-8
Defeito do septo ventricular	1,7
Persistência do ducto arterioso	0,5
Defeito do septo atrial	1,0
Estenose aórtica	0,5
Defeitos do tubo neural	2-10
Espinha bífida e anencefalia	Variável
Estenose pilórica	1[†],5*

*por 1.000 homens.
[†]Por 1.000 mulheres.

Dados de Carter CO: Genetics of common single malformations. *Br Med Bull* 32:21-26, 1976; Nora JJ: Multifactorial inheritance hypothesis for the etiology of congenital heart diseases: the genetic environmental interaction. *Circulation* 38:604-617, 1968; and Lin AE, Garver KL: Genetic counseling for congenital heart defects. *J Pediatr* 113:1105-1109, 1988.

cromossômicos, e em outros por exposição a teratógenos, como a infecção por rubéola ou o diabetes materno. A causa geralmente é desconhecida, no entanto, na maioria dos casos acredita-se que seja multifatorial quanto à origem.

Há muitos tipos de CCs, com diferentes incidências na população e riscos empíricos. No entanto, sabe-se que quando defeitos cardíacos são recorrentes em uma família, as crianças afetadas não necessariamente apresentam exatamente o mesmo defeito anatômico, mas, ao contrário, apresentam recorrência de lesões que são semelhantes quanto aos mecanismos de desenvolvimento (Cap. 14). Considerando-se os mecanismos de desenvolvimento como

uma forma de classificação, cinco grupos principais de CCs podem ser distinguidos:
- Lesões de fluxo.
- Defeitos na migração celular.
- Defeitos de morte celular.
- Anormalidades na matriz extracelular.
- Defeitos no crescimento direcionado.

A agregação familiar é mais comum no subtipo de malformações cardíacas congênitas conhecido como lesões de fluxo, com risco elevado de recorrência em familiares de um indivíduo afetado, o que é típico de uma doença complexa (Tabela 8-7). As lesões de fluxo, que constituem cerca de 50% de todas as CCs, incluem a síndrome do coração esquerdo hipoplásico, coarctação da aorta, defeito do septo atrial do tipo *secundum*, estenose da válvula pulmonar, um tipo comum de defeito do septo ventricular, entre outros (Fig. 8-5). Mais de 25% dos pacientes com lesões de fluxo, particularmente tetralogia de Fallot, podem apresentar a deleção da região cromossômica 22q11, observada na **síndrome velocardiofacial** (Cap. 6).

Algumas CCs isoladas são herdadas como traço multifatorial. Até onde se sabe, os números apresentados na Tabela 8-7 podem ser usados como estimativas do risco de recorrência para lesões de fluxo em parentes de primeiro grau. Entretanto, há uma diminuição acentuada no risco (para níveis não muito maiores do que os da população) nos parentes de segundo e terceiro graus de pacientes com estas lesões. Da mesma forma, aos familiares dos pacientes com outros tipos de CCs, além das lesões fluxo, pode ser oferecida a garantia de que seu risco não é maior do que o da população em geral. Para maior tranquilidade, atualmente muitas CCs podem ser avaliadas no pré-natal por ultrassonografia (Cap. 17).

Distúrbios Neuropsiquiátricos

As doenças mentais estão entre as doenças humanas mais comuns e complexas, afetando 4% da população em todo o mundo. O custo anual com cuidados médicos e serviços sociais ultrapassa 150 bilhões de dólares, só

TABELA 8-7 Incidência Populacional e Riscos de Recorrência de várias Lesões de Fluxo

Defeito	Incidência Populacional (%)	Frequência em Irmãos (%)	λ_i
Defeito do septo ventricular	0,17	4,3	25
Persistência do ducto arterial	0,083	3,2	38
Defeito do septo ventricular	0,066	3,2	48
Estenose aórtica	0,044	2,6	59

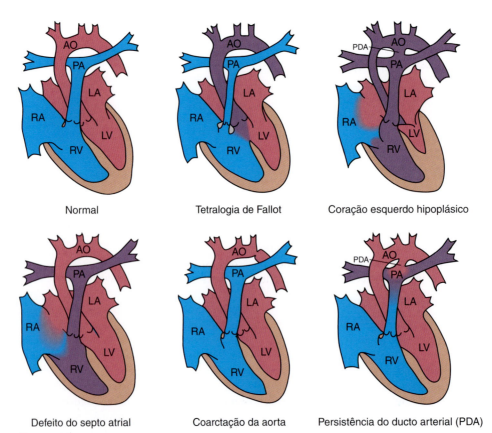

Figura 8-5 Diagramas de diferentes lesões de fluxo observadas em doenças cardíacas congênitas. O sangue no lado esquerdo da circulação (no corpo) está apresentado em *vermelho*; no lado direito, em *azul*. A mistura anormal de sangue oxigenado e desoxigenado está representada em roxo. AO, aorta; LA, átrio esquerdo; LV, ventrículo esquerdo; PA, artéria pulmonar; RA, átrio direito; RV, ventrículo direito.

CAPÍTULO 8 — A HERANÇA COMPLEXA DOS DISTÚRBIOS MULTIFATORIAIS COMUNS **143**

TABELA 8-8 Riscos de Recorrência e Razões de Risco Relativo em Famílias com Esquizofrenia

Parentesco com o Indivíduo Afetado pela Esquizofrenia	Risco de Recorrência (%)	λ_r
Filho de pais esquizofrênicos	46	23
Filho	9-16	11,5
Irmão	8-14	11
Sobrinho ou sobrinha	1-4	2,5
Tio ou tia	2	2
Primo de primeiro grau	2-6	4
Neto	2-8	5

TABELA 8-9 Riscos de Recorrência e Razões de Risco Relativo em Famílias com Transtorno Bipolar

Relação com o Indivíduo Afetado com Transtorno Bipolar	Risco de Recorrência (%)*	λ_r
Criança de dois pais com doença bipolar	50-70	75
Criança	27	34
Irmão	20-30	31
Parente de segundo grau	5	6

*Recorrência de transtorno bipolar, unipolar ou esquizoafetivo.

nos Estados Unidos. Entre as doenças mentais mais graves estão a esquizofrenia e o transtorno bipolar (doença maníaco-depressiva).

A **esquizofrenia** afeta 1% da população mundial. Ela é uma doença psiquiátrica devastadora, com início comumente no final da adolescência ou início da idade adulta, sendo caracterizada por anormalidades na cognição, emoção e nas relações sociais, muitas vezes associadas a pensamento delirante e distúrbios de humor. A contribuição genética na esquizofrenia se apoia nos estudos de gêmeos e de agregação familiar. A concordância em MZ é estimada entre 40% e 60%; em DZ, entre 10% e 16%. A taxa de risco de recorrência é elevada em parentes de primeiro e de segundo graus de esquizofrênicos (Tabela 8-8).

Embora existam fortes evidências da contribuição genética para a esquizofrenia, apenas um subconjunto de genes e alelos que predispõem à doença foi identificado. A grande exceção é o pequeno número de casos (<2%) de esquizofrênicos que apresentam deleções intersticiais em determinados cromossomos, como a deleção em 22q11, responsável pela síndrome velocardiofacial. Estima-se que 25% dos pacientes com essa deleção desenvolvem esquizofrenia, mesmo na ausência de muitos ou da maioria dos demais sinais clínicos da síndrome. O mecanismo pelo qual uma deleção de 3 Mb de DNA em 22q11 (Fig. 6-5) causa a doença mental nos pacientes com esta síndrome é desconhecido. Microarranjos cromossômicos têm sido utilizados para identificar outras deleções e duplicações em todo o genoma, que são muito pequenas para serem detectadas por métodos citogenéticos convencionais, como referido no Capítulo 5. Estes estudos revelaram inúmeras deleções e duplicações [variação no número de cópias (CNVs)] ao longo do genoma de indivíduos normais e de indivíduos com uma variedade de transtornos psiquiátricos e do neurodesenvolvimento (Cap. 6). Em especial, deleções intersticiais menores (1 a 1,5 Mb) em 1q21.1, 15q11.2 e 15q13.3 têm sido repetidamente observadas em uma pequena fração de pacientes com esquizofrenia. No entanto, na maioria dos pacientes com a doença, as alterações genéticas não são conhecidas e, por conseguinte, o aconselhamento se baseia em riscos empíricos (Tabela 8-8).

O **transtorno bipolar** é predominantemente um transtorno de humor no qual episódios de humor elevado, grandiosidade, comportamento perigoso de alto risco e autoestima elevada (mania), alternam com períodos de depressão, diminuição do interesse por atividades normalmente prazerosas,

sentimentos de inutilidade e pensamentos suicidas. A prevalência do transtorno bipolar é de 0,8%, aproximadamente a mesma da esquizofrenia, com idade de início também semelhante. A gravidade desta condição é ressaltada pela alta taxa de suicídio em pacientes afetados (10% a 15%).

A contribuição genética para o transtorno bipolar se apoia fortemente nos estudos de gêmeos e de agregação familiar. A concordância em gêmeos MZ é de 40% a 60%; em DZ é de 4% a 8%. O risco de doença também é elevado para familiares de afetados (Tabela 8-9). Um aspecto impressionante do transtorno bipolar é a expressividade variável nas famílias; alguns membros da mesma família apresentam a forma clássica da doença, enquanto outros têm somente depressão (transtorno unipolar) e outros têm diagnóstico da síndrome psiquiátrica que acomete raciocínio e humor (**transtorno esquizoafetivo**). Sabe-se ainda menos sobre os genes e alelos que predispõem ao transtorno bipolar do que à esquizofrenia; em especial, apesar do aumento na identificação de deleções ou duplicações *de novo* na psicose bipolar, não foram identificadas CNVs *recorrentes* em regiões específicas do genoma. Assim, o aconselhamento normalmente também se baseia nas taxas de risco empírico (Tabela 8-9).

Doença Arterial Coronariana

A doença arterial coronariana (DAC) responde pela morte de aproximadamente 500.000 pessoas nos Estados Unidos por ano e é uma das causas mais frequentes de morbidade e mortalidade no mundo desenvolvido. A DAC por aterosclerose é a principal causa de aproximadamente 1,5 milhões de casos de infarto do miocárdio (IM) e mais de 200.000 mortes por infarto agudo do miocárdio que ocorrem anualmente. No total, a DAC custa mais de 143 bilhões de dólares em despesas de saúde por ano nos Estados Unidos, sem incluir a perda de produtividade. Por razões ainda desconhecidas, os homens estão em maior risco para DAC, tanto na população em geral quanto nas famílias afetadas.

Os estudos de famílias têm repetidamente confirmado o papel da hereditariedade na DAC, especialmente quando ocorre em indivíduos relativamente jovens. O padrão de aumento do risco sugere que quando o probando é do sexo feminino ou jovem, a contribuição genética para o IM na família é mais provável, aumentando assim o risco para a doença em familiares do probando. Por exemplo, o risco de recorrência (Tabela 8-10) em parentes de primeiro grau do sexo masculino de uma mulher afetada é sete vezes maior do que na população geral, comparado com o risco 2,5 vezes maior em parentes do sexo feminino de um homem afetado. Quando o probando é jovem (<55 anos) e do sexo feminino, o risco para DAC é mais que 11 vezes superior ao da população geral. Ter vários familiares afetados em idades mais jovens aumenta substancialmente o risco. Estudos de gêmeos também confirmam a participação de variantes genéticas na DAC (Tabela 8-11).

São conhecidos poucos distúrbios mendelianos associados à DAC. A **Hipercolesterolemia familiar (Caso 16)**, um defeito autossômico dominante do receptor da lipoproteína de baixa densidade (LDL), discutido no Capítulo 12, é um dos mais comuns, mas responde por apenas aproximadamente 5% dos sobreviventes do IM. A maioria dos casos de DAC demonstra herança multifatorial, com fatores de predisposição genéticos e não genéticos. Há muitas etapas na evolução das lesões ateroscleróticas na artéria coronária. A que começa como uma camada de gordura no interior da artéria evolui para uma placa fibrosa contendo músculo liso, lipídios e tecido fibroso. Essas placas internas se vascularizam e podem sangrar, ulcerar e calcificar, causando um estreitamento grave dos vasos e proporcionando um terreno fértil para a trombose, resultando em oclusão completa súbita e IM. Dadas as diversas etapas na evolução das lesões ateroscleróticas na artéria coronária, não é surpreendente que muitas variantes genéticas, que afetam os diversos processos

patológicos, poderiam predispor à ou proteger da DAC (Fig. 8-6; Quadro). Fatores de risco adicionais para a doença incluem outras afecções que também são multifatoriais com componentes genéticos, como hipertensão, obesidade e diabetes melito. As alterações metabólicas e fisiológicas advindas desses problemas também contribuem para aumentar o risco de DAC. Por fim, dieta, atividade física, inflamação sistêmica e tabagismo são fatores ambientais que também influenciam de maneira importante o risco de DAC. Diante de todos os diferentes processos, distúrbios metabólicos e fatores ambientais, que contribuem para o desenvolvimento da doença, é fácil imaginar que a susceptibilidade genética seja uma condição multifatorial complexa (Quadro).

Muitas vezes a DAC é um achado eventual na história familiar de pacientes com outras doenças genéticas. Devido ao risco alto de recorrência, os médicos e aconselhadores genéticos devem avaliar se os parentes de primeiro grau de pacientes com DAC devem ser mais bem investigados, e se a eles devem ser oferecidos o aconselhamento e terapia, mesmo quando a DAC não é o problema genético primário pelo qual o paciente ou seu familiar foram encaminhados. Tal avaliação é fortemente indicada quando o probando é jovem, especialmente se for mulher.

TABELA 8-10 Risco para Doença Arterial Coronariana em Parentes de um Probando

Probando	Aumento do Risco para DAC em um Membro da Família*
Homem	3 vezes maior em parentes de primeiro grau do sexo masculino
	2,5 vezes maior em parentes de primeiro grau do sexo feminino
Mulher	7 vezes maior em parentes de primeiro grau do sexo masculino
Mulher com idade <55 anos	11,4 vezes maior em parentes de primeiro grau do sexo masculino
Dois parentes do sexo masculino com idade < 55 anos	13 vezes maior em parentes de primeiro grau

*Em relação ao risco na população em geral.
DAC: doença arterial coronariana.
Dados de Silberberg JS: Risk associated with various definitions of family history of coronary heart disease. *Am J Epidemiol* 147:1133-1139, 1998.

GENES E PRODUTOS GÊNICOS ENVOLVIDOS NO PROCESSO GRADUAL DA DOENÇA ARTERIAL CORONARIANA

Muitos genes e produtos gênicos têm sido sugeridos e, em alguns casos, implicados na causa de uma ou mais fases do desenvolvimento da doença arterial coronariana. Estes incluem genes envolvidos em:

- Transporte dos lipídeos séricos e metabolismo - colesterol, apolipoproteína E, apolipoproteína C-III, receptor da lipoproteína de baixa densidade (LDL) e lipoproteína (a) – e no nível de colesterol total. Nível elevado do colesterol LDL e diminuído do colesterol lipoproteína de alta densidade, que elevam o risco de doença arterial coronariana, também são características quantitativas, com herdabilidade significativa de 40% a 60% e de 45% a 75%, respectivamente
- Vasoatividade, como a enzima conversora de angiotensina
- Coagulação sanguínea, adesão plaquetária e fibrinólise, como o inibidor 1 do ativador de plasminogênio, e glicoproteínas Ib e IIIa da superfície plaquetária
- Vias inflamatórias e imunológicas
- Componentes da parede arterial

TABELA 8-11 Taxas de Concordância em Gêmeos e Riscos Relativos de Infarto Agudo Fatal do Miocárdio quando o Probando Teve Infarto Agudo do Miocárdio Precoce*

Gênero dos Gêmeos	Concordância em Gêmeos MZ	Risco[†] Aumentado no Gêmeo MZ	Concordância em Gêmeos DZ	Risco[†] Aumentado no Gêmeo DZ
Masculino	0,39	6 a 8 vezes	0,26	3 vezes
Feminino	0,44	15 vezes	0,14	2,6 vezes

*Infarto do miocárdio precoce definido como idade <55 anos no sexo masculino e idade <65 anos no sexo feminino.
[†]Em relação ao risco na população em geral.
MZ, Monozigótico; DZ, Dizigótico.
Dados de Marenberg ME: Genetic susceptibility to death from coronary heart disease in a study of twins. *N Engl J Med* 330:1041-1046, 1994.

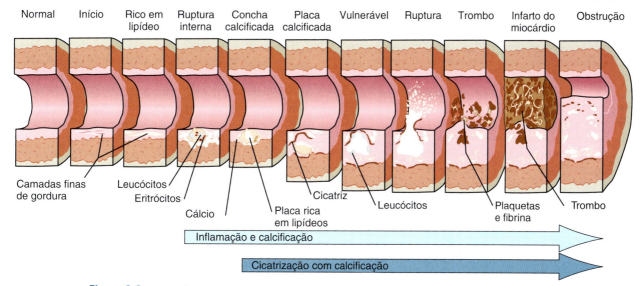

Figura 8-6 Cortes da artéria coronária mostrando as etapas que levam à doença arterial coronariana. Fatores genéticos e ambientais operando em algumas ou em todas as etapas nessa via podem contribuir para o desenvolvimento desta doença complexa e comum. *Veja Fontes & Agradecimentos.*

EXEMPLOS DE CARACTERÍSTICAS MULTIFATORIAIS PARA AS QUAIS FATORES GENÉTICOS E AMBIENTAIS ESPECÍFICOS SÃO CONHECIDOS

Até este ponto, descrevemos algumas das abordagens epidemiológicas envolvendo estudos de famílias e de gêmeos que são utilizados para avaliar o nível de contribuição genética para uma característica complexa. Entretanto, é importante considerar que os estudos de agregação familiar, concordância da doença, ou de herdabilidade, *não* especificam quantos *loci* existem, que *loci* e alelos estão envolvidos, ou como um genótipo em particular e um conjunto de influências ambientais interagem para causar uma doença ou para determinar o valor de uma medida fisiológica em particular. Na maioria dos casos, o que se pode concluir é que há uma contribuição genética e estimar sua magnitude. No entanto, existem algumas afecções multifatoriais de herança complexa para as quais já começamos a identificar os fatores genéticos e, em alguns casos, os ambientais, responsáveis pelo aumento da susceptibilidade. Damos alguns exemplos na próxima parte deste capítulo, ilustrando níveis crescentes de complexidade.

Genes Modificadores nos Distúrbios Mendelianos

Como discutido no Capítulo 7, a variação alélica em um único *locus* pode explicar a variação no fenótipo em muitos distúrbios monogênicos. No entanto, mesmo para os transtornos mendelianos bem caracterizados, sabidamente resultantes de defeitos em um único gene, a variação em outros *loci* pode influenciar algum aspecto do fenótipo, o que caracteriza a herança complexa.

Na **fibrose cística (FC)** (Caso 12), por exemplo, o fato de o paciente ter ou não insuficiência pancreática que requer reposição enzimática pode ser bem explicado pelos alelos mutantes que estão presentes no gene *CFTR* (Cap.12). No entanto, a correlação não é perfeita para outra manifestação fenotípica. Por exemplo, a variação no grau de doença pulmonar observada em pacientes com FC não pode ser explicada pela heterogeneidade alélica. Foi proposto que genótipos de outros *loci* poderiam atuar como **modificadores genéticos**, ou seja, genes cujos alelos exerceriam um efeito na gravidade da doença pulmonar que é observada nos pacientes com FC. Por exemplo, a redução no volume expiratório forçado no primeiro segundo (VEF_1), calculado como uma porcentagem do valor esperado para pacientes com FC (uma porcentagem FEV_1 FC-específica), é uma característica quantitativa comumente utilizada para medir a deterioração da função pulmonar em pacientes com a doença. A comparação de FEV_1 FC-específica em gêmeos MZ afetados versus DZ afetados fornece uma estimativa de herdabilidade da gravidade da doença pulmonar em pacientes com FC de aproximadamente 50%. Este valor é independente dos tipos de alelos do *CFTR* (porque os dois tipos de gêmeos terão as mesmas mutações para a FC).

Dois *loci* conhecidos como responsáveis pela modificação da gravidade da doença pulmonar na FC são: o *MBL2*, um gene que codifica uma proteína sérica denominada de lecitina de ligação à manose; e o *locus TGFB1*, que codifica a citocina fator de crescimento transformador β (TGFβ). A lecitina de ligação à manose é uma proteína plasmática do sistema imune inato que se liga a muitos organismos patogênicos e auxilia na sua destruição por fagocitose e na ativação do complemento. Vários alelos comuns que resultam em níveis sanguíneos reduzidos de lecitina existem no *locus* MBL2 em populações europeias. Níveis mais baixos da lecitina ligante de manose parecem estar associados a piores prognósticos para a doença pulmonar na FC, talvez porque estes níveis resultem em dificuldades na contenção de agentes patogênicos respiratórios, particularmente *Pseudomonas*. Os alelos de *TGFB* que resultam em maior produção de TGFβ também estão associados com pior prognóstico, talvez porque o TGFβ promova a cicatrização e a fibrose pulmonar pós-inflamação. Assim, *MBL2* e *TGFB1* são genes modificadores - variantes alélicas não causam FC -, mas podem modificar o fenótipo clínico associado com os alelos causadores de doença no *locus CFTR*.

Herança Digênica

O próximo nível de complexidade é um distúrbio determinado pelo efeito aditivo de genótipos de dois ou mais *loci*. Um exemplo típico deste mecanismo é observado em algumas famílias de pacientes com uma forma de degeneração da retina chamada **retinite pigmentosa** (**RP**) (Fig. 8-7). Os indivíduos afetados são heterozigotos para alelos mutantes em dois *loci diferentes* (**duplos heterozigotos**). Um *locus* codifica a periferina, uma proteína de membrana do fotorreceptor, e o outro codifica outra proteína de membrana de fotorreceptores relacionada chamada de Rom1. Nas famílias, indivíduos heterozigotos apenas para uma ou outra mutação nestes *loci* não são afetados. Assim, a RP neste tipo de família é causada pela forma mais simples de herança multigênica, uma herança resultante do efeito de alelos mutantes em dois *loci*, sem qualquer fator ambiental conhecido que influencie a ocorrência ou a gravidade da doença. Provavelmente, as proteínas codificadas por estes dois genes têm funções fisiológicas sobrepostas, pois ambas estão localizadas nas margens dos discos membranosos encontrados em fotorreceptores da retina. É o efeito aditivo da anormalidade nas duas proteínas com funções sobrepostas que produz a doença.

Um modelo multigênico também tem sido observado em algumas famílias com a **síndrome de Bardet-Biedl**, um distúrbio congênito raro caracterizado por obesidade, graus variáveis de deficiência intelectual, degeneração retiniana, polidactilia e malformações geniturinárias. Mutações em 14 genes diferentes foram identificadas como causadoras da doença. E, embora a herança autossômica recessiva ocorra claramente na maioria das famílias, algumas poucas famílias parecem apresentar outra forma com herança digênica, na qual a doença ocorre apenas quando um indivíduo é homozigoto para uma mutação e heterozigoto para outra nestes 14 *loci*.

Interações Gene-ambiente na Trombose Venosa

Outro exemplo de interação gene-gene na predisposição a uma doença é encontrada em um grupo de condições denominadas estados de hipercoagulabilidade, nas quais se formam coágulos venosos ou arteriais de maneira anormal, que resultam em **trombofilia**, com complicações e risco de vida (**Caso 46**). Na hipercoagulabilidade, no entanto, há um terceiro fator, a influência do ambiente que, na presença dos fatores genéticos de predisposição, aumenta ainda mais o risco da doença.

Um destes distúrbios é a **trombose venosa cerebral idiopática**, uma doença caracterizada pela formação de coágulos no sistema venoso cerebral, que resulta na oclusão catastrófica de veias cerebrais, mesmo na ausência de um evento desencadeador, como infecção ou tumor. Afeta adultos jovens e, embora muito rara (<1 por 100.000 na população), impõe uma taxa elevada de mortalidade

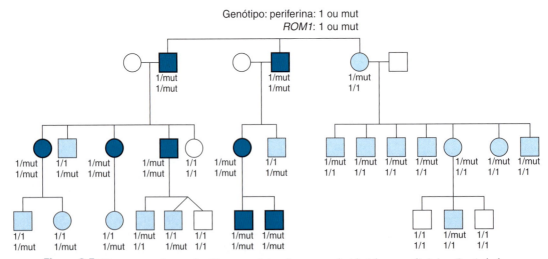

Figura 8-7 Hemograma de uma família com retinite pigmentosa devido à herança digênica. Os símbolos em *azul escuro* representam os indivíduos afetados. O genótipo de cada indivíduo para o *locus* da periferina (primeira linha) e para o *locus ROM1* (segunda linha) está escrito abaixo de cada símbolo. O alelo normal é representado por 1; o alelo mutante é representado por mut. Símbolos em *azul claro* representam os indivíduos não afetados, embora sejam portadores de uma mutação em um ou outro gene. *Veja Fontes & Agradecimentos.*

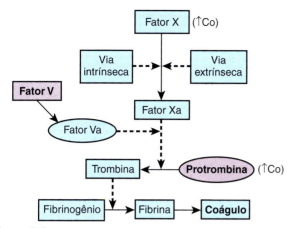

Figura 8-8 A importante cascata da coagulação relacionada a variantes do fator V de Leiden e da protrombina. Uma vez que o fator X é ativado, por via intrínseca ou extrínseca, o fator V ativado promove a produção da proteína coagulante trombina, a partir da protrombina que, por sua vez, cliva o fibrinogênio para gerar a fibrina necessária para formação do coágulo. Os contraceptivos orais (CO) aumentam os níveis sanguíneos de protrombina e do fator X, assim como de vários outros fatores de coagulação. O estado de hipercoagulabilidade pode ser explicado pela interação sinergética dos fatores genéticos e ambientais, que aumentam os níveis do fator V, protrombina, fator X, entre outros, para promover a coagulação. As formas ativadas das proteínas da coagulação estão indicadas pela letra *a*. As *setas sólidas* indicam as vias; as *setas tracejadas,* os estimuladores.

(5% a 30%). Três fatores relativamente comuns - dois genéticos e um ambiental - que levam à coagulabilidade anormal do sistema de coagulação são reconhecidos por aumentar individualmente o risco de trombose venosa cerebral (Fig. 8-8.):

• Uma variante de sentido trocado (*missense*) no gene para o fator V de coagulação.
• Uma variante na região 3' não traduzida (UTR) do gene para o fator de coagulação protrombina.
• O uso de contraceptivos orais.

Um alelo polimórfico do fator V, o **fator V de Leiden (FVL)**, no qual a arginina é substituída por uma glutamina na posição 506 (Arg506Gln), tem uma frequência de aproximadamente 2,5% em populações caucasianas, porém é mais raro em outros grupos populacionais. Essa alteração afeta o sítio de clivagem de degradação do fator V, tornando, assim, a proteína mais estável e capaz de exercer o seu efeito pró-coagulante por muito mais tempo. Portadores heterozigotos de FVL, aproximadamente 5% da população caucasiana, têm um risco para trombose venosa cerebral que, embora muito baixo, é sete vezes maior do que o da população em geral; homozigotos têm um risco oitenta vezes maior.

O segundo fator de risco genético é uma mutação no gene da **protrombina** na posição 20210 na UTR 3' do gene, onde G é substituída por A (protrombina g.20210G > A). Cerca de 2,4% dos indivíduos caucasianos são heterozigotos, mas a mutação é rara em outros grupos étnicos. Esta alteração parece aumentar o nível de RNAm da protrombina, resultando no aumento da tradução e em níveis elevados da proteína. Ser heterozigoto para o alelo 20210G > A da protrombina aumenta o risco de trombose venosa cerebral em três a seis vezes.

Por fim, o uso de **contraceptivos orais** contendo estrogênio sintético aumenta o risco de trombose em 14 a 22 vezes, independente dos alelos nos *loci* do fator V e da protrombina, provavelmente por aumentar os níveis de diversos fatores de coagulação. Embora o uso de contraceptivos orais na condição de heterozigose para FVL cause apenas um aumento modesto no risco, comparado ao risco isolado destes fatores, o uso do contraceptivo por um heterozigoto 20210G > A para protrombina eleva o risco relativo de trombose venosa cerebral em 30 a 150 vezes!

Há também um interesse no papel do FVL e no alelo 20210G > A da protrombina na **trombose venosa profunda (TVP)** das extremidades inferiores, uma condição que ocorre em aproximadamente um a cada 1.000 pessoas por ano, muito mais comum do que a trombose venosa cerebral idiopática. A mortalidade por TVP (principalmente devido à embolia pulmonar) pode ser de até 10%, dependendo da idade e da presença de outras condições médicas. Muitos fatores ambientais são conhecidos por aumentar o risco de TVP, como trauma, cirurgia (particularmente ortopédica), doença maligna, períodos prolongados de imobilidade, uso de contraceptivos orais e idade avançada.

O alelo FVL aumenta o risco relativo de um primeiro episódio de TVP sete vezes nos heterozigotos; heterozigotos que usam contraceptivos orais têm risco 30 vezes maior que os controles. Os heterozigotos para a protrombina 20210G > A também têm um aumento no risco relativo para TVP de duas a três vezes. Notavelmente, duplos heterozigotos para FVL e protrombina 20210G > A têm um risco relativo 20 vezes maior do que o estimado para a população.

Assim, cada um destes três fatores, dois genéticos e um ambiental, por si próprios, aumentam o risco de um estado de hipercoagulabilidade anormal; ter dois ou três destes fatores ao mesmo tempo aumenta muito o risco, a ponto de justificar futuros programas de rastreio de trombofilia em populações selecionadas de pacientes.

Múltiplos Elementos Codificantes e não Codificantes na Doença de Hirschsprung

Um conjunto mais complexo de fatores genéticos em interação foi descrito na patogênese de uma anomalia do desenvolvimento do sistema nervoso entérico, conhecida como **doença de Hirschsprung (HSCR)** (Caso 22). Na HSCR, há uma ausência completa de células ganglionares intrínsecas dos plexos mesentérico e submucoso do cólon. Um cólon aganglionico é incapaz de realizar peristaltismo, resultando em constipação grave, sintomas de obstrução intestinal e dilatação maciça proximal ao segmento aganglionar do cólon (megacólon). O distúrbio afeta aproximadamente um em 5.000 recém-nascidos de ascendência europeia, mas é duas vezes mais comum em bebês asiáticos. HSCR ocorre como um defeito congênito isolado em 70% dos casos, como parte de uma síndrome cromossômica em 12% e como um elemento de uma constelação ampla de anomalias congênitas no restante dos casos. Entre os pacientes com HSCR como um defeito isolado, 80% tem apenas um segmento aglangliônico *curto* do cólon no nível do reto (HSCR-S), enquanto 20% têm aganglionose de um segmento *longo*, do cólon inteiro ou, ocasionalmente, em todo o cólon e íleo (HSCR-L).

A HSCR-L familiar muitas vezes é caracterizada por padrões que sugerem herança dominante ou recessiva, mas consistentemente com penetrância reduzida. A HSCR-L é mais comumente causada por mutações de perda de função *missense* ou *nonsense* no gene *RET*, que codifica a proteína RET, um receptor tirosina quinase. Uma minoria de famílias tem mutações nos genes que codificam ligantes de RET, mas com penetrância até inferior à das famílias com mutações no *RET*.

A HSCR-S é o tipo mais comum de HSCR e tem muitas das características de um distúrbio com herança complexa. A razão de risco relativo para irmãos, λ_s, é muito elevada (aproximadamente 200), mas os gêmeos MZ não mostram concordância perfeita e as famílias não apresentam qualquer padrão de herança mendeliana óbvio. Uma análise do genoma total de pares de irmãos concordantes para HSCR-S, para investigação de quais *loci* e alelos nestes *loci* cada irmão tinham em comum com o irmão ou irmã afetado, revelou alelos em três *loci* (incluindo *RET*), significativamente compartilhados, sugerindo interações gene-gene e/ou herança multigênica; na verdade, a maioria dos pares de irmãos concordantes compartilhavam alelos nos três *loci*. Embora *loci* não *RET* ainda tenham que ser identificados, a Figura 8-9 ilustra a gama de interações necessárias para explicar a penetrância da HSCR, mesmo numa pequena coorte de pacientes.

Há descrições de mutações para HSCR em mais de uma dúzia de *loci*, sendo que as que ocorrem no *RET* são significativamente mais comuns. Os dados atuais sugerem que o gene *RET* está implicado em quase todos os pacientes com HSCR e, em particular, têm apontado para duas variantes **reguladoras não codificantes** interagindo próximas a ele, uma em um potente acentuador do intestino com um sítio de ligação para um importante fator de transcrição, o *SOX10*, e outra não codificante ainda mais distante, cerca de 125 Kb *upstream* do ponto de início da transcrição do *RET*. Portanto, a HSCR-S é uma doença multifatorial que resulta de mutações no *locus RET* ou próximas a ele, que alteram o processo normal e rigidamente controlado de desenvolvimento do sistema nervoso entérico, combinadas com mutações em vários outros *loci*, já identificados e ainda desconhecidos. Abordagens genômicas mais atuais, como discutido no Capítulo 10, sugerem a possibilidade de que muitas dezenas de genes adicionais possam estar envolvidos.

A identificação de variantes comuns com baixa penetrância em elementos não codificantes serve para ilustrar que as variantes genéticas responsáveis por modificar a expressão de uma característica multifatorial podem ser sutis na forma como exercem seus efeitos sobre a expressão do gene e, como consequência, na penetrância e na expressividade da doença. Mas é decepcionante perceber que os mecanismos genéticos subjacentes que levam a esta malformação congênita relativamente bem definida parecem ser tão surpreendentemente complexos; ainda assim, é provável que eles sejam muito mais simples do que os mecanismos envolvidos em doenças complexas mais comuns, como a diabetes.

Diabetes *Mellitus* Tipo 1

Uma doença complexa comum para a qual algum conhecimento da arquitetura genética subjacente vem sendo delineado é o **diabetes** *mellitus*. O diabetes ocorre em duas formas principais: o **tipo1 (DT1)**, também referido como insulinodependente (DMID) (Caso 26), e o **tipo 2 (DT2)**, por vezes referido como não insulinodependente (DMNID) (Caso 35), que representam cerca de 10% e 88% de todos os casos, respectivamente. A agregação familiar é observada nos dois tipos, mas em qualquer família geralmente apenas DM1 ou DM2 está presente. Eles diferem na idade típica

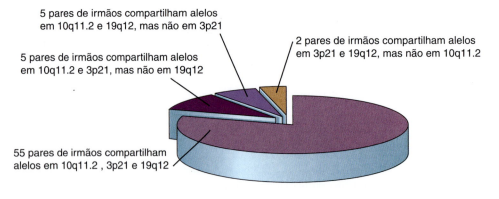

Figura 8-9 Padrões de compartilhamento de alelos entre irmãos concordantes para a doença de Hirschsprung, divididos de acordo com o número de *loci* para os quais os irmãos têm alelos em comum. Os três *loci* estão localizados em 10q11.2 (o *locus RET*), 3p21, e 19q12. *Veja Fontes & Agradecimentos.*

de início da doença, na concordância em gêmeos MZ e na associação com variantes genéticas específicas em determinados *loci*. Aqui, vamos nos concentrar no DM1 para ilustrar as principais características da herança complexa desta afecção.

O DT1 tem uma incidência na população caucasiana de cerca de dois por 1.000 (0,2%), mas que é menor em populações africanas e asiáticas. Geralmente se manifesta na infância ou adolescência, como resultado da destruição autoimune das células β do pâncreas, que normalmente produzem insulina. A maioria das crianças que terão DT1 desenvolve autoanticorpos, ainda no início da infância, contra uma variedade de proteínas endógenas, incluindo a insulina, bem antes das manifestações típicas da doença.

Há fortes evidências de fatores genéticos no DT1: a concordância entre gêmeos monozigóticos é de aproximadamente 40%, que excede em muito a concordância de 5% em gêmeos DZ. O risco para DT1 para irmãos de um afetado é de aproximadamente 7%, resultando em uma λ_s de ~ 35. No entanto, quanto mais precoce a idade de início da DT1 no probando, maior a λ_s.

O Complexo Principal de Histocompatibilidade

O principal fator genético no DT1 é o *locus* do complexo principal de histocompatibilidade (MHC) no cromossomo 6, que tem cerca de 3 MB e é o *locus* mais altamente polimórfico do genoma humano, com mais de 200 genes conhecidos (muitos envolvidos em funções imunes) e mais de 2.000 alelos identificados em populações em todo o mundo (Fig. 8-10). Com base em diferenças estruturais e funcionais, há duas subclasses principais, os genes de classe I e os genes de classe II, que correspondem aos **antígenos leucocitários humanos** (**HLA**), originalmente descobertos em virtude da sua importância no transplante de tecidos entre indivíduos não relacionados. Os genes HLA de classe I (HLA-A, HLA-B e HLA-C) e de classe II (HLA-DR, HLA-DQ, HLA-DP) codificam proteínas da superfície celular que desempenham um papel crítico na apresentação dos antígenos aos linfócitos, que não podem reconhecer e responder ao antígeno se este não estiver formando um complexo com uma molécula de HLA na superfície de uma célula apresentadora de antígeno. Dentro do MHC, os *loci* dos genes HLA de classe I e II são os mais altamente polimórficos (Fig. 8-10).

Os estudos originais que mostraram uma associação entre DT1 e determinados alelos de HLA, como *HLA-DR3* e *HLA-DR4*, foram realizados pelo método sorológico, comum naquela época e que era baseado em reações imunológicas em um tubo de ensaio. Esse método tem sido substituído pela determinação direta da sequência de DNA. O sequenciamento do MHC em um grande número de indivíduos com "alelos" determinados sorologicamente e associados com DT1 tem revelado que eles não são os mesmos para todos (Quadro). *DR3* e *DR4* podem ser subdivididos em uma dúzia ou mais de alelos situados em um *locus* denominado *HLA-DRB1*.

ALELOS E HAPLÓTIPOS DO SISTEMA ANTÍGENO LEUCOCITÁRIO HUMANO

Os alelos do sistema antígeno leucocitário humano (HLA) podem gerar confusão à primeira vista, devido ao fato da nomenclatura utilizada para definir e descrever diferentes alelos HLA ter sofrido uma modificação fundamental com o advento da grande difusão do sequenciamento de DNA do complexo principal de histocompatibilidade (MHC). De acordo com a nomenclatura HLA do sistema mais antigo, os diferentes alelos eram diferenciados uns dos outros sorologicamente. No entanto, à medida que os genes responsáveis por codificar as cadeias MHC foram identificados e sequenciados (Fig. 8-10), alelos HLA inicialmente tidos como únicos sorologicamente foram demonstrados por consistir de alelos múltiplos definidos por diferentes variantes de sequência de DNA, mesmo dentro do mesmo alelo sorológico. As 100 especificidades sorológicas nos *loci* HLA-A, B, C, DR, DQ e DP agora compreendem mais de 1300 alelos definidos em nível de sequência de DNA! Por exemplo, o que era utilizado para ser um único alelo B27 sorologicamente definido, é agora referido como HLA-B * 2701, HLA-B * 2702, e assim por diante, com base na genotipagem baseada em DNA.

O conjunto de alelos de HLA diferentes nos *loci* da classe I e classe II juntos num determinado cromossomo formam um **haplótipo**. Em qualquer grupo étnico, alguns alelos e haplótipos HLA são encontrados mais comumente, outros são raros ou nunca aparecem. As diferenças na distribuição e frequência dos alelos e haplótipos do MHC são o resultado de fatores complexos, genéticos, ambientais e históricos, característicos de cada uma das diferentes populações. Os níveis extremos de polimorfismos nos *loci* HLA e haplótipos resultantes têm sido extraordinariamente úteis para identificar associações entre determinadas variantes e doenças específicas (Cap. 10), muitas (como se poderia prever) **doenças autoimunes**, com uma resposta imune anormal, aparentemente dirigida contra um ou mais autoantígenos, resultantes de polimorfismos nos genes da resposta imune.

Além disso, agora está claro que a associação entre alguns alelos *DRB1* e DT1 depende, em parte, de alelos em dois outros dois *loci* de classe II, *DQA1* e *DQB1*, localizados a aproximadamente 80 Kb de *DRB1*, que formam uma combinação específica entre si, isto é, um **haplótipo**, normalmente herdado como uma unidade (devido ao desequilíbrio de ligação; Capítulo 10). *DQA1* e *DQB1* codificam as cadeias α e β da proteína DQ de classe II. Determinadas combinações de alelos nestes três *loci* formam um haplótipo que *aumenta* o risco para DT1 em mais de onze vezes se comparado ao da população em geral, enquanto outras combinações de alelos *reduzem* o risco em 50 vezes. O alelo *DQB1*0303* contido no haplótipo protetor resulta no aminoácido ácido aspártico na posição 57 da proteína DQB1, enquanto outros aminoácidos nesta mesma posição (alanina, valina, ou serina) conferem susceptibilidade. De fato, aproximadamente

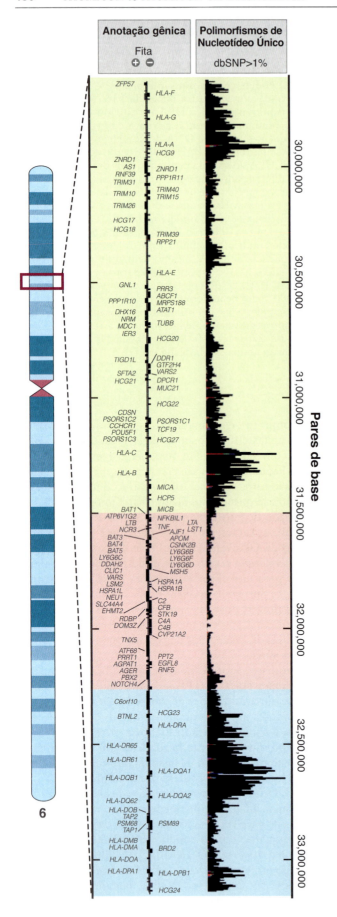

Figura 8-10 Panorama genômico do complexo principal de histocompatibilidade (MHC). O MHC clássico é observado no braço curto do cromossomo 6, que compreende a região de classe I (*amarelo*) e região de classe II (*azul*), ambas ricas em genes do sistema antigênico leucocitário humano (HLA). Variações na sequência, como polimorfismos de nucleotídeo único (SNPs), são encontrados com menos de 1% de frequência. Níveis significativamente elevados de polimorfismos são observados nas regiões que contêm os genes HLA clássicos, onde há muita variação nos éxons codificantes envolvidos na definição da região de ligação ao antígeno. Outros genes (*rosa*) na região MHC mostram níveis menores de polimorfismos. dbSNP, frequência do alelo menos frequente no banco de dados Single Nucleotide Polymorphism. *Veja Fontes & Agradecimentos.*

90% dos pacientes com DT1 são homozigotos para alelos *DQB1*, que não codifica o ácido aspártico na posição 57. É provável que diferenças na ligação com o antígeno, determinada pelo aminoácido contido na posição 57, contribuam diretamente para a resposta autoimune que destrói as células pancreáticas produtoras de insulina. Mas outros *loci* e alelos do MHC também são importantes, uma vez que alguns doentes com DT1 têm o ácido aspártico nesta posição.

Outros *Genes* Além dos *Loci* do Complexo Principal de Histocompatibilidade no Diabetes Tipo 1

O haplótipo MHC por si representa apenas uma parte da contribuição genética para o risco de DT1 em irmãos de um probando. Estudo de famílias de afetados (Tabela 8-12) sugerem que, mesmo quando os irmãos compartilham os mesmos haplótipos MHC Classe II, o risco para a doença é apenas cerca de 17%, ainda bem abaixo da concordância em gêmeos MZ, que é de aproximadamente 40%. Assim, certamente existem outros genes, em outros locais do genoma, que contribuem para o desenvolvimento deste tipo de diabetes, considerando-se que gêmeos MZ e irmãos têm exposições ambientais semelhantes. Realmente, estudos de associação (descritos no Cap. 10) mostram variantes em cerca de 50 *loci* diferentes que podem aumentar a susceptibilidade ao DT1, embora a maioria tenha efeitos muito pequenos no aumento da susceptibilidade à doença.

Entretanto, é importante salientar que os fatores genéticos isoladamente não causam DT1 porque a taxa de concordância em gêmeos MZ é apenas cerca de 40%, não de 100%. Enquanto não houver um panorama mais completo sobre os fatores genéticos e não genéticos que causam esta afecção, o aconselhamento de risco utilizando haplótipos HLA deve permanecer empírico(Tabela 8-12).

Doença de Alzheimer

A Doença de Alzheimer (DA) (Caso 4) é uma doença neurodegenerativa fatal que afeta entre 1% e 2% da população dos Estados Unidos. É a causa mais comum de demência

TABELA 8-12 Riscos Empíricos para Aconselhamento no Diabetes Tipo 1

Relação com o Indivíduo Afetado	Risco de Desenvolvimento de Diabetes Tipo 1 (%)
Nenhuma	0,2
Gêmeos MZ	40
Irmão	7
Irmão com nenhum haplótipo DR em comum	1
Irmão com um haplótipo DR em comum	5
Irmão com dois haplótipos DR em comum	17*
Filho	4
Filho de mãe afetada	3
Filho de pai afetado	5

*20-25% para haplótipos específicos compartilhados.
MZ, monozigóticos.

TABELA 8-13 Riscos Cumulativos Relacionados com Idade e Gênero para Doença de Alzheimer e Demência

Intervalo de Tempo após 65 Anos de Idade	Risco de Desenvolvimento de DA (%)	Risco de Desenvolvimento de Qualquer Demência (%)
65 a 80 anos		
Homem	6,3	10,9
Mulher	12,0	19,0
65 a 100 anos		
Homem	25	32,8
Mulher	28,1	45,0

DA, doença de Alzheimer.
Dados de Seshadri S, Wolf PA, Beiser A, et al: Lifetime risk of dementia and Alzheimer's disease. The impact of mortality on risk estimates in the Framingham Study. *Neurology* 49:1498-1504, 1997.

em adultos mais velhos e é responsável por mais da metade dos casos de demências. Como nas outras formas, os pacientes experimentam uma perda crônica e progressiva da memória e de outras funções cognitivas, associada a perda de certos tipos de neurônios corticais. Idade, gênero e história familiar são os fatores de risco mais significativos para DA. Ao fazer 65 anos de idade, o risco de um indivíduo desenvolver qualquer demência, DA em particular, aumenta substancialmente com a idade e no sexo feminino (Tabela 8-13).

A DA só pode ser diagnosticada de forma conclusiva após a morte, com base em achados neuropatológicos de agregados de proteína bem característicos (placas amiloides e emaranhados neurofibrilares; Cap. 12). O constituinte mais importante destas placas é um pequeno peptídeo (39 a 42 aminoácidos), o Aβ, derivado da clivagem de uma proteína neuronal normal, a proteína precursora amiloide. A estrutura secundária de Aβ dá às placas uma coloração característica das proteínas amiloides.

Além de três formas raras autossômicas dominantes da doença (Cap. 12), nas quais o início das manifestações ocorre entre a terceira e a quinta década de vida, existe uma forma comum, com início após os 60 anos de idade (início tardio). Esta forma não tem um padrão típico de herança mendeliana, mas mostra agregação familiar

TABELA 8-14 Associação do Alelo ε 4 da Apolipoprotein E com a Doença de Alzheimer*

Genótipo	Frequência			
	Estados Unidos		Japão	
	DA	Controle	DA	Controle
ε4/ε4, ε4/ε3 ou ε4/ε2	0,64	0,31	0,47	0,17
ε3/ε3, ε2/ε3 ou ε2/ε2	0,36	0,69	0,53	0,83

*Frequência de genótipos com ou sem o alelo ε 4 entre os pacientes com doença de Alzheimer (DA) e controles dos Estados Unidos e Japão.

e tem uma razão de risco relativo elevada ($\lambda_s = \approx 4$), o que é típico dos distúrbios de herança complexa. Os estudos de gêmeos têm sido inconsistentes, mas sugerem concordância de aproximadamente 50% em MZ e de 18% em DZ.

O Alelo ε4 da Apolipoproteína E

O principal *locus* com alelos significativamente associados com a DA comum de início tardio é o *APOE*, que codifica a apolipoproteína E. A apolipoproteína E é um componente da partícula de LDL e está envolvida na remoção do colesterol, que é realizada por uma interação com receptores de alta afinidade no fígado. A apolipoproteína E é também um constituinte das placas amiloides na DA e é conhecida por se ligar ao peptídeo Aβ. O gene *APOE* tem três alelos, ε2, ε3 e ε4, devido a substituições da arginina por dois resíduos diferentes de cisteína na proteína (Cap. 12).

Quando os genótipos no *locus APOE* foram analisados em pacientes com DA e controles, um genótipo com pelo menos um alelo ε4 foi observado entre os pacientes com frequências duas a três vezes maiores entre os pacientes do que nos controles, na população dos EUA em geral e em populações japonesas (Tabela 8-14), mas com uma associação muito menor em populações hispânicas e afro-americanas. Ainda mais impressionante é que o risco para a DA parece aumentar ainda mais se os dois alelos *APOE* forem ε4, com um efeito sobre a idade de início da doença; pacientes com dois alelos ε4 têm um início mais precoce da doença do que aqueles com apenas um. Em um estudo de pacientes com DA e controles não afetados, a idade de desenvolvimento da DA nos afetados foi mais precoce para homozigotos ε4/ε4, seguida dos heterozigotos ε4/ε3 quando comparado aos outros genótipos (Fig. 8-11).

Na população em geral, o risco de desenvolver DA aos 80 anos está se aproximando de 10%. O alelo ε4 é claramente um fator de predisposição que aumenta o risco de desenvolvimento da doença, antecipando a idade de início de tal modo que, aos 85 anos, heterozigotos ε3/ε4 têm um risco de 40% de desenvolver a doença e homozigotos ε4/ε4 tem um risco de 60%. Apesar deste aumento, outros fatores genéticos e ambientais devem ser importantes, porque uma proporção significativa de indivíduos ε3/ε4 e ε4/ε4 vive até idades muito avançadas sem evidência de doença. Há também relatos da associação entre a presença do alelo ε4 e doença neurodegenerativa

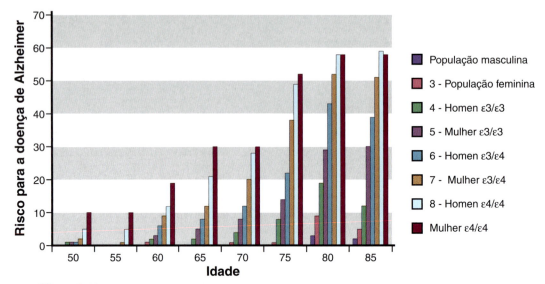

Figura 8-11 Possibilidade de desenvolver a doença de Alzheimer, em função da idade, para os diferentes genótipos *APOE*, para cada gênero. Em um extremo está o homozigoto ε4/ε4, com ≈40% de chance de permanecer livre de doença aos 85 anos, ao passo que um homozigoto ε3/ε3 tem ≈70% a ≈90% de chance aos 85 anos, dependendo do gênero. O risco na população geral também é mostrado para comparação. *Veja Fontes & Agradecimentos.*

após trauma cranioencefálico (como visto em boxeadores profissionais, jogadores de futebol e soldados que sofreram ferimentos em explosões), indicando que, pelo menos um fator ambiental, o trauma cerebral, pode interagir com o alelo ε4 na patogênese da DA.

A variante ε4 do *APOE* representa um excelente exemplo de um alelo de predisposição: ele *predispõe a uma característica complexa de uma maneira poderosa, mas não predestina qualquer indivíduo que apresenta o alelo a desenvolver a doença.* Outros genes adicionais, bem como efeitos ambientais, também estão claramente envolvidos; embora vários destes genes pareçam exercer um efeito significativo, a maioria ainda não foi identificada. Em geral, testes para identificação do alelo *APOE* ε4 em pessoas assintomáticas são desaconselháveis, porque o conhecimento do fato de alguém ser heterozigoto ou homozigoto para o alelo ε4 não significa que este alguém vai desenvolver DA e, atualmente, não existe qualquer tipo de intervenção que possa mudar a probabilidade de se desenvolver ou não a doença (Cap. 18).

O DESAFIO DA DOENÇA MULTIFATORIAL DE HERANÇA COMPLEXA

O maior desafio da genética médica e da medicina genômica daqui para frente será desvendar as interações complexas entre as variantes em múltiplos *loci* e os fatores ambientais relevantes que fundamentam a suscetibilidade à doença multifatorial comum. Esta área de pesquisa é o foco central do campo da **epidemiologia genética** baseada na população (que será mais amplamente discutido no Cap. 10). Este campo vem se desenvolvendo rapidamente e é claro que a contribuição genética em muitas outras doenças complexas dos seres humanos será elucidada nos próximos anos. Tal entendimento, com o tempo, permitirá o desenvolvimento de novas medidas preventivas e terapêuticas para as doenças comuns, que resultam em morbidade e mortalidade significativas para a população.

REFERÊNCIAS GERAIS

Chakravarti A, Clark AG, Mootha VK: Distilling pathophysiology from complex disease genetics, *Cell* 155:21-26, 2013.
Rimoin DL, Pyeritz RE, Korf BR: *Emery and Rimoin's essential medical genetics*, Waltham, MA, 2013, Academic Press (Elsevier).
Scott W, Ritchie M: *Genetic analysis of complex disease*, ed 3, Hoboken, NJ, 2014, John Wiley and Sons.

REFERÊNCIAS PARA TÓPICOS ESPECÍFICOS

Amiel J, Sproat-Emison E, Garcia-Barcelo M, et al: Hirschsprung disease, associated syndromes, and genetics: a review, *J Med Genet* 45:1-14, 2008.
Bertram L, Lill CM, Tanzi RE: The genetics of Alzheimer disease: back to the future, *Neuron* 68:270-281, 2010.
Concannon P, Rich SS, Nepom GT: Genetics of type 1A diabetes, *N Engl J Med* 360:1646-1664, 2009.
Emison ES, Garcia-Barcelo M, Grice EA, et al: Differential contributions of rare and common, coding and noncoding Ret mutations to multifactorial Hirschsprung Disease liability, *Am J Hum Genet* 87:60-74, 2010.
Malhotra D, McCarthy S, Michaelson JJ, et al: High frequencies of de novo CNVs in bipolar disorder and schizophrenia, *Neuron* 72:951-963, 2011.
Segal JB, Brotman DJ, Necochea AJ, et al: Predictive value of Factor V Leiden and prothrombin G20210A in adults with venous thromboembolism and in family members of those with a mutation, *JAMA* 301:2472-2485, 2009.
Trowsdale J, Knight JC: Major histocompatibility complex genomics and human disease, *Annu Rev Genomics Hum Genet* 14:301-323, 2013.

PROBLEMAS

1. Para uma determinada malformação, o risco de recorrência em irmãos e filhos de pessoas afetadas é de 10%, o risco de sobrinhas e sobrinhos é de 5% e o risco de primos em primeiro grau é 2,5%.

   a. É mais provável que se trate de uma característica autossômica dominante com penetrância reduzida ou de uma característica multifatorial? Explique.

   b. Que outras informações podem apoiar a sua conclusão?

2. Uma diferença grande entre os sexos em pessoas afetadas é muitas vezes uma indicação de herança ligada ao X. Como você estabelece que a estenose do piloro seja multifatorial, em vez de ligada ao X?

3. Uma série de crianças com uma determinada malformação congênita inclui meninos e meninas. Em todos os casos, os pais são normais. Como você poderia determinar se a malformação é mais provavelmente multifatorial do que de herança autossômica recessiva?

CAPÍTULO 9

Variação Genética nas Populações

Nos capítulos anteriores exploramos a natureza da variação genética e genômica e da mutação e da herança de alelos diferentes nas famílias. No geral, mencionamos as diferenças nas frequências de alelos diferentes em diferentes populações, sejam avaliadas através da análise de diferentes polimorfismos de nucleotídeos únicos (SNPs), indels, ou variações no número de cópias (CNVs) nos genomas de muitos milhares de indivíduos estudados em todo o mundo (Cap. 4), ou inferidas pela determinação de indivíduos com fenótipos específicos e distúrbios genéticos entre as populações ao redor do globo (Caps. 7 e 8). Aqui, consideraremos mais detalhadamente a genética das populações e os princípios que influenciam a frequência dos genótipos e fenótipos nessas populações.

Genética de populações é o estudo quantitativo da distribuição da variação genética nas populações e como as frequências de genes e de genótipos são mantidas ou mudam ao longo do tempo, tanto dentro de uma população quanto entre populações. A genética de populações está preocupada tanto com fatores genéticos, tais como mutação e reprodução, quanto com fatores ambientais e sociais, tais como a seleção e migração, que juntos determinam a frequência e a distribuição dos alelos e genótipos nas famílias e nas comunidades. Uma descrição matemática do comportamento dos alelos nas populações é um elemento importante de muitas disciplinas, incluindo a antropologia, biologia evolutiva e genética humana. No momento, os geneticistas humanos usam os princípios e métodos da genética de populações para resolver muitas perguntas sem resposta no que diz respeito à história e à estrutura genética das populações humanas, ao fluxo de alelos entre as populações e entre as gerações e, muito importante, aos métodos ideais para a identificação de suscetibilidade genética a doenças comuns, que introduzimos no Capítulo 8. Na prática da genética médica, a genética de populações fornece conhecimento sobre vários genes de doença que são comuns em diferentes populações. Tais informações são necessárias para o diagnóstico clínico e o aconselhamento genético, incluindo a determinação das frequências alélicas necessárias para os cálculos de risco precisos.

Neste capítulo, descrevemos o conceito central e organizador da genética de populações, **o equilíbrio de Hardy-Weinberg.** Consideramos seus pressupostos e os fatores que podem causar desvio verdadeiro ou aparente do equilíbrio em populações reais, em oposição às populações idealizadas. Por fim, fornecemos algumas reflexões sobre como as diferenças em variantes alélicas ou nas frequências do gene da doença surgem entre os membros de grupos diferentes, mais ou menos geneticamente isolados.

GENÓTIPOS E FENÓTIPOS NAS POPULAÇÕES

Frequências Alélicas e Genotípicas nas Populações

Para ilustrar a relação entre as frequências alélicas e genotípicas nas populações, começamos com um exemplo importante de um traço autossômico comum regido por um único par de alelos. Considere o gene *CCR5*, que codifica um receptor de citocina de superfície celular que serve como um ponto de entrada para determinadas cepas do vírus da imunodeficiência humana (HIV), que provoca a **síndrome da imunodeficiência adquirida (AIDS).** Uma deleção de 32 pb nesse gene resulta em um alelo (*ΔCCR5*) que codifica uma proteína não funcional devido a uma mudança de fase de leitura e término prematuro. Indivíduos homozigotos para o alelo *ΔCCR5* não expressam o receptor na superfície de suas células imunes e, como consequência, são resistentes à infecção pelo HIV. A perda da função do *CCR5* parece ser um traço benigno, e sua única consequência fenotípica conhecida é a resistência à infecção pelo HIV. Uma amostra de 788 indivíduos da Europa ilustra a distribuição dos indivíduos que eram homozigotos para o alelo *CCR5* selvagem, homozigotos para o alelo *ΔCCR5*, ou heterozigotos (Tabela 9-1).

Com base nas frequências genotípicas observadas, podemos determinar diretamente as frequências alélicas, simplesmente contando os alelos. Nesse contexto, quando nos referimos à frequência de um alelo na população, estamos considerando um *pool* **genético** hipotético como uma coleção de todos os alelos em um *locus* específico para toda a população. Para *loci* autossômicos, o tamanho do *pool* genético em um *locus* é duas vezes o número de indivíduos na população, porque cada genótipo autossômico consiste em dois alelos; ou seja, um indivíduo *ΔCCR5/ΔCCR5* possui dois alelos de *ΔCCR5* e um indivíduo *CCR5/ΔCCR5* tem um alelo de cada tipo. Neste exemplo, então, a frequência observada do alelo *CCR5* é:

$$\frac{(2 \times 647) + (1 \times 134)}{788 \times 2} = 0,906$$

Da mesma forma, podemos calcular a frequência do alelo *ΔCCR5* como 0,094, somando quantos alelos de *ΔCCR5*

THOMPSON & THOMPSON GENÉTICA MÉDICA

TABELA 9-1 Frequências Genotípicas para o Alelo Selvagem *CCR5* e o Alelo de Deleção *ΔCCR5*

Genótipo	Número de Indivíduos	Frequência do Genótipo Observado	Alelo	Frequências Alélicas Derivadas
CCR5/CCR5	647	0,821		
CCR5/ΔCCR5	134	0,168	*CCR5*	0,906
ΔCCR5/ΔCCR5	7	0,011	*ΔCCR5*	0,094
Total	788	1,000		

Dados de Martinson JJ, Chapman NH, Rees DC, et al: Global distribution of the *CCR5* gene 32-basepair deletion. *Nat Genet* 16:100-103, 1997.

estão presentes $[(2 \times 7) + (1 \times 134)] = 148$, de um total de 1.576 alelos nessa amostra], o que resulta em uma frequência de alelo *ΔCCR5* de $148/1.576 = 0,094$. Alternativamente, (e de forma mais simples), podemos subtrair a frequência do alelo normal *CCR5*, 0,906, de 1, porque as frequências dos dois alelos devem dar um total de 1, resultando em uma frequência do alelo *ΔCCR5* de 0,094.

A Lei de Hardy-Weinberg

Como acabamos de demonstrar com o exemplo de *CCR5*, podemos usar uma amostra de indivíduos com genótipos conhecidos em uma população para derivar as estimativas das frequências alélicas, simplesmente contando os alelos em indivíduos com cada genótipo. Mas, e o contrário? Podemos calcular a proporção da população com genótipos diferentes uma vez que sabemos quais são as frequências alélicas? Derivar as frequências genotípicas a partir das frequências alélicas não é tão simples como contar, porque na verdade não sabemos de antemão como os alelos são distribuídos entre homozigotos e heterozigotos. Se uma população preenche certas suposições (veja mais adiante), no entanto, há uma equação matemática simples para calcular as frequências genotípicas a partir das frequências alélicas. Essa equação é conhecida como a **lei de Hardy-Weinberg**. Essa lei, a pedra angular da genética de populações, foi denominada assim em homenagem a Godfrey Hardy, um matemático inglês, e a Wilhelm Weinberg, um médico alemão, que, independentemente, a formularam em 1908.

A lei de Hardy-Weinberg tem dois componentes críticos. O primeiro é que, sob certas condições ideais (Quadro), existe uma relação simples entre as frequências alélicas e as frequências genotípicas em uma população. Suponha que p seja a frequência do alelo A, e q seja a frequência do alelo a no *pool* genético. Assuma que os alelos se combinam em genótipos aleatoriamente; ou seja, o casamento na população ocorre completamente ao acaso em relação aos genótipos nesse *locus*. A chance de que dois alelos A irão emparelhar-se para dar o genótipo AA é então p^2; a chance de que dois alelos a se unirão para dar o genótipo aa é q^2; e a chance de ter um par com um A e um a, resultando no genótipo Aa, é $2pq$ (o fator 2 vem do fato de que o alelo A poderia ser herdado da mãe e o alelo a do pai, ou vice-versa). *A lei de Hardy-Weinberg diz que a frequência dos três genótipos AA, Aa e aa é dada pelos termos da expansão binomial* $(p + q)^2 = p^2 + 2pq + q^2$. Essa lei se aplica a todos os *loci* autossômicos e ao cromossomo X nas mulheres, mas não para os *loci* ligados ao X em homens que têm apenas um único cromossomo X.

A LEI DE HARDY-WEINBERG

A lei de Hardy-Weinberg baseia-se nesses pressupostos:
- A população em estudo é grande e os casamentos são aleatórios em relação ao *locus* em questão.
- As frequências alélicas permanecem constantes ao longo do tempo por causa do seguinte:
  - Não há nenhuma taxa apreciável de mutação nova.
  - Os indivíduos com todos os genótipos são igualmente capazes de casar e transmitir seus genes; ou seja, não há seleção contra qualquer genótipo específico.
  - Não tem havido imigração significativa de indivíduos de uma população com frequências alélicas muito diferentes da população endógena.

Uma população que parece razoavelmente preencher esses pressupostos é considerada em **equilíbrio de Hardy-Weinberg.**

A lei pode ser adaptada para genes com mais de dois alelos. Por exemplo, se um *locus* tem três alelos, com frequências p, q e r, a distribuição genotípica pode ser determinada por $(p + q + r)^2$. Em termos gerais, as frequências genotípicas para qualquer número conhecido de alelos a_n com frequências alélicas $p1$, p_2, ... pn podem ser derivadas dos termos da expansão de $(p\,1 + p\,2 + ... p\,n)^2$.

Um segundo componente da lei de Hardy-Weinberg é que, se as frequências alélicas não mudam de geração em geração, a proporção de genótipos não mudará também, ou seja, as *frequências genotípicas da população de geração para geração permanecerão constantes, em equilíbrio, se as frequências alélicas p e q permanecerem constantes.* Mais especificamente, quando há casamento aleatório em uma população que está em equilíbrio e genótipos AA, Aa e aa estão presentes nas proporções p^2: $2\,pq$: q^2, então as frequências genotípicas na próxima geração permanecerão nas mesmas proporções relativas, $p^2\,2pq\,{:}q^2$. A prova deste equilíbrio é mostrada na Tabela 9-2. É importante observar que o equilíbrio de Hardy-Weinberg não especifica quaisquer valores específicos para p e q; sejam quais forem as frequências alélicas que estiverem presentes na população, elas resultarão em frequências genotípicas de p^2: $2pq$: q^2 e estas frequências genotípicas relativas permanecerão constantes de geração em geração, desde que as frequências alélicas permaneçam constantes e sejam preenchidas as outras condições do Quadro.

Aplicando a fórmula de Hardy-Weinberg ao exemplo do *CCR5* dado anteriormente, com frequências relativas dos dois alelos na população de 0,906 (para o alelo selvagem *CCR5*) e 0,094 (para o *ΔCCR5*), então, a lei de Hardy-Weinberg afirma que as proporções rela-

CAPÍTULO 9 — VARIAÇÃO GENÉTICA NAS POPULAÇÕES

TABELA 9-2 Frequências dos Tipos de Casamento e Prole para uma População em Equilíbrio de Hardy-Weinberg com Genótipos Parentais na Proporção p^2: $2\,pq$: q^2

Tipos de Casamentos			Prole		
Mãe	Pai	Frequência	AA	Aa	aa
AA	AA	$p^2 \times p^2 = p^4$	p^4		
AA	Aa	$p^2 \times 2\,pq = 2\,p^3q$	$\frac{1}{2}(2p^3q)$	$\frac{1}{2}(2p^3q)$	
Aa	AA	$2pq \times p^2 = 2p^3q$	$\frac{1}{2}(2p^3q)$	$\frac{1}{2}(2p^3q)$	
AA	aa	$p^2 \times q^2 = p^2q^2$		p^2q^2	
aa	AA	$q^2 \times p^2 = p^2q^2$		p^2q^2	
Aa	Aa	$2pq \times 2pq = 4\,p^2q^2$	$\frac{1}{4}(4\,p^2q^2)$	$\frac{1}{2}(4\,p^2q^2)$	$\frac{1}{4}(4\,p^2q^2)$
Aa	aa	$2\,pq \times q^2 = 2\,pq^3$		$\frac{1}{2}(2\,pq^3)$	$\frac{1}{2}(2\,pq^3)$
aa	Aa	$q^2 \times 2\,pq = 2\,pq^3$		$\frac{1}{2}(2\,pq^3)$	$\frac{1}{2}(2\,pq^3)$
aa	aa	$q^2 \times q^2 = q^4$			q^4

Soma de descendentes $AA = p^4 + p^3\,q + p^3\,q + p^2\,q^2 = p^2\,(\,p^2 + 2pq + q^2\,) = p^2\,(\,p + q\,)^2 = p^2$. (Lembre-se que $p + q = 1$)

Soma de descendentes $Aa = p^3\,q + p^3\,q + p^2\,q^2 + p^2\,q^2 + 2p^2q^2 + pq^3 + pq^3 = 2\,pq\,(\,p^2 + 2pq + q^2\,) = 2pq\,(\,p + q\,)^2 = 2\,pq$.

Soma de descendentes $aa = p^2\,q^2 + pq^3 + pq^3 + q^4 = q^2\,(\,p^2 + 2pq + q^2\,) = q^2\,(\,p + q)^2 = q^2$.

---

tivas das três combinações de alelos (genótipos) são $p^2 = 0,906 \times 0,906 = 0,821$ (para um indivíduo que tem dois alelos selvagens $CCR5$), $q^2 = 0,094 \times 0,094 = 0,009$ (para dois alelos $\Delta CCR5$) e $2pq = (0,906 \times 0,094) + (0,094 \times 0,906) = 0,170$ (para um alelo $CCR5$ e um alelo $\Delta CCR5$). Quando essas frequências genotípicas, que foram *calculadas* com base na lei de Hardy-Weinberg, são aplicadas a uma população de 788 indivíduos, os números derivados de pessoas com os três genótipos diferentes (647: 134 : 7) são, de fato, idênticos aos números reais *observados* na Tabela 9-1. Desde que os pressupostos da lei de Hardy-Weinberg sejam cumpridos em uma população, esperamos que essas frequências genotípicas (0,821: 0,170: 0,009) permaneçam constantes, geração após geração, nessa população.

A Lei de Hardy-Weinberg em Doenças Autossômicas Recessivas

A principal aplicação prática da lei de Hardy-Weinberg na genética médica é no aconselhamento genético para distúrbios autossômicos recessivos. Para uma doença como a **fenilcetonúria (PKU)**, existem centenas de alelos mutantes diferentes com frequências que variam entre os diferentes grupos de populações definidos pela geografia e/ou pela etnia (Cap. 12). Os indivíduos afetados podem ser homozigotos para o mesmo alelo mutante, mas são heterozigotos compostos para diferentes alelos mutantes mais frequentemente do que não (Cap. 7). Para muitos transtornos, no entanto, é conveniente considerar todos os alelos causadores de doença juntos e tratá-los como um único alelo mutante, com frequência q, mesmo quando houver uma heterogeneidade alélica significativa nos alelos causadores da doença. Da mesma forma, a frequência combinada de todos os alelos selvagens ou normais, p, é dada por $1 - q$.

Suponha que quiséssemos saber a frequência de todos os alelos da PKU causadores da doença em uma população para uso no aconselhamento genético, por exemplo, para informar os casais de seu risco de ter uma criança com PKU.

Se fôssemos tentar determinar diretamente a frequência dos alelos de PKU causadores da doença a partir das frequências genotípicas, como fizemos no exemplo anterior do alelo $\Delta CCR5$, precisaríamos saber a frequência de heterozigotos na população, uma frequência que não pode ser medida diretamente por causa do caráter recessivo da PKU; os heterozigotos são portadores assintomáticos silenciosos (Cap. 7), e sua frequência na população (i.e., $2\,pq$) não pode ser determinada de forma confiável diretamente a partir do fenótipo.

No entanto, a frequência de homozigotos afetados/heterozigotos compostos para alelos causadores de doenças na população (i.e., q^2) *pode* ser determinada diretamente, contando-se o número de bebês com PKU nascidos durante um determinado período de tempo e identificados por meio de programas de triagem de recém-nascidos (Cap. 18) e dividindo-se pelo número total de bebês triados durante o mesmo período de tempo. Agora, usando a lei de Hardy-Weinberg, podemos calcular a frequência do alelo mutante (q) a partir da frequência observada de homozigotos/ heterozigotos compostos sozinhos (q^2), assim, fornecendo uma estimativa ($2\,pq$) da frequência de heterozigotos para uso no aconselhamento genético.

Para ilustrar ainda mais esse exemplo, considere uma população na Irlanda, onde a frequência de PKU é de aproximadamente um por 4.500 habitantes. Se agruparmos todos os alelos causadores de doenças e tratá-los como um único alelo com frequência q, então, a frequência de indivíduos afetados $q^2 = 1/4.500$. A partir disso, podemos calcular que $q = 0,015$ e, portanto, $2\,pq = 0,029$. A frequência de portadores para todos os alelos causadores de doença agrupados na população irlandesa é, portanto, cerca de 3%. Para um indivíduo conhecido por ser um portador da PKU através do nascimento de uma criança afetada na família, então haveria uma chance de cerca de 3% de ele ou ela encontrar um novo parceiro de etnia irlandesa, que também fosse portador, e essa estimativa poderia ser usada para fornecer o aconselhamento genético. Observe, no entanto, que essa estimativa se aplica somente à população em questão. Se o novo companheiro não for da Irlanda, mas da Finlândia, onde a frequência de PKU é muito baixa (≈ 1 por 200.000), sua chance de ser um portador seria de apenas 0,6%.

Nesse exemplo, agrupamos todos os alelos causadores de PKU juntos, com a finalidade de estimar q. Para outras doenças, no entanto, tais como os distúrbios da hemoglobina, que consideraremos no Capítulo 11, alelos mutantes diferentes podem levar a doenças muito diferentes e, portanto, não faria sentido agrupar todos os alelos mutantes, mesmo quando o mesmo *locus* estiver envolvido. Em vez disso, a frequência dos alelos, levando a diferentes fenótipos (tais como a anemia falciforme e a β-talassemia, no caso de diferentes alelos mutantes para o *locus* da β-globina) é calculada separadamente.

A Lei de Hardy-Weinberg em Doenças Ligadas ao X

Lembre-se do Capítulo 7 que, para genes ligados ao X, existem três genótipos femininos, mas apenas dois genótipos masculinos possíveis. Para ilustrar as frequências gênicas e genotípicas quando o gene de interesse é ligado ao X, usamos a característica conhecida como **daltonismo para as cores vermelha-verde** ligado ao X, que é causado por mutações de uma série de genes de pigmentos visuais no cromossomo X. Usamos o daltonismo como exemplo porque, tanto quanto sabemos, ele não é um traço deletério (exceto pelas eventuais dificuldades com semáforos), e os daltônicos não são sujeitos à seleção. Como discutido mais adiante, levar em conta o efeito da seleção complica a estimativa das frequências genéticas.

Nesse exemplo, usamos o símbolo *cb* para todos os alelos mutantes de daltonismo e o símbolo + para o alelo selvagem, com frequências q e p, respectivamente (Tabela 9-3). As frequências dos dois alelos podem ser determinadas diretamente a partir da incidência dos fenótipos correspondentes nos *homens*, pela simples contagem dos alelos. Como as mulheres têm dois cromossomos X, seus genótipos são distribuídos como genótipos autossômicos, mas como os alelos do daltonismo são recessivos, os homozigotos normais e heterozigotos geralmente não são distinguíveis. Conforme mostrado na Tabela 9-3, a frequência de daltonismo em mulheres é muito menor do que em homens. Menos de 1% das mulheres é daltônico, mas quase 15% são portadoras de

um alelo mutante para daltonismo e têm 50% de chance de ter um filho daltônico em cada gestação de fetos do sexo masculino.

FATORES QUE ALTERAM O EQUILÍBRIO DE HARDY-WEINBERG

Subjacente à lei de Hardy-Weinberg e ao seu uso, temos uma série de suposições (Quadro), das quais nem todas podem ser conhecidas (ou razoavelmente inferidas) por todas as populações. A primeira é que a população em estudo é grande e que o casamento é aleatório. Entretanto, uma população muito pequena, na qual eventos aleatórios podem alterar radicalmente uma frequência alélica, poderá não satisfazer essa primeira suposição. Essa primeira suposição também é rompida quando a população contém subgrupos cujos membros optam por se casar dentro de seu próprio subgrupo, em vez de se casar com a população em geral. A segunda suposição é que as frequências alélicas não mudam significativamente ao longo do tempo. Isso requer que não haja qualquer migração dentro ou fora da população por grupos, cujas frequências alélicas em um *locus* de interesse sejam radicalmente diferentes das frequências alélicas na população como um todo. Da mesma forma, a seleção a favor ou contra alelos específicos, ou a adição de novos alelos ao *pool* genético devido a mutações, irá romper os pressupostos da lei de Hardy-Weinberg.

Na prática, algumas dessas violações são mais prejudiciais do que outras para a aplicação da lei em populações humanas. Como será mostrado nas seções a seguir, violar o pressuposto de casamento aleatório pode causar grandes desvios da frequência de indivíduos homozigotos para uma condição autossômica recessiva, que podemos esperar de frequências alélicas da população. Por outro lado, as alterações na frequência alélica devido à mutação, seleção ou migração geralmente causam desvios mais sutis e menores no equilíbrio de Hardy-Weinberg. Por fim, quando o equilíbrio de Hardy-Weinberg não se sustenta para um alelo de determinada doença em um *locus* específico, pode ser instrutivo investigar *por que* o alelo e seus genótipos associados não estão em equilíbrio, porque isso pode fornecer pistas sobre a patogênese da condição ou apontar para eventos históricos que afetaram a frequência dos alelos em diferentes grupos da população ao longo do tempo.

TABELA 9-3 Genes Ligados ao X e Frequências Genotípicas (Daltonismo)

Gênero	Genótipo	Fenótipo	Incidência (Aproximada)
Homem	X$^+$	Visão de cores normal	$p = 0,92$
	X^{cb}	Daltônico	$q = 0,08$
Mulher	X$^+$/X$^+$	Normal (homozigoto)	$p^2 = (0,92)^2 = 0,8464$
	X$^+$/X^{cb}	Normal (heterozigoto)	$2pq = 2(0,92)(0,08) = 0,1472$
		Normal (combinado)	$p^2 + 2pq = 0,9936$
	X^{cb}/X^{cb}	Daltônico	$q^2 = (0,08)^2 = 0,0064$

Exceções para Populações Grandes com Casamento Aleatório

Como apresentado anteriormente, o princípio de casamento aleatório é que para qualquer *locus*, um indivíduo de um determinado genótipo tem uma probabilidade puramente aleatória de casamento com um indivíduo de qualquer outro genótipo, sendo as proporções determinadas apenas pelas frequências relativas de diferentes genótipos na população. A escolha do parceiro, no entanto, pode não ser ao acaso. Em populações humanas, o casamento não aleatório pode ocorrer por causa de três fenômenos distintos, porém relacionados: **estratificação, casamento preferencial e consanguinidade.**

Estratificação

A estratificação descreve uma população em que há um número de subgrupos que — por uma variedade de razões históricas, culturais ou religiosas — manteve-se geneticamente separado durante os tempos modernos. Em todo o mundo, existem numerosas populações estratificadas; por exemplo, a população dos Estados Unidos é estratificada em muitos subgrupos, incluindo caucasianos de ascendência do norte ou do sul da Europa, afro-americanos, e numerosos grupos de nativos americanos, asiáticos e hispânicos. Da mesma forma, populações estratificadas existem em outras partes do mundo também, tanto atualmente como em um passado recente, tais como sunitas e xiitas muçulmanos, judeus ortodoxos, os canadenses de língua francesa ou diferentes castas na Índia. Quando a seleção do parceiro em uma população é restrita, por qualquer razão, aos membros de um subgrupo específico, e esse subgrupo tem um alelo variante com maior frequência do que a população como um todo, o resultado será um aparente excesso de homozigotos na população geral, além do que seria possível prever a partir das frequências alélicas na população como um todo, se houvesse realmente casamentos aleatórios.

Para ilustrar esse ponto, suponha que uma população contenha um grupo minoritário, constituindo 10% da população, no qual um alelo mutante para uma doença autossômica recessiva tenha uma frequência $q_{min} = 0,05$ e o alelo tipo selvagem tenha uma frequência $p_{min} = 0,95$. Na maioria restante de 90% da população, o alelo mutante é quase ausente (i.e., q_{maj} é ≈ 0 e $p_{maj} = 1$). Um exemplo de tal situação é a população afro-americana dos Estados Unidos e o alelo mutante para o *locus* da β-globina responsável pela **anemia falciforme** (Caso 42). A frequência geral do alelo da doença na população total, q_{pop} é, portanto, igual a $0,1 \times 0,05 = 0,005$, e, aplicando-se simplesmente a lei de Hardy-Weinberg, a frequência da doença na população como um todo seria $q^2 pop = (0,005)^2 = 2,5 \times 10^{-5}$, se o casamento fosse perfeitamente aleatório ao longo de toda a população. Se, no entanto, os indivíduos pertencentes a um grupo minoritário casassem exclusivamente com outros membros desse mesmo grupo minoritário (uma situação extrema que não se aplica à realidade), então a frequência de indivíduos afetados no grupo de minoria seria ($q^2 min = (0,05)^2 = 0,0025$. Como o grupo minoritário é um décimo de toda a população, a frequência da doença na população total é de $0,0025/10 = 2,5 \times 10^{-4}$ ou 10 vezes maior do que o calculado $q^2 pop = 2,5 \times 10^{-5}$, obtido, ingenuamente, ao aplicarmos a lei de Hardy-Weinberg para a população como um todo, sem considerar da estratificação.

A título de comparação, a estratificação não tem efeito sobre a frequência de doença autossômica dominante e teria apenas um efeito menor sobre a frequência de doença ligada ao X, aumentando o pequeno número de mulheres homozigotas para o alelo mutante.

Casamento Preferencial

O casamento preferencial é a escolha de um parceiro, porque o parceiro possui alguma característica particular. O casamento preferencial é geralmente positivo; ou seja, as pessoas tendem a escolher parceiros que se assemelham a si mesmos (p. ex., na língua nativa, inteligência, estatura, cor da pele, talento musical ou capacidade atlética). Na medida em que a característica partilhada pelos parceiros é determinada geneticamente, o efeito geral genético de casamento preferencial positivo é um aumento na proporção de genótipos homozigotos em detrimento do genótipo heterozigoto.

Um aspecto clinicamente importante do casamento preferencial é a tendência a escolher parceiros com problemas médicos semelhantes, tais como surdez congênita ou cegueira ou, excepcionalmente, baixa estatura. Nesse caso, as expectativas do equilíbrio de Hardy-Weinberg não se aplicam, porque o genótipo do parceiro para o *locus* da doença não é determinado pelas frequências alélicas encontradas na população em geral. Por exemplo, considere a **acondroplasia** (Caso 2), forma autossômica dominante de displasia esquelética com uma incidência na população de um por 15.000 a 1 por 40.000 nativivos. A prole homozigota para a mutação da acondroplasia tem uma forma severa e letal de displasia esquelética que quase nunca é vista, a menos que ambos os pais tenham acondroplasia e, portanto, sejam heterozigotos para a mutação. Isso seria altamente improvável de ocorrer por acaso, com exceção do casamento entre aqueles com acondroplasia.

Quando os parceiros têm distúrbios autossômicos recessivos causados pela mesma mutação ou mutações alélicas no mesmo gene, todos os seus descendentes também terão a doença. É importante observar, no entanto, que nem todos os casos de cegueira, surdez ou baixa estatura têm a mesma base genética; muitas famílias têm sido descritas, por exemplo, em que dois pais com albinismo têm filhos com pigmentação normal ou dois pais surdos têm filhos com audição normal, devido à heterogeneidade de *locus* (discutida no Cap. 7). Mesmo que haja heterogeneidade de *locus* com o casamento preferencial, no entanto, a possibilidade de que dois indivíduos estejam carregando mutações no mesmo *locus* da doença está aumentada em relação ao que estaria sob casamento aleatório verdadeiro, e assim o risco do distúrbio em sua prole também está aumentado. Embora o efeito populacional de longo prazo desse tipo de casamento preferencial positivo sobre as frequências do gene da doença seja insignificante, uma família específica pode encontrar-se sob risco genético muito mais alto, em relação ao que se poderia prever pela aplicação estrita da lei de Hardy-Weinberg.

Consanguinidade e Endogamia

A **consanguinidade,** como a estratificação e o casamento preferencial positivo, ocasiona um aumento na frequência de doenças autossômicas recessivas, ao aumentar a frequência com que os portadores de uma doença autossômica recessiva se casam. Ao contrário dos distúrbios em populações estratificadas, nas quais cada subgrupo provavelmente tem uma alta frequência de uns poucos alelos, os tipos de distúrbios recessivos vistos na prole de genitores consanguíneos podem ser muito raros e incomuns na população como um todo, porque o casamento consanguíneo permite que um alelo incomum herdado de um ancestral comum heterozigoto torne-se homozigoto. Um fenômeno similar é visto em **isolados genéticos,** pequenas populações derivadas de um número limitado de ancestrais comuns que tendem a casar apenas entre si. O casamento entre dois indivíduos aparentemente "não relacionados" em um isolado genético pode ter o mesmo risco para determinadas condições recessivas que o observado em casamentos consanguíneos, porque os indivíduos são ambos portadores pela herança de ancestrais em comum do isolado, um fenômeno conhecido como **endogamia.**

Por exemplo, entre os judeus asquenazes na América do Norte, os alelos mutantes para **doença de Tay-Sachs** (gangliosidose GM$_2$) (**Caso 43**), discutido em detalhes no Capítulo 12, são relativamente mais comuns do que em outros grupos étnicos. A frequência da doença de Tay-Sachs é 100 vezes maior em judeus asquenazes (um por 3.600) do que na maioria das outras populações (um por 360.000). Assim, a frequência de portadores de doença de Tay-Sachs entre judeus asquenazes é aproximadamente de um em 30 ($q^2 = 1/3.600$, $q = 1/60$, $2pq = \approx 1/30$) em comparação com uma frequência de portador de aproximadamente um em 300 em indivíduos não asquenazes.

Exceções às Frequências Alélicas Constantes

Efeitos da Mutação

Mostramos que o casamento não aleatório pode perturbar substancialmente a frequência relativa de vários genótipos previstos na lei de Hardy-Weinberg, mesmo dentro do tempo de uma única geração. Em contraste, alterações na frequência alélica devidas à seleção ou à mutação geralmente ocorrem lentamente, em pequenos incrementos, e causam muito menos desvios do equilíbrio de Hardy-Weinberg, pelo menos para doenças recessivas.

As taxas de mutações novas (Cap. 4) ficam geralmente bem abaixo da frequência de heterozigotos para doenças autossômicas recessivas; a adição de alelos mutantes novos ao *pool* genético, portanto, tem pouco efeito no curto prazo sobre as frequências alélicas para tais doenças. Além disso, a maioria dos alelos recessivos deletérios fica oculta

em heterozigotos assintomáticos e, assim, não está sujeita à seleção. Como consequência, a seleção provavelmente não terá grandes efeitos de curto prazo sobre a frequência alélica desses alelos recessivos. Portanto, para uma primeira aproximação, o equilíbrio de Hardy-Weinberg pode ser aplicado até mesmo para alelos que causam doenças autossômicas recessivas severas.

É importante observar, no entanto, que para doenças dominantes ou ligadas ao X, a mutação e a seleção *realmente* alteram as frequências alélicas em relação ao que seria esperado sob o equilíbrio de Hardy-Weinberg, por reduzirem ou aumentarem substancialmente determinados genótipos.

Seleção e Valor Adaptativo

A base molecular e genômica para a mutação foi abordada anteriormente no Capítulo 4. Aqui analisamos o conceito de **valor adaptativo,** o principal fator que determina se uma mutação é eliminada imediatamente, torna-se estável na população ou até mesmo torna-se, ao longo do tempo, o alelo predominante para o *locus* em questão. A frequência de um alelo numa população em determinado momento representa um equilíbrio entre a taxa na qual os alelos mutantes surgem através de mutação e os efeitos da seleção. Caso a taxa de mutação ou a eficiência da seleção sejam alteradas, espera-se que a frequência alélica também mude.

O fato de um alelo ser transmitido à geração seguinte depende de seu valor adaptativo ou *fitness, f,* que é uma medida do número de pessoas afetadas na prole que sobrevive até a idade reprodutiva, em comparação com um grupo-controle apropriado. Se um alelo mutante for tão provável de ser representado na próxima geração quanto o alelo normal, *f* é igual a 1. Se um alelo causar morte ou esterilidade, a seleção atua completamente contra ele, e *f* será igual a 0. Valores entre 0 e 1 indicam transmissão da mutação, mas em uma taxa que é menor do que aquela de indivíduos que não carregam o alelo mutante.

Um parâmetro relacionado é o **coeficiente de seleção,** *s,* que é uma medida da *perda* de valor adaptativo e é definido como $1 - f$, ou seja, a proporção de alelos mutantes que *não* é passada adiante e, portanto, é perdida como resultado da seleção. No sentido genético, uma mutação que impede a reprodução de um adulto é tão "letal" quanto aquela que causa um aborto muito precoce de um embrião, porque em nenhum dos casos a mutação é transmitida à geração seguinte. O valor adaptativo é, portanto, o resultado dos efeitos comuns da sobrevivência e da fertilidade. Quando um distúrbio genético limita a reprodução tão gravemente que o valor adaptativo é zero (i.e., *s* = 1), isto é denominado de **letal genético.** No sentido biológico, o valor adaptativo não tem nenhuma conotação de dotação superior,exceto em um único aspecto: a habilidade comparativa de contribuir com alelos para a próxima geração.

Seleção em Doença Recessiva. A seleção contra mutações recessivas nocivas tem muito menos efeito na frequência populacional do alelo mutante do que a seleção contra mutações dominantes, porque apenas uma pequena proporção dos genes está presente em homozigotos e, portanto, está exposta a forças seletivas. Mesmo que houvesse seleção completa contra homozigotos ($f = 0$), como em muitas condições autossômicas recessivas letais, isso levaria muitas gerações para reduzir sensivelmente a frequência gênica, porque a maioria dos alelos mutantes é transportada por heterozigotos com valor adaptativo normal. Por exemplo, como vimos anteriormente neste capítulo, a frequência dos alelos mutantes causando doença de Tay-Sachs, q, pode ser de até 1,5% em populações de judeus asquenazes. Dado esse valor de q, podemos estimar que cerca de 3% de tais populações ($2 \times p \times q$) são heterozigotos e carregam um alelo mutante, enquanto apenas um indivíduo por 3.600 (q^2) é homozigoto com dois alelos mutantes. A proporção de todos os alelos mutantes encontrados em homozigotos em uma população deste tipo, é dada por:

$$\frac{2 \times 0,0028}{(2 \times 0,00028) + (1 \times 0,03)} = \approx 0,0183$$

Assim, menos de 2% de todos os alelos mutantes na população estão em homozigotos afetados e seriam, portanto, expostos à seleção na ausência de um tratamento eficaz.

A redução ou a eliminação da seleção contra um distúrbio autossômico recessivo por um tratamento médico bem-sucedido (p. ex., como é o caso de PKU [Cap. 12]) teria um efeito lento no aumento da frequência gênica por muitas gerações. Assim, *desde que o casamento seja aleatório, os genótipos em doenças autossômicas recessivas podem ser considerados em equilíbrio de Hardy-Weinberg, apesar da seleção contra homozigotos para o alelo recessivo.* Assim, a relação matemática entre as frequências genotípicas e alélicas descritas na lei de Hardy-Weinberg sustenta a maioria dos propósitos práticos em doenças recessivas.

Seleção em Distúrbios Dominantes. Em contraste com os alelos mutantes recessivos, os alelos mutantes dominantes são expostos *diretamente* à seleção. Por conseguinte, os efeitos da seleção e da mutação são mais evidentes e podem ser mais facilmente mensurados para os traços dominantes. Um alelo dominante letal genético, se totalmente penetrante, será exposto à seleção em heterozigotos, eliminando assim todos os alelos responsáveis pelo distúrbio em uma única geração. Várias doenças humanas são consideradas ou conhecidas por terem traços autossômicos dominantes com valor adaptativo de zero ou próximo de zero e, assim, sempre resultam de mutações autossômicas dominantes novas em vez de herdadas (Tabela 9-4), um ponto de grande importância para o aconselhamento genético. Em alguns, os genes e os alelos mutantes específicos são conhecidos e os estudos familiares mostram mutações novas em indivíduos afetados, que não foram herdadas dos genitores. Em outras condições, os genes não são conhecidos, mas um efeito da idade paterna (Cap. 4) tem sido observado, sugerindo (mas não comprovando) que uma mutação *de novo* na linhagem germinativa paterna seja uma possível causa do distúrbio.

TABELA 9-4 Exemplos de Distúrbios que Ocorrem como Condições Esporádicas devido a Mutações Novas com Valor Adaptativo de Zero

Distúrbio	Descrição
Atelosteogênese	Forma letal precoce de displasia esquelética com membros curtos
Síndrome de Cornelia de Lange	Deficiência intelectual, micromelia, sínofre e outras anormalidades; pode ser causada por uma mutação no gene *NIPBL*
Osteogênese imperfeita tipo II	Tipo letal perinatal, com um defeito no colágeno tipo I (*COL1A1, COL1A2*) (Cap. 12)
Displasia tanatofórica	Forma letal precoce de displasia esquelética devido a mutações *de novo* no gene *FGFR3* (Fig. 7-6C)

A implicação para o aconselhamento genético é que os genitores de uma criança com uma condição autossômica dominante, mas geneticamente letal, terão em geral um risco muito baixo de recorrência em gestações subsequentes, porque a condição geralmente iria requerer a ocorrência de outra mutação independente para recorrer. Uma ressalva para ter em mente, no entanto, é a possibilidade do mosaicismo da linhagem germinativa, como vimos no Capítulo 7 (Fig. 7-18).

Balanço entre Mutação e Seleção em Doenças Dominantes. Se uma doença dominante for deletéria, mas não letal, as pessoas afetadas podem se reproduzir, mas contribuirão menos que o número médio de descendentes para a próxima geração; ou seja, seu valor adaptativo, f será reduzido. Tal mutação será perdida através da seleção em uma taxa proporcional ao valor adaptativo reduzido dos heterozigotos. A frequência dos alelos mutantes responsáveis pela doença na população representa, portanto, um balanço entre a perda de alelos mutantes através dos efeitos da seleção e o ganho de alelos mutantes através de mutação recorrente. Uma frequência alélica estável será alcançada em qualquer nível de balanço entre as duas forças opostas: uma (seleção) que remove os alelos mutantes do *pool* genético e outra (mutação *de novo*) que adiciona novos alelos mutantes de volta ao *pool*. A taxa de mutação por geração, μ, em um *locus* de doença deve ser suficiente para contribuir para aquela fração de todos os alelos mutantes (frequência alélica q) que são perdidos por seleção em cada geração. Assim,

$$\mu = sq$$

Como uma ilustração dessa relação, na acondroplasia, o valor adaptativo dos pacientes afetados não é zero, mas eles têm apenas cerca de um quinto de filhos, em comparação com pessoas de estatura normal na população. Assim, seu valor adaptativo médio, f, é 0,20 e o coeficiente de seleção, s, é $1 - f$, ou 0,80. Na geração subsequente, então, apenas 20% dos alelos de acondroplasia atuais serão repassados da geração atual para a próxima. Como a frequência de acondroplasia parecer ser estável de geração em geração, mutações novas devem ser responsáveis por substituir os 80% de genes mutantes na população, perdidos pela seleção.

Se o valor adaptativo das pessoas afetadas melhorasse de repente (p. ex., por causa de avanços da medicina), seria previsto que a incidência observada da doença na população iria aumentar e alcançaria um novo equilíbrio. O **retinoblastoma (Caso 39)** e outros tumores embrionários dominantes com início na infância são exemplos de condições que agora têm um prognóstico muito melhorado, com uma consequência previsível de frequência aumentada da doença na população. A frequência alélica, a taxa de mutação e o valor adaptativo estão relacionados; assim, se quaisquer duas dessas três características forem conhecidas, a terceira pode ser estimada.

Balanço entre Mutação e Seleção em Mutações Recessivas Ligadas ao X.
Para os fenótipos ligados ao X de interesse médico que são recessivos, ou quase, a seleção ocorre em homens hemizigotos e não em mulheres heterozigotas, exceto na pequena proporção de mulheres que são heterozigotas manifestas com valor adaptativo reduzido (Cap. 7). Nessa breve discussão, no entanto, suporemos que as mulheres heterozigotas têm valor adaptativo normal.

Como os homens possuem um cromossomo X e as mulheres possuem dois, o *pool* de alelos ligados ao X no *pool* genético da população como um todo é particionado em um determinado momento, com um terço dos alelos mutantes presentes nos homens e dois terços nas mulheres. Como vimos no caso das mutações autossômicas dominantes, os alelos mutantes perdidos por seleção devem ser substituídos pelas novas mutações recorrentes, para manter a incidência da doença observada. Se a incidência de uma doença ligada ao X grave não estiver mudando e a seleção estiver atuando contra (e apenas contra) os homens hemizigotos, a taxa de mutação, μ, deve ser igual ao coeficiente de seleção, s (i.e., a proporção de alelos mutantes que *não* é passada adiante), vezes q, a frequência alélica, ajustada por um fator de 3, porque a *seleção está atuando somente no terço dos alelos mutantes na população que estão presentes nos homens, a qualquer momento*. Assim,

$$\mu = sq/3$$

Para uma doença genética ligada ao X letal, $s = 1$ e um terço de todas as cópias do gene mutante responsável são perdidas a cada geração e devem, em um equilíbrio estável, ser substituídas por mutações *de novo*. Portanto, em tais distúrbios, é previsto que um terço de todas as pessoas que têm distúrbios ligadas ao X letais seja portador de uma mutação nova, e suas mães geneticamente normais têm um baixo risco de ter crianças subsequentes com o mesmo distúrbio (novamente, supondo a ausência de mosaicismo da linhagem germinativa). Os dois terços restantes das mães de indivíduos com um distúrbio ligado ao X letal seriam portadoras, com um risco de 50% de ter outro filho do sexo masculino afetado. No entanto, a previsão de que dois terços das mães de indivíduos com um distúrbio ligado ao X letal sejam portadoras de uma mutação causadora de doença baseia-se no pressuposto de que as taxas de mutação nos homens e nas mulheres sejam iguais. Pode-se demonstrar que, se a taxa de mutação nos homens é muito maior do que nas mulheres, então a chance de uma mutação nova no óvulo é muito baixa, e a maioria das mães de crianças afetadas será portadora, tendo herdado a mutação como uma nova mutação de seus pais não afetados e então, transmitindo-a às suas crianças afetadas. Os efeitos das diferenças na taxa de mutações causadoras de doença nos gametas masculinos e femininos sobre o aconselhamento genético serão discutidos no Capítulo 16.

Em distúrbios menos graves, como a **hemofilia A (Caso 21)**, a proporção de indivíduos afetados que representa mutações novas é de menos de um terço (atualmente, cerca de 15%). Como o tratamento da hemofilia está melhorando rapidamente, pode ser esperado que a frequência total de alelos mutantes aumente de forma relativamente rápida e atinja um novo equilíbrio. Assumindo que (como parece razoável) a taxa de mutação nesse *locus* permaneça a mesma ao longo do tempo, a *proporção* de hemofílicos que resultam de uma mutação nova irá diminuir, mas a *incidência* geral da doença aumentará. Essa mudança teria implicações significativas para o aconselhamento genético dessa doença (Cap. 16).

Deriva Genética

Eventos ao acaso podem ter um efeito muito maior sobre as frequências alélicas em uma população pequena do que em uma população grande. Por exemplo, quando uma mutação nova ocorre em uma pequena população, sua frequência é representada por apenas uma cópia entre todas as cópias desse gene na população. Efeitos aleatórios do ambiente ou outras ocorrências ao acaso que são *independentes* do genótipo (i.e., os eventos que *ocorrem por motivos alheios a se um indivíduo está carregando o alelo mutante ou não*) podem produzir mudanças significativas na frequência do alelo para a doença, quando a população é pequena. Tais ocorrências ao acaso alteram o equilíbrio de Hardy-Weinberg e causam mudanças na frequência alélica de uma geração para outra. Esse fenômeno, conhecido como **deriva genética**, pode explicar como as frequências alélicas podem mudar como resultado do acaso. Durante as próximas poucas gerações, embora o tamanho da população do novo grupo permaneça pequeno, pode haver uma flutuação considerável na frequência gênica até que as frequências alélicas cheguem a um novo equilíbrio à medida que a população aumente de tamanho. Em contraste com o **fluxo gênico** (veja a próxima seção), no qual as frequências alélicas mudam por causa da mistura de populações anteriormente distintas, o mecanismo da deriva genética é simplesmente operado pelo acaso em uma população pequena.

Efeito Fundador.
Uma forma especial de deriva genética é conhecida como **efeito fundador**. Quando uma subpopulação pequena separa-se de uma população maior, as frequências gênicas na população pequena podem ser diferentes das da população a partir da qual se originou, porque

o novo grupo contém uma amostra pequena e aleatória do grupo de origem e, aleatoriamente, pode não ter as mesmas frequências gênicas do grupo de origem. Se um dos fundadores originais de um novo grupo por acaso for portador de um alelo relativamente raro, esse alelo terá uma frequência muito mais alta do que tinha no grupo maior do qual o novo grupo foi derivado.

Migração e Fluxo Gênico

A migração pode alterar a frequência alélica pelo processo de **fluxo gênico**, definido como a difusão lenta de genes através de uma barreira. O fluxo gênico geralmente envolve uma população grande e uma mudança gradual nas frequências gênicas. Os genes de populações migrantes com suas próprias frequências alélicas características são mesclados gradualmente ao *pool* genético da população para a qual eles migraram, um processo conhecido como **mistura genética**. O termo *migração* é usado aqui no sentido amplo de atravessar uma barreira reprodutiva, que pode ser racial, étnica ou cultural, e não necessariamente geográfica, e não precisa requerer movimento físico de uma região para outra. Alguns exemplos de mistura refletem eventos conhecidos e bem documentados na história da humanidade (p. ex., a diáspora africana entre os séculos XV e XIX), enquanto outros só podem ser inferidos a partir do estudo genômico da variação em amostras de DNA antigas (Quadro).

Voltando ao exemplo do alelo de deleção 32 pb do gene receptor de citocina $CCR5$, $\Delta CCR5$, a frequência deste alelo foi estudada em muitas populações de todo o mundo. A frequência do alelo $\Delta CCR5$ é mais alta, até 18%, em partes do noroeste da Europa, e então declina ao longo de um gradiente na Europa Oriental e no sul europeu, caindo para alguns por cento no Oriente Médio e no subcontinente indiano. O alelo $\Delta CCR5$ é praticamente ausente na África e no Extremo Oriente. A melhor interpretação da distribuição geográfica atual do alelo $\Delta CCR5$ é que a mutação se originou no norte da Europa e então submeteu-se tanto à selecção positiva quanto ao fluxo gênico em longas distâncias (Fig. 9-1).

DIFERENÇAS ÉTNICAS NA FREQUÊNCIA DE DIVERSAS DOENÇAS GENÉTICAS

A discussão anterior sobre a lei de Hardy-Weinberg explicou como, no estado de equilíbrio, as frequências dos genótipos são determinadas pelas frequências alélicas e permanecem estáveis de geração em geração, assumindo que as frequências alélicas em uma população grande, isolada, com casamento aleatório, permanecem constantes. No entanto, há um problema de interesse para os geneticistas humanos, que a lei de Hardy-Weinberg não aborda: por que as frequências

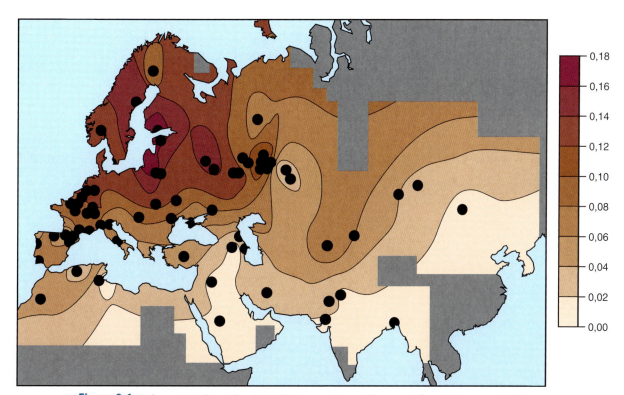

Figura 9-1 A frequência dos alelos de $\Delta CCR5$ em várias regiões geográficas da Europa, do Oriente Médio e do subcontinente indiano. As várias frequências alélicas são mostradas com codificação de cores fornecidas à direita. Os *pontos pretos* indicam os locais onde as frequências alélicas foram amostradas; o resto das frequências foi então interpolado nas regiões entre onde a amostragem direta foi feita. As *áreas cinzentas* são regiões onde não havia dados suficientes para estimar as frequências alélicas. *Veja Fontes & Agradecimentos.*

MIGRAÇÕES ANTIGAS E FLUXO GÊNICO

Um exemplo fascinante de fluxo gênico durante a pré-história humana provém do sequenciamento de amostras de DNA obtidas a partir dos ossos de três Neandertais que morreram cerca de 38.000 anos atrás na Europa. Os ancestrais comuns mais recentes dos Neandertais e *Homo sapiens* viveram na África mais de 200.000 anos atrás, bem antes da migração dos Neandertais para fora da África para estabelecer-se na Europa e no Oriente Médio. Uma análise da sequência de DNA dos Neandertais revelou que aproximadamente 1% a 4% do DNA dos europeus e asiáticos modernos, mas não de africanos, coincide com o DNA de Neandertal. Uma variedade de técnicas estatísticas indica que a introdução do DNA de Neandertal provavelmente ocorreu aproximadamente 50.000 anos atrás, bem depois da migração dos humanos modernos para fora da África na Europa e mais além, o que explicaria porque traços do genoma Neandertal não estão presentes nos africanos modernos.

A análise dos genomas de Neandertal individuais e sua comparação com os genomas de populações humanas modernas prometem fornecer pistas sobre as diferenças características entre esses grupos, bem como sobre a frequência de possíveis genes ou alelos de doença que foram mais ou menos comuns nessas populações antigas em comparação com as diferentes populações humanas modernas.

alélicas são diferentes em diferentes populações, em primeiro lugar? Em particular, para o geneticista clínico, por que alguns alelos mutantes que são claramente deletérios são mais comuns em determinados grupos da população do que em outros? Vamos abordar esses problemas no resto deste capítulo.

As diferenças nas frequências de alelos que causam doenças genéticas são de particular interesse para o geneticista clínico e o aconselhador genético, porque causam riscos diferentes de doenças em grupos específicos da população. Exemplos bem conhecidos incluem a doença de Tay-Sachs, em pessoas de ascendência judaica asquenaze, anemia falciforme em afro-americanos e doença hemolítica do recém-nascido e PKU em populações caucasianas (Tabela 9-5).

O Sistema Rh

Um exemplo clinicamente importante das diferenças acentuadas nas frequências alélicas é visto com o grupo sanguíneo Rh. O grupo sanguíneo Rh é muito importante por causa de seu papel na doença hemolítica do recém-nascido e nas incompatibilidades de transfusão. Em termos simples, a população é separada em indivíduos Rh-positivos, que expressam, em seus eritrócitos, o antígeno Rh D, um polipeptídeo codificado pelo gene *RHD*, e indivíduos Rh-negativos, que não expressam esse antígeno. Ser Rh-negativo, portanto, é um traço herdado como traço autossômico recessivo em que o fenótipo Rh- negativo ocorre em indivíduos homozigotos ou heterozigotos compostos para os alelos não funcionais do gene *RHD*. A frequência de indivíduos Rh-negativos varia entre os diferentes grupos étnicos (Tabela 9-5).

Doença Hemolítica do Recém-nascido Causada por Incompatibilidade de Rh

O significado principal do sistema Rh é que pessoas Rh-negativas podem formar facilmente anticorpos anti-Rh após exposição a eritrócitos Rh-positivos. Normalmente, durante a gravidez, pequenas quantidades de sangue fetal atravessam a barreira placentária e atingem a corrente sanguínea materna. Se a mãe é Rh-negativa e o feto

TABELA 9-5 Incidência, Frequência Gênica e a Frequência de Heterozigoto para Distúrbios Autossômicos Selecionados em Diferentes Populações

Distúrbio	População	Incidência	Frequência Alélica	Frequência de Heterozigoto
Recessivo		q^2	q	$2\,pq$
Anemia falciforme (genótipo *S/S*)	Afro-americanos dos Estados Unidos	1 em cada 400	0,05	1 em cada 11
	americanos hispânicos	1 em cada 40.000	0,005	1 em cada 101
Rh (todos alelos Rh negativo)	Caucasianos dos EUA	1 em cada 6	0,41	≈ 1 em cada 2
	Afro-americanos dos Estados Unidos	1 em cada 14	0,26	≈ 2 em cada 5
	Japoneses	1 em cada 200	0,071	≈ 1 em cada 8
Fenilcetonúria (todos os alelos mutantes)	Escócia	1 em cada 5.300	0,014	1 em cada 37
	Finlândia	1 em cada 200.000	0,002	1 em cada 250
	Japão	1 em cada 109.000	0,003	1 em cada 166
Dominante		$2\,pq + q^2$	q	
Hipercolesterolemia familiar	Isolados em Quebec, Canadá	1 em cada 122	0,004	—
	Africâneres do Canadá, África do Sul	1 em cada 70	0,007	—
	População dos EUA	1 em cada 500	0,001	—
Distrofia miotônica	Isolados em Quebec, Canadá	1 em cada 475	0,0011	—
	Europa	1 em cada 25.000	0,00002	—

Rh-positivo, a mãe formará anticorpos que retornam para a circulação fetal e danificam os eritrócitos do sangue fetal, causando a doença hemolítica do recém-nascido, com consequências que podem ser graves caso não sejam não tratadas.

Em gestantes Rh-negativas, o risco para a imunização pelos eritrócitos Rh-positivos do feto pode ser minimizado com uma injeção de imunoglobulina Rh em torno de 28 a 32 semanas de gestação e novamente após a gravidez. A imunoglobulina Rh serve para eliminar quaisquer células fetais Rh- positivas da circulação da mãe antes que ela seja sensibilizada. A imunoglobulina Rh também é administrada após o aborto espontâneo, término da gravidez, ou procedimentos invasivos como biópsia de vilosidades coriônicas ou amniocentese, caso quaisquer células Rh--positivas tenham tido acesso à circulação da mãe. A descoberta do sistema Rh e de seu papel na doença hemolítica do recém-nascido foi uma importante contribuição da genética para medicina. Classificada em certa ocasião como a doença genética humana mais comum entre os indivíduos de ascendência europeia, a doença hemolítica do recém-nascido causada por incompatibilidade de Rh é agora relativamente rara, mas apenas porque os obstetras se mantêm vigilantes, identificando os pacientes sob risco e lhes dando rotineiramente imunoglobulina Rh para evitar a sensibilização.

Diferenças Étnicas nas Frequências das Doenças

Vários fatores discutidos anteriormente neste capítulo são considerados para explicar como se desenvolvem as diferenças em alelos e em frequências alélicas entre grupos étnicos. Um deles é a falta de fluxo gênico, devido ao isolamento genético, de modo que uma mutação em um grupo não teria oportunidade de se espalhar para outros grupos através de casamentos. Outros fatores são a **deriva genética**, incluindo a distribuição não aleatória dos alelos entre os indivíduos que fundaram as subpopulações particulares (**efeito fundador**), e a **vantagem do heterozigoto** sob condições ambientais que favorecem o valor adaptativo reprodutivo de portadores de mutações deletérias. Exemplos específicos desses casos são ilustrados na próxima seção. No entanto, em muitos casos, não existe uma explicação clara de como essas diferenças se desenvolveram.

Efeito Fundador

Um exemplo extremo de diferença na incidência de doenças genéticas entre vários grupos étnicos é a alta incidência de **doença de Huntington (Caso 24)** entre os habitantes indígenas ao redor do Lago de Maracaibo, na Venezuela, que resultou de uma mutação da doença de Huntington nesse isolado genético. Existem inúmeros outros exemplos do efeito fundador envolvendo outros alelos de doenças em isolados genéticos em todo o mundo, tais como a população franco-canadense do Canadá, que tem alta frequência de certas doenças que são raras em outros lugares. Por exemplo, a **tirosinemia tipo I** hereditária é uma condição autossômica recessiva que causa insuficiência hepática e disfunção tubular renal, devido à deficiência de fumarilacetoacetase, uma enzima na via de degradação da tirosina. A frequência da doença é de um em 685 na região de Saguenay-Lac-Saint-Jean de Quebec, mas de apenas um em 100.000 em outras populações. Como predito para um efeito fundador, 100% dos alelos mutantes nos pacientes de Saguenay-Lac-Saint-Jean são devidos à mesma mutação.

Assim, um dos resultados do efeito fundador e da deriva genética é que cada população pode ser caracterizada por seus próprios alelos mutantes, assim como por um aumento ou diminuição de doenças específicas. A mobilidade relativa da maioria das populações atuais, em comparação com os seus ancestrais de apenas algumas gerações anteriores, pode reduzir o efeito da deriva genética no futuro, enquanto aumenta o efeito do fluxo gênico.

Seleção Positiva para Heterozigotos (Vantagem do Heterozigoto)

Embora certos alelos mutantes possam ser deletérios em homozigotos, pode haver condições ambientais em que os heterozigotos para algumas doenças têm valor adaptativo *aumentado* não só em relação aos homozigotos para o alelo mutante, mas até mesmo em relação aos homozigotos para o alelo normal. Essa situação é denominada **vantagem do heterozigoto**. Até mesmo uma vantagem heterozigótica leve pode levar a um aumento na frequência de um alelo que seja severamente prejudicial em homozigotos, porque os heterozigotos são consideravelmente mais numerosos do que os homozigotos na população. Uma situação em que as forças seletivas operam tanto para manter um alelo deletério como para removê-lo do *pool* genético é descrita como um **polimorfismo balanceado**.

Malária e Hemoglobinopatias. Um exemplo bem conhecido de vantagem do heterozigoto é a resistência à malária em heterozigotos para a mutação na **anemia falciforme (Caso 42)**. O alelo falciforme no gene da β-globina atingiu sua mais alta frequência em certas regiões da África Ocidental, onde os heterozigotos são mais adaptados do que qualquer tipo de homozigotos, porque os heterozigotos são relativamente mais resistentes aos agente causador da malária. Em regiões onde a malária é endêmica, os homozigotos normais são suscetíveis à malária; muitos se tornam infectados e são afetados severamente, até mesmo de modo fatal, levando à redução do valor adaptativo. Os homozigotos para a anemia falciforme são ainda mais seriamente desfavorecidos, com um baixo valor adaptativo relativo que se aproxima de zero, por causa de sua doença hematológica severa, discutida mais detalhadamente no Capítulo 11. Os heterozigotos para a anemia falciforme têm eritrócitos que são resistentes ao parasita da malária, mas não se submetem à doença em condições ambientais normais; os heterozigotos são, portanto, relativamente mais adaptados do que os homozigotos para o alelo normal da β-globina e se reproduzem em uma taxa maior. Assim, ao longo do tempo, o alelo mutante falciforme alcançou uma frequência tão alta quanto 0,15 em algumas áreas da África

SELEÇÃO BALANCEADA E A LEI DE HARDY-WEINBERG

Considere dois alelos no gene da β-globina, o alelo *A* normal e o alelo mutante *S*, que dão origem a três genótipos: *A/A* (normal), *A/s* (heterozigotos portadores) *e s/s* (anemia falciforme). Em um estudo de 12.387 indivíduos de uma população adulta do oeste africano, os três genótipos foram detectados nas proporções 9.365 *A/A*: 2.993 *A/S*: 29 *S/S*.

Contando os alelos *A* e *S* nesses três genótipos, podemos determinar as frequências alélicas nessa população sendo $p = 0,877$ para o alelo *A* e $q = 0,123$ para o alelo *S*. Em condições do equilíbrio de Hardy-Weinberg, a proporção de genótipos é determinada por p^2: 2 pq: q^2 e, portanto, deveria ser de 9.527 *A/A*: 2.672 *A/S*: 188 *S/S*. Nesta população do oeste africano, o número observado de indivíduos *A/S* excede o que foi previsto, assumindo o equilíbrio de Hardy-Weinberg, enquanto o número observado de homozigotos *S/S* é muito abaixo do que foi previsto, refletindo a seleção balanceada nesse *locus*. Esse exemplo do alelo falciforme ilustra como as forças de seleção, atuando tanto de modo negativo sobre o genótipo *S/S* relativamente raro, mas também de modo positivo sobre o genótipo mais comum *A/S*, causam um desvio do equilíbrio de Hardy-Weinberg numa população.

Ocidental que são endêmicas para a malária, muito mais alta do que poderia ser estimado por mutação recorrente unicamente.

A vantagem do heterozigoto na anemia falciforme demonstra como violar um dos pressupostos fundamentais do equilíbrio de Hardy-Weinberg — de que as frequências alélicas não sejam alteradas significativamente pela seleção — e leva à divergência da relação matemática entre as frequências alélicas e genotípicas do que seria esperado sob a lei de Hardy-Weinberg (Quadro).

Seria esperado que a mudança nas pressões seletivas conduzisse a uma rápida mudança na frequência relativa do alelo falciforme. Atualmente, na verdade, grandes esforços estão sendo feitos para erradicar o mosquito responsável pela transmissão da doença nas áreas de malária. Além disso, muitos heterozigotos falciformes vivem em regiões livres de malária. Há evidências de que, na população afro-americana nos Estados Unidos, a frequência do gene falciforme já possa estar caindo do seu alto nível na população original africana de várias gerações atrás, embora outros fatores, tais como a adição de alelos de populações não africanas no *pool* genético afro-americano, possam também ter um papel preponderante. Acredita-se que alguns outros alelos deletérios, incluindo os responsáveis pela **talassemia (Caso 44)** e a **deficiência de glicose-6-fosfato desidrogenase (Caso 19)**, também sejam mantidos em suas altas frequências presentes em determinadas populações, devido à proteção que fornecem contra a malária.

Seleção Balanceada em Outras Doenças Infecciosas

Os efeitos de seleção balanceada na malária também são aparentes em outras doenças infecciosas. Por exemplo,

muitos africanos e afro-americanos com a doença renal grave conhecida como **glomerulosclerose segmentar focal** são homozigotos para determinados alelos variante na região codificante do gene *APOL1* que codifica a apolipoproteína L1. A apolipoproteína L1 é um fator sérico que mata o parasita tripanossoma *Trypanosoma brucei* que causa a tripanossomíase (doença do sono). As mesmas variantes que aumentam em 10 vezes o risco para a doença renal severa em homozigotos em relação ao resto da população, protege os heterozigotos portadores dessas variantes contra cepas de tripanossomas (*T. brucei rhodesiense*) que desenvolveram resistência à apolipoproteína L1 tipo selvagem. Como resultado, a frequência de heterozigotos portadores desses alelos variantes pode ser muito alta, chegando a aproximadamente 45% em certas partes da África, nas quais a tripanossomíase rhodesiense é endêmica.

Deriva *versus* Vantagem do Heterozigoto

Nem sempre é simples determinar se a deriva ou a vantagem do heterozigoto é responsável pela frequência aumentada de alguns alelos deletérios em determinadas populações, porque isso envolve a integração de dados genéticos modernos e de saúde pública com o registro histórico do movimento da população e doenças antigas. A pressão seletiva ambiental responsável pela vantagem do heterozigoto pode ter funcionado no passado e não ser identificável nos tempos modernos. Como pode ser visto na Figura 9-1, o gradiente de frequência do alelo *ΔCCR5* do noroeste para o sudeste reflete grandes diferenças na frequência desse alelo em diferentes grupos étnicos. Por exemplo, a maior frequência do alelo *ΔCCR*, vista entre os judeus asquenazes, é de 0,21, e é quase tão alta na Islândia e nas Ilhas Britânicas. A variação moderada nas frequências alélicas em toda a Europa é mais consistente com a deriva genética atuando sobre um polimorfismo neutro.

No entanto, o aumento em geral das frequências alélicas na Europa (em relação às populações não europeias) é mais sugestivo da seleção positiva em resposta a um agente infeccioso. Embora a atual pandemia de AIDS seja demasiadamente recente para ter afetado as frequências gênicas através de seleção, é possível que um fator seletivo diferente (talvez uma outra doença infecciosa, como a varíola ou a peste bubônica) possa ter aumentado a frequência do alelo *ΔCCR5* em populações do norte europeu durante um período de intensa seleção há muitas gerações. Assim, os geneticistas continuam a debater se a deriva genética ou a vantagem do heterozigoto (ou ambas) contribuem adequadamente para as frequências incomumente altas que alguns alelos deletérios alcançam em algumas populações.

GENÉTICA E ANCESTRALIDADE

Marcadores Informativos de Ancestralidade

Embora os aproximadamente 20.000 genes codificantes e sua localização e ordem sobre os cromossomos sejam quase idênticos em todos os seres humanos, vimos no Capítulo 4 que os seres humanos como um todo têm dezenas de milhões de alelos diferentes, variando de alterações em pares de base únicos (SNPs) a grandes variantes genômicas (CNVs ou indels) de centenas de quilobases de tamanho, que fundamentam o extenso polimorfismo entre os indivíduos. Muitos dos alelos encontrados em uma população estão presentes em todas as populações humanas, em frequências semelhantes ao redor do mundo.

No entanto, após um período de crescimento populacional explosivo, a espécie humana atualmente de mais de sete bilhões de membros é derivada de subpopulações muito menores, que, até recentemente, existiam como subpopulações separadas ou grupos étnicos, com diferentes origens geográficas e histórias de população que resultaram no casamento restrito entre os subgrupos. Diferentes alelos surgiram de mutações aleatórias em seres humanos que habitavam essas pequenas aglomerações isoladas; seria esperado que a maioria destes não conferisse vantagens ou desvantagens seletivas e, portanto, seria seletivamente neutra. Para os geneticista de populações e antropólogos, marcadores genéticos seletivamente neutros fornecem um meio de rastrear a história da humanidade. As interações da deriva genética, seleção devido a fatores ambientais, e fluxo gênico provocado pela migração e intercasamentos têm efeitos diferentes em *loci* ao longo do genoma: eles podem igualar as frequências alélicas ao longo de várias subpopulações, podem causar grandes diferenças na frequência entre populações ou podem fazer com que certos alelos sejam restritos a uma população.

Os alelos que mostram grandes diferenças nas frequências alélicas entre as populações originárias em diferentes partes do mundo são referidos como **marcadores informativos de ancestralidade (AIM)**. Conjuntos de AIMs, cujas frequências diferem entre populações derivadas de origens geográficas amplamente separadas (p. ex., europeus, africanos, asiáticos do Extremo Oriente, Oriente Médio, nativos americanos e das ilhas do Pacífico), foram identificados. Portanto, eles são úteis como marcadores para traçar padrões de migração humana, documentar a mistura histórica entre duas ou mais populações e para determinar o grau de diversidade genética entre os subgrupos da população identificáveis. Estudos de centenas de milhares de AIMs através do genoma têm sido utilizados para distinguir e determinar as relações genômicas amplas entre vários grupos populacionais distintos, incluindo as comunidades de judeus na Europa, África, Ásia e Américas, dezenas de populações nativas americanas distintas da América do Sul, América do Norte e Sibéria, e muitas castas e grupos tribais na Índia. A Figura 9-2 ilustra esse tipo de

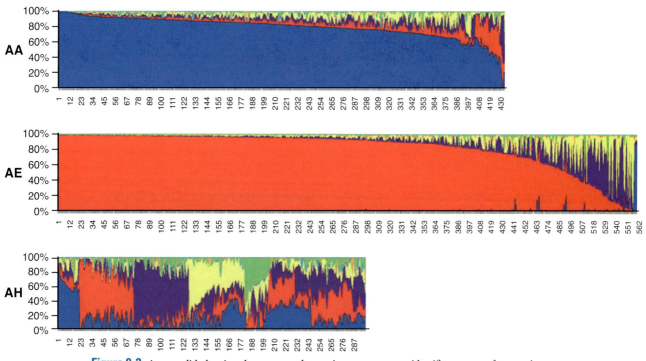

Figura 9-2 Ancestralidade mista de um grupo de americanos que se autoidentificam como afro-americanos (AA), americano-europeus (AE) e americano-hispânicos (AH) utilizando marcadores informativos de ancestralidade. Cada linha vertical representa um indivíduo (totalizando centenas, conforme mostrado pelos números) e os sujeitos são mostrados de acordo com a contribuição de ancestralidade predominante para seus genomas. Cores diferentes indicam a origem de uma origem geográfica diferente, como inferido a partir de AIMs, como se segue: África (em azul), Europa (em vermelho), Oriente Médio (em roxo), Ásia Central (em amarelo), Ásia do Extremo Oriente (em ciano), Oceania (em âmbar) e América (em verde). A maioria dos afro-americanos têm genomas de origem predominantemente africana (em azul), e a maioria dos americano-europeus têm genomas de origem predominantemente europeia (em vermelho), embora exista uma gama de contribuição de ancestralidade entre sujeitos diferentes. Em contraste, americano-hispânicos são um grupo mais heterogêneo, e a maioria dos indivíduos tem genomas com contribuições significativas de quatro ou cinco diferentes origens. *Veja Fontes & Agradecimentos.*

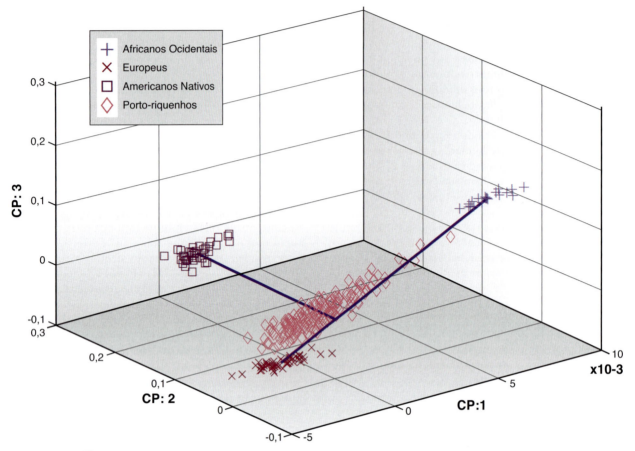

Figura 9-3 **Contribuições de ancestralidade em uma população mista de Porto Rico.** Visualização tridimensional da semelhança de genomas de 192 porto-riquenhos em comparação com genomas-controle DAE africanos ocidentais, europeus e americanos nativos, utilizando uma medida estatística conhecida como análise de componentes principais (CP). Os CPs mostrados nos três eixos correspondem a grupos de marcadores informativos de ancestralidade que distinguem as populações em questão. Os genomas de africanos ocidentais, europeus e nativos americanos são agrupados em três locais distintos por análise de CP. A análise demonstra que os genomas porto-riquenhos são heterogêneos; alguns indivíduos têm genomas de origem predominantemente europeia, e outros têm uma participação muito maior da África Ocidental, enquanto há muito menos contribuição das Américas. *Veja Fontes & Agradecimentos.*

análise para estabelecer que os hispânicos como um grupo são geneticamente muito heterogêneos, com ancestrais de muitas partes do mundo.

Embora haja milhões de variantes com frequências alélicas diferentes que podem distinguir grupos populacionais distintos, a genotipagem de somente poucas centenas ou milhares de SNPs em um indivíduo é suficiente para identificar a proporção provável de seu genoma que tem contribuição de seus ancestrais de diferentes populações continentais e inferir, portanto, a provável origem geográfica dos ancestrais daquele indivíduo. Por exemplo, a Figura 9-3 mostra os resultados de várias centenas de indivíduos de Porto Rico, cujos genomas individuais consistem em várias proporções de herança africana e europeia, com herança genética nativa americana muito menor. Dezenas de empresas oferecem agora serviços de testes de ancestralidade aos consumidores. Embora haja desacordo sobre o valor científico, médico ou antropológico da informação para a maioria dos indivíduos, a disponibilidade de testes de ancestralidade tem atraído a atenção generalizada de pessoas com interesses em suas histórias familiares ou herança diaspórica.

Genética de Populações e Raça

A genética de populações usa métodos quantitativos para explicar porque e como as diferenças na frequência de doenças genéticas e de alelos por elas responsáveis surgiram entre os diferentes indivíduos e grupos étnicos. O que a genética de populações *não* faz, no entanto, é fornecer uma base biológica para o conceito de "raça".

Em certo sentido, as distinções raciais são "reais" e amplamente (e indevidamente) utilizadas. Elas são construções sociais que podem ter um impacto profundo sobre a saúde dos indivíduos que experimentam a categorização racial em suas vidas diárias. Os médicos devem prestar atenção ao meio social em que seus pacientes estão imersos, e o impacto da categorização racial sobre a saúde e o bem-estar de seus pacientes deve ser levado em consideração se os médicos desejam compreender e responder às necessidades do paciente (Quadro).

Do ponto de vista científico, no entanto, a raça é uma ficção. Categorias raciais são construídas usando critérios pobremente definidos que subdividem a humanidade usando

ANCESTRALIDADE E SAÚDE

A importância da ancestralidade genética para a prática da medicina reflete o papel que as variantes alélicas com frequências diferentes em populações diversas têm em várias funções clinicamente relevantes. Embora essa área de estudo esteja ainda em seus estágios iniciais, já está claro que incluir a avaliação da ancestralidade genética pode fornecer informações úteis para melhorar as previsões de prognósticos em comparação com aquelas que dependem apenas da identidade étnica ou racial autodeclarada.

Por exemplo, quando examinados com painéis de AIMs, os genomas dos indivíduos que se autoidentificam como afro-americanos contêm DNA que varia de menos de 10% a mais de 95% de origem africana. Para traços determinados geneticamente e influenciados pela ancestralidade, o efeito de um polimorfismo de nucleotídeo único particular na função gênica dependerá então de se o(s) alelo(s) responsável(is) é(são) de origem africana ou europeia, uma determinação de origem genética que é distinta da autoidentificação como um afro-americano.

Como uma ilustração desse ponto, um estudo da função pulmonar para classificar a gravidade da doença em um grupo de asmáticos afro-americanos mostrou que as previsões do grau total de comprometimento pulmonar nesses pacientes foram mais precisas quando se considerou a ancestralidade genética, em vez de depender exclusivamente da raça autodeclarada. A classificação da doença (i.e., a função pulmonar na faixa "normal" ou não) pode ser erroneamente realizada em até 5% dos pacientes, quando as informações de ancestralidade foram omitidas.

Além do potencial para o manejo clínico, o teste de AIMs também pode ser útil na pesquisa para identificar genes específicos e variantes que são responsáveis por doenças genéticas e outros traços complexos que diferem acentuadamente em incidência entre os diferentes grupos étnicos ou geográficos. Exemplos de sucesso dessa poderosa abordagem são descritos no Capítulo 10.

a aparência física (i.e., cor da pele, textura do cabelo e estruturas faciais) combinada com características sociais que têm suas origens nas bagagens geográficas, históricas, culturais, religiosas e linguísticas da comunidade na qual um indivíduo nasceu e cresceu. Embora algumas dessas características distintivas tenham uma base nas diferenças entre os alelos carregados por indivíduos de ancestralidade diferente, outras provavelmente têm pouca ou nenhuma base na genética. A categorização racial foi amplamente utilizada no passado em medicina como uma base para fazer uma série de pressupostos sobre a composição genética do indivíduo. Conhecer as frequências de alelos de relevância para a saúde e doença em diferentes populações ao redor do mundo é valioso para alertar um médico para um aumento da probabilidade de doença baseada na ancestralidade genética do indivíduo. No entanto, com a expansão da medicina genética individualizada, espera-se que as variantes que contribuem para a doença sejam cada vez mais avaliadas diretamente, em vez de a etnia ou a "raça" serem usadas como um substituto para um genótipo exato.

REFERÊNCIAS GERAIS

Li CC: *First course in population genetics*, Pacific Grove, CA, 1975, Boxwood Press.

Nielsen R, Slatkin M: *An introduction to population genetics*, Sunderland, MA, 2013, Sinauer Associates, Inc.

REFERÊNCIAS PARA TÓPICOS ESPECÍFICOS

Behar DM, Yunusbayev B, Metspalu M, et al: The genome-wide structure of the Jewish people, *Nature* 466:238-242, 2010.

Corona E, Chen R, Sikora M, et al: Analysis of the genetic basis of disease in the context of worldwide human relationships and migration, *PLoS Genet* 9:e1003447, 2013.

Kumar R, Seibold MA, Aldrich MC, et al: Genetic ancestry in lung-function predictions, *N Engl J Med* 363:321-330, 2010.

Reich D, Patterson N, Campbell D, et al: Reconstructing Native American population history, *Nature* 488:370-374, 2012.

Reich D, Thangaraj K, Patterson N, et al: Reconstructing Indian population history, *Nature* 461:489-494, 2009.

Royal CD, Novembre J, Fullerton SM, et al: Inferring genetic ancestry: opportunities, challenges and implications, *Am J Hum Genet* 86:661-673, 2010.

Sankararaman S, Mallick S, Dannemann M, et al: The genomic landscape of Neanderthal ancestry in present-day humans, *Nature* 507:354-357, 2014.

PROBLEMAS

1. Um polimorfismo de repetição de sequências curtas de DNA em *tandem* consiste em cinco diferentes alelos, cada um com uma frequência de 0,20. Qual proporção de indivíduos se esperaria ser de heterozigotos nesse *locus*? E se os cinco alelos tivessem frequência de 0,40, 0,30, 0,15, 0,10 e 0,05?

2. Se a frequência do alelo para Rh-negativo é de 0,26 em uma população, que fração das primeiras gestações sensibilizaria a mãe (assumindo o equilíbrio de Hardy-Weinberg)? Se não fosse dada profilaxia, que fração da segunda gestação seria de risco para a doença hemolítica do recém-nascido devido à incompatibilidade de Rh?

3. Em uma população em equilíbrio, três genótipos estão presentes nas seguintes proporções: A/A, 0,81; A/a, 0,18; a/a, 0,01.
   a. Quais são as frequências de A e a?
   b. Quais serão suas frequências na próxima geração?
   c. Que proporção de todos os casamentos nessa população é de $A/a \times A/a$?

4. Em um programa de triagem para detectar portadores de β-talassemia em uma população italiana, a frequência de portadores foi encontrada como sendo de aproximadamente 4%. Calcule:

THOMPSON & THOMPSON GENÉTICA MÉDICA

a. A frequência do alelo de β-talassemia (assumindo que há apenas uma mutação de β-talassemia comum nessa população)

b. A proporção de casamentos nessa população que poderia produzir uma criança afetada

c. A incidência de fetos ou recém-nascidos afetados nessa população

d. A incidência de β-talassemia entre a prole de casais nos quais ambos foram detectados como heterozigotos

5. Qual das seguintes populações está em equilíbrio de Hardy-Weinberg?

a. A/A , 0,70; A/a , 0,21; a/a , 0,09.

b. Para o polimorfismo de grupo sanguíneo MN, com dois alelos codominantes, M e N : (i) M , 0,33; MN , 0,34; N , 0,33. (ii) 100% MN .

c. A/A , 0,32; A/a , 0,64; a/a , 0,04.

d. A/A , 0,64; A/a , 0,32; a/a , 0,04.

Que explicações você poderia oferecer para justificar as frequências nessas populações que não estão em equilíbrio?

6. Você é consultado por um casal, Abby e Andrew, que conta que a irmã de Abby, Anna, tem síndrome de Hurler (uma mucopolissacaridose); eles estão preocupados se eles próprios poderiam ter uma criança com a mesma doença. A síndrome de Hurler é uma condição autossômica recessiva, com uma incidência populacional de aproximadamente um em 90.000 em sua comunidade.

a. Se Abby e Andrew não são consanguíneos, qual é o risco do primeiro filho deles ter a síndrome de Hurler?

b. Se eles forem primos de primeiro grau, qual é o risco?

c. Quais seriam suas respostas a essas perguntas, se a doença em questão fosse a fibrose cística em vez da síndrome de Hurler?

7. Em uma certa população, cada um dos três distúrbios neuromusculares graves — distrofia muscular facioescapuloumeral autossômica dominante, ataxia de Friedreich autossômica recessiva e distrofia muscular de Duchenne ligada ao X — tem uma frequência populacional de cerca de um em 25.000.

a. Qual é a frequência gênica e a frequência de heterozigotos para cada um deles?

b. Suponha que cada um deles pudesse ser tratado, de modo que a seleção contra eles fosse reduzida substancialmente e os indivíduos afetados pudessem ter filhos. Qual seria o efeito sobre as frequências gênicas em cada caso? Por quê?

8. Como discutido neste capítulo, a condição tirosinemia tipo I autossômica recessiva tem uma incidência observada de um em 685 indivíduos em uma população na província de Quebec, mas uma incidência de aproximadamente um em 100.000 em outros lugares. Qual é a frequência do alelo mutante de tirosinemia nesses dois grupos? Sugira duas explicações possíveis para a diferença de frequências alélicas entre as populações de Quebec e as outras populações.

CAPÍTULO 10

Identificação da Base Genética para Doenças Humanas

Este capítulo fornece uma visão geral de como os geneticistas estudam famílias e populações para identificar contribuições genéticas para uma doença. Independentemente de uma doença ser herdada em um padrão mendeliano reconhecível, tal como ilustrado no Capítulo 7, ou apenas ocorrer com uma frequência maior nos parentes dos indivíduos acometidos, como explorado no Capítulo 8, são as diferentes variantes genéticas e genômicas portadas pelos membros da família acometidos ou indivíduos acometidos na população que causam a doença de maneira direta ou influenciam sua suscetibilidade à doença. A investigação sobre o genoma tem fornecido aos geneticistas um catálogo de todos os genes humanos conhecidos, o conhecimento da sua localização e estrutura e uma lista crescente de dezenas de milhões de variantes na sequência de DNA encontradas entre indivíduos em diferentes populações. Como vimos nos capítulos anteriores, algumas dessas variantes são comuns, outras são raras, e ainda outras diferem em frequência entre diferentes grupos étnicos. Enquanto algumas variantes têm claramente consequências funcionais, outras certamente são neutras. Para a maioria, sua importância para a saúde humana e doenças é desconhecida.

No Capítulo 4, lidamos com o efeito da mutação, que altera um ou mais genes ou *loci* gerando alelos e polimorfismos variantes. E nos Capítulos 7 e 8 examinamos o papel dos fatores genéticos na patogenia de vários distúrbios mendelianos ou complexos. Neste capítulo, discutimos como os geneticistas abordam a descoberta de genes particulares implicados na doença e as variantes que eles contêm e que são subjacentes ou contribuem para doenças humanas, com foco em três abordagens.

- A primeira abordagem, **a análise de ligação**, é *baseada na família*. A análise de ligação obtém vantagens explícitas de heredogramas de famílias para acompanhar a herança de uma doença entre membros da família e para testar a co-hereditariedade consistente, repetida da doença com uma *região genômica particular* ou mesmo com uma *variante ou variantes específicas*, sempre que a doença é transmitida em uma família.
- A segunda abordagem, **a análise de associação**, é a *baseada na população*. A análise de associação não depende explicitamente de heredogramas, mas sim aproveita toda a história de uma população para procurar um aumento ou uma redução da frequência de um *alelo particular* ou

conjunto de alelos em uma amostra de indivíduos acometidos coletada a partir da população, em comparação com um conjunto controle de pessoas não acometidas da mesma população. É particularmente útil para doenças complexas que não apresentam um padrão de herança mendeliana.

- A terceira abordagem envolve o **sequenciamento direto do genoma** dos indivíduos acometidos e de seus pais e/ou de outros indivíduos na família ou na população. Essa abordagem é particularmente útil para distúrbios mendelianos raros, nos quais a análise de ligação não é possível porque simplesmente não há famílias suficientes para fazer a análise de ligação ou porque o distúrbio é um letal genético que sempre resulta de mutações novas e nunca é herdado. Nestas situações, o sequenciamento do genoma (ou apenas dos éxons codificantes de cada gene, o **exoma**) de um indivíduo acometido e o peneiramento através dos bilhões resultantes (ou, no caso do exoma, dezenas de milhões) de bases de DNA têm sido usados com sucesso para encontrar o gene responsável pelo distúrbio. Esta nova abordagem aproveita a tecnologia recentemente desenvolvida que reduziu o custo do sequenciamento do DNA um milhão de vezes em comparação ao que era quando o genoma de referência original estava sendo preparado durante o Projeto Genoma Humano.

O uso de ligação, de associação e do sequenciamento para mapear e identificar os genes de doenças teve um enorme impacto sobre nossa compreensão da patogenia e fisiopatologia de muitas doenças. Com o tempo, o conhecimento das contribuições genéticas para a doença também irá sugerir novos métodos de prevenção, manejo e tratamento.

BASE GENÉTICA PARA ANÁLISE DE LIGAÇÃO E ASSOCIAÇÃO

Uma característica fundamental da biologia humana é que cada geração se reproduz através da combinação de gametas haploides que contêm 23 cromossomos, resultantes da segregação independente e recombinação de cromossomos homólogos (Cap. 2). Para entender completamente os conceitos subjacentes à análise de ligação genética e os testes para a associação, é necessário revisar brevemente o comportamento de cromossomos e genes durante a meiose à medida que são passados de uma geração para a seguinte. Parte desta informação repete o material clássico sobre gametogênese apresentado no Capítulo 2, ilustrando-o com novas informações que se tornaram disponíveis como resultado do Projeto Genoma Humano e suas aplicações para o estudo de variação humana.

Segregação Independente e Recombinação Homóloga na Meiose

Durante a meiose I, os cromossomos homólogos alinham-se em pares ao longo do fuso meiótico. Os homólogos paternos e maternos trocam segmentos homólogos por meio do *crossing over* e da criação de novos cromossomos que são um "patchwork" que consiste em porções alternadas dos cromossomos da avó e dos cromossomos do avô (Fig. 2-15). Na família ilustrada na Figura 10-1, exemplos de cromossomos recombinados são mostrados na prole (geração II) do casal na geração I. Também é mostrado que o indivíduo na geração III herda um cromossomo materno que contém segmentos derivados de todos os quatro cromossomos de seus avós maternos. A criação de tais cromossomos patchwork enfatiza a noção de individualidade genética humana: cada cromossomo herdado por uma criança de um progenitor nunca é exatamente o mesmo que uma das duas cópias desse cromossomo no progenitor.

Embora nenhum dos dois cromossomos homólogos geralmente pareça idêntico sob o microscópio, eles diferem substancialmente no nível da sequência de DNA. Como discutido no Capítulo 4, estas diferenças na mesma posição (*locus*) em um par de cromossomos homólogos são

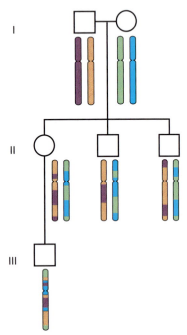

Figura 10-1 Efeito de recombinação na origem de várias porções de um cromossomo. Devido ao *crossing over* na meiose, a cópia do cromossomo que o menino (geração III) herdou de sua mãe é um mosaico de segmentos de todas as quatro cópias daquele cromossomo de seus avós.

alelos. Alelos que são comuns (geralmente considerados como aqueles portados por aproximadamente 2% ou mais da população) constituem um **polimorfismo** e a análise da ligação em famílias (como iremos explorar mais tarde no capítulo) requer acompanhamento da herança de alelos específicos à medida que eles são transmitidos em uma família. As variantes alélicas em cromossomos homólogos possibilitam que os geneticistas tracem cada segmento de um cromossomo herdado por uma criança em particular para determinar se e onde os eventos de recombinação ocorreram ao longo dos cromossomos homólogos. Várias dezenas de milhões de marcadores genéticos estão disponíveis para servir como marcadores genéticos para esta finalidade. É uma trivialidade agora em genética humana dizer que é essencialmente sempre possível determinar com confiança, através de uma série de análises descritas neste capítulo, se um determinado alelo ou segmento do genoma em um paciente foi herdado de seu pai ou sua mãe. Este avanço - um produto singular do Projeto Genoma Humano - é uma característica essencial da análise genética para determinar a base genética precisa da doença.

Alelos em *Loci* em Diferentes Cromossomos Segregam de Maneira Independente

Suponha que existem dois *loci* polimórficos, 1 e 2, em cromossomos diferentes, com alelos A e *a* no *locus* 1 e alelos B e *b* no *locus* 2 (Fig. 10-2). Suponha que um genótipo do indivíduo nesses *loci* é *Aa* e *Bb*; isto é, ela é heterozigota em ambos os *loci*, com alelos *A* e *B* herdados de seu pai e alelos *a* e *b* herdados de sua mãe. Os dois cromossomos diferentes irão se alinhar na placa metafásica na meiose I em uma de duas combinações de igual probabilidade. Depois da recombinação e da segregação cromossômica serem concluídas, haverá quatro possíveis combinações de alelos, *AB*, *ab*, *Ab* e *aB* em um gameta; cada combinação é tão provável de ocorrer como qualquer outra, um fenômeno conhecido como **segregação independente**. Pelo fato de os gametas *AB* conterem apenas os alelos derivados de seu pai, e os gametas *ab* apenas os alelos maternos, esses gametas são designados **parentais**. Em contrapartida, os gametas *Ab* ou *aB*, cada um contendo um alelo de origem paterna e um alelo de origem materna, são denominados gametas **não parentais**. Em média, a metade (50%) dos gametas será de parentais (*AB* ou *ab*) e 50% de não parentais (*Ab* ou *aB*).

Alelos em *Loci* no Mesmo Cromossomo Segregam de Maneira Independente se Ocorrer pelo menos um *Crossover* entre Eles

Agora, suponha que um indivíduo é heterozigoto em dois *loci* 1 e 2, com os alelos *A* e *B* de origem paterna e *a* e *b* derivados maternalmente, mas os *loci* estão no mesmo cromossomo (Fig. 10-3). Os genes que residem no mesmo cromossomo são denominados **sintênicos** (literalmente, "no mesmo fio"), independentemente de quão próximos ou quão longe estejam naquele cromossomo.

Como esses alelos vão se comportar durante a meiose? Nós sabemos que entre um e quatro *crossovers* ocorrem entre cromossomos homólogos durante a meiose I quando

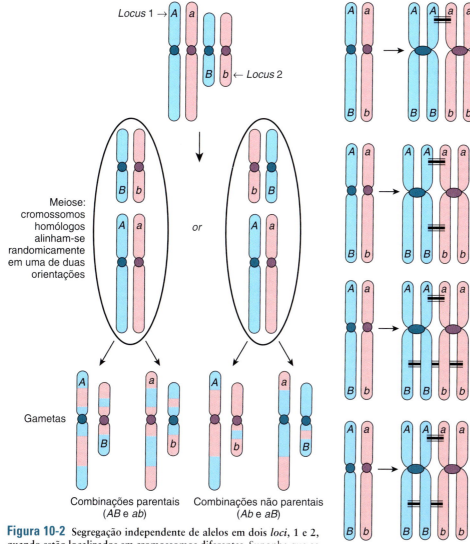

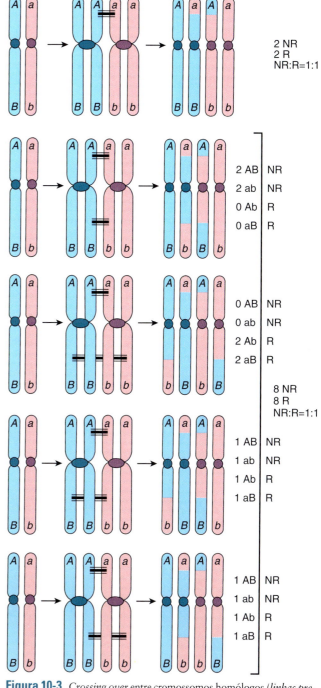

Figura 10-2 Segregação independente de alelos em dois *loci*, 1 e 2, quando estão localizados em cromossomos diferentes. Suponha que os alelos A e B foram herdados de um dos progenitores, *a* e *b* do outro. Os dois cromossomos podem alinhar na placa de metáfase na meiose I, em uma de duas combinações igualmente prováveis, resultando em segregação independente dos alelos nestes dois cromossomos.

existem duas cromátides por cromossomo homólogo. Se nenhum *crossing over* ocorre dentro do segmento das cromátides entre os *loci* 1 e 2 (e ignorando tudo o que acontece em segmentos fora do intervalo entre esses *loci*), então os cromossomos que vemos nos gametas serão *AB* e *ab*, que são os mesmos dos cromossomos parentais originais; um cromossomo parental é, portanto, um cromossomo não recombinante. Se ocorrer *crossing over* pelo menos uma vez no segmento entre os *loci*, as cromátides resultantes podem ser ou não recombinantes ou *Ab* e *aB*, que não são as mesmas que os cromossomos parentais; esse cromossomo não parental é, portanto, um cromossomo **recombinante** (mostrado na Fig. 10-3). Uma, duas ou mais recombinações que ocorrem entre dois *loci* no estágio de quatro cromátides resultam em gametas que são 50% não recombinantes (parentais) e 50% recombinantes (não parentais), o que

Figura 10-3 *Crossing over* entre cromossomos homólogos (*linhas pretas horizontais*) na meiose é mostrado entre cromátides de dois cromossomos homólogos do lado *esquerdo*. Os *crossovers* resultam em novas combinações de alelos derivados da mãe e do pai nos cromossomos recombinantes presentes nos gametas, exibidos à *direita*. Se não ocorrer *crossing over* no intervalo entre os *loci* 1 e 2, apenas combinações de alelos parentais (não recombinantes), *AB* e *ab*, ocorrem na prole. Se um ou dois *crossovers* ocorrem no intervalo entre os *loci*, metade dos gametas conterá uma combinação de alelos não recombinantes e metade a combinação recombinante. O mesmo é verdadeiro se mais de dois *crossovers* ocorrerem entre os *loci* (não ilustrado aqui). NR, não recombinante; R, recombinante.

é precisamente nas mesmas proporções que se vê com segregação independente de alelos em *loci* em diferentes cromossomos. Assim, se dois *loci* sintênicos estão suficientemente afastados no mesmo cromossomo para assegurar que haverá pelo menos um *crossover* entre eles em toda meiose, a proporção de genótipos recombinantes e não recombinantes será, em média, de 1:1, exatamente como se os *loci* estivessem em cromossomos separados e segregando de maneira independente.

Frequência de Recombinação e Distância do Mapa

Frequência de Recombinação como uma Medida de Distância entre *Loci*

Agora suponha que dois *loci* estão no mesmo cromossomo, mas estão ou muito distantes, ou muito próximos, ou em algum ponto no meio (Fig. 10-4). Como acabamos de ver, quando os loci estão muito distantes (Fig. 10-4A), pelo menos um *crossover* ocorrerá no segmento do cromossomo entre os *loci* 1 e 2, e haverá gametas de ambos os genótipos não recombinantes *AB* e *ab* e os genótipos recombinantes *Ab* e *aB*, em proporções iguais (em média) na prole. Por outro lado, se dois *loci* estiverem muito próximos no mesmo cromossomo a ponto de os *crossovers nunca* ocorrerem entre eles, não haverá nenhuma recombinação; os genótipos não recombinantes (cromossomos parentais *AB* e *ab* na Fig. 10-4B) são transmitidos em conjunto o tempo todo, e a frequência dos genótipos recombinantes *Ab* e *aB* será 0. Entre esses dois extremos está a situação em que dois *loci* estão longe o suficiente de modo que uma recombinação entre os *loci* ocorre em algumas meioses, mas não em outras (Fig. 10-4C). Nessa situação, observam-se combinações não recombinantes de alelos na prole, quando nenhum cruzamento ocorreu e combinações recombinantes, quando uma recombinação ocorreu, mas a frequência de cromossomos recombinantes nos dois *loci* ficará entre 0% e 50%. O ponto crucial é que *quanto mais próximos dois* loci *estiverem, menor será a frequência de recombinação e menor o número de genótipos recombinantes observados na prole.*

A Detecção de Eventos de Recombinação Requer Heterozigosidade e Conhecimento de Fase

Detectar os eventos de recombinação entre *loci* requer que (1) um progenitor seja heterozigoto (**informativo**) em ambos os *loci* e que (2) saibamos qual alelo no *locus* 1 está no mesmo cromossomo que o alelo no *locus* 2. Em um indivíduo que é heterozigoto em dois *loci* sintênicos, um com alelos A e *a*, o outro com B e *b*, o alelo encontrado no primeiro *locus* está no mesmo cromossomo com que o alelo no segundo *locus* define o que é chamado de **fase** (Fig. 10-5). Diz-se que o conjunto de alelos no mesmo homólogo (A e B, ou *a* e *b*) está em **acoplamento** (ou *cis*) e forma o que é conhecido como um **haplótipo** (Capítulos 7 e 8). Em contrapartida, alelos em diferentes homólogos (A e *b*, ou *a* e B) estão em **repulsão** (ou *trans*) (Fig. 10-5).

A Figura 10-6 mostra um heredograma de uma família com múltiplos indivíduos acometidos pela **retinite pigmentar** (RP) autossômica dominante, uma doença degenerativa da retina que causa cegueira progressiva em associação

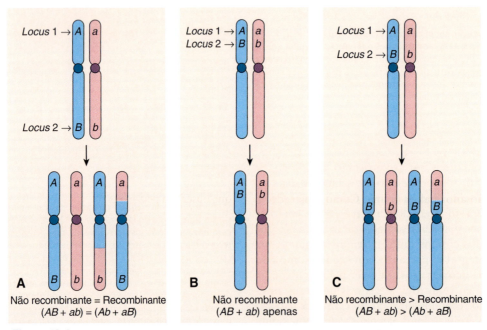

Figura 10-4 Segregação de alelos em dois *loci*, 1 e 2, quando eles estão localizados no mesmo cromossomo. **A**, Os *loci* estão distantes e pelo menos um *crossover* entre eles tem probabilidade de ocorrer em cada meiose. **B**, Os *loci* estão tão próximos que o *crossing over* entre eles não é observado, independente da presença de *crossovers* em outra parte do cromossomo. **C**, Os *loci* estão próximos no mesmo cromossomo, mas suficientemente afastados para que ocorra *crossing over* no intervalo entre os dois *loci* apenas em algumas meioses, mas não em muitas outras.

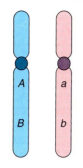

Em acoplamento: *A* e *B* a e *b*
Em repulsão: *a* e *B* e *A* e *b*

Figura 10-5 Possíveis fases de alelos *A* e *a*, e alelos *B* e *b*.

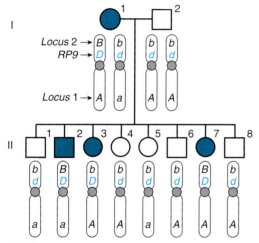

Figura 10-6 Co-hereditariedade do gene para uma forma autossômica dominante de retinite pigmentosa (RP), com *locus* marcador 2, e não com locus marcador 1. Apenas a contribuição da mãe para os genótipos do filho é mostrada. A mãe (I-1) é acometida com esta doença dominante e é heterozigota no *locus RP9* (*Dd*), bem como nos *loci* 1 e 2. Ela carrega os alelos *A* e *B* no mesmo cromossomo que o alelo mutante *RP9* (*D*). O pai não acometido é homozigoto normal (*dd*) no *locus RP9*, bem como nos dois *loci* do marcador (*AA* e *bb*); suas contribuições para a prole não são consideradas. Dois dos três filhos acometidos herdaram o alelo *B* no *locus* 2 de sua mãe, enquanto o indivíduo II-3 herdou o alelo *b*. Os cinco filhos não acometidos também herdaram o alelo *b*. Assim, sete dos oito filhos são não recombinantes entre o *locus RP9* e o *locus* 2. No entanto, os indivíduos II-2, II-4, II-6 e II-8 são recombinantes para *RP9* e o *locus* 1, indicando que o *crossover* meiótico ocorreu entre esses dois *loci*.

com pigmentação anormal da retina. Como mostrado, o indivíduo I-1 é heterozigoto tanto no *locus* marcador 1 (com alelos *A* e *a*) como no *locus* marcador 2 (com alelos *B* e *b*), bem como heterozigoto para o distúrbio (*D* é o alelo da doença dominante, *d* é o alelo normal recessivo). Os alelos A-D-B formam um haplótipo, e a-d-b o outro. Como sabemos que seu esposo é homozigoto em todos os três *loci* e só pode repassar os alelos *a*, *b* e *d*, podemos facilmente determinar quais alelos as crianças receberam de sua mãe e assim traçar a herança de seu alelo causador de RP ou seu alelo normal naquele *locus*, bem como os alelos em ambos os *loci* marcadores em seus filhos. Uma inspeção rigorosa da Figura 10-6 possibilita determinar se cada criança herdou um haplótipo recombinante ou não recombinante da mãe.

No entanto, se a mãe (I-1) for homozigota *bb* no *locus* 2, então todos os filhos herdariam um alelo *b* materno, independente de terem recebido um alelo *D* mutante ou *d* normal no *locus RP9*. Por ela não ser informativa no *locus* 2 nesse caso, seria impossível determinar se a recombinação ocorreu. Da mesma maneira, se a informação fornecida para a família na Figura 10-6 fosse simplesmente que I-1 era heterozigota, *Bb*, no *locus* 2 e heterozigota em *locus* 2 para uma forma autossômica dominante de RP, mas a fase não era conhecida, não seria possível determinar quais de seus filhos eram não recombinantes entre o *locus RP9* e o *locus* 2 e quais de seus filhos eram recombinantes. Assim a determinação de quem é ou não é um recombinante requer que saibamos se o alelo *B* ou *b* no *locus* 2 estava no mesmo cromossomo que o alelo mutante *D* para RP no indivíduo I-1 (Fig. 10-6).

Ligação e Frequência de Recombinação

Ligação é o termo utilizado para descrever um afastamento da segregação independente dos dois *loci*, ou, em outras palavras, a tendência dos alelos nos *loci* que estão muito próximos no mesmo cromossomo a serem transmitidos juntos, como uma unidade intacta, através da meiose. A análise da ligação depende da determinação da frequência de recombinação como uma medida da proximidade entre si dos dois *loci* em um cromossomo. Uma notação comum para a frequência de recombinação (como uma proporção, não uma porcentagem) é a letra grega teta, θ, onde θ varia de 0 (nenhuma recombinação) a 0,5 (segregação independente). Se dois *loci* estiverem muito próximos a ponto de θ = 0 entre eles (como na Fig. 10-4B), diz-se que eles estão **completamente ligados**; se eles estiverem tão distantes que θ = 0,5 (como na Fig. 10-4A), eles estão segregando de maneira independente e são **não ligados**. Entre esses dois extremos existem vários graus de ligação.

Mapas Genéticos e Mapas Físicos

A **distância no mapa** entre dois *loci* é um conceito *teórico* que se baseia nos dados *reais* – a extensão de recombinação observada, θ, entre os *loci*. A distância no mapa é medida em unidades chamadas de **centimorgans** (cM), definidos como o comprimento genético sobre o qual, em média, um *crossover* ocorre em 1% das meioses. (O centimorgan é 1/100 de um "Morgan", em homenagem a Thomas Hunt Morgan, que observou pela primeira vez a recombinação genética na mosca de frutas, a *Drosophila*. Portanto, uma fração de 1% (ou seja, θ = 0,01) traduz-se aproximadamente em uma distância do mapa de 1 cM. Como discutimos anteriormente neste capítulo, a frequência de recombinação entre dois loci aumenta proporcionalmente com a distância entre dois *loci* apenas até certo ponto porque, após os marcadores estarem distantes o suficiente para que pelo menos uma recombinação sempre ocorra, a frequência de recombinação observada será igual a 50% (θ = 0,5), não importa o quão distantes fisicamente estejam os dois *loci*.

Para medir com precisão a verdadeira distância do mapa genético entre dois *loci* amplamente espaçados, portanto, é necessário que se utilize marcadores espaçados a

THOMPSON & THOMPSON GENÉTICA MÉDICA

distâncias genéticas curtas (1 cM ou menos) no intervalo entre estes dois *loci*, e em seguida, adicionar os valores de θ entre os marcadores intercalares, porque os valores de θ entre pares de marcadores estreitamente ligados serão boas aproximações das distâncias genéticas entre eles. Usando essa abordagem, o comprimento genético de um genoma humano inteiro foi medido e, curiosamente, verificou-se que diferiam entre os sexos. Quando medido na meiose do sexo feminino, o comprimento genético do genoma humano é aproximadamente 60% maior (≈ 4.596 cM) do que quando ele é medido na meiose masculina (2.868 cM), e essa diferença entre os sexos é consistente e uniforme em cada autossomo. O comprimento genético médio sexual de todo o genoma humano haploide, que é estimado como contendo aproximadamente 3,3 bilhões de pares de base de DNA, ou ≈ 3.300 Mb (Cap. 2), é de 3.790 cM, para uma média de aproximadamente 1,15 cM/Mb. A razão para a recombinação aumentada observada por unidade de comprimento de DNA em mulheres em comparação com o sexo masculino é desconhecida, embora se possa especular que tem a ver com o aumento da oportunidade de *crossing over* promovido pelos muitos anos em que os precursores do gameta feminino permanecem na meiose I antes da ovulação (Cap. 2).

As medidas de recombinação de pares de recombinação entre os marcadores genéticos separados por 1 Mb ou mais fornecem uma razão quase constante entre distância genética e distância física de aproximadamente 1 cM/Mb. No entanto, quando a recombinação é medida com resolução muito maior, tais como entre marcadores espaçados com menos de 100 kb, a recombinação por unidade de comprimento torna-se não uniforme e pode variar em mais de quatro ordens de magnitude (0,01 a 100 cM/Mb). Quando visualizados na escala de algumas dezenas de pares de quilobases de DNA, a relação linear aparente entre a distância física em pares de base e recombinação entre marcadores polimórficos localizados a milhões de pares de base de DNA de distância é, na verdade, resultado de uma média dos chamados **pontos quentes de recombinação** intercalados entre as regiões de pouca ou nenhuma recombinação. Os pontos quentes ocupam apenas aproximadamente 6% da sequência no genoma e ainda são responsáveis por aproximadamente 60% de toda a recombinação meiótica no genoma humano. A base biológica para estes pontos quentes de recombinação é desconhecida. O impacto dessa não uniformidade de recombinação em alta resolução é discutida a seguir, quando abordamos o fenômeno de desequilíbrio de ligação.

Desequilíbrio de Ligação

Em geral, o desequilíbrio de ligação é o caso em que os dois alelos em dois *loci* não vão apresentar qualquer fase preferida na população se os *loci* estiverem ligados, mas a uma distância de 0,1 cM a 1 cM ou mais. Por exemplo, suponha que os *loci* 1 e 2 estão a 1 cM de distância. Além disso, suponha que o alelo *A* está presente em 50% dos cromossomos em uma população e o alelo *a* nos outros 50% dos cromossomos, enquanto que no *locus* 2, um alelo *S* de suscetibilidade à doença está presente em 10% dos cromossomos

e o alelo de proteção *s* está em 90% (Fig. 10-7). Pelo fato de a frequência do haplótipo A-S, freq(*A-S*), ser simplesmente o produto das frequências de dois alelos – freq.(*A*) x freq(*S*) = 0,5 x 0,1 = 0,05, diz-se que os alelos estão em **equilíbrio de ligação** (Fig. 10-7A). Isto é, as frequências dos quatro haplótipos possíveis, *A-S*, *A-s*, *a-S* e *a-s* decorrem diretamente das frequências alélicas de A, a, S e s.

No entanto, ao examinarmos haplótipos que envolvem *loci* que estão muito próximos, descobrimos que saber as frequências alélicas para esses *loci* individualmente *não* possibilita prever as quatro frequências de haplótipos. A frequência de qualquer um dos haplótipos, freq(*A-S*) por

Equilíbrio de ligação: Frequências de haplótipo são como esperado de frequências alélicas

		Frequências alélicas no *locus* 2	
		freq(S) = 0,1	freq(s) = 0,9
Frequências alélicas no *locus* 1	freq(A) = 0,5	Haplótipo A-S freq(A-S) = 0,05	Haplótipo A-s freq(A-s) = 0,45
	freq(a) = 0,5	Haplótipo a-S freq(a-S) = 0,05	Haplótipo a-s freq(a-s) = 0,45

A

Desequilíbrio de ligação: Frequências de haplótipo divergem do que é esperado de frequências alélicas

		Frequências alélicas no *locus* 2	
		freq(S) = 0,1	freq(s) = 0,9
Frequências alélicas no *locus* 1	freq(A) = 0,5	Haplótipo A-S freq(A-S) = 0	Haplótipo A-s freq(A-s) = 0,5
	freq(a) = 0,5	Haplótipo a-S freq(a-S) = 0,1	Haplótipo a-s freq(a-s) = 0,4

B

Desequilíbrio de ligação parcial: Frequências de haplótipo são mais raras do que o esperado de frequências alélicas

		Frequências alélicas no *locus* 2	
		freq(S) = 0,1	freq(s) = 0,9
Frequências alélicas no *locus* 1	freq(A) = 0,5	Haplótipo A-S freq(A-S) = 0,01	Haplótipo A-s freq(A-s) = 0,49
	freq(a) = 0,5	Haplótipo a-S freq(a-S) = 0,09	Haplótipo a-s freq(a-s) = 0,41

C

Figura 10-7 Tabelas demonstrando como as mesmas frequências alélicas podem resultar em diferentes frequências de haplótipos indicativos de equilíbrio de ligação, forte desequilíbrio de ligação ou desequilíbrio de ligação parcial. A, Sob equilíbrio de ligação, frequências do haplótipo são, como esperado, do produto das frequências de alelo relevantes. B, *Loci* 1 e 2 estão localizados muito próximos um do outro, e alelos nesses *loci* apresentam forte desequilíbrio de ligação. O haplótipo *A-S* está ausente e *a-s* é menos frequente (0,4 em vez de 0,45) comparado com o que é esperado de frequências alélicas. C, Alelos em *loci* 1 e 2 mostram desequilíbrio de ligação parcial. Haplótipos, *A-S* e *a-s* estão subrrepresentados em comparação com o que se espera de frequências alélicas. Observe que as frequências alélicas para *A* e *a* no *locus* 1 e para *S* e *s* no *locus* 2 são as mesmas em todas as três tabelas; é a maneira como os alelos são distribuídos nos haplótipos, mostrada nas quatro células centrais da tabela, que diferem.

exemplo, pode *não* ser igual ao produto das frequências dos alelos únicos que compõem aquele haplótipo; nesta situação, freq (*A-S*) ≠ freq (*A*) x freq (*S*) e assim se diz que os alelos estão em **desequilíbrio de ligação** (**DL**). O desvio ("delta") entre as frequências de haplótipos esperadas e reais é chamado de D e é fornecido por:

D = freq(*A-S*) × freq(*a-s*) − freq(*A-s*) × freq(*a-S*)

D ≠ 0 é equivalente a dizer que os alelos estão em DL, enquanto D = 0 significa que os alelos estão em equilíbrio de ligação.

Exemplos de DL são ilustrados nas Figuras 10-7B e 10-7C. Suponha que se descobre que *todos* os cromossomos portadores do alelo *S* também têm o alelo *a*, enquanto nenhum tem um alelo *A* (Fig. 10-7B). Então diz-se que o alelo *S* e o alelo *a* estão em DL completo. Como um segundo exemplo, suponha que o haplótipo *A-S* está presente em apenas 1% de cromossomos na população (Fig. 10-7C). O haplótipo *A-S* tem uma frequência muito abaixo do que seria de se esperar com base nas frequências de alelos *A* e *S* na população como um todo, e D <0, enquanto que o haplótipo *a-S* tem uma frequência muito maior do que o esperado e D > 0. Em outras palavras, os cromossomos que portam o alelo de suscetibilidade são enriquecidos para o alelo *a* às custas do alelo *A*, em comparação com cromossomos que portam o alelo de proteção *s*. Note, porém, que as frequências alélicas individuais permanecem inalteradas; apenas o que difere é como são distribuídos em haplótipos e isso é o que determina se há DL.

Desequilíbrio de Ligação tem tanto Causas Biológicas quanto Históricas

O que causa DL? Quando um alelo da doença entra pela primeira vez na população (por mutação ou por imigração de um fundador portador do alelo da doença), o conjunto particular de alelos em *loci* polimórficos ligados ao (isto é, sintênicos com) *locus* da doença constitui um **haplótipo que contém doença** em que o alelo da doença está localizado (Fig. 10-8). O grau ao qual este haplótipo contendo doença original irá persistir ao longo do tempo depende em parte da probabilidade de que a recombinação move o alelo da doença *fora* do haplótipo original e *sobre* cromossomos com diferentes conjuntos de alelos nesses *loci* ligados. A velocidade com que a recombinação vai passar o alelo da doença para um novo haplótipo depende de um número de fatores:

• O número de gerações (e, portanto, o número de oportunidades para recombinação) desde a primeira aparição da mutação.

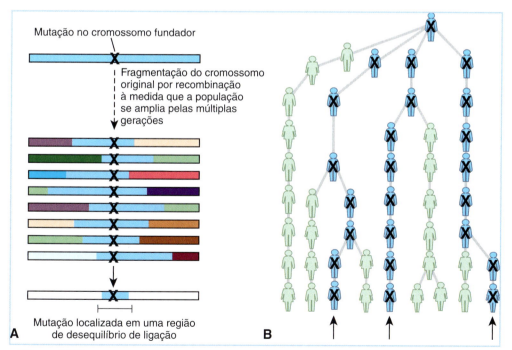

Figura 10-8 Com cada geração, a recombinação meiótica troca os alelos que estavam inicialmente presentes em *loci* polimórficos em um cromossomo em que uma mutação associada à doença surgiu (▬) para outros alelos presentes no cromossomo homólogo. Ao longo de muitas gerações, os únicos alelos que permaneceram em fase de acoplamento com a mutação são aqueles nos *loci* tão perto do *locus* mutante que a recombinação entre os *loci* é muito rara. Estes alelos estão em desequilíbrio de ligação com a mutação e constituem um haplótipo associado à doença. **B**, Os indivíduos acometidos na geração atual (*setas*) são portadores da mutação (X) no desequilíbrio de ligação com o haplótipo associado à doença (*indivíduos em azul*). Dependendo da idade da mutação e de outros fatores genéticos da população, um haplótipo associado à doença geralmente se estende por uma região de DNA de alguns kb a algumas centenas de kb. *Veja Fontes & Agradecimentos.*

- A frequência de recombinação por geração entre os *loci*. Quanto menor for o valor de θ, maior a oportunidade de que o haplótipo contendo a doença persista intacto.
- Processos de seleção natural para ou contra determinados haplótipos. Se uma combinação de haplótipos sofre seleção positiva (e é, portanto, preferencialmente passada adiante) ou experimenta seleção negativa (e por isso é menos facilmente transmitida), será ou super-representada ou sub-representada nessa população.

Medição do Desequilíbrio de Ligação

Embora conceitualmente valiosa, a discrepância, D, entre as frequências esperadas e observadas de haplótipos não é uma boa maneira de quantificar o DL, porque varia não só com o grau de DL, mas também com as frequências do alelo em si. Para quantificar diferentes graus de DL, consequentemente, os geneticistas frequentemente usam uma medida derivada da D, chamada de D' (Quadro). D' é concebido para variar de 0, indicando equilíbrio de ligação, até um máximo de ± 1, indicando DL muito forte. Pelo fato de o DL ser resultado não apenas da distância genética, mas também da quantidade de tempo durante o qual a recombinação teve uma chance de ocorrer e os possíveis efeitos de seleção para ou contra determinados haplótipos, diferentes populações vivendo em diferentes ambientes e com diferentes histórias podem ter diferentes valores de D' entre os mesmos dois alelos no mesmo *locus* do genoma.

$$D' = D/F$$

Em que $D = freq(A\text{-}S) \times freq(a\text{-}s) - freq(A\text{-}s) \times freq(a\text{-}S)$

e F é um fator de correção que ajuda a explicar as frequências alélicas.

O valor de F depende de se D em si é um número positivo ou um número negativo.

$F = $ o menor de $freq(A) \times freq.(s)$ ou $freq(a) \times freq(S)$ se $D > 0$

$F = $ o menor de $freq(A) \times freq.(S)$ ou $freq(a) \times freq(s)$ se $D < 0$

Agrupamentos de Alelos Formam Blocos Definidos por Desequilíbrio de Ligação

A análise de medições por pares de D' para variantes vizinhas, particularmente polimorfismos de nucleotídeo único (SNPs) em todo o genoma revela uma arquitetura genética complexa para o DL. Os SNPs contíguos podem ser agrupados em aglomerados (*clusters*) de tamanho variável em que os SNPs em qualquer aglomerado apresentam níveis altos de DL uns com os outros, mas não com os SNPs fora desse agrupamento (Fig. 10-9). Por exemplo, os nove *loci* polimórficos no agrupamento 1 (Fig. 10-9A), cada um consistindo de dois alelos, têm o potencial de gerar $2^9 = 512$ haplótipos diferentes; no entanto, *apenas cinco haplótipos constituem 98% de todos os haplótipos observados*. Os valores absolutos de |D'| entre SNPs dentro do agrupamento estão bem acima

de 0,8. Os agrupamentos de *loci* com alelos em DL alto em segmentos de apenas alguns pares de quilobases até algumas dezenas de pares de quilobase são denominados **blocos de DL**.

O tamanho de um bloco de DL que compreende alelos em um determinado conjunto de *loci* polimórficos não é idêntico em todas as populações. As populações africanas têm blocos menores, com média de 7,3 kb por bloco em todo o genoma, comparados com 16,3 kb em europeus; os tamanhos dos blocos chineses e japoneses são comparáveis entre si e são intermediários, atingindo uma média de 13,2 kb. Essa diferença no tamanho do bloco é quase certamente resultado do menor número de gerações desde a fundação das populações não africanas em comparação com as populações na África, desse modo limitando o tempo em que houve oportunidade de recombinação para quebrar regiões do DL.

Existe uma base biológica para os blocos de DL ou eles são simplesmente fenômenos genéticos que refletem uma história (e genoma) humana? Parece que a biologia realmente contribui para a estrutura do bloco de DL em que as fronteiras entre os blocos de DL frequentemente coincidem com pontos quentes de recombinação meiótica, discutidos anteriormente (Fig. 10-9C). Esses *hot spots* de recombinação quebrariam quaisquer haplótipos em dois haplótipos mais curtos mais rapidamente que a média, resultando em *equilíbrio* de ligação entre SNPs de um lado e do outro lado do *hot spot*. A correlação não é de maneira alguma exata, e muitas fronteiras aparentes entre blocos de DL não estão localizadas ao longo de *hot spots* de recombinação evidentes. Essa falta de uma correlação perfeita não é surpreendente, dado o que já suspeitávamos sobre o DL: ele é afetado não apenas pelo fato do quão provável é um evento de recombinação (isto é, onde ficam os *hot spots*), mas também pela idade da população, a frequência dos haplótipos originalmente presentes nos membros fundadores daquela população e se houve seleção positiva ou negativa para determinados haplótipos.

MAPEAMENTO DE GENES DE DOENÇAS HUMANAS

Por Que Mapear Genes de Doença?

Na medicina clínica, um estado de doença é definido por uma coleção de achados fenotípicos observados em um paciente ou grupo de pacientes. Designar essa doença como "genética" – e assim inferir a existência de um gene responsável ou que contribui para a doença – advém da análise genética detalhada, aplicando-se os princípios constantes dos Capítulos 7 e 8. No entanto, supor a existência de um gene ou genes dessa maneira *não* nos diz qual dos talvez 40.000 a 50.000 genes codificantes e não codificantes no genoma está envolvido, qual a função daquele gene ou genes, ou como aquele gene ou genes causam ou contribuem para a doença.

O mapeamento genético da doença é frequentemente um primeiro passo importante na identificação do gene ou

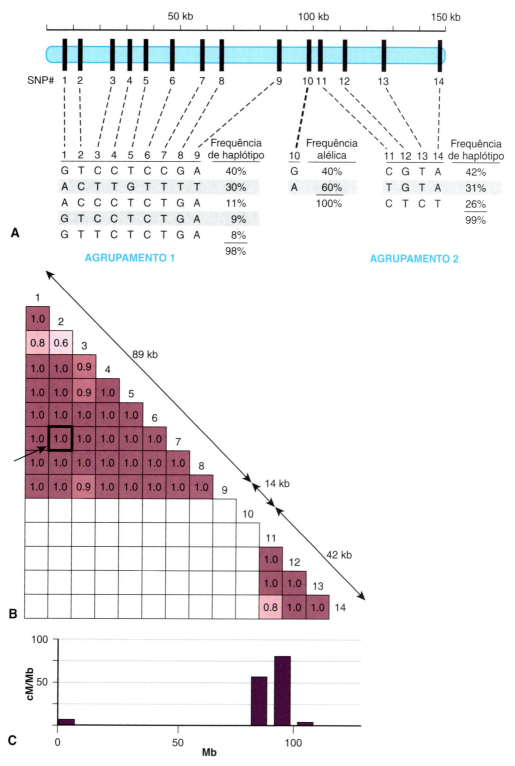

Figura 10-9 A, Região de 145 kb do cromossomo 4 que contém 14 polimorfismos de nucleotídeo único (SNPs). No agrupamento 1, que contém os SNPs de 1 a 9, cinco dos $2^9 = 512$ haplótipos teoricamente possíveis são responsáveis por 98% de todos os haplótipos na população, refletindo desequilíbrio de ligação substancial (DL) entre esses *loci* de SNPs. Da mesma maneira, no agrupamento 2, apenas três dos $2^4 = 16$ haplótipos teoricamente possíveis que envolvem os SNPs de 11 a 14 representam 99% de todos os haplótipos encontrados. Em contrapartida, os alelos no SNP 10 encontram-se em equilíbrio de ligação com os SNPs no agrupamento 1 e agrupamento 2. **B**, Diagrama esquemático em que cada *quadro vermelho* contém a medição de pares do grau de DL entre dois SNPs (p. ex., a *seta* aponta para o quadro, *esboçado em preto*, contendo o valor de D' para os SNPs 2 e 7). Quanto maior o grau de DL, mais escura a cor do quadro, com valores máximos D' de 1,0 ocorrendo quando há DL completo. Dois blocos de DL são detectáveis, o primeiro contendo os SNPs de 1 a 9 e o segundo os SNPs entre 11 a 14. Entre os blocos, a região de 14 kb que contém o SNP 10 não mostra DL com os SNPs 9 e 11 circunvizinhos ou com qualquer um dos outros *loci* de SNPs. **C**, Gráfico da relação de distância de mapa e distância física (cM/Mb), mostrando que uma recombinação *hot spot* está presente na região entre o SNP 10 e o agrupamento 2, com valores de recombinação de cinquenta a sessenta vezes acima da média de, aproximadamente 1,15 cM/Mb para o genoma. *Veja Fontes & Agradecimentos.*

genes, nos quais variantes são responsáveis por causar ou aumentar a suscetibilidade à doença. O mapeamento do gene concentra a atenção sobre uma região do genoma, na qual se realiza uma análise sistemática de todos os genes da região para encontrar as mutações ou variantes que contribuem para a doença. Após a identificação do gene que abriga as variantes do DNA responsáveis por causar uma doença mendeliana ou aumentar a susceptibilidade a uma doença genética complexa, o espectro completo da variação naquele gene pode ser estudado. Desta maneira, podemos determinar o grau de heterogeneidade alélica, a penetrância de diferentes alelos, se existe uma correlação entre determinados alelos e vários aspectos do fenótipo (correlação genótipo-fenótipo) e a frequência de variantes causais de doenças ou predisponentes em várias populações.

Outros pacientes com o mesmo distúrbio ou outros semelhantes podem ser examinados para se observar se eles também abrigam ou não mutações no mesmo gene, o que indicaria que há heterogeneidade de *locus* para um determinado distúrbio. Após o gene e suas variantes genéticas naquele gene serem identificadas em indivíduos acometidos, métodos altamente específicos de diagnóstico, como diagnóstico pré-natal e triagem do portador, podem ser oferecidos aos pacientes e suas famílias.

As variantes associadas à doença podem ser, em seguida, modeladas em outros organismos, o que nos possibilita usar ferramentas genéticas, bioquímicas e fisiológicas poderosas para compreender melhor como a doença surge. Finalmente, armados com uma compreensão da função dos genes e como os alelos associados à doença afetam aquela função, podemos começar a desenvolver terapias específicas, como a terapia de reposição gênica, para evitar ou melhorar o distúrbio. Na verdade, grande parte do material nos próximos capítulos sobre a etiologia, patogenia, mecanismo e tratamento de várias doenças começa com o mapeamento genético. Aqui, examinamos as principais abordagens usadas para descobrir genes envolvidos na doença genética, tal como foi apresentado no início desse capítulo.

Mapeamento dos Genes de Doenças Humanas por Análise de Ligação

Determinação se Dois *Loci* estão Ligados

A análise de ligação é um método de mapeamento de genes que usa estudos de recombinação em famílias para determinar se dois genes apresentam ligação quando passados de uma geração para a seguinte. Usamos as informações do padrão de herança mendeliana conhecida ou suspeita (dominante, recessiva, ligada ao X) para determinar quais dos indivíduos na família herdaram um cromossomo recombinante ou não recombinante.

Para decidir se os dois *loci* estão ligados e, em caso afirmativo, quão perto ou distantes estão, contamos com duas informações. Primeiro, usando os dados da família em mãos, precisamos estimar θ, a frequência de recombinação entre os dois *loci*, porque isso vai nos dizer o

quão perto ou longe eles estão. Em seguida, precisamos verificar se θ é estatisticamente significativamente diferente de 0,5, porque determinar se dois *loci* estão ligados é equivalente a perguntar se a fração de recombinação entre eles difere significativamente da fração esperada de 0,5 para *loci* não ligados. Estimar θ e, ao mesmo tempo, determinar a significância estatística de qualquer desvio de θ de 0,5, depende de uma ferramenta estatística chamada de **razão de probabilidade** (como discutido mais adiante neste Capítulo).

A análise de ligação começa com um conjunto de dados da família real com N indivíduos. Com base em um modelo de herança mendeliana, conte o número de cromossomos, r, que apresentam recombinação entre o alelo que causa a doença e alelos em vários *loci* polimórficos em torno do genoma (os chamados "marcadores"). O número de cromossomos que não apresentam uma recombinação é, portanto, N - r. A fração de recombinação θ pode ser considerada a probabilidade desconhecida, com cada meiose, que uma recombinação irá ocorrer entre os dois *loci*; a probabilidade de que não ocorra nenhuma recombinação é portanto 1 - θ. Pelo fato de cada meiose ser um evento independente, multiplica-se a probabilidade de uma recombinação, θ, ou de não recombinação, (1 - θ) para cada cromossomo. A fórmula para a chance (que é apenas a probabilidade) de se observar esse número de cromossomos recombinantes e não recombinantes quando θ é desconhecido é, portanto, fornecida por $\{N!/r!(N - r)!\}\theta^r$ $(1 - \theta)^{(N-r)}$. (O termo fatorial, $N!/r!(N - r)!$, é necessário para explicar todas as possíveis ordens de nascimento em que as crianças recombinantes e não recombinantes podem aparecer no heredograma). Calcule uma segunda probabilidade baseada na hipótese nula de que os dois *loci* são não ligados, ou seja, fazer θ = 0,50. A razão entre a probabilidade de os dados da família que sustentam a ligação com θ desconhecido e a probabilidade de que os *loci* sejam não ligados é a probabilidade em favor de ligação e é fornecida por:

$$\frac{\text{Probabilidade dos dados se } loci \text{ forem ligados a uma distância } \theta}{\text{probabilidade dos dados se } loci \text{ forem não ligados}(\theta = 0,5)} =$$

$$\frac{\{N!/r!(N - r)!\}\theta^r (1-\theta)^{(N-r)}}{\{N!/r!(N - r)!\}(\frac{1}{2})^r (\frac{1}{2})^{(N-r)}}$$

Felizmente, os termos fatoriais são sempre os mesmos no numerador e denominador da razão de verossimilhança e, portanto, eles se anulam mutuamente e podem ser ignorados. Se θ = 0,5, o numerador e o denominador são os mesmos e as probabilidades iguais a 1.

A teoria estatística nos diz que quando o valor da razão de verossimilhança para todos os valores de θ entre 0 e 0,5 é calculado, o valor de θ que dá o maior valor dessa razão de verossimilhança é, na verdade, a melhor estimativa da fração de recombinação que você pode fazer em vista dos dados e é referido como θ_{max}. Por convenção, a razão de verossimilhança computada para diferentes valores de θ em geral é expressa como $\log_{10}$ e é chamada de **escore do logaritmo da probabilidade** (LOD *score*) (Z) onde LOD é a abreviatura em inglês de "Logarithm of the ODds." O uso de logaritmos possibilita que as razões de verosimilhança calculadas de diferentes famílias sejam combinadas por adição simples em vez de ter de multiplicá-los juntos.

Como a análise do LOD *score* é realizada em famílias com distúrbios mendelianos? (Quadro) Retornemos à família mostrada na Figura 10-6, na qual a mãe tem uma forma autossômica dominante de **retinite pigmentosa**. Existem dezenas de diferentes formas dessa doença, sendo que muitas delas foram mapeadas em locais específicos dentro do genoma e para os genes para os quais foram agora identificados. Normalmente, quando uma nova família busca atendimento clínico, não se sabe que forma de RP o paciente tem. Nesta família, a mãe também é heterozigota para dois *loci* marcadores no cromossomo 7, o *locus* 1 em 7q distal e o *locus* 2 em 7p14. Suponha que sabemos (a partir de outros dados da família) que o alelo da doença D está em acoplamento com um alelo A no *locus* 1 e com o alelo B no *locus* 2. Dada essa fase, pode-se observar que houve recombinação entre RP e o *locus* 2 em apenas um dos seus oito filhos, sua filha II-3. Os alelos no *locus* da doença, no entanto, não apresentam qualquer tendência para seguir os alelos no *locus* 1 ou alelos em qualquer uma das outras centenas de loci marcadores testados nos outros autossomos. Assim, embora o *locus* de RP envolvido nesta família possa a principio ter sido mapeado em qualquer local do genoma humano, começa-se agora a suspeitar, com base nos dados da ligação, que o *locus* de RP responsável está na região do cromossomo 7, próximo do *locus* marcador 2.

Para fornecer uma avaliação quantitativa dessa suspeita, suponha que deixamos θ ser a fração de recombinação "verdadeira" entre RP e o *locus* 2, a fração que veríamos se tivéssemos números ilimitados de filhos para teste. A razão de verossimilhança para esta família é, portanto,

$$\frac{(\theta)^1(1-\theta)^7}{(\tfrac{1}{2})^1(\tfrac{1}{2})^7}$$

e alcança uma pontuação máxima de logaritmo de probabilidade de $Z_{max} = 1{,}1$ em $\theta_{max} = 0{,}125$.

O valor de θ que maximiza a razão de verossimilhança, θ_{max}, pode ser a melhor estimativa que se pode fazer para determinados dados, mas qual o nível de qualidade dessa estimativa? A magnitude do LOD *score* fornece uma avaliação da qualidade de uma estimativa de θ_{max} que você fez. *Por convenção, um LOD score de +3 ou superior (equivalente a probabilidade superior a 1000:1 a favor da ligação) é considerado uma evidência firme de que dois loci estão ligados - ou seja, θ_{max} é estatisticamente muito diferente de 0,5.* Em nosso exemplo de RP, 7/8 da prole são não recombinantes e 1/8 são recombinantes. O $\theta_{max} = 0{,}125$, mas o LOD *score* é de apenas 1,1, o suficiente para levantar uma suspeita de ligação, mas insuficiente para comprovar ligação, porque Z_{max} está muito aquém de 3.

ANÁLISE DE LIGAÇÃO DE DOENÇAS MENDELIANAS

A análise de ligação é usada quando existe um modo particular de herança (autossômica dominante, autossômica recessiva ou ligada ao X) que explica o padrão de herança.

A análise do LOD *score* possibilita mapear os genes, nos quais mutações causam doenças que seguem herança mendeliana.

O LOD *score* fornece:
- A melhor estimativa da frequência de recombinação, θ_{max}, entre um *locus* marcador e o *locus* da doença; e
- Uma avaliação de quão forte é a evidência de ligação naquele valor de $\theta_{máx}$. Valores de LOD *score* Z acima de 3 são considerados forte evidência.

A ligação em um θ_{max} específico entre um *locus* do gene para a doença e um marcador com local físico conhecido implica que o *locus* do gene da doença deve estar perto do marcador. Quanto menor o θ_{max}, mais próximo o *locus* da doença está do *locus* marcador ligado.

Combinação de Informações sobre o LOD *Score* nas Famílias

Da mesma maneira que cada meiose em uma família que produz uma prole não recombinante ou recombinante é um evento independente, assim também são as meioses que ocorrem em famílias diferentes. Podemos, portanto, multiplicar as probabilidades nos numeradores e denominadores de *odds ratio* de probabilidade de cada família juntos. Suponha que duas famílias adicionais com RP foram estudadas e uma não apresentou recombinação entre o *locus* 2 e RP em quatro filhos e outro não apresentou recombinação em cinco crianças. Os LOD *scores* individuais podem ser gerados para cada família e adicionados juntos (Tabela 10-1). Pelo fato de o LOD *score* máximo Z_{max} exceder 3 a $\theta_{max} = \approx 0{,}06$, o gene de RP neste grupo de famílias está ligado ao *locus* 2 a uma distância de recombinação de $\approx 0{,}06$. Pelo fato de a localização genômica do *locus* marcador 2 ser conhecida por estar em 7p14, a RP nesta família pode ser mapeada na região 7p14 e provavelmente envolve o gene *RP9*, um dos *loci* já identificados para uma forma de RP autossômica dominante.

Se, no entanto, algumas das famílias que estão sendo usadas no estudo vão ter RP, devido a mutações em um *locus* diferente, os LOD *scores* entre as famílias vai divergir, com algumas apresentando uma tendência a ser positiva com valores pequenos de θ e outras apresentando LOD *scores* fortemente negativos nesses valores. Assim, na análise de ligação que envolve mais de uma família, uma heterogeneidade de *locus* insuspeita pode obscurecer o que pode ser uma evidência real de ligação em um sub-grupo de famílias.

Heredogramas de Fase Conhecida e Fase não Conhecida

No exemplo de RP que acabamos de discutir, supomos que conhecíamos a fase de alelos marcadores no cromossomo 7 na mãe acometida naquela família. Vamos agora ver as implicações de se conhecer a fase em mais detalhes.

TABELA 10-1 LOD *Score* para Três Famílias com Retinite Pigmentosa

	0,00	0,01	0,05	0,06	0,07	0,10	0,125	0,20	0,30	0,40
Família 1	-	0,38	0,95	1,00	1,03	1,09	**1,1**	1,03	0,80	0,46
Família 2	**1,2**	1,19	1,11	1,10	1,08	1,02	0,97	0,82	0,58	0,32
Família 3	**1,5**	1,48	1,39	1,37	1,35	1,28	1,22	1,02	0,73	0,39
Total	-	3,05	3,45	3,47	3,46	3,39	3,29	2,87	2,11	1,17

Indivíduo Z_{max} para cada família é mostrado em negrito. O $Z_{máx}$ global = 3,47 a θ_{max} = 0,06.

Considere a família de três gerações com **neurofibromatose tipo 1 (NF1)** autossômica dominante (Caso 34) na Figura 10-10. A mãe acometida, II-2, é heterozigota tanto no *locus* NF1 (*D/d*) como no *locus* marcador (*A/a*), mas (como mostrado na Fig. 10-10A) não temos informações sobre o genótipo dos pais. As duas crianças acometidas receberam o alelo A juntamente com o alelo D da doença e a criança não acometida recebeu o alelo *a* juntamente com o alelo *d* normal. Sem conhecer a fase desses alelos na mãe, todos os três filhos são recombinantes ou todos os três são não recombinantes. Pelo fato de ambas as possibilidades serem igualmente prováveis na ausência de qualquer outra informação, nós consideramos a fase em seus dois cromossomos como sendo *D-a* e *d-A* metade das vezes *D-A* e *d-a* para a outra metade (que supõe que os alelos nesses haplótipos estão em equilíbrio de ligação). Para calcular a probabilidade global desse heredograma, em seguida adicionamos a probabilidade calculada supondo uma fase na mãe à probabilidade calculada supondo a outra fase. Portanto, a probabilidade global = $1/2\theta^0 (1-\theta)^3 + 1/2(\theta^3)(1-\theta)^0$ e a razão de verossimilhança para esse heredograma, em seguida, é:

$$\frac{\frac{1}{2}(1-\theta)^3(\theta)^0 + \frac{1}{2}(\theta^3)(1-\theta)^0}{\frac{1}{8}}$$

Conferindo um LOD *score* máximo de Z_{max} = 0,602 a θ_{max} = 0.

Se, no entanto, a informação adicional do genótipo no avô materno I-1 torna-se disponível (como na Fig. 10-10B), a fase pode agora ser determinada como sendo *D-A* (ou seja, alelo D de NF1 estava no acoplamento com A no indivíduo II-2). Em função dessa nova informação, os três filhos agora podem ser definitivamente classificados como não recombinantes e já não temos mais de considerar a possibilidade de fase oposta. O numerador da razão de verossimilhança torna-se agora $(1-\theta)^3(\theta^0)$ e o logaritmo de probabilidade máximo Z_{max} = 0,903 em θ_{max} = 0. Assim, o conhecimento da fase aumenta o poder dos dados disponíveis de testar a ligação.

Mapeamento de Genes de Doenças Humanas por Associação

Desenho de um Estudo de Associação

Uma abordagem completamente diferente para identificação da contribuição genética para a doença reside em encontrar *determinados alelos* que estejam associados à doença em uma amostra da população. Em contraste com a análise de ligação, essa abordagem não depende da existência de um padrão de herança mendeliana e é, portanto, mais adequado para descobrir as contribuições genéticas aos distúrbios com herança complexa (Cap. 8). A presença de um alelo em particular em um *locus* em frequência aumentada ou reduzida em indivíduos acometidos em comparação com controles é conhecida como uma **associação com a doença**. Há dois desenhos de estudos comumente usados para estudos de associação:

- **Estudos caso-controle.** Os indivíduos *com* a doença são selecionados em uma população, um grupo correspondente de controles *sem* doença é então selecionado e os genótipos de indivíduos nos dois grupos são determinados e utilizados para preencher uma tabela dois-por-dois (ver adiante).

- **Estudos de corte transversal ou de ou coorte.** Uma amostra aleatória de toda a população é escolhida

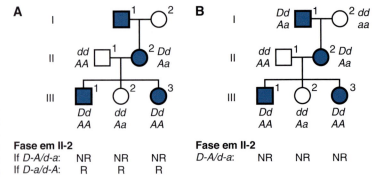

Figura 10-10 Dois heredogramas de neurofibromatose autossômica dominante, tipo 1 (NF1). **A**, A fase do alelo da doença *D* e os alelos marcadores *A* e *a* no indivíduo II-2 é desconhecida. **B**, A disponibilidade de informações sobre o genótipo para a geração I possibilita uma determinação de que o alelo *D* da doença e alelo marcador *A* estão em acoplamento no indivíduo II-2. NR, não recombinante; R, recombinante.

e, em seguida, analisada para verificar se têm (corte transversal) ou, após serem acompanhados durante o tempo, desenvolvem (coorte) uma determinada doença; os genótipos de toda a população do estudo são determinados. O número de indivíduos com e sem doença e com e sem um alelo (ou genótipo ou haplótipo) de interesse é utilizado para preencher as células de uma tabela dois-por-dois.

Odds Ratio e Riscos Relativos

Os dois tipos diferentes de estudos de associação relatam a força da associação, utilizando *odds ratio* ou risco relativo.

Em um **estudo caso-controle**, a frequência de um *determinado alelo ou haplótipo* (p. ex., para um haplótipo de antígeno leucocitário humano [HLA] ou um determinado alelo SNP ou haplótipo SNP) é comparada entre os indivíduos acometidos e não acometidos selecionados e uma associação entre a doença e o genótipo é calculada por uma *odds ratio* (**OR**) ou razão das chances.

	Pacientes	Controles	Totais
Com marcador genético*	a	b	a + b
Sem marcador genético	c	d	c + d
Totais	a + c	b + d	

*Um marcador genético pode ser um alelo, um genótipo ou um haplótipo.

Utilizando a tabela dois-por-dois, as chances de um portador do alelo desenvolver a doença é a relação (a/b) do número de portadores do alelo que desenvolvem a doença (a) e o número de portadores do alelo que não desenvolvem a doença (b). Da mesma maneira, as chances de um não portador desenvolver a doença é a razão (c/d) de não portadores que desenvolvem a doença (c) dividida pelo número de não portadores que não desenvolvem a doença (d). A *odds ratio* da doença é então a razão dessas probabilidades.

$$OR = \frac{\frac{a}{b}}{\frac{c}{b}} = \frac{ad}{bc}$$

Uma OR que difere de 1 significa que há uma associação do risco de doença com o marcador genético, enquanto OR = 1 significa que não há associação.

Alternativamente, se o estudo de associação foi concebido como um estudo **de corte transversal ou coorte**, a força de uma associação pode ser medida pelo **risco relativo (RR)**. O RR é a razão entre a proporção das pessoas com a doença que são portadoras de um alelo em particular ([a/(a +b)]) e a proporção daqueles sem a doença que são portadores daquele alelo ([c/(c + d)]).

$$RR = \frac{\frac{a}{a+b}}{\frac{c}{c+d}}$$

Novamente, um RR que difere de 1 significa que há uma associação de risco de doença com o marcador genético,

enquanto RR = 1 significa que não há associação. (O risco relativo RR introduzido aqui não deve ser confundido com λ_r, a **relação de risco em parentes**, que foi discutido no Capítulo 8. λ_r é a prevalência de um fenótipo de doença em particular em parentes de um indivíduo acometido *versus* aquele na população geral.)

Para doenças raras (ou seja, a <b e c <d), um desenho caso-controle com cálculo da OR é o melhor, porque qualquer amostra aleatória de uma população provavelmente não contém números suficientes de indivíduos acometidos para ser adequado para um desenho de estudo de corte transversal ou de coorte. Observe, entretanto, que quando uma doença é rara e o cálculo de uma OR em um estudo de caso controle é a única abordagem prática, a OR é uma boa aproximação para um RR. (Examine a fórmula para RR e se convença de que, quando a <b e c <d (a + b) ≈ b e (c + d) ≈ d, e, portanto, RR ≈ OR.)

A informação obtida em um estudo de associação vem em duas partes. A primeira é a **magnitude da associação** em si: quanto mais o RR ou OR divergirem de 1, maior é o efeito da variação genética na associação. No entanto, uma OR ou um RR para uma associação é uma medida estatística e requer um teste de significância estatística. A **significância** de qualquer associação pode ser avaliada simplesmente perguntando com um teste de qui-quadrado, se as frequências alélicas (a, b, c e d, na tabela dois a dois) diferem significativamente do que seria esperado se não houvesse nenhuma associação (ou seja, se o OR ou RR fossem iguais a 1,0). Uma maneira comum de expressar se há significância estatística para uma estimativa de OR ou RR é promover um **intervalo de confiança** de 95% (ou 99%). O intervalo de confiança é o intervalo dentro do qual seria de se esperar que a OR ou o RR caísse de 95% (ou 99%) do tempo ao acaso isoladamente em uma amostra colhida da população. Se um intervalo de confiança exclui o valor 1,0, então a OR ou RR desvia significativamente do que seria esperado se não houvesse nenhuma associação com o *locus* marcador que está sendo testado, e a hipótese nula de não associação pode ser rejeitada em nível correspondente de significância. (Mais adiante neste capítulo, vamos explicar por que um nível de 0,05 ou 0,01 é inadequado para a avaliação da significância estatística quando *múltiplos loci* marcadores no genoma são simultaneamente testados para a associação.)

Para ilustrar essas abordagens, primeiro consideramos um estudo caso controle de **trombose venosa cerebral** (TVC), que nós introduzimos no Capítulo 8. Neste estudo, suponha que um grupo de 120 pacientes com TVC e 120 controles semelhantes foram genotipados para o alelo 20210G > A no gene da protrombina (Cap. 8).

	Pacientes com TVC	Controles sem TVC	Totais
Alelo 20210G > A presente	23	4	27
Alelo 20210G > A ausente	97	116	213
Total	120	120	240

TVC, trombose venosa cerebral.

Pelo fato de este ser um estudo caso-controle, iremos calcular uma *odds ratio*: OR = (23/4)/(97/116) = ≈6,9 com limites de 95% de confiança de 2,3 a 20,6. Há claramente um tamanho de efeito substancial de 6,9 e limites de 95% de confiança que excluem 1,0, demonstrando deste modo que existe uma associação forte e estatisticamente significativa entre o alelo 20210G > A e a TVC. Simplificando, indivíduos portadores do alelo de protrombina 20210G > A têm probabilidades quase sete vezes maiores de ter a doença do que aqueles que não são portadores desse alelo.

Para ilustrar um estudo de coorte longitudinal em que a RR, em vez de uma OR, pode ser calculado, considere **a miopatia induzida por estatinas**, uma reação medicamentosa adversa rara, mas bem reconhecida, que pode se desenvolver em alguns indivíduos durante a terapia com estatinas para baixar o colesterol. Em um estudo, os indivíduos incluídos no estudo de proteção cardíaca foram randomizados para receber 40 mg do fármaco de estatina sinvastatina ou placebo. Mais de 16.600 participantes expostos à estatina foram genotipados para uma variante (Val174Ala) no gene *SLCO1B1*, que codifica um transportador hepático do fármaco e foram observados para o desenvolvimento de resposta adversa ao medicamento. Do grupo completo genotipado exposto à estatina, 21 desenvolveram miopatia. O exame dos seus genótipos mostrou que o RR para o desenvolvimento de miopatia associada à presença do alelo Val174Ala é de cerca de 2,6, com limites de confiança de 95% de 1,3 a 5,1. Assim, aqui há uma *associação estatisticamente significativa entre o alelo Val174Ala e a miopatia induzida por estatinas*; aqueles portadores deste alelo apresentam risco moderadamente aumentado de desenvolver esta reação medicamentosa adversa em relação àqueles que não são portadores desse alelo.

Um equívoco comum referente a um estudo de associação é que quanto mais significativo o valor de *P*, mais forte a associação. Na verdade, um valor de *P* significativo para uma associação *não* fornece informações relativas à magnitude do efeito de um alelo associado na suscetibilidade à doença. A significância é uma medida estatística que descreve quão provável é que a amostra de população utilizada para o estudo de associação poderia ter produzido uma OR ou RR observada que difere de 1,0 simplesmente por acaso apenas. Em contraste, a magnitude real de OR ou RR – *quanto* diverge de 1,0 – é uma medida do impacto que uma variante em particular (ou genótipo ou haplótipo) tem sobre o aumento ou redução da suscetibilidade da doença.

Estudos de Associação Genômica Ampla

O Mapa de Haplótico (HapMap)

Por muitos anos, os estudos de associação para genes de doenças humanas eram limitados a conjuntos particulares de variantes em conjuntos restritos de genes escolhidos seja por conveniência ou porque foram considerados envolvidos em uma via fisiopatológica relevante para uma doença e,

assim, pareciam ser **genes candidatos** lógicos para a doença sob investigação. Assim, muitos desses estudos de associação foram realizados antes da era do Projeto Genoma Humano com o uso dos *loci* de HLA ou do grupo sanguíneo, por exemplo, porque esses *loci* eram altamente polimórficos e facilmente genotipados em estudos caso-controle. Idealmente, contudo, seria interessante ser capaz de testar sistematicamente uma associação entre qualquer doença de interesse e *cada* um das dezenas de milhões de alelos raros e comuns no genoma de uma maneira imparcial, sem qualquer pré-conceito de quais genes e variantes genéticas poderiam estar contribuindo para a doença.

As análises de associação em uma escala genômica são chamadas de estudos de associação genômica ampla (do inglês, *genome-wide association studies*), conhecidos por seu acrônimo **GWAS**. Tal empreendimento para *todas* as variantes conhecidas é impraticável por muitas razões, mas pode ser aproximado pela genotipagem de casos e controles para meras 300.000 a 1 milhão de variantes isoladas localizadas em todo o genoma para procurar associação com a doença ou a característica em questão. O sucesso dessa abordagem depende da exploração do DL porque desde que uma variante responsável por alterar a suscetibilidade a doenças esteja em DL com uma ou mais das variantes genotipadas dentro de um bloco de DL, uma associação positiva deve ser detectável entre aquela doença e os alelos no bloco de DL.

O desenvolvimento desse conjunto de marcadores levou ao lançamento do **Projeto de Mapeamento de Haplótipos (HapMap)**, um dos maiores esforços genômicos humanos para acompanhar a conclusão do Projeto Genoma Humano. O Projeto HapMap começou em quatro grupos geograficamente distintos – uma população principalmente europeia, uma população do Oeste Africano, uma população chinesa Han e uma população do Japão - e incluiu a coleta e caracterização de milhões de *loci* de SNPs e métodos de desenvolvimento para genotipá-los rapidamente e de maneira barata. Desde aquela época, o sequenciamento de genoma completo foi aplicado a muitas populações no chamado **Projeto 1000 Genomas**, resultando em uma enorme expansão da base de dados de variantes de DNA disponíveis para GWAS, com diferentes populações em todo o globo.

Mapeamento Gênico por Estudos de Associação Genômica Ampla em Traços Complexos

O objetivo do HapMap não era apenas o de reunir informações básicas sobre a distribuição de DL em todo o genoma humano. Seu objetivo principal era fornecer uma ferramenta poderosa nova para encontrar as variantes genéticas que contribuem para as doenças humanas e outros traços, tornando possível uma aproximação com uma associação genômica ampla idealizada em grande escala. O princípio impulsionador por trás dessa abordagem é simples: a *detecção de uma associação com alelos dentro de um bloco de DL aponta a região genômica dentro do bloco como propensa a conter o alelo associado à doença*. Consequentemente, embora a abordagem tipicamente não indique a variante *real* funcionalmente responsável pela associação com a doença, esta região será o local a concentrar estudos adicionais para encontrar a variante alélica que *está* funcionalmente envolvida no processo de doença em si.

Historicamente, a análise detalhada de condições associadas a variantes de alta densidade nas regiões de HLA de classe I e classe II (Fig 8-10) exemplificaram essa abordagem (Quadro). No entanto, com as dezenas de milhões de variantes atualmente disponíveis em diferentes populações, esta abordagem pode ser ampliada para examinar a base genética de praticamente *qualquer* doença ou característica complexa. Na verdade, até o momento, milhares de GWAS descobriram um número enorme de variantes de ocorrência natural associadas a uma variedade de doenças multifatoriais geneticamente complexas, que variam de diabetes e doença intestinal inflamatória até artrite reumatoide e câncer, bem como para os traços como estatura e pigmentação. Uma pesquisa para descobrir a base biológica subjacente para essas associações estará em curso nos próximos anos.

ANTÍGENO LEUCOCITÁRIO HUMANO E ASSOCIAÇÃO COM DOENÇAS

Dentre as mais de mil associações genômicas com traço ou doença a partir de todo o genoma, a região com a maior concentração de associações a diferentes fenótipos é a região do antígeno leucocitário humano (HLA). Além da associação de alelos e haplótipos específicos ao **diabetes tipo 1**, discutida no Capítulo 8, a associação de vários polimorfismos de HLA foi demonstrada para uma ampla gama de condições, sendo que a maioria, mas não todas elas, é **autoimune**, ou seja, está associada a uma resposta imune anormal aparentemente dirigida contra um ou mais autoantígenos. Essas associações são consideradas relacionadas com a variação na resposta imune resultante de polimorfismo em genes da resposta imune.

A base funcional da maioria das associações HLA-doença é desconhecida. Moléculas HLA são parte integrante do reconhecimento de células T de antígenos. Acredita-se que diferentes alelos HLA polimórficos resultem em variação estrutural nessas moléculas da superfície celular, conduzindo a diferenças na capacidade das proteínas de interagir com o antígeno e o receptor de célula T na iniciação de uma resposta imune, afetando assim esses processos críticos como a imunidade contra infecções e a autotolerância para evitar a autoimunidade.

A **espondilite anquilosante**, doença inflamatória crônica da coluna vertebral e das articulações sacroilíacas, é um exemplo. Mais de 95% das pessoas com espondilite anquilosante são positivas para HLA-B27; o risco de desenvolver espondilite anquilosante é 150 vezes maior para as pessoas que têm alelos HLA-B27 do que para aquelas que não têm. Esses alelos levam a erros no dobramento da cadeia pesada de HLA-B27 e apresentação ineficiente de antígenos.

Em outros distúrbios, a associação entre um alelo HLA específico ou haplótipo e uma doença não é causada por diferenças funcionais nos genes da resposta imune em si. Em vez disso, a associação é causada por um determinado alelo presente em uma frequência muito alta em cromossomos que também têm mutações causais de doenças em outro gene na principal região complexa de histocompatibilidade. Um exemplo é a **hemocromatose**, um distúrbio comum de sobrecarga de ferro. Mais de 80% dos pacientes com hemocromatose são homozigotos para uma mutação comum, a Cys282Tyr, no gene da hemocromatose (*HFE*) e possuem alelos HLA-A*0301 em seu *locus* de *HLA-A*. A associação, contudo, não é resultado de HLA-A*0301. A *HFE* está envolvida no transporte ou metabolismo de ferro no intestino; *HLA-A*, como um gene de resposta imune de classe I, não têm efeito sobre o transporte de ferro. A associação ocorre devido à proximidade dos dois *loci* e DL entre uma mutação de HFE Cys282Tyr e o alelo *A*0301* em *HLA-A*.

Armadilhas no Desenho e na Análise de GWAS

Métodos de associação são ferramentas poderosas para identificar com precisão os genes que contribuem para a doença genética por meio da demonstração não só dos genes, mas também dos alelos específicos responsáveis. Eles são também relativamente fáceis de realizar porque são necessárias apenas amostras de um conjunto de indivíduos acometidos não aparentados e controles, e não é necessário realizar estudos familiares trabalhosos nem coleta de amostras de vários membros de um heredograma.

Os estudos de associação devem ser interpretados com cautela, contudo. Uma grave limitação dos estudos de associação é o problema da associação totalmente artefactual causada pela **estratificação da população** (Cap. 9). Se uma população é estratificada em subpopulações separadas (p. ex., por etnia ou religião) e membros de uma subpopulação raramente se relacionam com membros de outras subpopulações, então uma doença que seja mais comum em uma subpopulação, seja por que razão for, pode parecer (incorretamente) estar associada a quaisquer alelos que também venham a ser mais comuns naquela subpopulação do que na população como um todo. A associação factícia decorrente da estratificação da população pode ser minimizada, no entanto, pela seleção cuidadosa dos controles pareados. Em particular, uma forma de controle de qualidade é certificar-se de que os casos e os controles têm frequências semelhantes de alelos, cujas frequências são conhecidas por diferir acentuadamente entre as populações (**marcadores informativos de ancestralidade**, como discutido no Cap. 9). Se as frequências observadas em casos e controles forem semelhantes, então a estratificação insuspeita ou oculta é improvável.

Além do problema de a estratificação produzir associações falso positivas, os resultados falsos positivos no GWAS podem também surgir se um teste inadequadamente vago para significância estatística for aplicado. Isso ocorre porque, como o número de alelos que está sendo testado para uma associação a doença aumenta, a chance de encontrar associações *ao acaso isoladamente* também aumenta, um conceito em estatística conhecido como o problema do **teste de hipóteses múltiplas**. Para compreender por que o ponto de corte para significância estatística deve ser muito mais rigoroso quando múltiplas hipóteses estão sendo testadas, imagine jogar uma moeda 50 vezes e ela cair em cara 40 vezes. Tal resultado altamente incomum tem uma probabilidade de ocorrência de apenas uma vez em aproximadamente 100.000 vezes. No entanto, se o mesmo experimento for repetido milhões de vezes, as chances são superiores a 99.999% de que *pelo menos* uma tentativa de jogar a moeda, dentre os milhões de tentativas realizadas, resulte em 40 ou mais caras!

Assim, mesmo eventos raros que ocorrem por acaso isoladamente em um experimento tornam-se frequentes quando o experimento é repetido muitas vezes. É por isso que quando se faz o teste para uma associação com centenas de milhares de milhões de variantes de todo o genoma, dezenas de milhares de variantes poderiam aparecer associadas a $P < 0,05$ *ao acaso isoladamente*, fazendo um corte típico para significância estatística de $P < 0,05$ demasiado baixo para apontar para uma verdadeira associação. Em vez disso, um nível de significância de $P < 5 \times 10^{-8}$ é considerado mais apropriado para o GWAS que testa centenas de milhares a milhões de variantes. Mesmo com pontos de corte apropriadamente rigorosos para significância em todo o genoma, contudo, resultados falso positivos, devido apenas ao acaso, ainda ocorrerão. Para considerar isso, um GWAS devidamente realizado em geral inclui um **estudo de replicação** em um grupo diferente, completamente independente de indivíduos para mostrar que alelos próximos do mesmo *locus* estão associados. Uma ressalva, no entanto, é que alelos que apresentam associação podem ser diferentes em diferentes grupos étnicos.

Finalmente, é importante ressaltar que, se for encontrada uma associação entre uma doença e um alelo marcador polimórfico que é parte de um mapa de haplótipos denso, *não se pode* inferir que há um papel funcional para esse alelo marcador no aumento da suscetibilidade à doença. Devido à natureza do DL, *todos* os alelos em DL com um alelo em um *locus* envolvido na doença apresentará uma associação aparentemente positiva, independentemente de terem qualquer relevância funcional na predisposição à doença. Uma associação baseada em DL ainda é bastante útil, no entanto, porque para os alelos de marcadores polimórficos parecerem associados, os alelos de marcadores polimórficos associados provavelmente estarão localizados no bloco de DL que também abriga o *locus* real da doença.

A comparação das características, pontos fortes e pontos fracos de métodos de ligação e associação para mapeamento do gene da doença estão resumidos no Quadro.

DO MAPEAMENTO GÊNICO À IDENTIFICAÇÃO DO GENE

A aplicação do mapeamento gênico à genética médica usando abordagens descritas na seção anterior alcançou muitos sucessos espetaculares. Essa estratégia levou à identificação dos genes associados a milhares de distúrbios mendelianos e um número crescente de genes e alelos associados a distúrbios geneticamente complexos. O poder dessas abordagens aumentou grandemente com a introdução de tecnologias altamente eficientes e menos caras para a análise do genoma.

COMPARAÇÃO DE LIGAÇÃO E MÉTODOS DE ASSOCIAÇÃO

Ligação	Associação
• Segue herança de um traço de doença e regiões do genoma de indivíduo para indivíduo em heredogramas familiares	• Testes para alteração de frequência de alelos ou haplótipos específicos em indivíduos acometidos comparados com controles em uma população
• Procura regiões do genoma que abrigam alelos da doença; usa variantes polimórficas apenas como uma maneira de marcar qual região um indivíduo herdou de qual progenitor	• Examina alelos ou haplótipos específicos para sua contribuição para a doença
• Utiliza centenas a milhares de marcadores polimórficos em todo o genoma	• Usa qualquer lugar de alguns marcadores em genes almejados a centenas de milhares de marcadores para análises de todo o genoma
• Não é projetado para encontrar a variante específica responsável ou predisponente à doença; só pode demarcar onde a variante pode ser encontrada (geralmente) dentro de uma ou algumas megabases	• Pode ocasionalmente identificar a variante que é realmente funcionalmente responsável pela doença; mais frequentemente, define um haplótipo que contém a doença em um intervalo de 1 a 10 kb (em geral)
• Depende dos eventos de recombinação que ocorrem nas famílias durante apenas algumas gerações para possibilitar a medição da distância genética entre um gene da doença e marcadores polimórficos nos cromossomos	• Depende de se encontrar um conjunto de alelos, incluindo o gene da doença, que permaneceram juntos durante muitas gerações devido a uma *falta* de eventos de recombinação entre os marcadores
• Requer amostragem de famílias, não apenas pessoas acometidas pela doença	• Pode ser realizada em amostras caso-controle ou de coorte de populações
• Perde potência quando a doença tem herança complexa com substancial falta de penetrância	• É sensível ao artefato de estratificação da população, embora possa ser controlado por desenhos caso-controle adequados ou o uso de abordagens baseadas na família
• Mais frequentemente usado para mapear mutações causais de doenças com efeitos fortes o suficiente para causar um padrão de herança mendeliana	• É a melhor abordagem para encontrar variantes com efeito pequeno que contribuem para traços complexos

Nesta seção, descrevemos como métodos genéticos e genômicos levaram à identificação dos genes envolvidos em dois distúrbios, um usando primeiro a análise de ligação e DL para refinar a localização do gene responsável pela doença autossômica recessiva comum **fibrose cística** (FC) (Caso 12) e um usando GWAS para encontrar múltiplas variantes alélicas nos genes que aumentam a susceptibilidade à **degeneração macular relacionada com a idade** (DMI) (Caso 3), um distúrbio devastador que rouba a visão de adultos.

Encontrar Gene em um Distúrbio Mendeliano Comum por Mapeamento de Ligação

Exemplo: Fibrose Cística

Por causa de sua frequência relativamente alta, particularmente em populações brancas, e a quase completa falta de compreensão das anormalidades subjacentes à sua patogenia, a FC representou uma excelente candidata para a identificação do gene responsável pela utilização de ligação para encontrar a localização do gene, em vez de utilizar qualquer informação sobre o próprio processo de doença. As amostras de DNA de quase 50 famílias com FC foram analisadas para ligação entre a FC e centenas de marcadores de DNA em todo o genoma até a ligação de FC a marcadores no braço longo do cromossomo 7 ser finalmente identificada. A ligação a marcadores adicionais do DNA em 7q31-q32 estreitou a localização do gene da FC a uma região de aproximadamente 500 kb do cromossomo 7.

Desequilíbrio de Ligação na Fibrose Cística. Neste ponto, no entanto, surgiu uma característica importante da genética da FC: embora os marcadores ligados mais próximos estivessem a alguma distância do gene da FC, tornou-se claro que havia DL significativo entre o *locus* da doença e um determinado haplótipo nos *loci* fortemente ligados à doença. As regiões com o maior grau de DL foram analisadas para sequências de genes, levando ao isolamento do gene da FC em 1989. Como descrito em detalhes no Capítulo 12, o gene responsável, que foi chamado de regulador de condutância transmembranar da fibrose cística (*CFTR*), apresentou um espectro interessante de mutações. Uma deleção de 3-pb (ΔF508) que removeu uma fenilalanina na posição 508 na proteína foi encontrada em cerca de 70% de todos os alelos mutantes de FC nas populações do norte da Europa, mas nunca entre alelos normais neste *locus*. Embora estudos posteriores tenham demonstrado muitas centenas de alelos *CFTR* mutantes em todo o mundo, foi a alta frequência da mutação de ΔF508 nas famílias usadas para mapear o gene da FC e do DL entre ele e os alelos nos *loci* de marcadores polimórficos próximos que comprovaram ser úteis na identificação final do gene *CFTR*.

O mapeamento do *locus* de FC e clonagem do gene *CFTR* possibilitou uma ampla gama de avanços da pesquisa e aplicações clínicas, de fisiopatologia básica a diagnóstico molecular para o aconselhamento genético, diagnóstico pré-natal, modelos animais, e finalmente tentativas contínuas atuais para tratar o distúrbio (Cap. 12).

Encontrar os Genes que Contribuem para uma Doença Complexa por Associação Genômica Ampla

Exemplo: ***Degeneração Macular Relacionada com a Idade.*** A DMI é uma doença degenerativa progressiva da porção da retina responsável pela visão central. Ela causa cegueira em 1,75 milhões de americanos com mais de 50 anos de idade. A doença é caracterizada pela presença de drusas, que são depósitos extracelulares clinicamente visíveis, distintos de proteína e lipídeos atrás da retina na região da mácula (Caso 3). Embora haja ampla evidência de uma contribuição genética para a doença, a maioria dos indivíduos com DMI não está em famílias em que há um provável padrão mendeliano de herança. As contribuições ambientais também são importantes, como mostrado pelo aumento do risco de DMI em indivíduos tabagistas em comparação com não fumantes.

Os GWAS iniciais caso-controle da DMI revelaram uma associação de dois SNPs comuns próximos do gene do fator do complemento H (CFH). O haplótipo em risco mais frequente que contém esses alelos foi observado em 50% dos casos *versus* apenas 29% de controles (OR = 2,46; 95% intervalo de confiança [IC], 1,95-3,11). A homozigosidade para este haplótipo foi encontrada em 24,2% dos casos, em comparação com apenas 8,3% dos controles (OR = 3,51; IC 95%, 2,13-5,78). A pesquisa através dos SNPs dentro do bloco de DL que contém o haplótipo associado à DMI revelou um SNP não sinônimo no gene *CFH* que substituiu a tirosina por histidina na posição 402 da proteína *CFH* (Tyr402His). A alteração Tyr402His, que tem uma frequência alélica de 26% a 29%, em populações caucasianas e africanas, apresentou uma associação ainda mais forte com a DMI do que os dois SNPs que mostraram uma associação nos GWAS originais.

Como as drusas contêm fatores do complemento e o CFH é encontrado nos tecidos da retina ao redor das drusas, acredita-se que a variante Tyr402His é menos protetora contra a inflamação que é considerada responsável pela formação de drusas e danos na retina. Assim, a Tyr402His provavelmente é a variante no *locus* de *CFH* responsável por aumentar o risco para DMI.

Os GWAS mais recentes de DMI que utilizam mais de 7.600 casos e mais de 50.000 controles e milhões de variantes de todo o genoma revelaram que os alelos em um mínimo de 19 *loci* estão associados à DMI, com significância em todo o genoma de $P < 5 \times 10^{-8}$. Uma maneira popular de resumir GWAS na forma de gráfico é traçar os níveis de significância de -Log_{10} para cada variante associada no que é chamado de "gráfico de Manhattan," porque se considera que possui uma semelhança um tanto fantasiosa com a linha do horizonte da cidade de Nova York (Fig. 10-11). As OR para DMI dessas variantes variam de um máximo de 2,76 para um gene de função desconhecida, *ARMS2*, e 2,48 para *CFH* a 1,1 para muitos outros genes envolvidos em múltiplas vias, incluindo o sistema complemento, aterosclerose, formação de vasos sanguíneos, e outros.

Neste exemplo de DMI, uma doença complexa, os GWAS levaram à identificação de SNPs comuns, fortemente

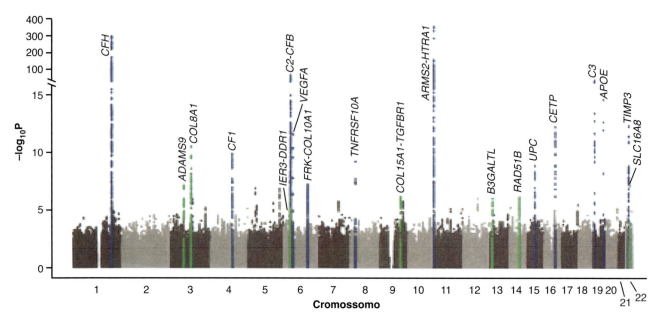

Figura 10-11 "Gráfico de Manhattan" de estudos de associação genômica ampla (GWAS) da degeneração macular relacionada com a idade usando aproximadamente 1 milhão de alelos de polimorfismos de nucleotídeo único (SNPs) do genoma inteiro localizados ao longo de todos os 22 autossomos no eixo-x. Cada *ponto azul* representa a significância estatística (expressa como $-\log_{10}(P)$ colocada em gráfico no eixo y), confirmando uma associação anteriormente conhecida; *pontos verdes* são a significância estatística para novas associações. A descontinuidade no eixo y é necessária porque algumas das associações têm valores P extremamente pequenos $<1 \times 10^{-16}$. *Veja Fontes & Agradecimentos.*

associados, que por sua vez estavam em DL com um SNP codificante comum no gene que parece ser a variante funcional envolvida na doença. Esta descoberta, por sua vez, conduziu à identificação de outros SNPs na cascata do complemento e em outros lugares que podem também predispor a ou proteger contra a doença. Somados, esses resultados fornecem indícios importantes para a patogenia da DMI e sugerem que a via do complemento pode ser um alvo frutífero para novas terapias. Igualmente interessante é que o GWAS revelou que um novo gene de função desconhecida, o *ARMS2*, também está envolvido, abrindo, assim, uma linha inteiramente nova de pesquisa sobre a patogenia da DMI.

Importância das Associações Descobertas com GWAS

Há uma discussão vigorosa com relação à interpretação dos resultados de GWAS e seu valor como uma ferramenta para estudos da genética humana. O debate surge principalmente a partir de um mal-entendido do que um OR ou RR significa. É verdade que muitos GWAS realizados de maneira apropriada produzem associações significativas, mas de tamanho de efeito muito modesto (semelhante ao OR de 1,1 mencionado há pouco para DMI). Na verdade, associações significativas de tamanho de efeito cada vez menores tornaram-se mais comuns à medida que tamanhos de amostras cada vez maiores são usadas, o que possibilita a detecção de associações no genoma inteiro estatisticamente significativas com OR ou RR cada vez menores. Isto levou à sugestão de que os GWAS são de pouco valor porque o tamanho do efeito da associação, medido pelo OR ou RR, é demasiadamente pequeno para o gene e a via implicados por essa variante para ser importante na patogenia da doença. Este raciocínio é falho por dois motivos.

Em primeiro lugar, as OR são uma medida do impacto de um alelo específico (p. ex., o alelo *CFH* Tyr402His para DMI) sobre as vias patogenéticas complexas, como a via do complemento alternativo, do qual o CFH é um componente. A sutileza desse impacto é determinada pela maneira como esse alelo perturba a função biológica do gene onde está localizado, e não pelo fato de o gene que abriga aquele alelo poder ou não ser importante na patogenia da doença. Em doenças autoimunes, por exemplo, estudos de pacientes com um número de doenças autoimunes diferentes, como **artrite reumatoide, lúpus eritematoso sistêmico** e **doença de Crohn**, revelam associações modestas, mas com algumas das mesmas variantes, sugerindo que existem vias comuns que levam a estas doenças distintas, mas relacionadas, que provavelmente serão bastante esclarecedoras em estudos de sua patogenia (Quadro).

Em segundo lugar, mesmo se o tamanho do efeito de qualquer variante for pequeno, os GWAS demonstram que muitos desses distúrbios são de fato extremamente poligênicos, ainda mais poligênicos do que suspeitava anteriormente, com milhares de variantes, sendo que a maior parte delas contribui apenas um pouco (OR entre 1,01 e 1,1) para a suscetibilidade à doença em si, mas, em conjunto, são responsáveis por uma fração substancial do agrupamento observado destas doenças em determinadas famílias (Cap. 8).

Embora a observação do tamanho de efeito modesto para a maioria dos alelos encontrados por GWAS esteja correta, ele negligencia um achado importante e talvez mais fundamental do GWAS: *a arquitetura genética de algumas das doenças complexas mais comuns estudadas até o momento pode envolver centenas de milhares de loci que abrigam variantes de efeito pequeno em muitos genes e vias*. Estes genes e vias são importantes para a nossa compreensão de como doenças complexas ocorrem, mesmo que cada alelo exerça apenas efeitos sutis sobre a regulação gênica ou função da proteína e tem apenas um efeito modesto na suscetibilidade à doença em uma base por alelo.

Assim o GWAS continua sendo uma ferramenta de pesquisa de genética humana importante para dissecar as muitas contribuições para doenças complexas, independente de as variantes individuais encontradas como associadas à doença aumentarem substancialmente o risco em indivíduos portadores desses alelos (Cap. 16). Esperamos que muitas outras variantes genéticas responsáveis pelas doenças complexas sejam identificadas de maneira bem-sucedida por associação genômica ampla e que o sequenciamento profundo das regiões que apresentam associações com doenças desvendem as variantes ou coleções de variantes funcionalmente responsáveis por associações de doenças. Tais achados devem nos fornecer uma compreensão poderosa e alvos terapêuticos potenciais para muitas das doenças comuns que causam tanta morbidade e mortalidade na população.

ENCONTRAR GENES RESPONSÁVEIS POR DOENÇAS POR SEQUENCIAMENTO DO GENOMA

Neste capítulo, até agora, temos nos concentrado em duas abordagens para mapear e então identificar genes envolvidos na doença, a análise de ligação e o GWAS. Agora nos voltamos para uma terceira abordagem, que envolve sequenciamento direto do genoma de indivíduos acometidos e seus pais e/ou outros indivíduos na família ou população.

O desenvolvimento de métodos amplamente melhorados de sequenciamento de DNA, que cortou o custo do sequenciamento em seis ordens de magnitude a partir do que foi gasto gerando a sequência de referência do Projeto Genoma Humano abriu novas possibilidades para descobrir genes e mutações responsáveis por doenças, especialmente no caso de distúrbios mendelianos raros. Como introduzido no Capítulo 4, estas novas tecnologias tornam possível gerar uma **sequência de genoma completo** (abreviatura em inglês, **WGS**) ou, no que pode ser um comprometimento custo-efetivo, a sequência de somente os aproximadamente 2% do genoma que contêm os exons dos genes, conhecido como sequência de exoma completo (WES).

Filtragem da Sequência de Genoma Completo ou Dados da Sequência de Exoma Completo para Encontrar Potenciais Variantes Causais

Como exemplo do que é agora possível, considere um "trio" familiar que consiste em uma criança acometida por uma

DO GWAS AO PHEWAS

Em estudos de associação genômica ampla (GWAS), explora-se a base genética para um determinado fenótipo, doença ou traço procurando por associações com grandes coleções, sem viés, de marcadores de DNA do genoma inteiro. Mas pode-se fazer o inverso? Podem-se descobrir as potenciais *ligações fenotípicas* com variantes do genoma procurando associações com coleções grandes sem viés de fenótipos do "fenoma" inteiro? Até agora, os resultados dessa abordagem parecem ser altamente promissores.

Em uma abordagem apelidada de estudos de associação fenômica ampla (**PheWAS**), variantes genéticas são testadas para a associação, não apenas com um fenótipo especial de interesse (p. ex., artrite reumatoide ou pressão arterial sistólica acima de 160 mmHg), mas com todos os fenótipos clinicamente relevantes e valores laboratoriais encontrados em **prontuários eletrônicos** (**PE**). Desta maneira, é possível buscar associações novas e imprevistas sem vieses, utilizando algoritmos de pesquisa, códigos de faturamento, mineração de texto aberto para consulta de todas as entradas eletrônicas, que estão rapidamente se tornando disponíveis para registros de saúde em muitos países.

Como ilustração dessa abordagem, SNPs para um haplótipo HLA-DRB1 de classe II importante (tal como descrito no Capítulo 8) foram rastreados em mais de 4.800 fenótipos em PE de mais de 4.000 pacientes; este PheWAS detectou associação não só com esclerose múltipla (como esperado a partir de estudos anteriores), mas também com cirrose hepática induzida por álcool, condições eritematosas como rosácea, várias neoplasias benignas e várias dezenas de outros fenótipos.

Embora o potencial do PheWAS esteja apenas sendo percebido, esse questionamento sem vieses de vastos conjuntos de dados pode possibilitar a descoberta de comorbidades anteriormente não avaliadas e/ou efeitos colaterais menos comuns ou interações medicamentosas em pacientes que recebem fármacos com prescrição.

doença rara e seus pais. O WGS é realizado para todos os três, produzindo mais de 4 milhões de diferenças em comparação com a sequência referência do genoma humano (Cap. 4). Qual dessas variantes é responsável pela doença? Extrair informações úteis a partir desta enorme quantidade de dados depende de se criar um esquema de filtragem da variante com base em uma variedade de suposições razoáveis sobre que variantes são mais propensas a serem responsáveis pela doença.

Um exemplo de um esquema de filtragem que pode ser utilizado para classificar essas variantes é mostrado na Figura 10-12.

1. *Localização com relação aos genes codificantes de proteínas*. Manter variantes que estão dentro ou próximas dos exons de genes codificantes de proteínas e descartar variantes profundamente dentro de íntrons ou regiões intergênicas. É possível, é claro, que a mutação responsável possa estar em um gene de RNA não codificante ou em sequências reguladoras localizadas a alguma distância de um gene, como introduzido no Capítulo 3. Entretanto, estes são atualmente mais difíceis de avaliar e, portanto, como uma hipótese simplificadora, é razoável focar inicialmente nos genes codificantes da proteína.

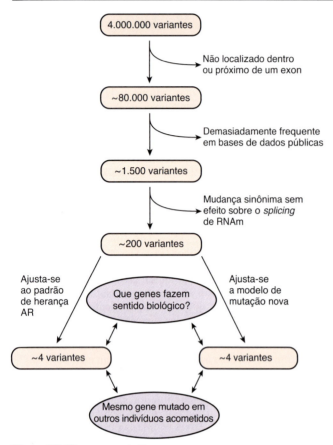

Figura 10-12 Esquema de filtragem representativo para a redução das milhões de variantes detectadas no sequenciamento do genoma completo de uma família composta de dois progenitores não acometidos e uma criança acometida para um número pequeno que pode ser avaliado para relevância biológica e da doença. A enorme coleção inicial de variantes é selecionada em grupos cada vez menores, aplicando-se filtros que removem variantes que provavelmente não são causais com base na suposição de que as variantes de interesse são suscetíveis a estarem localizadas perto de um gene, vão perturbar sua função e são raras. Cada gene candidato restante é, em seguida, avaliado para se saber se as variantes naquele gene são herdadas de maneira que se ajuste ao padrão de herança mais provável da doença, se uma variante ocorre em um gene candidato que tem sentido biológico dado o fenótipo na criança acometida e se outros indivíduos acometidos também têm mutações naquele gene. AR, autossômico recessivo; RNAm, RNA mensageiro.

2. *Frequência populacional.* Mantenha as variantes raras da etapa 1 e descarte variantes comuns com frequências alélicas maiores que 0,05 (ou algum outro número arbitrário entre 0,01 e 0,1) porque é altamente improvável que as variantes comuns sejam responsáveis por uma doença, cuja prevalência na população seja muito menor que q^2, o previsto pelo equilíbrio de Hardy-Weinberg (Cap. 9).
3. *Natureza deletéria da mutação.* Mantenha variantes da etapa 2 que causam alterações *nonsense* ou não sinônimas nos códons dentro dos exons, causam mutações *frameshift* ou alteram locais de *splicing* altamente conservados, e descarte alterações sinônimas que não têm efeito previsto na função gênica.
4. *Compatibilidade com provável padrão de herança.* Se o distúrbio for considerado mais provável de ser autossômico recessivo, manter as variantes da etapa 3 que são encontradas em ambas as cópias de um gene em uma criança acometida. A criança não precisa ser homozigota para a mesma variante deletéria, mas poderia ser um heterozigoto composto para duas mutações deletérias diferentes no mesmo gene (Cap. 7). Se o modo hipotético de herança for correto, então os pais devem ambos ser heterozigotos para as variantes. Se houvesse consanguinidade nos pais, os genes candidatos e outras variantes poderiam ser filtradas, exigindo que a criança seja um verdadeiro homozigoto para a mesma mutação derivada de um único ancestral comum (Cap. 9). Se o distúrbio for grave e parecer mais provável de ser uma mutação dominante nova, porque pais não acometidos raramente ou nunca têm mais de um filho acometido, mantenha as variantes da etapa 3 que são alterações originais na criança e não estão presentes em qualquer dos progenitores.

No final, milhões de variantes podem ser filtradas até algumas poucas que ocorrem em um pequeno número de genes. Quando a filtragem reduz o número de genes e alelos para um número gerenciável, eles podem ser avaliados para outras características. Em primeiro lugar, qualquer dos genes tem uma função conhecida ou padrão de expressão do tecido que seria esperado se ele fosse o gene potencial da doença? O gene está envolvido em outros fenótipos da doença ou tem um papel nas vias com outros genes, nos quais as mutações podem causar fenótipos semelhantes ou diferentes? Finalmente, este mesmo gene é mutado em outros pacientes com a doença? Encontrar mutações em um desses genes em outros pacientes então confirmaria que este é o gene responsável no trio original.

Em alguns casos, um gene da lista na etapa 4 pode subir ao topo como um candidato porque seu envolvimento faz sentido biológico ou genético ou é conhecido como mutado em outros indivíduos acometidos. Em outros casos, no entanto, o gene responsável pode vir a ser inteiramente imprevisto em termos biológicos ou pode não ser mutado em outros indivíduos acometidos por causa da heterogeneidade de *locus* (ou seja, mutações em outros genes ainda não descobertos podem causar uma doença).

Essas avaliações de variantes requerem o uso extenso de bases de dados genômicas públicas e ferramentas de softwares. Estes incluem a sequência referência do genoma humano, bases de dados de frequências alélicas, softwares que avaliam o quão deletéria pode ser uma substituição de aminoácido para a função gênica, coleções de mutações causais de doença e bases de dados de redes funcionais e de vias biológicas. A enorme expansão dessa informação ao longo dos últimos anos tem desempenhado um papel crucial para facilitar a descoberta do gene de distúrbios mendelianos raros.

Exemplo: Identificação do Gene Mutado em Disostose Acrofacial Pós-axial

A abordagem de WGS que acabou de ser delineada foi utilizada no estudo de uma família em que dois irmãos acometidos por uma malformação congênita rara conhecida como **disostose acrofacial pós-axial (DAPA)** nasceram de dois progenitores não acometidos, não aparentados. Os pacientes com esse distúrbio têm mandíbulas pequenas, ausência ou mal desenvolvimento de dígitos nos lados lunares das mãos, subdesenvolvimento da ulna, fenda labial e fendas (colobomas) das pálpebras. O distúrbio foi considerado autossômico recessivo porque os pais de uma criança acometida em algumas outras famílias são consanguíneos e existem algumas famílias, como essa aqui, com vários irmãos acometidos nascidos de pais não acometidos - ambos achados que são marcos de herança recessiva (Cap. 7). Esta pequena família isoladamente era claramente inadequada para análise de ligação. Em vez disso, todos os quatro membros da família tiveram seus genomas inteiros sequenciados e analisados.

A partir de uma lista inicial de mais de 4 milhões de variantes e supondo herança autossômica recessiva do distúrbio em ambos os filhos acometidos, um esquema de filtragem semelhante ao que foi descrito anteriormente produziu apenas quatro possíveis genes. Foi demonstrado que um destes, o *DHODH*, também era mutado em dois outros pacientes não aparentados com DAPA, confirmando assim que esse gene foi responsável pelo distúrbio nessas famílias. O *DHODH* codifica a diidroorotato desidrogenase, uma enzima mitocondrial envolvida na biossíntese de pirimidinas e não era suspeita em termos biológicos de ser o gene responsável por esta síndrome de malformação.

Aplicações da Sequência do Genoma Completo ou Sequência do Exoma Completo em Ambientes Clínicos

Como a aplicação de WGS ou WES para distúrbios mendelianos raros foi descrita pela primeira vez em 2009, muitas centenas desses distúrbios foram estudadas e as mutações causais foram encontradas em mais de 300 genes de doenças anteriormente não reconhecidos. Embora a abordagem de sequenciamento do genoma possa negligenciar determinadas categorias de mutação que são difíceis de detectar rotineiramente por sequenciamento isolado (p. ex., deleções ou variantes do número de cópias) ou que são difíceis ou impossíveis de reconhecer com nossa compreensão atual (p. ex., mutações não codificantes ou mutações reguladoras em regiões intergênicas), muitos grupos relatam taxas de sucesso de até 25% a 40% na identificação de uma mutação causal. Essas descobertas não apenas fornecem informações úteis para o aconselhamento genético nas famílias envolvidas, mas também podem informar o manejo clínico e o potencial desenvolvimento de tratamentos eficazes.

Prevê-se que a taxa de sucesso dessa abordagem somente aumentará à medida que os custos do sequenciamento continuem caindo e nossa capacidade de interpretar as prováveis consequências funcionais das mudanças na sequência do genoma melhore.

REFERÊNCIAS GERAIS

Altshuler D, Daly MJ, Lander ES: Genetic mapping in human disease, *Science* 322:881-888, 2008.

Manolio TA: Genomewide association studies and assessment of the risk of disease, *N Engl J Med* 363:166-176, 2010.

Risch N, Merikangas K: The future of genetic studies of complex human diseases, *Science* 273:1516-1517, 1996.

Terwilliger JD, Ott J: *Handbook of human genetic linkage*, Baltimore, 1994, Johns Hopkins University Press.

REFERÊNCIAS PARA TÓPICOS ESPECÍFICOS

Abecasis GR, Auton A, Brooks LD, et al: An integrated map of genetic variation from 1,092 human genomes, *Nature* 491:56-65, 2012.

Bainbridge MN, Wiszniewski W, Murdock DR, et al: Whole-genome sequencing for optimized patient management, *Science Transl Med* 3, 2011, 87re3.

Bush WS, Moore JH: Genome-wide association studies, *PLoS Computational Biol* 8:e1002822, 2012.

Denny JC, Bastarache L, Ritchie MD, et al: Systematic comparison of phenome-wide association study of electronic medical record data and genome-wide association data, *Nat Biotechnol* 31:1102-1110, 2013.

Fritsche LG, Chen W, Schu M, et al: Seven new loci associated with age-related macular degeneration, *Nat Genet* 17:1783-1786, 2013.

Gonzaga-Jauregui C, Lupski JR, Gibbs RA: Human genome sequencing in health and disease, *Annu Rev Med* 63:35-61, 2012.

Hindorff LA, MacArthur J, Morales J, et al. A catalog of published genome-wide association studies. Available at: www.genome.gov/gwastudies. Accessed February 1, 2015.

International HapMap Consortium: A second generation human haplotype map of over 3.1 million SNPs, *Nature* 449:851-861, 2007.

Kircher M, Witten DM, Jain P, et al: A general framework for estimating the relative pathogenicity of human genetic variants, *Nat Genet* 46:310-315, 2014.

Koboldt DC, Steinberg KM, Larson DE, et al: The next-generation sequencing revolution and its impact on genomics, *Cell* 155:27-38, 2013.

Manolio TA: Bringing genome-wide association findings into clinical use, *Nat Rev Genet* 14:549-558, 2014.

Matise TC, Chen F, Chen W, et al: A second-generation combined linkage-physical map of the human genome, *Genome Res* 17:1783-1786, 2007.

Roach JC, Glusman G, Smit AF, et al: Analysis of genetic inheritance in a family quartet by whole-genome sequencing, *Science* 328:636-639, 2010.

Robinson PC, Brown MA: Genetics of ankylosing spondylitis, *Mol Immunol* 57:2-11, 2014.

Collaborative Group: SEARCH: *SLCO1B1* variants and statin-induced myopathy—a genomewide study, *N Engl J Med* 359:789-799, 2008.

Stahl EA, Wegmann D, Trynka G, et al: Bayesian inference analyses of the polygenic architecture of rheumatoid arthritis, *Nature Genet* 44:4383-4391, 2012.

Yang Y, Muzny DM, Reid JG, et al: Clinical whole-exome sequencing for the diagnosis of mendelian disorders, *N Engl J Med* 369:1502-1511, 2013.

PROBLEMAS

1. O *locus* da doença de Huntington (DH) foi considerado rigidamente ligado a um polimorfismo de DNA no cromossomo 4. No mesmo estudo, no entanto, foi descartada ligação entre DH e o *locus* para o polimorfismo de grupo sanguíneo MNS, que também está mapeado no cromossomo 4. Qual é a explicação?

2. LOD *scores* (Z) entre um polimorfismo no *locus* de α-globina no braço curto do cromossomo 16 e uma doença autossômica dominante foram analisados em uma série de famílias britânicas e holandesas, com os seguintes dados:

θ	0,00	0,01	0,10	0,20	0,30	0,40
Z	-∞	23,4	24,6	19,5	12,85	5,5

$Z_{máx} = 25,85$ em $θ_{max} = 0,05$

Como você interpretaria estes dados? Por que o valor dado de Z como -∞ em θ = 0?

Em um estudo posterior, uma grande família da Sicília com o que parece ser a mesma doença foi também investigada para ligação com a α-globina, com os seguintes resultados:

θ	0,00	0,10	0,20	0,30	0,40
LOD *scores* (Z)	-∞	-8,34	-3,34	-1,05	-0,02

Como você interpretaria os dados neste segundo estudo?

3. Este heredograma foi obtido em um estudo projetado para determinar se uma mutação em um gene para γ-cristalina, uma das principais proteínas do cristalino ocular, pode ser responsável por uma forma de catarata autossômica dominante. Os símbolos preenchidos no heredograma indicam membros da família com catarata. As letras indicam três alelos no *locus* de γ-cristalina polimórfica no cromossomo 2. Se você examinar cada pessoa acometida que passou a catarata para seus filhos, quantos destes representam uma meiose que é informativa para ligação entre a catarata e a γ-cristalina? Em que indivíduos é conhecida a fase entre a mutação da catarata e os alelos de γ-cristalina? Há algumas meioses em que um *crossover* deve ter ocorrido para explicar os dados? O que você concluiria sobre a ligação entre a catarata e a γ-cristalina deste estudo? Que estudos adicionais podem ser realizados para confirmar ou rejeitar a hipótese?

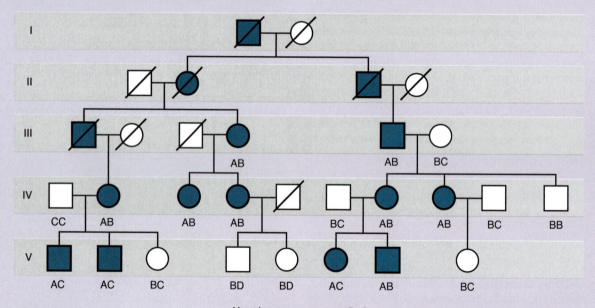

Heredograma para questão 3

4. O seguinte heredograma mostra um exemplo de diagnóstico molecular na síndrome de Wiskott-Aldrich, uma imunodeficiência ligada ao X, por utilização de um polimorfismo de DNA ligado com uma distância de mapa de cerca de 5 cM entre o *locus* polimórfico e o gene da síndrome de Wiskott-Aldrich.
   a. Qual é a fase provável na mãe portadora? Como você determinou isso? Que diagnóstico você faria com relação ao diagnóstico pré-natal se fosse um feto do sexo masculino?
   b. O avô materno torna-se agora disponível para teste de DNA e apresenta o alelo B no *locus* ligado. Como esse achado afeta sua determinação de fase na mãe? Que diagnóstico você faria agora no que diz respeito ao diagnóstico pré-natal atual?

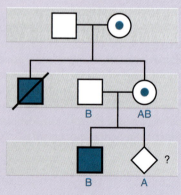

Heredograma para questão 4

5. Revise o heredograma na Figura 10-10B. Se a avó acometida, I-2, fosse um heterozigoto *A/a*, seria possível determinar a fase no progenitor acometido, o indivíduo II-2?

6. No hereodograma adiante, que mostra uma família com hemofilia A ligada ao X, você consegue determinar a fase do gene do fator VIII mutante (*h*) e o alelo normal (*H*) no que diz respeito a alelos polimórficos M e *m* na mãe de dois meninos acometidos?

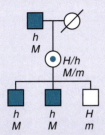

Heredograma de hemofilia ligada ao X. O avô acometido na primeira geração tem a doença (alelo h mutante) e alelo M em um *locus* polimórfico no cromossomo X.

7. Calcule D' para os três cenários listados na Figura 10-7.

8. Cálculos de risco relativo são usados para estudos de coorte e estudos não caso-controle. Para demonstrar por que este é o caso, imagine um estudo caso-controle para o efeito de uma variante genética na suscetibilidade à doença. O pesquisador verificou o maior número de indivíduos acometidos possível (a + c) e, em seguida, escolhe arbitrariamente um conjunto de controles (b + d). Eles são genotipados quanto a saber se uma variante está presente: a/(a + c) dos acometidos têm a variante, enquanto b/(b + d) dos controles têm a variante.

	Doença Presente	Doença Ausente
Variante presente	a	b
Variante ausente	c	d
	a + c	b + d

Calcule a *odds ratio* e o risco relativo para a associação entre a variante estar presente e a doença estar presente.

Agora, imagine que o pesquisador decidiu arbitrariamente usar três vezes mais indivíduos não acometidos, 3 x (b +d) como controles. O pesquisador tem todo o direito de fazê-lo porque é um estudo caso-controle e os números de acometidos e não acometidos não são determinados pela prevalência da doença na população que está sendo estudada, como seriam em um estudo de coorte. Suponha que a distribuição da variante permanece a mesma neste grupo controle, como no grupo controle menor que é, 3b/[3 x (b + d)] = b/(b + d) portador do alelo.

	Doença Presente	Doença Ausente
Variante presente	a	3b
Variante ausente	c	3d
	a + c	3 x (b + d)

Recalcule a OR e o RR com este novo grupo controle.

Faça o mesmo quando um grupo controle arbitrário for uma n-tupla do grupo controle original; ou seja, o tamanho do grupo controle é n x (b + d).

Qual destas medidas, OR ou RR, não muda quando grupos controle diferentes, de tamanho arbitrário são usados?

CAPÍTULO 11

Bases Moleculares das Doenças Genéticas
Princípios Gerais e Lições a partir das Hemoglobinopatias

O termo *doença molecular*, introduzido há mais de 6 décadas, refere-se a distúrbios nos quais o evento primário causador da doença é uma alteração, herdada ou adquirida, que afeta um gene(s), sua(s) estrutura(s) e/ou sua expressão. Neste capítulo, inicialmente abordaremos os mecanismos genéticos e bioquímicos subjacentes aos distúrbios monogênicos ou de um único gene. Ilustraremos estes distúrbios no contexto de suas consequências moleculares e clínicas, usando como exemplo as doenças hereditárias das hemoglobinas — as hemoglobinopatias. Essa visão geral de mecanismos será detalhada no Capítulo 12, incluindo outras doenças genéticas que ilustram princípios adicionais da genética na medicina.

Uma doença genética ocorre quando uma alteração no DNA de um gene essencial modifica a quantidade ou função dos seus produtos gênicos, ou ambos — tipicamente o RNA mensageiro (RNAm) e a proteína, e ocasionalmente RNAs não codificadores específicos (RNAncs), os quais possuem funções estruturais ou reguladoras. Apesar de a maioria dos distúrbios monogênicos conhecidos resultar de mutações que afetam a função de uma proteína, agora são conhecidas algumas exceções a essa generalização. Essas exceções são doenças que resultam de mutação em genes de RNAnc incluindo genes de microRNA (miRNA) que regulam genes-alvo específicos, e genes mitocondriais que codificam RNAs de transferência (RNAts; Cap. 12). É essencial entender as doenças genéticas nos níveis bioquímico e molecular, porque esse conhecimento é fundamental para a terapia racional. Neste capítulo, restringiremos nossa atenção às doenças resultantes de defeitos causados em genes codificantes de proteínas. O estudo do fenótipo no nível de proteínas, a bioquímica e o metabolismo constituem a disciplina da **genética bioquímica**.

Em 2014, uma versão *on-line* do *Mendelian Inheritance in Man* listou mais de 5.500 fenótipos para os quais se conhece a base molecular, a maioria deles com herança autossômica e ligada ao X. Apesar de ser impressionante que defeitos moleculares básicos tenham sido encontrados em tantos distúrbios, é preocupante saber que a fisiopatologia não é inteiramente conhecida para *nenhuma* doença genética. A **anemia falciforme** (Caso 42), discutida mais adiante neste capítulo, está entre os distúrbios hereditários mais bem caracterizados, mas ainda assim o conhecimento está incompleto — apesar do fato de ter sido a primeira doença molecular a ser reconhecida, há mais de 65 anos.

O EFEITO DAS MUTAÇÕES SOBRE A FUNÇÃO PROTEICA

As mutações envolvendo genes codificantes de proteínas causam doença por meio de pelo menos um de quatro possíveis diferentes efeitos sobre a função proteica (Fig. 11-1). O efeito mais comum é a **perda de função** da proteína mutante. Muitas condições importantes surgem, no entanto, de outros mecanismos: um **ganho de função**, a aquisição de uma **nova propriedade** pela proteína mutante, ou a expressão de um gene no momento errado (**expressão heterocrônica**) e/ou no local errado (**expressão ectópica**).

Mutações de Perda de Função

A perda de função de um gene pode resultar de uma alteração em sua sequência codificante, reguladora, ou de outras sequências críticas, devido a substituições, deleções, inserções ou rearranjos da sequência nucleotídica. Uma perda de função devido a uma deleção, levando a uma redução na dosagem gênica, é exemplificada pela **α-talassemia** (Caso 44), que é comumente provocada pela deleção de genes de α-globina (veja discussão a seguir); por doenças de perda cromossômica (Caso 27), como as monossomias, tais quais a **síndrome de Turner** (Cap. 6) (Caso 47); e por mutações somáticas adquiridas — frequentemente deleções — que ocorrem em genes supressores de tumor em muitos cânceres, como o **retinoblastoma** (Caso 39) (Cap. 15). Muitos outros tipos de mutação também podem levar a uma perda completa de função, e todos são ilustrados pela **β-talassemia** (Caso 44) (veja discussão a seguir), um grupo de hemoglobinopatias que resulta em uma redução na abundância de β-globina, uma das principais hemoglobinas nas hemácias dos adultos.

A severidade de uma doença resultante de mutações de perda de função geralmente está correlacionada com a quantidade da função perdida. Muitas vezes, mesmo

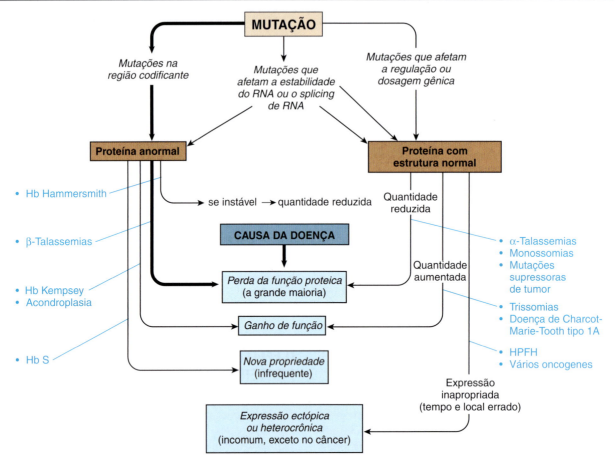

Figura 11-1 Uma visão geral dos mecanismos pelos quais as mutações causadoras de doença produzem doença. As mutações em uma região codificante resulta em proteínas estruturalmente anormais que apresentam perda ou ganho de função, ou uma nova propriedade que resulta em doença. As mutações em sequências não codificantes são de dois tipos gerais: aquelas que alteram a estabilidade ou *splicing* do RNA mensageiro (RNAm) e aquelas que alteram elementos reguladores ou mudam a dosagem gênica. As mutações em elementos reguladores alteram a abundância do RNAm, ou o momento ou tipo celular no qual o gene é expresso. Tanto as mutações em região codificante, quanto aquelas que ocorrem em domínios reguladores podem reduzir a quantidade da proteína produzida. HPFH, Persistência hereditária da hemoglobina fetal.

uma pequena porcentagem de retenção de função residual pela proteína mutante reduz severamente a gravidade da doença.

Mutações de Ganho de Função

As mutações também podem intensificar uma ou mais funções normais de uma proteína; entretanto, em um sistema biológico, mais não é necessariamente melhor, e uma doença pode ocorrer. É crítico reconhecer quando uma doença se deve a uma mutação de ganho de função, já que o tratamento deve ser necessariamente diferente daquele dos distúrbios resultantes de outros mecanismos, como as mutações de perda de função. As mutações de ganho de função pertencem a duas grandes classes:

- **Mutações que aumentam a produção de proteína normal.** Algumas mutações causam doença por aumentar a síntese de uma proteína normal nas células nas quais a proteína está *normalmente presente*. A mutação mais comum desse tipo resulta de um aumento da dosagem gênica, o que geralmente é ocasionado pela duplicação de um cromossomo inteiro ou de parte dele. Como discutido no Capítulo 6, o exemplo clássico é a **trissomia do 21** (**síndrome de Down**), que se deve à presença de três cópias do cromossomo 21. Outras doenças importantes surgem do aumento da dosagem de genes únicos, incluindo uma forma da doença de Alzheimer familiar, resultante da duplicação do gene da proteína precursora de amiloide (βAPP) (Cap. 12), e a degeneração do nervo periférico, **doença de Charcot-Marie-Tooth tipo 1A** (Caso 8), que geralmente resulta da duplicação de um único gene, o gene que codifica a proteína da mielina periférica 22 (*PMP22*).

- **Mutações que intensificam uma função normal de uma proteína.** Raramente uma mutação na região codificante aumenta a capacidade de a molécula de proteína executar uma ou mais das suas funções normais, mesmo que esse aumento seja determinante para todo o conjunto de funções fisiológicas desta proteína. Por exemplo, uma mutação *missense*, que cria a hemoglobina Kempsey, bloqueia a hemoglobina no seu estado de alta afinidade por oxigênio, reduzindo assim a distribuição de oxigênio para os tecidos.

Outro exemplo desse mecanismo ocorre em uma forma de baixa estatura chamada de **acondroplasia** (Caso 2).

Mutações que Conferem Novas Propriedades

Em alguns casos, uma mudança na sequência de aminoácidos confere novas propriedades a uma proteína, sem necessariamente alterar suas funções normais. O exemplo clássico desse mecanismo é a **anemia falciforme** (Caso 42), a qual, como veremos mais adiante neste capítulo, deve-se à substituição de um aminoácido que **não** tem efeito sobre a capacidade de transporte de oxigênio da hemoglobina falciforme. Diferente e contrariamente à hemoglobina normal, as cadeias da hemoglobina falciforme se agregam quando estão desoxigenadas e formam fibras poliméricas anormais que deformam as hemácias. Não é de se surpreender que essas mutações que conferem novas propriedades sejam infrequentes, já que a maioria das substituições de aminoácidos ou é neutra ou é prejudicial para a função ou estabilidade das proteínas, as quais foram finamente reguladas pela evolução.

Mutações Associadas com a Expressão Gênica Heterocrônica ou Ectópica

Uma classe importante de mutações inclui aquelas que levam a uma expressão inapropriada de um gene em um momento ou local anormais. Essas mutações ocorrem em regiões reguladoras do gene. Assim, o câncer é frequentemente resultado da expressão anormal de um gene que em geral promove a proliferação celular — um **oncogene** — em células nas quais este gene normalmente não é expresso (Cap. 15). Algumas mutações em elementos reguladores das hemoglobinas levam à expressão contínua do gene da γ-globina em adultos, que é normalmente expressa em altos níveis na vida fetal. Essas mutações no gene da γ-globina causam um fenótipo benigno chamado de **persistência hereditária da hemoglobina fetal** (Hb F), como exploraremos a seguir neste capítulo.

COMO AS MUTAÇÕES ALTERAM A FORMAÇÃO DE PROTEÍNAS BIOLOGICAMENTE NORMAIS

As perturbações nas funções normais de uma proteína, que resultam dos vários tipos de mutações citados anteriormente, podem ser bem exemplificadas por várias doenças que se devem a mutações nos genes de globina, como exploraremos na segunda parte deste capítulo. Para formar uma proteína biologicamente ativa (como a molécula de hemoglobina), a informação deve ser transcrita da sequência nucleotídica de um gene para o RNAm, e então traduzida em um polipeptídeo, que passa por estágios progressivos de maturação (Cap. 3). As mutações podem interferir com qualquer um desses passos (Tabela 11-1). Como veremos posteriormente, cinco anormalidades nesses estágios serão ilustradas por várias hemoglobinopatias; as outras serão exemplificadas por doenças apresentadas no Capítulo 12.

A RELAÇÃO ENTRE GENÓTIPO E FENÓTIPO NAS DOENÇAS GENÉTICAS

As variações no fenótipo clínico observado em uma doença hereditária podem ter uma de três explicações genéticas, a saber:
- Heterogeneidade alélica
- Heterogeneidade de *locus*, ou
- O efeito de genes modificadores

TABELA 11-1 As Oito Etapas nas Quais as Mutações Podem Interromper a Produção de uma Proteína Normal

Etapa	Exemplo de Doença
Transcrição	**Talassemias** devido à produção reduzida ou ausência do RNAm de globina, devido a deleções ou mutações nos sítios reguladores e de *splicing* do RNAm do gene de globina **Persistência hereditária da hemoglobina fetal**, que resulta do aumento da transcrição pós-natal de um ou mais genes da γ-globina
Tradução	**Talassemias** devido a RNAms não funcionais ou com degradação rápida contendo mutações *nonsense* ou de mudança de matriz de leitura (*frameshift*)
Dobramento do polipeptídeo	Mais de 70 **hemoglobinopatias** se devem a hemoglobinas anormais com deleções ou substituições de aminoácidos que levam a globinas instáveis que são prematuramente degradadas (p. ex., Hb Hammersmith)
Modificação pós-traducional	**Doença de célula I**, uma doença de armazenamento lisossômico que se deve a uma falha na adição de um grupo fosfato a resíduos de manose das enzimas lisossômicas. Os resíduos de manose 6-fosfato são necessários para direcionar as enzimas para os lisossomos (Cap. 12)
Montagem de monômeros em uma proteína holomérica	Tipos de **osteogênese imperfeita** nos quais uma substituição de aminoácido na cadeia de pró-colágeno prejudica a montagem normal da tripla-hélice do colágeno (Cap. 12)
Localização subcelular do polipeptídeo ou do holômero	**Mutações de hipercolesterolemia familiar** (classe 4), na extremidade carboxiterminal do receptor LDL, que prejudicam a localização do receptor em vesículas recobertas por clatrina, prevenindo a internalização do receptor e sua subsequente reciclagem para a superfície celular (Cap. 12)
Ligação de cofator ou grupo prostético ao polipeptídeo	Tipos de **homocisteinúria** devido à falta ou à baixa ligação do cofator (piridoxal fosfato) à apoenzima cistationa sintase (Cap. 12)
Funcionamento de uma proteína corretamente enovelada, montada e localizada, produzida em quantidades normais	Doenças nas quais a proteína mutante é normal em quase todos os sentidos, exceto pelo fato de que uma de suas atividades biológicas críticas está alterada devido a uma substituição de aminoácido (p. ex., Hb Kempsey, onde há prejuízo de interação entre a subunidade que bloqueia a hemoglobina no seu estado de alta afinidade pelo oxigênio)

LDL, lipoproteína de baixa densidade; RNAm, RNA mensageiro.

TABELA 11-2 Tipos de Heterogeneidade Associadas a Doenças Genéticas

Tipo de Heterogeneidade	Definição	Exemplo
Heterogeneidade genética		
Heterogeneidade alélica	A ocorrência de um ou mais alelos em um *locus*	α-Talassemia β-Talassemia
Heterogeneidade de *locus*	A associação de mais de um *locus* com um fenótipo clínico	A talassemia pode resultar de mutações tanto nos genes de α-globina quanto de β-globina
Heterogeneidade clínica ou fenotípica	A associação de mais de um fenótipo com mutações de um único *locus*	A anemia falciforme e a β-talassemia resultam de distintas mutações no gene da β-globina

Cada umas dessas pode ser ilustrada por mutações nos genes da α-globina e da β-globina (Tabela 11-2).

Heterogeneidade Alélica

A heterogeneidade genética deve-se comumente à presença de alelos múltiplos em um único *locus*, uma situação chamada de heterogeneidade alélica (Cap. 7 e Tabela 11-1). Muitas vezes, há uma clara **correlação genótipo-fenótipo** entre um alelo específico e um fenótipo específico. A explicação mais comum para o efeito da heterogeneidade alélica no fenótipo clínico é que os alelos que conferem mais **função residual** na proteína mutante estão frequentemente associados com uma forma mais branda do principal fenótipo associado com a doença. Algumas vezes, entretanto, alelos que conferem alguma função proteica residual estão associados com apenas um ou um subconjunto do conjunto completo de fenótipos observados, quando há perda de um alelo ou este é completamente não funcional (frequentemente chamado de *alelo nulo*). Como exploraremos melhor no Capítulo 12, essa situação prevalece em certas variantes do gene da **fibrose cística**, o *CFTR*; estas variantes levam a uma condição fenotípica diferente, a **ausência congênita dos ductos deferentes**, mas não a outras manifestações da fibrose cística.

Uma segunda explicação para a variação fenotípica baseada em alelos é que a variação deve refletir uma propriedade específica da proteína que foi majoritariamente alterada pela mutação. Essa situação é bem ilustrada pela **Hb Kempsey**, um alelo da β-globina no qual a hemoglobina tem uma estrutura com alta afinidade pelo oxigênio, causando policitemia devido à distribuição periférica reduzida de oxigênio, que é interpretada de forma incorreta pelo sistema hematopoiético como uma produção inadequada de hemácias.

As consequências clínicas e bioquímicas de uma mutação específica em uma proteína são frequentemente imprevisíveis. Assim, ninguém poderia prever que o alelo da β-globina associado à anemia falciforme levaria à formação de polímeros de globina que deformam os eritrócitos para a morfologia celular de foice (veja a seguir neste capítulo). A anemia falciforme que resulta de uma *única* mutação específica — a substituição Glu6Val na cadeia da β-globina — é altamente incomum, enquanto a maioria dos fenótipos da doença surge de qualquer número ou de muitas substituições, normalmente mutações de perda de função na proteína afetada.

Heterogeneidade de *Locus*

A heterogeneidade genética também surge quando mutações em mais de um *locus* podem resultar em condições clínicas específicas, uma situação chamada de *heterogeneidade de locus* (Cap. 7). Esse fenômeno é ilustrado pelo achado de que a talassemia pode resultar de mutações tanto na cadeia de β-globina quanto na de α-globina (Tabela 11-2). Uma vez que a heterogeneidade de *locus* foi documentada, uma comparação cuidadosa do fenótipo associado a cada gene algumas vezes revela que o fenótipo não é tão homogêneo como se acreditava inicialmente.

Genes Modificadores

Algumas vezes, mesmo as mais robustas relações genótipo-fenótipo não se enquadram em um paciente específico. Essa variação fenotípica pode, em princípio, ser devida a fatores ambientais ou à ação de outros genes, chamados de *genes modificadores* (Cap. 8). Até o momento, foram identificados apenas alguns genes modificadores para distúrbios monogênicos humanos, entretanto pode-se antecipar a existência de numerosos exemplos à medida que cresce o entendimento da base das doenças. Um exemplo, descrito posteriormente neste capítulo, pode ser visto nos homozigotos da β-talassemia (portadores de mutações no *locus* da β-globina) que também herdam uma variante da α-talassemia no *locus* da α-globina.

AS HEMOGLOBINAS

Para ilustrar em detalhes os conceitos introduzidos na primeira seção deste capítulo, olharemos agora os distúrbios humanos chamados de hemoglobinopatias — as doenças monogênicas mais comuns em humanos. Esses distúrbios causam morbidade substancial, e a Organização Mundial de Saúde estima que mais de 5% da população mundial é portadora de variantes genéticas clinicamente importantes de distúrbios da hemoglobina. Elas também são importantes porque sua patologia bioquímica e molecular é, talvez, a mais bem compreendida entre todo o grupo de doenças genéticas. Antes de discutirmos as hemoglobinopatias em detalhes é importante uma breve introdução sobre os aspectos normais dos genes de globina e a biologia da hemoglobina.

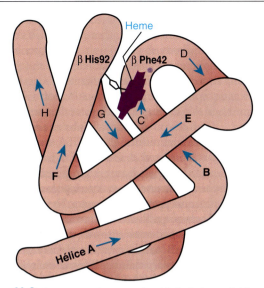

Figura 11-2 A estrutura de uma subunidade de hemoglobina. Cada subunidade tem oito regiões helicoidais, designadas de A a H. Os dois aminoácidos mais conservados estão mostrados: His92, a histidina à qual o ferro do heme está covalentemente ligado; e Phe42, a fenilalanina que envolve o anel porfirina do heme no "bolso" do heme na proteína enovelada. Verifique a discussão da Hb Hammersmith e da Hb Hyde Park, que possuem substituições da Phe42 e His92, respectivamente, na molécula de β-globina.

Estrutura e Função da Hemoglobina

A hemoglobina é a transportadora de oxigênio nas hemácias dos vertebrados. Cada molécula de hemoglobina consiste em quatro subunidades: duas cadeias de α-globina e duas cadeias de β-globina (ou tipo β). Cada subunidade é composta de uma cadeia polipeptídica, a globina, e um grupo prostético, o heme, que é um pigmento contendo ferro que se combina com o oxigênio para dar à molécula a capacidade de transportá-lo (Fig. 11-2). A hemoglobina predominante em humanos adultos, a Hb A, tem uma estrutura $\alpha_2\beta_2$, na qual as quatro cadeias são dobradas e ligadas para formar um tetrâmero globular.

Como ocorre em todas as proteínas que foram extensivamente conservadas durante a evolução, a *estrutura terciária* das globinas é constante; praticamente todas as globinas têm sete ou oito regiões helicoidais (dependendo da cadeia) (Fig. 11-2). Mutações que interferem na estrutura terciária invariavelmente têm consequências patológicas. Além disso, mutações que substituem um aminoácido altamente conservado ou que substituem um dos resíduos apolares, que formam a "concha" hidrofóbica responsável por excluir a água do interior da molécula, comumente causam uma hemoglobinopatia (Fig. 11-2). Como todas as proteínas, a globina tem áreas sensíveis, nas quais mutações não podem ocorrer sem afetar a função, e áreas insensíveis, nas quais as variações são mais livremente toleradas.

Os Genes de Globina

Além da Hb A, com sua estrutura $\alpha_2\beta_2$, existem outras cinco hemoglobinas humanas normais, cada uma das quais possui uma estrutura tetramérica, como aquela da Hb A, consistindo em duas cadeias α ou do tipo α e duas cadeias não α (Fig. 11-3A). Os genes para as cadeias α e do tipo α são reunidos em um arranjo em *tandem* no cromossomo 16. Note que existem dois genes de α-globina *idênticos*, chamados α1 e α2, em cada homólogo. Os genes de β-globina e do tipo β, localizados no cromossomo 11, são membros de famílias relacionadas que, como descrito no Capítulo 13, surgiram indubitavelmente de um gene ancestral em comum (Fig. 11-3A). Ilustrando essa relação de proximidade evolucionaria, a β- e a δ-globina diferem em apenas 10 dos seus 146 aminoácidos.

Expressão de Genes de Globina e o "Liga e Desliga" de Globinas no Desenvolvimento

A expressão dos vários genes de globina se altera durante o desenvolvimento, um processo chamado de "**liga e desliga**" da globina (*globin switching*) (Fig. 11-3B). Note que os genes nos *clusters* de α- e β-globinas estão arranjados na mesma orientação transcricional e, de forma notável, os genes de cada *cluster* estão situados na mesma ordem em que são expressos durante o desenvolvimento. As mudanças temporais da síntese de globina são acompanhadas por mudanças no principal sítio de eritropoiese (Fig. 11-3B). Assim, as três globinas embrionárias são produzidas no saco vitelino a partir da 3ª até a 8ª semana de gestação, mas aproximadamente na 15ª semana a hematopoiese começa a se mover do saco vitelino para o fígado fetal. A Hb F ($\alpha_2\gamma_2$), a hemoglobina predominante durante a vida fetal, constitui aproximadamente 70% da hemoglobina total no momento do nascimento. Nos adultos, entretanto, a Hb F representa menos que poucos pontos percentuais da hemoglobina total, e pode variar de menos de 1% a aproximadamente 5% em indivíduos diferentes.

A síntese da cadeia β se torna significativa por volta do nascimento, e com 3 meses de idade quase toda a hemoglobina é do tipo adulto, Hb A ($\alpha_2\beta_2$) (Fig. 11-3B). Em doenças resultantes de mutações que diminuem a abundância da β-globina, como a β-talassemia (veja a próxima seção), estratégias que aumentam a quantidade normalmente baixa de γ-globina produzida em adultos (e, consequentemente, de Hb F [$\alpha_2\gamma_2$]) têm demonstrado sucesso em melhorar o distúrbio (Cap. 13).

A Regulação da Expressão do Gene da β-Globina durante o Desenvolvimento: A Região Controladora de *Locus*

A elucidação dos mecanismos que controlam a expressão dos genes de globina tem contribuído para a compreensão sobre os processos normais e patológicos. A expressão do gene da β-globina é apenas parcialmente controlada pelo promotor e dois acentuadores localizados no DNA imediatamente flanqueadores ao gene (Cap. 3). Um requisito importante para reguladores adicionais foi inicialmente sugerido pela identificação de um grupo único de pacientes que não apresentava expressão gênica a partir de *qualquer* um dos genes do *cluster* de β-globina, mesmo quando estes genes estavam intactos (incluindo os elementos reguladores).

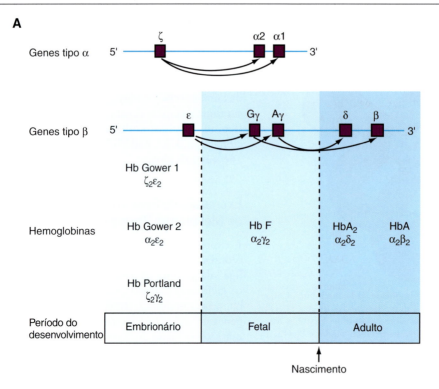

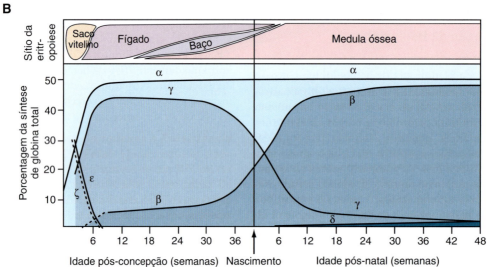

Figura 11-3 Organização dos genes de globina humana e hemoglobinas produzidas em cada estágio do desenvolvimento humano. **A**, Os genes do tipo α estão no cromossomo 16, os genes do tipo β estão no cromossomo 11. As *setas curvas* indicam as mudanças na expressão gênica durante o desenvolvimento. **B**, Desenvolvimento da eritropoiese no feto humano e na criança. Tipos de células responsáveis pela síntese de hemoglobina, órgãos envolvidos, e tipos de cadeia de globina sintetizados nos estágios sucessivos são mostrados. *Veja Fontes & Agradecimentos.*

Esses pacientes informativos apresentavam grandes deleções a montante do complexo β-globina, deleções que removeram um domínio de aproximadamente 20 kb, chamado de **região controladora do *locus*** (LCR), que começa aproximadamente 6 kb a montante do gene da ε-globina (Fig. 11-4). Apesar de a doença resultante, εγδβ-talassemia, ser descrita mais adiante neste capítulo, esses pacientes demonstraram que a LCR é necessária para a expressão de todos os genes do *cluster* da β-globina.

A LCR é definida por cinco sítios hipersensíveis à DNase I (Fig. 11-4), regiões genômicas que não estão comumente abertas a certas proteínas (como a enzima DNase I) e que são usadas experimentalmente para revelar sítios potencialmente reguladores. Dentro do contexto do empacotamento epigenético da cromatina (Cap. 3), esses sítios configuram um estado aberto da cromatina nesse *locus* nas células eritroides, cujo papel é manter uma configuração aberta no *locus*, configuração esta que permite o acesso de

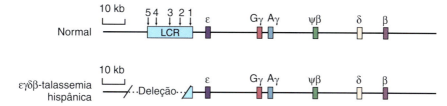

Figura 11-4 A região de controle de *locus* da β-globina (LCR). Cada uma das cinco regiões de cromatina aberta (*setas*) contém vários sítios de ligação consenso para fatores de transcrição eritroide-específicos e ubíquos. O mecanismo preciso pelo qual a LCR regula a expressão gênica é desconhecido. A deleção da LCR que resulta em εγδβ-talasssemia também é mostrada, a qual está discutida no texto. *Veja Fontes & Agradecimentos.*

fatores de transcrição a elementos reguladores que medeiam a expressão de cada um dos genes da β-globina (Cap. 3). ALCR, juntamente com suas proteínas associadas de ligação ao DNA, interage com genes do *locus* da β-globina para formar um domínio nuclear chamado de **centro de cromatina ativa**, onde a expressão do gene da β-globina ocorre. O "liga e desliga" sequencial da expressão gênica, que ocorre entre os cinco membros do complexo de genes da β-globina durante o desenvolvimento, resulta da associação sequencial do centro de cromatina ativa com diferentes genes no *cluster* à medida que o centro se move do gene mais proximal para o mais distal (genes de δ- e β-globina em adultos).

Três situações estão associadas à significância clínica da LCR. Primeiramente, como mencionado, pacientes com deleções da LCR falham em expressar os genes do *cluster* de β-globina. Em segundo lugar, os componentes da LCR são provavelmente essenciais na terapia gênica (Cap. 13) para distúrbios do *cluster* da β-globina, já que uma cópia normal do gene em questão é expressa no momento correto da vida e no tecido apropriado. E em terceiro lugar, o conhecimento dos mecanismos moleculares que governam o "liga e desliga" de globinas pode permitir a indução do aumento da expressão do gene da γ-globina em pacientes com β-talassemia (que tenham mutações apenas no gene das β-globinas), já que a Hb F ($α_2γ_2$) é uma transportadora eficaz de oxigênio em adultos que não possuem a Hb A ($α_2β_2$) (Cap. 13).

Dosagem Gênica, Expressão de Globinas no Desenvolvimento e Doença Clínica

As diferenças na dosagem gênica de α- e β-globinas (quatro genes de α-globina e dois de β-globina, por genoma diploide) e seus padrões de expressão durante o desenvolvimento são importantes para compreender a patogênese de muitas hemoglobinopatias. Mutações no gene da β-globina comumente causam mais doenças que mutações da cadeia α, porque uma única mutação no gene da β-globina afeta 50% das cadeias β, enquanto uma única mutação no gene da cadeia α afeta apenas 25% das cadeias α. Por outro lado, as mutações em β-globina não têm consequências pré-natais, já que a γ-globina é a principal globina tipo β antes do nascimento, com a Hb F constituindo 75% da hemoglobina total à época do parto (Fig. 11-3B). Em contraste, como as cadeias α são os únicos componentes tipo α das hemoglobinas durante as 6 semanas após a concepção, as mutações de α-globina causam doença severa tanto na vida fetal quanto na pós-natal.

AS HEMOGLOBINOPATIAS

Os distúrbios hereditários da hemoglobina podem ser divididos em três grandes grupos, que em alguns casos se sobrepõem:

- **Variantes estruturais**, que alteram a sequência de aminoácidos do polipeptídeo globina, alterando propriedades como sua capacidade de transportar oxigênio ou reduzindo sua estabilidade. *Exemplo*: **Anemia falciforme (Caso 42)**, devido a uma mutação que torna a β-globina desoxigenada relativamente insolúvel, mudando a forma das hemácias (Fig. 11-5).
- **Talassemias**, que são doenças resultantes do decréscimo na abundância de uma ou mais cadeias de globina (Caso 44). O decréscimo pode resultar da produção reduzida de uma cadeia de globina ou, de maneira menos comum, de uma variante estrutural que desestabiliza a cadeia. O desequilíbrio resultante, na razão entre cadeias α:β, determina a fisiopatologia dessas condições. *Exemplo*: Mutações no promotor que diminuem a expressão do RNAm da β-globina e causam a β-talassemia.
- **Persistência hereditária da hemoglobina fetal** é um grupo de condições *clinicamente benignas* que impede a troca perinatal da síntese de γ-globina pela β-globina. *Exemplo*: Uma deleção, encontrada em afro-americanos, que remove ambos os genes da δ- e β-globina, mas leva à expressão pós-natal continuada dos genes de γ-globina, para produzir Hb F, que é uma transportadora efetiva de oxigênio (Fig. 11-3).

Variantes Estruturais da Hemoglobina

A maioria das hemoglobinas variantes resulta de mutações pontuais em um dos genes estruturais de globina. Mais de 400 mutações estruturais em hemoglobinas foram descritas, e aproximadamente metade destas são clinicamente significativas. As variantes estruturais da hemoglobina podem ser separadas nas três classes a seguir, dependendo do fenótipo clínico (Tabela 11-3):

- Variantes que causam **anemia hemolítica**, mais comumente porque tornam o tetrâmero de hemoglobina instável.
- Variantes com **transporte de oxigênio alterado**, devido ao aumento ou à diminuição da afinidade pelo oxigênio ou

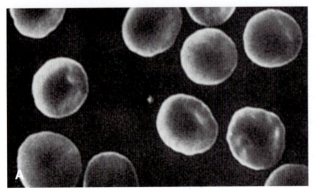 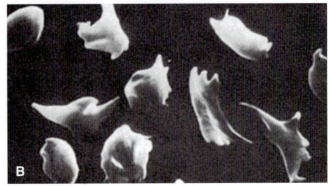

Figura 11-5 Micrografia eletrônica de varredura de hemácias de paciente com anemia falciforme. **A**, Células oxigenadas são arredondadas e cheias. **B**, A forma celular clássica de foice é produzida apenas quando as células estão no seu estado desoxigenado. *Veja Fontes & Agradecimentos.*

TABELA 11-3 As Principais Classes de Variantes Estruturais da Hemoglobina

Classe Variante*	Substituição de Aminoácido	Efeito Fisiopatológico da Mutação	Herança
Hb S	Cadeia β: Glu6Val	Hb S desoxigenada polimeriza → células falciformes → oclusão vascular e hemólise	AR
Hb Hammersmith	Cadeia β: Phe42Ser	Hb instável → precipitação da Hb → hemólise; também baixa afinidade pelo oxigênio	AD
Hb Hyde Park (a Hb M)	Cadeia β: His92Tyr	A substituição torna o ferro oxidado do heme resistente à meta-hemoglobina redutase → Hb M, não pode transportar oxigênio → cianose (assintomático)	AD
Hb Kempsey	Cadeia β: Asp99Asn	A substituição mantém a Hb na estrutura de seu estado de alta afinidade pelo oxigênio → menos oxigênio para os tecidos → policitemia	AD
Hb E	Cadeia β: Glu26Lys	A mutação → Hb anormal e com síntese diminuída (*splicing* anormal do RNA) → talassemia branda† (Fig. 11-11)	AR

*Variantes de hemoglobina são nomeadas após o nome da cidade do primeiro paciente descrito.
†Variantes estruturais adicionais de cadeia β que causam β-talassemia são mostradas na Tabela 11-5.
AD, autossômica dominante AR, autossômica recessivo; Hb M, meta-hemoglobina; veja o texto.

à formação da meta-hemoglobina, uma forma incapaz de oxigenação reversível.
- Variantes que resultam de mutação na região codificante e causam talassemia porque reduzem a abundância do polipeptídeo globina. A maioria dessas mutações prejudica a taxa de síntese do RNAm ou afeta o nível da proteína codificada.

Anemias Hemolíticas

Hemoglobinas com Propriedades Físicas Novas: Anemia Falciforme. A hemoglobina falciforme é de grande importância clínica em muitas partes do mundo. A doença resulta da substituição de um único nucleotídeo que muda o códon do sexto aminoácido da β-globina de ácido glutâmico para valina (GAG → GTG; Glu6Val; Tabela 11-3). A homozigose para essa mutação é a causa da **anemia falciforme** (Caso 42). A doença tem uma distribuição geográfica característica, ocorrendo mais frequentemente na África equatorial e, menos comumente, na área Mediterrânea e na Índia, e em países para os quais as pessoas dessas regiões migraram. Aproximadamente 1 em cada 600 afro-americanos nasce com a doença, que pode ser fatal na primeira infância, embora o aumento da sobrevida esteja se tornando mais comum.

Características Clínicas. A anemia falciforme é uma condição hemolítica autossômica recessiva, caracterizada por uma tendência das hemácias a apresentar uma forma grosseiramente anormal (i.e., tem forma de foice) sob condições de baixa tensão de oxigênio (Fig. 11-5). Os heterozigotos, chamados de portadores do **traço falciforme**, são em geral clinicamente normais, mas suas hemácias podem mudar para forma de foice quando eles são submetidos à baixa pressão de oxigênio *in vitro*. Ocasiões nas quais isto ocorre são incomuns, embora os homozigotos estejam sob risco de infarto esplênico, especialmente em grandes altitudes (p. ex., em aeronaves com pressão de cabine reduzida) ou quando exercem competições atléticas de níveis extremos. O estado heterozigoto está presente em aproximadamente 8% dos afro-americanos, mas em áreas onde a frequência do alelo falciforme ($β^S$) é alta (p. ex., centro-oeste da África) mais de 25% da população recém-nascida é representada por heterozigotos.

A Patologia Molecular da Hb S. Há aproximadamente 60 anos, Ingram descobriu que a anormalidade da hemoglobina falciforme era uma substituição de um dos 146 aminoácidos da cadeia β da molécula de hemoglobina. Todas as manifestações clínicas da hemoglobina falciforme são consequência dessa única modificação no gene da β-globina. A descoberta de Ingram foi a primeira demonstração de que uma mutação em um gene estrutural *em qualquer organismo* pode causar uma substituição de aminoácido na proteína correspondente. Como a substituição é na cadeia da β-globina, a fórmula para a hemoglobina falciforme é escrita como $α_2β_2^S$ ou, mais precisamente, $α_2{}^Aβ_2^S$. Um

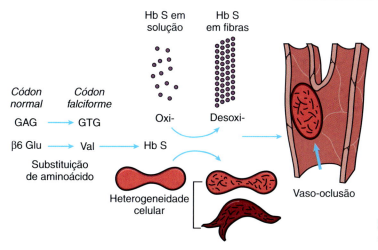

Figura 11-6 A patogênese da anemia falciforme. *Veja Fontes & Agradecimentos.*

heterozigoto tem uma mistura dos dois tipos de hemoglobina, A e S, resumida como $\alpha_2{}^A\beta_2{}^A/\alpha_2{}^A\beta_2{}^S$, assim como um tetrâmero híbrido de hemoglobina, escrito como $\alpha_2{}^A\beta^A\beta^S$. Fortes evidências indicam que a mutação falciforme surgiu no oeste da África, mas deve ter ocorrido de forma independente em outros lugares. O alelo β^S tem alta frequência em áreas do mundo onde há malária porque confere proteção contra esta doença em heterozigotos (Cap. 9).

O Afoiçamento e suas Consequências. A patologia molecular e celular da doença falciforme está sumarizada na Figura 11-6. Moléculas de hemoglobina contendo as unidades da β-hemoglobina mutante são normais na sua capacidade de executar sua função primária de ligação ao oxigênio (quando presentes, elas não polimerizam, como descrito a seguir), mas no sangue desoxigenado elas apresentam apenas um quinto da solubilidade, quando comparado à hemoglobina normal. Sob condições de baixa tensão de oxigênio, essa relativa insolubilidade da desoxi-hemoglobina S faz que as moléculas de hemoglobina falciforme se agreguem em polímeros, em forma de bastões ou fibras (Fig. 11-5). Esses bastões moleculares distorcem os eritrócitos $\alpha_2\beta_2^S$ para a forma de foice, o que os impede de comprimirem-se em uma fileira única nos capilares, como ocorre com as hemácias normais, bloqueando assim o fluxo sanguíneo e causando isquemia local. Eles também podem causar o rompimento da membrana das hemácias (hemólise) e liberação de hemoglobina livre, que pode ter efeitos deletérios sobre a disponibilidade de vasodilatadores, como o oxido nítrico, exacerbando consequentemente a isquemia.

Genes Modificadores Determinam a Severidade Clínica da Anemia Falciforme. Há muito tempo sabe-se que um forte modificador da severidade clínica da doença falciforme é o nível de Hb F do paciente ($\alpha_2\gamma_2$), sendo que altos níveis estão associados com menor morbidade e baixa mortalidade. A base fisiológica do efeito amenizador da Hb F é clara: a Hb F é uma transportadora perfeita de oxigênio na vida pós-natal e também inibe a polimerização da desoxi-hemoglobina S.

Até recentemente, entretanto, não se sabia se a variação na expressão da Hb F era hereditária. Estudos de associação genômica ampla (GWAS) (Cap. 10) demonstraram que polimorfismos de nucleotídeo único (SNPs) em três *loci* — o gene da γ-globulina e dois genes que codificam fatores de transcrição, *BCL11A* e *MYB* — são responsáveis por 40% a 50% da variação nos níveis de Hb F nos pacientes com anemia falciforme. Além disso, os SNPs associados com Hb F estão também associados com episódios clínicos de dor em função da oclusão de capilares causada pelas hemácias falciformes (Fig. 11-6).

As variações genéticas no nível de Hb F também estão associadas com a severidade clínica na β-talassemia (discutida a seguir), visto que a abundância reduzida da β-globina (e, consequentemente, de Hb A [$\alpha_2\beta_2$]) nessa doença é parcialmente aliviada por altos níveis de γ-globina e, assim, de Hb F ($\alpha_2\gamma_2$). A descoberta desses modificadores genéticos da abundância de Hb F explica não apenas muito sobre a variação na severidade clínica da anemia falciforme e β-talassemia, mas também ressalta um princípio geral introduzido no Capítulo 8: *genes modificadores podem exercer papéis importantes na determinação da severidade clínica e fisiológica de distúrbios monogênicos.*

BCL11A, um Silenciador da Expressão do Gene da γ-Globina em Células Eritroides Adultas. A identificação de modificadores genéticos dos níveis de Hb F, particularmente o *BCL11A*, tem grande potencial terapêutico. O produto do gene *BCL11A* é um fator de transcrição que normalmente silencia a expressão da γ-globina, reprimindo a produção pós-natal de Hb F. Sendo assim, fármacos capazes de suprimir a atividade de *BCL11A* após o nascimento, consequentemente *aumentando* a expressão de Hb F, podem ser de grande benefício para pacientes com anemia falciforme e β-talassemia (Cap. 13), distúrbios estes que afetam milhões de indivíduos no mundo. Programas de triagem de pequenas moléculas para identificar fármacos potenciais desse tipo estão em andamento em muito laboratórios.

Trissomia do 13, MicroRNAs e MYB, Outro Silenciador da Expressão do Gene da γ-Globina. A indicação, pelo GWAS, de que o *MYB* é um importante regulador da expressão de γ-globina recebeu suporte de uma direção inesperada, estudos investigando a base da persis-

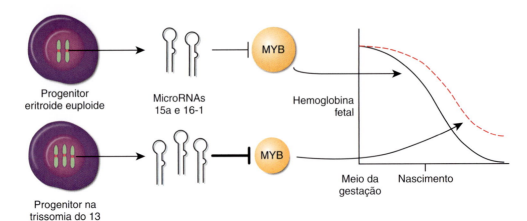

Figura 11-7 Um modelo demonstrando como o aumento dos microRNAs 15a e 16-1 na trissomia do 13 pode resultar em expressão elevada de hemoglobina fetal. Normalmente, o nível basal desses microRNAs pode moderar a expressão de alvos como o gene *MYB* durante a eritropoiese. No caso da trissomia do 13, níveis elevados destes microRNAs resultam em sub-regulação (*down-regulation*) adicional da expressão de *MYB*, que consequentemente resulta em atraso na troca de hemoglobina fetal pela adulta e expressão persistente da hemoglobina fetal. *Veja Fontes & Agradecimentos.*

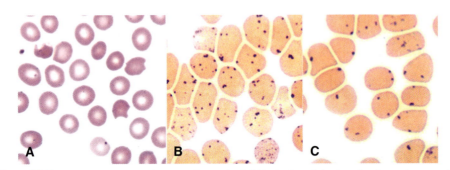

Figura 11-8 Visualização de um efeito patológico da deficiência de cadeias β na β-talassemia: a precipitação do excesso de cadeias α normais para formar o corpo de Heinz nas hemácias. A-C, O esfregaço de sangue periférico (**A**) mostra células "mordidas" com áreas semicirculares da membrana, correspondentes aos corpos de Heinz, removidas por macrófagos do baço, causando destruição prematura da hemácia. A preparação do corpo de Heinz (**B**) mostra corpos de Heinz aumentados no mesmo espécime quando comparado ao controle (**C**). *Veja Fontes & Agradecimentos.*

tência da expressão aumentada de Hb F pós-natal em pacientes com trissomia do 13 (Cap. 6). Dois miRNAs, miR-15a e miR-16-1, tem como alvo direto a região 3' não traduzida (UTR) do RNAm de *MYB*, reduzindo assim a expressão de *MYB*. Os genes para esses dois miRNAs estão localizados no cromossomo 13; prediz-se que sua dosagem extra na trissomia do 13 reduz a expressão de MYB abaixo dos níveis normais, e assim, em parte, diminui a repressão pós-natal da expressão do gene da γ-globina, normalmente mediada pela proteína MYB, resultando em expressão aumentada de Hb F (Fig. 11-7).

Hemoglobinas Instáveis. As hemoglobinas instáveis resultam em grande parte de mutações pontuais que causam a desnaturação do tetrâmero de hemoglobina em hemácias maduras. Os tetrâmeros de hemoglobina desnaturados são insolúveis e precipitam-se formando inclusões (corpos de Heinz) que contribuem para danificar a membrana das hemácias, causando hemólise das hemácias maduras na árvore vascular (Fig. 11-8, mostrando o corpo de Heinz resultante da β-talassemia).

A substituição de um aminoácido na hemoglobina instável **Hb Hammersmith** (cadeia β Phe42Ser; Tabela 11-3) leva à desnaturação do tetrâmero e, consequentemente, à hemólise. Essa mutação é particularmente notável, já que o resíduo de fenilalanina substituído é um dos dois aminoácidos que são conservados em todas as globinas encontradas na natureza (Fig. 11-2). Assim, não é surpreendente que substituições dessa fenilalanina produzam doença grave. Na β-globina normal, a fenilalanina, que é um aminoácido volumoso, segura o grupo heme em um "bolso" dentro no monômero enovelado da β-globina. A substituição desse aminoácido por serina, um resíduo pequeno, cria um espaço que permite que o heme escape do seu bolso. Além da sua instabilidade, a Hb Hammersmith tem baixa afinidade por oxigênio, causando cianose em heterozigotos.

Ao contrário das mutações que desestabilizam o *tetrâmero*, outras variantes desestabilizam o *monômero* de globina e nunca formam o tetrâmero, causando desequilíbrio e talassemia (veja a seção seguinte).

Variantes com Transporte de Oxigênio Alterado

Mutações que alteram a capacidade da hemoglobina de transportar oxigênio, apesar de raras, são de interesse geral, visto que ilustram como uma mutação pode impedir uma função proteica (neste caso, a ligação e liberação do oxigênio) e ainda deixam outras propriedades proteicas intactas. Por exemplo, as mutações que afetam o transporte de oxigênio geralmente têm pouco ou nenhum efeito sobre a estabilidade da hemoglobina.

Meta-hemoglobinas. A oxiemoglobina é a forma de hemoglobina com capacidade de oxigenação reversível; o ferro do heme está no seu estado reduzido (ou ferroso). O ferro do heme tende a se oxidar espontaneamente à forma férrica, e a molécula resultante, chamada de meta-hemoglobina, é incapaz de oxigenação reversível. Se quantidades significativas de meta-hemoglobina se acumularem no sangue, o resultado é a cianose. A manutenção do ferro no seu estado reduzido é papel da enzima meta-hemoglobina redutase. Em muitas globinas mutantes (tanto α, quanto β), substituições na região do bolso do heme afetam a ligação globina-heme de uma maneira que torna o ferro resistente à ação da redutase. Apesar de heterozigotos para essas hemoglobinas mutantes serem cianóticos, eles são assintomáticos. Presume-se que o estado homozigoto seja letal. Um exemplo de meta-hemoglobina de cadeia − β é a **Hb Hyde Park** (Tabela 11-3), na qual uma histidina conservada (His192 na Fig. 11-2) ligada covalentemente ao heme é substituída por uma tirosina (His92Tyr).

Hemoglobinas com Afinidade Alterada pelo Oxigênio. Mutações que alteram a afinidade pelo oxigênio demonstram a importância da interação entre subunidades para o funcionamento de proteínas multiméricas, como a hemoglobina. No tetrâmero de Hb A, a interface α:β foi altamente conservada durante a evolução, pois é submetida à movimentação significativa entre as cadeias quando a molécula de hemoglobina passa de seu estado oxigenado (relaxado) para o estado desoxigenado (tenso). Substituições nos resíduos dessa interface, exemplificadas pela hemoglobina mutante **Hb Kempsey** (Tabela 11-3), impedem o movimento entre as cadeias relacionado à oxigenação; a mutação "bloqueia" a hemoglobina no seu estado de alta afinidade pelo oxigênio, reduzindo assim a distribuição de oxigênio para os tecidos e causando policitemia.

Talassemias: Um Desequilíbrio na Síntese de Cadeias de Globina

As talassemias (do grego, *thalassa*, mar, e *haema*, sangue) são coletivamente os distúrbios monogênicos humanos mais comuns no mundo (Caso 44). Elas são um grupo heterogêneo de doenças da síntese de hemoglobina, nas quais as mutações reduzem a síntese ou estabilidade da cadeia de α-globina ou de β-globina, causando α-talassemia ou β-talassemia, respectivamente. O desequilíbrio na razão de cadeias α:β é a base da fisiopatologia. A cadeia que é produzida a uma taxa normal fica em relativo excesso; na ausência de uma cadeia complementar com a qual deveria formar um tetrâmero, o excesso de cadeias normais eventualmente precipita na célula, danificando a membrana e levando à destruição das hemácias. O excesso de cadeias β, ou do tipo β, é insolúvel e precipita tanto nos precursores de hemácias (causando uma eritropoiese ineficaz), quanto nas hemácias maduras (causando hemólise, pois danificam a membrana celular). O resultado é a perda de hemácias (anemia), nas quais as essas células são tanto hipocrômicas (i.e., células vermelhas pálidas) quanto microcíticas (i.e., hemácias pequenas).

O nome *talassemia* foi usado inicialmente para mostrar que a doença foi descoberta em pessoas originárias do Mediterrâneo. Entretanto ambas, α-talassemia e β-talassemia, têm alta frequência em muitas populações, apesar de a α-talassemia ser mais prevalente e mais amplamente distribuída. A alta frequência da talassemia deve-se à vantagem protetora contra a malária que ela confere aos portadores, análoga à vantagem do heterozigoto nos portadores da hemoglobina falciforme (Cap. 9). Existe uma distribuição característica das talassemias em um faixa ao redor do Velho Mundo — no Mediterrâneo, Oriente Médio e partes da África, Índia e Ásia.

Uma consideração clínica importante é que os alelos para ambos os tipos de talassemia, assim como nas anormalidades estruturais da hemoglobina, não incomumente coexistem em um mesmo indivíduo. Como resultado, interações clinicamente importantes podem ocorrer entre diferentes alelos do mesmo gene de globina ou entre alelos mutantes de diferentes genes de globina.

As α-Talassemias

Os distúrbios genéticos de produção de α-globina alteram a formação das hemoglobinas fetal e adulta (Fig. 11-3) e, consequentemente, causam doenças intrauterinas e pós-natais. Na ausência de cadeias de α-globina com as quais podem se associar, as cadeiras do *cluster* de β-globina ficam livres para formar uma hemoglobina homotetramérica. A hemoglobina com a composição γ_4 é chamada de **Hb de Bart,** e o tetrâmero de β_4 é chamado de Hb H. Já que em condições normais nenhuma dessas hemoglobinas é capaz de liberar oxigênio nos tecidos, elas são completamente ineficazes como transportadoras dessa molécula. Consequentemente, recém-nascidos com α-talassemia severa e altos níveis de Hb de Bart (γ_4) sofrem de hipoxia intrauterina severa e nascem com acúmulo disseminado de fluidos, uma condição conhecida como **hidropsia fetal**. Nas α-talassemias mais brandas, uma anemia se desenvolve em função da precipitação gradual de Hb H (β_4) no eritrócito. A formação de inclusões de

Hb H em hemácias maduras e a remoção dessas inclusões pelo baço danificam as células, levando à sua destruição prematura.

Deleções em Genes de α-Globina. As formas mais comuns de α-talassemia são resultado de deleções gênicas. A alta frequência de deleções em mutantes da cadeia α, e não da cadeia β, deve-se à presença de dois genes idênticos de α-globina em cada cromossomo 16 (Fig. 11-3A); as sequências intrônicas dos dois genes da α-globina também são similares. Esse arranjo em *tandem* de genes homólogos de α-globina facilita o alinhamento incorreto durante o pareamento de homólogos e a subsequente recombinação entre o domínio gênico α1 de um cromossomo com a região gênica α2 correspondente do outro cromossomo (Fig. 11-9). Evidências que suportam esse mecanismo patogênico foram fornecidas por relatos de indivíduos normais raros com o complexo gênico de α-globina triplicado. Deleções e outras alterações de uma, duas, três ou todas as quatro cópias dos genes de α-globina causam anormalidades hematológicas proporcionalmente severas (Tabela 11-4).

O traço de α-talassemia, causado pela deleção de dois dos quatro genes de α-globinas, está distribuído ao redor do mundo. Entretanto, o tipo de deleção em homozigose da α-talassemia, envolvendo as quatro cópias da α-globina, que leva à Hb Bart (γ4) e à hidropsia fetal, está bastante restrito ao sudeste da Ásia. Nessas populações, a alta frequência de hidropsia fetal devido à α-talassemia pode ser explicada pela natureza da deleção causadora. Indivíduos com duas α-globinas normais e duas mutadas são chamados portadores do traço da α-talassemia, que resulta em um de dois fenótipos prováveis (– –/αα ou –α/–α), dependendo de se a deleção está ou não em cis ou em trans. A heterozigose para a deleção de ambas as cópias do gene da α-globina em *cis* (genótipo – –/αα) é relativamente comum no sudeste da Ásia, e a prole de dois portadores de alelos dessa deleção pode, consequentemente, receber dois cromossomos – –/– –. Em outros grupos, entretanto, o traço de α-talassemia é normalmente resultado do genótipo –α/–α em *trans*, que pode não originar uma prole – –/– –.

Além das mutações da α-talassemia que resultam em deleção de genes da α-globina, mutações que deletam apenas a LCR do complexo de α-globina também causam α-talassemia. Na verdade, de forma similar às observações discutidas anteriormente a respeito da LCR da β-globina, esse tipo de deleção é crítica para demonstrar a existência desse elemento regulador no *locus* da α-globina.

Outras Formas de α-Talassemia. Em todos os casos de α-talassemia descritos previamente, deleções nos genes de α-globina ou mutações nas suas sequências que atuam em *cis* levam à redução da síntese de α-globina. Outros tipos de α-talassemia ocorrem muito menos comumente. Uma forma importante e rara de α-talassemia é a **síndrome ATR-X**, que está associada com a α-talassemia e deficiência intelectual, e ilustra a importância do empacotamento epigenético do genoma na regulação da expressão gênica

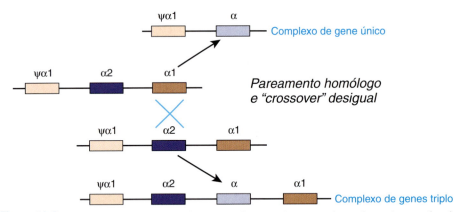

Figura 11-9 O mecanismo provável que determina a forma mais comum de α-talassemia, a qual se deve à deleção de um dos dois genes de α-globina no cromossomo 16. Alinhamento incorreto, pareamento homólogo, e recombinação entre o gene α1 em um cromossomo e o gene α2 no cromossomo homólogo resultam na deleção de um gene da α-globina.

TABELA 11-4 Estados Clínicos Associados aos Genótipos de α-Talassemia

Condição Clínica	Número de Genes α Funcionais	Genótipo do Gene da α-Globina	Produção de Cadeia α
Normal	4	αα/αα	100%
Portador silencioso	3	αα/α–	75%
Traço de α-Talassemia (anemia branda, microcitose)	2	α–/α– ou αα/– –	50%
Doença da Hb H (β4) (anemia hemolítica moderadamente severa)	1	α–/– –	25%
Hidropsia fetal ou α-talassemia homozigótica (Hb Bart's: γ4)	0	– –/– –	0%

(Cap. 3). O gene *ATRX* ligado ao X codifica uma proteína remodeladora de cromatina que funciona em *trans*, para ativar a expressão dos genes de α-globina. A proteína ATRX pertence à família de proteínas que funcionam dentro de grandes complexos multiproteicos que alteram a topologia do DNA. A síndrome ATR-X é umas das crescentes doenças monogênicas que resultam de mutações em proteínas remodeladoras de cromatina.

A síndrome ATR-X foi inicialmente reconhecida como incomum, já que as primeiras famílias nas quais foi identificada foram de norte-europeus, uma população na qual as formas de deleção de α-talassemia são incomuns. Além disso, os indivíduos afetados eram homens que também possuíam deficiência intelectual ligada ao X severa, juntamente com uma ampla gama de outras anormalidades, como características faciais particulares, defeitos esqueléticos e malformações urogenitais. Essa diversidade de fenótipos sugere que a ATRX regula a expressão de numerosos outros genes além das α-globinas, apesar desses outros alvos serem desconhecidos até o momento.

Em pacientes com a síndrome ATR-X, a redução da síntese de α-globina deve-se ao crescente acúmulo de uma variante de histona, chamada de macroH2A, no *cluster* gênico da α-globina (Cap. 3), um acúmulo que reduz a expressão do gene da α-globina e causa α-talassemia. Todas as mutações identificadas até o momento, no gene *ATRX* da síndrome ATR-X, são mutações de perda de função parcial, que resultam em defeitos hematológicos moderados quando comparados àqueles observados nas formas clássicas de α-talassemia.

Em pacientes com a síndrome ATR-X, anormalidades nos padrões de metilação do DNA indicam que a proteína ATRX é também necessária para estabelecer e manter o padrão de metilação de certos domínios do genoma, talvez pela modulação do acesso da enzima DNA metiltransferase aos seus sítios de ligação. Este achado é muito importante, já que mutações em outro gene, o *MECP2*, que codifica a proteína que se liga ao DNA metilado, causam a **síndrome de Rett** (Caso 40), pela alteração da regulação epigenética de genes em regiões do DNA metilado, levando à regressão do neurodesenvolvimento. Normalmente, as proteínas ATRX e MeCP2 interagem, e o prejuízo dessa interação, devido a mutações no *ATRX*, pode contribuir para a deficiência intelectual observada na síndrome ATR-X.

As β-Talassemias

As β-talassemias compartilham muitas características com a α-talassemia. Na β-talassemia, o decréscimo na produção de β-globina causa anemia hipocrômica, microcítica e desequilíbrio da síntese de globina, devido ao excesso de cadeias α. As cadeias α em excesso são insolúveis e precipitam (Fig. 11-8) tanto nas células precursoras dos eritrócitos (causando eritropoiese ineficaz), como nas hemácias maduras (causando hemólise), já que elas danificam a membrana celular. De modo diferente da α-globina, entretanto, a cadeia β é importante apenas no período pós-natal. Consequentemente, o surgimento da β-talassemia não é aparente até poucos meses após o nascimento, quando a β-globina normalmente substitui a γ-globina como a principal cadeia não α (Fig. 11-3B), e apenas a síntese da principal hemoglobina do adulto, a Hb A, é reduzida. O nível de Hb F está aumentado na β-talassemia não por causa da reativação da expressão do gene de γ-globina que foi desligada ao nascimento, mas sim por causa da sobrevida seletiva e talvez também devido à produção aumentada de uma população minoritária de hemácias do adulto, contendo Hb F.

Em contraste com a α-talassemia, as β-talassemias são normalmente resultado da substituições de um único par de bases e não de deleções (Tabela 11-5). Em muitas regiões do mundo onde a β-talassemia é comum, existem muitas mutações distintas de β-talassemia, nas quais as pessoas carregando dois alelos de β-talassemia são mais provavelmente **compostos genéticos** (i.e., carregam dois alelos diferentes para a β-talassemia) do que homozigotos verdadeiros para um alelo. A maioria dos indivíduos com dois alelos da β-talassemia tem **talassemia maior**, uma condição caracterizada por anemia severa e necessidade de cuidados médicos por toda a vida. Quando os alelos da β-talassemia permitem uma produção quase nula de β-globina, resultando em ausência de Hb A, a condição é chamada de β^0-talassemia. Se alguma Hb A é detectável, o paciente tem β^+-talassemia. Apesar de a severidade da doença clínica depender do efeito combinado dos dois alelos presentes, a sobrevida até a vida adulta era, até recentemente, incomum.

Crianças homozigotas para a β-talassemia apresentam anemia logo que a produção pós-natal de Hb F diminui, geralmente antes dos 2 anos de idade. Até o momento, o tratamento das β-talassemias baseia-se na correção da anemia e na expansão da medula por meio de transfusões sanguíneas, e pelo controle do consequente acúmulo de ferro com a administração de agentes quelantes. O transplante de medula óssea é eficaz, mas é uma opção disponível somente se um membro da família HLA compatível for encontrado.

Os portadores de um alelo de β-talassemia são clinicamente normais e diz-se que eles têm **talassemia menor**. Esses indivíduos têm hemácias hipocrômicas, microcíticas, e podem ter anemia leve, que pode ser erroneamente diagnosticada no início como deficiência de ferro. O diagnóstico da talassemia menor pode ser determinado pela eletroforese de hemoglobinas, que geralmente revela um aumento no nível de Hb A2 ($\alpha_2\delta_2$) (Fig. 11-3A). Em muitos países, heterozigotos para talassemia são tão numerosos que exigem diagnóstico diferencial para anemia resultante da deficiência de ferro, e são fonte comum de referência para o diagnóstico pré-natal de fetos homozigotos afetados (Cap. 17).

Alelos da α – Talassemia como Genes Modificadores da β-Talassemia. Um dos melhores exemplos de um gene modificador na genética humana surge do fato de que ambos os alelos da α-talasssemia e da β-talassemia podem estar presentes em uma mesma população. Nessas populações, homozigotos da β-talassemia podem herdar também um alelo da α-talassemia. A severidade clínica da β-talassemia é algumas vezes atenuada pela presença do alelo da α-talassemia, que age como um gene modificador: o desequilíbrio

TABELA 11-5 A Base Molecular de Algumas Causas de β-Talassemia Simples

Tipo	Exemplo	Fenótipo	População Afetada
Síntese de RNAm Defeituosa			
Defeitos no *splicing* de RNA (Fig. 11-11C)	Sítio aceptor anormal no intron 1: AG → GG	β^0	Negros
Mutantes de promotor	Mutação no TATA *box*	β^+	Japoneses
	$-31 \quad -30 \quad -29 \quad -28 \quad -31 \quad -30 \quad -29 \quad -28$		
	A T A A → *G T A A*		
Sítio de *cap* do RNA anormal	Transversão de A → C no sítio de *cap* do RNAm	β^+	Asiáticos
Defeitos no sinal de poliadenilação	AATAAA → AACAAA	β^+	Negros
RNAms Não Funcionais			
Mutações sem sentido (*nonsense)*	Códon 39	β^0	Mediterrâneos
	Gln→ término		(especialmente
	CAG → UAG		na Sardenha)
Mutações de mudança na matriz de leitura (*frameshift*)	Códon 16 (deleção de 1 pb)	β^0	Indianos
	Normal trp gly lys val asn		
	15 16 17 18 19		
	UGG GGC AAG GUG AAC		
	UUG GCA AGG UGA		
	Mutante trp ala arg término		
Mutações em Região Codificante que também Alteram o *Splicing**			
Mutações sinônimas	Códon 24	β^+	Negros
	gly → gly		
	GGU --GGA		

*Uma outra hemoglobina variante estrutural que causa β-talassemia é mostrada na Tabela 11-3. RNAm, RNA mensageiro.
Derivada parcialmente de Weatherall DJ, Clegg JB, Higgs DR, Wood WG: The hemoglobinopathies. In Scriver CR, Beaudet AL, Sly WS, Valle D, editors: *The metabolic and molecular bases of inherited disease*, ed 7, New York, 1995, McGraw-Hill, pp 3417-3484; and Orkin SH: Disorders of hemoglobin synthesis: the thalassemias. In Stamatoyannopoulos G, Nienhuis AW, Leder P, Majerus PW, editors: *The molecular basis of blood diseases*, Philadelphia, 1987, WB Saunders, pp 106-126.

na síntese da cadeia de globina que ocorre na β-talassemia, devido ao excesso relativo de cadeias α, é reduzido pelo decréscimo na produção de cadeias α, que resulta de mutação da α-talassemia.

β-Talassemia, Talassemias Complexas e Persistência Hereditária da Hemoglobina Fetal.
Quase todos os tipos de mutação capazes de reduzir a síntese de um RNAm ou de uma proteína têm sido identificados como causa de β-talassemia. A visão geral a seguir desses defeitos genéticos é, portanto, clarificadora sobre os mecanismos mutacionais em geral, descrevendo, em particular, a base molecular de uma das doenças genéticas mais comuns e severas no mundo. As mutações do complexo de genes de β-globina estão separadas em dois grandes grupos, com diferentes fenótipos clínicos. Um grupo de defeitos, que engloba a maioria dos pacientes, compromete apenas a produção de β-globina e causa a **β-talassemia simples**. O segundo grupo de mutações consiste em grandes deleções que causam as **talassemias complexas**, nas quais tanto o gene da β-globina como um ou mais dos outros genes — ou a LCR — no *cluster* da β-globina é(são) removido(s). Finalmente, algumas deleções dentro do *cluster* da β-globina não causam talassemia, mas sim um fenótipo benigno chamado de **persistência hereditária da hemoglobina fetal** (i.e., a persistência da expressão do gene da γ-globina durante a vida adulta) que nos informa sobre a regulação da expressão gênica da globina.

A Base Molecular da β-Talassemia Simples.
A β-talassemia simples resulta de uma marcada diversidade de defeitos moleculares, predominantemente mutações pontuais no gene da β-globina (Fig. 11-10; Tabela 11-5). A maioria das mutações que causam a β-talassemia simples leva a um decréscimo na abundância do RNAm da β-globina e inclui mutantes na região promotora, mutantes do *splicing* de RNA (os mais comuns), mutantes relativos à adição do *cap* e da cauda poli(A) do RNAm, e mutações de mudança de matriz de leitura (*frameshift*) e sem sentido (*nonsense*) que introduzem códons de término prematuros dentro da região codificante do gene. Algumas poucas variantes estruturais da hemoglobina também comprometem o processamento do RNAm da β-globina, como exemplificado pela Hb E (descrita a seguir).

Mutações do *Splicing* do RNA. A maioria dos pacientes com β-talassemia que têm abundância reduzida do RNAm da β-globina apresenta anormalidades no *splicing* do RNA. Mais de duas dezenas de defeitos deste tipo já foram descritos, e sua importância clínica combinada tem grande relevância. Essas mutações também ganharam grande visibilidade devido aos seus efeitos no *splicing* serem frequente e inesperadamente complexos, e a análise dos RNAms mutantes tem contribuído muito para o conhecimento de sequências críticas para o processamento normal do RNA (introduzido no Cap. 3). Os defeitos de *splicing* são separados em três grupos (Fig. 11-11), dependendo da região do RNA não processado na qual a mutação está localizada.

- **Mutações de junção de corte** incluem mutações nas junções de corte do sítio doador 5' ou aceptor 3' dos introns ou nas sequências consenso adjacentes às junções. A natureza crítica do dinucleotídeo GT conservado no

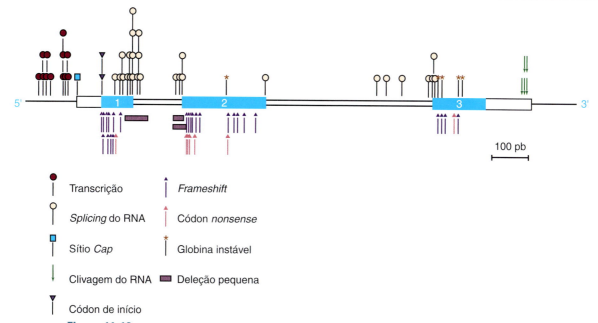

Figura 11-10 Mutações pontuais e pequenas deleções representativas que causam β-talassemia. Note a distribuição de mutações ao longo do gene e que as mutações afetam praticamente todos os processos necessários para a produção da β-globina normal. Mais de 100 mutações pontuais diferentes na β-globina estão associadas com a β-talassemia simples. *Veja Fontes & Agradecimentos.*

sítio doador 5' do intron e do AG no sítio aceptor 3' (Cap. 3) é demonstrada pela perda completa do *splicing* normal quando ocorrem mutações nesses dinucleotídeos (Fig. 11-11B). A inativação do sítio aceptor normal resulta na utilização de outras sequências semelhantes ao aceptor em alguma outra posição na molécula precursora do RNA. Esses sítios alternativos são chamados de **sítios crípticos de corte** porque eles normalmente não são usados pelo aparato de *splicing* quando o sítio correto está disponível. Os sítios de corte doadores ou aceptores crípticos podem ser encontrados em éxons ou em introns.

- **Mutações intrônicas** resultam de defeitos dentro de um sítio críptico de corte de um intron, que aumentam o uso do sítio críptico, tornando-o mais similar ou idêntico ao sítio normal de corte. O sítio críptico "ativado" compete assim com o sítio normal, com efetividade variável, reduzindo assim a abundância do RNAm normal, devido ao decréscimo do *splicing* no sítio correto, que permanece perfeitamente intacto (Fig. 11-11C). Mutações em sítios de corte crípticos são frequentemente "pouco estringentes", o que significa que alguma utilização do sítio normal pode ocorrer, produzindo o fenótipo de β⁺-talassemia.

- **Mudanças na sequência codificante que também afetam o *splicing*** resultam de mutações na fase de leitura aberta que podem ou não alterar a sequência de aminoácidos, mas que ativam um sítio de corte críptico em um éxon (Fig. 11-11D). Por exemplo, uma forma branda da β⁺-talassemia resulta da mutação no códon 24 (Tabela 11-5) que ativa um sítio de corte críptico, mas não altera o aminoácido codificado (ambos, GGT e GGA, codificam glicina [Tabela 3-1]); este é um exemplo de **mutação sinônima** que *não* é neutra em seu efeito.

RNAms Não Funcionais. Alguns RNAms não são funcionais e assim não podem dirigir a síntese de um polipeptídeo completo, já que a mutação gera um códon de término prematuro, que termina prematuramente a tradução. Duas mutações da β-talassemia próximas à extremidade amino-terminal exemplificam esse efeito (Tabela 11-5). Em uma (Gln39Término), a falha na tradução se deve a uma única substituição nucleotídica que cria uma **mutação sem sentido** (*nonsense*). Em outra, uma **mutação de matriz de leitura** (frameshift) resulta da deleção de um único par de bases no início da fase de leitura aberta, removendo o primeiro nucleotídeo do códon 16, que normalmente codifica glicina; na fase de leitura aberta mutante, um códon de término prematuro é logo encontrado a jusante, bem antes do sinal de término normal. Já que a β-globina não é produzida a partir desses alelos, ambos os tipos de mutações de RNAm não funcionais causam β⁰-talassemia no estado homozigoto. Algumas vezes, mudanças na matriz de leitura próxima à extremidade carboxiterminal da proteína permite que a maior parte do RNAm seja traduzida normalmente, ou que se produza cadeias de globina alongadas que dão origem a uma hemoglobina variante, em vez da β⁰-talassemia.

Além de bloquear a produção do polipeptídeo de β-globina, os códons *nonsense*, incluindo os dois descritos anteriormente, com frequência resultam em uma redução na

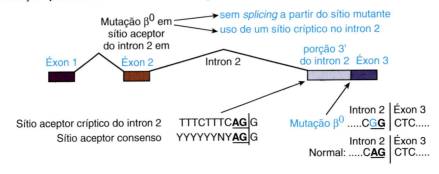

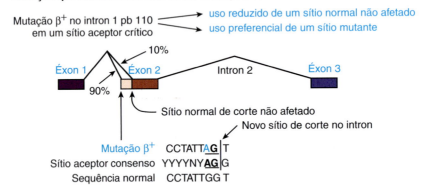

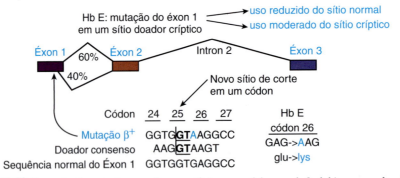

Figura 11-11 Exemplos de mutações que afetam o *splicing* normal do gene da β-globina causando a β-talassemia. **A**, Padrão normal de *splicing*. **B**, Uma mutação no intron 2 (IVS2-2A>G) no sítio de corte aceptor normal abole o *splicing* normal. Essa mutação resulta no uso de um sítio aceptor críptico no intron 2. O sítio críptico se acomoda perfeitamente à sequência de corte aceptora consensual (onde Y é uma pirimidina, T ou C). Como o éxon 3 foi aumentado na sua extremidade 5' pela inclusão de sequências do intron 2, o RNA mensageiro (RNAm) anormal, produzido pelo gene mutante, perde a fase de leitura aberta correta e não pode codificar a β-globina. **C**, Uma mutação no intron 1 (G > A no par de bases 110 do intron 1) ativa um sítio aceptor críptico, criando um dinucleotídeo AG, e aumenta sua semelhança com a sequência consenso do sítio aceptor. Então o RNAm de globina formado é alongado (19 nucleotídeos extras) no lado 5' do éxon 2; um códon de término prematuro é introduzido no transcrito. O fenótipo da β⁺-talassemia ocorre porque o sítio aceptor correto ainda é usado, embora o nível do tipo selvagem seja de apenas 10%. **D**, No defeito Hb E, uma mutação *missense* (Glu26Lys) no códon 26 do éxon 1 ativa um sítio de corte doador críptico no códon 25, que compete efetivamente com o sítio doador normal. Essa via alternativa de *splicing* tem uso moderado, mas a maior parte do RNA ainda é processada a partir do sítio correto, resultando em β⁺-talassemia branda.

abundância do RNAm mutante e, de fato, os RNAms podem não ser detectados. Os mecanismos que são a base desse fenômeno, chamado de **decaimento de RNAm mediado por mutações** *nonsense*, parecem estar restritos a códons *nonsense* localizados a mais de 50 pb a montante da junção éxon-éxon final.

Defeitos na Adição do *Cap* **e da Cauda Poli(A) do RNAm da β-Globina.** Várias mutações de β⁺-talassemia demonstram a natureza crítica das modificações pós-transcricionais dos RNAms. Por exemplo, a 3'-UTR de quase todos os RNAms terminam com uma sequência poli(A), e se esta sequência não for adicionada, o RNAm fica instável. Como introduzido no Capítulo 3, a poliadenilação do RNAm precisa primeiro da clivagem enzimática do RNAm, que ocorre em resposta a um sinal de clivagem, AAUAAA, encontrado próximo à extremidade 3' da maioria dos RNAms eucarióticos. Pacientes que possuem uma substituição que altera a sequência sinal para AACAAA produzem apenas uma pequena fração de RNAm de β-globina poliadenilada da maneira correta.

Hemoglobina E: Uma Hemoglobina Variante que Resulta em Fenótipos de Talassemia

A Hb E é provavelmente a hemoglobina estruturalmente anormal mais comum no mundo, ocorrendo com alta frequência no sudeste asiático, onde existem pelo menos um milhão de homozigotos e 30 milhões de heterozigotos. A Hb E é uma variante da β-globina (Glu26Lys) que reduz a taxa de síntese da cadeia β-mutante, e é outro exemplo de uma mutação na sequência codificante que também prejudica o *splicing* normal pela ativação de sítios de corte crípticos (Fig 11-10D). Apesar de os homozigotos para a Hb E serem assintomáticos, e apenas brandamente anêmicos, indivíduos que são composto genéticos de Hb E e outro alelo ligado à β-talassemia têm fenótipos anormais que são amplamente determinados pela severidade do outro alelo.

Talassemias Complexas e a Persistência Hereditária da Hemoglobina Fetal

Como mencionado anteriormente, grandes deleções que causam **talassemias complexas** removem o gene na β-globina e mais um ou mais dos outros genes — ou a LCR — do *cluster* de β-globina. Assim, indivíduos afetados possuem expressão reduzida de β-globina e de uma ou mais cadeias do tipo β. Esses distúrbios são nomeados de acordo com os genes deletados, por exemplo, a (δβ)⁰-talassemia ou a (γδβ)⁰-talassemia, e assim por diante (Fig. 11-12). As deleções que removem a LCR da β-globina começam cerca de 50 a 100 kb a montante do *cluster* de genes da β-globina e se estendem até 3', em graus variados. Apesar de algumas dessas deleções (como a deleção Hispânica mostrada na Fig. 11-12) deixarem todos ou alguns dos genes do *locus* da β-globina completamente intactos, elas bloqueiam a expressão do *cluster* inteiro, causando a (εγδβ)⁰-talassemia. Essas mutações demonstram a total dependência entre a expressão do *cluster* de genes da β-globina e a integridade da LCR (Fig. 11-4).

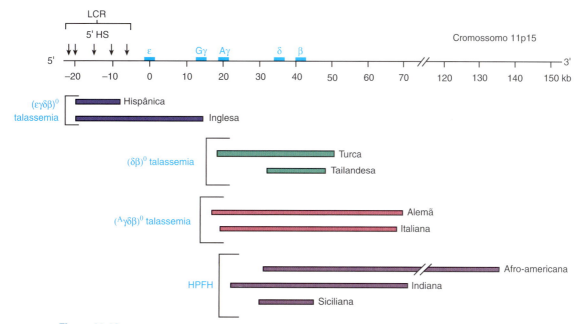

Figura 11-12 Localização e tamanho das deleções de vários mutantes de (εγδβ)⁰-talassemia, (δβ)⁰-talassemia, (ᴬγδβ)⁰-**talassemia e HPFH**. Note que as deleções na região controladora de *locus* (LCR) impedem a expressão de todos os genes do *cluster* de β-globina. As deleções responsáveis pela δβ-talassemia, ᴬγδβ-talassemia e HPFH se sobrepõem (veja o texto). HPFH, persistência hereditária da hemoglobina fetal; HS, sítios hipersensíveis. *Veja Fontes & Agradecimentos.*

Um segundo grupo de grandes deleções do *cluster* de genes da β-globina de significância médica é aquele que deixa pelo menos um dos genes γ intactos (como a deleção Inglesa na Fig. 11-12). Pacientes portadores dessas mutações apresentam uma de duas manifestações clínicas, dependendo da deleção: δβ⁰-talassemia ou uma condição benigna chamada de persistência hereditária da hemoglobina fetal (HPFH) que se deve ao bloqueio da troca perinatal da síntese de γ-globina pela de β-globina. Os homozigotos com uma dessas condições são viáveis porque o gene γ ou genes remanescentes ainda estão ativos após o nascimento, em vez de serem desligados como ocorreria normalmente. Como resultado, a síntese de Hb F ($\alpha^2\beta^2$) continua em altos níveis no período pós-natal e compensa a ausência de Hb A.

A natureza clinicamente inócua da HPFH, que resulta da produção substancial de cadeias γ, se deve ao alto nível de Hb F nos heterozigotos (17% a 35% de Hb F) comparado àquele geralmente observado nos heterozigotos de δβ⁰-talassemia (5%-18% de Hb F). Já que as mutações que causam δβ⁰-talassemia se sobrepõem àquelas que causam HPFH (Fig. 11-12), não está claro porque pacientes com HPFH apresentam níveis mais altos de expressão do gene γ. Uma possibilidade é que algumas deleções da HPFH trazem os acentuadores mais para perto de genes de γ-globina. Indícios do papel de reguladores da expressão de Hb F, como o BCL11A e o MYB (veja a discussão anterior), derivam em parte de estudo de pacientes com deleções complexas no *cluster* de genes de β-globina. Por exemplo, o estudo de vários indivíduos com HPFH resultante de deleções raras no *cluster* de genes da β-globina identificou uma região de 3,5 kb, próxima à extremidade 5' do gene da δ-globina, que contém sítios de ligação para BCL11A, um silenciador crítico da expressão de Hb F no adulto.

Estratégias de Saúde Pública para Prevenir as Talassemias

Triagem Populacional em Grande Escala. A severidade clínica de muitas formas de talassemia, combinada com a sua alta frequência, impõe uma tremenda carga à saúde pública em muitas sociedades. Somente na Tailândia, por exemplo, a Organização Mundial da Saúde determinou que em um milhão de crianças pelo menos um quarto ou metade delas tem formas graves de talassemia. Para reduzir a alta incidência da doença em algumas partes do mundo, os governos têm introduzido com sucesso os programas de controle de talassemia com base na oferta e exigência de triagem de indivíduos portadores na população infantil (Quadro). Como resultado desses programas, em muitas partes do Mediterrâneo a taxa de nascimentos de crianças afetadas tem sido reduzida em quase 90%, por meio de programas educacionais dirigidos à população em geral e aos prestadores de serviços de saúde. Na Sardenha, foi iniciado em 1975 um programa de rastreio voluntário seguido por testes extensivos às famílias, uma vez que o portador seja identificado.

ASPECTOS ÉTICOS E SOCIAIS RELACIONADOS À TRIAGEM POPULACIONAL PARA β-TALASSEMIA*

Aproximadamente 70.000 crianças nascem no mundo a cada ano com β-talassemia, com alto custo econômico para os sistemas de saúde e grande custo emocional para as famílias afetadas.

A triagem é realizada em muitos países para identificar os indivíduos e famílias sob risco aumentado para a doença. Diretrizes nacionais e internacionais recomendam que a triagem não seja compulsória e que a educação e o aconselhamento genético devam informar a tomada de decisão.

Fatores culturais, religiosos, econômicos e sociais amplamente diferentes influenciam a adesão às diretrizes. Por exemplo:

Na Grécia, a triagem é voluntária, disponível em caráter pré-nupcial e pré-natal, exige o termo de consentimento, é amplamente divulgada pelas mídias de massa e em programas militares e escolares, e também é acompanhada por aconselhamento genético para casais portadores.

No Irã e na Turquia, essas práticas diferem apenas pelo fato de que a triagem é obrigatória antes do casamento (mas em todos os países onde a triagem é obrigatória, os casais de portadores têm o direito de se casar caso desejem).

Em Taiwan, a triagem pré-natal está disponível e é voluntária, mas o termo de consentimento não é necessário e a triagem não é atualmente acompanhada de programas educacionais ou de aconselhamento genético.

No Reino Unido, a triagem é oferecida a todas as gestantes, mas a conscientização pública é baixa, e a triagem voluntária é questionável porque várias, se não a maioria, das mulheres testadas não são avisadas que foram testadas a não ser que se descubra que são portadoras. Em alguns programas do Reino Unido, as mulheres não recebem os resultados do teste.

Principais obstáculos para uma triagem populacional mais eficaz para a β-talassemia

Os principais obstáculos incluem os fatos de que mulheres grávidas sentem-se sobrecarregadas pela variedade de testes a elas oferecidos, os profissionais não têm conhecimento suficiente sobre os distúrbios genéticos, a educação e aconselhamento apropriados são dispendiosos, comumente informando incorretamente às mulheres sobre um teste como sendo equivalente ao consentimento, e a efetividade da educação em massa varia grandemente, dependendo da comunidade ou país.

A eficácia dos programas bem executados de triagem de β-talassemia

Em populações nas quais a triagem de β-talassemia foi efetivamente implementada, a redução na incidência da doença tem sido impressionante. Por exemplo, na Sardenha, a triagem entre 1975 e 1995 reduziu a incidência de um caso em 250 indivíduos para um em 4.000. De maneira similar, em Ciprus, a incidência de nascidos afetados caiu de 51, em 1974, para nenhum, em 2007.

*Baseado em Cousens NE, Gaff CL, Metcalfe SA, et al: Carrier screening for β -thalassaemia: a review of international practice, *Eur J Hum Genet* 18:1077-1083, 2010.

Triagem Restrita a Famílias Grandes. Nos países em desenvolvimento, o início de programas de triagem para a talassemia é um grande desafio econômico e logístico. Trabalhos recentes no Paquistão e Arábia Saudita, entretanto, demonstraram a efetividade de uma estratégia de triagem que pode ser amplamente aplicada em países onde os casamentos consanguíneos são comuns. Na região de Rawalpindi, no Paquistão, a β-talassemia está bastante restrita a um grupo específico de famílias que chamou atenção porque apresentava um probando identificável (Cap. 7). Em 10 grandes famílias com esse tipo de caso indexado, o teste de cerca de 600 pessoas estabeleceu que aproximadamente 8% dos casais examinados consistiam em um par de portadores, enquanto não foram identificados casais sob risco em 350 mulheres grávidas e seus parceiros, sendo estes selecionados aleatoriamente entre pessoas que não pertenciam a essas 10 famílias. Todos os portadores relataram que a informação fornecida foi usada para evitar gestações posteriores, caso eles já tivessem dois ou mais filhos saudáveis ou, no caso de um ou nenhum filho saudável, o resultado fosse usado para a realização de diagnóstico pré-natal. Apesar de o grande impacto desse programa ser estabelecido em longo prazo, os testes de triagem desse tipo, envolvendo famílias numerosas, deve contribuir de forma relevante no controle de doenças recessivas em diferentes partes do mundo, onde a preferência cultural pelo casamento consanguíneo está presente. Em outras palavras, devido à consanguinidade, variantes gênicas de doenças ficam "restritas" dentro da mesma família, e assim uma criança afetada torna-se um indicador nessa extensa família sob alto risco para a doença.

O início de programas de testes para detecção de portadores e de diagnóstico pré-natal para a talassemia exige, além da educação da população e dos médicos, o estabelecimento de laboratórios centrais preparados e o consenso da população a ser triada (Quadro). Apesar de os amplos programas populacionais de controle da talassemia serem indiscutivelmente mais baratos que o custo do tratamento de uma grande população de indivíduos afetados durante toda sua vida, a tentativa dos governos e médicos em pressionar os indivíduos a aceitar esses programas deve ser evitada. A autonomia dos indivíduos na sua escolha reprodutiva, pedra fundamental da bioética moderna, e as visões culturais e religiosas de suas comunidades devem ser respeitadas.

REFERÊNCIAS GERAIS

Higgs DR, Engel JD, Stamatoyannopoulos G: Thalassaemia, *Lancet* 379:373-383, 2012.
Higgs DR, Gibbons RJ: The molecular basis of α-thalassemia: a model for understanding human molecular genetics, *Hematol Oncol Clin North Am* 24:1033-1054, 2010.
McCavit TL: Sickle cell disease, *Pediatr Rev* 33:195-204, 2012.
Roseff SD: ickle cell disease: a review, *Immunohematology* 25:67-74, 2009.
Weatherall DJ: The role of the inherited disorders of hemoglobin, the first "lecular diseases,"n the future of human genetics, *Annu Rev Genomics Hum Genet* 14:1-24, 2013.

REFERÊNCIAS PARA TÓPICOS ESPECÍFICOS

Bauer DE, Orkin SH: Update on fetal hemoglobin gene regulation in hemoglobinopathies, *Curr Opin Pediatr* 23:1-8, 2011.
Ingram VM: Specific chemical difference between the globins of normal human and sickle-cell anaemia haemoglobin, *Nature* 178:792-794, 1956.
Ingram VM: Gene mutations in human haemoglobin: the chemical difference between normal and sickle cell haemoglobin, *Nature* 180:326-328, 1957.
Kervestin S, Jacobson A: NMD, a multifaceted response to premature translational termination, *Nat Rev Mol Cell Biol* 13:700-712, 2012.
Pauling L, Itano HA, Singer SJ, et al: Sickle cell anemia, a molecular disease, *Science* 110:543-548, 1949.
Sankaran VG, Lettre G, Orkin SH, et al: Modifier genes in Mendelian disorders: the example of hemoglobin disorders, *Ann N Y Acad Sci* 1214:47-56, 2010.
Steinberg MH, Sebastiani P: Genetic modifiers of sickle cell disease, *Am J Hematol* 87:795-803, 2012.
Weatherall DJ: The inherited diseases of hemoglobin are an emerging global health burden, *Blood* 115:4331-4336, 2010.

PROBLEMAS

1. Uma criança morreu de hidropsia fetal. Desenhe o heredograma com genótipos que ilustram aos pais portadores a base genética da talassemia da criança. Explique porque um casal, que eles conheceram na clínica de hematologia, e em que ambos possuem o traço de α-talassemia, provavelmente não terá filhos afetados de forma similar.

2. Por que a maioria dos pacientes com β-talassemia provavelmente compreende compostos genéticos? Em quais situações você poderia prever que um paciente com β-talassemia provavelmente teria dois alelos de β-globina idênticos?

3. Tony, um jovem italiano, tem β-talassemia moderada, com uma concentração de hemoglobina de 7 g/dL (concentrações normais são de 10 a 13 g/dL). Quando você realiza um *Northern blot* do RNA de seus reticulócitos, inesperadamente encontra três bandas de RNAm da β-globina, uma de tamanho normal, uma maior que o normal, e uma menor que o normal.

Quais mecanismos mutacionais poderiam ser responsáveis pela presença das três bandas conforme observado neste paciente com β-talassemia? *Neste* paciente, o fato de a anemia ser branda sugere que uma fração significativa do RNAm da β-globina normal está sendo produzida. Que tipos de mutação poderiam permitir isto?

4. Um homem é heterozigoto para a Hb M Saskatoon, uma hemoglobinopatia na qual um aminoácido normal His é substituído por Tyr na posição 63 da cadeia β. Sua parceira é heterozigota para a Hb M Boston, na qual a His e substituída por Tyr na posição 58 da cadeia α. A heterozigose para qualquer um desses alelos mutantes produz meta-hemoglobina. Descreva os possíveis genótipos e fenótipos de sua prole.

5. Uma criança tem um tio paterno e uma tia materna com anemia falciforme; mas nenhum de seus pais tem a doença. Qual a probabilidade de que esta criança tenha anemia falciforme?

6. Uma mulher tem o traço falciforme, e seu parceiro é heterozigoto para a Hb C. Qual a probabilidade de seus filhos não possuírem hemoglobina anormal?

7. Correlacione as duas colunas:

_____ β-talassemia complexa	1. Hb A detectável
_____ β⁺-talassemia	2. três
_____ número de genes de α-globina ausentes na doença da Hb H	3. β-talassemia
	4. α-talassemia
	5. alto nível de expressão de cadeias β
_____ dois alelos mutantes diferentes em um *locus*	6. traço de α-talassemia
	7. heterozigoto composto
_____ síndrome ATR-X	8. deleção de genes δ β
_____ cadeias-β insolúveis	9. quatro
_____ número de genes de α-globina ausentes na hidropsia fetal com Hb de Bart	10. deficiência intelectual
_____ região controladora de *locus*	
_____ genótipo α − /α−	
_____ Hb A2 aumentada	

8. Mutações nas sequências não codificantes podem alterar o número de moléculas proteicas produzidas, mas cada molécula proteica sintetizada geralmente terá uma sequência normal de aminoácidos. Dê exemplos de algumas exceções a esta regra, e descreva como alterações na sequência de aminoácidos são geradas.

9. Quais são as possíveis explicações para o fato de que os programas de controle de talassemia, como aquele bem-sucedido da Sardenha, não reduziram a zero a taxa de nascimento de bebês com talassemia severa? Por exemplo, na Sardenha, de 1999 a 2002, nasceram aproximadamente de duas a cinco crianças deste tipo a cada ano.

CAPÍTULO 12

Bases Moleculares, Bioquímicas e Celulares das Doenças Genéticas

Neste capítulo, estendemos nossa análise das bases moleculares e bioquímicas das doenças genéticas além das hemoglobinopatias, incluindo outras doenças e as anormalidades na função de genes e proteínas que as causam. No Capítulo 11, apresentamos um resumo dos mecanismos gerais, pelos quais as mutações causam doenças (Fig 11-1) e revimos os passos em que as mutações podem interromper a síntese ou a função de uma proteína (Tabela 11-2). Esses perfis fornecem uma base para a compreensão da patogênese de todas as doenças genéticas. No entanto, as mutações em outras classes de proteínas frequentemente interrompem as funções celulares e dos órgãos por meio de processos que diferem dos ilustrados pelas hemoglobinopatias, e nós os exploraremos neste capítulo.

Para ilustrar esses outros tipos de mecanismos de doença, examinaremos aqui distúrbios bem conhecidos, tais como a **fenilcetonúria**, a **fibrose cística**, a **hipercolesterolemia familiar**, a **distrofia muscular de Duchenne** e a **doença de Alzheimer.** Em alguns casos, distúrbios menos comuns são incluídos por demonstrarem melhor um princípio específico. A importância de selecionar distúrbios representativos torna-se evidente quando se considera que, até o momento, mutações em quase 3.000 genes têm sido associadas a um fenótipo clínico. Na próxima década, antecipa-se que muitos dos cerca de 20.000 a 25.000 genes codificantes do genoma humano serão revelados em associação com doenças monogênicas e geneticamente complexas.

DOENÇAS CAUSADAS POR MUTAÇÕES EM CLASSES DIFERENTES DE PROTEÍNAS

As proteínas realizam um número surpreendente de funções diferentes, algumas das quais são apresentadas na Figura 12-1. Mutações em praticamente todas as classes funcionais de proteínas podem levar a distúrbios genéticos. Neste capítulo, descrevemos doenças genéticas importantes que afetam proteínas representativas, selecionadas a partir dos grupos mostrados na Figura 12-1; muitas das outras proteínas listadas, bem como as doenças a elas associadas, são descritas na seção de Casos.

Proteínas de Manutenção e Proteínas Especiais nas Doenças Genéticas

As proteínas podem ser separadas em duas classes gerais com base em seu padrão de expressão: *proteínas de manutenção*, que estão presentes em praticamente todas as células e têm papéis fundamentais na manutenção da estrutura e função celulares; e as *proteínas* tecido-específicas *especiais*, que são produzidas em apenas um tipo celular ou em um número limitado de tipos celulares e têm funções únicas que contribuem para a individualidade das células em que são expressas. A maioria dos tipos celulares em humanos expressa de 10.000 a 15.000 genes codificantes de proteínas. O conhecimento sobre os tecidos em que uma proteína é expressa, particularmente em níveis elevados, é muitas vezes útil para a compreensão da patogênese de uma doença.

Duas generalizações podem ser feitas sobre a relação entre o local de expressão de uma proteína e o local da doença.

- *Em primeiro lugar* (e um pouco intuitivamente), uma mutação numa proteína tecido-específica frequentemente produz uma doença restrita a este tecido. No entanto, pode haver efeitos secundários sobre outros tecidos, e, em alguns casos, mutações em proteínas tecido-específicas podem causar anomalias essencialmente em órgãos que não expressam a proteína de qualquer modo; ironicamente, o tecido que expressa a proteína mutante pode não ser acometido pelo processo patológico. Essa situação é exemplificada pela **fenilcetonúria**, discutida em profundidade na próxima seção. A fenilcetonúria é causada pela ausência de atividade da fenilalanina hidroxilase (PAH) no fígado, mas é o cérebro (que expressa muito pouco dessa enzima), e não o fígado, que é danificado pelos níveis sanguíneos elevados de fenilalanina resultantes da falta de PAH hepática. Por conseguinte, não se pode inferir que a doença em um órgão necessariamente resulta de uma mutação em um gene expresso principal ou exclusivamente neste órgão, ou neste órgão de qualquer modo.

- *Em segundo lugar*, embora as proteínas de manutenção sejam expressas na maioria ou em todos os tecidos, os efeitos clínicos de mutações nas proteínas de manutenção são frequentemente limitados a um ou a poucos tecidos, por pelo menos duas razões. Na maioria de tais casos, um único ou poucos tecidos podem ser afetados, pois a proteína de manutenção em questão é normal-

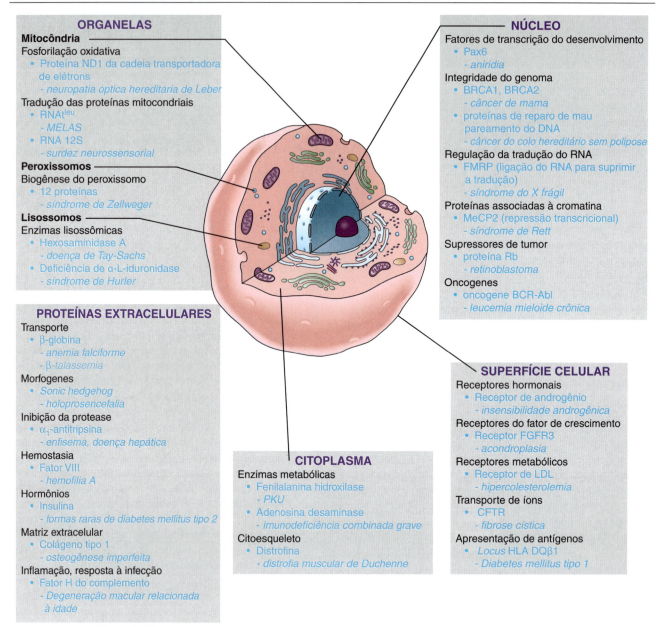

Figura 12-1 Exemplos das classes de proteínas associadas a doenças com um forte componente genético (a maioria é monogênica), e a parte da célula em que as referidas proteínas funcionam normalmente. CFTR, regulador transmembrana da fibrose cística; FMRP, proteína do retardo mental X frágil; HLA, antígeno leucocitário humano; LDL, lipoproteína de baixa densidade; MELAS, encefalomiopatia mitocondrial com acidose lática e episódios semelhantes a derrames; PKU, fenilcetonúria.

mente expressa abundantemente lá e possui uma função especial nesse tecido. Essa situação é ilustrada pela **doença de Tay-Sachs**, conforme discutido mais adiante; a enzima mutante nesse distúrbio é a hexosaminidase A, que é expressa em praticamente todas as células, mas a sua ausência leva a uma neurodegeneração fatal, deixando os tipos de células não neuronais ilesos. Em outros casos, outra proteína com atividade biológica sobreposta pode também ser expressa no tecido não afetado, diminuindo assim o impacto da perda de função do gene mutante, uma situação conhecida como **redundância genética**. Inesperadamente, mesmo mutações em genes que podem ser considerados como essenciais para todas as células, tais como o da actina, podem resultar em prole viável.

DOENÇAS QUE ENVOLVEM ENZIMAS

As enzimas são catalisadores que medeiam a conversão eficiente de um substrato em um produto. A diversidade de substratos nos quais as enzimas atuam é enorme. Desse modo, o genoma humano contém mais de 5.000 genes que codificam enzimas, e há centenas de doenças humanas — as chamadas **enzimopatias** — que envolvem defeitos de enzimas. Primeiramente, discutiremos um dos grupos mais conhecidos de erros inatos do metabolismo, as **hiperfenilalaninemias**.

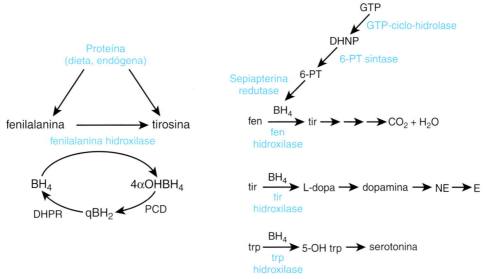

Figura 12-2 As vias bioquímicas afetadas nas hiperfenilalaninemias. BH_4, tetra-hidrobiopterina; $4\alpha OHBH_4$, 4 α–hidroxitetra-hidrobiopterina; qBH_2, di-hidrobiopterina quinonoide, o produto oxidado das reações de hidroxilação, que é reduzido a BH_4 pela di-hidropteridina redutase (DHPR); PCD, pterina 4α-carbinolamina desidratase; fen, fenilalanina; tir, tirosina; trp, triptofano; GTP, trifosfato de guanosina; DHNP, trifosfato de di-hidroneopterina; 6-PT, 6-piruvoiltetrahidropterina; L-dopa, L-di-hidroxifenilalanina; NE, norepinefrina; E, epinefrina; 5-OH trp, 5-hidroxitriptofano.

TABELA 12-1 Heterogeneidade de *Locus* nas Hiperfenilalaninemias

Defeito Bioquímico	Incidência/10^6 Nascimentos	Enzima Afetada	Tratamento
Mutações no Gene que Codifica a Fenilalanina Hidroxilase			
PKU clássica	5-350 (dependendo da população)	PAH	Dieta pobre em fenilalanina
PKU variante	Menor que a PKU clássica	PAH	Dieta pobre em fenilalanina (menos restritiva do que a necessária para tratar PKU*)
Hiperfenilalaninemia não PKU	15-75	PAH	Nenhum, ou uma dieta muito menos restritiva pobre em fenilalanina*
Mutações em Genes que Codificam Enzimas do Metabolismo da Tetra-hidrobiopterina			
Reciclagem da BH_4 prejudicada	<1	PCD DHPR	Dieta pobre em fenilalanina + L-dopa, 5-HT, carbidopa (+ ácido fólico para pacientes com DHPR)
Síntese da BH_4 prejudicada	<1	GTP-CH 6-PTS	Dieta pobre em fenilalanina + L-dopa, 5-HT, carbidopa e doses farmacológicas de BH_4

*A suplementação de BH_4 pode aumentar a atividade da PAH de alguns pacientes em cada um desses três grupos.
BH_4, Tetra-hidrobiopterina; DHPR, di-hidropteridina redutase; GTP-CH, trifosfato de guanosina ciclo-hidrolase; 5-HT, 5-hidroxitriptofano; PAH, fenilalanina hidroxilase; PCD, pterina 4α-carbinolamina desidratase; PKU, fenilcetonúria; 6-PTS, 6-piruvoiltetra-hidropterina sintase.

Aminoacidopatias

As hiperfenilalaninemias

As alterações que levam a um aumento do nível sanguíneo de fenilalanina, especialmente a deficiência de PAH ou a **fenilcetonúria (PKU)**, ilustram quase todos os princípios da genética bioquímica relacionada a defeitos enzimáticos. As causas bioquímicas da hiperfenilalaninemia são ilustradas na Figura 12-2, e as características principais das doenças associadas a defeitos bioquímicos nos cinco *loci* de hiperfenilalaninemia conhecidos são apresentadas na Tabela 12-1. Todos os distúrbios genéticos do metabolismo da fenilalanina são herdados como condições autossômicas recessivas e são decorrentes de mutações de perda de função no gene que codifica a PAH ou em genes necessários para a síntese ou a reutilização do seu cofator, a tetra-hidrobiopterina (BH_4).

Fenilcetonúria. A PKU clássica é o epítome das enzimopatias. É o resultado de mutações no gene que codifica a PAH, a qual converte a fenilalanina em tirosina (Fig. 12-2 e Tabela 12-1). A descoberta da PKU em 1934 marcou a primeira demonstração de um defeito genético como uma causa de deficiência intelectual. Uma vez que os pacientes com PKU não podem degradar a fenilalanina, ela se acumula em fluidos corporais e danifica o sistema nervoso central em desenvolvimento na primeira infância. Uma pequena fração de fenilalanina é metabolizada para produzir quantidades aumentadas de ácido fenilpirúvico, o cetoácido responsável pelo nome da doença. Ironicamente, embora o defeito enzimático seja conhecido há muitas décadas, o(s) mecanismo(s) patogênico(s) preciso(s), pelo(s) qual(ais) o aumento da fenilalanina danifica o cérebro é(são) ainda incerto(s). É importante salientar que o dano neurológico é evitado através da redução da ingestão de fenilalanina na dieta. O controle da PKU é um paradigma do tratamento de muitas doenças metabólicas, cujo efeito pode ser melhorado pela prevenção do acúmulo do substrato da enzima e de seus derivados; este princípio terapêutico é descrito no Capítulo 13.

Fenilcetonúria Variante e Hiperfenilalaninemia Não Fenilcetonúrica. Embora a PKU resulte de uma ausência virtual de atividade da PAH (menos de 1% da observada nos controles), os fenótipos menos graves, chamados de hiperfenilalaninemia não PKU e PKU variante (Tabela 12-1), ocorrem quando a enzima PAH mutante tem alguma atividade residual. O fato de uma quantidade muito pequena de atividade enzimática residual poder ter um grande impacto no fenótipo é outro princípio geral das enzimopatias (Quadro).

A **PKU variante** inclui os pacientes que necessitam apenas de alguma restrição alimentar de fenilalanina, mas em menor grau da que é exigida na PKU clássica, pois seus aumentos nos níveis de fenilalanina sanguínea são mais moderados e menos prejudiciais para o cérebro. Em contraste com a PKU clássica, em que os níveis de fenilalanina no plasma

---

ENZIMAS MUTANTES E DOENÇA: CONCEITOS GERAIS

Os seguintes conceitos são fundamentais para a compreensão e tratamento das enzimopatias.
- **Padrões de herança**
  As enzimopatias são quase sempre recessivas ou ligadas ao X (Cap. 7). A maioria das enzimas é produzida em quantidades significativamente além das necessidades bioquímicas mínimas, de modo que os heterozigotos (normalmente com cerca de 50% de atividade residual) são clinicamente normais. Na verdade, muitas enzimas podem manter os níveis normais de substrato e de produtos com atividades de menos de 10%, um ponto relevante para o delineamento de estratégias terapêuticas (p. ex., **homocistinúria** devido à deficiência de cistationina sintase — Cap. 13). As enzimas da síntese da porfirina são exceções (veja a discussão de porfiria aguda intermitente no texto principal, mais adiante).
- **Acúmulo de substrato ou deficiência de produto**
  Uma vez que a função de uma enzima é a de converter um substrato em um produto, todas as consequências fisiopatológicas das enzimopatias podem ser atribuídas ao acúmulo do substrato (como na PKU), à deficiência do produto (como na *deficiência de glicose-6-fosfato desidrogenase* **(Caso 19)**, ou a alguma combinação dos dois (Fig. 12-3).
- **Substratos difundíveis *versus* macromoleculares**
  Uma importante distinção pode ser feita entre os defeitos enzimáticos, em que o substrato é uma molécula pequena (tal como a fenilalanina, que pode ser prontamente distribuída por todos os fluidos do corpo por difusão ou transporte), e defeitos nos quais o substrato é uma macromolécula (tal como um mucopolissacarídeo, que permanece preso em sua organela ou célula). A alteração patológica das doenças macromoleculares, tais como a *doença de Tay-Sachs*, está confinada ao tecido em que o substrato se acumula. Em contraste, o local da doença nos distúrbios das moléculas pequenas é muitas vezes imprevisível, porque o substrato não metabolizado ou os seus derivados podem mover-se livremente ao longo do corpo, danificando células que podem normalmente não ter nenhuma relação com a enzima afetada, como na PKU.
- **Perda de múltiplas atividades enzimáticas**
  Um paciente com um defeito monogênico pode ter uma perda de função em mais de uma enzima. Existem vários mecanismos possíveis: as enzimas podem utilizar o mesmo cofator (p. ex., *deficiência de BH₄*); as enzimas podem compartilhar uma subunidade comum ou uma proteína

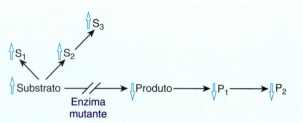

Figura 12-3 Uma via metabólica modelo mostrando que os efeitos potenciais de uma deficiência de enzima incluem o acúmulo do substrato (S), ou derivados do mesmo (S_1, S_2, S_3) e a deficiência do produto (P) ou compostos produzidos a partir dele (P_1, P_2). Em alguns casos, os derivados do substrato são normalmente apenas pequenos metabólitos que podem ser formados a taxas aumentadas quando o substrato se acumula (p. ex., fenilpiruvato na fenilcetonúria).

ativadora, de processamento, ou de estabilização (p. ex., as *gangliosidoses* GM_2); as enzimas podem ser todas processadas por uma enzima modificadora comum, e em sua ausência, podem ser inativadas, ou a sua absorção em uma organela pode estar diminuída (p. ex., *doença de células I*, na qual a falha ao adicionar a manose 6-fosfato a muitas enzimas lisossômicas anula a capacidade das células em reconhecer e importar as enzimas); e um grupo de enzimas pode estar ausente ou ineficiente se a organela em que ele é encontrado normalmente não é formada ou é anormal (p. ex., *síndrome de Zellweger*, um distúrbio da biogênese do peroxissoma).
- **Homologia fenotípica**
  As características patológicas e clínicas resultantes de um defeito enzimático são frequentemente partilhadas por doenças, devido a deficiências de outras enzimas que funcionam na mesma área do metabolismo (p. ex., as *mucopolissacaridoses*), bem como pelos diferentes fenótipos que podem resultar de defeitos parciais *versus* completos de uma enzima. Defeitos parciais geralmente apresentam anormalidades clínicas que são um subconjunto daqueles encontrados com a deficiência completa, embora a relação etiológica entre as duas doenças possa não ser imediatamente óbvia. Por exemplo, a deficiência parcial da enzima purina hipoxantina guanina fosforibosiltransferase provoca apenas hiperuricemia, ao passo que uma deficiência completa provoca hiperuricemia, assim como uma doença neurológica severa, a *síndrome de Lesch-Nyhan*, que se assemelha à paralisia cerebral.

são superiores a 1.000 μmol/L, quando o paciente está recebendo uma dieta normal, a **hiperfenilalaninemia não PKU** é definida por concentrações de fenilalanina no plasma acima do limite superior do intervalo normal (120 μmol/L), mas menor do que os níveis observados na PKU clássica. Se o aumento da hiperfenilalaninemia não PKU for pequeno (<400 μmol/L), o tratamento não é necessário; esses indivíduos têm atenção clínica só porque são identificados pela triagem neonatal (Cap. 17). Seu fenótipo normal tem sido a melhor indicação do nível "seguro" de fenilalanina no plasma que não deve ser ultrapassado no tratamento da PKU clássica. A associação desses três fenótipos clínicos com mutações no gene *PAH* é um exemplo claro da heterogeneidade alélica, levando à heterogeneidade clínica (Tabela 12-1).

Heterogeneidade Alélica e de *Locus* nas Hiperfenilalaninemias

Heterogeneidade Alélica no Gene PAH. Um grau notável de heterogeneidade alélica no *locus PAH* — mais de 700 mutações diferentes em todo o mundo — tem sido identificado em pacientes com hiperfenilalaninemia associados à PKU clássica, à PKU variante, e à hiperfenilalaninemia não PKU (Tabela 12-1). Sete mutações são responsáveis pela maioria dos alelos mutantes conhecidos em populações de ascendência europeia, ao passo que outras seis representam a maioria das mutações de *PAH* em populações asiáticas (Fig. 12-4). As mutações restantes causadoras de doenças são individualmente raras. Para registrar e disponibilizar essas informações ao público, um banco de dados de *PAH* foi desenvolvido por um consórcio internacional.

A heterogeneidade alélica no *locus PAH* tem importantes consequências clínicas. A mais importante é o fato de a maioria dos indivíduos hiperfenilalaninêmicos ser **heterozigota composta** (i.e., eles têm dois alelos diferentes causadores de doença) (Cap. 7). Essa heterogeneidade alélica é responsável por grande parte da heterogeneidade enzimática e fenotípica observada nessa população de pacientes. Assim, as mutações que eliminam ou reduzem drasticamente a atividade *PAH* geralmente causam PKU clássica, enquanto a maior atividade enzimática residual está associada aos fenótipos mais suaves. No entanto, foram encontrados pacientes homozigotos com certas mutações *PAH* apresentando fenótipos que vão desde a PKU clássica até a hiperfenilalaninemia não PKU. Assim, agora está claro que outras variáveis biológicas não identificadas — incluindo indiscutivelmente genes modificadores — geram variação no fenótipo observada com qualquer genótipo específico. Essa falta de uma correlação genótipo-fenótipo estrita, no início um pouco surpreendente, é agora reconhecida como uma característica comum de muitas doenças monogênicas e destaca o fato de que até mesmo traços monogênicos, como a PKU, não são distúrbios geneticamente "simples".

Defeitos no Metabolismo da Tetra-hidrobiopterina. Em 1% a 3% dos pacientes com hiperfenilalaninemia, o gene

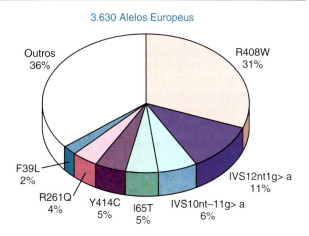

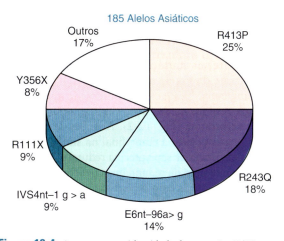

Figura 12-4 A natureza e a identidade de mutações *PAH* em populações de ascendências europeia e asiática (a última da China, Coreia e Japão). O código de aminoácidos de uma letra é utilizado (Tabela 3-1). *Veja Fontes & Agradecimentos.*

PAH é normal, e a hiperfenilalaninemia resulta de um defeito numa das etapas da biossíntese ou da regeneração do BH_4, o cofator para a PAH (Tabela 12-1 e a Fig. 12-2). A associação de um único fenótipo bioquímico, tal como a hiperfenilalaninemia, a mutações em genes diferentes, é um exemplo da heterogeneidade de *locus* (Tabela 11-1). As proteínas codificadas pelos genes que manifestam heterogeneidade de *locus* geralmente atuam em diferentes etapas de uma única via bioquímica, outro princípio de doença genética ilustrada pelos genes associados à hiperfenilalaninemia (Fig. 12-2). Os pacientes com deficiência de BH_4 foram reconhecidos em primeiro lugar porque desenvolveram problemas neurológicos severos no início da vida, apesar da administração bem-sucedida de uma dieta pobre em fenilalanina. Esse prognóstico ruim é devido, em parte, à necessidade do cofator BH_4 de duas outras enzimas, a tirosina hidroxilase e a triptofano hidroxilase. Essas hidroxilases são críticas para a síntese dos neurotransmissores monoaminas dopamina, norepinefrina, epinefrina e serotonina (Fig. 12-2).

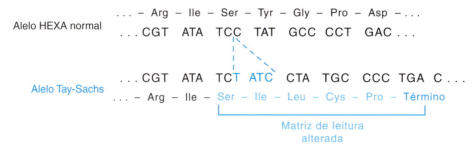

Figura 12-6 Inserção de quatro bases (TATC) no gene da hexosaminidase A (hex A) na doença de Tay-Sachs, levando a uma mutação de mudança de matriz de leitura (*frameshift*). Essa mutação é a principal causa da doença de Tay-Sachs em judeus asquenazes. É produzida uma proteína hex A não detectável, representando a deficiência completa da enzima observada nesses pacientes de início na infância.

ração neurológica progressiva até a morte aos 2 a 4 anos. Os efeitos da morte neuronal podem ser vistos diretamente sob a forma das chamadas manchas vermelho-cereja na retina (Caso 43). Em contraste, os alelos *HEXA* associados a alguma atividade residual conduzem a formas de doença neurológica de início mais tardio, com manifestações incluindo disfunção do neurônio motor inferior e ataxia devido à degeneração espinocerebelar. Em contraste à doença infantil, a visão e a inteligência geralmente permanecem normais, embora seja desenvolvida psicose em um terço dos pacientes. Finalmente, os **alelos de pseudodeficiência** (discutidos a seguir) não causam doença.

Alelos da Pseudodeficiência Hex A e seus Significados Clínicos. Uma consequência inesperada da triagem para os portadores de Tay-Sachs na população judaica asquenaze foi a descoberta de uma classe única de alelos hex A, os chamados alelos da pseudodeficiência. Embora os dois alelos da pseudodeficiência sejam clinicamente benignos, os indivíduos identificados como pseudodeficientes em testes de triagem são compostos genéticos com um alelo da pseudodeficiência em um cromossomo e uma mutação de Tay-Sachs comum no outro cromossomo. Esses indivíduos têm um baixo nível de atividade da hex A (aproximadamente 20% da dos controles) que é adequado para evitar o acúmulo de gangliosídeo GM$_2$ no cérebro. A importância dos alelos da pseudodeficiência hex A é dupla. Em primeiro lugar, eles complicam o diagnóstico pré-natal porque um feto pseudodeficiente poderia ser incorretamente diagnosticado como afetado. De modo mais geral, o reconhecimento dos alelos da pseudodeficiência hex A indica que os programas de triagem para outras doenças genéticas devem reconhecer que os alelos comparáveis podem existir em outros *loci* e podem confundir a correta caracterização dos indivíduos nos testes de triagem ou de diagnóstico.

Genética de Populações. Em muitas doenças monogênicas, alguns alelos são encontrados em maior frequência em algumas populações do que em outras (Cap. 9). Essa situação é ilustrada pela doença de Tay-Sachs, na qual três alelos são responsáveis por 99% das mutações encontradas em pacientes judeus asquenazes, a mais comum das quais (Fig. 12-6) contabilizando 80% dos casos. Aproximadamente um em cada 27 judeus asquenazes é portador de um alelo de Tay-Sachs, e a incidência de crianças afetadas é 100 vezes maior do que em outras populações. Um efeito fundador ou a vantagem do heterozigoto é a explicação mais provável para essa alta frequência (Cap. 9). Uma vez que a maioria dos judeus asquenazes portadores terá um dos três alelos comuns, um benefício prático da caracterização molecular da doença nessa população é o grau em que a triagem de portadores foi simplificada.

Função Proteica Alterada devido à Modificação Pós-traducional Anormal

Perda de Glicosilação: Doença da Célula I

Algumas proteínas possuem informação em sua sequência de aminoácidos primários que as dirige para sua residência subcelular, ao passo que outras estão localizadas com base em modificações pós-traducionais. Este último mecanismo é verdadeiro para as hidrolases ácidas encontradas nos lisossomos, mas essa forma de tráfico celular não foi reconhecida até a descoberta da **doença da célula I**, uma grave doença autossômica recessiva de armazenamento lisossômico. O distúrbio tem uma gama de efeitos fenotípicos que envolvem características faciais, alterações esqueléticas, retardo de crescimento e deficiência intelectual, e sobrevida de menos de 10 anos (Fig. 12-7). O citoplasma de fibroblastos da pele cultivados de pacientes com inclusão celular contêm numerosos lisossomos anormais, ou inclusões, (daí o termo *células de inclusão* ou *células I*).

Na doença da célula I, os níveis celulares de muitas hidrolases ácidas lisossômicas estão muito reduzidos, e em vez disso encontram-se em excesso nos fluidos do corpo. Essa situação não usual surge porque as hidrolases nesses pacientes não foram devidamente modificadas após a tradução. Uma hidrolase típica é uma glicoproteína, a porção de açúcar contendo resíduos de manose, alguns dos quais são fosforilados. Os resíduos de manose-6-fosfato são essenciais para o reconhecimento das hidrolases por receptores na superfície da membrana da célula e do lisossomo. Na doença da célula I há um defeito na enzima que transfere um grupo fosfato para os resíduos de manose. O fato de muitas enzimas serem afetadas é consistente com a diversidade de alterações clínicas observadas nesses pacientes.

são superiores a 1.000 µmol/L, quando o paciente está recebendo uma dieta normal, a **hiperfenilalaninemia não PKU** é definida por concentrações de fenilalanina no plasma acima do limite superior do intervalo normal (120 µmol/L), mas menor do que os níveis observados na PKU clássica. Se o aumento da hiperfenilalaninemia não PKU for pequeno (<400 µmol/L), o tratamento não é necessário; esses indivíduos têm atenção clínica só porque são identificados pela triagem neonatal (Cap. 17). Seu fenótipo normal tem sido a melhor indicação do nível "seguro" de fenilalanina no plasma que não deve ser ultrapassado no tratamento da PKU clássica. A associação desses três fenótipos clínicos com mutações no gene *PAH* é um exemplo claro da heterogeneidade alélica, levando à heterogeneidade clínica (Tabela 12-1).

Heterogeneidade Alélica e de *Locus* nas Hiperfenilalaninemias

Heterogeneidade Alélica no Gene PAH. Um grau notável de heterogeneidade alélica no *locus PAH* — mais de 700 mutações diferentes em todo o mundo — tem sido identificado em pacientes com hiperfenilalaninemia associados à PKU clássica, à PKU variante, e à hiperfenilalaninemia não PKU (Tabela 12-1). Sete mutações são responsáveis pela maioria dos alelos mutantes conhecidos em populações de ascendência europeia, ao passo que outras seis representam a maioria das mutações de *PAH* em populações asiáticas (Fig. 12-4). As mutações restantes causadoras de doenças são individualmente raras. Para registrar e disponibilizar essas informações ao público, um banco de dados de *PAH* foi desenvolvido por um consórcio internacional.

A heterogeneidade alélica no *locus PAH* tem importantes consequências clínicas. A mais importante é o fato de a maioria dos indivíduos hiperfenilalaninêmicos ser **heterozigota composta** (i.e., eles têm dois alelos diferentes causadores de doença) (Cap. 7). Essa heterogeneidade alélica é responsável por grande parte da heterogeneidade enzimática e fenotípica observada nessa população de pacientes. Assim, as mutações que eliminam ou reduzem drasticamente a atividade *PAH* geralmente causam PKU clássica, enquanto a maior atividade enzimática residual está associada aos fenótipos mais suaves. No entanto, foram encontrados pacientes homozigotos com certas mutações *PAH* apresentando fenótipos que vão desde a PKU clássica até a hiperfenilalaninemia não PKU. Assim, agora está claro que outras variáveis biológicas não identificadas — incluindo indiscutivelmente genes modificadores — geram variação no fenótipo observada com qualquer genótipo específico. Essa falta de uma correlação genótipo-fenótipo estrita, no início um pouco surpreendente, é agora reconhecida como uma característica comum de muitas doenças monogênicas e destaca o fato de que até mesmo traços monogênicos, como a PKU, não são distúrbios geneticamente "simples".

Defeitos no Metabolismo da Tetra-hidrobiopterina. Em 1% a 3% dos pacientes com hiperfenilalaninemia, o gene

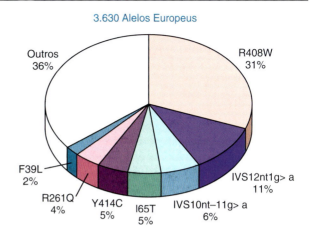

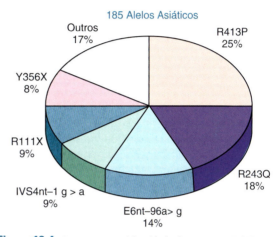

Figura 12-4 A natureza e a identidade de mutações *PAH* em populações de ascendências europeia e asiática (a última da China, Coreia e Japão). O código de aminoácidos de uma letra é utilizado (Tabela 3-1). *Veja Fontes & Agradecimentos.*

PAH é normal, e a hiperfenilalaninemia resulta de um defeito numa das etapas da biossíntese ou da regeneração do BH_4, o cofator para a PAH (Tabela 12-1 e a Fig. 12-2). A associação de um único fenótipo bioquímico, tal como a hiperfenilalaninemia, a mutações em genes diferentes, é um exemplo da heterogeneidade de *locus* (Tabela 11-1). As proteínas codificadas pelos genes que manifestam heterogeneidade de *locus* geralmente atuam em diferentes etapas de uma única via bioquímica, outro princípio de doença genética ilustrada pelos genes associados à hiperfenilalaninemia (Fig. 12-2). Os pacientes com deficiência de BH_4 foram reconhecidos em primeiro lugar porque desenvolveram problemas neurológicos severos no início da vida, apesar da administração bem-sucedida de uma dieta pobre em fenilalanina. Esse prognóstico ruim é devido, em parte, à necessidade do cofator BH_4 de duas outras enzimas, a tirosina hidroxilase e a triptofano hidroxilase. Essas hidroxilases são críticas para a síntese dos neurotransmissores monoaminas dopamina, norepinefrina, epinefrina e serotonina (Fig. 12-2).

A heterogeneidade de *locus* da hiperfenilalaninemia é de grande importância, pois o tratamento de pacientes com um defeito no metabolismo de BH_4 difere marcadamente entre os indivíduos com mutações em *PAH*, de duas maneiras. Primeira, porque a enzima PAH de indivíduos com defeitos BH_4 é, em si, normal, sua atividade pode ser restaurada por grandes doses orais de BH_4, levando a uma redução nos níveis plasmáticos de fenilalanina. Essa prática destaca o princípio da substituição do produto no tratamento de algumas doenças genéticas (Cap. 13). Em consequência, a restrição de fenilalanina pode ser significativamente relaxada na dieta de pacientes com defeitos do metabolismo de BH_4, e, na verdade, alguns pacientes toleram uma dieta normal (i.e., sem restrição de fenilalanina). Segunda, deve-se também tentar normalizar os neurotransmissores no cérebro desses pacientes por meio da administração dos produtos da tirosina hidroxilase e da triptofano hidroxilase, o L-dopa e o 5-hidroxitriptofano, respectivamente (Fig. 12-2 e a Tabela 12-1).

Notavelmente, as mutações na sepiapterina redutase, uma enzima da via de síntese do BH_4, não causam hiperfenilalaninemia. Nesse caso, é observada apenas uma distonia dopa-responsiva devido à síntese prejudicada de dopamina e serotonina (Fig. 12-2). Acredita-se que existam vias alternativas para a etapa final na síntese de BH_4, ignorando a deficiência de sepiapterina redutase nos tecidos periféricos, um exemplo de redundância genética. Por essas razões, todas as crianças com hiperfenilalaninemia devem ser examinadas para determinar se sua hiperfenilalaninemia é o resultado de uma anormalidade na PAH ou no metabolismo do BH_4. As hiperfenilalaninemias ilustram, assim, a importância crítica de se obter um diagnóstico molecular específico em todos os pacientes com um fenótipo de doença genética — o defeito genético subjacente pode não ser aquele que se suspeita primeiro, e o tratamento, consequentemente, pode variar.

Responsividade da Tetra-hidrobiopterina nas Mutações de PAH.

Muitos pacientes com hiperfenilalaninemia e mutações no gene *PAH* (em vez de no metabolismo do BH_4) também irão responder a grandes doses orais do cofator BH_4, com uma diminuição substancial na fenilalanina plasmática. A suplementação de BH_4 é, portanto, uma importante terapia adjuvante para pacientes com PKU desse tipo, permitindo-lhes uma ingestão dietética menos restrita de fenilalanina. Os pacientes com maior probabilidade de responder são aqueles com significativa atividade da PAH residual (i.e., os pacientes com PKU variante e hiperfenilalaninemia não PKU), mas mesmo uma minoria de pacientes com PKU clássica também é responsiva. A presença de atividade da PAH residual, no entanto, não garante necessariamente um efeito da administração de BH_4 nos níveis plasmáticos de fenilalanina. Em vez disso, o grau de responsividade ao BH_4 dependerá das propriedades específicas de cada proteína PAH mutante, refletindo a heterogeneidade alélica subjacente às mutações *PAH*.

O fornecimento de uma maior quantidade de um cofator é uma estratégia geral que tem sido utilizada para o trata-mento de muitos erros inatos do metabolismo enzimático, como discutido no Capítulo 13. Em geral, um cofator entra em contato com o componente proteico de uma enzima (denominado de *apoenzima*) para formar a *holoenzima* ativa, que consiste tanto no cofator quanto na apoenzima de outro modo inativa. Ilustrando essa estratégia, a suplementação de BH_4 tem mostrado exercer o seu efeito benéfico através de um ou mais mecanismos, os quais resultam do aumento da quantidade do cofator que é colocada em contato com a apoenzima PAH mutante. Esses mecanismos incluem a estabilização da enzima mutante, a proteção da enzima da degradação pela célula, e o aumento na oferta de um cofator para a enzima mutante que tem uma baixa afinidade para o BH_4.

Triagem Neonatal.

A PKU é o protótipo de doenças genéticas para as quais a triagem neonatal em massa é justificada (Cap. 18) porque é relativamente comum em algumas populações (até cerca de um em 2.900 nativivos), a triagem em massa é viável, a falta de tratamento tem consequências graves (atraso do desenvolvimento severo), e o tratamento é eficiente se iniciado precocemente na vida. Para que haja tempo suficiente para ocorrer o aumento pós-natal nos níveis de fenilalanina no sangue, o teste é realizado após 24 horas de vida. O sangue coletado de uma picada no calcanhar é testado em um laboratório central para análise dos níveis de fenilalanina no sangue e a medida da proporção entre fenilalanina e tirosina. Os resultados positivos devem ser confirmados rapidamente, pois os atrasos no tratamento além de 4 semanas após o nascimento têm efeitos severos no prognóstico intelectual.

Fenilcetonúria Materna.

Originalmente, a dieta pobre em fenilalanina era descontinuada em meados da infância para a maioria dos pacientes com PKU. No entanto, subsequentemente descobriu-se que quase toda a prole de mulheres com PKU que não recebe tratamento é clinicamente anormal; a maioria é gravemente atrasada no desenvolvimento, e muitos têm microcefalia, prejuízo de crescimento e malformações, especialmente cardíacas. Como previsto por princípios da herança mendeliana, todas essas crianças são heterozigotas. Assim, o atraso do neurodesenvolvimento não é devido à própria constituição genética, mas ao efeito altamente teratogênico dos níveis elevados de fenilalanina na circulação materna. Por conseguinte, é imperativo que as mulheres com PKU que estejam planejando uma gravidez comecem uma dieta pobre em fenilalanina antes da concepção.

Doenças do Armazenamento Lisossômico: Uma Classe Única de Enzimopatias

Os lisossomos são organelas ligadas à membrana que contêm uma série de enzimas hidrolíticas envolvidas na degradação de uma variedade de macromoléculas biológicas. As mutações nessas hidrolases são únicas, pois conduzem ao acúmulo de seus substratos no interior do lisossomo, onde os substratos permanecem presos, uma vez que o grande tamanho impede a sua saída da organela. O seu acúmulo e, por vezes, a toxicidade interferem na função normal das células, eventualmente causando a morte celular. Além disso, o acúmulo de substrato é responsável por uma característica clínica uniforme dessas doenças — sua progressão implacável. Na maior parte dessas condições, o armazenamento do substrato aumenta a massa dos tecidos e órgãos afetados. Quando o cérebro é afetado, a imagem é de neurodegeneração. Os fenótipos clínicos são muito distintos e muitas vezes tornam simples o diagnóstico de uma doença de armazenamento. Mais de 50 deficiências de hidrolases lisossômicas ou de transporte da membrana lisossômica, quase todas herdadas como condições autossômicas recessivas, foram descritas. Em termos históricos, essas doenças eram incuráveis. No entanto, **o transplante de medula óssea** e **a terapia de reposição enzimática** têm melhorado expressivamente o prognóstico dessas condições (Cap. 13).

Doença de Tay-Sachs

A doença de Tay-Sachs (Caso 43) pertence a um grupo heterogêneo de doenças de armazenamento lisossômico, as gangliosidoses GM_2, que resultam da incapacidade de degradar um esfingolipídeo, o gangliosídeo GM_2 (Fig. 12-5). A lesão bioquímica é uma deficiência acentuada da hexosaminidase A (hex A). Embora a enzima seja ubíqua, a doença tem o seu impacto clínico quase que exclusivamente no cérebro, o local predominante da síntese do gangliosídeo GM_2. A hex A cataliticamente ativa é o produto de um sistema de três genes (Fig. 12-5). Esses genes codificam as subunidades α e β da enzima (os genes *HEXA* e *HEXB*, respectivamente) e uma proteína ativadora que deve se associar ao substrato e à enzima antes que a enzima possa clivar o resíduo terminal N-acetil-β-galactosamina do gangliosídeo.

As manifestações clínicas de defeitos nos três genes são indistinguíveis, mas podem ser diferenciados por análise enzimática. As mutações no gene *HEXA* afetam a subunidade α e perturbam a atividade hex A, causando a doença de Tay-Sachs (ou variantes menos severas da deficiência de hex A). Defeitos no gene *HEXB* ou no gene que codifica a proteína ativadora prejudicam a atividade tanto hex A quanto hex B (Fig. 12-5) produzindo a doença de Sandhoff ou deficiência da proteína ativadora (que é muito rara), respectivamente.

O curso clínico da doença de Tay-Sachs é trágico. Crianças afetadas parecem normais até cerca de 3 a 6 meses de idade, mas, em seguida, sofrem gradualmente uma deterio-

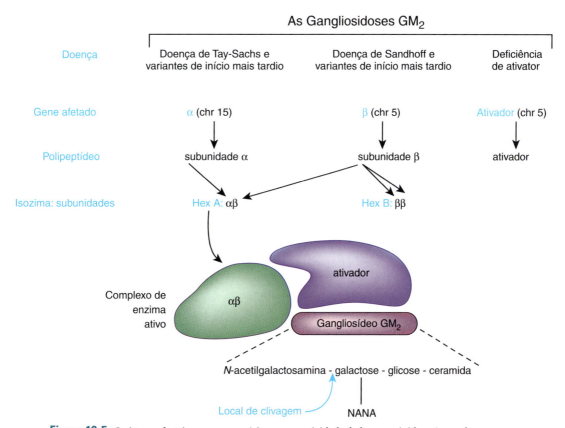

Figura 12-5 **O sistema de três genes necessários para a atividade da hexosaminidase A e as doenças que resultam de defeitos de cada um dos genes.** A função da proteína ativadora é ligar o substrato gangliosídeo e apresentá-lo à enzima. Hex A, Hexosaminidase A; hex B, hexosaminidase B; NANA, ácido N-acetil neuramínico. *Veja Fontes & Agradecimentos.*

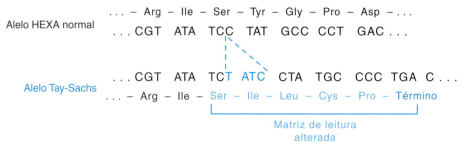

Figura 12-6 Inserção de quatro bases (TATC) no gene da hexosaminidase A (hex A) na doença de Tay-Sachs, levando a uma mutação de mudança de matriz de leitura (*frameshift*). Essa mutação é a principal causa da doença de Tay-Sachs em judeus asquenazes. É produzida uma proteína hex A não detectável, representando a deficiência completa da enzima observada nesses pacientes de início na infância.

ração neurológica progressiva até a morte aos 2 a 4 anos. Os efeitos da morte neuronal podem ser vistos diretamente sob a forma das chamadas manchas vermelho-cereja na retina (Caso 43). Em contraste, os alelos *HEXA* associados a alguma atividade residual conduzem a formas de doença neurológica de início mais tardio, com manifestações incluindo disfunção do neurônio motor inferior e ataxia devido à degeneração espinocerebelar. Em contraste à doença infantil, a visão e a inteligência geralmente permanecem normais, embora seja desenvolvida psicose em um terço dos pacientes. Finalmente, os **alelos de pseudodeficiência** (discutidos a seguir) não causam doença.

Alelos da Pseudodeficiência Hex A e seus Significados Clínicos. Uma consequência inesperada da triagem para os portadores de Tay-Sachs na população judaica asquenaze foi a descoberta de uma classe única de alelos hex A, os chamados alelos da pseudodeficiência. Embora os dois alelos da pseudodeficiência sejam clinicamente benignos, os indivíduos identificados como pseudodeficientes em testes de triagem são compostos genéticos com um alelo da pseudodeficiência em um cromossomo e uma mutação de Tay-Sachs comum no outro cromossomo. Esses indivíduos têm um baixo nível de atividade da hex A (aproximadamente 20% da dos controles) que é adequado para evitar o acúmulo de gangliosídeo GM$_2$ no cérebro. A importância dos alelos da pseudodeficiência hex A é dupla. Em primeiro lugar, eles complicam o diagnóstico pré-natal porque um feto pseudodeficiente poderia ser incorretamente diagnosticado como afetado. De modo mais geral, o reconhecimento dos alelos da pseudodeficiência hex A indica que os programas de triagem para outras doenças genéticas devem reconhecer que os alelos comparáveis podem existir em outros *loci* e podem confundir a correta caracterização dos indivíduos nos testes de triagem ou de diagnóstico.

Genética de Populações. Em muitas doenças monogênicas, alguns alelos são encontrados em maior frequência em algumas populações do que em outras (Cap. 9). Essa situação é ilustrada pela doença de Tay-Sachs, na qual três alelos são responsáveis por 99% das mutações encontradas em pacientes judeus asquenazes, a mais comum das quais (Fig. 12-6) contabilizando 80% dos casos. Aproximadamente um em cada 27 judeus asquenazes é portador de um alelo de Tay-Sachs, e a incidência de crianças afetadas é 100 vezes maior do que em outras populações. Um efeito fundador ou a vantagem do heterozigoto é a explicação mais provável para essa alta frequência (Cap. 9). Uma vez que a maioria dos judeus asquenazes portadores terá um dos três alelos comuns, um benefício prático da caracterização molecular da doença nessa população é o grau em que a triagem de portadores foi simplificada.

Função Proteica Alterada devido à Modificação Pós-traducional Anormal

Perda de Glicosilação: Doença da Célula I

Algumas proteínas possuem informação em sua sequência de aminoácidos primários que as dirige para sua residência subcelular, ao passo que outras estão localizadas com base em modificações pós-traducionais. Este último mecanismo é verdadeiro para as hidrolases ácidas encontradas nos lisossomos, mas essa forma de tráfico celular não foi reconhecida até a descoberta da **doença da célula I**, uma grave doença autossômica recessiva de armazenamento lisossômico. O distúrbio tem uma gama de efeitos fenotípicos que envolvem características faciais, alterações esqueléticas, retardo de crescimento e deficiência intelectual, e sobrevida de menos de 10 anos (Fig. 12-7). O citoplasma de fibroblastos da pele cultivados de pacientes com inclusão celular contêm numerosos lisossomos anormais, ou inclusões, (daí o termo *células de inclusão* ou *células I*).

Na doença da célula I, os níveis celulares de muitas hidrolases ácidas lisossômicas estão muito reduzidos, e em vez disso encontram-se em excesso nos fluidos do corpo. Essa situação não usual surge porque as hidrolases nesses pacientes não foram devidamente modificadas após a tradução. Uma hidrolase típica é uma glicoproteína, a porção de açúcar contendo resíduos de manose, alguns dos quais são fosforilados. Os resíduos de manose-6-fosfato são essenciais para o reconhecimento das hidrolases por receptores na superfície da membrana da célula e do lisossomo. Na doença da célula I há um defeito na enzima que transfere um grupo fosfato para os resíduos de manose. O fato de muitas enzimas serem afetadas é consistente com a diversidade de alterações clínicas observadas nesses pacientes.

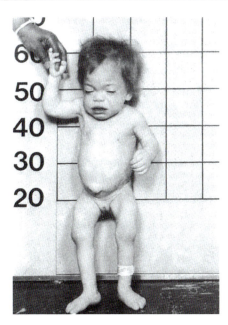

Figura 12-7 Aspectos faciais e físicos da doença da célula I em uma menina de 18 meses de idade. *Veja Fontes & Agradecimentos.*

Ganhos de Glicosilação: Mutações que Criam Novos Locais (Anormais) de Glicosilação

Em contraste com a falha de glicosilação de proteínas exemplificada pela doença da célula I, foi demonstrado que uma proporção inesperadamente alta (aproximadamente 1,5%) das mutações de sentido trocado (*missense*) que causam doenças humanas pode estar associada a ganhos anormais de *N*-glicosilação, devido a mutações que criam novos locais de consenso de *N*-glicosilação nas proteínas mutantes. Tais novos locais podem realmente levar à glicosilação inadequada da proteína mutante, com consequências patogênicas, sendo isso realçado pelo distúrbio autossômico recessivo raro, a doença de **suscetibilidade mendeliana à micobacteriose (MSMD)**.

Os pacientes com MSMD têm defeitos em qualquer um de vários genes que regulam a defesa contra algumas infecções. Consequentemente, eles são suscetíveis a infecções disseminadas por exposição a espécies micobacterianas moderadamente virulentas, tais como o bacilo de Calmette-Guérin (BCG) utilizado em todo o mundo como uma vacina contra a tuberculose, ou a bactérias não tuberculosas ambientais que normalmente não causam doença. Alguns pacientes com MSMD são portadores de mutações *missense* no gene para o receptor 2 de interferon-γ (*IFNGR2*) que gera novos locais de *N*-glicosilação na proteína IFNGR2 mutante. Esses novos locais levam à síntese de um receptor anormalmente grande, excessivamente glicosilado. Os receptores mutantes atingem a superfície da célula, mas não respondem ao interferon γ. As mutações que conduzem a ganhos de glicosilação também foram encontradas, levando a uma perda de função da proteína em vários outros distúrbios monogênicos. A descoberta de que a remoção dos polissacarídeos anormais restaura a função das proteínas IFNGR2 mutantes em MSMD oferece uma esperança de que os distúrbios desse tipo possam ser passíveis de terapias químicas que reduzam a glicosilação excessiva.

Perda da Função Proteica devido ao Comprometimento da Ligação ou Metabolismo de Cofatores

Algumas proteínas adquirem atividade biológica só depois de se associarem a cofatores, tais como o BH_4, no caso da PAH, conforme discutido anteriormente. São também conhecidas mutações que interferem na síntese do cofator, na ligação, no transporte, ou na remoção a partir de uma proteína (quando a ligação é covalente). Para muitas dessas proteínas mutantes, um aumento na concentração intracelular do cofator é frequentemente capaz de restaurar alguma atividade residual para a enzima mutante, por exemplo, aumentando a estabilidade da proteína mutante. Consequentemente, os defeitos de enzimas desse tipo estão entre os distúrbios genéticos mais responsivos à terapia bioquímica específica, pois o cofator ou seu precursor é muitas vezes uma vitamina hidrossolúvel que pode ser administrada com segurança em grandes quantidades (Cap. 13).

Ligação Prejudicada do Cofator: Homocistinúria devido à Deficiência de Cistationina Sintase

A **homocistinúria** devido à deficiência de cistationina sintase (Fig. 12-8) foi uma das primeiras aminoacidopatias a serem reconhecidas. O fenótipo clínico dessa condição autossômica recessiva é frequentemente acentuado. As características mais comuns incluem luxação do cristalino, deficiência intelectual, osteoporose, ossos longos, e tromboembolismo tanto venoso quanto arterial, um fenótipo que pode ser confundido com a **síndrome de Marfan**, uma doença do tecido conjuntivo (Caso 30). Acredita-se que o acúmulo de homocisteína seja fundamental para a maior parte ou por toda a patologia.

A homocistinúria foi uma das primeiras doenças genéticas que se mostraram responsivas a vitaminas; o fosfato piridoxal é o cofator da enzima, e a administração de grandes quantidades de piridoxina, o precursor vitamínico do cofator, muitas vezes melhora a alteração bioquímica e a doença clínica (Cap. 13). Em muitos pacientes, a afinidade da enzima mutante pelo fosfato piridoxal está reduzida, indicando que a conformação alterada da proteína prejudica a ligação do cofator.

Nem todos os casos de homocistinúria resultam de mutações na cistationina sintase. Mutações em cinco enzimas diferentes da cobalamina (vitamina B_{12}) ou no metabolismo do folato também podem levar ao aumento dos níveis de homocisteína nos fluidos do corpo. Essas mutações prejudicam o fornecimento do cofator da vitamina B_{12}, metilcobalamina (metil-B_{12}), ou de metil-H_4-folato (Fig. 12-8) e, portanto, representam um outro exemplo (como os defeitos na síntese de BH_4 que levam à hiperfenilalaninemia) de doenças genéticas devido a defeitos da biogênese de cofatores de enzimas. A manifestação clínica desses distúrbios é variável, mas inclui anemia megaloblástica, atraso no desenvolvimento, e insuficiência de crescimento. Essas condições, todas as

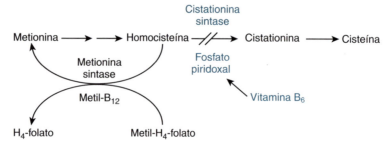

Figura 12-8 Defeitos genéticos nas vias que afetam a cistationina sintase, ou na própria enzima, e causam homocistinúria. A homocistinúria clássica é decorrente da cistationina sintase defeituosa. Vários defeitos diferentes no metabolismo intracelular das cobalaminas (não mostradas) levam a uma diminuição na síntese de metilcobalamina (metil-B$_{12}$) e, portanto, na função da metionina sintase. Os defeitos da metileno-H$_4$-folato redutase (não mostrado) diminuem a abundância de metil-H$_4$-folato, o que também prejudica a função da metionina sintase. Alguns pacientes com anomalias da cistationina sintase respondem a grandes doses de vitamina B$_6$, aumentando a síntese de fosfato piridoxal e, consequentemente, aumentando a atividade da cistationina sintase e tratando a doença (Cap. 13).

quais autossômicas recessivas, são muitas vezes parcial ou completamente tratáveis com doses elevadas de vitamina B$_{12}$.

Mutações de um Inibidor Enzimático: Deficiência de α$_1$-Antitripsina

A deficiência de α$_1$-antitripsina (α$_1$AT) é uma importante condição autossômica recessiva associada a um risco substancial para doença pulmonar obstrutiva crônica (enfisema) (Fig. 12-9) e cirrose hepática. A proteína α$_1$AT pertence a uma grande família de inibidores de proteases, os inibidores de protease da serina ou serpinas; *SERPINA1* é o nome formal do gene. Apesar da especificidade sugerida pelo seu nome, a α$_1$AT na verdade inibe um amplo espectro de proteases, especialmente a elastase liberada por neutrófilos no trato respiratório inferior.

Em populações caucasianas, a deficiência de α$_1$AT afeta aproximadamente uma em 6.700 pessoas, e aproximadamente 4% são portadoras. Cerca de uma dúzia de alelos α$_1$AT está associada a um risco aumentado de doença pulmonar ou hepática, mas apenas o alelo Z (Glu342Lys) é relativamente comum. A razão para a frequência relativamente elevada do alelo Z em populações caucasianas é desconhecida, mas a análise de haplótipos de DNA sugere uma única origem com posterior disseminação em todo o norte da Europa. Dado o aumento do risco para enfisema, a deficiência de α$_1$AT é um importante problema de saúde pública, afetando cerca de 60.000 pessoas apenas nos Estados Unidos.

O gene α$_1$*AT* é expresso principalmente no fígado, o qual normalmente secreta α$_1$AT no plasma. Aproximadamente 17% dos homozigotos Z/Z apresentam-se com icterícia neonatal, e cerca de 20% desse grupo desenvolve cirrose posteriormente. Acredita-se que a doença hepática associada ao alelo Z resulte de uma nova propriedade da proteína mutante — sua tendência de se agregar, aprisionando-se no retículo endoplasmático rugoso (RE) dos hepatócitos. A base molecular da agregação da proteína Z é uma consequência das alterações estruturais na proteína que predispõem à formação de longos colares semelhantes a pérolas de polímeros α$_1$AT mutantes. Assim, tal como a mutação na β-globina da doença falciforme (Cap. 11), o alelo Z da α$_1$AT é um exemplo claro de uma mutação que confere uma

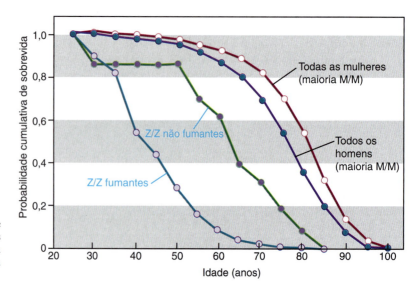

Figura 12-9 O efeito do tabagismo na sobrevida de pacientes com deficiência de α1-antitripsina. As curvas mostram a probabilidade cumulativa de sobrevida para idades específicas de fumantes, com ou sem deficiência de α$_1$-antitripsina. *Veja Fontes & Agradecimentos.*

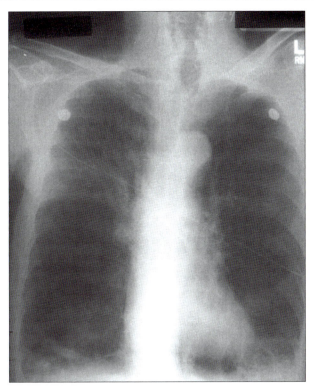

Figura 12-10 Uma radiografia de tórax anteroposterior de um indivíduo portador de dois alelos Z do gene α_1AT, mostrando a hiperinflação e hiperlucência basal características de enfisema. *Veja Fontes & Agradecimentos*.

nova propriedade à proteína (em ambos os exemplos, uma tendência para se agregar) (Fig. 11-1).

Tanto a anemia falciforme quanto a deficiência de α_1AT associada à homozigose para o alelo Z são exemplos de **doenças conformacionais** hereditárias. Esses distúrbios ocorrem quando uma mutação faz com que a forma ou o tamanho de uma proteína se altere de modo que predisponha à autoassociação e à deposição tecidual. Notavelmente, algumas frações da proteína mutante são invariavelmente dobradas corretamente nesses distúrbios, incluindo a deficiência de α_1AT. Observe que nem todas as doenças conformacionais são distúrbios monogênicos, como ilustrado, por exemplo, pela doença de Alzheimer não familiar (discutida mais adiante), e as doenças priônicas.

A doença pulmonar associada ao alelo Z na deficiência de α_1AT é devida à alteração do equilíbrio normal entre a elastase e a α_1AT, a que permite a degradação progressiva da elastina das paredes alveolares (Fig. 12-10). Dois mecanismos contribuem para o desequilíbrio entre a elastase e a α_1AT. Primeiro, o bloqueio na secreção hepática da proteína Z, embora não seja completo, é grave, e os pacientes Z/Z têm apenas cerca de 15% da concentração normal de α_1AT no plasma. Segundo, a proteína Z tem apenas cerca de 20% da capacidade da proteína α_1AT normal para inibir a elastase de neutrófilos. A infusão de α_1AT normal é utilizada em alguns pacientes para aumentar o nível de α_1AT no plasma, para corrigir o desequilíbrio elastase:α_1AT. Atualmente, ainda é incerto se a progressão da doença pulmonar é retardada pelo aumento de α_1AT.

Deficiência de α_1-Antitripsina como uma Doença Ecogenética

O desenvolvimento da doença pulmonar ou hepática em indivíduos com deficiência de α_1AT é altamente variável, e embora ainda não tenham sido identificados genes modificadores, um importante fator ambiental, a fumaça de cigarro, influencia drasticamente na probabilidade de enfisema. O impacto do tabagismo sobre a progressão do enfisema é um poderoso exemplo do efeito que os fatores ambientais podem ter sobre o fenótipo de uma doença genética. Assim, para as pessoas com o genótipo Z/Z, a sobrevida após os 60 anos de idade é de cerca de 60% em não fumantes, mas apenas de aproximadamente 10% em fumantes (Fig. 12-9). Uma explicação molecular para o efeito do tabagismo é que o local ativo da α_1AT, na metionina 358, é oxidado tanto pelo fumo de cigarro quanto por células inflamatórias, reduzindo assim a sua afinidade pela elastase em 2.000 vezes.

O campo da **ecogenética**, ilustrado pela deficiência de α_1AT, está preocupado com a interação entre fatores ambientais e diferentes genótipos humanos. Essa área da genética médica provavelmente terá uma importância crescente conforme são identificados os genótipos que implicam um risco aumentado de doença pela exposição a certos agentes ambientais (p. ex., fármacos, alimentos, produtos químicos industriais e vírus). Atualmente, a área mais desenvolvida da ecogenética é a **farmacogenética**, apresentada no Capítulo 16.

Desregulação de uma Via Biossintética: Porfiria Aguda Intermitente

A porfiria aguda **intermitente** (PAI) é uma doença autossômica dominante associada à disfunção neurológica intermitente. O defeito primário é uma deficiência de porfobilinogênio (PBG) desaminase, uma enzima na via biossintética do heme, necessária para a síntese da hemoglobina e das enzimas hepáticas citocromo p450 que metabolizam fármacos (Fig. 12-11). Todos os indivíduos com PAI têm uma redução de aproximadamente 50% na atividade enzimática da PBG desaminase, se a doença estiver clinicamente latente (90% dos pacientes ao longo do seu tempo de vida) ou clinicamente expressa (aproximadamente 10%). Essa redução é coerente com o padrão de herança autossômica dominante (Cap. 7). A deficiência em homozigose da PBG desaminase, uma enzima fundamental na biossíntese do heme, seria presumivelmente incompatível com a vida. A PAI ilustra um mecanismo molecular pelo qual uma doença autossômica dominante pode se manifestar apenas ocasionalmente.

A patogênese da doença do sistema nervoso é incerta, mas pode ser mediada diretamente pelos níveis aumentados de ácido δ-aminolevulínico (ALA) e PBG, que se acumulam devido à redução de 50% na PBG desaminase (Fig. 12-11). Os sistemas nervosos periférico, autônomo e central são afetados e as manifestações clínicas são diversas. De fato, esse distúrbio é uma das grandes simulações na medicina clínica, com manifestações que variam de dor abdominal aguda a psicose.

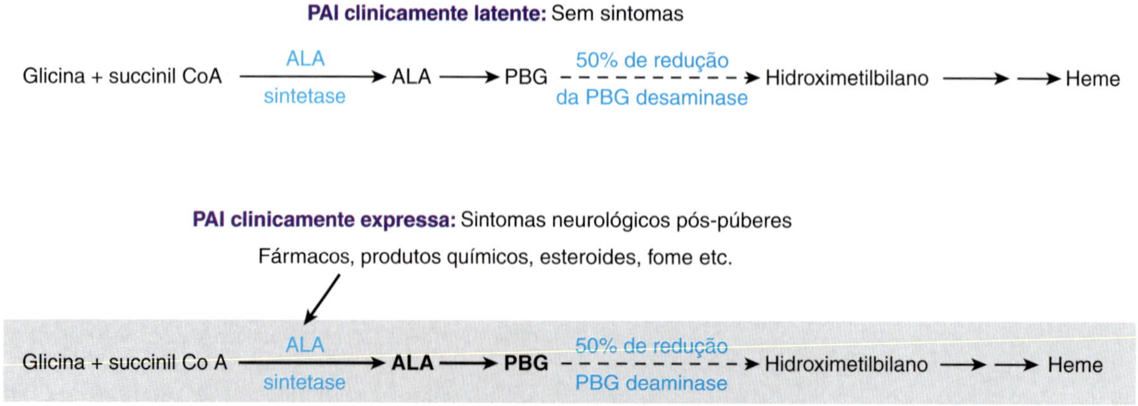

THOMPSON & THOMPSON GENÉTICA MÉDICA

PAI clinicamente latente: Sem sintomas

Glicina + succinil CoA $\xrightarrow{\text{ALA sintetase}}$ ALA $\longrightarrow$ PBG $\dashrightarrow$ (50% de redução da PBG desaminase) Hidroximetilbilano $\longrightarrow$ $\longrightarrow$ Heme

PAI clinicamente expressa: Sintomas neurológicos pós-púberes

Fármacos, produtos químicos, esteroides, fome etc.

Glicina + succinil Co A $\xrightarrow{\text{ALA sintetase}}$ **ALA** $\longrightarrow$ **PBG** $\dashrightarrow$ (50% de redução PBG deaminase) Hidroximetilbilano $\longrightarrow$ $\longrightarrow$ Heme

Figura 12-11 **A patogênese da porfiria aguda intermitente (PAI).** Pacientes com PAI que são clinicamente latentes ou clinicamente afetados têm cerca de metade dos níveis de porfobilinogênio (PBG) desaminase dos controles. Quando a atividade da ácido δ-aminolevulínico (ALA) sintase hepática está aumentada em portadores pela exposição a agentes indutores (p. ex., fármacos, produtos químicos), a síntese de ALA e PBG está aumentada. A atividade residual da PBG desaminase (aproximadamente 50% dos controles) está sobrecarregada, e o acúmulo de ALA e PBG causa a doença clínica. CoA, Coenzima A. *Veja Fontes & Agradecimentos.*

As crises clínicas na PAI são evocadas por uma variedade de fatores precipitantes: fármacos (mais proeminentemente os barbitúricos, e nessa medida, a PAI é uma **doença farmacogenética**, Cap. 18); alguns hormônios esteroides (a doença clínica é rara antes da puberdade ou depois da menopausa); e estados catabólicos, incluindo dietas de redução, doenças intercorrentes e cirurgia. Os fármacos provocam as manifestações clínicas através da interação com os receptores nucleares de detecção de medicamentos nos hepatócitos, que, em seguida, se ligam a elementos reguladores da transcrição do gene da ALA sintetase, aumentando a produção tanto de ALA quanto de PBG. Em indivíduos normais, o aumento relacionado com o fármaco na ALA sintetase é benéfico porque aumenta a síntese de heme, permitindo maior formação de enzimas hepáticas do citocromo P450 que metabolizam muitos medicamentos. Em doentes com PAI, no entanto, o aumento da ALA sintetase causa o acúmulo de ALA e PBG, devido à redução de 50% na atividade da PBG desaminase (Fig. 12-11). O fato de metade da atividade normal da PBG desaminase ser inadequada para lidar com o aumento da exigência para a síntese de heme, em algumas situações explica tanto a herança dominante da condição quanto a natureza episódica da doença clínica.

DEFEITOS EM PROTEÍNAS RECEPTORAS

O reconhecimento de uma classe de doenças devido a defeitos em moléculas receptoras começou com a identificação feita por Goldstein e Brown do receptor da lipoproteína de baixa densidade (LDL, do inglês, *low-density lipoprotein*) como o polipeptídeo afetado na forma mais comum de hipercolesterolemia familiar. Esse distúrbio, que leva a um risco muito aumentado de infarto do miocárdio, é caracterizado por um aumento do colesterol do plasma transportado pela LDL, a principal proteína de transporte de colesterol no plasma. A descoberta de Goldstein e Brown esclareceu muito sobre o metabolismo normal do colesterol e sobre a biologia dos receptores de superfície celular em geral. A deficiência do receptor de LDL é representativa de vários distúrbios agora reconhecidos como resultantes de defeitos de receptor.

Hipercolesterolemia Familiar: Uma Hiperlipidemia Genética

A hipercolesterolemia familiar pertence a um grupo de distúrbios metabólicos chamados de hiperlipoproteinemias. Essas doenças são caracterizadas por níveis elevados de lipídeos plasmáticos (colesterol, triglicerídeos ou ambos) transportados por lipoproteínas contendo apolipoproteína B (apoB). Outras hiperlipoproteinemias monogênicas, cada uma com fenótipos bioquímicos e clínicos distintos, também foram reconhecidas.

Além das mutações no gene do receptor de LDL (Tabela 12-2), anomalias em três outros genes também podem levar à hipercolesterolemia familiar (Fig. 12-12). Notavelmente, todos os quatro genes associados à hipercolesterolemia familiar alteram a função ou a abundância do receptor de LDL na superfície da célula ou da apoB, o principal componente proteico da LDL e um ligante para o receptor de LDL. Devido à sua importância, primeiramente revisaremos a hipercolesterolemia familiar devido a mutações no receptor da LDL. Também discutiremos as mutações no gene da protease *PCSK9*; embora as mutações de ganho de função neste gene causem hipercolesterolemia, a maior importância do *PCSK9* reside no fato de que diversas variantes comuns de sequências de perda da função *reduzem* os níveis plasmáticos de colesterol LDL, conferindo *proteção* substancial contra doença cardíaca coronariana.

TABELA 12-2 Quatro Genes Associados à Hipercolesterolemia Familiar

Produto do Gene Mutante	Padrão de Herança	Efeito das Mutações que Causam Doença	Nível Típico de Colesterol LDL (Adultos Normais: ≈ 120 mg/dL)
Receptor de LDL	Autossômica dominante	Perda de função	Heterozigotos: 350 mg/dL
			Homozigotos: 700 mg/dL
Apoproteína B-100	Autossômica dominante*	Perda de função	Heterozigotos: 270 mg/dL
			Homozigotos: 320 mg/dL
Proteína adaptadora ARH	Autossômica recessiva[†]	Perda de função	Homozigotos: 470 mg/dL
PCSK9 protease	Autossômica dominante	Ganho de função	Heterozigotos: 225 mg/dL

*Principalmente em indivíduos de ascendência europeia.
[†]Principalmente em indivíduos de ascendência italiana e do oriente médio.
LDL, Lipoproteína de baixa densidade.
Parcialmente modificada de Goldstein JL, Brown MS: The cholesterol quartet. *Science* 292:1310–1312, 2001.

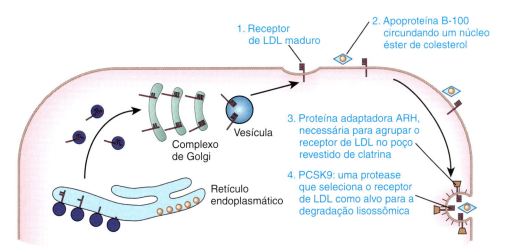

Figura 12-12 As quatro proteínas associadas à hipercolesterolemia familiar. O receptor de lipoproteínas de baixa densidade (LDL) se liga à apoproteína B-100. As mutações no domínio de ligação ao receptor de LDL da apoproteína B-100 impedem a ligação da LDL ao seu receptor, reduzindo a remoção do colesterol LDL da circulação. Agrupamentos do complexo receptor de LDL e apoproteína B-100 em poços revestidos por clatrina requerem a proteína adaptadora ARH, que liga o receptor à maquinaria de endocitose do poço revestido. Mutações homozigotas na proteína ARH prejudicam a internalização do complexo LDL:receptor de LDL, prejudicando assim a remoção do LDL. A atividade da protease PCSK9 seleciona os receptores de LDL como alvo para a degradação lisossômica, impedindo-os de se reciclarem de volta para a membrana plasmática (veja o texto).

Hipercolesterolemia Familiar devido a Mutações no Receptor de LDL

Mutações no gene do receptor de LDL (*LDLR*) são as causas mais comuns de hipercolesterolemia familiar (Caso 16). O receptor é uma proteína da superfície celular responsável pela ligação da LDL e por entregá-la ao interior da célula. Concentrações plasmáticas elevadas de colesterol LDL levam à aterosclerose prematura (acúmulo de colesterol em macrófagos no espaço subendotelial de grandes artérias) e ao aumento do risco de ataque cardíaco e acidente vascular cerebral em ambos os portadores de alelos mutantes, heterozigotos e homozigotos não tratados. Estigmas físicos de hipercolesterolemia familiar incluem xantomas (depósitos de colesterol na pele e tendões) (Caso 16) e *arcus corneae* prematuros (depósitos de colesterol em torno da periferia da córnea). Poucas doenças têm sido tão minuciosamente caracterizadas; a sequência de eventos patológicos desde o *locus* afetado até o seu efeito nos indivíduos e populações tem sido meticulosamente documentada.

Genética. A hipercolesterolemia familiar decorrente de mutações no gene *LDLR* é herdada como uma característica autossômica semidominante. Ambos os fenótipos, homozigoto e heterozigoto, são conhecidos, e um claro efeito de dosagem gênica é evidente; a doença manifesta-se mais cedo e de forma muito mais severa em homozigotos do que em heterozigotos, refletindo a maior redução no número de receptores de LDL e a maior elevação do colesterol LDL no plasma (Fig. 12-13). Os homozigotos podem ter doença cardíaca coronariana clinicamente significativa na infância e, se não tratados, poucos vivem além da terceira década. A forma heterozigota da doença, com uma frequência popula-

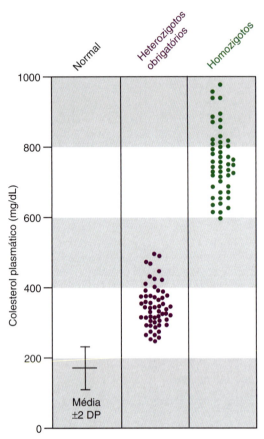

Figura 12-13 Dosagem gênica na deficiência de lipoproteína de baixa densidade (LDL). É mostrada a distribuição dos níveis de colesterol plasmático total em 49 pacientes homozigotos para a deficiência do receptor de LDL, seus pais (heterozigotos obrigatórios) e os controles normais. *Veja Fontes & Agradecimentos.*

cional de aproximadamente dois para cada 1.000, é um dos distúrbios monogênicos mais comuns. Os heterozigotos têm níveis de colesterol plasmático que são aproximadamente o dobro dos controles (Fig. 12-13). Devido à natureza hereditária da hipercolesterolemia familiar, é importante fazer o diagnóstico nos cerca de 5% de sobreviventes de infarto do miocárdio precoce (< 50 anos de idade) que são heterozigotos para um defeito do receptor de LDL. É importante salientar, contudo, que entre aqueles na população geral com concentrações plasmáticas de colesterol acima do percentil 95 para idade e sexo, apenas um em cada 20 tem hipercolesterolemia familiar; a maioria desses indivíduos tem uma hipercolesterolemia não caracterizada, devido a múltiplas variantes genéticas comuns, conforme apresentado no Capítulo 8.

Captação de Colesterol pelo Receptor de LDL. As células normais obtêm colesterol a partir de síntese *de novo* ou pela captação a partir do plasma de colesterol exógeno ligado a lipoproteínas, especialmente de LDL. A maioria da captação de LDL é mediada pelo receptor de LDL, que reconhece a apoproteína B-100, a fração de proteína de LDL. Os receptores de LDL na superfície celular estão localizados em invaginações (depressões revestidas) delimitadas pela proteína clatrina (Fig. 12-14). A LDL ligada ao receptor é levada para dentro da célula pela endocitose das depressões revestidas, que por fim se expandem para lisossomos, nos quais a LDL é hidrolisada para libertar o colesterol livre. O aumento no colesterol intracelular livre reduz a formação de colesterol endógeno pela supressão da enzima limitante da velocidade da via sintética, a 3-hidroxi-3-metilglutaril coenzima A (HMG-CoA) redutase. O colesterol desnecessário para o metabolismo celular ou para a síntese da membrana pode ser reesterificado para o armazenamento como ésteres de colesterol, um processo estimulado pela ativação de acil coenzima A:colesterol aciltransferase (ACAT). O aumento do colesterol intracelular também reduz a síntese do receptor de LDL (Fig. 12-14).

Classes de Mutações no Receptor de LDL

Mais de 1.100 mutações diferentes foram identificadas no gene *LDLR*, e estas estão distribuídas por toda a sequência do gene e da proteína. Nem todas as mutações relatadas são funcionalmente significativas, e algumas atrapalham a função do receptor mais severamente do que outras. A grande maioria dos alelos é de substituições de um único nucleotídeo, pequenas inserções ou deleções; rearranjos estruturais representam apenas 2% a 10% dos alelos *LDLR* na maioria das populações. O receptor maduro da LDL tem cinco domínios estruturais distintos que geralmente têm funções distintas que medeiam as etapas no ciclo de vida de um receptor de LDL, mostrados na Figura 12-14. A análise do efeito no receptor de mutações em cada domínio tem desempenhado um papel importante na definição da função de cada domínio. Esses estudos exemplificam a importante contribuição que a análise genética pode fazer na determinação das relações estrutura-função de uma proteína.

Fibroblastos cultivados de pacientes afetados têm sido usados para caracterizar os receptores mutantes e os distúrbios resultantes no metabolismo do colesterol celular. As mutações do *LDLR* podem ser agrupadas em seis classes, dependendo de qual etapa do itinerário celular normal do receptor é prejudicada pela mutação (Fig. 12-14).

- Mutações da classe 1 são *alelos nulos* que impedem a síntese de qualquer receptor detectável; elas são o tipo mais comum de mutações causadoras de doenças nesse *locus*. Nas cinco classes restantes, o receptor é sintetizado normalmente, mas a sua função está prejudicada.
- Mutações da classe 2 (como aquelas das classes 4 e 6) definem características do polipeptídeo críticas para a sua localização subcelular. As mutações relativamente comuns da classe 2 são designadas *deficientes de transporte* porque os receptores de LDL se acumulam no local da sua síntese, o RE, em vez de serem transportados para o complexo de Golgi. Supõe-se que estes alelos impeçam o dobramento apropriado da proteína, um aparente requisito para a saída do RE.
- Receptores mutantes da classe 3 atingem a superfície da célula, mas são *incapazes de se ligar à LDL.*
- Mutações da classe 4 *prejudicam a localização* do receptor na depressão revestida e, consequentemente, a LDL

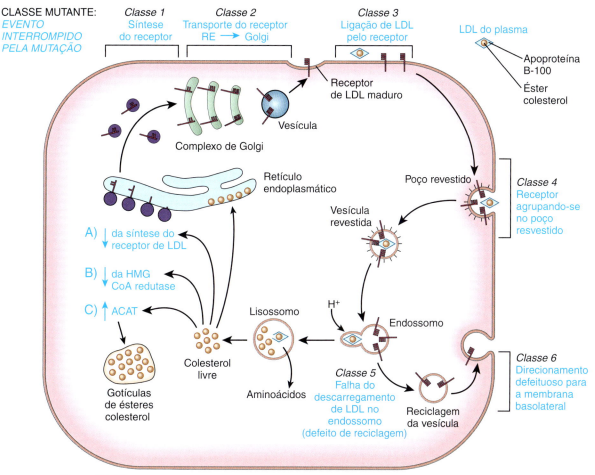

Figura 12-14 A biologia celular e o papel bioquímico do receptor de lipoproteína de baixa densidade (LDL) e as seis classes de mutações que alteram a sua função. Após a síntese no retículo endoplasmático (RE), o receptor é transportado para o aparelho de Golgi e, subsequentemente, para a superfície celular. Os receptores normais estão localizados em poços revestidos por clatrina, que se invaginam, criando vesículas revestidas e em seguida endossomas, os precursores dos lisossomos. Normalmente, o acúmulo intracelular de colesterol livre é impedido porque o aumento do colesterol livre (A) diminui a formação de receptores de LDL, (B) reduz a síntese *de novo* de colesterol, e (C) aumenta o armazenamento de ésteres de colesterol. O fenótipo bioquímico de cada classe de mutante é discutido no texto. ACAT, Acil-coenzima A:colesterol aciltransferase; HMG CoA redutase, 3-hidroxi-3-metilglutaril coenzima A redutase. *Veja Fontes & Agradecimentos.*

ligada não é internalizada. Essas mutações alteram ou removem o domínio citoplasmático na extremidade carboxiterminal do receptor, demonstrando que esta região normalmente orienta o receptor para a depressão revestida.

- Mutações da classe 5 são *alelos com defeito de reciclagem*. A reciclagem do receptor requer a dissociação do receptor e da LDL ligada no endossoma. As mutações no domínio de homologia do precursor do fator de crescimento epidérmico impedem a liberação do ligante de LDL. Essa falha leva à degradação do receptor, supostamente porque um receptor ocupado não pode retornar à superfície celular.
- Mutações de classe 6 levam à *identificação como alvo defeituosa* do receptor mutante para a membrana basolateral, um processo que depende de um sinal de triagem no domínio citoplasmático do receptor. Mutações que afetam o sinal podem perder a identificação do receptor mutante como alvo para a superfície apical das células hepáticas, prejudicando assim a reciclagem do receptor para a membrana basolateral e levando a uma redução global da endocitose do receptor de LDL.

Protease PCSK9, um Alvo Potencial de Fármacos para Diminuir o Colesterol LDL

Casos raros de hipercolesterolemia familiar autossômica dominante têm sido encontrados resultando de mutações de sentido trocado de ganho de função no gene que codifica a protease PCSK9 (pró-proteína convertase subtilisina/kexina tipo 9). O papel da PCSK9 é marcar o receptor de LDL para a degradação lisossômica, reduzindo assim a abundância do receptor na superfície da célula (Fig. 12-12). Consequentemente, o aumento na atividade PCSK9 associado a mutações de ganho de função reduz os níveis do receptor de LDL na superfície celular abaixo do normal, levando ao aumento dos níveis sanguíneos de colesterol LDL e à doença cardíaca coronariana.

Por outro lado, as mutações de perda da função no gene *PCSK9* resultam num aumento do número de receptores de LDL na superfície da célula através da diminuição da atividade da protease. Mais receptores aumentam a captação celular de colesterol LDL, reduzindo o colesterol e fornecendo proteção contra a doença arterial coronariana. Notavelmente, a completa ausência de atividade PCSK9 nos poucos indivíduos conhecidos com dois alelos *PCSK9* nulos parece não ter consequências clínicas adversas.

Algumas Variantes de Sequência PCSK9 Protegem contra Doenças Cardíacas Coronarianas.

A ligação entre a hipercolesterolemia familiar monogênica e o gene *PCSK9* sugeriu que variantes de sequência comuns no *PCSK9* podem estar ligadas a níveis muito elevados ou muito baixos de colesterol LDL na população em geral. É importante ressaltar que diversas variantes de sequências *PCSK9* estão fortemente ligadas a baixos níveis de colesterol LDL no plasma (Tabela 12-3). Por exemplo, na população afro-americana, uma das duas variantes *PCSK9 nonsense* é encontrada em 2,6% de todos os indivíduos; cada variante está associada a uma redução média dos níveis de colesterol LDL de cerca de 40%. Essa redução nos níveis de colesterol LDL tem um poderoso efeito protetor contra a doença arterial coronariana, reduzindo o risco de cerca de 90%; apenas aproximadamente 1% dos indivíduos afro-americanos que carregam uma dessas duas variantes *PCSK9 nonsense* desenvolveu doença arterial coronariana ao longo de um período de 15 anos, em comparação com quase 10% dos indivíduos sem qualquer uma das variantes. Um alelo *missense* (Arg46Leu) é mais comum em populações caucasianas (3,2% dos indivíduos), mas parece conferir apenas uma redução de cerca de 50% na doença cardíaca coronariana. Esses resultados têm implicações importantes para a saúde pública, pois eles sugerem que reduções modestas, mas ao longo da vida, nos níveis de colesterol LDL do plasma de 20 a 40 mg/dL diminuiriam significativamente a incidência de doença cardíaca coronariana na população. O forte efeito protetor dos alelos *PCSK9* com perda de função, em conjunto com a aparente ausência de qualquer sequela clínica em indivíduos com uma ausência total de atividade PCSK9, tem feito da PCSK9 um alvo candidato forte para fármacos que inativam ou diminuem a atividade da enzima.

Finalmente, essas descobertas enfatizam como a investigação de doenças genéticas raras pode levar a novos conhecimentos importantes sobre a contribuição genética para doenças comuns geneticamente complexas.

Implicações Clínicas da Genética de Hipercolesterolemia Familiar.

O diagnóstico precoce das hipercolesterolemias familiares é essencial não só para permitir a imediata aplicação de terapias para redução do colesterol e prevenção da doença arterial coronariana, como para iniciar a triagem genética de parentes de primeiro grau. Com a terapia medicamentosa adequada, heterozigotos para a hipercolesterolemia familiar têm uma expectativa de vida normal. Para homozigotos, o aparecimento da doença arterial coronariana pode ser extremamente atrasado pela aférese de plasma (que remove o plasma hipercolesterolêmico), mas acabará por necessitar de transplante de fígado.

Finalmente, a elucidação da base bioquímica da hipercolesterolemia familiar teve um profundo impacto sobre o tratamento das formas vastamente mais comuns de hipercolesterolemia esporádica, levando ao desenvolvimento da classe de medicamentos estatina, que inibe a biossíntese *de novo* do colesterol (Cap. 13). As terapias mais recentes incluem anticorpos monoclonais que têm como alvo diretamente a PCSK9, baixando o colesterol LDL em 60% adicionais em ensaios clínicos.

DEFEITOS DE TRANSPORTE

Fibrose Cística

Desde a década de 1960, a fibrose cística (FC) tem sido uma das doenças monogênicas humanas (Caso 12) mais visíveis ao público. É a doença genética autossômica recessiva fatal mais comum em crianças de populações caucasianas, com uma incidência de aproximadamente um em cada 2.500 nascimentos caucasianos (e, portanto, uma frequência portadora de aproximadamente um em 25), sendo muito menos prevalente em outros grupos étnicos, tais como afro-americanos (um em 15.000 nascimentos) e asiático-americanos (um em 31.000 nascimentos). O isolamento do gene da FC (chamado *CFTR*, para *r*egulador *t*ransmembrana da FC, do inglês CF transmembrane regulator) (Cap. 10) mais de 25 anos atrás era uma das primeiras ilustrações do poder de abordagens genéticas moleculares e genômicas para identificar genes de doenças. Análises fisiológicas têm mostrado que a proteína

---

TABELA 12-3 Variantes *PCSK9* Associadas com Baixos Níveis de Colesterol LDL

Sequência Variante	Frequência na População	Nível de Colesterol LDL (Normal ≤ ≈ 100 mg/dL)	Impacto na Incidência de Doença Cardíaca Coronariana
Alelos nulos ou dominantes negativos	Compostos genéticos raros, um heterozigoto dominante negativo	7-16 mg/dL	Desconhecido, mas provavelmente reduz muito o risco
Tyr142Término ou Cys679Término	Heterozigotos afro-americanos: 2,6%	Média: 28% (38 mg/dL)	90% de redução
Arg46Leu	Heterozigotos caucasianos: 3,2%	Média: 15% (20 mg/dL)	50% de redução

LDL, Lipoproteína de baixa densidade.
Derivada de Cohen JC, Boerwinkle E, Mosley TH, Hobbs H: Sequence variants in *PCSK9* , low LDL, and protection against coronary heart disease, *N Engl J Med* 354:1264–1272, 2006.

CFTR é um canal de cloreto regulado, localizado na membrana apical das células epiteliais afetadas pela doença.

Os Fenótipos de Fibrose Cística. Os pulmões e o pâncreas exócrino são os principais órgãos afetados pela FC (**Caso 12**), mas um recurso de diagnóstico importante é o aumento das concentrações de sódio e cloro no suor (geralmente observado quando os pais beijam seus bebês). Na maioria dos pacientes com FC, o diagnóstico é inicialmente baseado nos achados clínicos pulmonares ou pancreáticos e num nível elevado de cloreto no suor. Menos de 2% dos pacientes têm concentração de cloreto no suor normal apesar de um quadro clínico típico; nesses casos, a análise molecular pode ser usada para verificar se eles têm mutações no gene *CFTR*.

O defeito pancreático na FC é uma síndrome de má digestão, devido à secreção deficiente de enzimas pancreáticas (lipase, tripsina, quimotripsina). Cerca de 5% a 10% dos pacientes com FC têm função pancreática exócrina residual suficiente para a digestão normal e são designados como *suficientes pancreáticos*. Além disso, os pacientes com FC que são suficientes pancreáticos têm melhores crescimento e prognóstico do que a maioria, que é *insuficiente pancreática*. A heterogeneidade clínica da doença pancreática é, pelo menos em parte, decorrente da heterogeneidade alélica, conforme discutido mais adiante.

Muitos outros fenótipos são observados em pacientes com FC. Por exemplo, a obstrução neonatal do trato intestinal inferior (**íleo meconial**) ocorre em 10% a 20% dos recém-nascidos com FC. O trato genital também é afetado; mulheres com FC têm alguma redução na fertilidade, porém mais de 95% dos homens com FC são inférteis porque lhes faltam os canais deferentes, um fenótipo conhecido como **ausência bilateral congênita dos canais deferentes (CBAVD)**. Em um exemplo marcante da heterogeneidade alélica que origina um fenótipo parcial, verificou-se que alguns homens inférteis que estão bem sob os demais aspectos (i.e., não têm nenhuma doença pulmonar ou pancreática) têm CBAVD associada a alelos mutantes específicos no gene *CFTR*. Da mesma forma, alguns indivíduos com **pancreatite crônica idiopática** são portadores de mutações no *CFTR*, embora sem outros sinais clínicos de FC.

O gene *CFTR* e a Proteína. O gene *CFTR* tem 27 éxons e abrange aproximadamente 190 kb de DNA. A proteína CFTR codifica uma grande proteína integral de membrana com cerca de 170 kD (Fig. 12-15). A proteína pertencente à chamada família ABC (do inglês *A*TP [trifosfato de adenosina] — *b*inding *c*assette; cassete de ligação ao ATP) de proteínas de transporte. Pelo menos 22 transportadoras ABC têm sido implicadas em distúrbios mendelianos e fenótipos característicos complexos.

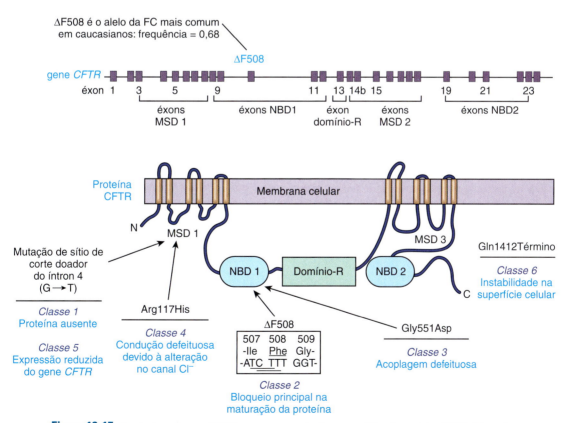

Figura 12-15 A estrutura do gene *CFTR* e uma representação esquemática da proteína CFTR. Mutações selecionadas são mostradas. Os éxons, íntrons, e domínios da proteína não estão desenhados em escala. A ΔF508 resulta da deleção de TCT ou CTT, que substitui o códon Ile com ATT, e deleta o códon Phe. FC, fibrose cística; MSD, domínio que atravessa a membrana; NBD, domínio de ligação de nucleotídeo; Domínio-R, domínio regulatório. *Veja Fontes & Agradecimentos.*

O canal de cloreto CFTR tem cinco domínios, mostrados na Figura 12-15: dois domínios membranares, cada um com seis sequências transmembranares; dois domínios de ligação (ATP) de nucleotídeos; e um domínio regulador com múltiplos sítios de fosforilação. A importância de cada domínio é demonstrada pela identificação de mutações *missense* causando FC em cada um deles (Fig. 12-15). O poro do canal de cloreto é formado por 12 segmentos transmembranares. O ATP é ligado e hidrolisado pelos domínios de ligação de nucleotídeos, e a energia liberada é usada para abrir e fechar o canal. A regulação do canal é mediada, pelo menos em parte, pela fosforilação do domínio regulador.

A Fisiopatologia da Fibrose Cística. A FC é decorrente de um transporte anormal de fluido e eletrólitos através das membranas apicais epiteliais. Essa anormalidade leva à doença no pulmão, pâncreas, intestino, árvore hepatobiliar e trato genital masculino. As anomalias fisiológicas têm sido mais claramente elucidadas para as glândulas sudoríparas. A perda da função de CFTR significa que o cloreto no ducto da glândula sudorípara não pode ser reabsorvido, levando à redução no gradiente eletroquímico que normalmente guia a entrada de sódio através da membrana apical. Esse defeito leva, por sua vez, a concentrações de cloreto e sódio aumentadas no suor. Os efeitos sobre o transporte de eletrólitos devido às alterações na proteína CFTR também foram cuidadosamente estudados no epitélio das vias aéreas e do pâncreas. No pulmão, a hiperabsorção de sódio e a secreção reduzida de cloreto resultam numa depleção de líquido da superfície das vias respiratórias. Consequentemente, a camada mucosa do pulmão pode se tornar aderente às superfícies celulares, desregulando a tosse e a depuração de muco dependente dos cílios e proporcionando um nicho favorável para a *Pseudomonas aeruginosa*, a principal causa de infecção pulmonar crônica na FC.

A Genética da Fibrose Cística

Mutações no Polipeptídeo Regulador Transmembrana da Fibrose Cística. A mutação mais comum da FC é uma deleção de um resíduo de fenilalanina na posição 508 (ΔF508) na primeira dobra de ligação de ATP (NBD1; veja a Fig. 12-15), sendo responsável por aproximadamente 70% de todos os alelos de FC em populações caucasianas. Nessas populações, apenas outras sete mutações são mais frequentes do que 0,5%, e as restantes são bastante raras. Mutações de todos os tipos foram identificadas, mas o maior grupo isolado (cerca da metade) é de substituições *missense*. O restante são mutações pontuais de outros tipos, e menos de 1% é de rearranjos genômicos. Embora cerca de 2.000 variantes de sequências do gene *CFTR* tenham sido associadas à doença, o número real de mutações missense que são causadoras de doença é incerto, pois poucas foram submetidas à análise funcional. No entanto, um novo projeto chamado *Clinical and Functional Translation of CFTR* (projeto CFTR2; cftr2. org) tem sido bem-sucedido em atribuir patogenicidade a mais de 125 mutações de *CFTR*, que juntas contribuem por pelo menos 96% de todos os alelos *CFTR* em todo o mundo.

Embora as alterações bioquímicas específicas associadas à maioria das mutações FC não sejam conhecidas, seis classes gerais de disfunções da proteína CFTR foram identificadas até o momento. Os alelos representativos de cada classe são mostrados na Figura 12-15.

- Mutações de classe 1 são alelos nulos — nenhum polipeptídeo CFTR é produzido. Essa classe inclui os alelos com códons de término prematuros ou que geram RNAs altamente instáveis. Uma vez que a CFTR é uma proteína glicosilada de membrana, deve ser processada no retículo endoplasmático e no aparelho de Golgi para ser glicosilada e secretada.
- Mutações de classe 2 prejudicam a dobramento da proteína CFTR, impedindo assim a sua maturação. O ΔF508 mutante exemplifica essa classe; essa proteína mal dobrada não pode sair do retículo endoplasmático. Contudo, o fenótipo bioquímico da proteína ΔF508 é complexo, pois também apresenta defeitos de estabilidade e ativação, além do dobramento prejudicado.
- Mutações de classe 3 permitem a distribuição normal da proteína CFTR à superfície da célula, mas interrompem a sua função (Fig. 12-15). O principal exemplo é a mutação Gly551Asp, que impede a abertura e o fechamento do canal de íons da CFTR na superfície da célula. Essa mutação é particularmente notável porque, embora constitua apenas aproximadamente 2% dos alelos de *CFTR*, o fármaco ivacaftor tem mostrado ser extremamente eficaz na correção da função da proteína mutante Gly551Asp na superfície celular, resultando em melhora fisiológica e clínica (Cap. 13).
- Mutações de classe 4 estão localizadas nos domínios de membrana e, de acordo com esta localização, têm condução defeituosa de íons cloreto.
- Mutações de classe 5 reduzem o número de transcritos de *CFTR*.
- Proteínas mutantes de classe 6 são sintetizadas normalmente, mas são instáveis na superfície celular.

Genocópia da Fibrose Cística: Mutações no Gene do Canal de Sódio Epitelial SCNN1. Embora o *CFTR* seja o único gene que tem sido associado à FC clássica, várias famílias com apresentações não clássicas (incluindo infecções pulmonares semelhantes à FC, doença intestinal menos grave, níveis elevados de cloro no suor) foram encontradas carregando mutações no gene *SCNN1* do canal de sódio epitelial, o que é então denominado de **genocópia**, isto é, um fenótipo que, embora geneticamente distinto, tem um fenótipo muito estreitamente relacionado. Essa constatação é consistente com a interação funcional entre a proteína CFTR e o canal de sódio epitelial. Seu principal significado clínico, atualmente, é a demonstração de que os pacientes com a FC não clássica apresentam heterogeneidade de *locus,* e que se as mutações *CFTR* não forem identificadas em um caso em particular, anormalidades no *SCNNI* devem ser consideradas.

Correlações Genótipo-Fenótipo na Fibrose Cística. Uma vez que todos os pacientes com a forma clássica da FC parecem ter mutações no gene *CFTR*, a heterogeneidade clínica na FC deve resultar de heterogeneidade alélica, a partir dos efeitos de outros *loci* modificadores, ou de fatores não genéticos. Independentemente dos alelos *CFTR* que um paciente particular possa ter, tem sido reconhecida uma contribuição genética significativa de outros genes (modificadores) para vários fenótipos da FC, com efeitos sobre a função pulmonar, a obstrução intestinal neonatal, e o diabetes.

Duas generalizações surgiram a partir da análise genética e clínica dos pacientes com FC. Em primeiro lugar, o genótipo *CFTR* específico é um *bom* preditor da função pancreática exócrina. Por exemplo, pacientes homozigotos para a mutação comum *ΔF508* ou para alelos nulos previstos geralmente têm insuficiência pancreática. Por outro lado, os alelos que permitem a síntese de uma proteína CFTR parcialmente funcional, tal como a Arg117His (Fig. 12-15), tendem a estar associados à suficiência pancreática.

Em segundo lugar, no entanto, o genótipo CFTR específico é um *mau* indicador da gravidade da doença pulmonar. Por exemplo, entre os pacientes homozigóticos para a mutação ΔF508, a gravidade da doença pulmonar é variável. Uma razão para essa correlação genótipo-fenótipo ruim é a variação hereditária no gene que codifica o fator transformador de crescimento-β1 (TGF-β1), também discutido no Capítulo 8. No geral, as evidências indicam que os alelos *TGFB1* que aumentam a expressão de TGF-β1 levam à doença pulmonar mais grave da FC, talvez pela modulação da remodelação do tecido e das respostas inflamatórias. Outros modificadores genéticos de doença pulmonar da FC, incluindo os alelos do gene do regulador do desenvolvimento relacionado ao interferon 1 (*IFRD1*) e o gene da interleucina-8 (*IL-8*), podem atuar influenciando a capacidade do pulmão com FC para tolerar a infecção. De modo semelhante, alguns genes modificadores têm sido identificados para outros fenótipos relacionados à FC, incluindo diabetes, doença hepática e íleo meconial.

O Gene da Fibrose Cística nas Populações. Atualmente, não é possível explicar a alta frequência do alelo mutante de *CFTR* de um em 50 que é observada em populações caucasianas (Cap. 9). A doença é muito menos frequente em não caucasianos, embora tenha sido relatada em nativos americanos, afro-americanos e asiáticos (p. ex., cerca de um em 90.000 havaianos de ascendência asiática). O alelo ΔF508 é o único encontrado até hoje que é comum em praticamente todas as populações caucasianas, mas a sua frequência entre todos os alelos mutantes varia significativamente em diferentes populações europeias, desde 88% na Dinamarca até 45% no sul da Itália.

Em populações em que a frequência do alelo ΔF508 é de aproximadamente 70% de todos os alelos mutantes, aproximadamente 50% dos pacientes são homozigotos para o alelo ΔF508; e os 40% adicionais são compostos genéticos para ΔF508 e outro alelo mutante. Além disso, aproximadamente 70% dos portadores de FC têm a mutação ΔF508. Como observado anteriormente, exceto para ΔF508, outras mutações no *locus CFTR* são raras, embora em populações específicas, alguns alelos sejam relativamente comuns.

Triagem Populacional. As complexas questões levantadas ao se considerar a triagem populacional para doenças como FC são discutidas no Capítulo 18. Atualmente, a FC atende à maioria dos critérios para um programa de triagem neonatal, exceto que ainda não está claro se a identificação precoce das crianças afetadas melhora significativamente o prognóstico em longo prazo. No entanto, as vantagens do diagnóstico precoce (como a melhoria da nutrição pelo fornecimento de enzimas pancreáticas) levaram algumas jurisdições a implementar programas de triagem neonatal. Em geral, é aceito que a triagem universal para portadores não deve ser considerada até que pelo menos 90% das mutações numa população possam ser detectadas. Apesar de a triagem populacional para casais estar em curso nos Estados Unidos há vários anos, a sensibilidade da triagem de portadores para FC só ultrapassou 90% recentemente.

Análise Genética de Famílias de Pacientes e Diagnóstico Pré-natal. A alta frequência do alelo ΔF508 é útil quando os pacientes com FC sem história familiar se apresentam para um diagnóstico de DNA. A identificação do alelo ΔF508, em combinação com um painel de 127 mutações comuns sugeridas pelo *American College of Medical Genetics*, pode ser utilizada para prever o estado dos membros da família para confirmação da doença (p. ex., em um recém-nascido ou um irmão com uma apresentação ambígua), a detecção de portadores e o diagnóstico pré-natal. Dado o vasto conhecimento sobre as mutações da FC em muitas populações, a detecção direta da mutação é o método de escolha para a análise genética. No entanto, se a ligação é utilizada na ausência de conhecimento sobre uma mutação específica, é possível um diagnóstico preciso em praticamente todas as famílias. Para fetos com um risco de um em quatro, o o método de escolha é o diagnóstico pré-natal por análise de DNA entre 10 a 12 semanas, com o tecido obtido por biópsia de vilosidades coriônicas (Cap. 17).

Genética Molecular e o Tratamento da Fibrose Cística. Em termos históricos, o tratamento de FC tem sido dirigido para o controle da infecção pulmonar e a melhoria da nutrição. O maior conhecimento sobre a patogênese molecular tornou possível projetar intervenções farmacológicas, incluindo o fármaco ivacaftor, que modula a função da CFTR em alguns pacientes (Cap. 13). Alternativamente, a terapia de transferência gênica pode ser possível na FC, mas existem muitas dificuldades.

DISTÚRBIOS DE PROTEÍNAS ESTRUTURAIS

Complexo Distrofina-Glicoproteína: Distrofias Musculares de Duchenne, Becker e Outras

Como a FC, a **distrofia muscular de Duchenne (DMD)** tem recebido atenção da comunidade geral e médica por ser uma doença de perda muscular relativamente comum, severa

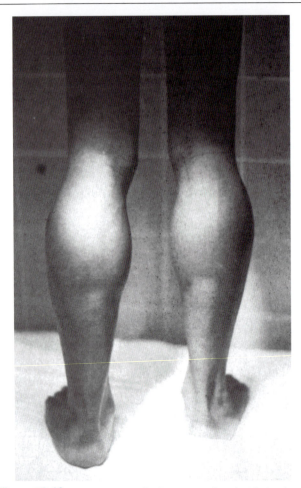

Figura 12-16 Pseudo-hipertrofia das panturrilhas devido à substituição do tecido muscular normal por tecido conjuntivo e gordura em um menino de 8 anos de idade com distrofia muscular de Duchenne. *Veja Fontes & Agradecimentos.*

e progressiva, com grande deterioração clínica (Caso 14). O isolamento do gene afetado nesse distúrbio ligado ao X e a caracterização de sua proteína (chamada distrofina por causa da sua associação à DMD) deram informações sobre todos os aspectos da doença, melhoraram muito o aconselhamento genético das famílias afetadas, e sugeriram estratégias para o tratamento. O estudo da distrofina levou à identificação de um complexo principal de outras proteínas musculares de membrana associadas à distrofia muscular, o complexo de distrofina-glicoproteína (DGC), descrito mais adiante nesta seção.

O Fenótipo Clínico da Distrofia Muscular de Duchenne. Meninos afetados são normais no primeiro ou nos dois primeiros anos de vida, mas desenvolvem uma fraqueza muscular no período de 3 a 5 anos de idade (Fig. 12-16), quando eles começam a ter dificuldade para subir escadas e se levantar da posição sentada. A criança fica normalmente confinada a uma cadeira de rodas aos 12 anos de idade. Embora a DMD seja atualmente incurável, os avanços recentes no tratamento das complicações pulmonares e cardíacas (que eram as principais causas de morte em meninos com DMD) têm mudado a doença de um distúrbio que limita a vida para um que ameaça à vida. Nos estágios pré-clínicos e iniciais da doença, o nível sérico de creatina quinase é muito elevado (50 a 100 vezes o limite superior do normal) por causa de sua liberação pelo músculo doente. O cérebro também é afetado; em média, há uma diminuição moderada do QI de cerca de 20 pontos.

O Fenótipo Clínico da Distrofia Muscular de Becker. A distrofia muscular de Becker (DMB) também é decorrente de mutações no gene da distrofina, mas os alelos *DMB* produzem um fenótipo muito mais brando. Diz-se que os pacientes têm DMB se eles ainda estiverem andando aos 16 anos de idade. Existe uma variabilidade significativa na progressão da doença, e alguns pacientes permanecem capazes de andar durante muitos anos. Em geral, os pacientes com DMB portam alelos mutantes que mantêm a matriz de leitura da proteína, e assim, expressam algumas distrofina, embora muitas vezes um produto alterado em níveis reduzidos. A distrofina é geralmente demonstrável no músculo dos pacientes com a DMB (Fig. 12-17). Em contraste, os pacientes com DMD têm pouca ou nenhuma distrofina detectável.

A Genética da Distrofia Muscular de Duchenne e Distrofia Muscular de Becker

Herança. A DMD tem uma incidência de aproximadamente 1 em 3.300 nativivos do sexo masculino, com uma taxa de mutação calculada em 10^{-4}, uma ordem de grandeza maior do que a taxa observada em genes envolvidos na maioria das outras doenças genéticas (Cap. 4). De fato, considerando-se uma produção de aproximadamente 8×10^7 de espermatozoides por dia, um homem normal produz um espermatozoide com uma mutação nova no gene *DMD* a cada 10 a 11 segundos! No Capítulo 7, a DMD foi apresentada como um típico distúrbio recessivo ligado ao X que é letal nos homens, de modo que se prevê que um terço dos casos seja de mutações novas e que dois terços dos pacientes tenham mães portadoras (Cap. 16). A grande maioria das mulheres portadoras não tem manifestações clínicas, embora cerca de 70% tenham níveis ligeiramente elevados de creatina quinase sérica. De acordo com a inativação aleatória do cromossomo X (Cap. 6), no entanto, o cromossomo X que carrega o alelo *DMD* normal parece ser inativado acima de um limiar crítico das células em algumas mulheres heterozigotas. Quase 20% das mulheres portadoras adultas têm alguma fraqueza muscular, enquanto em 8% ocorrem cardiomiopatia com risco de morte e grave deficiência muscular proximal. Em casos raros, mulheres com DMD foram descritas. Algumas possuem translocações entre o cromossomo X e autossomos (Cap. 6), enquanto outras têm apenas um cromossomo X (síndrome de Turner) com uma mutação *DMD* nesse cromossomo.

A DMB é responsável por aproximadamente 15% das mutações no *locus*. Uma importante distinção genética entre estes fenótipos alélicos é que, enquanto a DMD é um letal genético, a aptidão reprodutiva dos homens com DMB é alta (até cerca de 70% do normal), de modo que eles podem transmitir o gene mutante para suas filhas. Consequentemente, e em contraste com a DMD, uma proporção elevada de casos de DMB é herdada, e relativamente poucos (apenas cerca de 10%) representam mutações novas.

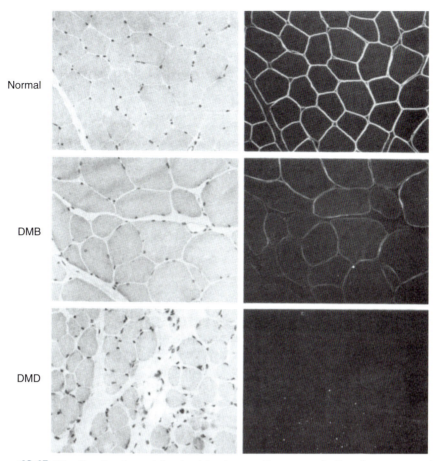

Figura 12-17 Visualização microscópica do efeito de mutações no gene da distrofina em um paciente com distrofia muscular de Becker (DMB) e um paciente com distrofia muscular de Duchenne (DMD). *Coluna da esquerda*, coloração do músculo pela hematoxilina e eosina. *Coluna da direita*, Microscopia de imunofluorescência marcada com um anticorpo específico para distrofina. Observe a localização da distrofina na membrana de miócitos no músculo normal, a quantidade reduzida de distrofina no músculo com DMB, e a completa ausência de distrofina dos miócitos do músculo com DMD. A quantidade de tecido conjuntivo entre os miócitos do músculo com DMD está aumentada. *Veja Fontes & Agradecimentos.*

O Gene DMD e seu produto. A característica mais marcante do gene *DMD* é o seu tamanho, estimado em 2.300 kb, ou 1,5% da totalidade do cromossomo X. Esse gene enorme está entre os maiores conhecidos em qualquer espécie, em ordem de magnitude. A alta taxa mutacional pode ser pelo menos parcialmente explicada pelo fato de o *locus* ser um alvo grande para a mutação, mas, como descrito mais adiante, também é estruturalmente propenso a deleções e duplicações. O gene *DMD* é complexo, com 79 éxons e sete promotores tecido-específicos. No músculo, o grande transcrito de distrofina (14 kb) codifica uma enorme proteína de 427 kD (Fig. 12-18). De acordo com o fenótipo clínico, a proteína é mais abundante nos músculos esquelético e cardíaco, embora muitos tecidos expressem pelo menos uma isoforma de distrofina.

Os Defeitos Moleculares e Fisiológicos na Distrofia Muscular de Becker e na Distrofia Muscular de Duchenne. Os defeitos moleculares mais comuns em pacientes com a DMD são deleções (60% dos alelos) (Figs. 12-18 e 12-19), que não estão distribuídas de forma aleatória. Em vez disso, elas estão agrupadas tanto na metade 5' do gene ou numa região central que compreende um aparente ponto quente (*hot spot*) de deleção (Fig 12-18). O mecanismo de deleção na região central é desconhecido, mas parece envolver a estrutura terciária do genoma e, em alguns casos, a recombinação entre sequências de repetição *Alu* (Cap. 2) em grandes íntrons centrais. As mutações pontuais contribuem com aproximadamente um terço dos alelos e são distribuídas aleatoriamente ao longo do gene.

A ausência de distrofina na DMD desestabiliza a membrana da miofibra, aumentando a sua fragilidade e permitindo o aumento da entrada de Ca^{++} na célula, com a subsequente ativação de vias inflamatórias e degenerativas. Além disso, a degeneração crônica das miofibras eventualmente esgota o conjunto de células-tronco miogênicas que são normalmente ativadas para regenerar o músculo. Essa redução da capacidade regenerativa, eventualmente, leva à substituição do músculo com gordura e tecido fibrótico.

O Complexo Distrofina-Glicoproteína (DGC). A distrofina é uma proteína estrutural que ancora o DGC na membrana celular. O DGC é uma verdadeira constelação de

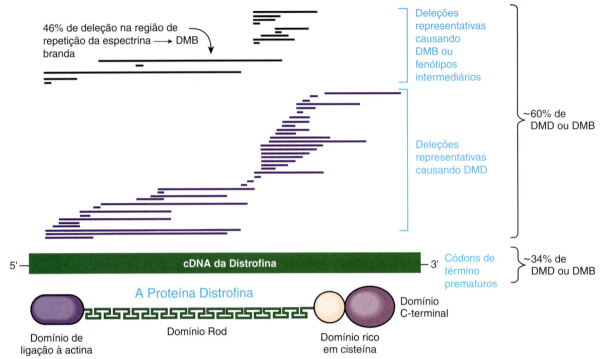

Figura 12-18 Uma representação da proteína distrofina de comprimento completo, o cDNA correspondente e a distribuição de deleções representativas em pacientes com distrofia muscular de Becker (DMB) e distrofia muscular de Duchenne (DMD). Duplicações parciais do gene (não mostradas) são responsáveis por cerca de 6% dos alelos de DMD ou DMB. O domínio de ligação da actina liga a proteína ao citoesqueleto filamentoso de actina. O domínio Rod presumivelmente atua como um espaçador entre os domínios N-terminal e C-terminal. O domínio rico em cisteína medeia interações proteína-proteína. O domínio C-terminal, que se associa com um grande complexo de glicoproteína transmembrana (Fig 12-19), é também encontrado em três proteínas relacionadas à distrofina (DRPs): utrofina (DRP-1), DRP-2, e distrobrevina. Os domínios proteicos não estão desenhados em escala.

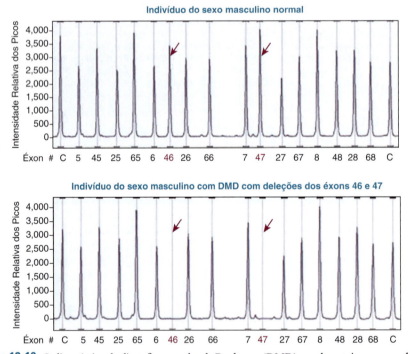

Figura 12-19 O diagnóstico da distrofia muscular de Duchenne (DMD) envolve a triagem para deleções e duplicações por um procedimento chamado de amplificação multiplex de sondas dependente de ligação (MLPA). A MLPA permite a análise simultânea de todos os 79 éxons do gene *DMD* em uma única amostra de DNA e pode detectar deleções e duplicações exônicas em indivíduos dos sexos masculino e feminino. Cada pico de amplificação representa um único éxon do gene *DMD*, após a separação dos produtos da amplificação por eletroforese capilar. *Painel superior*, Perfil de amplificação de 16 éxons de uma amostra masculina normal. DNAs- controle (C) estão incluídos em cada extremidade da digitalização. Os fragmentos de DNA da MLPA eluem de acordo com o tamanho, razão pela qual os éxons não estão numerados sequencialmente. *Painel inferior*, Perfil de amplificação correspondente de um paciente com DMD com uma deleção dos éxons 46 e 47. *Veja Fontes & Agradecimentos.*

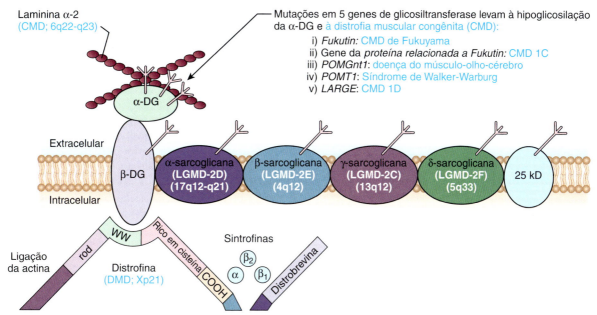

Figura 12-20 No músculo, a distrofina liga a matriz extracelular (laminina) ao citoesqueleto de actina. A distrofina interage com um complexo multimérico composto por distroglicanas (DG), sarcoglicanas, sintrofinas, e distrobrevina. O complexo α,β- distroglicana é um receptor de laminina e agrina na matriz extracelular. A função do complexo sarcoglicana é incerta, mas é essencial para a função do músculo; mutações nas sarcoglicanas foram identificadas nas distrofias musculares tipo cinturas (LGMDs) tipos 2C, 2D, 2E e 2F. As mutações na laminina tipo 2 (merosina) causam uma distrofia muscular congênita (CMD). As estruturas ramificadas representam glicanas. O domínio WW de distrofina é um motivo de ligação proteína, rico em triptofano.

polipeptídeos associados a uma dúzia de distrofias musculares geneticamente distintas (Fig. 12-20). Esse complexo apresenta várias funções importantes. Em primeiro lugar, pensa-se ser essencial para a manutenção da integridade da membrana muscular, através da ligação do citoesqueleto de actina à matriz extracelular. Em segundo, é necessário para posicionar as proteínas no complexo no sarcolema. Embora a função de muitas das proteínas no complexo seja desconhecida, a sua associação com doenças musculares indica que elas são componentes essenciais do complexo. Mutações em várias dessas proteínas causam distrofias musculares autossômicas recessivas do tipo cintura e outras distrofias musculares congênitas (Fig. 12-20).

O fato de cada componente de DGC ser afetado por mutações que causam outros tipos de distrofias musculares destaca o princípio de que nenhuma proteína funciona isoladamente, mas é, sim, um componente de uma via biológica ou de um complexo multiproteico. Mutações nos genes que codificam outros componentes de uma via ou complexo muitas vezes levam a genocópias, como vimos anteriormente, no caso da FC.

Modificação Pós-traducional do Complexo Distrofina-Glicoproteína. Cinco das distrofias musculares associadas à DGC resultam de mutações em glicosiltransferases, levando à hipoglicosilação da α-distroglicana (Fig. 12-20). Essas cinco proteínas são necessárias para a modificação pós-traducional de outro polipeptídeo, atestando a natureza essencial da glicosilação para a função da α-distroglicana em particular, porém, de forma mais geral, para a importância das modificações pós-traducionais para a função normal da maioria das proteínas.

Aplicações Clínicas do Teste Genético na Distrofia Muscular

Diagnóstico Pré-natal e Detecção de Portadores. Com as tecnologias moleculares, a detecção precisa de portadores e o diagnóstico pré-natal estão disponíveis para a maioria das famílias com história de DMD. Em 60% a 70% das famílias, nas quais a mutação resulta de uma deleção ou duplicação, a presença ou ausência do defeito pode ser avaliada por exame de DNA fetal usando métodos que avaliam a continuidade e o tamanho genômico do gene (Fig. 12-19). Na maioria das outras famílias, mutações pontuais podem ser identificadas por sequenciamento da região codificante e dos limites íntron-éxon. Uma vez que a doença tem uma frequência muito alta de mutações novas e não se manifesta em mulheres portadoras, aproximadamente 80% dos meninos com Duchenne nascem em famílias sem história prévia de doença (Cap. 7). Assim, a incidência de DMD não irá diminuir substancialmente até que a triagem universal pré-natal ou pré-concepção para a doença seja possível.

Mutações em Genes que Codificam o Colágeno ou Outros Componentes da Formação Óssea: Osteogênese Imperfeita

A **Osteogênese imperfeita (OI)** é um grupo de distúrbios hereditários que predispõem à deformidade esquelética e à fratura fácil dos ossos, mesmo com traumas pequenos (Fig. 12-21). A incidência combinada de todas as formas da doença é de aproximadamente um em 10.000. Aproximadamente 95% dos indivíduos afetados têm mutações heterozigotas em um dos dois genes, *COL1A1* e *COL1A2*, que codificam as cadeias de colágeno tipo I, a principal proteína no osso. Um notável grau de variação clínica tem sido reconhecido, desde a letalidade no período perinatal até apenas um leve aumento da frequência de fratura. A heterogeneidade clínica é explicada tanto pela heterogeneidade de *locus* quanto alélica; os fenótipos são influenciados por qual cadeia de pró-colágeno tipo I é afetada e de acordo com o tipo e a localização da mutação no *locus*. Os principais fenótipos e genótipos associados a mutações nos genes de colágeno tipo I são descritos na Tabela 12-4.

Estrutura Normal do Colágeno e sua Relação com a Osteogênese Imperfeita

É importante ter em mente as principais características do colágeno tipo I normal para compreender a patogênese da OI. A molécula de pró-colágeno tipo I é formada a partir de duas cadeias pró-α1 (I) (codificadas pelo *COL1A1*) e uma semelhante, porém distinta, a cadeia pró-α2 (I) (codificada pelo *COL1A2*) (Fig. 12-22).

Proteínas compostas de subunidades, como o colágeno, são frequentemente sujeitas a mutações que impedem a associação das subunidades, alterando as interfaces das subunidades. A seção de tripla-hélice (colágeno) é composta por 338 repetições Gly-X-Y dispostas em *tandem*; a prolina está muitas vezes na posição X, e a hidroxi-prolina ou a hidroxilisina estão muitas vezes na posição Y. A glicina, o menor aminoácido, é o único resíduo compacto o suficiente para ocupar a posição axial da hélice, e consequentemente, as mutações que substituem outros resíduos por essas glicinas são altamente prejudiciais para a estrutura helicoidal.

Várias características da maturação do pró-colágeno são de especial importância para a fisiopatologia da OI. Em primeiro lugar, a montagem das cadeias individuais pró-α no trímero começa na extremidade carboxiterminal, e a formação da tripla-hélice progride para a extremidade aminoterminal. Consequentemente, as mutações que alteram os resíduos na parte da extremidade carboxiterminal do domínio da tripla-hélice são mais perturbadoras, uma vez que interferem mais cedo na propagação da tripla-hélice (Fig. 12-23). Em segundo lugar, a modificação pós-traducional (p. ex., hidroxilação da prolina ou lisina; glicosilação da hidroxilisina) do pró-colágeno continua em qualquer parte de uma cadeia não montada na tripla-hélice. Assim, quando a montagem da tripla-hélice é atrasada por uma mutação, os trechos não montados das

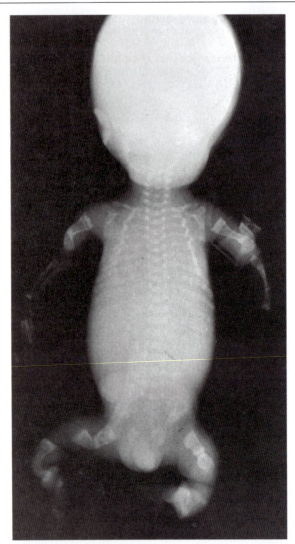

Figura 12-21 Radiografia de um bebê prematuro (26 semanas de gestação) com a forma perinatal letal (tipo II) de osteogênese imperfeita. O crânio é relativamente grande e não mineralizado e macio à palpação. A cavidade torácica é pequena, os ossos longos dos braços e pernas são curtos e deformados, e os corpos vertebrais são achatados. Todos os ossos são não mineralizados. *Veja Fontes & Agradecimentos.*

Mosaicismo Materno. Se um menino com DMD é o primeiro membro afetado de sua família, e se sua mãe não é portadora da mutação nos seus linfócitos, a explicação mais comum é que ele tem uma mutação nova no *locus* DMD. No entanto, cerca de 5% a 15% de tais casos parecem ser decorrentes de mosaicismo na linhagem germinativa materna, e neste caso o risco de recorrência é significativo (Cap. 7).

Terapia. Atualmente, apenas o tratamento sintomático está disponível para a DMD. As possibilidades de terapia racional para a DMD aumentaram substancialmente com a compreensão do papel normal da distrofina no miócito. Algumas das considerações terapêuticas são discutidas no Capítulo 13.

TABELA 12-4 Resumo das Características Genéticas, Bioquímicas e Moleculares dos Tipos de Osteogênese Imperfeita devido a Mutações nos Genes de Colágeno Tipo 1

Tipo	Fenótipo	Herança	Defeito Bioquímico	Defeito do Gene
Produção Defeituosa de Colágeno Tipo I*				
I	**Branda**: esclera azul, ossos frágeis, mas sem deformidade óssea	Autossômica dominante	Todo o colágeno é produzido (i.e., exclusivamente a partir do alelo normal), mas a quantidade é *reduzida* pela metade	Alelos nulos em grande parte que prejudicam a produção de cadeias pró-α1 (I), tais como defeitos que interferem na síntese de RNAm
Defeitos Estruturais no Colágeno Tipo I				
II	**Letal Perinatal**: anomalias esqueléticas graves, esclera escura, morte dentro de 1 mês (Fig. 12-21)	Autossômica dominante (mutação nova)	Produção de moléculas de colágeno *anormal* devido à substituição da glicina na Gly-X-Y do domínio helicoidal triplo, em geral, em toda a proteína	Mutações *missense* nos códons de glicina dos genes para as cadeias α1 e α2
III	**Deformação progressiva**: com esclera azul; fraturas, muitas vezes ao nascimento; deformidade óssea progressiva, crescimento limitado	Autossômica dominante[†]		
IV	**Esclera normal, deformação**: deformidade óssea leve a moderada, fraturas de baixa estatura	Autossômica dominante		

*Poucos pacientes com doença tipo I têm substituições de glicina em uma das cadeias de colágeno tipo I.
[†]casos raros são autossômicos recessivos. RNAm, RNA mensageiro
Modificada de Byers PH: Disorders of collagen biosynthesis and structure. Em Scriver CR, Beaudet AL, Sly WS, Valle D, editors: *The metabolic basis of inherited disease*, ed 6, New York, 1989, McGraw-Hill, pp 2805–2842; e Byers PH: Brittle bones—fragile molecules: disorders of collagen structure and expression. *Trends Genet* 6:293–300, 1990.

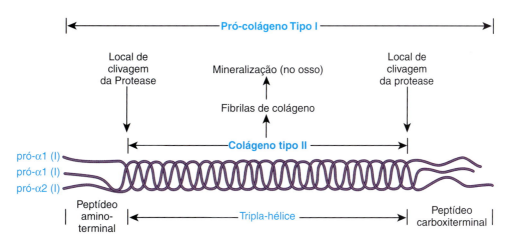

Figura 12-22 A estrutura do pró-colágeno tipo I. Cada cadeia de colágeno é feita como uma tripla-hélice de pró-colágeno que é secretada no espaço extracelular. Os domínios carboxi e aminoterminais são clivados extracelularmente para formar colágeno; fibrilas maduras de colágeno são então montadas e mineralizadas no osso. Note que o procolágeno tipo I é composto por duas cadeias pró-α1 (I) e uma cadeia pró-α2 (I). *Veja Fontes & Agradecimentos*.

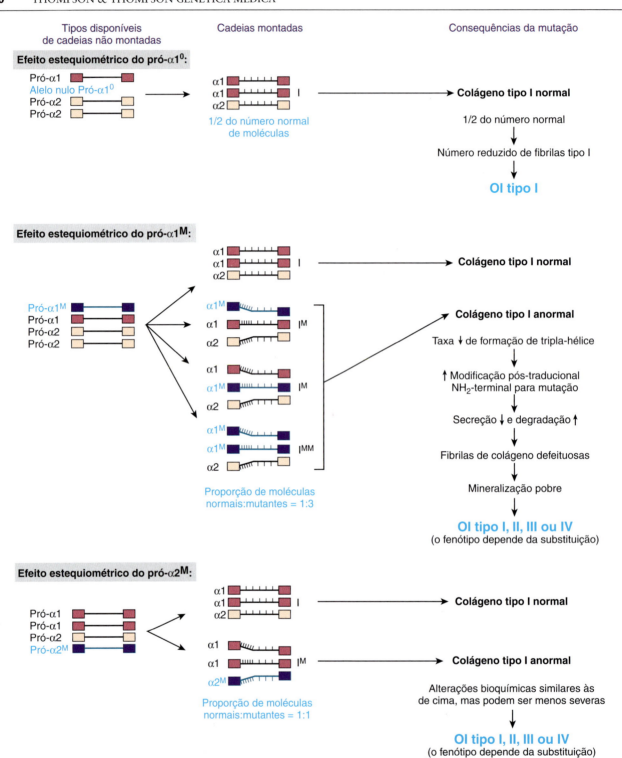

Figura 12-23 **A patogênese das principais classes de colágeno tipo I mutantes.** *Coluna 1*, Os tipos de cadeias de pró-colágeno disponíveis para montagem numa tripla-hélice. Embora existam dois genes/genoma de colágeno α1 e α2, como implicado na coluna da esquerda, o dobro de moléculas de colágeno α1 é produzido, em comparação com as moléculas de colágeno α2, como mostrado na coluna central. *Coluna 2*, O efeito da estequiometria do pró-colágeno tipo I na proporção de moléculas de colágeno normal para moléculas defeituosas formadas em mutantes com cadeia pró-α1 contra mutações da cadeia pró-α2. As pequenas barras verticais em cada cadeia de pró-colágeno indicam modificações pós-traducionais (veja o texto). *Coluna 3*, O efeito das mutações no processamento bioquímico do colágeno. OI, Osteogênese imperfeita; Pró-α1^M, uma cadeia pro α1 com uma mutação *missense*; Pró-α2^M, uma cadeia pró-α2 com uma mutação *missense*; Pró-α1^0, uma cadeia α1 de alelo nulo.

CAPÍTULO 12 — BASES MOLECULARES, BIOQUÍMICAS E CELULARES DAS DOENÇAS GENÉTICAS

cadeias aminoterminais para o defeito são excessivamente modificados, o que retarda a sua secreção para o espaço extracelular. Uma grande modificação também pode interferir na formação das fibrilas de colágeno. Como resultado de todas essas alterações, o número de moléculas de colágeno secretadas é reduzido, e muitas delas são anormais. No osso, as cadeias anormais e seu número reduzido levam à mineralização defeituosa das fibrilas de colágeno (Fig. 12-21).

Alterações Moleculares do Colágeno na Osteogênese Imperfeita

Mais de 2.000 mutações diferentes que afetam a síntese ou a estrutura do colágeno tipo I foram encontradas em indivíduos com OI. A heterogeneidade clínica dessa doença reflete uma heterogeneidade ainda maior em nível molecular (Tabela 12-4). Para os genes de colágeno tipo I, as mutações enquadram-se em duas classes gerais, aquelas que reduzem a *quantidade* de pró-colágeno tipo I feita e aquelas que alteram a *estrutura* das moléculas montadas.

Tipo I: Produção Diminuída de Colágeno. A maioria dos indivíduos com OI tipo I apresenta mutações que resultam na produção celular de aproximadamente metade da quantidade normal de pró-colágeno tipo I. A maior parte dessas mutações resulta em códons de término prematuros em um alelo *COL1A1* que tornam o RNAm deste alelo intraduzível. Uma vez que as moléculas de pró-colágeno tipo I devem ter duas cadeias pró-α1 (I) para montar uma tripla-hélice, a perda de metade do RNAm leva à produção de metade da quantidade normal de moléculas pró-colágeno tipo I, embora essas moléculas sejam normais (Fig. 12-23). Mutações de sentido trocado também podem dar origem a esta forma mais branda de OI quando a alteração do aminoácido está localizada na extremidade aminoterminal. Isso ocorre porque as substituições aminoterminais tendem a ser menos prejudiciais à montagem da cadeia de colágeno, que ainda pode iniciar como o habitual na extermidade carboxiterminal.

Tipos II, III, e IV: Colágenos Estruturalmente Defeituosos. Os fenótipos tipo II, III e IV de OI normalmente resultam de mutações que produzem cadeias pró-α1 (I) ou próα2 (I) estruturalmente anormais (Fig 12-23 e Tabela 12-4). A maioria desses pacientes tem substituições na tripla-hélice que convertem uma glicina em um resíduo mais volumoso que perturba a formação da tripla-hélice. O colágeno específico afetado, a localização da substituição, e a natureza do resíduo de substituição são todos determinantes fenotípicos importantes, mas são possíveis algumas generalizações sobre o fenótipo mais provável resultante de uma substituição específica. Assim, as substituições na cadeia pró-α1 (I) são mais prevalentes em pacientes com OI tipos III e IV e são mais frequentemente letais. Em qualquer cadeia, a substituição da glicina (um resíduo neutro) por um resíduo carregado (ácido aspártico, ácido glutâmico, arginina) ou um resíduo grande (triptofano) geralmente é muito disruptiva e muitas vezes associada a um fenótipo grave (tipo II)

(Fig. 12-23). Algumas vezes, uma substituição específica está associada a mais de um fenótipo, um resultado que provavelmente reflete a influência de genes modificadores potentes.

Novas Formas de Osteogênese Imperfeita que Não Resultam de Mutações no Colágeno

Três novas formas de OI clinicamente definidas (tipos V, VI e VII) não resultam de mutações nos genes de colágeno tipo I, mas envolvem defeitos de outros genes. Esses 5% dos indivíduos com OI que apresentam genes de colágeno normais têm mutações dominantes no gene *IFITM5* (que codifica a proteína transmembrana induzida por interferon 5) ou mutações bialélicas em algum da quase uma dúzia de outros genes que codificam proteínas que regulam o desenvolvimento de osteoblastos e facilitam a formação do osso ou que medeiam a montagem do colágeno através da interação com colágenos durante a síntese e secreção. Esses genes incluem, por exemplo, o *WNT1*, que codifica uma proteína de sinalização secretada, e o *BMP1*, que codifica uma proteína morfogenética do osso, uma indutora da formação de cartilagem.

A Genética da Osteogênese Imperfeita

Como discutido, a maioria das mutações em genes de colágeno tipo I que causam OI age de uma forma dominante. Esse grupo de distúrbios genéticos ilustra as complexidades que resultam quando mutações alteram proteínas estruturais, particularmente as compostas por múltiplas subunidades diferentes, ou alteram proteínas que estão envolvidas na dobradura e transporte de colágenos ao seu local de ação.

O fenótipo relativamente brando e a herança dominante da OI tipo I são compatíveis com o fato de que embora apenas metade do número normal de moléculas seja produzida, elas são de qualidade normal (Fig. 12-23). As consequências mais graves da produção de cadeias pró-α1 (I) estruturalmente defeituosas de um alelo (em comparação à não produção de cadeias) reflete, em parte, a estequiometria do colágeno tipo I, que contém duas cadeias pró-α1 (I) e uma cadeia pró-α2 (I) (Fig. 12-23). Por conseguinte, se metade das cadeias pró-α1 (I) são anormais, três das quatro moléculas tipo I têm pelo menos uma cadeia anormal; em contraste, se metade das cadeias pró-α2 (I) são defeituosas, apenas uma em cada duas moléculas é afetada. As mutações, tais como o alelo pró-α1 (I) de sentido trocado (Pró-α1^M) mostrado na Figura 12-23 são, portanto, **alelos dominantes negativos**, porque eles prejudicam a contribuição das cadeias pró-α1 (I) e pró-α2 (I) normais. Em outras palavras, o efeito do alelo mutante é amplificado devido à natureza trimérica da molécula de colágeno. Consequentemente, em doenças de herança dominante, tais como a OI, na verdade é melhor ter uma mutação que não gere nenhum produto gênico do que um produto gênico anormal. O mecanismo bioquímico na OI pelo qual o efeito dominante negativo de **alelos dominantes negativos** dos genes *COL1A1* é exercido é um dos mais compreendidos em toda a genética humana (**Caso 8** e **Caso 30** para outros exemplos de alelos dominantes negativos).

Embora as mutações que produzem cadeias pró-α2 (I) estruturalmente anormais reduzam o número de moléculas de colágeno tipo I normal pela metade, esta redução é, no entanto, suficiente, no caso de algumas mutações, para causar o grave fenótipo letal perinatal (Tabela 12-4). A maioria das crianças com a OI tipo II, a forma letal perinatal, tem uma mutação dominante *de novo*, e consequentemente, há uma probabilidade muito baixa de recorrência na família. Em famílias ocasionais, no entanto, mais de um irmão é afetado com a OI tipo II. Tais recorrências são geralmente decorrentes de mosaicismo da linhagem germinativa parental, conforme descrito no Capítulo 7.

Tratamento Clínico. Se o defeito molecular de um paciente pode ser determinado, aumentando o conhecimento da correlação entre genótipos e fenótipos da OI, torna-se possível prever, pelo menos em alguma extensão, a história natural da doença. O tratamento de crianças com as formas clinicamente mais significativas da OI é baseado em abordagens na medicina clínica para aumentar a capacidade de andar e a mobilidade, muitas vezes no contexto do tratamento com bisfosfonatos parenterais, uma classe de fármacos que atua através da redução da reabsorção óssea, para aumentar a densidade óssea e reduzir a taxa de fratura. Esses medicamentos parecem ser menos eficientes em indivíduos com as formas recessivas da OI. O desenvolvimento de medicamentos melhores e específicos é uma questão crítica para melhorar o atendimento.

DISTÚRBIOS NEURODEGENERATIVOS

Até recentemente, os mecanismos bioquímicos e moleculares subjacentes a quase todas as doenças neurodegenerativas eram completamente obscuros. Nesta seção, discutimos três condições diferentes, cada uma com uma base genética e genômica diferente e ilustrando diferentes mecanismos de patogênese:

- Doença de Alzheimer
- Distúrbios do DNA mitocondrial
- Doenças decorrentes de expansão de sequências repetitivas instáveis

Doença de Alzheimer

Uma das condições neurodegenerativas de início na vida adulta mais comuns é a **doença de Alzheimer (DA)** (Caso 4), apresentada no Capítulo 8, no contexto de distúrbios genéticos complexos. A DA geralmente se manifesta entre a 6ª e a 9ª década de vida, mas há formas monogênicas que frequentemente se apresentam mais cedo, às vezes, tão cedo quanto a 3ª década. O quadro clínico da DA é caracterizado por uma deterioração progressiva da memória e das funções cognitivas superiores, tais como o raciocínio, além de alterações comportamentais. Essas anormalidades refletem a degeneração dos neurônios em regiões específicas do córtex cerebral e do hipocampo. A DA afeta aproximadamente 1,4% das pessoas nos países desenvolvidos e é responsável por pelo menos 100.000 mortes por ano apenas nos Estados Unidos.

A Genética da Doença de Alzheimer

O risco para a DA na população em geral é de 12,1% nos homens e de 20,3% nas mulheres aos 85 anos. A maior parte do aumento do risco em parentes de indivíduos afetados não é devido à herança mendeliana; em vez disso, conforme descrito no Capítulo 8, essa agregação familiar resulta de uma contribuição genética complexa que envolve um ou mais genes incompletamente penetrantes que atuam de forma independente, a partir de múltiplos genes que interagem, ou de alguma combinação de fatores genéticos e ambientais.

Aproximadamente 7% a 10% dos pacientes, no entanto, têm uma forma monogênica altamente penetrante da DA que é herdada de forma autossômica dominante. Na década de 1990, foram identificados quatro genes associados à DA (Tabela 12-5). Mutações em três destes genes — que codificam a proteína precursora de β-amiloide (APPβ), a presenilina 1 e a presenilina 2 — levam à DA autossômica dominante. O quarto gene, o *APOE*, codifica a apolipoproteína E (apoE), um componente proteico de várias lipoproteínas plasmáticas. Mutações no *APOE* não estão associadas à DA monogênica. Pelo contrário, como vimos no Capítulo 8, o alelo ϵ4 do *APOE* aumenta modestamente a suscetibilidade à DA não familiar e influencia a idade de início em pelo menos algumas das formas monogênicas (veja mais adiante).

A identificação dos quatro genes associados à DA proporcionou grande esclarecimento não só sobre a patogênese da DA monogênica, mas também, como é comumente o caso na genética médica, sobre os mecanismos que fundamentam a forma de DA mais comum, não familiar ou esporádica. De fato, a superprodução de um produto proteolítico da APPβ, chamado peptídeo Aβ, parece estar no centro da patogênese da DA, e a atual evidência experimental disponível sugere que as proteínas APPβ, presenilina 1 e presenilina 2 desempenham um papel direto na patogênese da DA.

A Patogênese da Doença de Alzheimer: Depósitos de Proteína Tau e do Peptídeo β-amiloide

As alterações patológicas mais importantes da DA são a deposição no cérebro de duas proteínas fibrilares, o peptídeo β-amiloide (Aβ) e a proteína tau. O peptídeo Aβ é gerado a partir de uma proteína APPβ maior (Tabela 12-5), como discutido na próxima seção, e é encontrado em placas amiloides ou senis no espaço extracelular cerebral dos cérebros com DA. As placas amiloides contêm outras proteínas além do peptídeo Aβ, especialmente a apoE (Tabela 12-5). A tau é uma proteína associada a microtúbulos expressa abundantemente nos neurônios do cérebro. Formas hiperfosforiladas da tau compõem os emaranhados neurofibrilares que, em contraste com as placas amiloides extracelulares, são encontrados *dentro* dos neurônios com DA. A proteína tau normalmente promove a montagem e a estabilidade dos microtúbulos,

CAPÍTULO 12 — BASES MOLECULARES, BIOQUÍMICAS E CELULARES DAS DOENÇAS GENÉTICAS

TABELA 12-5 Genes e Proteínas Associados à Suscetibilidade Herdada à Doença de Alzheimer

Gene	Herança	% de DAF	Proteína	Função Normal	Papel na DAF
PSEN1	AD	50%	Presenilina 1 (PS1): proteína de domínio que atravessa a membrana encontrada em todos os tipos celulares tanto dentro quanto fora do cérebro	Desconhecida, mas é necessária para a clivagem da APPβ pela γ-secretase	Pode participar na clivagem anormal na posição 42 da APPβ e suas proteínas derivadas. Mais de 100 mutações identificadas na doença de Alzheimer
PSEN2	AD	1%-2%	Presenilina 2 (PS2): Estrutura semelhante a PS1, expressão máxima fora do cérebro	Desconhecida, provavelmente semelhante à PS1	Pelo menos cinco mutações *missense* identificadas
APP	AD	1%-2%	Proteína precursora de amiloide (APPβ): Uma proteína transmembrana intracelular. Normalmente, a APPβ é clivada de forma endoproteolítica dentro do domínio transmembrana (Fig. 12-24), de modo que pouco do peptídeo β-amiloide (Aβ) é formado	Desconhecida	O peptídeo β-amiloide (Aβ) é o principal componente das placas senis. A produção aumentada de Aβ, especialmente da forma $A\beta_{42}$, é um evento patogênico chave. Aproximadamente 10 mutações têm sido identificadas na DAF
APOE	Veja Tabela 12-6	NA	Apolipoproteína E (apoE): Uma proteína componente de diversas lipoproteínas do plasma. A proteína apoE é importada para o citoplasma dos neurônios a partir do espaço extracelular	A função normal em neurônios é desconhecida. Fora do cérebro, a apoE participa no transporte de lipídeos entre tecidos e células. A perda da função causa uma forma (tipo III) de hiperlipoproteimia	Um gene de suscetibilidade à doença de Alzheimer (Tabela 12-6). A ApoE é um componente das placas senis

AD, Autossômica dominante; DAF, doença de Alzheimer familiar; NA, não aplicável.

Dados derivados de St. George-Hyslop PH, Farrer LA: Alzheimer's disease and the fronto-temporal dementias: diseases with cerebral deposition of fibrillar proteins. Em Scriver CR, Beaudet AL, Sly WS, Valle D, editors: *The molecular and metabolic bases of inherited disease*, ed 8, New York, 2000, McGraw-Hill; e Martin JB: Molecular basis of the neurodegenerative disorders. *N Engl J Med* 340:1970–1980, 1999.

funções que estão diminuídas pela fosforilação. Embora a formação de emaranhados neurofibrilares de tau pareça ser uma das causas da degeneração neuronal na DA, as mutações no gene *TAU* não estão associadas à DA, mas a outra demência autossômica dominante, a **demência frontotemporal.**

A Proteína Precursora da Amiloide Origina o Peptídeo β-Amiloide

As principais características da APPβ e seu gene correspondente estão resumidas na Tabela 12-5. A APPβ é uma proteína transmembrana intracelular de passagem única encontrada em endossomas, lisossomos, RE e aparelho de Golgi. É sujeita a três destinos proteolíticos distintos, dependendo da atividade relativa de três proteases diferentes: α-secretase e β-secretase, que são proteases da superfície celular; e γ-secretase, que é uma protease atípica que cliva proteínas de membrana dentro dos seus domínios transmembranares. O destino predominante de aproximadamente 90% das APPβ é a clivagem pela α-secretase (Fig. 12-24), um evento que impede a formação do peptídeo Aβ, porque a α-secretase cliva dentro do domínio do peptídeo Aβ. Os outros aproximadamente 10% da APPβ são clivados pela β- e γ-secretases para formar o peptídeo $A\beta_{40}$ não tóxico ou o peptídeo $A\beta_{42}$. O peptídeo $A\beta_{42}$ é considerado neurotóxico porque é mais propenso à agregação do que a sua contrapar-

te Aβ40, uma característica que faz da DA uma doença conformacional como a deficiência de α1AT (descrita anteriormente neste capítulo). Normalmente, pouco peptídeo $A\beta_{42}$ é produzido, e os fatores que determinam se a clivagem da γ-secretase irá produzir o peptídeo $A\beta_{40}$ ou $A\beta_{42}$ não estão bem definidos.

Na DA monogênica devido a substituições de sentido trocado no gene que codifica a APPβ (*APP*), no entanto, várias mutações levam a uma superprodução relativa do peptídeo $A\beta_{42}$. Este aumento leva ao acúmulo de $A\beta_{42}$ neurotóxico, uma ocorrência que parece ser o evento patogênico central de todas as formas da DA, monogênica ou esporádica. Consistente com este modelo é o fato de que os pacientes com síndrome de Down, que possuem três cópias do gene *APP* (que está no cromossomo 21), geralmente desenvolvem as alterações neuropatológicas da DA aos 40 anos de idade. Além disso, as mutações nos genes da DA presenilina 1 e presenilina 2 (Tabela 12-5) também levam a um aumento da produção de $A\beta_{42}$. Notavelmente, a quantidade do peptídeo neurotóxico $A\beta_{42}$ está aumentada no soro de indivíduos com mutações nos genes APPβ, presenilina 1 e presenilina 2; além disso, em sistemas de células em cultura, a expressão da APPβ, presenilina 1 e presenilina 2 mutantes aumenta a produção relativa do peptídeo $A\beta_{42}$ de duas a dez vezes.

O papel central do peptídeo Aβ42 na DA é realçado pela descoberta de uma mutação codificante (Ala673Thr)

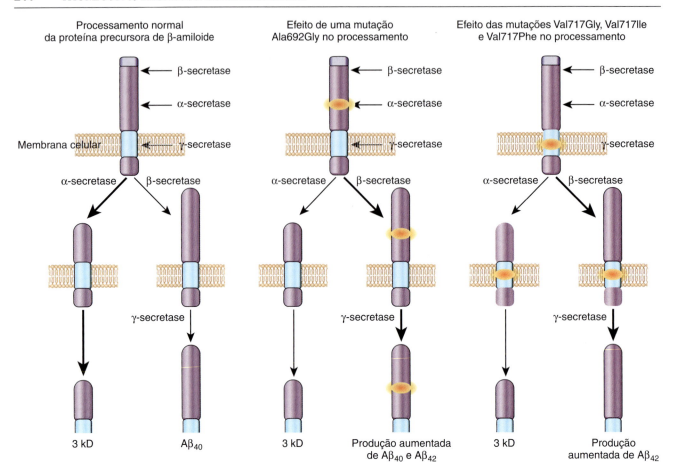

Figura 12-24 O processamento normal da proteína precursora de β-amiloide (APPβ) e o efeito sobre o processamento de mutações *missense* no gene da APPβ associado à doença de Alzheimer familiar. Os *destaques com forma oval* mostram as localizações das mutações *missense*. Veja Fontes & Agradecimentos.

no gene *APP* (Fig. 12-25), que protege contra a DA e o declínio cognitivo em adultos mais idosos. O efeito protetor é provavelmente devido à formação reduzida de peptídeo Aβ42, refletindo a proximidade entre o local de clivagem da β-secretase e a Thr673 (Fig. 12-25).

Os Genes das Presenilinas 1 e 2

Os genes que codificam a presenilina 1 e a presenilina 2 (Tabela 12-5) foram identificados em famílias com DA autossômica dominante. A presenilina 1 é necessária para a clivagem de γ-secretase dos derivados de APPβ. De fato, algumas evidências sugerem que a presenilina 1 é uma proteína cofator crítica da γ-secretase. As mutações na presenilina 1 associadas à DA, por um mecanismo não esclarecido, aumentam a produção do peptídeo Aβ42. A principal diferença entre as mutações da presenilina 1 e da presenilina 2 é que a idade de início da última é muito mais variável (presenilina 1, 35 a 60 anos; presenilina 2, de 40 a 85 anos); de fato, em uma família, um octagenário assintomático portador de uma mutação na presenilina 2 transmitiu a doença à sua prole. A base dessa variação é, em parte, dependente do número de alelos *APOE ε4* (Tabela 12-5 e discussão posterior) carregados por indivíduos com uma mutação na presenilina 2; a presença de dois alelos ε4 está associada a uma idade mais precoce de início do que a de um alelo, e confere um início mais precoce do que outros alelos *APOE*.

O Gene *APOE* é um *Locus* de Suscetibilidade à Doença de Alzheimer

Conforme apresentado no Capítulo 8, o alelo ε4 do gene *APOE* é um importante fator de risco para o desenvolvimento da DA. O papel do *APOE* como um *locus* importante de suscetibilidade à DA foi sugerido por múltiplas linhas de evidência, incluindo a ligação à DA em famílias de início tardio, associação aumentada do alelo ε4 em pacientes com DA em comparação com controles, e o achado de que a apoE liga-se ao peptídeo Aβ. A proteína *APOE* tem três formas comuns codificadas pelos alelos *APOE* correspondentes (Tabela 12-6). O alelo ε4 é significativamente mais presente nos pacientes com DA (≈ 40% *vs.* ≈ 15% na população em geral) e está associado a um início precoce da DA (para homozigotos ε4/ε4, a idade de início da DA é de aproximadamente 10 a 15 anos mais cedo do que na população em geral; Cap. 8). Além disso, a relação entre o alelo ε4 e a doença é dose-dependente; duas cópias de ε4 estão associadas a uma idade mais precoce de início (média de início antes dos 70 anos) do que com uma cópia (início após os 70 anos) (Fig. 8-11 e Tabela 8-14). Em contraste,

CAPÍTULO 12 — BASES MOLECULARES, BIOQUÍMICAS E CELULARES DAS DOENÇAS GENÉTICAS

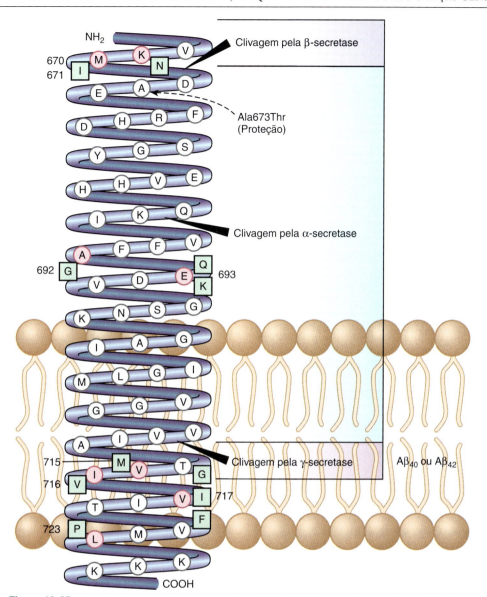

Figura 12-25 A topologia da proteína precursora de amiloide (APPβ), a sua clivagem não amiloidogênica pela α-secretase, e sua clivagem alternativa suposta pela β-secretase e γ-secretase para gerar o peptídeo **β-amiloide amiloidogênico (Aβ)**. As letras são o código de uma única letra para aminoácidos na proteína precursora de β-amiloide, e os números indicam a posição do aminoácido afetado. Resíduos normais envolvidos em mutações *missense* são mostrados em *círculos destacados*, ao passo que os resíduos de aminoácidos que representam as várias mutações *missense* são apresentados em quadros. Os resíduos de aminoácidos mutados estão perto dos locais de clivagem da β-, α-, e γ-secretase (*setas pretas*). As mutações levam ao acúmulo tóxico do peptídeo Aβ$_{42}$ em vez do tipo selvagem do peptídeo Aβ$_{40}$. A localização do alelo de proteção Ala673Thr está indicada pela seta tracejada. *Veja Fontes & Agradecimentos.*

TABELA 12-6 Substituições de Aminoácidos Subjacentes a Três Polimorfismos Comuns da Apolipoproteína E

Alelo	ε2	ε3	ε4
Resíduo 112	Cys	Cys	Arg
Resíduo 158	Cys	Arg	Arg
Frequência em populações caucasianas	10%	65%	25%
Frequência em pacientes com doença de Alzheimer	2%	58%	40%
Efeito na doença de Alzheimer	Protetor	Nenhum conhecido	30%-50% do risco genético para doença de Alzheimer

Estes números são estimativos, com diferenças nas frequências alélicas que variam com a etnia em populações-controle, e com a idade, sexo e etnia em indivíduos com doença de Alzheimer.

Dados derivados de St. George Hyslop PH, Farrer LA, Goedert M: Alzheimer disease and the frontotemporal dementias: diseases with cerebral deposition of fibrillary proteins. Em Valle D, Beaudet AL, Vogelstein B, et al, editors: The online metabolic & molecular bases of inherited disease (OMMBID). Disponível em: http://www.ommbid.com/.

o alelo ε2 tem um efeito protetor e correspondentemente é mais comum em indivíduos idosos que não são afetados pela DA (Tabela 12-6).

Os mecanismos subjacentes a esses efeitos não são conhecidos, mas os polimorfismos da apoE podem influenciar o processamento da APPβ e a densidade das placas amiloides nos cérebros com DA. É também importante notar que o alelo *APOE ε4* não só está associado a um risco aumentado para DA; portadores de alelos ε4 também podem ter resultados neurológicos ruins após traumatismo craniano, acidente vascular cerebral e outras injúrias neuronais. Embora os portadores do alelo *APOE ε4* tenham um risco claramente aumentado para o desenvolvimento de DA, não existe atualmente nenhuma função para a triagem a fim de detectar a presença deste alelo em indivíduos saudáveis; tal teste tem valores preditivos positivos e negativos e, portanto, geram estimativas altamente incertas sobre o risco futuro para a DA (Cap.18).

Outros Genes Associados à DA

Um modificador significativo do risco de DA, o gene *TREM2* (que codifica o chamado receptor de desencadeamento expresso nas células mieloides 2, do inglês, *triggering receptor expressed on myeloid cells 2*), foi identificado por sequenciamento de exoma e de genoma completo em famílias com vários indivíduos afetados pela DA. Diversas variantes codificantes de sentido trocado moderadamente raras nesse gene estão associadas a um aumento de cinco vezes no risco de início da DA tardia, fazendo das mutações *TREM2* o segundo contribuinte mais comum para a DA clássica de início tardio, após o *APOE ε4*. As análises estatísticas sugerem que de quatro a oito genes adicionais podem modificar significativamente o risco para a DA, mas a sua identidade permanece obscura.

Embora estudos de associação de caso-controle (Cap. 10) de genes candidatos com ligações funcionais hipotéticas para a biologia conhecida da doença de Alzheimer tenham sugerido mais de 100 genes na DA, apenas um candidato, o gene *SORL1* (receptor relacionado à sortilina 1), foi implicado de forma consistente. Polimorfismos de nucleotídeo único (SNPs) no gene *SORL1* conferem um risco moderadamente aumentado em relação para a DA de menos que 1,5. A proteína codificada pelo *SORL1* afeta o processamento de APP e favorece a produção do peptídeo neurotóxico Aβ$_{42}$ a partir da APPβ.

Análises de estudos de associação genômica ampla (Cap. 10), por outro lado, expandiram muito o número de genes que se acredita estarem associados à DA, identificando pelo menos nove novos SNPs associados a uma predisposição para formas não familiares de início tardio da DA. Os genes implicados por esses SNPs e seu papel causal na DA são atualmente incertos.

Em geral, tem se tornado claro que variantes genéticas alteraram o risco para a DA de pelo menos duas maneiras gerais: primeiramente, através da modulação da produção de Aβ, e em segundo lugar, através do seu impacto sobre outros processos, incluindo a regulação da imunidade inata, inflamação, e a ressecreção de agregados de proteína. Estas últimas variantes provavelmente modulam o risco de DA ao alterar o fluxo através de vias a jusante em resposta a uma determinada carga de Aβ.

Doenças do DNA Mitocondrial (DNAmt)

O Genoma do DNAmt e a Genética das Doenças do DNAmt

As características gerais do genoma do DNAmt e as características da herança dos distúrbios causados pelas mutações nesse genoma foram descritas primeiramente nos Capítulos 2 e 7, mas são revisadas brevemente aqui. O pequeno cromossomo de DNAmt circular está localizado dentro das mitocôndrias e contém apenas 37 genes (Fig. 12-26). A maioria das células têm pelo menos 1.000 moléculas de DNAmt, distribuídas entre centenas de mitocôndrias individuais, com várias cópias do DNAmt por mitocôndria. Além de codificar dois tipos de RNA ribossomais (RNAr) e 22 RNAs de transferência (RNAt), o DNAmt codifica 13 proteínas que são subunidades da fosforilação oxidativa.

Mutações no DNAmt podem ser herdadas por via materna (Cap. 7) ou adquiridas como mutações somáticas. As doenças que resultam de mutações no DNAmt apresentam padrões distintos de herança, devido a três características dos cromossomos mitocondriais:
- Segregação replicativa
- Homoplasmia e heteroplasmia
- Herança materna

Segregação replicativa refere-se ao fato de que múltiplas cópias de DNAmt em cada mitocôndria replicam e se separam aleatoriamente entre mitocôndrias recém-sintetizadas, que por sua vez são distribuídas aleatoriamente entre as células-filhas (Fig. 7-25). A **homoplasmia** é a situação em que uma célula contém uma população pura de DNAmt normal ou de DNAmt mutante, enquanto a **heteroplasmia** descreve a presença de uma mistura de moléculas de DNAmt normal e mutante dentro de uma célula. Assim, o fenótipo associado a uma mutação de DNAmt dependerá da proporção relativa de DNAmt mutante e normal nas células de um determinado tecido (Fig. 7-25). Como resultado, as doenças mitocondriais são geralmente caracterizadas por penetrância reduzida, expressão variável, e pleiotropia. A **herança materna** do DNAmt (discutida com mais detalhe no Cap. 7; Fig 7-24.) reflete o fato de que as mitocôndrias do esperma são geralmente eliminadas do embrião, de modo que o DNAmt é quase sempre inteiramente herdado da mãe; a herança paterna de doença de DNAmt é altamente incomum e foi bem documentada em apenas um caso.

Os 74 polipeptídeos do complexo de fosforilação oxidativa não codificados no DNAmt são codificados pelo genoma nuclear, o qual contém os genes para a maioria das cerca de 1.500 proteínas mitocondriais. Até o momento, mais de 100 genes nucleares estão associados a distúrbios da cadeia respiratória. Assim, as doenças da fosforilação oxidativa resultam não só de mutações no genoma mitocondrial, mas também de mutações em genes que codificam componentes nucleares da fosforilação oxidativa. Além

CAPÍTULO 12 — BASES MOLECULARES, BIOQUÍMICAS E CELULARES DAS DOENÇAS GENÉTICAS

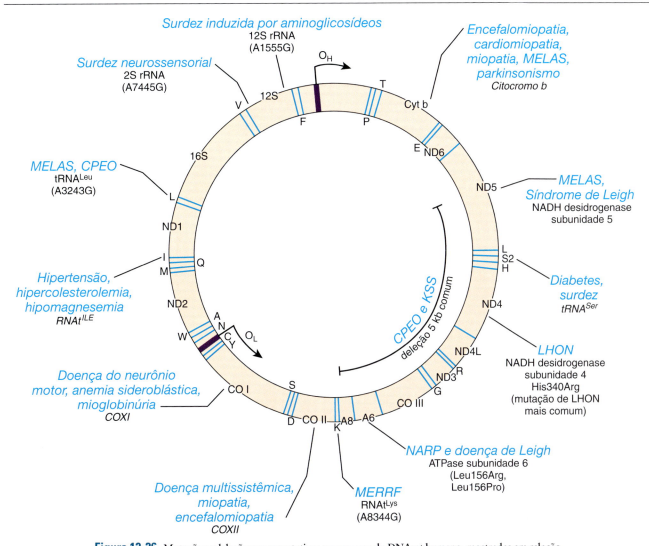

Figura 12-26 Mutações e deleções representativas no genoma do DNAmt humano, mostradas em relação à localização dos genes que codificam os 22 RNAs de transferência (RNAt), os dois RNAs ribossomais (RNAr), e as 13 proteínas do complexo de fosforilação oxidativa causadoras de doença. Alelos específicos são indicados quando eles são os alelos predominantes ou únicos associados ao fenótipo ou às características particulares do mesmo. O_H e O_L são as origens da replicação das duas cadeias de DNA, respectivamente; 12S, RNA ribossomal 12S; 16S, RNA ribossomal 16S. As localizações de cada um dos RNAt estão indicadas pelos códigos de uma única letra para os aminoácidos correspondentes. Os 13 polipeptídeos de fosforilação oxidativa codificados pelo DNA mitocondrial (DNAmt) incluem componentes do complexo I: NADH desidrogenase (ND1, ND2, ND3, ND4, ND4L, ND5, e ND6); complexo III: citocromo b (cyt b); complexo IV: citocromo c oxidase I ou citocromo c (COI, COII, COIII); e complexo V: ATPase 6 e 8 (A6, A8). As abreviaturas de doenças usadas nesta figura (p. ex., MELAS, MERRF, LHON) estão explicadas na Tabela 12-7. CPEO, oftalmoplegia externa crônica progressiva; NARP, neuropatia, ataxia e retinite pigmentosa. *Veja Fontes & Agradecimentos.*

disso, o genoma nuclear codifica até 200 proteínas necessárias para a manutenção e expressão de genes mitocondriais ou para a montagem de complexos de proteínas da fosforilação oxidativa. As mutações em muitos desses genes nucleares também pode levar a distúrbios com características fenotípicas de doenças do DNAmt, mas, claro que os padrões de herança nesses casos são aqueles normalmente vistos em mutações do genoma nuclear (Cap. 7).

Mutações no DNAmt e Doença

A sequência do genoma do DNAmt e a presença de mutações patogênicas no DNAmt são conhecidas há mais de 3 décadas. Inesperado e ainda inexplicável, no entanto, é o fato de o genoma do DNAmt sofrer mutações a uma taxa de cerca de 10 vezes maior do que o DNA nuclear. A gama de doenças clínicas resultantes de mutações do DNAmt é diversa (Fig. 12-27), embora a doença neuromuscular predomine. Mais de 100 rearranjos diferentes e aproximadamente 100 mutações pontuais diferentes relacionadas a doenças foram identificados no DNAmt. A prevalência de mutações do DNAmt foi mostrada, em pelo menos uma população, em cerca de um para 8.000. As mutações representativas e as doenças associadas a elas são apresentadas na Figura 12-26 e na Tabela 12-7. Em geral, como ilustrado nas seções a seguir,

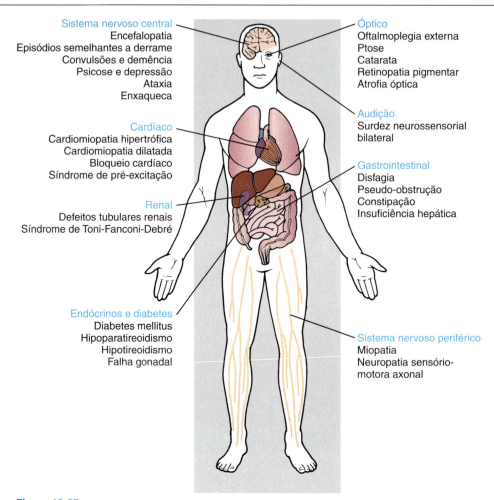

Figura 12-27 A gama de tecidos afetados e fenótipos clínicos associados a mutações no DNA mitocondrial (DNAmt). *Veja Fontes & Agradecimentos.*

três tipos de mutações foram identificadas no DNAmt: rearranjos que geram deleções ou duplicações da molécula de DNAmt; mutações pontuais em genes de RNAt ou RNAr que prejudicam a síntese proteica mitocondrial; e mutações *missense* em regiões codificantes de genes que alteram a atividade de uma proteína da fosforilação oxidativa.

Deleções do DNAmt e Doença. Na maioria dos casos, as deleções do DNAmt que causam doença, tais como a **síndrome de Kearns-Sayre** (Tabela 12-7), são herdadas de uma mãe não afetada, que carrega a deleção em seus ovócitos, mas geralmente não em outro local, um exemplo de mosaicismo gonadal. Nessas circunstâncias, os distúrbios causados por deleções do DNAmt parecem ser esporádicos, pois os ovócitos que carregam a deleção são relativamente raros. Em cerca de 5% dos casos, a mãe pode ser afetada e transmitir a deleção. A razão para a baixa frequência de transmissão é incerta, mas pode simplesmente refletir o fato de que as mulheres com uma elevada proporção de DNAmt deletado em suas células germinativas têm um fenótipo tão grave que elas raramente se reproduzem.

A importância de deleções no DNAmt como uma causa de doença foi recentemente salientada pela descoberta de que deleções *somáticas* do DNAmt são comuns em neurônios dopaminérgicos da substância cinzenta, tanto em indivíduos com envelhecimento normal e possivelmente numa extensão maior em indivíduos com **doença de Parkinson**. As deleções que têm ocorrido em neurônios individuais de pacientes com doença de Parkinson têm demonstrado ser únicas, indicando que a expansão clonal das diferentes deleções de DNAmt ocorreu em cada célula. Esses resultados indicam que as mutações somáticas do DNAmt podem contribuir para a perda de neurônios dopaminérgicos no envelhecimento da substância cinzenta e elevam a possibilidade de que a forma esporádica comum da doença de Parkinson resulte de um acúmulo maior do que o normal de moléculas de DNAmt deletadas na substância cinzenta, com uma deficiência consequentemente mais grave da fosforilação oxidativa. Atualmente, os mecanismos que levam a deleções e às suas expansões clonais não são inteiramente claros.

Mutações nos Genes de RNAt e RNAr do Genoma Mitocondrial. As mutações nos genes de RNAt e RNAr não codificantes do DNAmt são de importância geral porque mostram que nem todas as mutações causadoras de doenças em humanos ocorrem em genes que codificam proteínas **(Caso 33)**. Mais de 90 mutações patogênicas foram identificadas em 20 dos 22 genes RNAt do DNAmt, e elas

CAPÍTULO 12 — BASES MOLECULARES, BIOQUÍMICAS E CELULARES DAS DOENÇAS GENÉTICAS

TABELA 12-7 Exemplos Representativos de Distúrbios Devido a Mutações no DNA Mitocondrial e sua Herança

Doença	Fenótipos – Amplamente Neurológicos	Mutações mais Frequentes na Molécula de DNAmt	Homoplasmia vs. Heteroplasmia	Herança
Neuropatia óptica hereditária de Leber (LHON)	Rápido início de cegueira no começo da vida adulta, devido à atrofia do nervo óptico; alguma recuperação da visão, dependendo da mutação. Forte viés sexual: ≈ 50% dos portadores do sexo masculino têm perda visual vs. ≈ 10% de indivíduos do sexo feminino	Substituição 1178A>G na subunidade ND4 do complexo I do cadeia transportadora de elétrons; essa mutação, com outras duas, é responsável por mais de 90% dos casos	Em grande parte homoplásmica	Materna
Síndrome de Leigh	Neurodegeneração progressiva de início precoce com hipotonia, atraso no desenvolvimento, atrofia óptica e anomalias respiratórias	Mutações pontuais no gene da subunidade 6 da ATPase	Heteroplásmica	Materna
MELAS	Miopatia, encefalomiopatia mitocondrial, acidose lática, e episódios semelhantes a derrames; pode se apresentar como apenas diabetes mellitus e surdez	Mutações pontuais no RNAt$^{\text{Leu(UUR)}}$, um ponto quente de mutação, mais comumente 3243A>G	Heteroplásmica	Materna
MERRF (**Caso 33**)	Epilepsia mioclônica com fibras musculares vermelhas rasgadas, miopatia, ataxia, surdez neurossensorial, demência	Mutações pontuais no RNAt^{Lys}, mais comumente 8344A>G	Heteroplásmica	Materna
Surdez	Surdez neurossensorial progressiva, muitas vezes induzida por antibióticos aminoglicosídeos; surdez neurossensorial não sindrômica	Mutação 1555A>G no gene do RNAr 12S Mutação 7445A>G no gene do RNAr 12S	Homoplásmica Homoplásmica	Materna Materna
Síndrome de Kearns-Sayre (KSS)	Miopatia progressiva, oftalmoplegia externa progressiva de início precoce, cardiomiopatia, bloqueio cardíaco, ptose, pigmentação da retina, ataxia, diabetes	Grande deleção ≈ 5-kb (Fig. 12-26)	Heteroplásmica	Geralmente esporádica, provavelmente devido ao mosaicismo gonadal materno

DNAmt, DNA mitocondrial; RNAr, RNA ribossomal; RNAt, RNA de transferência.

são a causa mais comum de alterações da fosforilação oxidativa em humanos (Fig. 12-26 e Tabela 12-7). Os fenótipos resultantes são aqueles geralmente associados aos defeitos do DNAmt. As mutações incluem 18 substituições no gene RNAt$^{\text{leu(UUR)}}$, algumas das quais, como a mutação comum 3243A>G, causam um fenótipo referido como **MELAS**, um acrônimo para a expressão em inglês referente à mieloencefalopatia mitocondrial com acidose lática e episódios semelhantes a derrame (*mitochondrial encephalomyopathy with lactic acidosis and strokelike episodes*) (Fig. 12-26 e Tabela 12-7); outras estão predominantemente associadas à miopatia. Um exemplo de uma mutação do RNAr 12S é uma substituição homoplásmica (Tabela 12-7), que provoca a **surdez pré-lingual neurossensorial** após a exposição aos antibióticos aminoglicosídeos (Fig. 12-26).

Os Fenótipos das Doenças Mitocondriais

Fosforilação Oxidativa e Doenças do DNAmt. As mutações mitocondriais geralmente afetam aqueles tecidos que dependem da fosforilação oxidativa intacta para satisfazer as altas demandas de energia metabólica. Esse foco fenotípico reflete o papel fundamental do complexo de fosforilação oxidativa na produção de energia celular. Consequentemente, a diminuição da produção de ATP caracteriza muitas doenças do DNAmt e é provável que estejam subjacentes à disfunção celular e à morte celular que ocorrem em doenças do

DNAmt. A evidência de que outros mecanismos que diminuem a produção de energia contribuem para a patogênese das doenças do DNAmt é indireta ou fraca, mas a geração de espécies reativas de oxigênio como um subproduto da fosforilação oxidativa com defeito pode também contribuir para a patologia dos distúrbios do DNAmt. Um corpo de provas substancial indica que existe um **efeito de limiar fenotípico** relacionado à heteroplasmia do DNAmt (Fig 7-25); um limiar crítico na proporção de moléculas de DNAmt que transportam a mutação prejudicial deve ser excedido em células do tecido afetado antes que a doença clínica se torne evidente. O limite parece ser de aproximadamente 60% para distúrbios decorrentes de deleções no DNAmt e de aproximadamente 90% para as doenças devido a outros tipos de mutações.

O sistema neuromuscular é o mais frequentemente afetado por mutações no DNAmt; as consequências podem incluir encefalopatia, miopatia, ataxia, degeneração da retina e perda de função dos músculos oculares externos. A miopatia mitocondrial é caracterizada pelas chamadas fibras (musculares) rotas vermelhas, um fenótipo histológico devido à proliferação de mitocôndrias estrutural e bioquimicamente anormais nas fibras musculares. O espectro da doença mitocondrial é amplo e, como ilustrado na Figura 12-27, pode incluir disfunção hepática, insuficiência da medula óssea, deficiência das células das ilhotas pancreáticas e diabetes, surdez, e outros distúrbios.

HETEROPLASMIA E DOENÇA MITOCONDRIAL

A heteroplasmia contribui para três características gerais de distúrbios genéticos do DNAmt que são de importância para a sua patogênese.

- *Em primeiro lugar,* as mulheres portadoras de mutações pontuais heteroplásmicas do DNAmt ou de duplicações do DNAmt geralmente transmitem alguns DNAmt mutantes aos seus descendentes.
- *Em segundo lugar,* a fração de moléculas de DNAmt mutante herdada por cada criança de uma mãe portadora é muito variável. Isto ocorre porque o número de moléculas de DNAmt entre cada ovócito é reduzida antes de ser subsequentemente amplificada para o enorme total observado em ovócitos maduros. Essa restrição e subsequente amplificação do DNAmt durante a ovocitogênese é denominada de **gargalo genético mitocondrial**. Em consequência, a variabilidade na porcentagem de moléculas de DNAmt mutantes observadas na prole de uma mãe portadora de uma mutação de DNAmt surge, pelo menos em parte, a partir da amostragem de apenas um subconjunto de DNAmt durante a ovocitogênese.
- *Em terceiro lugar,* apesar da variabilidade no grau de heteroplasmia surgindo do gargalo, as mães com uma proporção elevada de moléculas de DNAmt mutante são mais propensas a ter uma prole clinicamente afetada do que as mães com uma proporção mais baixa, como seria previsto a partir da amostragem aleatória de moléculas de DNAmt através do gargalo. No entanto, mesmo as mulheres que carregam baixas proporções de moléculas de DNAmt patogênico têm algum risco de ter uma criança afetada, pois o gargalo pode levar à amostragem e à expansão subsequente, por acaso, até mesmo de uma espécie rara de DNAmt mutante.

Variação Fenotípica Inexplicada e Inesperada em Doenças do DNAmt. Como pode ser visto na Tabela 12-7, a heteroplasmia é a regra para muitas doenças do DNAmt. A heteroplasmia leva a uma fração imprevisível e variável de DNAmt mutante presente em qualquer tecido particular, sem dúvida, sendo responsável por grande parte da pleiotropia e da expressividade variável das mutações do DNAmt (Quadro). Um exemplo é proporcionado pelo que parece ser a mutação mais comum do DNAmt, a substituição 3243A>G no gene do RNAt[leu(UUR)] mencionado no contexto do fenótipo MELAS. Essa mutação leva predominantemente ao diabetes e à surdez em algumas famílias, enquanto em outras provoca uma doença chamada **oftalmoplegia externa crônica progressiva**. Além disso, uma fração muito pequena (<1%) de diabetes mellitus na população em geral, particularmente em japoneses, tem sido atribuída à substituição de 3243A>G.

É provável que a maior parte da variação fenotípica observada entre os pacientes com mutações nos genes mitocondriais seja explicada pelo fato de que as proteínas dentro da mitocôndria são extremamente heterogêneas entre os tecidos, diferindo em média cerca de 25% entre quaisquer dos órgãos. Essa heterogeneidade molecular é refletida na heterogeneidade bioquímica. Por exemplo, enquanto a maior parte da energia gerada pelas mitocôndrias do cérebro deriva da oxidação de cetonas, as mitocôndrias do músculo esquelético utilizam preferencialmente ácidos graxos como combustível.

Interações entre os Genomas Mitocondrial e Nuclear

Uma vez que tanto o genoma mitocondrial quanto o nuclear contribuem com polipeptídeos para a fosforilação oxidativa, não é surpresa que os fenótipos associados a mutações nos genes nucleares sejam frequentemente indistinguíveis daqueles decorrentes das mutações do DNAmt. Além disso, o DNAmt depende de muitas proteínas codificadas pelo genoma nuclear para sua replicação e para a manutenção de sua integridade. Evidências genéticas têm destacado a natureza direta da relação entre os genomas nuclear e DNAmt. A primeira indicação dessa interação foi fornecida pela identificação da síndrome de **deleções autossomicamente transmitidas do DNAmt.** Mutações em pelo menos dois genes têm sido associadas com esse fenótipo. A proteína codificada por um desses genes, divertidamente chamado de Twinkle, parece ser uma helicase ou primase de DNA. O produto do segundo gene é uma DNA polimerase γ específica da mitocôndria, cuja perda de função está associada às síndromes de deleção múltipla dominante e recessiva.

Um segundo distúrbio autossômico, a **síndrome de depleção do DNAmt,** é o resultado de mutações em qualquer um dos seis genes nucleares que leva a uma redução do número de cópias do DNAmt (tanto por mitocôndria quanto por célula) em vários tecidos. Vários dos genes afetados codificam proteínas necessárias para manter os grupos de nucleotídeos ou para metabolizar adequadamente os nucleotídeos na mitocôndria. Por exemplo, tanto o fenótipo miopático quanto o hepatocerebral resultam de mutações nos genes nucleares para timidina quinase e desoxiguanosina quinase mitocondriais. Uma vez que as mutações nos seis genes identificados até o momento explicam apenas uma minoria de indivíduos afetados, genes adicionais também devem estar envolvidos neste distúrbio.

Para além dos conhecimentos que esses distúrbios raros fornecem sobre a biologia da mitocôndria, a identificação dos genes afetados facilita o aconselhamento genético e o diagnóstico pré-natal em algumas famílias e sugere, em alguns casos, os tratamentos potenciais. Por exemplo, o nível de timidina no sangue é marcadamente aumentado na deficiência de fosforilase de timidina, o que sugere que a redução dos níveis de timidina pode ter benefícios terapêuticos, caso um excesso de substrato, em vez de uma deficiência do produto, desempenhe um papel importante na patogênese da doença.

Genes Nucleares Podem Modificar o Fenótipo das Doenças do DNAmt. Embora a heteroplasmia seja uma fonte importante de variabilidade fenotípica em doenças do DNAmt (Quadro), fatores adicionais, incluindo alelos em *loci* nucleares, também devem desempenhar um papel.

CAPÍTULO 12 — BASES MOLECULARES, BIOQUÍMICAS E CELULARES DAS DOENÇAS GENÉTICAS

Fortes evidências para a existência de tais fatores são fornecidas por famílias que carregam mutações associadas à **neuropatia óptica hereditária de Leber** (LHON; veja a Tabela 12-7), que é geralmente homoplásmica (afastando assim a heteroplasmia como explicação para a variação fenotípica observada). A LHON é expressa fenotipicamente como a rápida perda bilateral e indolor da visão central devido à atrofia do nervo óptico em adultos jovens (Tabela 12-7 e Fig. 12-26). Dependendo da mutação, há frequentemente certa recuperação da visão, mas os mecanismos patogênicos da lesão do nervo óptico não são claros.

Há um aumento marcante e inexplicável na penetrância da doença em indivíduos do sexo masculino; aproximadamente 50% dos portadores do sexo masculino, e apenas aproximadamente 10% dos portadores do sexo feminino para uma mutação LHON desenvolvem sintomas. A variação na penetrância e a tendência masculina do fenótipo LHON são determinadas por um haplótipo no braço curto do cromossomo X. O gene nesse *locus* modificador codificado pelo núcleo ainda não foi identificado, mas ele está contido, particularmente, em um haplótipo que é comum na população em geral. Quando o haplótipo protetor é transmitido de uma mãe tipicamente não afetada a indivíduos que herdaram a mutação LHON do DNAmt dessa mãe, o fenótipo é substancialmente melhorado. Assim, os homens que carregam o haplótipo de alto risco ligado ao X, bem como uma mutação LHON do DNAmt (diferente daquela associada ao fenótipo LHON mais severo [veja a Tabela 12-7]), apresentam 35 vezes mais probabilidade de desenvolver insuficiência visual do que aqueles que carregam o haplótipo de baixo risco ligado ao X. Essas observações são de importância geral, pois demonstram o potente efeito que os *loci* modificadores podem ter sobre o fenótipo de uma doença monogênica.

Doenças decorrentes da Expansão de Sequências Repetidas Instáveis

O padrão de herança de doenças devido a expansões de repetições instáveis foi apresentado no Capítulo 7, com ênfase na genética incomum desse grupo único de quase 20 distúrbios. Essas características incluem a natureza instável e dinâmica das mutações, que são decorrentes da expansão, no interior da região *transcrita* do gene afetado, de sequências repetidas tais como o códon para glutamina (CAG) na **doença de Huntington** (Caso 24) e mais de um grupo de distúrbios neurodegenerativos chamados de **ataxias espinocerebelares**, ou devido à expansão de trinucleotídeos em regiões *não codificantes* de RNAs, incluindo o CGG no **síndrome do X frágil** (Caso 17), o GAA na **ataxia de Friedreich**, e o CUG na **distrofia miotônica 1** (Fig. 12-28).

Embora as primeiras doenças de repetição de nucleotídeos a serem descritas sejam todas devido à expansão de repetições de três nucleotídeos, outros distúrbios foram agora descobertos resultando da expansão de repetições mais longas; estes incluem um tetranucleotídeo (CCTG) na **distrofia miotônica 2** (a genocópia próxima da distrofia miotônica 1) e um pentanucleotídeo (ATTCT) na atrofia espinocerebelar 10. Uma vez que o gene afetado é passado de geração em geração, o número de repetições pode expandir-se para um grau que é patogênico, em última análise, interferindo na expressão e função normais do gene. A expansão intergeracional das repetições explica o fenômeno da **antecipação**, o aparecimento da doença em idade mais precoce à medida que é transmitida através de uma família. O mecanismo bioquímico mais comumente proposto para a base da expansão de sequências repetidas instáveis é o deslizamento por pareamento incorreto (Fig. 12-29). Notavelmente, as expansões das repetições parecem ocorrer tanto nas células em proliferação, tais como as espermatogônias (durante a meiose), quanto nas células somáticas não proliferativas, como os neurônios. Consequentemente, a expansão pode ocorrer, dependendo da doença, tanto durante a replicação do DNA (como mostrado na Fig. 12-29), quanto na manutenção do genoma (i.e., o reparo do DNA).

Os fenótipos clínicos da doença de Huntington e da síndrome do X frágil são apresentados no Capítulo 7 e em seus respectivos Casos. Por estarem se tornando gradualmente aparentes, em particular no caso da síndrome do X frágil, as doenças devido à expansão de repetições instáveis são principalmente neurológicas; as apresentações clínicas incluem ataxia, defeitos cognitivos, demência, nistagmo, parkinsonismo e espasticidade. No entanto, outros sistemas são por vezes envolvidos, como ilustrado por algumas das doenças discutidas aqui.

Patogênese das Doenças Decorrentes das Expansões de Repetições Instáveis

As doenças de expansão de repetições instáveis são diferentes em seus mecanismos patogênicos e podem ser divididas em três classes, consideradas nas seções a seguir.

- *Classe 1*: doenças decorrentes da expansão de repetições não codificantes que causam uma perda da expressão de proteínas
- *Classe 2*: distúrbios resultantes de expansões de repetições não codificantes que conferem propriedades novas ao RNA
- *Classe 3*: doenças decorrentes da expansão de repetições de um códon como CAG (para glutamina) que confere novas propriedades à proteína afetada

Classe 1: Doenças Decorrentes da Expansão de Repetições Não Codificantes que Causam uma Perda da Expressão da Proteína

Síndrome do X Frágil. Na síndrome do X frágil ligada ao cromossomo X, a expansão da repetição CGG na região não traduzida 5' (UTR) do gene *FMR1* para mais de 200 cópias leva à metilação excessiva de citosinas no promotor, uma modificação epigenética do DNA que silencia a transcrição do gene (Figs. 7-22 e 12-28). Notavelmente, o silenciamento epigenético parece ser mediado pelo próprio RNAm do *FMR1* mutante. A etapa inicial no silenciamento

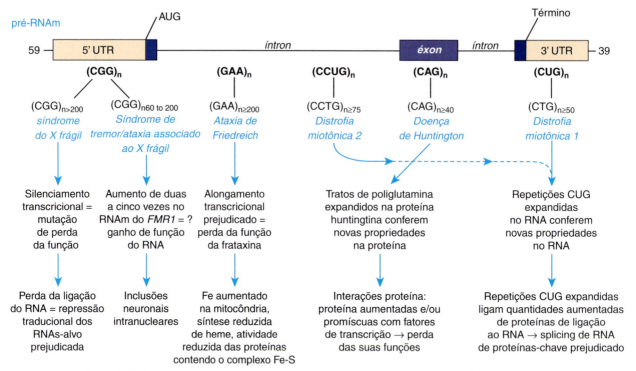

Figura 12-28 As localizações das expansões de repetições de trinucleotídeos e a sequência de cada trinucleotídeo em cinco doenças de repetições de trinucleotídeos representativas, mostradas em um esquema de um RNA pré-mensageiro genérico (RNAm). Também está indicado o número mínimo de repetições na sequência de DNA do gene afetado associado à doença. O efeito da expansão sobre o RNA ou proteína mutante também está indicado. *Veja Fontes & Agradecimentos.*

do *FMR1* resulta do RNAm do *FMR1* contendo a repetição CGG transcrita, hibridizando com a sequência de repetição CGG complementar do gene *FMR1* para formar um duplex RNA:DNA. Os mecanismos que manterão em seguida o silenciamento do gene *FMR1* são desconhecidos. A perda da proteína do retardo mental do X frágil (FMRP) é a causa da deficiência intelectual, *déficit* de aprendizagem e as características não neurológicas do fenótipo clínico, incluindo macro-orquidismo e displasia do tecido conjuntivo (Caso 17). A FMRP é uma proteína de ligação ao RNA que se associa com polirribossomos para suprimir a tradução de proteínas a partir dos seus alvos de RNA. Esses alvos parecem estar envolvidos na estrutura do citoesqueleto, na transmissão sináptica, e na maturação neuronal, e a perturbação desses processos é provavelmente a base da deficiência intelectual e das alterações de aprendizagem observadas nos pacientes com X frágil. Por exemplo, a FMRP parece regular a tradução de proteínas necessárias para a formação de sinapses, pois os cérebros de indivíduos com a síndrome do X frágil têm densidade aumentada das espinhas dendríticas imaturas anormalmente longas. Além disso, a FMRP se localiza nas espinhas dendríticas, onde pelo menos uma das suas funções é a de regular a plasticidade sináptica, a capacidade de alterar a força de uma conexão sináptica, um processo fundamental para a aprendizagem e a memória.

Síndrome de Ataxia/Tremor do X Frágil. Notavelmente, a patogênese da doença em indivíduos com uma expansão menos pronunciada das repetições CGG (60 a 200 repetições) no gene *FMR1* causa a clinicamente distinta **síndrome do tremor/ataxia do X frágil (FXTAS, do inglês fragile X tremor/ataxia syndrome)**, que é completamente diferente da própria síndrome do X frágil. Apesar de a diminuição da eficiência traducional prejudicar a expressão da proteína FMRP na FXTAS, essa redução não pode ser responsável pela doença, porque os homens com mutações completas e perda quase completa da função do gene *FMR1* nunca desenvolvem FXTAS. Em vez disso, evidências sugerem que a FXTAS resulta de níveis de duas a cinco vezes aumentados de RNAm do *FMR1* presentes nesses pacientes, representando uma mutação de ganho de função. Esse RNA patogênico leva à formação de inclusões neuronais intranucleares, a assinatura celular da doença.

Classe 2: Distúrbios Resultantes de Expansões de Repetições Não Codificantes que Conferem Propriedades Novas ao RNA

Distrofia Miotônica. A distrofia miotônica 1 (DM1) é uma condição autossômica dominante com o fenótipo mais pleiotrópico de todos os distúrbios de expansão de repetições instáveis. Além da miotonia, ela é caracterizada

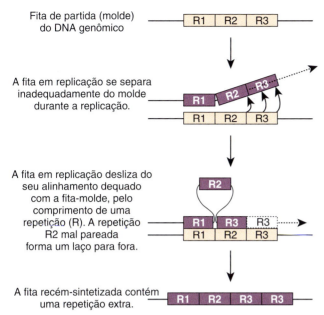

Figura 12-29 O mecanismo de deslizamento por pareamento incorreto que se acredita ser a base da expansão de repetições instáveis, tal como a repetição (CAG)n encontrada na doença de Huntington e nas ataxias espinocerebelares. Uma inserção ocorre quando a fita recém-sintetizada dissocia-se aberrantemente da fita-molde durante a síntese da replicação. Quando a nova fita se reassocia com a fita-molde, a nova fita pode deslizar para se alinhar com uma cópia incorreta da repetição. Uma vez que a síntese de DNA é retomada, a molécula desalinhada irá conter uma ou mais cópias extras da repetição (dependendo do número de cópias de repetição que deslizaram no evento de desalinhamento).

por perda de massa muscular e fraqueza, defeitos da condução cardíaca, atrofia testicular, resistência à insulina, e catarata; existe também uma forma congênita com deficiência intelectual. A doença resulta de uma expansão CTG na 3' UTR do gene *DMPK*, que codifica uma proteína quinase (Fig. 12-28). A distrofia miotônica 2 (DM2) é também um traço autossômico dominante e compartilha a maioria das características clínicas da DM1, exceto que não há apresentação congênita associada. A DM2 é devida à expansão de um tetranucleotídeo CCTG no primeiro íntron do gene que codifica a proteína dedo de zinco 9 (Fig. 12-28). Os fenótipos notavelmente semelhantes de DM1 e DM2 sugerem que elas tenham uma patogênese em comum. Uma vez que as expansões instáveis ocorrem nas regiões não codificantes de dois genes diferentes que codificam proteínas não relacionadas, acredita-se que a própria expansão trinucleotídica CTG (e a expansão resultante de CUG no RNAm) seja subjacente a uma patogênese mediada por RNA.

Qual é o mecanismo pelo qual as grandes extensões de trinucleotídeos CUG, na região não codificante dos genes, levam aos fenótipos DM1 e DM2? A patogênese parece resultar da ligação das repetições CUG a proteínas de ligação ao RNA. Consequentemente, a pleiotropia que exemplifica a doença pode refletir a ampla gama de proteínas de ligação ao RNA, às quais as repetições CUG se ligam. Muitas das proteínas de ligação ao RNA sequestradas pelo número excessivo de repetições CUG são reguladoras de eventos de *splicing*, e na verdade, mais do que uma dúzia de pré-RNAms distintos têm sido demonstrados tendo alterações de *splicing* em pacientes com DM1, incluindo a troponina T cardíaca (que pode explicar as anomalias cardíacas) e o receptor de insulina (que pode explicar a resistência à insulina). Assim, as distrofias miotônicas são referidas como *spliceopatias*. Mesmo que o nosso conhecimento dos processos anormais subjacentes à DM1 e à DM2 ainda seja incompleto, essas compreensões moleculares oferecem a esperança de que uma terapia racional de molécula pequena possa ser desenvolvida.

Classe 3: Doenças Decorrentes da Expansão Repetida de um Códon que Confere Novas Propriedades à Proteína Afetada

Doença de Huntington. A doença de Huntington é um distúrbio neurodegenerativo autossômico dominante associado à coreia, atetose (movimentos de contorção descontrolados das extremidades), perda da cognição, e anomalias psiquiátricas (Caso 24). O processo patológico é causado pela expansão — para mais de 40 repetições — do códon CAG no gene *HD*, resultando em longos tratos de poliglutamina na proteína mutante, a huntingtina (Figs. 7-20 e 7-21). A maior parte das evidências sugere que as proteínas mutantes com sequências de poliglutamina expandidas são mutantes com novas propriedades (Cap. 11), com o trato expandido conferindo características novas na proteína que danifica populações específicas de neurônios e produz neurodegeneração por meio de mecanismos tóxicos únicos. A característica celular mais marcante da doença é a presença de agregados insolúveis de proteína mutante (bem como outros polipeptídeos) agrupados em inclusões nucleares em neurônios. Acredita-se que os agregados sejam resultantes de respostas celulares normais para o dobramento incorreto da huntingtina que resulta da expansão da poliglutamina. Dramático como essas inclusões é, no entanto, que sua formação pode realmente ser protetora em vez de patogênica.

Um modelo unificador da morte neuronal mediada pela expansão da poliglutamina na huntingtina não está claro. Muitos processos celulares demonstram ser prejudicados pela huntingtina mutante na sua forma solúvel ou agregada, incluindo a transcrição, o transporte vesicular, a fissão mitocondrial, e a transmissão e plasticidade sinápticas. Em última análise, os eventos primários e mais críticos na patogênese serão identificados, talvez guiados por análises genéticas que conduzem à correção do fenótipo. Por exemplo, verificou-se que huntingtina mutante associa-se de forma anormal a uma proteína de fissão mitocondrial, a proteína GTPase relacionada com a dinamina 1 (Drp1) em pacientes com doença de Huntington, levando a múltiplas anomalias mitocondriais. Notavelmente, em camundongos, esses defeitos são resgatados pela redução da atividade GTPase da DRP1, sugerindo que a DRP1 seria um alvo terapêutico para o distúrbio e que as anomalias mitocondriais desempenham papéis importantes na doença de Huntington.

COMENTÁRIOS FINAIS

Apesar do progresso substancial em nossa compreensão dos eventos moleculares subjacentes à patologia das doenças de expansão de repetições instáveis, estamos apenas começando a dissecar a complexidade patogênica dessas condições importantes. É claro que o estudo de modelos animais desses distúrbios está fornecendo uma compreensão essencial nesses transtornos, compreensão que, sem dúvida, levará a terapias para prevenir ou reverter a patogênese desses distúrbios de desenvolvimento lento em um futuro próximo. Começaremos a explorar os conceitos relevantes para o tratamento da doença no próximo capítulo.

REFERÊNCIAS GERAIS

Hamosh A: Online mendelian inheritance in man, OMIM. McKusick-Nathans Institute of Genetic Medicine, Baltimore, MD, Johns Hopkins University. Available at http://omim.org/.

Lupski JR, Stankiewicz P, editors: *Genomic disorders: the genomic basis of disease*, Totowa, NJ, 2006, Humana Press.

Pagon RA, Adam MP, Bird TD, et al.: GeneReviews. Expert-authored summaries about diagnosis, management and genetic counseling for specific inherited conditions, University of Washington. Available at http://www.ncbi.nlm.nih.gov/books/NBK1116/.

Rimoin DL, Connor JM, Pyeritz RE, et al: *Emery and Rimoin's essential medical genetics*, Waltham, MA, 2013, Academic Press (Elsevier).

Strachan T, Read AP: *Human molecular genetics*, ed 4, New York, 2010, Garland Science.

Valle D, Beaudet AL, Vogelstein B, et al., editors: The online metabolic & molecular bases of inherited disease (OMMBID), http://www.ommbid.com.

REFERÊNCIAS PARA TÓPICOS ESPECÍFICOS

Bettens K, Sleegers K, Van Broeckhoven C: Genetic insights in Alzheimer's disease, *Lancet Neurol* 12:92-104, 2013.

Blau N, Hennermann JB, Langenbeck U, et al: Diagnosis, classification, and genetics of phenylketonuria and tetrahydrobiopterin (BH$_4$) deficiencies, *Mol Genet Metab* 104:S2-S9, 2011.

Byers PH, Pyott SM: Recessively inherited forms of osteogenesis imperfecta, *Ann Rev Genet* 46:475-497, 2012.

Chamberlin JS: Duchenne muscular dystrophy models show their age, *Cell* 143:1040-1042, 2010.

Chillon M, Casals T, Mercier B, et al: Mutations in the cystic fibrosis gene in patients with congenital absence of the vas deferens, *N Engl J Med* 332:1475-1480, 1995.

Colak D, Zaninovic N, Cohen MS, et al: Promoter-bound trinucleotide repeat mRNA drives epigenetic silencing in fragile X syndrome, *Science* 343:1002-1005, 2014.

Cutting GR: Modifier genes in Mendelian disorders: the example of cystic fibrosis, *Ann N Y Acad Sci* 1214:57-69, 2010.

Flanigan KM: The muscular dystrophies, *Semin Neurol* 32:255-263, 2012.

Fong LG, Young SG: PCSK9 function and physiology, *J Lipid Res* 49:1152-1156, 2008.

Goldstein JL, Brown MS: Molecular medicine: the cholesterol quartet, *Science* 292:1310-1312, 2001.

Gu YY, Harley ITW, Henderson LB, et al: IFRD1 polymorphisms in cystic fibrosis with potential link to altered neutrophil function, *Nature* 458:1039-1042, 2009.

Janciauskiene SM, Bals R, Koczulla R, et al: The discovery of alpha1-antitrypsin and its role in health and disease, *Respir Med* 105:1129-1139, 2011.

Jonsson T, Atwal JK, Steinberg S, et al: A mutation in APP protects against Alzheimer's disease and age-related cognitive decline, *Nature* 488:96-99, 2012.

Kathiresan S, Melander O, Guiducci C, et al: Six new loci associated with blood low-density lipoprotein cholesterol, high-density lipoprotein cholesterol or triglycerides in humans, *Nat Genet* 40:189-197, 2008.

Koopman WJ, Willems PH, Smeitink JA: Monogenic mitochondrial disorders, *N Engl J Med* 366:1132-1141, 2012.

Laine CM, Joeng KS, Campeau PM, et al: WNT1 mutations in early-onset osteoporosis and osteogenesis imperfecta, *N Engl J Med* 368:1809-1816, 2013.

Lopez CA, Cleary JD, Pearson CE: Repeat instability as the basis for human diseases and as a potential target for therapy, *Nat Rev Mol Cell Biol* 11:165-170, 2010.

Moskowitz SM, James F, Chmiel JF, et al: Clinical practice and genetic counseling for cystic fibrosis and CFTR-related disorders, *GeneTests* 10:851-868, 2008.

Raal FJ, Santos ED: Homozygous familial hypercholesterolemia: current perspectives on diagnosis and treatment, *Atherosclerosis* 223:262-268, 2012.

Ramsey BW, Banks-Schlegel S, Accurso FJ, et al: Future directions in early cystic fibrosis lung disease research: an NHLBI workshop report, *Am J Respir Crit Care Med* 185:887-892, 2012.

Schon EA, DiMauro S, Hirano M: Human mitochondrial DNA: roles of inherited and somatic mutations, *Nat Rev Genet* 13:878-890, 2012.

Selkoe DJ: Alzheimer's disease, *Cold Spring Harb Perspect Biol* 3:a004457, 2011.

Sosnay PR, Siklosi KR, Van Goor F, et al: Defining the disease liability of mutations in the cystic fibrosis transmembrane conductance regulator gene, *Nature Genet* 45:1160-1167, 2013.

Vafai SB, Mootha VK: Mitochondrial disorders as windows into an ancient organelle, *Nature* 491:374-383, 2012.

Zoghbi HY, Orr HT: Pathogenic mechanisms of a polyglutamine-mediated neurodegenerative disease, spinocerebellar ataxia type 1, *J Biol Chem* 284:7425-7429, 2009.

WEBSITES ÚTEIS

Bases de Dados de Mutações

Clinical and functional translation of CFTR (CFTR2 project).
http://www.cftr2.org/
Collagen mutation database.
http://www.le.ac.uk/genetics/collagen/
Cystic fibrosis and *CFTR* gene mutation database.
http://www.gene.sickkids.on.ca/cftr/
Human mitochondrial genome database.
http://www.gen.emory.edu/mitomap.html
Phenylalanine hydroxylase mutation database.
http://www.pahdb.mcgill.ca
The Human Gene Mutation Database.
http://www.hgmd.cf.ac.uk/ac/index.php

PROBLEMAS

1. Um alelo mutante no *locus* do receptor de LDL (levando à hipercolesterolemia familiar) codifica uma proteína alongada que é aproximadamente 50.000 Da maior do que o receptor normal de 120.000 Da. Indique pelo menos três mecanismos que poderiam explicar essa anomalia. Aproximadamente, quantos nucleotídeos extras precisariam ser traduzidos para adicionar 50.000 Da à proteína?

2. As mutações de ganho de função *PSCK9* autossômicas dominantes são as que causam fenocópias de deficiência da hipercolesterolemia familiar, ou genocópias, da hipercolesterolemia familiar devido a mutações autossômicas no gene do receptor da LDL? Explique sua resposta.

3. Ao discutirmos as alterações de nucleotídeos encontrados até o momento na região codificante do gene *CF*, afirmamos que algumas das mudanças (as modificações *missense*) encontradas até agora são apenas mutações "supostamente" causadoras de doenças. Quais critérios teriam que ser preenchidos antes de se definir se uma mudança de nucleotídeos é patogênica e não um polimorfismo benigno?

4. Johnny, de 2 anos de idade, está com *deficit* de crescimento. As investigações mostram que, embora ele tenha achados clínicos de FC, sua concentração de cloreto no suor está normal. A concentração de cloreto de suor é normal em menos de 2% dos pacientes com FC. Seu pediatra e os pais querem saber se a análise de DNA pode determinar se ele de fato tem FC.
   a. A análise do DNA seria útil neste caso? Descreva resumidamente as etapas envolvidas na obtenção de um diagnóstico por DNA para a FC.
   b. Se ele tem FC, qual a probabilidade de que ele seja homozigoto para a mutação ΔF508? (Suponha que 85% de mutações de CF pudessem ser detectadas no momento em que você é consultado e que os pais dele são do norte da Europa, onde o alelo ΔF508 tem uma frequência de 0,70).
   c. Se ele não têm a mutação ΔF508, isso afasta o diagnóstico? Explique.

5. James é a única pessoa em sua família afetada pela DMD. Ele tem um irmão não afetado, chamado Joe. A análise do DNA revela que James tem uma deleção no gene *DMD* e que Joe recebeu o mesmo cromossomo X materno, mas sem uma deleção. Qual aconselhamento genético você daria aos pais sobre o risco de recorrência da DMD em uma futura gravidez?

6. O *DMD* tem uma alta taxa de mutação, mas não mostra nenhuma variação étnica na frequência. Use seu conhecimento sobre o gene e a genética da DMD para sugerir porque esse distúrbio é igualmente comum em todas as populações.

7. Uma menina de 3 anos e meio de idade, T.N., foi observada tendo cada vez mais dificuldade em se levantar após sentar no chão. Seu nível sérico de creatina quinase está muito elevado. Embora seja do sexo feminino, o diagnóstico clínico presuntivo é de distrofia muscular de Duchenne. Mulheres com DMD são raras. Identifique três mecanismos de mutação que poderiam explicar a ocorrência de DMD em uma mulher.

8. Em pacientes com osteogênese imperfeita, explique porque as mutações *missense* nas posições de glicina na tripla-hélice de colágeno tipo I estão confinadas a um número limitado de outros resíduos de aminoácidos (Ala, Ser, Cys, Arg, Val, Asp).

9. A glicose-6-fosfato desidrogenase (G6PD) é codificada por um gene ligado ao X. As mutações de perda da função da G6PD podem levar à hemólise no caso de exposição a alguns fármacos, a grãos de favas e a outros compostos (Cap. 18). A eletroforese de hemolisados de hemácias mostra que algumas mulheres têm duas bandas de G6PD, mas os homens têm uma única banda. Explique essa observação e o possível significado patológico e genético do achado de duas bandas em uma mulher afro-americana.

10. Uma criança de 2 anos de idade, filha de pais que são primos em primeiro grau, tem um atraso no desenvolvimento inexplicado. Uma pesquisa de vários parâmetros bioquímicos indica que ela tem uma deficiência de quatro enzimas lisossômicas. Explique como uma única mutação autossômica recessiva pode causar a perda da função de quatro atividades enzimáticas. Por que é mais provável que a criança tenha uma condição autossômica recessiva, se ela tiver uma condição genética de fato?

11. O efeito de um alelo dominante negativo ilustra um mecanismo geral pelo qual as mutações em uma proteína causam doença de herança dominante. Que outro mecanismo está comumente associado à dominância em genes que codificam as subunidades de proteínas multiméricas?

12. Os efeitos clínicos de mutações em uma proteína de manutenção são frequentemente limitados a um ou a alguns tecidos, frequentemente aos tecidos nos quais a proteína é abundante e desempenha uma função especializada. Identifique e discuta exemplos que ilustrem essa generalização, e explique porque eles se encaixam.

13. A relação entre o local em que uma proteína é expressa e o local de alteração patológica numa doença genética pode ser imprevisível. Além disso, o tecido que não tem a proteína mutante pode até não ser afetado pela doença. Dê exemplos deste último fenômeno e discuta-os.

14. Os dois alelos da pseudodeficiência de hex A são Arg -247Trp e Arg249Trp. Qual é a razão provável para que as substituições *missense* desses alelos estejam tão próximas na proteína?

15. Por que as mutações de ganho de função nas proteínas, como observadas nas mutações autossômicas dominantes *PCSK9* que causam hipercolesterolemia, quase sempre são mutações *missense*?

16. Quais são as possíveis explicações para a presença de três alelos predominantes para a doença de Tay-Sachs em judeus asquenaze? A presença de três alelos, e a frequência relativamente alta da doença de Tay-Sachs nessa população, necessariamente está de acordo com a hipótese da vantagem do heterozigoto ou com a hipótese de efeito fundador?

17. Todos os *loci* conhecidos e associados à doença de Alzheimer não explicam o risco genético implicado. Identifique pelo menos três outras fontes de variação genética que podem explicar a contribuição genética para a DA.

18. Proponha uma terapia molecular que possa bloquear o efeito das expansões CUG nos RNAs da distrofia miotônica 1 e 2 e que reduza a associação de proteínas de ligação ao RNA nas repetições CUG. Antecipe alguns possíveis efeitos indesejáveis de sua terapia proposta.

C A P Í T U L O 13

O Tratamento de Doenças Genéticas

A compreensão das doenças genéticas em nível molecular, conforme apresentado nos Capítulos 11 e 12, é o fundamento da terapia racional. Nas próximas décadas, a anotação crescente da sequência do genoma humano e a catalogação de genes humanos, bem como a terapia gênica, de RNA e de proteínas, exercerão um enorme impacto no tratamento de condições genéticas e outros distúrbios. Neste capítulo, revisamos terapias estabelecidas, bem como novas estratégias para o tratamento de doenças genéticas. Nossa ênfase se encontra em terapias que refletem a abordagem genética à medicina, e nosso foco está nas doenças monogênicas, em vez de distúrbios genéticos complexos.

O objetivo do tratamento de doenças genéticas é eliminar ou melhorar os efeitos da doença, não somente no paciente, mas também em sua família. A importância da instrução do paciente é soberana — não somente para alcançar a compreensão da doença e seu tratamento, mas também para garantir adesão à terapia, que pode ser inconveniente e por toda a vida. A família deve ser informada sobre os riscos da doença em outros membros. Portanto, o aconselhamento genético é o principal componente do manejo dos distúrbios hereditários, e será tratado separadamente no Capítulo 16.

Para distúrbios monogênicos causados por mutações de perda de função, o tratamento é direcionado para substituir a proteína defeituosa, melhorar sua função, ou minimizar as consequências de sua deficiência. A substituição do produto do gene defeituoso (RNA ou proteína) pode ser obtida pela administração direta, transplante de células ou órgão, ou terapia gênica. A princípio, dá-se preferência à terapia gênica ou à edição gênica como modo de tratamento de algumas ou talvez de várias doenças monogênicas, uma vez que essas abordagens se tornam rotineiramente seguras e eficazes. Entretanto, mesmo quando cópias de um gene normal podem ser transferidas para o paciente a fim de trazer uma cura permanente, a família precisará de aconselhamento genético constante, detecção dos portadores e diagnóstico pré-natal em muitos casos e por várias gerações.

Descobertas recentes prometem várias terapias estimulantes e expressivas para as doenças genéticas. Essas conquistas incluem as primeiras curas de doenças hereditárias utilizando terapia gênica, o desenvolvimento de novas terapias de pequenas moléculas que podem restaurar a atividade de proteínas mutantes, e a capacidade de prevenir manifestações clínicas de distúrbios previamente letais, incluindo doenças do armazenamento lisossômico pela terapia de reposição de proteína.

A SITUAÇÃO ATUAL DO TRATAMENTO DE DOENÇAS GENÉTICAS

As doenças genéticas podem ser tratadas em qualquer nível, desde o gene mutante até o fenótipo clínico (Fig. 13-1). O tratamento em nível de fenótipo clínico inclui todas as intervenções médicas ou cirúrgicas que não são exclusivas ao manejo de doenças genéticas. Ao longo deste capítulo, descreveremos o tratamento racional em cada um desses níveis. Para doenças nas quais o defeito bioquímico ou genético é conhecido, a frequência aproximada com a qual a maioria das estratégias comuns é empregada está mostrada na Figura 13-2. Os tratamentos atuais não são necessariamente mutuamente exclusivos, embora somente a terapia gênica, a edição gênica ou o transplante celular possam potencialmente fornecer uma cura.

Apesar de avanços poderosos estarem sendo feitos, o tratamento global de doenças monogênicas atualmente é deficiente. Uma pesquisa longitudinal de 25 anos da eficiência de tratamento de 57 erros inatos do metabolismo reflete o estado deste campo até 2008, o que é mostrado na Figura 13-3. Observe, entretanto, que os erros inatos são um grupo de doenças para as quais o tratamento está avançado, no geral, comparados com a maioria dos outros tipos de distúrbios genéticos, tais como aqueles devido, por exemplo, a anomalias cromossômicas, defeitos de *imprinting* ou variação do número de cópias. Uma tendência encorajadora ao longo das últimas décadas é que é mais provável que o tratamento seja bem-sucedido se o defeito bioquímico básico é conhecido. Em um estudo, por exemplo, embora o tratamento aumente a expectativa de vida em somente 15% de todas as doenças monogênicas estudadas, a expectativa de vida melhorou em aproximadamente 50% no subconjunto de 75 erros inatos, nos quais a causa era conhecida; melhoras significativas também foram observadas para outros fenótipos, incluindo crescimento, inteligência e adaptação social. Assim, a pesquisa para elucidar as bases genéticas e bioquímicas das doenças hereditárias possui um maior impacto no prognóstico clínico.

O estado de melhora, mas ainda assim insatisfatório, das doenças mongênicas é devido a vários fatores, incluindo os seguintes:

- **Gene não identificado ou patogênese não compreendida.** Embora mais de 3.000 genes tenham sido associados com doenças monogênicas, o gene afetado ainda é desconhecido em mais da metade desses distúrbios.

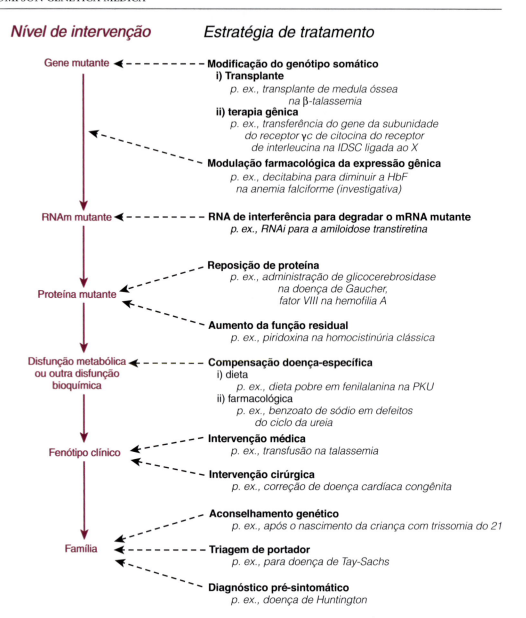

Figura 13-1 Os vários níveis de tratamento que são relevantes para as doenças genéticas, com as estratégias correspondentes utilizadas para cada nível. Para cada nível, uma doença discutida no livro é dada como exemplo. Todas as terapias listadas são utilizadas clinicamente em vários centros, a não ser as indicadas contrariamente. Hb F, hemoglobina fetal; PKU, fenilcetonúria; RNAi, RNA de interferência; RNAm, RNA mensageiro; IDSC, imunodeficiência severa combinada. *Veja Fontes & Agradecimentos.*

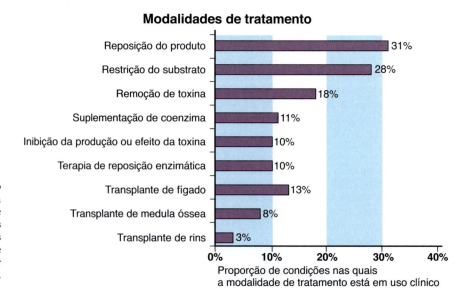

Figura 13-2 Modalidades de tratamento para erros inatos do metabolismo. Esta figura representa os achados de uma análise da eficácia de tratamento de 57 erros inatos do metabolismo. O total de nove diferentes abordagens utilizadas excede 100% porque mais de um tratamento pode às vezes ser utilizado para uma determinada condição. *Veja Fontes & Agradecimentos.*

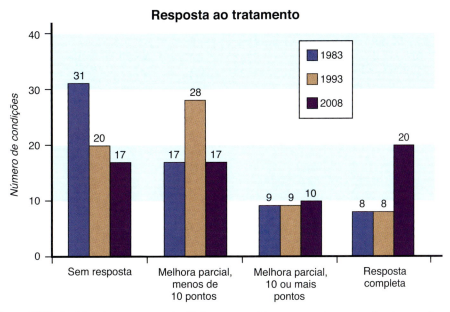

Figura 13-3 O efeito do tratamento de 57 doenças genéticas, nas quais o gene afetado ou a função bioquímica são conhecidos e para as quais houve disponibilidade de informações suficientes para análise em 2008. Um sistema de pontuação quantitativa de fenótipo foi utilizado para avaliar a eficácia das terapias. A fração de doenças tratáveis terá aumentado em uma pequena extensão desde esta pesquisa de 2008 por causa do aumento no sucesso da reposição enzimática e de outros poucos tratamentos, incluindo a terapia gênica. *Veja Fontes & Agradecimentos.*

TABELA 13-1 Exemplos de Tratamento Médico Pré-natal de Distúrbios Monogênicas

Doença	Tratamento
Deficiência de biotinidase	Administração pré-natal de biotina
Acidúria metilmalônica responsiva a cobalamina	Administração pré-natal maternal de cobalamina
Hiperplasia adrenal congênita	Dexametasona, um análogo do cortisol
Deficiência de fosfoglicerato desidrogenase (PGDH), um distúrbio da síntese de L-serina	Administração pré-natal de L-serina

Essa fração irá diminuir bastante na próxima década por causa do impacto do sequenciamento de genoma completo e do exoma completo. Entretanto, mesmo quando o gene mutante é conhecido, o conhecimento do mecanismo fisiopatológico é frequentemente inadequado e pode ficar bem atrás da descoberta do gene. Na fenilcetonúria (PKU), por exemplo, apesar de décadas de estudo, os mecanismos pelos quais o aumento da fenilalanina prejudica o desenvolvimento e a função cerebral ainda são muito pouco compreendidos (Cap. 12).

- **Dano fetal pré-diagnóstico.** Algumas mutações agem prematuramente no desenvolvimento ou causam alterações patológicas irreversíveis antes de serem diagnosticadas. Às vezes, esses problemas podem ser previstos se há um histórico familiar de doença genética ou se a triagem de portadores identificar casais sob risco. Em alguns casos, o tratamento pré-natal é possível (Tabela 13-1).
- **Fenótipos severos são menos suscetíveis à intervenção.** Os casos iniciais para que uma doença seja identificada normalmente são os mais gravemente afetados, mas eles são menos suscetíveis ao tratamento. Em tais indivíduos, a mutação frequentemente leva à ausência da proteína codificada ou a uma proteína mutante bastante comprometida sem nenhuma atividade residual. Por outro lado, quando a mutação é menos prejudicial, a proteína mutante pode reter alguma função residual e pode ser possível aumentar a pequena quantidade da função, suficientemente para ter um efeito terapêutico, conforme descrito anteriormente.
- **O desafio dos alelos dominantes negativos.** Para alguns distúrbios dominantes, a proteína mutante interfere com a função do alelo normal. O desafio é diminuir a expressão ou o impacto desse alelo mutante ou sua proteína mutante codificada especificamente, sem prejudicar a expressão ou função do alelo normal ou sua proteína normal.

CONSIDERAÇÕES ESPECIAIS NO TRATAMENTO DE DOENÇAS GENÉTICAS

Avaliação do Tratamento por Longo Período é Crítica

Para o tratamento de doenças monogênicas, a avaliação de coortes de indivíduos tratados por um longo período, frequentemente por décadas, é crítica por vários motivos. Primeiro, o tratamento inicialmente julgado como bem-sucedido, eventualmente pode se revelar imperfeito; por exemplo, embora crianças com PKU bem tratadas tenham escapado de retardo severo e apresentem QIs normais ou próximos do normal (veja adiante), elas frequentemente manifestam distúrbios de aprendizado sutis e distúrbios de comportamento que prejudicam seu desempenho acadêmico nos anos posteriores.

Em segundo lugar, o tratamento bem-sucedido das alterações patológicas em um órgão pode vir seguido de problemas inesperados em tecidos que inicialmente não pareciam estar clinicamente envolvidos, porque os pacientes tipicamente não sobrevivem o suficiente para que o novo fenótipo se torne evidente. A **galactosemia**, um erro inato bem conhecido do metabolismo de carboidratos, ilustra este aspecto. Esse distúrbio resulta de uma incapacidade de metabolizar a galactose, um componente da lactose (açúcar do leite), por causa da deficiência autossômica recessiva da galactose-1-fosfato uridiltransferase (GALT).

$$\text{Galactose-1-fosfato} \xrightarrow{\text{GALT}} \text{UDP Galactose}$$

Crianças afetadas são geralmente normais ao nascimento, mas desenvolvem problemas gastrointestinais, cirrose hepática e catarata nas semanas seguintes à ingestão de leite. Acha-se que a patogênese ocorre devido ao impacto negativo do acúmulo de galactose-1-fosfato sob outras enzimas críticas. Se não for descoberta, a galactosemia causa deficiência intelectual severa e frequentemente é fatal. A remoção completa do leite da dieta, entretanto, pode proteger contra a maioria das consequências nocivas, embora, assim como na PKU, as dificuldades de aprendizado sejam atualmente reconhecidas como sendo comuns, mesmo em pacientes bem tratados. Além disso, apesar do tratamento consciencioso, a maioria das mulheres com galactosemia apresenta falha ovariana que parece ser resultado da toxicidade contínua da galactose.

Outro exemplo é dado pelo retinoblastoma hereditário (Caso 39) devido a mutações germinativas no gene do **retinoblastoma** (*RB1*) (Cap. 15). Pacientes com tratamento bem-sucedido para o tumor ocular nos primeiros anos de vida infelizmente apresentam risco aumentado de desenvolver outras neoplasias malignas independentes, particularmente o osteossarcoma, após a primeira década de vida. Portanto, ironicamente, o tratamento que prolonga a vida de modo eficiente, fornece uma oportunidade para a manifestação de um fenótipo previamente não reconhecido.

Além disso, a terapia que é livre de efeitos colaterais em curto prazo pode estar associada com sérios problemas em longo prazo. Por exemplo, a infusão de fator de coagulação na hemofilia (Caso 21) às vezes resulta na formação de anticorpos contra a proteína infundida, e a transfusão de sangue na talassemia (Caso 44) sempre produz uma sobrecarga de ferro, o que deve ser controlado com a administração de agentes quelantes de ferro, como a deferoxamina.

Heterogeneidade Genética e Tratamento

O tratamento ideal para doenças monogênicas requer um grau incomum de precisão diagnóstica; deve frequentemente definir não somente a anormalidade bioquímica, mas também o gene específico que é afetado. Por exemplo, conforme

visto no Capítulo 12, a hiperfenilalaninemia pode resultar de mutações tanto no gene da fenilalanina hidroxilase (*PAH*) quanto em um dos genes que codificam enzimas necessárias para a síntese da tetra-hidrobiopterina (BH$_4$), o cofator da enzima PAH (Fig. 12-2). O tratamento dessas duas causas diferentes de hiperfenilalaninemia é totalmente diferente, conforme mostrado anteriormente na Tabela 12-1.

A heterogeneidade alélica (Cap. 7) também pode apresentar implicações críticas para a terapia. Alguns alelos podem produzir uma proteína que está com sua abundância diminuída, mas que apresenta alguma função residual, de modo que estratégias para aumentar a expressão, função ou estabilidade de uma proteína mutante parcialmente funcional podem corrigir o defeito bioquímico. Essa situação é novamente ilustrada por alguns pacientes com hiperfenilalaninemia causada por mutações no gene *PAH*; as mutações em alguns pacientes levam à formação de uma enzima PAH mutante, cuja atividade pode ser aumentada pela administração de altas doses do cofator BH$_4$ (Cap. 12). Claro, se um paciente carrega dois alelos sem nenhuma função residual, ele não aumentará a abundância da proteína mutante. Um dos principais exemplos da importância do conhecimento do alelo mutante específico em um paciente com uma doença genética é exemplificado pela fibrose cística (FC); o fármaco ivacaftor (Kalydeco) está atualmente aprovado para o tratamento de pacientes com FC que carregam qualquer um de somente nove dos milhares de alelos missense do *CFTR*.

TRATAMENTO ATRAVÉS DA MANIPULAÇÃO DO METABOLISMO

Atualmente, a abordagem doença-específica mais bem-sucedida no tratamento de doenças genéticas está direcionada para a anormalidade metabólica em erros inatos do metabolismo. As principais estratégias utilizadas para manipular o metabolismo no tratamento deste grupo de doenças estão listadas na Tabela 13-2. A necessidade de evitar certos fármacos e produtos químicos em pacientes com doenças farmacogenéticas, tais como a deficiência de glicose-6-fosfato desidrogenase, é descrita no Capítulo 18.

Redução do Substrato

Conforme ilustrado pelos efeitos prejudiciais da fenilalaninemia na PKU, as deficiências enzimáticas podem levar ao acúmulo de substrato, com consequências fisiopatológicas (Cap. 12). Estratégias para prevenir o acúmulo do substrato ofensor têm sido um dos métodos mais eficazes no tratamento de doenças genéticas. A abordagem mais comum é reduzir a ingesta dietética do substrato ou de um precursor deste, e atualmente várias dúzias de distúrbios — a maioria envolvendo vias catabólicas de aminoácidos — são controladas dessa forma. A desvantagem é que uma restrição severa da ingesta de proteínas pela dieta em longo prazo frequentemente é necessária, requerendo uma aderência estrita a uma dieta artificial que é onerosa para família, bem como para o paciente. Nutrientes tais como os 20 aminoácidos essenciais não podem ser totalmente retirados, entretanto, sua ingesta

TABELA 13-2 Tratamento de Doenças Genéticas através de Manipulação Metabólica

Tipo de Intervenção Metabólica	Substância ou Técnica	Doença
Anulação	Fármacos antimaláricos	Deficiência de G6DH
	Isoniazida	Acetiladores lentos
Restrição dietética	Fenilalalina	PKU
	Galactose	Galactosemia
Reposição	Tiroxina	Formas monogênicas de hipotireoidismo congênito
	Biotina	Deficiência de biotinidase
Desvio	Benzoato de sódio	Distúrbios do ciclo de ureia
	Fármacos que sequestram ácidos biliares no intestino (p. ex., colesevelam)	Heterozigotos da hipercolesterolemia familiar
Inibição enzimática	Estatinas	Heterozigotos da hipercolesterolemia familiar
Antagonismo de receptores	Losartan (investigativo)	Síndrome de Marfan
Depleção	Aférese de LDL (remoção direta da LDL do plasma)	Homozigotos da hipercolesterolemia familiar

G6DP, Glicose-6-fosfato desidrogenase; LDL, lipoproteína de baixa densidade; PKU, fenilcetonúria.
Atualizada de Rosenberg LE: Treating genetic diseases: lessons from three children. *Pediatr Res* 27:S10-S16, 1990.

deve ser suficiente para as necessidades anabólicas, tais como a síntese de proteínas.

Uma dieta restrita em fenilalanina contorna amplamente o dano neurológico na PKU clássica (Cap. 12). As crianças com fenilcetonúria são normais ao nascimento porque a enzima materna as protege durante a vida pré-natal. O tratamento é mais eficaz se iniciado imediatamente após o diagnóstico através da triagem neonatal. Sem o tratamento, ocorre um atraso no desenvolvimento que é irreversível, e o grau de *deficit* intelectual é diretamente relacionado com o atraso no início da dieta pobre em fenilalanina. Atualmente é recomendado que os pacientes com PKU permaneçam com uma dieta pobre em fenilalanina para o resto da vida porque anormalidades neurológicas e comportamentais se desenvolvem em vários (embora talvez nem todos) dos pacientes se a dieta for interrompida. Entretanto, mesmo os pacientes com PKU que são efetivamente tratados ao longo da vida podem apresentar *deficits* neuro psicológicos (p. ex., habilidades conceituais, visuoespaciais e de linguagem prejudicadas), apesar de eles terem uma inteligência normal conforme medido em testes de QI. No entanto, o tratamento produz resultados amplamente superiores ao grave atraso no desenvolvimento que ocorre sem o tratamento. Conforme discutido no Capítulo 12, a restrição contínua de fenilalanina é particularmente importante em mulheres com PKU durante a gravidez para prevenir dano pré-natal ao feto, muito embora seja altamente improvável que o feto seja afetado pela PKU.

Reposição

O fornecimento de metabólitos essenciais, cofatores ou hormônios, cuja deficiência é devido a doenças genéticas, é simples no conceito e frequentemente simples na aplicação. Alguns dos tratamentos de defeitos monogênicos mais bem-sucedidos pertencem a essa categoria. Um primeiro exemplo é fornecido pelo **hipotireoidismo congênito**, em que 10% a 15% dos casos são originalmente monogênicos. O hipotireoidismo congênito monogênico pode resultar de mutações em qualquer um dos vários genes que codificam proteínas necessárias ao desenvolvimento da glândula tireoide ou da biossíntese ou metabolismo da tiroxina. Já que o

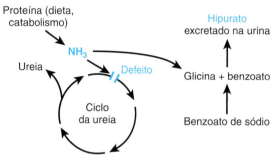

Figura 13-4 A estratégia da divergência metabólica. Neste exemplo, a amônia não pode ser removida pelo ciclo da ureia por causa de um defeito genético de uma enzima do ciclo da ureia. A administração de benzoato de sódio desvia a amônia para a síntese de glicina, e a metade do nitrogênio é subsequentemente excretada como hipurato.

hipotireoidismo congênito por todas as causas é comum (aproximadamente um em 4.000 neonatos), a triagem neonatal é realizada em vários países de modo que a administração de tiroxina possa ser iniciada logo após o nascimento, para prevenir danos intelectuais severos que, de outra forma, seriam inevitáveis (Cap. 18).

Desvio

A Terapia de desvio é a utilização aumentada de vias metabólicas alternativas para reduzir a concentração de um metabólito nocivo. A principal utilização dessa estratégia está no tratamento de **distúrbios do ciclo da ureia** (Fig. 13-4). A função do ciclo de ureia é converter amônia, que é neurotóxica, em ureia, um produto final benigno do metabolismo de proteínas excretado na urina. Se o ciclo estiver interrompido por um defeito enzimático como a **deficiência de ornitina transcarbamilase (Caso 36)**, o consequente aumento da concentração de amônia somente pode ser parcialmente controlado por uma restrição proteica na dieta. Entretanto, os níveis sanguíneos de amônia podem ser reduzidos ao normal pelo desvio da amônia para vias metabólicas que normalmente possuem pouca significância, levando a síntese de compostos menos prejudiciais. Desse modo, a administração de

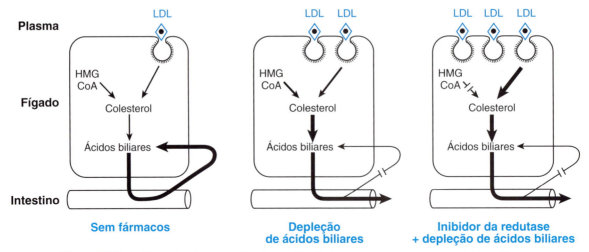

Figura 13-5 Análise racional para a utilização combinada de um reagente que sequestra ácidos biliares, tal como o colesevelam, junto com um inibidor da 3-hidroxi-3-metilglutaril coenzima A redutase (HMG CoA redutase) no tratamento de heterozigotos da hipercolesterolemia familiar. LDL, Lipoproteína de baixa densidade. *Veja Fontes & Agradecimentos.*

grandes quantidades de benzoato de sódio a pacientes com altas concentrações de amônia força a ligação da amônia com a glicina para formar hipurato, o qual é excretado na urina (Fig. 13-4). A síntese de glicina é então aumentada, e para cada mol de glicina formada, um mol de amônia é consumido.

Uma abordagem similar é utilizada para reduzir os níveis de colesterol em *heterozigotos* para a **hipercolesterolemia familiar** (Caso 16) (Cap. 12). Se os ácidos biliares são sequestrados no intestino através da administração oral de um composto como o colesevelam e depois excretados nas fezes em vez de serem reabsorvidos, a síntese de ácidos biliares a partir do colesterol aumenta (Fig. 13-5). A redução dos níveis hepáticos de colesterol leva ao aumento da produção dos receptores da lipoproteína de baixa densidade (LDL) a partir do gene do seu receptor de LDL único normal, aumento da captação hepática de LDL ligado a colesterol, e baixos níveis de colesterol LDL plasmático. Esse tratamento reduz significativamente os níveis de colesterol plasmático porque 70% dos receptores de captação de colesterol LDL ocorrem no fígado. Um princípio geral importante está ilustrado através desse exemplo: doenças autossômicas dominantes às vezes podem ser tratadas pelo aumento da expressão do alelo normal.

Inibição Enzimática

A inibição farmacológica de enzimas às vezes é utilizada para reduzir o impacto de anormalidades metabólicas no tratamento de erros inatos. Esse princípio também está ilustrado através do tratamento de heterozigotos da hipercolesterolemia familiar. Se uma estatina, uma classe de fármacos que inibe poderosamente a 3-hidroxi-3-metilglutaril coenzima A redutase, ou HMG CoA redutase (a enzima limitante da etapa da síntese do colesterol), é utilizada para diminuir a síntese hepática *de novo* do colesterol nesses pacientes, o fígado compensa aumentando a síntese de receptores de LDL a partir do alelo do receptor da LDL intacto remanescente. O aumento nos níveis de receptores de LDL diminui diretamente os níveis plasmáticos de colesterol LDL de 40% a 60% nos heterozigotos com hipercolesterolemia familiar; quando utilizado juntamente com o colesevelam, o efeito é sinérgico e podem ser alcançadas diminuições ainda maiores (Fig. 13-5).

Antagonismo de Receptores

Em alguns aspectos, a fisiopatologia de uma doença hereditária resulta do aumento e da ativação inapropriada de vias bioquímicas ou de sinalização. Em tais casos, uma abordagem terapêutica é antagonizar etapas críticas na via. Um poderoso exemplo é dado pelo tratamento investigacional de um distúrbio autossômico dominante do tecido conjuntivo, a **síndrome de Marfan** (Caso 30). A doença resulta de mutações no gene que codifica a fibrilina 1, um componente estrutural importante da matriz extracelular. A síndrome é caracterizada por várias anormalidades do tecido conjuntivo, tais como aneurisma aórtico, enfisema pulmonar e deslocamento das lentes oculares (Fig. 13-6).

Inesperadamente, a fisiopatologia da síndrome de Marfan é explicada apenas parcialmente pelo impacto da redução das microfibrilas da fibrilina 1 na estrutura da matriz extracelular. Foi descoberto que a principal função das microfibrilas é a de regular a sinalização através do fator transformador de crescimento-β (TGF-β), pela ligação deste ao grande complexo proteico latente do TGF-β. A abundância diminuída das microfibrilas na síndrome de Marfan leva a um aumento na abundância local de TGF-β não ligado e na ativação local da sinalização do TGF-β. Foi sugerido que esse aumento da sinalização do TGF-β constitui a base da patogênese de vários fenótipos da síndrome de Marfan, particularmente a dilatação progressiva da raiz aórtica, e aneurisma e dissecção, a

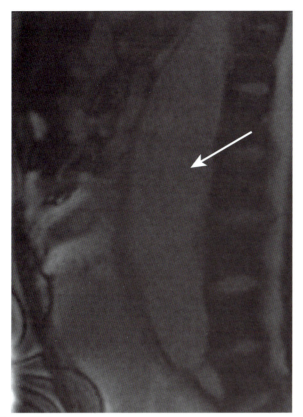

Figura 13-6 Imagem de ressonância magnética (IRM) da aorta abdominal de uma mulher grávida de 29 anos de idade com síndrome de Marfan. A dilatação massiva da aorta abdominal é indicada pela seta. *Veja Fontes & Agradecimentos.*

Depleção

As doenças genéticas caracterizadas pelo acúmulo de compostos prejudiciais às vezes são tratadas pela remoção direta do composto do organismo. Esse princípio é ilustrado pelo tratamento de *homozigotos* com hipercolesterolemia familiar. Nesse exemplo, para os pacientes cujos níveis de LDL não podem ser diminuídos através de outras abordagens, um procedimento chamado de aférese é utilizado para remover o LDL da circulação. O sangue total é removido do paciente, o LDL é removido do plasma através de um dos vários métodos, e o plasma e as células sanguíneas são devolvidos ao paciente. A utilização da flebotomia para diminuir o acúmulo de ferro da **hemocromatose hereditária (Caso 20)** fornece outro exemplo de terapia de depleção.

TRATAMENTO PARA AUMENTAR A FUNÇÃO DO GENE OU DA PROTEÍNA AFETADA

O conhecimento aumentado da fisiopatologia molecular das doenças monogênicas tem sido acompanhado por um pequeno porém promissor aumento em terapias que — em nível de DNA, RNA ou proteína — aumentam a função do gene afetado pela mutação. Alguns dos novos tratamentos têm levado à melhoria marcante da vida de indivíduos afetados, uma consequência que, até recentemente, pareceria fantástica. Uma visão geral do tratamento molecular de doenças monogênicas é apresentada na Figura 13-7. Essas terapias moleculares representam uma faceta do importante paradigma abrangido pelo conceito de **medicina de precisão** ou **personalizada**. O termo *medicina de precisão* é um termo geral utilizado para descrever o diagnóstico, prevenção e tratamento de uma doença — adaptados a pacientes individualmente — com base em um conhecimento profundo dos mecanismos subjacentes as suas etiologia e patogênese.

Tratamento em Nível de Proteína

Em várias situações, se o produto de uma proteína mutante é produzido, pode ser possível aumentar sua função. Por exemplo, a estabilidade ou função de uma proteína mutante com *alguma* função residual pode ser aumentada. Com enzimopatias, a melhora na função obtida por essa abordagem normalmente é muito pequena, na ordem de poucos por cento, mas esse aumento é frequentemente tudo o que é necessário para restaurar a homeostase bioquímica.

Aumento da Função de uma Proteína Mutante com Terapia de Pequenas Moléculas

As **pequenas moléculas** são compostos com pesos moleculares que variam de poucas centenas a milhares. Elas incluem vitaminas, hormônios não peptídeos e de fato a maioria dos fármacos, se sintetizados por químicos orgânicos ou isolados da natureza. Uma nova estratégia para identificar os fármacos em potencial é utilizar uma triagem de alto rendimento de bibliotecas de compostos químicos frequentemente contendo dezenas de milhares de produtos químicos conhecidos contra um fármaco-alvo, tal como a

principal causa de morte nessa doença. Além disso, um grupo de outras vasculopatias reconhecidas recentemente, tais como formas não sindrômicas de aneurisma aórtico torácico, também é dirigido pela sinalização alterada do TGF-β.

A sinalização da angiotensina II é conhecida por aumentar a atividade do TGF-β, e o antagonista de receptor tipo 1 da angiotensina II, o losartan, um agente anti-hipertensivo amplamente utilizado, demonstrou atenuar a sinalização do TGF-β através da diminuição da transcrição de genes que codificam ligantes, subunidades de receptores e ativadores de TGF-β. O tratamento com losartan diminui substancialmente a taxa da dilatação da raiz aórtica em estudos clínicos iniciais em pacientes com síndrome de Marfan, um efeito que parece ser amplamente devido à sinalização diminuída do TGF-β.

A nova utilização de um fármaco aprovado pelo Food and Drug Administration (FDA), o losartan, para tratar uma rara doença hereditária, a síndrome de Marfan, provavelmente representa um paradigma que será repetido regularmente no futuro, à medida que triagens de pequenas moléculas químicas para identificar compostos com potencial terapêutico — frequentemente incluindo as milhares de fármacos aprovados pelo FDA — sejam realizadas para identificar tratamentos seguros e eficazes para outras doenças genéticas incomuns.

O Tratamento Molecular de Doenças Genéticas

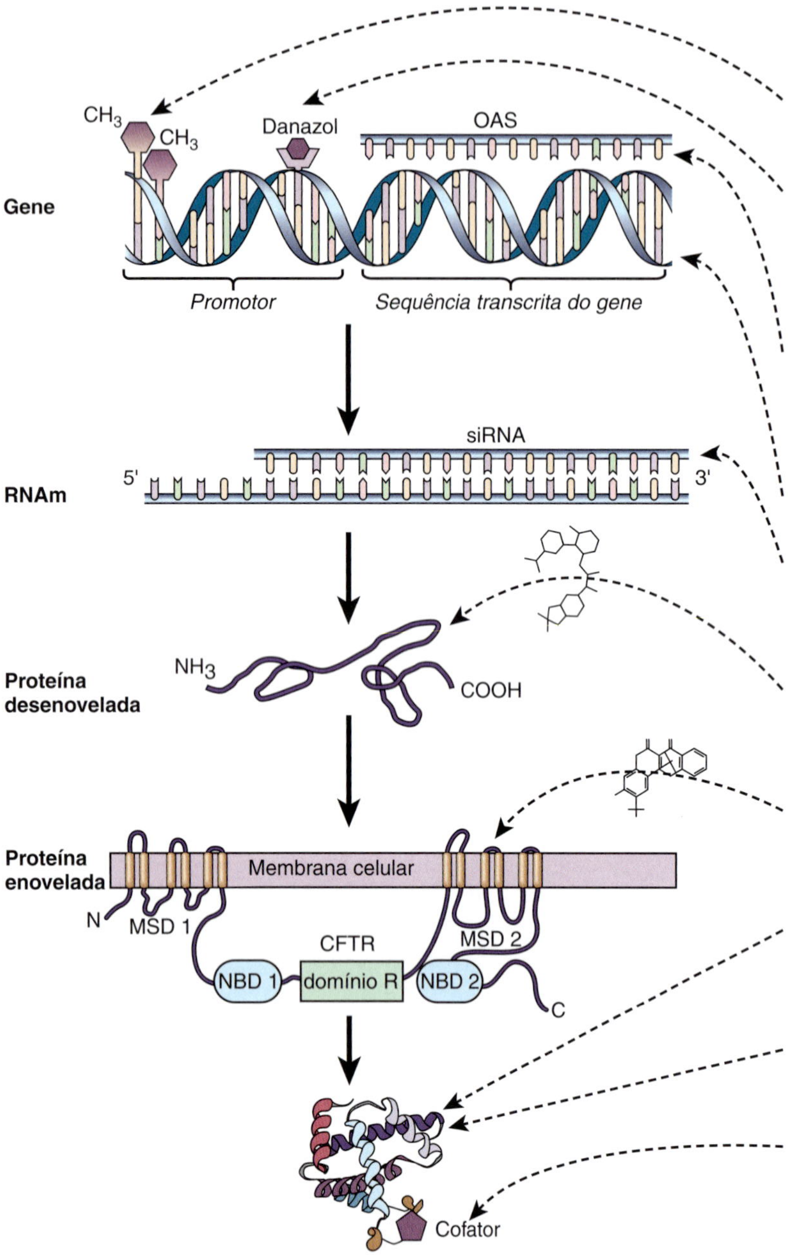

Tratamento molecular	Exemplo de doença
Terapia de hipometilação do DNA com decitabina	Aumento da síntese de Hb F na anemia falciforme
Aumento da expressão do gene do *locus* selvagem ou de um *locus* mutante com função residual	Tratamento de angioedema hereditário utilizando danazol
OASs para induzir o salto de um éxon mutante para restaurar a matriz de leitura de um RNAm	OASs para induzir saltos do éxon 51 do gene da distrofina na distrofia muscular de Duchenne
Terapia gênica	IDSC ligada ao X; deficiência de ADA
RNA de interferência (RNAi) para diminuir a abundância de um RNAm que codifica uma proteína mutante dominante	Amiloidose transtiretina
Chaperonas moleculares para facilitar o enovelamento de proteínas mutantes	Lumacaftor para estabilizar o enovelamento de ΔF508
Potenciadores moleculares para aumentar a função de proteínas mutantes	Ivacaftor, para melhorar a função de CFTR com a mutação *missense* Gly551Asp
Reposição de proteína com a proteína nativa	Hemofilia utilizando os fatores VIII e IX; TRE para a doença de Gaucher e de Fabry
Reposição utilizando uma proteína modificada	PEG-ADA para a IDSC deficiente em adenosina desaminase
Terapia com cofator para aumentar a função ou estabilidade de uma proteína mutante	Piridoxina na homocistinúria clássica

Figura 13-7 **O tratamento molecular de doenças hereditárias.** Cada terapia molecular é discutida no texto. ADA, Adenosina desaminase; DAM, domínio de abrangência de membrana; DLN, domínio de ligação de nucleotídeo; Hb F, hemoglobina fetal; OAS, oligonucleotídeo antissenso; PEG, polietilenoglicol; RNAm, RNA mensageiro; siRNA, pequeno RNA de interferência; SCID, imunodeficiência severa combinada; TRE, terapia de reposição enzimática.

proteína cuja função está interrompida por uma mutação. Conforme iremos discutir, dois fármacos que foram recentemente aprovados pelo FDA para o tratamento de alguns pacientes com FC e outro que está em investigação foram descobertos utilizando tais triagens de alto rendimento. O progresso no desenvolvimento desses fármacos representa uma nova fronteira com grande potencial para o tratamento de doenças genéticas.

Terapias de Pequenas Moléculas para Permitir o Salto de Códons Nonsense. Mutações *nonsense* contribuem para cerca de 11% dos defeitos no genoma humano. Aproximadamente 9% de todos os alelos *CFTR* são mutações *nonsense* e cerca de 50% dos pacientes judeus asquenazes com FC carregam pelo menos um alelo *CFTR* com um códon de término prematuro (p. ex., Arg553Término). Uma abordagem terapêutica potencialmente ideal (outra que não a terapia gênica) para pacientes com uma mutação *nonsense* deve ser um fármaco seguro que encoraje o aparato traducional a interpretar de forma incorreta o códon de término por um RNA de transferência (RNAt) que é um cognato próximo ao RNAt de códon de término. Se o aminoácido inserido no polipeptídeo por esse RNAt ainda produzisse uma proteína funcional, a atividade da proteína poderia ser restaurada. Um evento desse tipo, por exemplo, converteria a mutação *CFTR* Arg553Término em 553Tyr, uma substituição que gera um peptídeo CFTR com propriedades próximas do normal. Triagens de agentes químicos de alto rendimento para um fármaco desse tipo identificaram o ataluren (PTC124), e evidências sugerem que ele é mais eficaz em permitir a leitura através de códons *nonsense* TGA. Além disso, estudos em organismos modelos demonstraram firmemente que ele pode corrigir o fenótipo mutante de algumas mutações *nonsense*. O ataluren não foi estabelecido como sendo clinicamente eficaz, mas ensaios clínicos de Fase III em pacientes com FC que carregam pelo menos uma mutação *nonsense* mostraram uma tendência estatisticamente significativa em torno de uma melhora na função pulmonar, e um ensaio que dá prosseguimento está em curso. Mesmo que o atalauren se mostre ineficaz em humanos, milhares de outras pequenas moléculas estão sendo investigadas em laboratórios ao redor do mundo para identificar novos compostos não tóxicos que facilitem o salto (*skipping*) de códons *nonsense*, não somente para o tratamento da FC, mas também para pacientes com distrofia muscular de Duchenne que carregam códons *nonsense*, assim como outras doenças. Seguramente, fármacos eficazes desse tipo terão um grande impacto no tratamento de doenças hereditárias.

Pequenas Moléculas para Corrigir o Enovelamento de Proteínas de Membrana Mutantes: Chaperonas Farmacológicas.

Algumas mutações em proteínas de membrana podem interferir na sua capacidade de se enovelarem, de passarem através do retículo endoplasmático e de serem direcionadas para a membrana plasmática. Essas proteínas mutantes são reconhecidas pela maquinaria celular de controle de qualidade das proteínas, ficam retidas no retículo endoplasmático e são prematuramente degradas pelo proteassoma. A deleção ΔF508 da proteína CFTR — a qual constituiu 65% de todas as mutações de FC que ocorrem no mundo — talvez seja o melhor exemplo (Fig. 12-15) de uma mutação que prejudica o tráfego de uma proteína de membrana. Se o defeito do enovelamento/tráfego puder ser superado para aumentar a abundância de canais de CFTR na superfície apical da célula em 20% e 25%, acredita-se que um benefício clínico seria obtido, porque uma vez que a proteína CFTR ΔF508 chega à superfície celular, ela é um canal Cl⁻ eficiente.

A triagem de pequenas moléculas para identificar compostos que possam servir como uma chaperona para prevenir erros no enovelamento e corrigir o defeito do tráfego da CFTR ΔF508 em sistemas de ensaios *in vitro* identificou o lumacaftor (VX-809) como um eficaz, embora incompleto, corretor deste polipeptídeo CFTR mutante (Fig. 13-7). O lumacaftor interage diretamente com o CFTR mutante para estabilizar sua estrutura tridimensional, especificamente corrigindo o defeito de tráfego subjacente e aumentando o transporte de Cl⁻. Embora a monoterapia com lumacaftor não apresente benefícios clínicos, um estudo clínico de Fase III recém-completado, utilizando lumacaftor juntamente com outra pequena molécula, o ivacaftor (VX-770), discutido adiante, mostrou melhoras significativas na função pulmonar em pacientes homozigotos para *CFTR* ΔF508. Essa descoberta é notável porque este é o primeiro tratamento que mostra ter um impacto favorável no defeito bioquímico primário em pacientes que carregam o alelo *CFTR* mais comum, o ΔF508. Estudos em andamento de eficiência e segurança de longo prazo da terapia combinada de lumacaftor-ivacaftor estão em progresso. Independentemente do seu sucesso, esse exemplo é um marco na genética médica, porque estabelece o princípio de que chaperonas moleculares podem apresentar benefícios clínicos no tratamento de doenças monogênicas.

Pequenas Moléculas para Aumentar a Função de Proteínas de Membrana Mutantes com Tráfego Correto.

Substituições de aminoácidos em proteínas de membrana podem não prejudicar o tráfego do polipeptídeo mutante para a membrana plasmática, mas podem interferir na sua função na superfície celular. Triagens de pequenas moléculas para novos tratamentos de FC também têm levado para esta área de descoberta de fármacos. Triagens para os chamados de potencializadores — moléculas que podem aumentar a função das proteínas CFTR mutantes que são corretamente posicionadas na superfície celular — identificaram o ivacaftor (VX-770), o qual melhora o transporte de Cl⁻ de algumas proteínas CFTR mutantes, tais como a mutação de sentido trocado *CFTR* Gly551Asp (Fig. 12-15) que inativa o transporte de ânions; este alelo é carreado por 4% a 5% de todos os pacientes com FC. Em um estudo clínico, pacientes que carregam pelo menos um alelo Gly551Asp tiveram uma melhora significativa na função pulmonar (Fig. 13-8), ganho de peso, sintomas respiratórios e uma diminuição do Cl⁻ do suor. O ivacaftor foi atualmente aprovado pelo FDA para o tratamento de outras oito mutações CFTR de sentido trocado, e certamente mais alelos serão adicionados a este grupo. Embora menos de 200 pacientes com FC nos Estados Unidos apresentem um desses oito alelos, as indicações alelo-específicas para o tratamento com ivacftor ilustram os benefícios e dilemas de uma medicina personalizada para as doenças genéticas: fármacos eficazes podem ser descobertos, mas eles podem ser eficazes em um número relativamente pequeno de indivíduos. Além disso, atualmente o ivacaftor é extremamente caro, custando aproximadamente 300.000 dólares por ano.

Pequenas Moléculas para Aumentar a Função de Enzimas Mutantes: Erros Inatos do Metabolismo Responsivos a Vitaminas.

As anormalidades bioquímicas de um número de doenças metabólicas hereditárias podem responder, às vezes dramaticamente, à administração de grandes quantidades do cofator da vitamina da enzima prejudicada pela

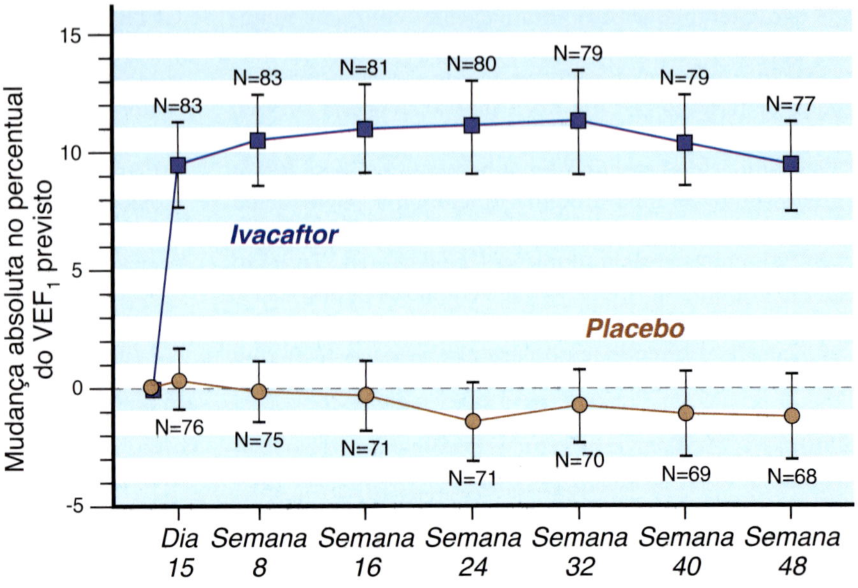

Figura 13-8 O efeito do ivacaftor (Kalydeco) na função pulmonar em pacientes com fibrose cística carregando pelo menos um alelo Gly551Asp do *CFTR*. A figura mostra a média da mudança absoluta da linha de base no percentual do volume expiratório forçado previsto (VEF$_1$) através da semana 48 de um estudo clínico. O N se refere ao número de indivíduos estudados em cada ponto durante o ensaio clínico. *Veja Fontes & Agradecimentos.*

TABELA 13-3 Tratamento de Doenças Genéticas em Nível da Proteína Mutante

Estratégia	Exemplo	Status
Aumento da Função da Proteína Mutante		
Pequenas moléculas que facilitam o "salto" traducional sobre os códons de término mutantes	Ataluren em 10% dos pacientes com fibrose cística com mutações *nonsense* no gene *CFTR*	Investigação na FC: ensaio clínico confirmatório de Fase III foi iniciado em 2014
"Corretores" de pequenas moléculas que aumentam o tráfego da proteína mutante através do RE para a membrana plasmática	Lumacaftor (VX-809) para aumentar a abundância da proteína CFTR ΔF508 mutante na membrana apical de células epiteliais em pacientes com FC	Investigação: melhoras bastante promissoras na função pulmonar em homozigotos para ΔF508, quando utilizado em combinação com ivacaftor; muito caro
"Potencializadores" de pequenas moléculas que aumentam a função de proteínas de membrana que trafegam corretamente para a membrana celular	Ivacaftor (VX-770) utilizado sozinho para aumentar a função de proteínas de um mutante CFTR específico na membrana apical epitelial	Aprovação do FDA para o tratamento de pacientes com FC carregando alelos específicos; muito caro
Administração de cofator de vitamina para aumentar a atividade residual da enzima mutante	Vitamina B$_6$ para a homocistinúria responsiva a piridoxina	Tratamento de escolha em 50% dos pacientes com cistationina sintase que são responsivos
Aumento da Proteína		
Reposição de uma proteína extracelular	Fator VIII na hemofilia A	Bem estabelecido, eficaz, seguro
Reposição extracelular de uma proteína intracelular	Polietilenoglicol-adenosina desaminase modificada (PEG-ADA) na deficiência de ADA	Bem estabelecido, seguro e eficaz, porém é caro; agora é utilizado principalmente para estabilizar pacientes antes da terapia gênica ou transplante de medula óssea HLA-compatível
Reposição de uma proteína intracelular – alvo celular	B-glicocerebrosidase na doença de Gaucher não neuronal	Estabelecido; eficaz bioquímica e clinicamente; muito caro

ADA, Adenosina desaminase; FC, fibrose cística; RE, retículo endoplasmático; FDA, Food and Drug Administration; HLA, antígeno leucocitário humano; PEG, polietilenoglicol.

mutação (Tabela 13-3). De fato, os erros inatos que são responsivos a vitaminas estão entre os mais bem-sucedidos em termos de tratamento de todas as doenças genéticas. As vitaminas utilizadas são marcadamente não tóxicas, geralmente permitindo a administração segura de quantidades de 100 a 500 vezes maiores do que as necessárias para a nutrição normal. Na **homocistinúria** causada pela deficiência da cistationina sintase (Fig. 12-8), por exemplo, aproximadamente 50% dos pacientes respondem à administração de altas doses de piridoxina (vitamina B$_6$,

precursora do piridoxal fosfato, o cofator da enzima), um exemplo — conforme vimos anteriormente no caso da administração de BH$_4$ na PKU — de capacidade de resposta de um cofator em uma doença metabólica. Na maioria desses pacientes que respondem ao tratamento, a homocistina desaparece completamente do plasma, mesmo que a atividade da cistationina sintase hepática normalmente seja somente um pouco aumentada, de 1,5% a 4,5% em relação à atividade-controle. O aumento das concentrações de piridoxal fosfato pode estabilizar a enzima mutante ou

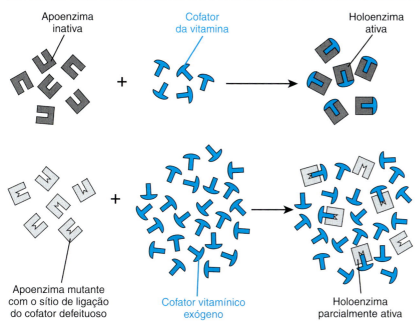

Figura 13-9 O mecanismo de resposta de uma apoenzima mutante à administração de seu cofator em altas doses. Defeitos enzimáticos responsivos a vitaminas frequentemente ocorrem devido a mutações que reduzem a afinidade normal (*topo*) de uma enzima (apoenzima) pelo cofator necessário para ativá-la. Na presença de altas concentrações do cofator que resultam da administração de até 500 vezes o necessário diariamente na dieta, a enzima mutante adquire uma pequena quantidade de atividade suficiente para restaurar a normalidade bioquímica. *Veja Fontes & Agradecimentos.*

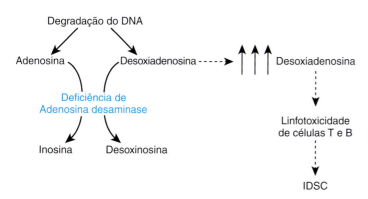

Figura 13-10 Adenosina desaminase (ADA) converte adenosina em iosina e desoxiadenosina em desoxinosina. Na deficiência de ADA, o acúmulo de desoxiadenosina nos linfócitos é linfotóxico, matando as células ao prejudicar a replicação do DNA e a divisão celular e causa a imunodeficiência severa combinada (IDSC).

superar a afinidade reduzida da enzima mutante pelo cofator (Fig. 13-9). Em qualquer caso, o tratamento com vitamina B_6 melhora substancialmente o curso clínico da doença em pacientes responsivos. Pacientes não responsivos geralmente carregam alelos nulos e, portanto, não apresentam aumento da atividade residual da cistationina sintase.

Aumento de Proteína

Os principais tipos de aumento de proteína estão resumidos na Tabela 13-3. O aumento de proteína é uma abordagem terapêutica rotineira em somente algumas doenças, todas envolvendo proteínas, cujo principal sítio de ação está no plasma ou no líquido extracelular. O primeiro exemplo é a prevenção ou interrupção dos episódios de hemorragia em pacientes com **hemofilia (Caso 21)** pela infusão de frações de plasma enriquecidas com o fator apropriado. As décadas de experiência com essa doença ilustram os problemas que podem ser previstos à medida que novas estratégias para repor outros polipeptídeos, particularmente intracelulares, são tentadas. Esses problemas incluem a dificuldade e o custo de quantidades suficientes da proteína para tratar todos os pacientes em uma frequência ideal, a necessidade de administrar a proteína em uma frequência consistente com a sua meia-vida (somente 8 a 10 horas para o fator VIII), e a formação de anticorpos neutralizantes em alguns pacientes (5% dos hemofílicos clássicos).

Terapia de Reposição Enzimática: Administração Extracelular de uma Enzima Intracelular

Deficiência de Adenosina Desaminase. A adenosina desaminase (ADA) é uma enzima importante do metabolismo de purinas que catalisa a desaminação da adenosina para iosina e de uma desoxiadenosina para uma desoxinosina (Fig. 13-10). A patologia da deficiência de ADA, uma doença autossômica recessiva, resulta inteiramente do acúmulo de purinas tóxicas, particularmente desoxiadenosina, nos linfócitos. Como resultado, ocorre uma falência profunda tanto da imunidade celular (células T) quanto da humoral (células B), fazendo da deficiência de ADA uma causa de imunodeficiência severa combinada (IDSC). Pacientes não tratados morrem de infecção até os dois anos de idade. O tratamento a longo prazo da deficiência de ADA evolui rapidamente, com a terapia gênica (ver sessão adiante) que agora é uma forte alternativa ao transplante de medula óssea a partir de um doador antígeno leucocitário humano (HLA) totalmente compatível. A administração de uma forma modificada da enzima ADA bovina, descrita na próxima sessão, não é mais a primeira escolha para um manejo de longo prazo, mas é uma medida estabilizadora eficaz a curto prazo até que esses outros tratamentos possam ser utilizados.

Adenosina Desaminase Modificada. A infusão de ADA bovina modificada pela ligação covalente de um polímero inerte, o polietilenoglicol (PEG), é superior em várias maneiras à utilização de uma enzima ADA não modificada. Em primeiro lugar, a PEG-ADA protege amplamente o paciente de uma resposta de anticorpos neutralizantes (a qual pode remover a ADA do plasma). Em segundo lugar, a enzima modificada permanece no fluxo extracelular onde ela pode degradar purinas tóxicas. Em terceiro, a meia-vida plasmática do PEG-ADA é de 3 a 6 dias, muito mais longa do que a meia-vida da ADA não modificada. Embora a normalização próxima do metabolismo de purina obtida com o PEG-ADA não corrija completamente a função imune (a maioria dos pacientes permanece linfopênica para células T), a imunoproteção é reestabelecida, com uma grande melhora clínica.

Os princípios gerais exemplificados pela utilização do PEG-ADA são (1) proteínas podem ser quimicamente modificadas para melhorar sua eficiência como reagentes farmacológicos, e (2) uma enzima que normalmente está localizada dentro das células pode ser eficaz extracelularmente se seu substrato está em equilíbrio com o líquido extracelular e se seu produto pode ser capturado pelas células que o requerem.

Terapia de Reposição Enzimática: Aumento Direcionado de uma Enzima Intracelular. A terapia de reposição enzimática (TRE) atualmente é a terapia estabelecida para seis doenças de armazenamento lisossômico, com ensaios clínicos sendo conduzidos para várias outras. A **doença de Gaucher** não neuronal (tipo 1) foi a primeira doença de armazenamento lisossômico para qual a TRE demonstrou ser eficaz. Ela é o distúrbio de armazenamento lisossômico mais prevalente, afetando um a cada 450 judeus asquenazes e um a cada 40.000 a 100.000 indivíduos em outras populações (Caso 18). Essa condição autossômica recessiva resulta da deficiência de β-glicocerebrosidase. A perda da atividade dessa enzima leva ao acúmulo do seu substrato, o lipídeo complexo glicocerebrosídeo, no lisossomo, onde ele normalmente é degradado. O acúmulo lisossômico do glicocerebrosídeo, particularmente em macrófagos e monócitos do sistema reticuloendotelial, leva à hipertrofia brutal do fígado e do baço. A medula óssea é vagarosamente substituída por macrófagos carregados de lipídeos (células de Gaucher), levando a anemia e trombocitopenia. As lesões ósseas causam episódios de dor, osteonecrose e morbidade substancial.

Mais de 5.000 pacientes com a doença de Gaucher não neuronal têm sido tratados pelo mundo inteiro com a TRE da β-glicocerebrosidase, com benefícios clínicos excelentes. O aumento dos níveis de hemoglobina de um paciente, uma resposta que é representativa da eficácia desse tratamento, está demonstrado na Figura 13-11. De um modo geral, essa terapia também reduz a hipertrofia do fígado e do baço,

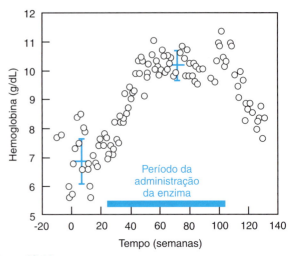

Figura 13-11 O efeito de infusões intravenosas semanais de glicocerebrosidase na concentração de hemoglobina de uma criança com doença de Gaucher não neuronal (tipo 1). Uma revisão da resposta de mais de 1.000 pacientes indica que esta resposta é representativa. O tratamento se iniciou aos 4 anos de idade e continuou por 18 meses. A terapia foi acompanhada por um aumento na contagem de plaquetas e melhora radiológica nas anormalidades ósseas. Os parâmetros hematológicos retornaram aos níveis pré-tratamento quando as infusões foram interrompidas. *Veja Fontes & Agradecimentos.*

aumenta a contagem de plaquetas, acelera o crescimento e melhora as anormalidades de esqueleto características e a densidade óssea. O tratamento precoce é mais eficaz na prevenção do dano irreversível aos ossos e ao fígado.

O sucesso da TRE para a doença de Gaucher não neuropática proporciona um guia no desenvolvimento da terapia de reposição enzimática e proteica para outras doenças de armazenamento lisossômico, e talvez outras classes de doenças, por vários motivos. Em primeiro lugar, essa utilização da TRE ressalta a importância do conhecimento da biologia dos tipos celulares relevantes. Conforme demonstrado para a doença da célula I (Cap. 12), as hidrolases lisossômicas, tais como a β-glicocerebrosidase, contêm açúcares de manose adicionados após a tradução que direciona a enzima para o macrófago através de um receptor de manose na membrana plasmática. Uma vez ligada, a enzima é internalizada e distribuída ao lisossomo. Assim, a TRE de β-glicocerebrosidase na doença de Gaucher direciona a proteína tanto para uma célula relevante em particular como para um endereçamento intracelular específico, neste caso no macrófago e no lisossomo, respectivamente.

Em segundo lugar, a enzima humana pode ser produzida em abundância a partir de células em cultura que expressam o gene da glicocerebrosidase, um fator-chave, pois este tratamento, quando dado duas vezes por mês através de infusões, deve ser contínuo. Aproximadamente 1% a 5% da atividade enzimática intracelular normal é necessária para corrigir as anormalidades bioquímicas nesta e em outras doenças de armazenamento lisossômico. Em terceiro lugar, a β-glicocerebrosidase administrada não é reconhecida com um antígeno estranho porque pacientes com a doença de Gaucher não neuronal apresentam pequenas quantidades de atividade enzimática residual. Infelizmente, entretanto, já que a β-glicocerebrosidase não atravessa a barreira

CAPÍTULO 13 — O TRATAMENTO DE DOENÇAS GENÉTICAS

TABELA 13-4 Tratamento através da Modificação do Genoma ou de sua Expressão

Tipo de Modificação	Exemplo	Status
Modulação farmacológica da expressão gênica	Terapia com decitabina para estimular a síntese de γ-globina (e, assim, de Hb F) na anemia falciforme	Eficaz no aumento dos níveis de Hb F; preocupações sobre a citotoxicidade direcionam a busca de análogos de citidina mais seguros e eficazes
RNA de interferência (RNAi) para reduzir a quantidade de uma proteína tóxica ou dominante negativa	RNAi para a amiloidose transtiretina	Ensaios clínicos de fase I completos e bem-sucedidos
Indução de saltos de éxon	Utilização de oligonucleotídeos antissenso para induzir o salto do éxon 51 na distrofia muscular de Duchenne	Em investigação; ensaios clínicos oferecem um otimismo cuidadoso
Edição gênica	Inativação por CRISPR/Cas9 do gene *CCR5* em células T CD4 de indivíduos afetados pelo HIV	Em investigação; ensaio clínico de fase I bem-sucedido
Modificação parcial do genótipo somático	Transplante de medula óssea na β-talassemia	Cura com doador com HLA compatível; bons resultados como um todo
Transplantes	Transplante de medula óssea em doenças de armazenamento (p. ex., síndrome de Hurley)	Resultados excelentes em algumas doenças, mesmo se o cérebro não for afetado, tais como a síndrome de Hurler
	Transplante de medula óssea de sangue de cordão umbilical para doença pré-sintomática de Krabbe; síndrome de Hurler	Resultados excelentes para essas duas doenças
	Transplante de fígado na deficiência de α1-antitripsina	Até 80% de sobrevida em 5 anos para doenças hepáticas genéticas
Através de transferência gênica em tecidos somáticos	Veja Tabela 13-5	Veja Tabela 13-5

CRISPR/Cas9, associado a CRISPR; CRISPR, repetições palindrômicas curtas, agrupadas e regularmente interespaçadas; Hb F, hemoglobina fetal; HLA, antígeno leucocitário humano.

hematoencefálica, a TRE não pode tratar formas neuropáticas da doença de Gaucher. Embora a TRE para qualquer doença lisossômica seja muito cara, seu sucesso tem sido um avanço tremendo no tratamento de doenças monogênicas. A viabilidade do direcionamento de uma enzima intracelular para sua localização fisiológica relevante foi estabelecida como produzindo efeitos clinicamente significativos.

Modulação da Expressão Gênica

Há décadas, a ideia de que se poderia tratar uma doença genética através da utilização de fármacos que modulavam a expressão gênica teria parecido fantasiosa. O aumento do conhecimento das bases normais e patológicas da expressão gênica, entretanto, tem feito essa abordagem factível. De fato, parece provável que essa estratégia se tornará mais amplamente utilizada à medida que aumentar a nossa compreensão da expressão gênica e de como ela deve ser manipulada.

Aumento da Expressão Gênica a partir do *Locus* Selvagem ou Mutante

Os efeitos terapêuticos podem ser obtidos pelo aumento da quantidade de RNA mensageiro (RNAm) transcrito a partir do *locus* selvagem associado com uma doença dominante ou de um *locus* mutante, se a proteína mutante ainda reter alguma função (Tabela 13-4; veja a Fig. 13-7). Uma terapia eficaz deste tipo é utilizada para controlar o **angioedema hereditário**, uma condição autossômica dominante rara, porém potencialmente fatal, causada por mutações no gene que codifica o inibidor de esterase do complemento 1 (C1). Os indivíduos afetados estão sujeitos a episódios imprevisíveis de edemas subcutâneos e submucosos com

um amplo grau de gravidade. Ataques que envolvam o trato respiratório superior podem ser fatais. Por causa da natureza rápida e imprevisível dos ataques, uma profilaxia de longo prazo com andrógenos atenuados, particularmente o danazol, é frequentemente empregada. O danazol aumenta significativamente a quantidade do RNAm inibidor da esterase de C1 através da modulação da transcrição do gene, provavelmente a partir dos *loci* normal e mutante. Na grande maioria dos pacientes, a frequência de ataques sérios é bastante reduzida, embora a administração de andrógenos em longo prazo não esteja livre de efeitos colaterais.

Aumento da Expressão Gênica a partir de um *Locus* Não Afetado pela Doença

Uma estratégia terapêutica relacionada é aumentar a expressão de um gene normal que compensa o efeito da mutação em outro *locus*. Essa abordagem é extremamente promissora no controle da anemia falciforme (Caso 42) e da β-talassemia (Caso 44), para as quais fármacos que induzem a **hipometilação do DNA** estão sendo utilizados para aumentar a abundância da hemoglobina fetal (Hb F) (Cap. 11), a qual normalmente constitui menos de 1% da hemoglobina total em adultos. A anemia falciforme causa doença devido tanto à anemia quanto ao afoiçamento das hemácias (Cap. 11); o aumento dos níveis de Hb F ($\alpha_2\gamma_2$) beneficia esses pacientes porque a HbF é uma transportadora de oxigênio perfeitamente adequada na vida pós-natal e porque a polimerização da desoxiemoglobina S é inibida pela Hb F. Na β-talassemia, a Hb F restaura o desequilíbrio entre as cadeias de α-globina e não α-globina (Cap. 11), substituindo a Hb F ($\alpha_2\gamma_2$) pela Hb A ($\alpha_2\beta_2$).

O decréscimo pós-natal normal na expressão do gene da γ-globina ocorre pelo menos parcialmente devido à metilação

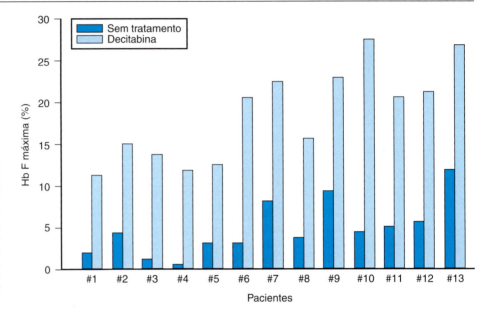

Figura 13-12 O efeito do análogo de citosina decitabina, um agente hipometilante do DNA, no percentual de hemoglobina fetal (Hb F) em 13 pacientes com anemia falciforme comparado com seus níveis de Hb F sem tratamento. Observe a ampla variação entre pacientes nos níveis de Hb F sem tratamento. Cada paciente mostra um aumento significativo na Hb F durante a terapia com decitabina. *Veja Fontes & Agradecimentos.*

de resíduos CpG (Cap. 3) na região promotora do gene. A metilação do promotor é inibida por um análogo de citidina, como a decitabina (5-aza-2'-desoxicitidina), quando incorporado ao DNA em vez da citidina. A inibição da metilação está associada a aumentos substanciais na expressão gênica da γ-globina e, consequentemente, à proporção de Hb F no sangue. Tanto os pacientes com anemia falciforme quanto os pacientes com algumas formas de β-talassemia tratados com decitabina uniformemente apresentam aumentos de Hb F em níveis passíveis de apresentar um impacto positivo significativo na morbidade e mortalidade (Fig. 13-12). A utilização de inibidores da metilação do gene da γ-globina está evoluindo rapidamente, e mais inibidores eficazes de metilação, com poucos efeitos colaterais, provavelmente serão desenvolvidos.

Conforme descrito anteriormente, qualquer abordagem que permita a um paciente com anemia falciforme ou β-talassemia reter a expressão de Hb F provavelmente é bastante benéfica para o paciente. A proteína BCL11A, descrita no Capítulo 11, é um efetor *trans*atuante da troca de hemoglobina que desliga a produção de γ-globina pós-natal, mas mesmo assim permite a expressão gênica da β-globina. A edição do genoma (veja adiante) nas células-tronco hematopoiéticas (CTHs) está comumente sendo explorada como um método para deletar um acentuador eritroide do gene *BCL11A*, bloqueando desse modo sua expressão na linhagem celular eritroide. Como resultado, a troca da hemoglobina de Hb F para Hb A não ocorreria, e os pacientes deveriam reter a Hb F em vez de uma hemoglobina contendo o alelo mutante da β-talassemia ou da anemia falciforme.

Reduzindo a Expressão de um Produto de um Gene Mutante Dominante: Pequenos RNAs de interferência

A patologia de algumas doenças hereditárias resulta da presença de uma proteína mutante que é tóxica para a célula, conforme observado com proteínas em tratos expandidos de poliglutamina (Cap. 12), como na **doença de Huntington (Caso 24)**, ou em doenças tais como as amilidoses hereditárias. A doença autossômica dominante **transtiretina amiloidose** é o resultado de qualquer uma das mais de 100 mutações de sentido trocado na transtiretina, uma proteína produzida principalmente no fígado que transporta o retinol (uma forma de vitamina A) e tiroxina nos líquidos corporais. Os principais fenótipos são a polineuropatia amiloidotica, devido à deposição de amiloide nos nervos periféricos (causando uma neuropatia sensorial periférica intratável e neuropatia autonômica), e a miocardiopatia amiloidótica, devido a sua deposição no coração. Ambas as doenças encurtam bastante a expectativa de vida, e o único tratamento atual é o transplante hepático.

Entretanto, uma terapia promissora é fornecida por uma tecnologia chamada de **RNA de interferência (RNAi)**, a qual pode mediar a degradação de um alvo específico de RNA, tal qual o que codifica a transtiretina. Brevemente, pequenos RNAs que correspondem a sequências específicas do RNA-alvo (a Fig. 13-7) — denominados de **pequenos RNAs de interferência (siRNAs)** — são introduzidos nas células através de, por exemplo, nanopartículas lipídicas ou vetores virais. As fitas do RNA de interferência, com aproximadamente 21 nucleotídeos de comprimento, se ligam ao RNA-alvo e iniciam a sua clivagem. Um estudo clínico de Fase 1 utilizando um siRNA (encapsulado em nanopartículas lipídicas injetadas) direcionado contra a transtiretina levou à redução de 56% a 67% nos níveis de transtiretina no 28º dia do estudo, sem nenhuma toxicidade significativa. Este estudo estabeleceu uma prova de conceito para o tratamento com RNAi de uma doença hereditária, uma abordagem que, sem dúvidas, será aplicada a outras doenças em que a eliminação do produto gênico mutante é o objetivo.

Indução de Salto de Éxon

O salto de éxon (exon *skipping*) se refere à utilização de intervenções moleculares para excluir um éxon de um pré-RNAm que possui uma matriz de leitura mutante,

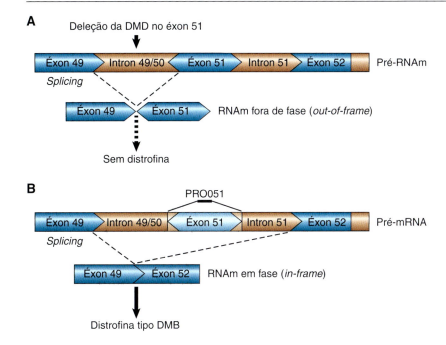

Figura 13-13 Representação esquemática de salto de éxon. Em um paciente com distrofia muscular de Duchenne (DMD) que apresenta uma deleção no éxon 50, um transcrito fora de matriz de leitura (*out-of-frame*) é gerado, no qual o éxon 49 é ligado no éxon 51 (A). Como resultado, um códon de término é gerado no éxon 51, o qual aborta prematuramente a síntese de distrofina. A ligação sequência-específica do oligonucleotídeo PRO051 antisenso interno ao éxon interfere com a inclusão correta do éxon 51 durante o *splicing*, de modo que o éxon é, na verdade, pulado (B). Isto reestabelece a fase aberta de leitura do transcrito e permite a síntese de uma distrofina similar àquela dos pacientes com distrofia muscular de Becker (DMB). RNAm, RNA mensageiro. *Veja Fontes & Agradecimentos.*

resgatando desse modo a expressão de um gene mutante. Se o número de nucleotídeos no éxon excluído for um múltiplo de três, nenhuma mudança da matriz (*frameshift*) ocorrerá, e se o polipeptídeo resultante com os aminoácidos deletados reter alguma função suficiente, terá como resultado um benefício terapêutico. O método mais amplamente estudado de indução de salto de éxon é através da utilização de **oligonucleotídeos antisenso** (OASs), que são moléculas sintéticas de fita simples de 15 a 35 nucleotídeos que podem se hibridizar com sequências correspondentes específicas em um pré-RNAm (Fig. 13-7). O exemplo mais claro da potência dessa estratégia é proporcionado pela distrofia muscular de Duchenne (DMD) (Cap. 12) **(Caso 14)**.

O objetivo do salto de éxon na DMD é converter uma mutação DMD em um quadro de leitura *in frame* que gera uma distrofina funcional, à medida que as deleções que permitem a produção de uma distrofina parcialmente funcional estejam associadas com um fenótipo mais brando da distrofia muscular de Becker (Fig. 12-18). As mutações na DMD não são aleatoriamente distribuídas no gene (Cap. 12), e assim, extraordinariamente, o salto do éxon 51 sozinho pode restabelecer a matriz de leitura da distrofina, estimando-se algo em torno de 13% de todos os pacientes com DMD (Fig. 13-13). Este éxon, por conseguinte, tem sido o principal foco do desenvolvimento de fármacos para saltos de éxon. Vários ensaios clínicos têm sido estabelecidos com OASs que causam salto do éxon 51 e podem produzir aumentos significativos no número de fibras musculares distrofina-positivas. Além disso, um ensaio demonstrou estabilização da capacidade de andar dos pacientes, mas o grupo de tratamento era pequeno e isso deve ser estudado em um maior número de indivíduos. Independentemente dos desafios específicos impostos pela DMD, será surpreendente se estratégias de salto de éxons não desempenharem um papel significativo na terapia de algumas doenças hereditárias.

Edição Gênica

Ao longo da última década, os biólogos moleculares desenvolveram métodos para introduzir alterações de sequências genômicas sítio-específicas no DNA de organismos intactos, incluindo primatas. A correção da sequência de um gene mutante no seu contexto natural de DNA, em um número suficiente de células-alvo, seria um tratamento ideal. Essa nova tecnologia, chamada de **edição gênica**, utiliza endonucleases criadas por engenharia genética que reconhecem uma sequência específica no genoma, tal como a sequência na qual uma mutação de sentido trocado esteja incorporada. Posteriormente, um domínio nuclease cria uma quebra de dupla-fita, e mecanismos celulares para o reparo direcionado por homologia (RDH) então reparam a quebra (Cap. 4), introduzindo o nucleotídeo selvagem para substituir o mutante. O molde para RDH deve estar baseado em um molde de DNA selvagem homólogo capaz de parear que é introduzido nas células-alvo antes da edição. A abordagem de edição mais amplamente utilizada atualmente é a de as repetições palindrômicas curtas agrupadas e regularmente interespaçadas (CRISPR)/CRISPR associadas ao sistema (Cas) 9, comumente referida por CRISPR/Cas9.

Em humanos, a edição genômica oferece possibilidades para a correção de defeitos genéticos no seu panorama genômico natural, sem os riscos associados com um vetor de integração semialeatório de alguns vetores virais utilizados na terapia gênica (veja a seção adiante). A primeira utilização clínica dessa tecnologia foi em um estudo clínico de Fase I (segurança) relatado em 2014. Esse estudo levou vantagem do conhecimento que uma deleção que ocorre naturalmente no *CCR5*, o gene que codifica o correceptor de membrana celular do vírus da imunodeficiência humana (HIV), torna os carreadores homozigotos resistentes à infecção pelo HIV, mas não prejudica a função da célula T CD4. Quando as células T CD4 retiradas de pacientes infectados pelo HIV foram tratadas com um vetor adenoviral expressando uma nuclease desenhada para gerar um alelo nulo do gene *CCR5*, e depois readministrada no paciente, o gene *CCR5* foi "anulado" em 11% a 28% das células T CD4 nesses pacientes; as células modificadas apresentaram uma meia-vida de quase 1 ano, e o RNA do HIV se tornou indetectável em um de quatro pacientes que puderam ser avaliados. Esse estudo demonstra o grande potencial clínico da edição gênica.

A principal preocupação cujas dimensões reais são atualmente desconhecidas é que as endonucleases podem apresentar efeitos fora dos alvos, os quais podem causar mutações em outras partes do genoma. Mesmo assim, um otimismo considerável é justificado ao se pensar que essa tecnologia pode ser estendida à futura correção de mutações nas células de indivíduos com doenças genéticas, incluindo, por exemplo, células-tronco de medula óssea para o tratamento de doenças de sangue e imunes de caráter hereditário (veja a discussão adiante).

Modificação do Genoma Somático através de Transplantes

As células transplantadas conservam o genótipo do doador, e, consequentemente, o transplante pode ser considerado como uma forma de terapia de transferência gênica porque ele leva a modificações no genoma somático. Existem duas indicações gerais para a utilização de transplantes no tratamento de doenças genéticas. Em primeiro lugar, células ou órgãos podem ser transplantados para introduzir cópias selvagens do gene em um paciente com mutações neste gene. Este é o caso, por exemplo, da hipercolesterolemia familiar homozigota (Cap. 12), na qual o transplante de fígado é um procedimento eficaz, porém de alto risco. A segunda e mais comum indicação é a substituição de células, para compensar um órgão danificado pela doença genética, por exemplo, um fígado que se tornou cirrótico na deficiência de α_1-antitripsina. Alguns exemplos do uso de transplantes nas doenças genéticas estão listados na Tabela 13-4.

Transplante de Células-tronco

As células-tronco são definidas por duas propriedades: (1) sua capacidade de proliferar para formar tipos celulares diferenciados de um tecido *in vivo*; e (2) sua capacidade de se autorrenovar — que é formar outra célula-tronco. Células-tronco embrionárias, as quais podem dar origem a todo o organismo, são discutidas no Capítulo 14.

Somente três tipos de células-tronco estão em utilização clínica no momento: **células-tronco hematopoiéticas (CTHs)**, as quais podem reconstituir o sistema sanguíneo após o transplante de medula óssea; **células-tronco da córnea**, as quais são utilizadas para regenerar o epitélio córneo; e **células-tronco da pele**. Estas células são derivadas de doadores imunologicamente compatíveis. A possibilidade de outros tipos de células-tronco serem utilizadas clinicamente no futuro é enorme, pois a pesquisa de células-tronco é uma das áreas mais ativas e promissoras da investigação biomédica. Embora seja fácil exagerar o potencial de tal tratamento, o otimismo sobre o futuro em longo prazo da terapia com células-tronco se torna justificado.

Transplante de Células-tronco Hematopoiéticas em Doenças de Não Armazenamento.
Além da sua extensa aplicação no controle do câncer, o transplante de CTH utilizando células-tronco da medula óssea é o tratamento escolhido para um grupo selecionado de doenças monogênicas com deficiência imune, incluindo IDSC de qualquer tipo. Seu papel no controle de doenças genéticas em geral, entretanto, é menos seguro e está sob cuidadosa avaliação. Por exemplo, resultados excelentes têm sido obtidos com transplante de CTHs alogênicas no tratamento de crianças com β-talassemia e anemia falciforme. Mesmo assim, para cada doença na qual o transplante de medula óssea possa ser benéfico, seus resultados devem ser avaliados por vários anos e comparados com os resultados obtidos com outras terapias.

Transplante de Células-tronco Hematopoiéticas para as Doenças de Armazenamento Lisossômico

Transplante de Células-tronco Hematopoiéticas a partir da Medula Óssea. Os transplantes de células-tronco da medula óssea são eficazes em corrigir o armazenamento lisossômico em vários tecidos, incluindo, em algumas doenças, o cérebro, através de dois mecanismos representados na Figura 13-14. Primeiro, as células transplantadas são uma fonte de enzimas lisossômicas que podem ser transferidas para outras células através do líquido extracelular, conforme discutido no Capítulo 12 para as doenças de células I. Já que as células derivadas da medula óssea constituem aproximadamente 10% de toda a massa celular corporal, o impacto quantitativo de enzimas transferidas a partir delas pode ser significativo. Segundo, o sistema fagocitário mononuclear é derivado de células-tronco da medula óssea, de modo que, após o transplante de medula óssea, este sistema é de origem do doador em todo o corpo. Pode-se dar especial atenção para as células microgliais perivasculares do cérebro, cuja origem da medula óssea pode parcialmente explicar a correção de anormalidades do sistema nervoso pelo transplante da medula óssea em algumas doenças de armazenamento, conforme será visto a seguir no caso da **síndrome de Hurler**, uma doença de armazenamento lisossômico devido à **deficiência** da α-1-Iduronidase.

O transplante de medula óssea corrige ou reduz as anormalidades viscerais de várias doenças de armazenamento. Por exemplo, uma normalização ou redução dos tamanhos do fígado, baço e coração aumentados, observados na síndrome de Hurler, pode ser alcançada, e melhoras na obstrução das vias aéreas superiores, mobilidade das articulações e turvação da córnea também podem ser obtidas. Mais gratificante ainda, entretanto, tem sido o impacto do transplante no componente neurológico dessa doença. Pacientes que apresentam bons índices de desenvolvimento antes do transplante e que receberam transplantes antes dos 24 anos de idade continuam a se desenvolver cognitivamente após o transplante, em contraste com a perda inexorável da função intelectual que pode acontecer de outra forma. Curiosamente, um efeito de dosagem gênica é manifestado na medula doadora; crianças que receberam células de doadores *homozigotos* normais parecem mais propensas a preservar a inteligência total normal do que aquelas que recebem células *heterozigotas* do doador.

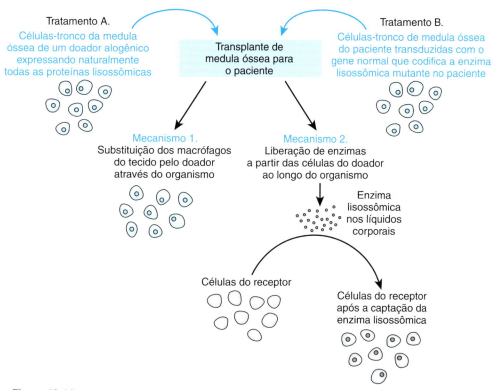

Figura 13-14 Os dois mecanismos principais pelos quais o transplante de medula óssea ou a transferência gênica na medula óssea pode reduzir o acúmulo de substrato em doenças de armazenamento lisossômico. No caso de ambos os tratamentos, o transplante de medula óssea de um doador alogênico (A) ou a correção genética das células-tronco da medula óssea do próprio paciente por transferência gênica (B), a progênie de células-tronco da medula óssea, agora expressando a enzima lisossômica relevante, expande-se para repovoar o sistema monócito-macrófago do paciente (mecanismo 1). Além do mais, as enzimas lisossômicas são liberadas das células da medula óssea derivadas do doador ou a partir das células da medula geneticamente modificada do paciente e captadas pelas células deficientes na enzima a partir do líquido extracelular (mecanismo 2).

Transplante de Células-tronco Hematopoiéticas a partir do Sangue do Cordão Umbilical Placentário. A descoberta de que o sangue do cordão umbilical placentário é uma fonte rica em CTHs está começando a ter um impacto substancial no tratamento de doenças genéticas. A utilização do sangue do cordão umbilical apresenta três grandes vantagens sobre a medula óssea como fonte de CTHs para transplante. Em primeiro lugar, os receptores são mais tolerantes ao sangue placentário histoincompatível do que outras células alogênicas do doador. Assim, o enxerto ocorre mesmo se mais do que três antígenos HLA, marcadores de superfície celulares codificados pelo complexo principal de histocompatibilidade (Cap. 8), forem incompatíveis entre o doador e o receptor. Em segundo lugar, a grande disponibilidade de sangue de cordão placentário, juntamente com a tolerância aumentada das células de doadores histoincompatíveis, expande bastante o número de doadores potenciais para qualquer receptor. Essa característica é de particular importância para pacientes de grupos étnicos reduzidos, para os quais o número de doadores em potencial é relativamente pequeno. Em terceiro lugar, o risco para a doença do enxerto *versus* hospedeiro é substancialmente reduzido com a utilização de células sanguíneas do cordão placentário. O transplante de sangue de cordão umbilical placentário de doadores não aparentados parece ser tão eficaz quanto o transplante de medula óssea de um doador compatível para o tratamento da síndrome de Hurler (Fig. 13-15).

Transplante de Fígado

Para algumas doenças metabólicas hepáticas, o transplante de fígado é o único tratamento conhecido que tem benefícios. Por exemplo, a doença hepática crônica associada com FC ou a deficiência de α1AT podem ser tratadas somente por transplante de fígado, e juntas essas duas doenças explicam uma grande fração de todos os transplantes de fígado realizados na população pediátrica. O transplante de fígado agora tem sido utilizado para mais de duas dúzias de doenças genéticas. Atualmente, a taxa de sobrevida em 5 anos para todas as crianças que receberam transplantes de fígado está na faixa de 70% a 85%. Para quase todos esses pacientes, a qualidade de vida geralmente melhora, a anormalidade metabólica específica necessitando de transplante é corrigida, e nessas condições nas quais o dano hepático tenha ocorrido (como a deficiência de α1AT), o fornecimento de um tecido hepático saudável reestabelece o crescimento e o desenvolvimento púbere normal.

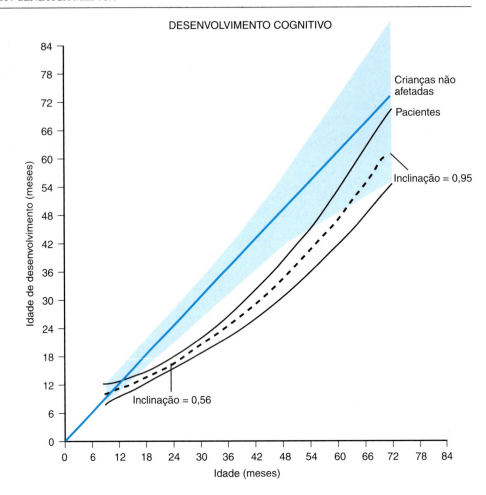

Figura 13-15 Preservação do desenvolvimento neurocognitivo em crianças com síndrome de Hurler tratadas com transplante de sangue de cordão umbilical. A figura mostra a curva média de crescimento cognitivo para pacientes transplantados comparados com crianças não afetadas. As *linhas pretas finas* representam 95% do intervalo de confiança para os pacientes transplantados. *Veja Fontes & Agradecimentos.*

Os Problemas e o Futuro do Transplante

Dois problemas principais limitam a utilização mais ampla do transplante para o tratamento de doenças genéticas. Primeiro, a mortalidade após o transplante ainda é significativa, e a morbidade da infecção sobreposta, devido à necessidade de imunossupressão e à doença enxerto *versus* hospedeiro, é importante. Mesmo assim, o objetivo definitivo da pesquisa em transplante — transplante sem imunossupressão — está progressivamente mais próximo. A tolerância aumentada do receptor a transplantes de sangue de cordão umbilical, comparados com a de células do doador derivadas de medula óssea, exemplifica os avanços nessa área.

O segundo problema com os transplantes é o suprimento finito de órgãos, sendo o sangue do cordão umbilical uma exceção singular. Por exemplo, para todas as indicações, mais de 6.000 transplantes são realizados anualmente somente nos Estados Unidos, porém mais do que o dobro deste número é adicionado à lista de espera a cada ano. Além disso, ainda deve ser demonstrado que os órgãos transplantados geralmente são capazes de funcionar normalmente por toda a vida.

Uma solução para essas dificuldades envolve a combinação de células-tronco *e* a edição do genoma correspondente ou terapia gênica. Aqui, as células-tronco do próprio paciente devem ser cultivadas *in vitro* e posteriormente transfectadas por terapia gênica com o gene de interesse ou corrigido pela edição CRISPR/Cas9 e devolvido para o paciente para repovoar o tecido afetado com células geneticamente recuperadas. A identificação de células-tronco em uma variedade de tecidos humanos adultos e os recentes avanços na terapia de transferência gênica oferecem uma grande esperança para essa estratégia.

Células-tronco Pluripotentes Induzidas. A capacidade recém-desenvolvida para induzir a formação de células-tronco pluripotentes (**iPSCs, do inglês induced pluripotent stem cells**) a partir de células somáticas apresentam o potencial de fornecer uma solução ótima para ambos os desafios de transplantes colocados anteriormente. Nessa abordagem, células somáticas, tais como fibroblastos de pele, devem ser tiradas de um paciente necessitado de um transplante, e induzidas a formar células diferenciadas do órgão de interesse. Por exemplo, a mutação de perda de função do gene da α1-antitripsina nos fibroblastos em cultura de um paciente com deficiência de α1AT (Cap. 12) deve ser corrigida tanto pela edição gênica (veja a seção anterior) quanto pela terapia gênica (veja a seção posterior); as células corrigidas devem ser induzidas posteriormente a formarem iPSCs específicas de fígado, as quais podem ser transplantadas no fígado do paciente para se diferenciarem em hepatócitos. Alternativamente, podem ser transplantados hepatócitos maduros derivados *in vitro* a partir de iPSCs geneticamente corrigidas. O grande mérito dessa abordagem é que as células hepáticas geneticamente corrigidas são derivadas do genoma do próprio paciente, evitando assim uma rejeição imunológica das células transplantadas como na doença do enxerto *versus* hospedeiro. O trabalho experimental em modelos animais tem estabelecido que essa estratégia é capaz de corrigir doenças hereditárias. Entretanto, os obstáculos substanciais com iPSCs devem ser primeiramente superados, incluindo o estabelecimento da segurança de transplantar células derivadas da metodologia de iPSCs e a prevenção de modificações epigenéticas no tipo celular derivado que não são características dos tipos celulares selvagens do tecido de interesse.

TERAPIA GÊNICA

A terapia gênica é a introdução de um gene biologicamente ativo em uma célula para alcançar um benefício terapêutico. Em 2012, o primeiro produto de terapia gênica foi licenciado nos Estados Unidos e na Europa para o tratamento da deficiência da lipoproteína lipase, e agora a terapia gênica mostrou ser efetiva ou extremamente promissora em estudos clínicos para quase uma dúzia de doenças hereditárias, algumas das quais estão descritas na Tabela 13-5. Esse sucesso recente estabelece firmemente que o tratamento de uma doença genética em seu nível mais fundamental — o gene — será altamente possível. O objetivo da terapia gênica é transferir o gene terapêutico o mais cedo possível na vida do paciente para prevenir os eventos patogênicos que danificam as células. Além disso, também deve ser possível a correção das características *reversíveis* das doenças genéticas para várias condições.

TABELA 13-5 Exemplos de Doenças Hereditárias Tratadas por Terapia Gênica de Tecidos Somáticos

Doença	Proteína Afetada (Gene)	Vetor, Células Transduzidas	Resultado
IDSC ligada ao X	Subunidade de receptor γc de citocina de vários receptores de interleucina (*IL2RG*)	Vetor retroviral Células-tronco hematopoiéticas alogênicas	Melhora clínica significativa em 27 de 32 pacientes, cinco dos quais desenvolveram uma doença semelhante à leucemia que foi tratada em quatro deles
IDSC devido à deficiência de ADA	Adenosina desaminase (*ADA*)	Vetor retroviral Células-tronco hematopoiéticas alogênicas	29 de 40 pacientes tratados não estão sem o tratamento de reposição enzimática PEG-ADA
Adrenoleucodistrofia ligada ao X	Um transportador cassete de ligação ao trifosfato de adenosina peroxissomal (*ABCD1*)	Vetor lentiviral Células-tronco hematopoiéticas autólogas	Aparente interrupção da desmielinização cerebral nos dois meninos estudados
Deficiência da lipoproteína lipase	Lipoproteína lipase (*LPL*)	Vetor viral adeno- associado injetado por via intramuscular	Diminuição da frequência de pancreatite em indivíduos afetados
Leucodistrofia metacromática	Arilsulfatase A (*ARSA*)	Vetor lentiviral expressando níveis suprafisiológicos de ARSA Células-tronco hematopoiéticas autólogas	Interrupção aparente da neurodegeneração em três pacientes, sem efeitos genotóxicos. Acompanhamento em longo prazo é necessário para conhecer a segurança real e a eficácia do tratamento
Síndrome de Wiskott-Aldrich	Proteína WAS, um regulador da polimerização de actina em células hematopoiéticas (*WAS*)	Vetor lentiviral Células-tronco hematopoiéticas autólogas	Melhora imunológica, hematológica e clínica marcante nos três primeiros pacientes tratados
Hemofilia B	Fator IX (*F9*)	Vetor viral adeno-associado Pacientes receberam uma única injeção IV	Expressão estável do fator IX em 1% a 7% do normal até 3 anos após o tratamento; quatro a seis pacientes capazes de interromper o tratamento profilático com fator IX
B-Talassemia	B-Globina (*HBA1*)	Vetor lentiviral Células-tronco hematopoiéticas autólogas	Um único paciente, com o composto β^E/β^0-talassemia. Níveis de Hb estáveis em 9-10 g/dL, mas somente um terço da Hb total originado a partir do vetor (veja o texto)
Amaurose congênita de Leber (uma forma)	RPE65, uma proteína necessária para a ciclagem de retinoides (metabólitos de vitamina A) para fotorreceptores (*RPE65*)	Vetor viral adeno- associado Células epiteliais pigmentares da retina	Inicialmente melhorou-se a visão em vários pacientes nos primeiros ensaios clínicos, mas a evidência sugere agora, inesperadamente, que a degeneração do fotorreceptor (FR) continua apesar disso. A causa da morte do FR é desconhecida

ADA, adenosina desaminase; Hb, hemoglobina; IV, intravenoso; PEG, polietileno glicol; IDSC, imunodeficiência severa combinada; WAS, síndrome de Wiskott-Aldrich.

Nesta seção, descrevemos o potencial, os métodos e as prováveis limitações da transferência gênica para o tratamento de uma doença genética humana. As necessidades mínimas que devem ser feitas antes da utilização da transferência gênica que podem ser consideradas para o tratamento de uma doença genética estão apresentadas no Quadro.

Considerações Gerais para a Terapia Gênica

No tratamento de doenças hereditárias, a utilização mais comum da terapia gênica será a introdução de cópias funcionais do gene relevante nas células-alvo apropriadas de um paciente com uma mutação de perda de função (porque a maioria das doenças genéticas resulta de tais mutações).

Nessas circunstâncias, *onde* o gene transferido se insere precisamente no genoma de uma célula deveria ser, a princípio, geralmente não importante (veja a discussão adiante). Se a edição gênica (veja a discussão anterior e a Tabela 13-4) para tratar doenças hereditárias se tornar possível, então a correção do defeito no gene mutante no seu contexto genômico normal deve ser ideal para suavizar problemas, tais como a ativação de oncogenes próximos através da atividade regulatória de um vetor viral, ou a inativação de um supressor de tumor devido a uma mutagênese de inserção pelo vetor. Em alguns tipos celulares de vida longa, a expressão estável e em longo prazo pode não requerer a integração do gene introduzido no genoma do hospedeiro humano. Por exemplo, se o gene transferido é estabilizado na forma de um **epissomo** (uma molécula de DNA nuclear estável, mas não cromossômico, tal qual aquela formada por um vetor viral adeno-associado, discutido adiante), e se a célula-alvo tem vida longa (p. ex., células T, neurônios, miócitos, hepatócitos), então a expressão em longo prazo pode acontecer sem a integração.

A terapia gênica também pode ser levada a inativar o produto do alelo mutante dominante, cujo produto anormal causa a doença. Por exemplo, vetores que carregam siRNAS (veja a seção anterior) podem, a princípio, ser utilizados para mediar a degradação seletiva de um RNAm mutante que codifica o colágeno dominante negativo pró-α1(I) que causa a osteogênese imperfeita (Cap. 12).

Estratégias de Transferência Gênica

Um gene apropriadamente produzido por engenharia genética pode ser transferido para as células-alvo através de uma de duas estratégias gerais (Fig. 13-16). A primeira envolve a introdução do gene nas células que estavam em cultura do paciente *ex vivo* (i.e., fora do organismo) e depois a reintrodução das células no paciente após a transferência gênica. Na segunda abordagem, o gene é injetado diretamente *in vivo* no tecido ou líquido extracelular de interesse (do qual é captado pelas células-alvo). Em alguns casos, pode ser desejável direcionar o vetor a um tipo celular específico; isto normalmente é alcançado através da modificação da cobertura do vetor viral de forma que somente as células designadas se liguem às partículas virais.

REQUISITOS ESSENCIAIS DA TERAPIA GÊNICA PARA UM DISTÚRBIO HEREDITÁRIO

- **Identificação do defeito molecular**
  A identidade do gene afetado deve ser conhecida
- **Uma cópia funcional do gene**
  Um clone do DNA complementar (DNAc) do gene ou o próprio gene deve estar disponível. Se o DNAc do gene for muito extenso para a geração de vetores em geral, deve ser suficiente uma versão funcional do gene a partir do qual componentes não essenciais tenham sido removidos para reduzir seu tamanho.
- **Um vetor apropriado**
  Os vetores mais comumente utilizados atualmente são derivados de vírus adeno-associados (VAAs) ou retrovírus, incluindo os lentivírus.
- **Conhecimento do mecanismo fisiopatológico**
  O conhecimento do mecanismo fisiopatológico da doença deve ser suficiente para sugerir que a transferência gênica irá amenizar ou corrigir o processo patológico e prevenir, retardar ou reverter as anormalidades fenotípicas críticas. Mutações de perda de função necessitam de substituição com um gene funcional; para doenças devido a alelos dominantes negativos, deve ser necessária a inativação do gene mutante ou seus produtos.
- **Razão de risco/benefício favorável**
  O peso substancial de uma doença e uma razão de risco/benefício favorável, em comparação com terapias alternativas, devem estar presentes.
- **Componentes regulatórios apropriados para o gene transferido**
  A estreita regulação do nível da expressão gênica é relativamente insignificante em algumas doenças e crítica em outras. Na talassemia, por exemplo, a superexpressão de um gene transferido deve causar um novo desequilíbrio das cadeias de globina nas hemácias, enquanto baixos níveis de expressão poderiam ser ineficazes. Em algumas enzimopatias, um pequeno percentual de expressão normal pode ser terapêutico, e níveis anormais altos de expressão podem não apresentar efeito adverso.
- **Uma célula-alvo apropriada**
  Idealmente, uma célula-alvo deve apresentar uma longa meia-vida ou um grande potencial replicativo *in vivo*. Ela também deve ser acessível para a introdução direta do gene ou, alternativamente, pode ser possível entregar cópias suficientes do gene para ela (p. ex., através da corrente sanguínea) para alcançar um benefício terapêutico. A viabilidade da terapia gênica frequentemente é alcançada se a célula-alvo puder ser cultivada *in vitro* para facilitar a transferência gênica; neste caso, deve ser possível introduzir um número suficiente de células do receptor no paciente e que elas se integrem funcionalmente ao órgão relevante.
- **Forte evidência de eficiência e segurança**
  Células em cultura e estudos com animais devem indicar que tanto o vetor quanto o gene construído devam ser eficientes e seguros. O precedente ideal é mostrar que a terapia gênica é eficiente, benigna e suportada em amplos modelos genéticos animais da doença em questão. Atualmente, entretanto, existe um grande número de modelos animais somente para poucas doenças monogênicas. Modelos murinos mutantes geneticamente construídos ou espontâneos estão amplamente disponíveis.
- **Aprovação regularizada**
  A revisão e aprovação do protocolo por um corpo revisor institucional são essenciais. Na maioria dos países, os ensaios clínicos de terapia gênica humana também estão sujeitos à fiscalização por uma agência governamental.

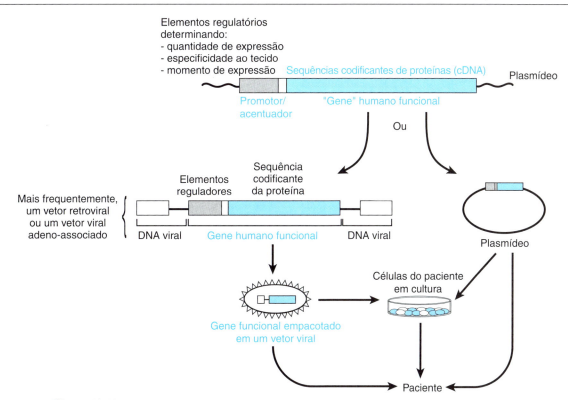

Figura 13-16 As duas estratégias principais utilizadas para transferir um gene para um paciente. Para pacientes com uma doença genética, a abordagem mais comum é construir um vetor viral contendo o DNA complementar (DNAc) de interesse e introduzi-lo diretamente no paciente ou nas células cultivadas do próprio paciente que posteriormente serão devolvidas a ele. Os componentes virais nas extremidades da molécula são necessários para a integração do vetor no genoma do hospedeiro. Em algumas circunstâncias, o gene de interesse é colocado em um plasmídeo, o qual é posteriormente utilizado para a transferência gênica.

A Célula-alvo

As células-alvo ideais são as células-tronco (que são autorreplicativas) ou células progenitoras retiradas de um paciente (eliminando assim o risco de uma doença do enxerto *versus* hospedeiro); ambos os tipos celulares apresentam potencial de replicação substancial. A introdução do gene em células-tronco pode resultar na expressão do gene transferido em uma grande população de células-filhas. No momento, a medula óssea é o único tecido cujas células-tronco têm tido sucesso como receptoras de genes transferidos. Células-tronco de medula óssea geneticamente modificadas têm sido utilizadas para curar duas formas de IDSC, conforme discutido adiante. É provável que a terapia de transferência gênica em células-tronco sanguíneas também seja eficaz para o tratamento de hemoglobinopatias e doenças de armazenamento, nas quais o transplante de medula óssea tem sido eficaz, conforme discutido anteriormente.

Uma consideração logística importante é o número de células nas quais o gene deve ser introduzido a fim de apresentar um efeito terapêutico significativo. Para tratar a PKU, por exemplo, o número aproximado de células hepáticas, nas quais o gene da fenilalanina hidroxilase deva ser transferido, é de aproximadamente 5% da massa de hepatócito, ou aproximadamente 10^{10} células, embora este número possa ser muito menor se o nível de expressão do gene transferido é maior do que o do tipo selvagem. Um desafio muito maior é a terapia gênica para distrofias musculares, para as quais o gene deve ser inserido em uma fração significativa do enorme número de miócitos no organismo para apresentar eficácia terapêutica.

Transferência de DNA para as Células: Vetores Virais

O vetor ideal para a terapia gênica deve ser seguro, prontamente desenhado e facilmente introduzido no tecido-alvo apropriado, e deve expressar o gene de interesse para o resto da vida. De fato, nenhum único vetor é provavelmente satisfatório no que diz respeito a todos os tipos celulares de terapia gênica, e um repertório de vetores provavelmente será necessário. Aqui, revisamos resumidamente três das classes mais amplamente utilizadas de vetores virais, aqueles derivados de **retrovírus, vírus adeno-associados (VAAs)** e **adenovírus.**

Uma das classes de vetores mais amplamente utilizadas é derivada dos retrovírus, vírus de RNA simples que podem se integrar no genoma do hospedeiro. Eles contêm somente três tipos de genes estruturais, os quais podem ser removidos e substituídos pelo gene a ser transferido (Fig. 13-16). A geração atual de vetores retrovirais tem sido construída para torná-los incapazes de se replicarem. Além disso, eles não são tóxicos para a célula, e somente uma pequena cópia do DNA viral (com o gene transferido) se integra ao genoma do hospedeiro. Outro fator é de que o DNA integrado é estável e pode acomodar até 8 kb de DNA adicionado, suficientemente amplo para a transferência de vários genes. A principal limitação de vários vetores retrovirais, entretanto, é que a célula-alvo deve se dividir para a integração do vírus no DNA do hospedeiro, limitando a utilização de tais vetores em células que não estão se dividindo, tais como os neurônios. Por outro lado, os **lentivírus**, uma classe de retrovírus que inclui o HIV, são capazes de integração do DNA em células que não estão se dividindo, incluindo os neurônios. Os lentivírus apresentam a vantagem adicional de não ter integração preferencial em qualquer *locus* específico do gene, reduzindo assim as chances de ativação de um oncogene em um grande número de células.

Os VAAs não levam a respostas imunológicas fortes, uma grande desvantagem que aumenta a longevidade da sua expressão. Além disso, eles infectam as células que estão se dividindo ou não e permanecem em uma forma predominantemente epissômica, que é estável e confere uma expressão em longo prazo do gene transferido. Uma desvantagem é que os vetores de VAAs atuais podem acomodar inserções de até 5 kb somente, as quais são menores do que vários genes no seu contexto natural.

O terceiro grupo de vetores virais, vetores derivados de adenovírus, pode ser obtido em uma titulação maior, e irá infectar uma ampla variedade de tipos celulares que se dividem ou não, e pode acomodar inserções de 30 a 35 kb. Entretanto, além de outras limitações, eles foram associados com pelo menos uma morte em ensaios de terapia gênica através do desencadeamento de uma forte resposta imune. Atualmente, sua utilização está restrita à terapia gênica para o câncer.

Riscos da Terapia Gênica

A terapia gênica para o tratamento de doenças humanas apresenta riscos gerais de três tipos:

- **Resposta adversa ao vetor ou combinação doença-vetor.** Entre as principais preocupações é que o paciente terá uma reação adversa ao vetor ou ao gene transferido. Tais problemas devem ser amplamente antecipados com estudos apropriados em animais e estudos preliminares em humanos.
- **Mutagênese de inserção causando malignidade.** A segunda preocupação é a mutagênese de inserção, ou seja, que o gene transferido irá se integrar ao DNA do paciente e ativar um proto-oncogene ou inativar um gene supressor de tumor, levando a possibilidade de desenvolver câncer (Cap. 15). A expressão induzida de um oncogene é menos provável de ocorrer com a atual geração de vetores virais, os quais têm sido alterados para minimizar a capacidade de seus promotores em ativar a expressão de genes hospedeiros adjacentes. A inativação por inserção de um gene supressor de tumor é provavelmente pouco frequente e, sendo assim, é um risco aceitável em doenças pelas quais não existe uma alternativa terapêutica.
- **Inativação de inserção de um gene essencial.** Um terceiro risco — de que a inativação de inserção possa inativar um gene essencial para a viabilidade — em geral não terá efeito significativo porque se espera que tais mutações letais sejam raras e destruam somente uma única célula. Embora os vetores pareçam favorecer a inserção em genes transcritos, a chance que o mesmo gene seja interrompido em mais de algumas poucas células é extremamente baixa. A única exceção para essa confirmação se aplica a linhagens germinativas; uma inserção em um gene em linhagem germinativa pode criar uma doença dominante que causa mutação e que pode se manifestar na prole de pacientes tratados. Tais eventos, entretanto, provavelmente são raros e o risco é aceitável porque seria difícil justificar seu impedimento, com base nisso, em ensaios clínicos cuidadosamente planejados e revisados de terapia gênica de pacientes que não apresentam nenhum outro recurso. Além disso, o problema da modificação da linhagem germinativa pelo tratamento da doença não está confinado à terapia gênica. Por exemplo, a maioria das quimioterapias utilizadas em tratamento de doenças malignas é mutagênica, mas esse risco é aceito por causa dos benefícios terapêuticos.

Doenças Atenuadas com Terapia Gênica

Embora tenha sido demonstrada uma melhora em aproximadamente uma dúzia de doenças monogênicas, um grande número de outras doenças monogênicas é candidato em potencial para essa estratégia, incluindo degenerações da retina; condições hematopoiéticas, tais como anemia falciforme e talassemia; e doenças que afetam as proteínas hepáticas, tais como PKU, distúrbios do ciclo da ureia, hipercolesterolemia familiar e deficiência de α1AT. Aqui, discutimos várias doenças nas quais a terapia gênica tem sido claramente eficiente, mas que também ressaltam alguns dos desafios associados com esta abordagem terapêutica.

Imunodeficiência Severa Combinada Ligada ao X

As IDSCs ocorrem devido a mutações em genes necessários para a maturação do linfócito. Indivíduos afetados deixam de se desenvolver e morrem cedo porque não possuem linfócitos T e B funcionais. A forma mais comum da doença, a IDSC ligada ao X, resulta de mutações no gene ligado ao X (*IL2RG*) que codifica a subunidade γc do receptor de citocinas de vários receptores de interleucinas. A deficiência do receptor causa um bloqueio precoce no crescimento, sobrevivência e diferenciação de linfócitos T e células *natural killer* e está associada com infecções graves, insuficiência de crescimento e morte na infância ou na primeira infância se o paciente não for tratado. Essa condição foi escolhida para um ensaio clínico de terapia gênica por duas razões principais. Primeira, o transplante de medula óssea cura a doença, indicando que a recuperação da expressão do *IL2RG* do linfócito pode reverter as alterações fisiopatológicas. Segunda, acredita-se que as chamadas células transduzidas que carregam o gene transferido devam apresentar uma vantagem de sobrevivência seletiva sobre as células não transduzidas.

O resultado de ensaios clínicos com a IDSC ligada ao X tem sido dramático e resultou, em 2000, na primeira cura pela terapia gênica de um paciente com doença genética. Foi obtida uma confirmação subsequente na maioria dos pacientes em ensaios clínicos posteriores (Tabela 13-5). As células-tronco de medula óssea de pacientes foram infectadas em cultura (*ex vivo*) com um vetor retroviral que expressa o DNAc com a subunidade γc da citocina. Uma desvantagem seletiva foi conferida nas células transduzidas pela transferência do gene. Houve um aumento da população de células T e células *natural killer* que foram transduzidas no sangue de pacientes tratados, e parece que as células T se comportaram normalmente. Embora a frequência de células B transduzidas seja baixa, foram obtidos níveis adequados de imunoglobulina sérica e de anticorpos. Ocorreu uma melhora clínica evidente, com a resolução da diarreia prolongada e lesões na pele, além da recuperação do desenvolvimento e crescimento normais. Esses ensaios clínicos iniciais demonstraram o grande potencial da terapia gênica para a correção de doenças hereditárias.

Esses resultados altamente promissores, entretanto, ocorreram por meio da indução de uma doença tal qual uma leucemia em cinco dos 20 pacientes tratados, que desenvolveram uma linfocitose extrema semelhante a uma leucemia linfocítica aguda de células T; quatro deles agora estão fazendo tratamento para a leucemia. A malignidade ocorreu devido à mutagênese de inserção: o vetor retroviral inserido no *locus* LMO2, causando um expressão aberrante do RNAm do gene *LMO2*, o qual codifica um componente de um complexo de fatores de transcrição que medeia o desenvolvimento hematopoiético. Consequentemente, ensaios clínicos utilizando vetores de integração em células hematopoiéticas agora devem monitorar os sítios de inserção e a pesquisa para a proliferação clonal. Os vetores de nova geração são designados para evitar este efeito mutagênico pela utilização de estratégias, tais como a inclusão de uma autoinativação ou "suicídio" do cassete gênico no vetor para eliminar clones de células malignas. Nesse ponto, o transplante de células-tronco de medula óssea permanece sendo o tratamento de escolha para crianças com IDSC afortunadas o suficiente para terem um doador com um pareamento idêntico do HLA. Para pacientes sem o pareamento, o transplante autólogo de células-tronco hematopoiéticas e progenitoras, nas quais o defeito genético tem sido corrigido pela terapia gênica, oferece uma alternativa para salvar a vida, mas que apresenta riscos.

Leucodistrofia Metacromática

A leucodistrofia metacromática (LDM) é uma doença neurodegenerativa autossômica recessiva que, na forma infantil tardia, é geralmente fatal até os 5 anos de idade. Ela resulta de mutações no gene *ARSA*, que codifica a arilsulfatase A, uma enzima lisossômica que degrada sulfatídeos que são neurotóxicos, levando à desmielinização no sistema nervoso central e periférico. Conforme descrito anteriormente, o transplante de CTH é um tratamento eficaz em algumas doenças de armazenamento lisossômico porque alguns macrófagos e micróglias derivadas do doador podem entrar no sistema nervoso central, sequestrar o material estocado (tais como o sulfatídeo na LDM), e liberar enzimas lisossômicas que são capturadas pelas células mutantes do paciente. Os transplantes de CTH não foram satisfatórios para a LDM, entretanto, pensa-se que a ineficácia é devida ao nível de expressão de *ARSA* das células transplantadas ser muito baixo para apresentar um efeito terapêutico.

Em um tratamento aparentemente bem-sucedido, as CTHs autólogas de três pacientes com LDM foram transduzidas com um vetor lentiviral que foi criado para produzir níveis de arilsulfatase A acima do normal a partir de um gene *ARSA* funcional, e as CTHs corrigidas geneticamente foram então enxertadas (Fig. 13-17). Embora mais de 36.000 sítios diferentes de integração lentiviral tenham sido verificados, não foi observada evidência de genotoxicidade, sugerindo que os vetores lentivirais possam ser eficazes na terapia gênica das CTHs. A progressão da doença foi interrompida dramaticamente, pelo menos até 24 meses após o tratamento, mas o acompanhamento em longo prazo deve ser necessário para estabelecer que o efeito da terapia gênica é benigno e duradouro.

Hemofilia B

A hemofilia B é uma doença de coagulação ligada ao X por mutações no gene *F9*, levando a deficiência ou disfunção do fator IX de coagulação (**Caso 21**). A doença é caracterizada pelo sangramento em tecidos leves, músculos e articulações que suportam o peso, e ocorre dentro de horas a dias após o trauma. Indivíduos gravemente afetados, com menos de 1% dos níveis normais do fator IX, apresentam sangramento frequente que causa doença de deformação das articulações e morte prematura. O tratamento profilático — porém não de cura — com fator IX concentrado intravenoso várias vezes por semana é caro e leva ao aparecimento de anticorpos inibidores.

Em 2011, o primeiro tratamento de terapia gênica que foi bem-sucedido na hemofilia B foi relatado em seis pacientes utilizando um vetor AAV8 que tem tropismo para os hepatócitos, onde o fator IX é normalmente produzido. Após uma simples infusão do vetor AAV8-*F9*, quatro pacientes foram capazes de descontinuar as infusões profiláticas do fator IX, e os outros dois toleraram maiores intervalos de tempo entre as infusões. Os dois pacientes que receberam a maior dose do vetor apresentaram um aumento transitório assintomático nos níveis de enzimas hepáticas — o qual foi resolvido com tratamento com esteroides —, indicando que os efeitos colaterais imunes continuam sendo uma preocupação em estudos futuros. Infelizmente, os vetores de VAA não podem acomodar o gene para o fator VIII, então outros vetores terão de ser desenvolvidos para os pacientes com hemofilia A. Além dessa limitação do tamanho da carga, entretanto, a terapia gênica mediada por VAA com alvo em hepatócitos pode ser aplicável a qualquer doença genética

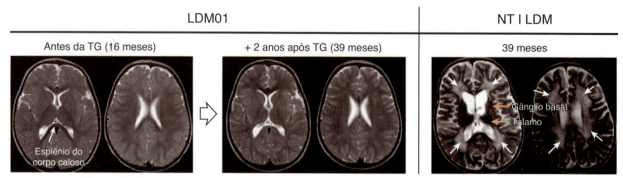

Figura 13-17 Acompanhamento clínico de um paciente com leucodistrofia metacromática (LDM) após terapia gênica (TG) com células-tronco hematopoiéticas com o gene da arilsulfatase A. As imagens de ressonância magnética de um paciente LDM01 antes da terapia gênica e 2 anos após o tratamento. O cérebro desse paciente pareceu amplamente normal após o tratamento. Por outro lado, o cérebro de uma pessoa não tratada, da mesma idade infantil do paciente LDM (NT I LDM), mostrou grave desmielinização associada com uma atrofia difusa. Nas imagens LDM 01, uma pequena área de hiperintensidade está presente no esplênio do corpo caloso *(seta branca)*. Essa área apareceu no acompanhamento de 12 meses e permaneceu estável após isso. Nas imagens NT I LDM, hipertensidades extensas, difusas e simétricas com um "padrão tigroide" listrado típico *(setas brancas)* são observadas dentro da substância branca periventricular, corpo caloso, cápsulas internas e externas, e substâncias branca cerebelar profunda. Atrofia grave difusa cerebral envolvendo gânglio basal e tálamo, os quais mostram um sinal T2 hipointenso, também está presente. *Veja Fontes & Agradecimentos*.

na qual a produção da proteína no fígado seja o objetivo desejado.

β-Talassemia

As hemoglobinopatias são os defeitos genéticos mais comuns no mundo (Cap. 11), mas atualmente elas são incuráveis, exceto pelo transplante de CTH de um doador compatível. Em consequência, o desenvolvimento de uma terapia gênica eficaz, segura e acessível para essas doenças, sendo as mais comuns a anemia falciforme e as α- e β-talassemias, seria um triunfo médico.

Em 2010, o primeiro ensaio clínico de terapia gênica bem-sucedida para uma hemoglobinopatia foi relatado em um único paciente com β-talassemia que foi dependente de transfusão, com níveis de hemoglobina de somente 4 a 6 g/dL. Este indivíduo era um composto genético de alelos $β^E$ e $β^0$, com o alelo $β^E$ gerando uma β-globina mutante com abundância diminuída e o alelo $β^0$ sendo nulo. As CTHs do paciente foram transduzidas com um vetor lentiviral contendo um gene da β-globina. O paciente se tornou independente de transfusão, com os níveis de hemoglobina variando de 9 a 10 g/dL, embora a hemoglobina codificada pelo vetor seja aproximadamente um terço do total, sendo o restante as mutantes Hb E e Hb F. Inesperadamente, o aumento na expressão da β-globina normal foi amplamente atribuído a um clone de células de medula óssea, no qual o vetor lentiviral se integrou ao gene que codifica um regulador transcricional chamado HMGA2. Essa integração ativou a expressão em células eritroides de uma forma truncada de HMGA2, um evento que confundiu a interpretação do resultado, porque ainda não está clara a extensão para a qual a dominância clonal de células expressando a HGMA2 truncada contribuiu para benefícios terapêuticos da terapia gênica.

Esse estudo oferece grandes promessas, mas ressalta os potenciais riscos associados com a inserção aleatória de vetores virais no genoma. Atualmente, mais pesquisas estão sendo realizadas para o desenvolvimento de vetores de inserção gênica mais seguros, incluindo vetores lentivirais modificados.

As Perspectivas para a Terapia Gênica

Até agora, quase 2.000 ensaios clínicos de terapia gênica (aproximadamente dois terços deles são para câncer) foram realizados ao redor do mundo para avaliar tanto a segurança quanto a eficácia dessa tecnologia conceitualmente promissora em longo prazo. Aproximadamente 180 desses ensaios foram para o tratamento de doenças monogênicas. Os ótimos resultados obtidos com a terapia gênica até agora, embora com pequeno número de pacientes e somente poucas doenças, validam o otimismo atrás desse imenso esforço. Embora a distância das aplicações permaneça incerta, espera-se que ao longo das próximas décadas a terapia gênica tanto para doenças monogênicas quanto geneticamente complexas contribuam para o controle de várias doenças, tanto comuns quanto raras.

MEDICINA DE PRECISÃO: O PRESENTE E O FUTURO DO TRATAMENTO DE DOENÇAS MENDELIANAS

O tratamento de doenças monogênicas incorpora o conceito de medicina de precisão adaptado ao paciente de modo individual tão profundamente como qualquer outra área de tratamento médico. O conhecimento da sequência mutante específica em um indivíduo é central para várias das terapias-alvo descritas neste capítulo. A promessa da terapia gênica para um indivíduo com uma doença mendeliana deve estar baseada na identificação do gene mutante em cada indivíduo afetado e no planejamento de um vetor que irá entregar o gene terapêutico ao tecido-alvo. De modo similar, abordagens baseadas na edição gênica requerem conhecimento da mutação específica a ser corrigida.

Além disso, entretanto, a medicina de precisão irá necessitar frequentemente do conhecimento do alelo mutante preciso e de seu efeito específico no RNAm e na proteína. Em vários casos, a natureza exata da mutação irá definir o fármaco que irá se ligar a uma sequência regulatória específica para aumentar ou reduzir a expressão gênica. Em outros casos, a mutação irá ditar a sequência de um oligonucleotídeo alelo-específico para mediar o salto de um éxon com um códon de término prematuro, ou de um siRNA para suprimir um alelo dominante negativo. Um manual de pequenas moléculas irá gradualmente se tornar disponível para suprimir códons de término particulares, para agir como chaperonas que irão resgatar proteínas mutantes do enovelamento incorreto e da degradação do proteassoma, ou potencializar a atividade de proteínas mutantes.

O tratamento genético não está somente se tornando mais e mais criativo, está se tornando cada vez mais preciso. O futuro promete não somente uma vida mais longa para vários pacientes, mas uma melhor qualidade de vida.

REFERÊNCIAS GERAIS

Campeau PM, Scriver CR, Mitchell JJ: A 25-year longitudinal analysis of treatment efficacy in inborn errors of metabolism, *Mol Genet Metab* 95:11-16, 2008.

Dietz HC: New therapeutic approaches to mendelian disorders, *N Engl J Med* 363:852-863, 2010.

Valle D, Beaudet AL, Vogelstein B, et al., editors: The online metabolic and molecular bases of inherited disease, 2014. Available at http://ommbid.mhmedical.com/book.aspx?bookID=474.

REFERÊNCIAS PARA TÓPICOS ESPECÍFICOS

Arora N, Daley GQ: Pluripotent stem cells in research and treatment of hemoglobinopathies, *Cold Spring Harb Perspect Med* 2:a011841, 2012.

Bélanger-Quintana A, Burlina A, Harding CO, et al: Up to date knowledge on different treatment strategies for phenylketonuria, *Mol Genet Metabolism* 104:S19-S25, 2011.

Biffi A, Montini E, Lorioli L, et al: Lentiviral hematopoietic stem cell gene therapy benefits metachromatic leukodystrophy, *Science* 341:1233158, 2013, doi:10.1126/science.1233158.

Cathomen T, Ehl S: Translating the genomic revolution—targeted genome editing in primates, *N Engl J Med* 370:2342-2345, 2014.

Coelho T, Adams D, Silva A, et al: Safety and efficacy of RNAi therapy for transthyretin amyloidosis, *N Engl J Med* 369(9):818-829, 2013.

Daley GQ: The promise and perils of stem cell therapeutics, *Cell Stem Cell* 10:740-749, 2012.

Desnick RJ, Schuchman EH: Enzyme replacement therapy for lysosomal diseases: lessons from 20 years of experience and remaining challenges, *Annu Rev Genomics Hum Genet* 13:307-335, 2012.

de Souza N: Primer: genome editing with engineered nucleases, *Nat Methods* 9:27, 2012.

Dong A, Rivella S, Breda L: Gene therapy for hemoglobinopathies: progress and challenges, *Trans Res* 161:293-306, 2013.

Gaspar HB, Qasim W, Davies EG, et al: How I treat severe combined immunodeficiency, *Blood* 122:3749-3758, 2013.

Gaziev J, Lucarelli G: Hematopoietic stem cell transplantation for thalassemia, *Curr Stem Cell Res Ther* 6:162-169, 2011.

Goemans NM, Tulinius M, van den Akker JT: Systemic administration of PRO051 in Duchenne's muscular dystrophy, *N Engl J Med* 364:1513-1522, 2011.

Groenink M, den Hartog AW, Franken R, et al: Losartan reduces aortic dilatation rate in adults with Marfan syndrome: a randomized controlled trial, *Eur Heart J* 34:3491-3500, 2013.

Hanna JH, Saha K, Jaenisch R: Pluripotency and cellular reprogramming: facts, hypotheses, unresolved issues, *Cell* 143:508-525, 2010.

Hanrahan JW, Sampson HM, Thomas DY: Novel pharmacological strategies to treat cystic fibrosis, *Trends Pharmacol Sci* 34:119-125, 2013.

High KA: Gene therapy in clinical medicine. In Longo D, Fauci A, Kasper D, et al, editors: *Harrison's principles of internal medicine*, ed 19, New York, 2015, McGraw-Hill, in press.

Huang R, Southall N, Wang Y, et al: The NCGC Pharmaceutical Collection: A comprehensive resource of clinically approved drugs enabling repurposing and chemical genomics, *Sci Transl Med* 3, 2011, 80ps16.

Jarmin S, Kymalainen H, Popplewell L, et al: New developments in the use of gene therapy to treat Duchenne muscular dystrophy, *Expert Opin Biol Ther* 14:209-230, 2014.

Johnson SM, Connelly S, Fearns C, et al: The transthyretin amyloidoses: from delineating the molecular mechanism of aggregation linked to pathology to a regulatory agency approved drug, *J Mol Biol* 421:185-203, 2012.

Li M, Suzuki K, Kim NY, et al: A cut above the rest: targeted genome editing technologies in human pluripotent stem cells, *J Biol Chem* 289:4594-4599, 2014.

Mukherjee S, Thrasher AJ: Gene therapy for primary immunodeficiency disorders: progress, pitfalls and prospects, *Gene* 525:174-181, 2013.

Nathwani AC, Tuddenham EGD, Rangarajan S: Adenovirus-associated virus vector–mediated gene transfer in hemophilia B, *N Engl J Med* 365:2357-2365, 2011.

Okam MM, Ebert BL: Novel approaches to the treatment of sickle cell disease: the potential of histone deacetylase inhibitors, *Expert Rev Hematol* 5:303-311, 2012.

Otsuru S, Gordon PL, Shimono K, et al: Transplanted bone marrow mononuclear cells and MSCs impart clinical benefit to children with osteogenesis imperfecta through different mechanisms, *Blood* 120:1933-1941, 2012.

Peltz SW, Morsy M, Welch EW, et al: Ataluren as an agent for therapeutic nonsense suppression, *Annu Rev Med* 64:407-425, 2013.

Perrine SP, Pace BS, Faller DV: Targeted fetal hemoglobin induction for treatment of beta hemoglobinopathies, *Hematol Oncol Clin North Am* 28:233-248, 2014.

Prasad VK, Kurtzberg J: Cord blood and bone marrow transplantation in inherited metabolic diseases: scientific basis, current status and future directions, *Br J Haematol* 148:356-372, 2009.

Ramsey BW, Davies J, McElvaney NG, et al: A CFTR potentiator in patients with cystic fibrosis and the G551D mutation, *N Engl J Med* 365:1663-1672, 2011.

Robinton DA, Daley GQ: The promise of induced pluripotent stem cells in research and therapy, *Nature* 481:295-305, 2012.

Sander JD, Joung JK: CRISPR-Cas systems for editing, regulating and targeting genomes, *Nat Biotechnol* 32:347-355, 2014.

Southwell AL, Skotte NH, Bennett CF, et al: Antisense oligonucleotide therapeutics for inherited neurodegenerative diseases, *Trends Mol Med* 18:634-643, 2012.

Tebas P, Stein D, Tang WW, et al: Gene editing of CCR5 in autologous CD4 T cells of persons infected with HIV, *N Engl J Med* 370:901-910, 2014.

van Ommen G-JB, Aartsma-Rus A: Advances in therapeutic RNA-targeting, *Trends Mol Med* 18:634-643, 2012.

Verma IM: Gene therapy that works, *Science* 341:853-855, 2013.

Xu J, Peng C, Sankaran VG, et al: Correction of sickle cell disease in adult mice by interference with fetal hemoglobin silencing, *Science* 334:993-996, 2011.

WEBSITES ÚTEIS

Registry and results database of publicly and privately supported clinical studies of human participants conducted around the world: https://clinicaltrials.gov/

Gene Therapy Clinical Trials Worldwide: http://www.wiley.com/legacy/wileychi/genmed/clinical/

PROBLEMAS

1. A doença granulomatosa crônica ligada ao X (DGC) é um distúrbio incomum, caracterizado por um defeito na defesa do hospedeiro, que leva a infecções piogênicas severas, recorrentes e frequentemente fatais que se iniciam na primeira infância. O *locus* CGD (do inglês, chronic granulomatous disease) ligado ao X codifica a cadeia pesada do citocromo b, um componente da oxidase que gera superóxido em fagócitos. Pelo fato de o interferon-γ (IFN-γ) ser conhecido por aumentar a atividade oxidase de fagócitos normais, ele foi administrado a meninos com DGC ligada ao X para observar se a atividade de sua oxidase aumentaria. Antes do tratamento, os fagócitos de *alguns* pacientes afetados com menor gravidade apresentaram um pequeno mas detectável aumento de atividade da oxidase (ao contrário daqueles pacientes gravemente afetados), sugerindo que a atividade aumentada nesses pacientes menos gravemente afetados é o resultado de uma maior produção de citocromo b a partir do *locus* afetado. Nesses casos menos severos, o IFN-γ aumentou a quantidade de citocromo b, a produção de superóxido e a eliminação de *Staphylococcus aureus* nos granulócitos. O efeito do IFN-γ estava associado com um aumento absoluto na quantidade da cadeia do citocromo b. Presumivelmente, o polipeptídeo de citocromo b desses pacientes é parcialmente funcional, e a expressão aumentada da função residual melhorou o defeito fisiológico. Descreva as diferenças genéticas que podem contribuir para o fato de os fagócitos de alguns pacientes com DGC ligada ao X responderem ao IFN-γ *in vitro* e outros pacientes, não.

2. Identifique algumas das limitações nos tipos de proteínas que podem ser consideradas para a terapia de reposição extracelular, conforme exemplificado pelo polietileno-glicol-adenosina desaminase (PEG-ADA). O que faz essa abordagem ser inapropriada para a deficiência de fenilalanina hidroxilase? Se a doença de Tay-Sachs causasse somente doença hepática, essa estratégia seria bem-sucedida? Se não, por quê?

3. Uma menina de 3 anos de idade, Rhonda, apresenta hipercolesterolemia familiar devido a uma deleção da extremidade 5' dos genes dos receptores de cada uma de suas lipoproteínas de baixa densidade (LDL) que removeram o promotor e os dois primeiros éxons. (Os pais de Rhonda são primos de segundo grau.) Você explica aos pais que ela irá necessitar de plasmaférese a cada 1 a 2 semanas durante anos. Entretanto, na clínica, eles encontraram outra família com um menino de 5 anos de idade com a mesma doença. O menino foi tratado com fármacos que apresentaram alguns resultados bem-sucedidos. Os pais de Rhonda querem saber porque não foi oferecida a ela uma terapia farmacológica semelhante. Explique.

4. Quais classes de mutação provavelmente são encontradas em pacientes homocistinúricos que não são responsivos à administração de altas doses de piridoxina (vitamina B_6)? Como você poderia explicar o fato de Tom ser completamente responsivo, enquanto seu primo-irmão Allan apresenta somente uma redução parcial nos níveis plasmáticos de homocistina quando a ele recebe a mesma quantidade de vitamina B_6?

5. Você isolou o gene da fenilalanina hidroxilase (PAH) e deseja rapidamente introduzi-lo em pacientes com PKU. Sua abordagem será cultivar células do paciente, introduzir uma versão funcional do gene nelas e reintroduzi-las de volta ao paciente.
   a. Quais componentes do DNA você precisará para fazer uma proteína PAH funcional em um experimento de transferência gênica?
   b. Que tecidos você escolheria para expressar a enzima e por quê? Como essa escolha afetará a construção gênica em (a)?
   c. Você introduz sua versão do gene em fibroblastos cultivados a partir de uma amostra de biópsia de pele do paciente. Análises de *Northern blotting* (RNA) mostram que o RNA mensageiro (RNAm) está presente em quantidades normais e possui o tamanho correto. Entretanto, nenhuma proteína PAH pode ser detectada nas células. Quais tipos de anormalidades no gene transferido podem explicar esses achados?
   d. Você corrigiu todos os problemas identificados em (c). Na introdução da nova versão do gene nas células em cultura, agora você descobre que a proteína PAH está presente em grande abundância, e quando você retira as células e realiza um ensaio com a enzima (na presença de todos os componentes necessários), obtém uma atividade normal. Entretanto, quando você adiciona fenilalanina marcada com ^3H nas células em cultura, você não encontra formação de tirosina marcada com ^3H (ao contrário, algumas células hepáticas em cultura produzem uma grande quantidade de tirosina marcada com ^3H nesta situação). Quais são as explicações mais prováveis para o fracasso em formar tirosina marcada com ^3H? Como este resultado afeta a abordagem da sua terapia gênica para os pacientes?
   e. Você desenvolveu um método para introduzir sua versão funcional do gene diretamente a uma grande proporção de hepatócitos de pacientes com deficiência de PAH. Inesperadamente, você descobre que níveis muito mais baixos de atividade enzimática da PAH são obtidos em pacientes cujas quantidades significativas do homodímero de PAH inativo foram detectadas em hepatócitos antes do tratamento do que em pacientes que não apresentaram detecção de polipetídeos de PAH antes do tratamento. Como você pode explicar esse resultado? Como você poderia solucionar esse problema?

6. Ambos os alelos de um gene autossômico que é mutante no seu paciente produzem uma proteína que está muito diminuída, porém apresenta função residual. Que estratégias terapêuticas você pode considerar em tal situação?

7. Um estudo clínico de Fase III está sendo realizado para avaliar a eficiência de um fármaco de pequena molécula que facilita o salto sobre códons de mutação *nonsense*. Em ensaios anteriores, o fármaco mostrou ter um efeito clínico modesto, porém significativo, em pacientes com fibrose cística com pelo menos uma mutação *CFTR nonsense*. Em dois pacientes com fibrose cística (FC), cada um apresentou uma mutação *nonsense* em um alelo do *CFTR*, mas em diferentes localizações na matriz de leitura. Um paciente respondeu ao fármaco, ao passo que o outro, não. Discuta como a localização da mutação *nonsense* na matriz de leitura predita da proteína poderia contribuir para essa resposta diferenciada.

CAPÍTULO 14

Genética do Desenvolvimento e Defeitos Congênitos

O conhecimento dos princípios e conceitos de genética do desenvolvimento, incluindo os mecanismos e as vias responsáveis pelo desenvolvimento humano normal no útero, é essencial para um médico que esteja tentando desenvolver uma abordagem racional para a avaliação diagnóstica de um paciente com um defeito congênito. Com um diagnóstico correto em mãos, o médico pode fazer previsões sobre o prognóstico, recomendar opções terapêuticas e fornecer um risco de recorrência preciso para os pais e outros parentes da criança afetada. Neste capítulo, apresentamos uma visão geral do ramo da medicina que se ocupa dos defeitos congênitos e revisamos os mecanismos básicos do desenvolvimento embriológico, com exemplos detalhados de alguns desses mecanismos e vias. Apresentamos exemplos de defeitos congênitos resultantes de anormalidades nesses processos. Por fim, mostramos como a compreensão da biologia do desenvolvimento é essencial para entender o diagnóstico pré-natal (Cap. 17) e a terapia com células-tronco aplicada à medicina regenerativa (Cap. 13).

BIOLOGIA DO DESENVOLVIMENTO EM MEDICINA

O Impacto dos Defeitos Congênitos na Saúde Pública

O impacto médico dos defeitos congênitos é considerável. Em 2013, o ano mais recente para o qual existem estatísticas finais disponíveis, a taxa de mortalidade infantil nos Estados Unidos correspondia a 5,96 mortes de recém-nascidos a cada 1.000 nativivos; mais de 20% das mortes infantis foram atribuídas a defeitos congênitos, ou seja, anormalidades (muitas vezes referidas como **anomalias**) do desenvolvimento dos órgãos ou outras estruturas que estão presentes ao nascimento. Outros 20% das mortes infantis podem ser atribuídos a complicações da prematuridade, que podem ser consideradas como uma falha da manutenção do ambiente de desenvolvimento materno-fetal. Portanto, *quase metade das mortes de crianças é causada por perturbações do desenvolvimento normal*. Além da mortalidade, as anomalias congênitas constituem uma importante causa de morbidade em longo prazo, deficiência intelectual e outras disfunções que limitam a produtividade dos indivíduos afetados.

As anomalias do desenvolvimento certamente têm um impacto sobre a saúde pública. O aconselhamento genético e o diagnóstico pré-natal, com a opção de continuar ou encerrar uma gravidez, são importantes para ajudar os indivíduos que enfrentam um risco de defeitos congênitos sérios na sua prole, melhorando suas chances de ter um filho saudável (Cap. 17). Entretanto, médicos e outros profissionais da saúde devem ter o cuidado de não limitar a meta de saúde pública a reduzir doença exclusivamente prevenindo o nascimento de crianças com anomalias por meio da interrupção voluntária da gestação. A prevenção primária dos defeitos congênitos pode ser realizada. Por exemplo, recomendações de suplementação da ingestão pré-natal de ácido fólico, que reduz acentuadamente a incidência de defeitos do tubo neural, e campanhas de saúde pública focadas na prevenção dos efeitos teratogênicos do álcool durante a gravidez são abordagens de saúde pública efetivas para a prevenção de defeitos congênitos, que não dependem do diagnóstico pré-natal e do aborto eletivo. No futuro, espera-se que nossa compreensão contínua sobre os processos e vias do desenvolvimento que os regulam favoreça terapias que possam melhorar a morbidade e mortalidade associadas aos defeitos congênitos.

Dismorfologia e Mecanismos que Causam Defeitos Congênitos

Dismorfologia é o estudo dos defeitos congênitos que alteram a conformação ou a forma de uma ou mais partes do corpo de um recém-nascido. Os pesquisadores tentam entender a contribuição de genes anormais e de influências ambientais não genéticas para os defeitos congênitos, além do modo como estes genes participam de vias do desenvolvimento conservadas. Os objetivos do médico geneticista que atende uma criança com defeitos congênitos são:

- diagnosticar uma criança com um defeito congênito,
- sugerir avaliações diagnósticas adicionais,
- fornecer informações prognósticas sobre as várias evoluções que podem ser esperadas,
- desenvolver um plano para lidar com as complicações esperadas,
- fornecer à família conhecimentos sobre a causa da malformação e
- informar sobre os riscos de recorrência aos pais e outros parentes.

Para alcançar esses objetivos diversos e difíceis, o médico deve obter e organizar os dados do paciente, a história

283

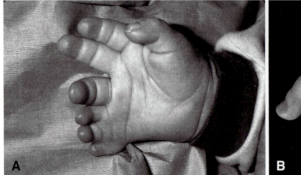
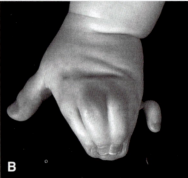

Figura 14-1 Malformações de polidactilia e sindactilia. **A,** Polidactilia insercional. Este paciente apresenta heptadactilia, com a inserção de um dedo no raio central da mão e um dedo supranumerário pós-axial. Essa malformação tipicamente está associada à fusão do metacarpo do terceiro e quarto dedos. A polidactilia insercional é comum em pacientes com a síndrome de Pallister-Hall. **B,** Polidactilia pós-axial com sindactilia cutânea grave do segundo ao quinto dedos. Esse tipo de malformação é visto em pacientes com a síndrome de cefalopolissindactilia de Greig. *Veja Fontes & Agradecimentos.*

familiar e a literatura clínica e científica básica publicada. Os médicos geneticistas trabalham em grande proximidade com especialistas em cirurgia pediátrica, neurologia, medicina de reabilitação e profissionais de saúde aliados para oferecer um atendimento contínuo às crianças com defeitos congênitos sérios.

Malformações, Deformações e Disrupções

Os médicos geneticistas dividem os defeitos congênitos em três categorias principais: **malformações, deformações** e **disrupções**. Ilustraremos a diferença entre essas três categorias com exemplos de três defeitos congênitos diferentes, todos envolvendo os membros.

As **malformações** resultam de anormalidades *intrínsecas* em um ou mais programas genéticos que atuam no desenvolvimento. Um exemplo de malformação é a presença de dedos adicionais no distúrbio conhecido como **cefalopolissindactilia de Greig** (Fig. 14-1). Essa síndrome, discutida mais adiante no capítulo, resulta de mutações de perda da função em um gene de um fator de transcrição, GLI3, que é um componente de uma complexa rede de fatores de transcrição e moléculas sinalizadoras que interagem para fazer com que a extremidade distal do broto do membro superior humano se desenvolva para formar uma mão com cinco dedos. Uma vez que as malformações são originadas de defeitos intrínsecos em genes que especificam uma série de etapas ou programas do desenvolvimento, e uma vez que estes programas geralmente são usados mais de uma vez em diferentes partes do embrião ou do feto em diferentes estágios do desenvolvimento, uma malformação em uma parte do corpo geralmente, mas nem sempre, está associada a malformações também em outras partes.

Em contraste com as malformações, as **deformações** são causadas por fatores *extrínsecos* que afetam o feto fisicamente durante o desenvolvimento. Estas são especialmente comuns durante o segundo trimestre do desenvolvimento, quando o feto está confinado no interior do saco amniótico e do útero. Por exemplo, contrações das articulações das extremidades, conhecidas como **artrogriposes**, em combinação com uma deformação do crânio em desenvolvimento,

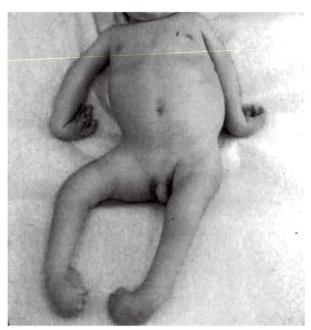

Figura 14-2 Deformação conhecida como artrogripose congênita, observada com uma condição chamada de amioplasia. Ocorrem múltiplas contraturas articulares simétricas decorrentes do desenvolvimento muscular anormal causado pelo confinamento fetal intenso em uma gestação complicada por oligoidrâmnio. A inteligência geralmente é normal, e a reabilitação ortopédica com frequência é bem-sucedida. *Veja Fontes & Agradecimentos.*

ocasionalmente acompanham o confinamento do feto decorrente de gestações duplas ou triplas ou vazamento prolongado de líquido amniótico (Fig. 14-2). A maioria das deformações aparentes ao nascimento desaparece espontaneamente ou pode ser tratada por dispositivos de fixação externa para reverter os efeitos da causa responsável.

As **disrupções**, a terceira categoria de defeitos congênitos, resultam da destruição de tecido fetal normal insubstituível. É mais difícil tratar as disrupções que as deformações, porque elas envolvem uma perda real de tecido normal. As disrupções podem ser o resultado de insuficiência vascular, trauma ou teratógenos. Um exemplo é a **disrupção amniótica**, a amputação parcial de um membro fetal associado a bandas de tecido amniótico. A disrupção amniótica em geral é reconhecida clinicamente pela presença de amputações parciais e irregulares dos dedos, juntamente com anéis de constrição (Fig. 14-3).

Os conceitos fisiopatológicos de malformações, deformações e disrupções servem como guias úteis para o reconhecimento, diagnóstico e tratamento dos defeitos congênitos, mas às vezes estão sobrepostos. Por exemplo, malformações vasculares podem provocar uma disrupção das estruturas distais, e malformações urogenitais que provoquem oligoidrâmnio podem produzir deformações fetais. Portanto, uma determinada constelação de defeitos congênitos em um indivíduo pode representar combinações de malformações, deformações e disrupções.

Causas Genéticas, Genômicas e Ambientais das Malformações

As malformações podem ter muitas causas (Fig. 14-4). Um desequilíbrio cromossômico é responsável por aproximadamente 25% dos casos, dos quais as trissomias dos cromossomos 21, 18 e 13 (Cap. 6) são algumas das mais comuns. A recente aplicação clínica de *arrays* genômicos amplos na hibridização genômica comparativa (CGH ou *array*-CGH; Cap. 5) revelou pequenas deleções e/ou duplicações *de novo* submicroscópicas, também conhecidas como variantes do número de cópias (VNCs ou CNVs, do inglês, *copy number variants*), em até 10% dos indivíduos com defeitos congênitos. Outros 20% são causados por mutações em genes únicos. Algumas malformações, como a **acondroplasia** ou a **síndrome de Waardenburg**, são herdadas como traços autossômicos dominantes. Muitos heterozigotos com defeitos congênitos, porém, representam mutações novas que são tão graves que constituem letais genéticos, e são, portanto, encontradas com mais frequência como casos isolados dentro das famílias (Cap. 7). Outras síndromes de malformação são herdadas com um padrão autossômico recessivo ou ligado ao X, como a **síndrome de Smith-Lemli-Opitz** ou a **síndrome de Lowe,** respectivamente.

Aproximadamente 40% dos principais defeitos congênitos não apresentam uma causa identificável, mas são recorrentes nas famílias de crianças afetadas com uma frequência maior que a esperada com base na frequência populacional e, portanto, são considerados como doenças multifatoriais (Cap. 8). Essa categoria inclui defeitos congênitos bem conhecidos, como **lábio fendido com ou sem palato fendido** e **defeitos cardíacos congênitos**.

Acredita-se que os 5% restantes dos defeitos congênitos sejam causados pela exposição a determinados agentes ambientais — drogas, infecções, álcool, compostos químicos ou radiação — ou por distúrbios metabólicos maternos

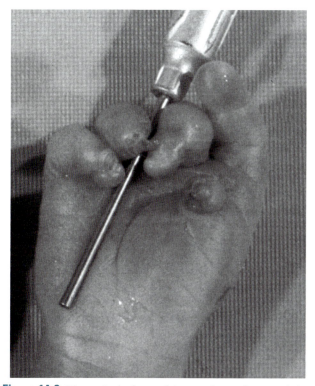

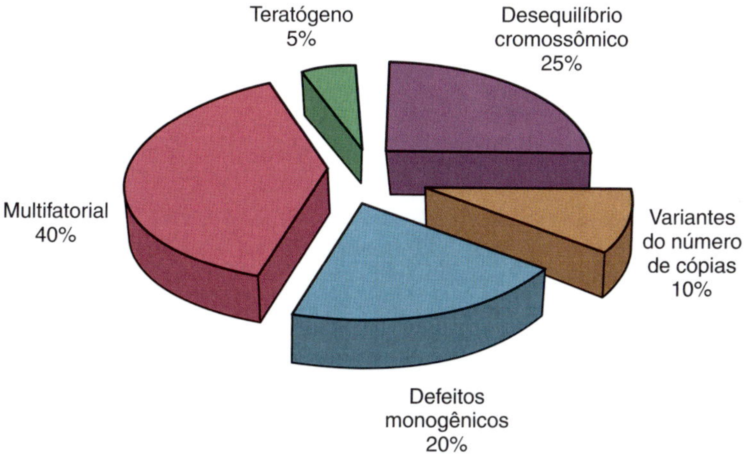

Figura 14-3 Disrupção do desenvolvimento do membro associada a bandas amnióticas. Este feto de 26 semanas apresenta uma disrupção quase completa do polegar, com apenas um coto remanescente. O terceiro e quinto dedos apresentam anéis de constrição das falanges média e distal, respectivamente. O quarto dedo exibe uma amputação distal, com um pequeno fragmento de âmnio fixado à ponta. *Veja Fontes & Agradecimentos.*

Figura 14-4 Contribuição relativa de defeitos monogênicos, anormalidades cromossômicas, variantes do número de cópias, traços multifatoriais e teratógenos para os defeitos congênitos.

como o diabetes mellitus materno mal controlado ou a fenilcetonúria materna (Cap. 12). Esses agentes são chamados de **teratógenos** (um termo derivado, de modo pouco elegante, da palavra grega para monstro, mais *geno*, que significa causa), devido a sua capacidade de causar malformações (discutidas mais adiante neste capítulo).

Pleiotropia: Síndromes e Sequências

Um defeito congênito resultante de um único agente causador subjacente pode provocar anormalidades em mais de um sistema orgânico em diferentes partes do embrião ou em múltiplas estruturas originadas em momentos diferentes durante a vida intrauterina, um fenômeno referido como **pleiotropia**. O agente responsável pela malformação pode ser um gene mutante ou um teratógeno. Os defeitos congênitos pleiotrópicos se manifestam de dois modos diferentes, dependendo do mecanismo pelo qual o agente causal produz seu efeito. Quando o agente causal provoca múltiplas anormalidades em paralelo, a coleção de anormalidades é chamada de **síndrome**. Contudo, se um gene mutante ou um teratógeno afetar apenas um único órgão em um ponto no tempo, e a perturbação daquele sistema orgânico causar o resto da constelação de defeitos pleiotrópicos como defeitos secundários, a malformação é referida como uma **sequência**.

Síndromes Pleiotrópicas. A síndrome de displasia **brânquio-otorrenal** autossômica dominante exemplifica uma síndrome pleiotrópica. Há muito foi reconhecido que pacientes com anomalias do arco branquial que afetem o desenvolvimento das estruturas da orelha e pescoço exibem um alto risco de apresentar anomalias renais. A síndrome da displasia brânquio-otorrenal, por exemplo, consiste no desenvolvimento anormal da cóclea e da orelha externa, cistos e fístulas no pescoço, displasia renal e malformações do ducto coletor renal. O mecanismo dessa associação envolve um conjunto conservado de genes e proteínas, que são usados por mamíferos para a formação tanto da orelha quanto do rim. A síndrome é causada por mutações em um destes genes, *EYA1*, que codifica uma proteína fosfatase que atua no desenvolvimento das orelhas e dos rins. Do mesmo modo, a **síndrome de Rubinstein-Taybi**, causada pela perda da função de um coativador transcricional, resulta em anormalidades da transcrição de muitos genes, que dependem da presença desse coativador em um complexo de transcrição para a expressão normal (Fig. 14-5).

Sequências. Em contraste, um exemplo de uma sequência consiste no palato fendido em forma de U e em uma pequena mandíbula referidos como a **sequência de Robin** (Fig. 14-6). Essa sequência ocorre porque uma restrição do crescimento mandibular antes da 9ª semana de gestação faz com que a língua ocupe uma posição mais posterior que o normal, interferindo com o fechamento normal dos processos palatinos e, consequentemente, causando um palato fendido. A sequência de Robin pode constituir um defeito congênito isolado de causa desconhecida ou pode ser decorrente da compressão extrínseca sobre a mandíbula em desenvolvimento por um gêmeo no útero. Esse fenótipo também pode ser um dos vários aspectos de uma condição conhecida como **síndrome de Stickler**, na qual mutações no gene que codifica uma subunidade de colágeno tipo II produzem uma mandíbula anormalmente pequena, assim como outros defeitos

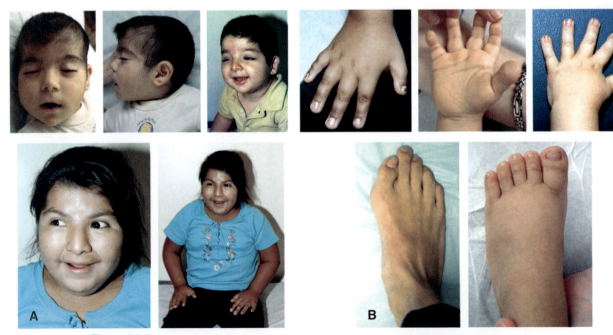

Figura 14-5 Características físicas de pacientes com a síndrome de Rubinstein-Taybi, uma síndrome altamente variável e pleiotrópica de atraso do desenvolvimento, aspecto facial característico, polegar largo e dedos dos pés grandes, e defeitos cardíacos congênitos. A síndrome é causada por mutações de perda de função em um de dois coativadores transcricionais diferentes, mas intimamente relacionados, *CBP* ou *EP300*. **A**, Traços faciais característicos. **B**, Aspecto das mãos e dos pés. *Veja Fontes & Agradecimentos.*

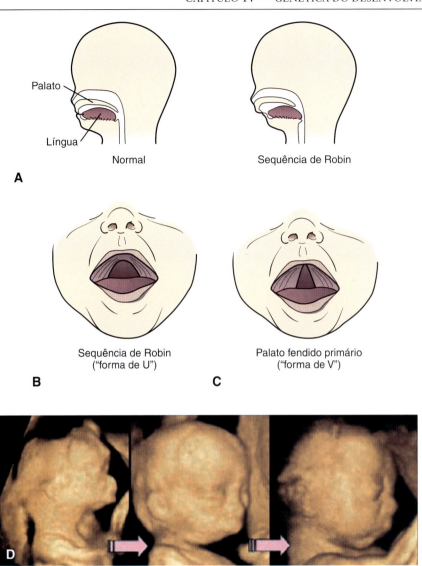

Figura 14-6 **A**, Uma hipoplasia da mandíbula e o deslocamento posterior resultante da língua produzem a sequência de Robin, em que a língua obstrui o fechamento do palato. **B**, A posição posterior da língua na sequência de Robin causa uma *deformação* do palato durante o desenvolvimento, provocando queixo pequeno e fenda palatina em forma de U envolvendo o palato mole e estendendo-se até o palato duro. **C**, Em contraste, o palato fendido *primário* resultante de uma falha do fechamento dos processos maxilares é uma *malformação* que começa na região anterior da maxila e estende-se posteriormente para envolver primeiro o palato duro e, então, o palato mole, e, geralmente, tem uma forma de V. **D**, O atraso no desenvolvimento da mandíbula pode ser observado por imagens fetais tridimensionais seriadas já após 17 semanas (*à esquerda*) a 20 semanas (*no meio*) e 29 semanas (*à direita*). *Veja Fontes & Agradecimentos.*

de estatura, articulações e olhos. A sequência de Robin na síndrome de Stickler é uma sequência porque o gene de colágeno mutante, em si, não é responsável pela falha de fechamento do palato; a fenda palatina é secundária ao defeito primário do crescimento da mandíbula. Qualquer que seja a causa, um palato fendido decorrente da sequência de Robin deve ser distinguido de um palato fendido primário verdadeiro, que tem outras causas com prognósticos e implicações diferentes para a criança e a família. Por isso, o conhecimento da dismorfologia e dos princípios genéticos do desenvolvimento é necessário para diagnosticar adequadamente cada condição e reconhecer que diferentes prognósticos estão associados às diferentes causas primárias.

INTRODUÇÃO À BIOLOGIA DO DESENVOLVIMENTO

Os exemplos introduzidos brevemente na seção anterior servem para ilustrar o princípio de que a prática clínica da genética médica repousa sobre o alicerce da ciência básica da biologia do desenvolvimento. Por esse motivo, é conveniente que os profissionais tenham um conhecimento funcional de alguns princípios básicos da biologia do desenvolvimento e se familiarizem com os modos pelos quais a função anormal de genes e vias afeta o desenvolvimento e, em última análise, seus pacientes.

A biologia do desenvolvimento refere-se a uma única questão unificada: *como uma única célula se transforma em um animal maduro?* Em humanos, essa transformação ocorre toda vez que um único óvulo fertilizado se desenvolve até um ser humano com mais de 10^{13} a 10^{14} células, várias centenas de tipos celulares diferentes que podem ser reconhecidos e dezenas de tecidos. Esse processo deve ocorrer em um padrão e prazo confiáveis e previsíveis.

A biologia do desenvolvimento tem suas raízes na embriologia, que foi baseada na observação e manipulação cirúrgica de organismos em desenvolvimento. Os estudos embriológicos iniciais, realizados no século XIX e início do século XX, com fácil acesso a embriões de anfíbios e aves, determinaram que os embriões se desenvolviam a partir de células únicas, e definiram muitos dos processos fundamentais do desenvolvimento. Muito mais recentemente, a aplicação da biologia molecular, genética e genômica à embriologia transformou o campo, permitindo que os cientistas estudem e manipulem o desenvolvimento por meio de uma grande variedade de técnicas bioquímicas e moleculares poderosas.

Desenvolvimento e Evolução

Um tema criticamente importante na biologia do desenvolvimento é sua relação com o estudo da evolução. No início do desenvolvimento, os embriões de muitas espécies são parecidos. Conforme o desenvolvimento avança, as características compartilhadas entre as espécies são sucessivamente transformadas em características mais especializadas que, por sua vez, são compartilhadas sucessivamente por menos espécies, que apresentam uma relação mais próxima. Uma comparação das características embriológicas entre e dentro de organismos relacionados do ponto de vista evolutivo mostra que os atributos do desenvolvimento (p. ex., dedos) específicos de alguns grupos de animais (p. ex., primatas) são originados sobre uma base de atributos menos específicos, que são comuns a um grupo maior de animais (p. ex., mamíferos) que, por sua vez, estão relacionados com estruturas observadas em um grupo de animais ainda maior (p. ex., os vertebrados). As estruturas nos diferentes organismos são chamadas de **homólogas** se tiverem evoluído a partir de uma estrutura presente em um ancestral comum (Fig. 14-7). No caso do membro superior/anterior, as várias linhagens ancestrais das três espécies mostradas na Figura 14-7 remetem ao seu predecessor comum e compartilham um atributo comum: um membro superior/anterior funcional. O mecanismo molecular do desenvolvimento que criou essas

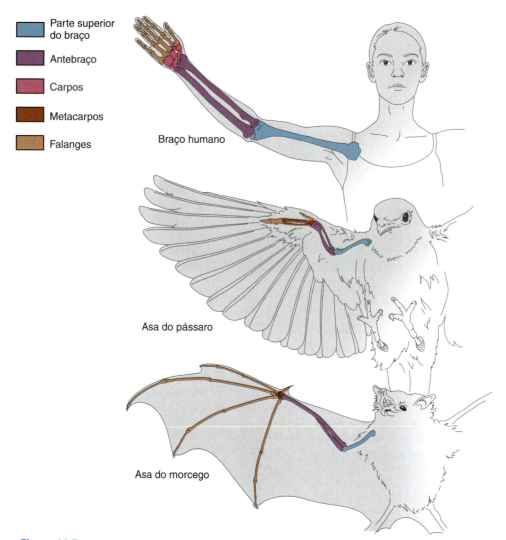

Figura 14-7 Diagrama do membro superior de três espécies: humanos, pássaros e morcegos. Apesar do aspecto superficialmente diferente do braço e mão humanos, a asa dos pássaros e a asa do morcego, a semelhança de sua estrutura óssea subjacente e a funcionalidade revelam a homologia dos membros anteriores das três espécies. Em contraste, as duas asas superficialmente semelhantes no pássaro e no morcego são estruturas análogas, não homólogas. Embora tanto as asas do pássaro quanto as do morcego sejam usadas para voar, elas são construídas de modos diferentes e não evoluíram a partir de uma estrutura semelhante a uma asa em um ancestral comum. *Veja Fontes & Agradecimentos.*

estruturas de membros é compartilhado nas três espécies contemporâneas.

Entretanto, nem toda semelhança é decorrente de uma homologia. Estudos da evolução também reconhecem a existência de estruturas **análogas**, que parecem semelhantes, mas surgem independentemente umas das outras, por diferentes linhagens que *não podem* ser rastreadas até um ancestral comum com aquela estrutura. É improvável que as vias moleculares que geram estruturas análogas sejam conservadas do ponto de vista evolutivo. No exemplo mostrado na Figura 14-7, as estruturas da asa do morcego e dos pássaros surgiram independentemente na evolução para facilitar a tarefa de movimentação aérea. As linhagens evolutivas desses dois animais não têm um ancestral em comum com uma estrutura primitiva semelhante a uma asa, do qual morcegos e pássaros teriam herdado suas asas. Ao contrário, pode ser facilmente observado que os pássaros desenvolveram extensões posteriores do membro para formar uma asa, enquanto os morcegos evoluíram expandindo os dedos de seus membros anteriores e conectando-os com um tecido sindáctilo. Essa situação é chamada de **evolução convergente**.

A conservação evolutiva dos processos do desenvolvimento é extremamente importante para os estudos do desenvolvimento humano porque a vasta maioria dessas pesquisas não pode (por motivos éticos importantes) ser realizada em humanos (Cap. 19). Portanto, para compreender uma observação do desenvolvimento, os cientistas usam modelos animais para investigar os processos normais e anormais do desenvolvimento. A possibilidade de estender os resultados para humanos depende completamente da conservação evolutiva dos mecanismos de desenvolvimento e estruturas homólogas.

OS GENES E O AMBIENTE NO DESENVOLVIMENTO

Genética do Desenvolvimento

O desenvolvimento é o resultado da ação de genes que interagem com sinais celulares e ambientais. Os produtos gênicos envolvidos incluem reguladores transcricionais, fatores difusíveis que interagem com as células orientando-as para vias de desenvolvimento específicas, os receptores para esses fatores, proteínas estruturais, moléculas de sinalização intracelulares e muitos outros. Portanto, não é surpreendente que a maioria dos numerosos distúrbios do desenvolvimento que ocorrem em humanos seja causada por mutações cromossômicas, subcromossômicas ou gênicas.

Embora o genoma seja claramente a fonte primária de informações, que controla e especifica o desenvolvimento humano, o papel dos genes no desenvolvimento muitas vezes é erroneamente descrito como um "projeto mestre". Na verdade, porém, o genoma *não* se parece com o projeto de um arquiteto que especifica precisamente como os materiais devem ser usados, como devem ser montados e suas dimensões finais; ele não é uma descrição literal da forma final que todas as estruturas embriológicas e fetais assumirão. Em vez disso, o genoma especifica um conjunto de proteínas

interativas e RNAs não codificantes (Cap. 3) que iniciam os processos de crescimento, migração, diferenciação e apoptose que resultam, por fim, com um alto grau de probabilidade, nas estruturas maduras corretas. Desse modo, por exemplo, não existem instruções genéticas determinando que a falange de um dedo adote um formato de ampulheta ou que o olho seja esférico. Essas formas surgem como uma consequência implícita dos processos do desenvolvimento, gerando, assim, células, tecidos e órgãos estruturados corretamente.

Probabilidade

Embora os genes sejam os reguladores primários do desenvolvimento, outros processos também desempenham um papel. O fato de que o desenvolvimento é regulado, mas não determinado, pelo genoma é destacado pelo papel importante da probabilidade no desenvolvimento normal. Por exemplo, em camundongos, uma mutação do gene da formina produz **aplasia renal** em apenas aproximadamente 20% dos camundongos portadores da mutação, mesmo quando esses portadores são geneticamente idênticos. Uma vez que as linhagens endogâmicas de camundongos são geneticamente idênticas por todo o seu genoma, a penetrância de 20% da mutação de formina não pode ser explicada por diferentes variantes gênicas modificadoras nos camundongos afetados com agenesia renal *versus* camundongos não afetados. Em vez disso, parece provável que a mutação da formina desvie o equilíbrio de alguns processos do desenvolvimento, aumentando a probabilidade de que um limiar para produção de aplasia renal seja ultrapassado, como exploramos no Capítulo 8 ao discutir os complexos padrões da herança em humanos. Portanto, possuir uma mutação de formina nem sempre provocará aplasia renal, mas às vezes isto ocorrerá, e nem o resto do genoma ou fatores não genéticos são responsáveis pelo desenvolvimento do defeito em apenas uma minoria dos animais. Os processos de probabilidade fornecem uma rica fonte de variação interindividual que pode produzir uma série de resultados no desenvolvimento, alguns normais e alguns não. Portanto, a noção de que "nada é por acaso" não acontece no desenvolvimento.

Fatores Ambientais

Como dito anteriormente, o ambiente local no qual uma célula ou tecido se encontram tem um papel central em fornecer um contexto de desenvolvimento normal. Sendo assim, não é inesperado que fármacos ou outros agentes introduzidos do ambiente possam ser teratógenos, geralmente porque interferem com moléculas intrínsecas que medeiam as ações dos genes. A identificação do mecanismo de teratogênese tem implicações óbvias não apenas para a medicina clínica e a saúde pública, mas também para a ciência básica; o conhecimento do modo como os teratógenos causam defeitos congênitos pode fornecer dados sobre as vias de desenvolvimento subjacentes que foram alteradas e provocam um defeito.

Uma vez que as vias moleculares e celulares usadas durante o desenvolvimento geralmente não são empregadas em processos do desenvolvimento semelhantes após a vida adulta, os teratógenos que causam defeitos congênitos sérios podem ter pouco ou nenhum efeito colateral em pacientes adultos. Um exemplo importante desse conceito é a **síndrome retinoide fetal**, observada em fetos de gestantes que receberam o medicamento isotretinoína durante a gravidez. A isotretinoína é um retinoide oral que é usado sistemicamente para o tratamento da acne grave. Ela causa defeitos congênitos importantes quando é ingerida por uma gestante porque mimetiza a ação do ácido retinoico endógeno, uma substância que, no embrião e no feto em desenvolvimento, sofre difusão pelos tecidos e interage com as células, fazendo com que estas sigam vias de desenvolvimento específicas.

Os diferentes teratógenos geralmente causam padrões muitos específicos de defeitos congênitos, cujo risco depende essencialmente da idade gestacional no momento da exposição, da vulnerabilidade dos diferentes tecidos ao teratógeno e do nível de exposição durante a gravidez. Um dos melhores exemplos é a **síndrome da talidomida**. Foi descoberto que a talidomida, um sedativo amplamente usado na década de 1950, causa uma alta incidência de malformações dos membros em fetos expostos entre 4 e 8 semanas de gestação, em decorrência de seus efeitos sobre a vascularização dos membros em desenvolvimento. Outro exemplo é a **síndrome alcoólica fetal**. O álcool causa um padrão específico de defeitos congênitos que envolvem principalmente o sistema nervoso central porque ele é relativamente mais tóxico para o encéfalo e estruturas craniofaciais relacionadas em desenvolvimento que em outros tecidos.

Alguns teratógenos, como os raios X, também são mutagênicos. Uma diferença fundamental entre teratógenos e mutagênicos é que os mutagênicos causam dano ao criar alterações herdáveis no material genético, enquanto os teratógenos agem de modo direto e transitório sobre o tecido embrionário em desenvolvimento. Portanto, a exposição fetal a um mutagênico pode causar um maior risco de defeitos congênitos ou outras doenças (p. ex., câncer) durante toda a vida de um indivíduo exposto e até mesmo em sua prole, enquanto a exposição a um teratógeno aumenta o risco de defeitos congênitos na gestação atual, mas não nas subsequentes.

CONCEITOS BÁSICOS DE BIOLOGIA DO DESENVOLVIMENTO

Visão Geral do Desenvolvimento Embriológico

A biologia do desenvolvimento tem seu conjunto próprio de conceitos e terminologia, que podem causar confusão ou estranheza ao estudante de genética. Portanto, fornecemos um breve resumo de vários conceitos essenciais e termos usados neste capítulo (veja o Quadro na próxima página).

Processos Celulares durante o Desenvolvimento

Durante o desenvolvimento, as células se dividem (**proliferação**), adquirem novas funções ou estruturas (**diferenciação**), movimentam-se no embrião (**migração**) e sofrem morte celular programada (muitas vezes por **apoptose**). Esses quatro processos celulares básicos agem em várias combinações e de diferentes modos para permitir o **crescimento** e a **morfogênese** (literalmente, a "criação de forma"), criando

assim um embrião de tamanho e forma normais, contendo órgãos do tamanho, formato e localização adequados e composto por tecidos e células com arquitetura, estrutura e função corretas.

Embora o crescimento possa parecer óbvio demais para merecer uma discussão, o crescimento em si é cuidadosamente regulado no desenvolvimento dos mamíferos, e um crescimento não regulado é desastroso. A mera duplicação (um ciclo adicional de divisão celular) do número de células (hiperplasia) ou a duplicação do tamanho da célula (hipertrofia) de um organismo provavelmente será fatal. A desregulação do crescimento de segmentos do corpo pode causar deformidade e disfunção graves, como na hemi-hiperplasia e outros distúrbios segmentares de crescimento excessivo (Fig. 14-8). Além disso, a delicada regulação diferencial do crescimento pode mudar a forma de um tecido ou de um órgão.

A morfogênese é efetuada no organismo em desenvolvimento pela interação coordenada dos mecanismos introduzidos nesta seção. Em alguns contextos, a morfogênese é usada como um termo geral para descrever o desenvolvimento como um todo, mas isto é formalmente incorreto porque a morfogênese precisa ser acoplada ao processo de crescimento discutido aqui para gerar um tecido ou órgão com forma e função normais.

Embriogênese Humana

Essa descrição do desenvolvimento humano começa onde o Capítulo 2 termina, com a fertilização. Após a fertilização, o embrião sofre uma série de divisões celulares sem crescimento global, chamadas de *clivagem*. O único óvulo fertilizado sofre quatro divisões para produzir a mórula com 16 células no 4° dia (Fig. 14-9). No 5° dia, o embrião sofre uma transição para se transformar em um **blastocisto**, onde as células que originam a placenta formam uma parede, no interior da qual as células que constituirão o embrião se agregarão em um lado, no que é descrito como **massa celular interna**. É neste ponto que o embrião adquire sua primeira manifestação óbvia de **polaridade**, um eixo de assimetria que divide a massa celular interna (cuja maior parte vai formar o organismo maduro) dos tecidos embrionários que vão formar o córion, um tecido extraembrionário (p. ex., a placenta) (Fig. 14-10). A massa celular interna então se separa novamente em **epiblasto**, que constituirá o embrião propriamente dito, e **hipoblasto**, que formará a membrana amniótica.

O embrião é implantado na parede endometrial do útero no intervalo entre o 7° e o 12° dias após a fertilização. Após a implantação, ocorre a gastrulação, em que as células se reorganizam em uma estrutura composta por três compartimentos celulares, chamados de **camadas germinativas**, consistindo em ectoderma, mesoderma e endoderma. As três camadas germinativas originarão estruturas diferentes. A linhagem endodérmica forma o eixo visceral central do organismo. Isto inclui as células que revestem a cavidade intestinal principal, as vias aéreas do sistema respiratório e outras estruturas semelhantes. A linhagem mesodérmica origina os rins, o coração, os vasos e as funções estruturais ou de suporte no organismo. Ossos e músculos são

CONCEITOS CENTRAIS E TERMINOLOGIA EM BIOLOGIA DO DESENVOLVIMENTO HUMANO

Blastocisto: um estágio da **embriogênese** após a **mórula,** no qual as células da superfície externa da mórula secretam fluidos e formam uma cavidade interna cheia de líquidos, dentro da qual um grupo separado de células, a **massa celular interna,** irá se transformar no **feto** em si (Fig. 14-10).

Camadas germinativas: três camadas distintas de células originadas na massa celular interna, o **ectoderma, mesoderma** e **endoderma,** que se desenvolvem em tecidos nitidamente diferentes no embrião.

Células germinativas: as células progenitoras dos gametas. Essas células são alocadas no início do desenvolvimento e sofrem uma diferenciação específica para o sexo.

Células-tronco embrionárias: células derivadas da **massa celular interna** que, em condições apropriadas, podem-se diferenciar em todos os tipos de células e tecidos de um **embrião** e formar um feto normal completo.

Célula-tronco multipotente: uma **célula-tronco** com capacidade de autorrenovação e formação de muitos tipos de células diferentes em um tecido, mas não de um organismo inteiro. Muitas vezes são chamadas de células-tronco adultas ou células progenitoras de tecidos.

Célula pluripotente: uma **célula-tronco** inicial capaz de autorrenovação e de transformação em qualquer célula em qualquer tecido, incluindo as **células germinativas.** As **células-tronco embrionárias** são pluripotentes.

Célula progenitora: uma célula que está atravessando uma via de desenvolvimento para se transformar em uma célula totalmente diferenciada.

Célula-tronco: uma célula que é capaz de gerar outra célula-tronco (autorrenovação) e de se diferenciar em células especializadas em um tecido ou um organismo inteiro.

Córion: membrana que se desenvolve a partir das células externas do **blastocisto** e vai formar a placenta e a camada externa do saco onde o **feto** se desenvolve.

Desenvolvimento em mosaico: um estágio do desenvolvimento no qual as células já se tornaram comprometidas a tal ponto que a remoção de uma porção do embrião não permitirá o desenvolvimento embrionário normal.

Desenvolvimento regulador: um estágio do desenvolvimento no qual as células ainda não foram determinadas, de modo que as células remanescentes após a remoção de uma porção do embrião ainda podem formar um organismo completo.

Destino: o destino final de uma célula que tenha percorrido uma via de desenvolvimento.

Determinação: o estágio do desenvolvimento no qual as células são comprometidas de modo irreversível para formar um tecido específico.

Diferenciação: a aquisição por uma célula de novas características específicas para um tipo de célula ou tecido em particular.

Ectoderma: a **camada germinativa** embrionária primária que origina o sistema nervoso e a pele.

Embrião: o estágio de um organismo humano em desenvolvimento entre a fertilização e 9 semanas de gestação, quando ocorre a separação nos tecidos placentários e embrionários.

Embriogênese: o desenvolvimento do **embrião.**

Endoderma: a **camada germinativa** embrionária primária que origina muitos órgãos viscerais e o revestimento do intestino.

Epiblasto: uma porção diferenciada da massa celular interna que origina o embrião propriamente dito.

Especificação: uma etapa da via de diferenciação, na qual as células adquirem alguns atributos especializados característicos de um tecido específico, mas ainda podem ser influenciadas por sinais externos para se desenvolverem em um tipo diferente de célula ou tecido.

Feto: o estágio do desenvolvimento humano entre 9 semanas de gestação e o nascimento.

Gastrulação: o estágio do desenvolvimento imediatamente depois da implantação, no qual as células da **massa celular interna** se reorganizam nas três **camadas germinativas.** O **desenvolvimento regulador** cessa na gastrulação.

Gêmeos dicoriônicos: gêmeos monozigóticos originados da divisão do embrião em duas partes, antes da formação do blastocisto, de modo que dois blastocistos independentes se desenvolvem.

Gêmeos monoamnióticos: gêmeos monozigóticos resultantes da clivagem de parte da massa celular interna (epiblasto), mas sem clivagem da parte da massa celular interna que forma a membrana amniótica (hipoblasto).

Gêmeos monocoriônicos: gêmeos monozigóticos resultantes da clivagem da massa celular interna sem clivagem das células na porção externa do **blastocisto.**

Gêmeos monozigóticos: gêmeos originados da fertilização de um único óvulo, resultantes da clivagem durante a embriogênese no intervalo entre a primeira divisão celular do zigoto e a gastrulação.

Hipoblasto: a porção diferenciada da massa celular interna que contribui para as membranas fetais (âmnio).

Massa celular interna: um grupo de células no interior do **blastocisto** destinado a se transformar no **feto.**

Mesoderma: a **camada germinativa** embrionária primária que origina o tecido conjuntivo, músculos, ossos, vasos e os sistemas linfático e hematopoiético.

Morfogênese: a criação de várias estruturas durante a **embriogênese.**

Morfógeno: uma substância produzida pelas células em uma região específica do **embrião** que é difundida a partir de seu ponto de origem pelos tecidos do embrião para formar um gradiente de concentração. As células sofrem **especificação** e em seguida **determinação** até **destinos** diferentes, dependendo da concentração do morfógenos a que forem submetidas.

Mórula: uma bola compacta de 16 células produzida após quatro divisões celulares do **zigoto.**

Mosaico: um indivíduo que se desenvolve a partir de um único óvulo fertilizado, mas no qual uma mutação após a concepção produz células com dois ou mais genótipos. Comparar com **quimera.**

Organogênese: a criação de órgãos individuais durante a **embriogênese.**

Quimera: um embrião composto por duas ou mais linhagens celulares que diferem em seu genótipo. Comparar com **mosaico.**

Zigoto: o óvulo fertilizado, a primeira etapa da **embriogênese.**

---

quase exclusivamente mesodérmicos e têm duas funções de estrutura (suporte físico) e fornecimento do suporte físico e nutritivo necessário para o sistema hematopoiético. O ectoderma dá origem ao sistema nervoso central e periférico e à pele. Durante as movimentações complicadas que ocorrem na gastrulação, o embrião também estabelece os principais eixos do plano corporal final: os eixos anteroposterior (cranial-caudal), dorsoventral (trás-frente) e esquerdo-direito, que serão discutidos mais tarde.

Os próximos estágios importantes do desenvolvimento envolvem o início do sistema nervoso, o estabelecimento do plano corporal básico e, em seguida, a **organogênese,** que ocupa a 4ª a 8ª semanas. A posição e as estruturas básicas de todos os órgãos agora estão estabelecidas, e os componentes

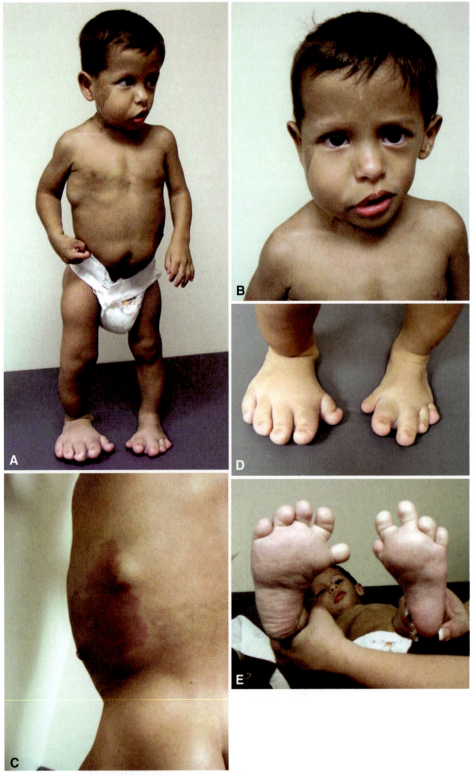

Figura 14-8 As consequências clínicas do crescimento desregulado em uma criança com síndrome de Proteus, um distúrbio congênito de crescimento segmentar excessivo, afetando sua face, abdome e perna direita. As crianças afetadas geralmente têm aspecto normal ao nascimento, mas, no primeiro ano, começam a desenvolver crescimentos excessivos assimétricos e desproporcionais das partes do corpo. Existem múltiplas malformações do sistema vascular, incluindo veias, capilares e linfáticos, do esqueleto ósseo e do tecido conjuntivo. O distúrbio é causado por mosaicismo somático para novas mutações ativadoras em *AKT1*, que codifica uma proteína promotora do crescimento celular, o que explica porque a condição é sempre esporádica e ocorre em um padrão irregular no organismo em diferentes indivíduos afetados. *Veja Fontes & Agradecimentos.*

CAPÍTULO 14 — GENÉTICA DO DESENVOLVIMENTO E DEFEITOS CONGÊNITOS   293

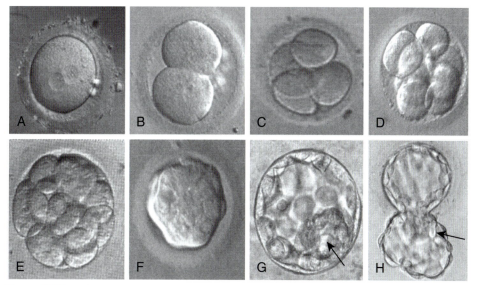

Figura 14-9 O desenvolvimento humano começa com a clivagem do óvulo fertilizado. **A,** O óvulo fertilizado no dia 0 com dois pró-núcleos e os glóbulos polares. **B,** Um embrião de duas células no 1° dia após a fertilização. **C,** Um embrião de quatro células no 2° dia. **D,** O embrião de oito células no 3° dia. **E,** O estágio de 16 células mais tarde no 3° dia, seguido pelo fenômeno de compactação, em que o embrião agora é chamado de *mórula* (**F,** dia 4). **G,** Formação do blastocisto no 5° dia, com a massa celular interna indicada pela *seta*. Finalmente, o embrião (*seta*) eclode da zona pelúcida (**H**). *Veja Fontes & Agradecimentos.*

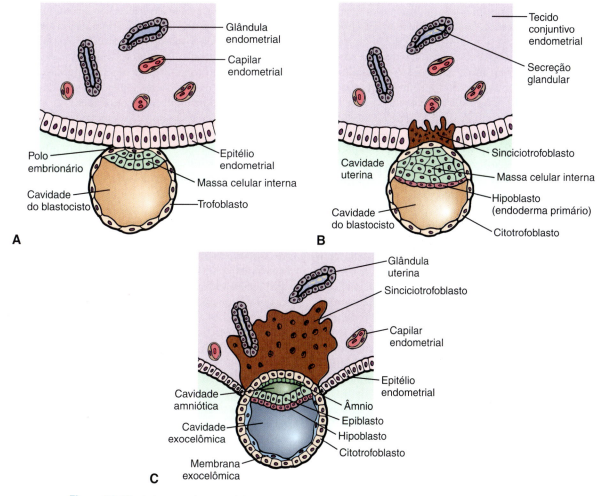

Figura 14-10 Linhagem e destino celular durante o desenvolvimento pré-implantação. A idade embrionária é indicada em tempo após a fertilização em humanos: **A,** 6 dias. **B,** 7 dias. **C,** 8 dias após a fertilização. *Veja Fontes & Agradecimentos.*

celulares para seu desenvolvimento completo estão instituídos. Durante essa fase do desenvolvimento embrionário ocorrem os **defeitos do tubo neural**, que analisaremos a seguir.

Defeitos do Tubo Neural

Os defeitos do tubo neural (DTNs) estão entre os defeitos congênitos mais comuns e mais devastadores. A **anencefalia** e a **espinha bífida** são DTNs que frequentemente ocorrem juntos nas famílias e considera-se que tenham uma patogênese em comum. Na anencefalia, o prosencéfalo, as meninges, a calota craniana e a pele estão ausentes. Muitas crianças com anencefalia são natimortos e aqueles que nascem vivos conseguem sobreviver no máximo algumas horas. Aproximadamente dois terços dos recém-nascidos afetados são do sexo feminino. Na espinha bífida, ocorre uma falha de fusão dos arcos vertebrais, tipicamente na região lombar. Existem vários graus de gravidade, variando de espinha bífida oculta, na qual o defeito está apenas no arco ósseo, até a espinha bífida aberta, em que o defeito ósseo também está associado à meningocele (protrusão das meninges) ou à meningomielocele (protrusão de elementos neurais além dos defeitos nas meninges; veja a Fig. 17-3).

Como um grupo, os DTNs constituem a principal causa de natimortos, morte no início da infância e deficiência nas crianças sobreviventes. Sua incidência ao nascimento é variável, indo de quase 1% na Irlanda a 0,2% ou menos nos Estados Unidos. A frequência também parece variar com os fatores sociais e a estação do nascimento e oscila muito ao longo do tempo (com uma diminuição acentuada nos últimos anos; veja discussão mais adiante).

Uma pequena proporção de DTNs tem causas específicas conhecidas, por exemplo, bandas amnióticas (veja a Fig. 14-3), alguns defeitos de gene único com expressão pleiotrópica, alguns distúrbios cromossômicos e alguns teratógenos. Contudo, a maioria dos DTNs consiste em defeitos isolados de causa desconhecida.

Deficiência Materna de Ácido Fólico e Defeitos do Tubo Neural. Por muito tempo acreditou-se que os DTNs seguiam um padrão de herança multifatorial determinado por múltiplos fatores genéticos e ambientais, conforme introduzido de modo geral no Capítulo 8. Portanto, foi uma descoberta estarrecedora a constatação de que o maior fator isolado causador de DTNs é a deficiência de uma vitamina. Foi descoberto que o risco de DTNs está inversamente correlacionado com os níveis séricos maternos de ácido fólico durante a gravidez, com um limiar de 200 µg/L, abaixo do qual o risco de DTN passa a ser significativo. Juntamente com os níveis sanguíneos reduzidos de folato, níveis elevados de homocisteína também foram observados nas mães de crianças com DTNs, sugerindo que uma anormalidade bioquímica estivesse presente na etapa de reciclagem do tetra-hidrofolato para a homocisteína metilada para a metionina (veja a Fig. 12-8). Os níveis de ácido fólico são fortemente influenciados pela ingestão dietética e podem diminuir durante a gravidez mesmo com uma ingestão típica de aproximadamente 230 µg/dia. O impacto da deficiência de ácido fólico é exacerbado por uma variante genética da enzima 5,10-metilenotetra hidrofolato redutase (MTHFR), causada por uma mutação de sentido trocado (*missense*) comum que torna esta enzima menos estável que o normal. A instabilidade dessa enzima impede a reciclagem do tetra-hidrofolato e interfere na metilação de homocisteína a metionina.

O alelo mutante é tão comum em muitas populações, que entre 5% e 15% de sua população é homozigota para a variante. Em estudos de bebês com DTNs e suas mães, foi constatado que as mães dos bebês com DTNs tinham o dobro da probabilidade dos controles de serem homozigotas para o alelo mutante que codifica a enzima instável. Ainda não foi definido o modo como esse defeito enzimático contribui para os DTNs, nem se a anormalidade é o resultado direto dos níveis elevados de homocisteína, da depressão dos níveis de metionina ou de alguma outra perturbação metabólica.

Prevenção dos Defeitos do Tubo Neural. Existem dois métodos para prevenir os DTNs. O primeiro consiste em orientar as mulheres a suplementarem suas dietas com ácido fólico 1 mês antes da concepção, continuando por 2 meses após a concepção durante o período em que o tubo neural é formado. Foi demonstrado que a suplementação dietética com 400 a 800 µg de ácido fólico por dia em mulheres que planejem suas gestações reduz a incidência de DTNs em mais de 75%. Ainda existe muita discussão para determinar se todo o suprimento de alimentos deve ser suplementado com ácido fólico como medida de saúde pública para evitar o problema de uma falha de suplementação das dietas das mães individualmente durante a gravidez.

O segundo método consiste em aplicar uma triagem pré-natal a todas as gestações e oferecer diagnóstico pré-natal às gestações de alto risco. O diagnóstico pré-natal de anencefalia e da maioria dos casos de espinha bífida aberta é baseado na detecção de níveis excessivos de **alfafetoproteína (AFP)** e outras substâncias fetais no líquido amniótico e em **imagens ultrassonográficas**, como discutiremos no Capítulo 17. Entretanto, menos de 5% de todos os pacientes com DTNs nascem de mulheres com crianças previamente afetadas. Por esse motivo, a triagem de todas as gestantes para DTNs pelas medidas de AFP e de outras substâncias fetais no soro materno atualmente é difundida. Portanto, podemos prever que uma combinação de terapia preventiva com ácido fólico e triagem materna para AFP fornecerá benefícios significativos para a saúde pública, reduzindo drasticamente a incidência de DTNs.

Desenvolvimento Fetal Humano

A fase embrionária do desenvolvimento ocupa os 2 primeiros meses de gravidez e é seguida pela **fase fetal** do desenvolvimento, que envolve basicamente a maturação e a subsequente diferenciação dos componentes dos órgãos. Em alguns sistemas orgânicos, o desenvolvimento não cessa com o nascimento. Por exemplo, o encéfalo apresenta um desenvolvimento pós-natal substancial e os membros sofrem crescimento epifisário e, por fim, fechamento após a puberdade.

A Célula Germinativa: Transmissão das Informações Genéticas

Além do crescimento e da diferenciação de tecidos somáticos, o organismo também deve especificar quais células se transformarão nos gametas do adulto maduro. O **compartimento de células germinativas** tem essa finalidade. Como descrito no Capítulo 2, as células no compartimento de células germinativas são comprometidas a sofrer gametogênese e meiose para que a espécie possa passar adiante seu complemento genético e facilitar a recombinação e a ordenação aleatória dos cromossomos. Além disso, o *imprint* epigenético sexo-específico exigido por certos genes deve ser restaurado no compartimento de células germinativas (Caps. 3, 6 e 7).

A Célula-tronco: Manutenção da Capacidade Regenerativa nos Tecidos

Além de especificar o programa de diferenciação necessário para o desenvolvimento, o organismo também deve reservar **células-tronco** específicas para os tecidos que possam regenerar as células diferenciadas durante a vida adulta. O exemplo mais bem caracterizado dessas células é o sistema hematopoiético. Entre 10^{11} e 10^{12} células hematopoiéticas nucleadas no organismo adulto estão aproximadamente 10^4 a 10^5 células que têm o potencial de gerar qualquer uma das células sanguíneas mais especializadas de modo contínuo durante o período de vida. As células-tronco hematopoiéticas podem ser transplantadas em outros seres humanos e reconstituir por completo o sistema hematopoiético (Cap. 13). Um sistema de produtos gênicos interativos mantém um conjunto de células-tronco hematopoiéticas de tamanho adequado. Esses reguladores permitem um equilíbrio entre a manutenção de células-tronco por meio da autorregulação e a geração de células precursoras comprometidas que podem-se desenvolver no futuro em várias células maduras do sistema hematopoiético (Fig. 14-11) (veja o Quadro).

Destino, Especificação e Determinação

Quando uma célula não diferenciada sofre o processo de diferenciação, ela passa por uma série de etapas distintas, nas quais manifesta várias funções ou atributos distintos até que atinja seu destino final, referida como **destino** (p. ex., quando uma célula precursora se transforma em um eritrócito, um queratinócito ou um miócito cardíaco). No organismo em desenvolvimento, esses atributos não apenas variam entre os tipos celulares reconhecíveis, mas também mudam com o tempo. No início da diferenciação, uma célula sofre **especificação**, quando adquire características específicas, mas ainda pode ser influenciada por sinais ambientais (moléculas sinalizadoras, informações posicionais) para mudar seu destino final. Esses sinais ambientais são derivados principalmente das células vizinhas por contato direto entre as células ou por sinais de fatores solúveis recebidos

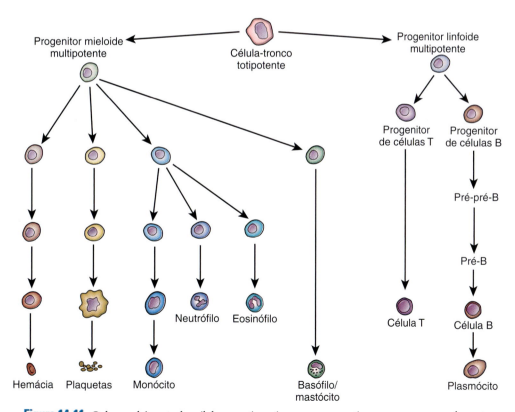

Figura 14-11 O desenvolvimento das células sanguíneas é um processo contínuo que gera um complemento celular completo a partir de uma única célula-tronco hematopoiética totipotente. Esta célula-tronco hematopoiética é uma célula-tronco comprometida que sofreu diferenciação a partir de uma célula-tronco mesodérmica mais primitiva. *Veja Fontes & Agradecimentos.*

TECNOLOGIA DE CÉLULAS-TRONCO EMBRIONÁRIAS

Acredita-se que as células da massa celular interna sejam capazes de formar qualquer tecido do corpo. A suspeita é que isto seja real em humanos (mas nunca foi testado por motivos éticos óbvios), mas foi provado que é real em camundongos. O potencial de desenvolvimento completo das células da massa celular interna constitui a base do campo experimental da tecnologia de **células-tronco embrionárias** em camundongos, uma tecnologia crucial para gerar modelos animais de doenças genéticas humanas (Fig. 14-12). Nessa técnica, células da massa celular interna de camundongos são cultivadas como células-tronco embrionárias e sofrem manipulação genética para introduzir uma determinada mutação em um gene específico. Essas células são, então, injetadas na massa celular interna de outro embrião inicial de camundongo. As células com mutação são incorporadas à massa celular interna do embrião receptor e contribuem para muitos tecidos daquele embrião, formando uma **quimera** (um único embrião composto por células de duas fontes diferentes). Se as células com mutação contribuírem para a linhagem germinativa em um animal quimérico, a prole daquele animal pode herdar as mutações introduzidas por engenharia genética. A capacidade de um embrião receptor tolerar a incorporação dessas células pluripotentes e não especificadas, que podem então sofrer especificação e contribuir para qualquer tecido em um camundongo vivo, é o inverso do desenvolvimento regulador, a capacidade de um embrião tolerar a remoção de algumas células.

As **células-tronco humanas** (HSCs, do inglês *human stem cells*) produzidas a partir de embriões fertilizados e não utilizados são o tema de pesquisas intensas, assim como de controvérsia ética. Embora o uso de HSCs para clonagem de um ser humano completo seja considerado extremamente antiético e banido universalmente, as pesquisas atuais são dirigidas para a geração de tipos celulares específicos a partir de HSCs para fornecer modelos celulares de doenças genéticas humanas ou reparar tecidos e órgãos lesados, uma meta da **medicina regenerativa** (Cap. 13).

As **células-tronco pluripotentes induzidas** (iPS, do inglês, *induced pluripotent stem cells*) constituem outra fonte de células-tronco iniciais que podem ser cultivadas e diferenciadas *in vitro* em tipos celulares específicos. As células iPS humanas são derivadas por meio da reprogramação de células somáticas facilmente disponíveis e não controversas sob o ponto de vista ético, como os fibroblastos, em células-tronco muito iniciais pela introdução de certos fatores de transcrição nas células (p. ex., os fatores de transcrição Oct4, Sox2, cMyc e Klf4). Essa tecnologia disponibiliza para pesquisa tecidos de pacientes com distúrbios genéticos que eram previamente inacessíveis, como miócitos cardíacos de pacientes com miocardiopatias ou neurônios do sistema nervoso central de pacientes com doenças neurodegenerativas, e, em última análise, talvez uma terapia baseada em tecidos usando suas próprias iPS com o gene corrigido. Shinya Yamanaka recebeu o prêmio Nobel em 2012 em Fisiologia ou Medicina em virtude de sua demonstração da viabilidade de criação de células iPS.

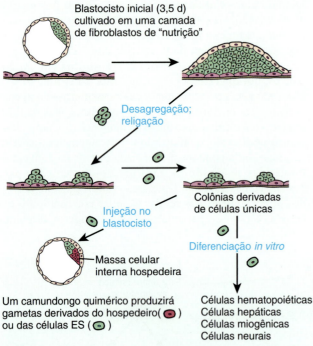

Figura 14-12 As células-tronco embrionárias (ES) são derivadas diretamente da massa celular interna, são euploides e podem contribuir para a linhagem germinativa. Células ES cultivadas e diferenciadas *in vitro* podem originar uma variedade de diferentes tipos celulares.

na superfície celular, incluindo informações posicionais derivadas de onde a célula estiver situada em um gradiente de vários **morfógenos**. Eventualmente, uma célula adquire atributos irreversíveis ou é comprometida irreversivelmente com a aquisição desses atributos (o que é chamado de **determinação**). Com exceção dos compartimentos de células germinativas e das células-tronco já descritos, todas as células sofrem especificação e determinação para seu destino final no desenvolvimento.

A especificação e a determinação envolvem a aquisição gradual de um fenótipo celular estável de expressão gênica específico para o destino particular de cada célula — células nervosas produzem proteínas sinápticas, mas não produzem hemoglobina, enquanto os eritrócitos não fabricam proteínas sinápticas, mas devem produzir hemoglobina. Com exceção das células precursoras de linfócitos submetidas a rearranjos dos genes de receptores de células T ou imunoglobulinas (Cap. 3), o perfil de expressão gênica particular responsável pelo fenótipo celular diferenciado não resulta de alterações permanentes da sequência de DNA. Em vez disso, a regulação da expressão gênica depende de alterações **epigenéticas**, como complexos de transcrição estáveis, modificação de histonas na cromatina e metilação do DNA (Cap. 3). O controle epigenético da expressão gênica é responsável pela perda da **plasticidade** do desenvolvimento, como discutiremos a seguir.

Desenvolvimento Regulador e em Mosaico

No início do desenvolvimento, as células são funcionalmente equivalentes e são submetidas aos processos dinâmicos de especificação, um fenômeno conhecido como **desenvolvimento regulador**. No desenvolvimento regulador, a remoção ou a ablação de parte de um embrião pode ser compensada por células semelhantes remanescentes. Em contraste, mais tarde no desenvolvimento, cada célula em algumas partes do embrião tem um destino diferente e, em cada uma dessas partes, o embrião apenas parece ser homogêneo. Nessa situação, conhecida como desenvolvimento **em mosaico**, a perda de uma porção do embrião provocaria uma falha do desenvolvimento das estruturas finais nas quais essas células estavam destinadas a se transformar. Portanto, a plasticidade do desenvolvimento do embrião geralmente diminui com o tempo.

Desenvolvimento Regulador e Gêmeos

O fato de o desenvolvimento inicial ser basicamente regulador foi demonstrado por experimentos embriológicos básicos e confirmado por observações em medicina clínica. Gêmeos idênticos (**monozigóticos**) constituem a evidência experimental natural de que o desenvolvimento inicial é regulador. A forma mais comum de formação de gêmeos ocorre na segunda metade da primeira semana do desenvolvimento, efetivamente dividindo a massa celular interna em duas metades e cada uma delas se desenvolvendo em um feto normal (Fig. 14-13). Se o embrião fosse regulado mesmo parcialmente por desenvolvimento em mosaico neste estágio, os gêmeos se desenvolveriam apenas parcialmente e consistiriam em partes complementares. Obviamente este não é o caso, porque os gêmeos em geral apresentam um desenvolvimento completamente normal e, eventualmente, atingem um tamanho normal por meio do crescimento pré-natal e pós-natal.

As várias formas de gêmeos monozigóticos demonstram o desenvolvimento regulador em vários estágios diferentes. Os **gêmeos dicoriônicos** resultam da clivagem no estágio de quatro células. Os **gêmeos monocoriônicos** resultam de uma clivagem da massa celular interna. **Gêmeos monoamnióticos** resultam de uma clivagem ainda mais tardia, neste caso dentro do embrião com duas camadas, que, então, formam dois embriões separados, mas apenas um compartimento extraembrionário que vai constituir um âmnio único. Todos esses eventos de formação de gêmeos demonstram que essas populações de células podem reprogramar seu desenvolvimento para formar embriões completos a partir de células que, se a clivagem não tivesse ocorrido, teriam contribuído apenas para uma parte do embrião.

A aplicação efetiva da técnica de **diagnóstico pré-implantação** (Cap. 17) também ilustra que o desenvolvimento humano inicial é regulador. Nesse procedimento, gametas masculinos e femininos são colhidos dos supostos pais e fertilizados *in vitro* (Fig. 14-14; veja também a Fig. 17-1). Quando esses embriões fertilizados atingem o estágio de oito células (no dia 3), uma microagulha de biópsia é usada para remover algumas células do blastocisto em desenvolvimento. A célula isolada com seu núcleo claramente visível pode, então, ser examinada usando uma variedade de testes citogenéticos ou genômicos apropriados para verificar se o embrião é adequado para implantação. Os embriões compostos pelas sete células restantes que não forem afetados pela doença podem, então, ser selecionados e implantados na mãe. A capacidade de recuperação da biópsia de uma de suas oito células pelo embrião é atribuível ao desenvolvimento regulador. Se essas células removidas por biópsia estivessem destinadas a formar uma parte específica ou um segmento do corpo (*i.e.*, fossem governadas pelo desenvolvimento em mosaico), poderíamos prever que essas partes do corpo estariam ausentes ou defeituosas no indivíduo maduro. Em vez disso, o embrião tem mecanismos compensatórios para substituir essas células, que apresentam, então, o desenvolvimento normal especificado por suas células vizinhas.

Desenvolvimento em Mosaico

O desenvolvimento embrionário geralmente prossegue de um desenvolvimento mais regulador para um tipo mais em mosaico. A formação típica de gêmeos idênticos no

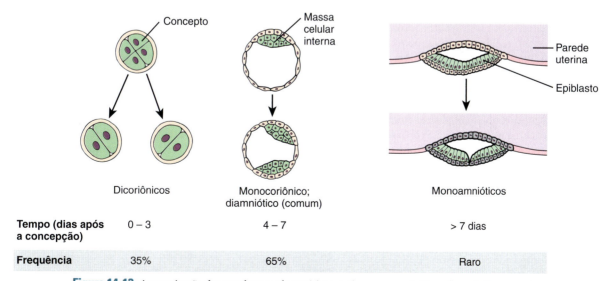

Figura 14-13 A organização das membranas placentárias em gêmeos monozigóticos depende do momento do evento de gemelaridade. Gêmeos dicoriônicos resultam de uma divisão completa de todo o embrião, que provoca a duplicação de todos os tecidos extraembrionários. Os gêmeos diamnióticos monocoriônicos são causados pela divisão da massa celular interna no estágio de blastocisto. Gêmeos monoamnióticos são causados pela divisão do epiblasto, mas não do hipoblasto.

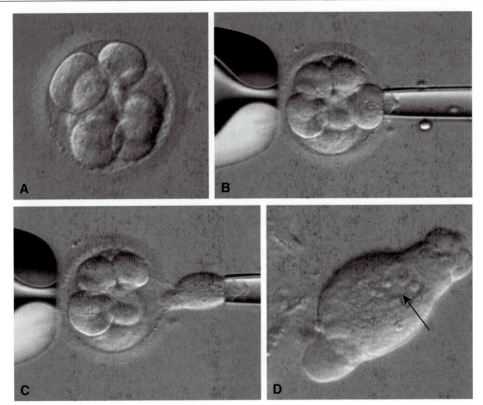

Figura 14-14 Biópsia do blastômero de um embrião humano em estágio de clivagem. **A**, Embrião de oito células, 3º dia após a fertilização. **B**, Embrião na pipeta de imobilização (*à esquerda*) com a pipeta de biópsia (*à direita*) rompendo a zona pelúcida. **C**, Remoção do blastômero por sucção. **D**, Blastômero removido por biópsia com um núcleo único claramente visível (indicado pela *seta*). *Veja Fontes & Agradecimentos.*

início do desenvolvimento, como já mencionado, é uma ilustração do desenvolvimento regulador. Contudo, eventos de clivagem *mais tardios* no embrião resultam na formação de **gêmeos siameses**, em que há dois fetos que compartilham estruturas corporais e órgãos porque a clivagem ocorreu após a transição do desenvolvimento regulador para mosaico, tarde demais para permitir embriões completos.

Curiosamente, em algumas espécies adultas não humanas, a ablação de um tecido específico pode não limitar o desenvolvimento. Por exemplo, a salamandra madura pode regenerar a cauda inteira quando esta é cortada, aparentemente retendo uma população de células que conseguem restabelecer o programa de desenvolvimento para a cauda após o trauma. Um dos objetivos da pesquisa em biologia do desenvolvimento é compreender este processo em outras espécies e, possivelmente, usá-lo na prática para a medicina regenerativa humana.

Especificação de Eixos e Formação de Padrões

Uma função crítica do organismo em desenvolvimento consiste em especificar as relações espaciais das estruturas no embrião. No início do desenvolvimento, o organismo deve determinar a orientação relativa de vários segmentos corporais e órgãos, o que envolve o estabelecimento de três eixos:

- O eixo da cabeça à cauda, que é chamado de eixo **craniocaudal** ou **anteroposterior**, é estabelecido muito cedo na embriogênese e, provavelmente, é determinado pela posição de entrada do espermatozoide que fertiliza o óvulo. (Ele é referido como eixo rostrocaudal mais tarde no desenvolvimento).
- O eixo **dorsoventral** representa a segunda dimensão, e aqui também uma série de proteínas interativas e vias de sinalização são responsáveis pela determinação das estruturas dorsais e ventrais. O morfógeno *sonic hedgehog* (discutido adiante) participa do estabelecimento da polaridade do eixo dorsoventral ao longo da medula espinal.
- Finalmente, um eixo **esquerdo-direito** precisa ser estabelecido. O eixo esquerdo-direito é essencial para o desenvolvimento adequado do coração e o posicionamento das vísceras; por exemplo, uma anormalidade no gene ZIC3 ligado ao X, envolvido na determinação do eixo esquerdo-direito, está associada a anomalias cardíacas e ***situs inversus***, em que algumas vísceras torácicas e abdominais estão do lado errado do tórax e do abdome.

Os três eixos que devem ser especificados no embrião por inteiro também devem ser especificados inicialmente no membro em desenvolvimento. No membro, o organismo deve especificar o eixo proximodistal (do ombro até a ponta do dedo), o eixo anteroposterior (do polegar ao quinto dedo) e o eixo dorsoventral (do dorso a palma). Em uma escala celular, as células individuais também desenvolvem um eixo de polaridade, por exemplo, o eixo basoapical das células tubulares renais proximais ou dos axônios e dendritos de um neurônio. Portanto, a especificação de eixos no embrião como um todo, nos membros e nas células, é um processo fundamental do desenvolvimento.

Quando um eixo do organismo é determinado, o embrião então aplica um programa de definição de padrões sobre o eixo. Conceitualmente, se a formação do eixo é considerada como o traçado de uma linha através de uma massa de células não desenvolvidas com a especificação de qual extremidade deve ser a cabeça e qual extremidade é a cauda, então a definição do padrão constitui a divisão do embrião em segmentos e a designação de uma identidade a estes segmentos, como cabeça, tórax ou abdome. Os genes *HOX* (discutidos na próxima seção) têm papéis importantes na determinação das diferentes estruturas que se desenvolverão ao longo do eixo anteroposterior. O resultado final desses programas de especificação de padrões é que células ou grupos de células recebem uma identidade relacionada principalmente com sua posição no organismo. Essa identidade é usada subsequentemente pelas células como uma instrução para especificar como o desenvolvimento deve prosseguir.

Formação de Padrões e Sistema Gênico HOX

O sistema gênico **homeobox** (*HOX*), descrito pela primeira vez na mosca da fruta *Drosophila melanogaster*, constitui um paradigma em biologia do desenvolvimento. Os genes *HOX* recebem este nome porque as proteínas que codificam são fatores de transcrição que contêm um motivo de ligação ao DNA conservado, chamado de homeodomínio. O segmento do gene que codifica o homeodomínio é chamado de *h*omeob*ox*, fornecendo à família de genes seu nome, *HOX*.

Muitas espécies de animais têm genes *HOX* e os homeodomínios codificados por estes genes são semelhantes; contudo, diferentes espécies contêm diferentes números de genes *HOX*; por exemplo, as moscas da fruta contêm oito e os humanos quase 40. Os 40 genes *HOX* humanos são organizados em quatro *clusters* em quatro cromossomos diferentes. Notavelmente, a ordem dos genes individuais dentro dos grupos é conservada entre as espécies. Os grupos de genes *HOX* humanos (Fig. 14-15) foram gerados por uma série de eventos de duplicação gênica, conceitualmente semelhantes aos descritos no Capítulo 11 para a evolução da família do gene da globina. Inicialmente, eventos antigos duplicaram o gene *HOX* ancestral original em série ao longo de um único cromossomo. Duplicações subsequentes desse conjunto único de genes *HOX* e a relocação do novo conjunto de genes para outros locais no genoma resultaram em quatro *clusters* de genes *HOX* não unidos em humanos (e outros mamíferos) chamados *HOXA*, *HOXB*, *HOXC* e *HOXD*.

Combinações únicas da expressão dos genes *HOX* em pequenos grupos de células, localizadas em regiões

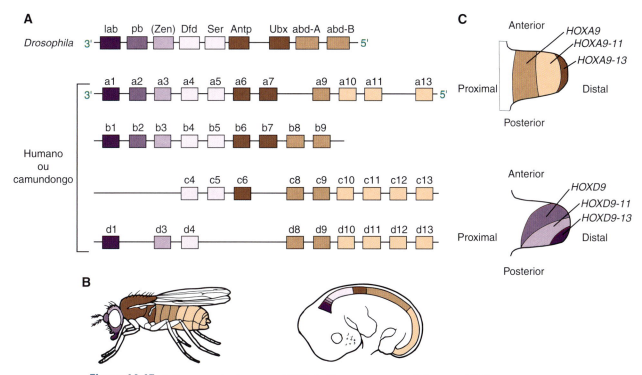

Figura 14-15 Ação e arranjo dos genes *HOX*. **A,** Um grupo ancestral de genes *HOX* em um ancestral comum de vertebrados e invertebrados foi quadruplicado nos mamíferos, e os membros individuais do grupo ancestral foram perdidos. **B,** A combinação de genes *HOX* expressos em regiões adjacentes ao longo do eixo anteroposterior dos embriões em desenvolvimento seleciona um destino de desenvolvimento específico (codificados pela cor nos segmentos da mosca e do embrião humano). **C,** Nos membros em desenvolvimento, diferentes combinações dos genes *HOXA* e *HOXD* são expressas em zonas adjacentes que ajudam a especificar o destino do desenvolvimento ao longo dos eixos proximodistal e anteroposterior. *Veja Fontes & Agradecimentos.*

específicas do embrião, ajudam a determinar o destino dessas regiões no desenvolvimento. Assim como as combinações específicas dos genes *HOX* do único *cluster* de genes *HOX* na mosca são expressas ao longo do eixo anteroposterior do corpo e regulam diferentes padrões de expressão gênica e, consequentemente, diferentes estruturas corporais (veja a Fig. 14-15), os mamíferos utilizam vários genes *HOX* de diferentes *clusters* para realizar tarefas semelhantes. No início, no embrião como um todo, os fatores de transcrição HOX especificam o eixo anteroposterior: os *clusters HOXA* e *HOXB*, por exemplo, atuam no eixo rostrocaudal para determinar a identidade das vértebras e somitos individuais. Mais tarde, no desenvolvimento, os *clusters HOXA* e *HOXD* determinam a identidade regional ao longo dos eixos do membro em desenvolvimento.

Um aspecto interessante da expressão dos genes *HOX* é que a ordem dos genes em um *cluster* é equivalente à posição em que este gene é expresso no embrião e ao momento do desenvolvimento em que ele é expresso (veja a Fig. 14-15). Em outras palavras, a posição de um gene *HOX* em um *cluster* é colinear em relação ao momento da expressão e à localização da expressão ao longo do eixo anteroposterior no embrião. Por exemplo, no *cluster HOXB*, os genes expressos primeiro e na porção anterior do embrião estão em uma extremidade do *cluster*; a ordem dos demais genes no *cluster* corresponde à ordem em que são expressos, tanto em termos da localização ao longo do eixo anteroposterior do embrião quanto do momento da expressão. Embora essa organização gênica seja distintamente incomum e não represente uma característica geral da organização dos genes no genoma (Cap. 3), um fenômeno semelhante é observado em outra família de genes humanos regulada no desenvolvimento, os *clusters* de genes da globina (Cap. 11). Nos dois casos, a associação entre a organização espacial no genoma e a expressão temporal no desenvolvimento supostamente é o reflexo de elementos reguladores de longo alcance no genoma, que governam o empacotamento epigenético e a acessibilidade de diferentes genes em diferentes momentos no embrião.

Portanto, a família gênica *HOX* ilustra vários princípios importantes em biologia do desenvolvimento e evolução:

- *Primeiro*, um grupo de genes atua em conjunto para realizar tarefas gerais semelhantes em momentos e locais diferentes no embrião.
- *Segundo*, estruturas homólogas são geradas por conjuntos de fatores de transcrição homólogos, derivados de predecessores evolutivos comuns. Por exemplo, moscas e mamíferos têm um plano corporal básico semelhante (cabeça anterior ao tronco, com membros emanando do tronco, órgãos cardiorrespiratórios anteriores aos digestivos) e esse plano corporal é especificado por um conjunto de genes que foram transmitidos por predecessores evolutivos comuns.
- E *terceiro*, embora geralmente este não seja o caso com os genes envolvidos no desenvolvimento, os genes *HOX* exibem uma organização genômica notável dentro de um *cluster*, que está correlacionada a sua função durante o desenvolvimento.

MECANISMOS CELULARES E MOLECULARES NO DESENVOLVIMENTO

Nesta seção, examinaremos os mecanismos celulares e moleculares básicos que regulam o desenvolvimento (veja o Quadro). Ilustraremos cada mecanismo com um defeito congênito ou uma doença humana que resulte de uma falha em cada um desses mecanismos normais.

MECANISMOS FUNDAMENTAIS QUE OPERAM NO DESENVOLVIMENTO

- Regulação dos genes por fatores de transcrição
- Sinalização de uma célula para outra por contato direto e por morfógenos
- Indução da forma e polaridade da célula
- Movimentação celular
- Morte celular programada

Regulação dos Genes por Fatores de Transcrição

Os fatores de transcrição controlam o desenvolvimento por meio do controle da expressão de outros genes, dos quais alguns também são fatores de transcrição. Os grupos de fatores de transcrição que atuam em conjunto são referidos como **módulos reguladores transcricionais,** e a dissecção funcional destes módulos é uma tarefa importante do geneticista do desenvolvimento e, cada vez mais, dos biólogos do genoma. Alguns fatores de transcrição ativam os genes-alvo e outros os reprimem. Outros fatores de transcrição têm funções tanto ativadoras quando repressoras (os chamados fatores de transcrição bifuncionais); RNAs não codificantes como os microRNAs também interagem com as sequências-alvo e são capazes de ativar ou reprimir a expressão gênica. O recrutamento desses vários ativadores e repressores na cromatina pode ser determinado por modificações de histonas, como a acetilação, e a regulação das modificações de histonas é efetuada por histona acetiltransferases e desacetilases (Cap. 3). Essas alterações epigenéticas nas histonas são marcas que indicam se um determinado gene provavelmente estará ativo ou inativo. Os módulos reguladores controlam o desenvolvimento ao fazer com que diferentes combinações de fatores de transcrição sejam expressas em diferentes locais e diferentes momentos para orientar a regulação temporoespacial do desenvolvimento. Ao orientar a expressão diferencial do gene no espaço e tempo, a ligação de vários módulos reguladores da transcrição aos complexos de transcrição é controlada por modificações de histonas e constitui um elemento central do desenvolvimento do embrião.

Um complexo regulador transcricional consiste em um grande número de fatores gerais de transcrição unidos aos fatores de transcrição específicos que são responsáveis por criar a seletividade de um complexo transcricional (Fig. 14-16). A maioria dos fatores gerais de transcrição é encontrada em milhares de complexos de transcrição distribuídos pelo genoma e, embora cada um deles seja essencial, suas funções no desenvolvimento são inespecíficas. Fatores

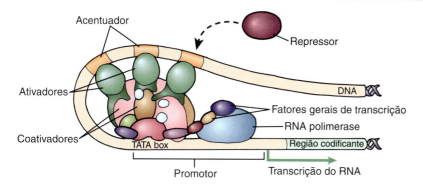

Figura 14-16 Fatores gerais de transcrição, mostrados em *azul*, e a RNA polimerase ligam-se a sequências de ação *cis* adjacentes ao local de início da transcrição do RNA mensageiro (RNAm); essas sequências de ação *cis* são referidas coletivamente como o promotor. Elementos acentuadores ou silenciadores mais distais ligam-se a fatores de transcrição especializados e específicos para o tecido. As proteínas coativadoras facilitam a interação bioquímica entre os fatores de transcrição especializados e gerais. *Veja Fontes & Agradecimentos.*

de transcrição específicos também participam da formação de complexos de fatores de transcrição, principalmente sob o controle de marcas epigenéticas de modificações de histonas, mas apenas em células específicas ou em momentos específicos do desenvolvimento, proporcionando, assim, a regulação da expressão gênica que permite o controle delicado dos processos do desenvolvimento.

A importância dos fatores de transcrição no desenvolvimento normal é ilustrada por uma mutação pouco comum do *HOXD13* que causa a **simpolidactilia**, uma condição com dominância incompleta, na qual os heterozigotos apresentam fusão interfalângica com aspecto alado e dedos extras nas mãos e nos pés. Os raros homozigotos exibem anormalidades semelhantes, porém mais graves, e também apresentam malformações ósseas das mãos, punhos, pés e tornozelos (Fig. 14-17). A mutação *HOXD13* responsável pela simpolidactilia é causada pela expansão de um trato de polialanina no domínio aminoterminal da proteína; a proteína normal contém 15 alaninas, enquanto a proteína mutante contém de 22 a 24 alaninas. A expansão de polialanina que causa a simpolidactilia provavelmente atua por um mecanismo de ganho de função (Cap. 11), uma vez que a heterozigose para a mutação *HOXD13* com perda de função exerce apenas um efeito leve sobre o desenvolvimento do membro, caracterizado por um dedo extra rudimentar entre o primeiro e segundo metatarsos e entre o quarto e quinto metatarsos dos pés. Independentemente do mecanismo exato, essa condição demonstra que uma função geral dos genes *HOX* consiste em determinar a identidade regional ao longo de eixos corporais específicos durante o desenvolvimento.

Morfógenos e Sinalização entre as Células

Uma das características típicas dos processos do desenvolvimento é que as células devem-se comunicar entre si para desenvolver as organizações espaciais adequadas dos tecidos e subtipos celulares. Essa comunicação ocorre por meio de mecanismos de sinalização celular. Esses sistemas de comunicação entre as células geralmente são compostos por um receptor na superfície celular e a molécula, chamada de **ligante**, que se liga a ele. Após a ligação do ligante, os receptores transmitem seus sinais por vias de sinalização intracelular. Um dos pares ligante-receptor comuns consiste nos fatores de crescimento de fibroblasto e seus receptores. Existem 23 membros reconhecidos da família de genes do fator de crescimento de fibroblasto em humanos e muitos deles são importantes no desenvolvimento. Os fatores de crescimento de fibroblasto servem como ligantes para receptores tirosina quinase. Anormalidades nos receptores do fator de crescimento de fibroblasto causam doenças como a **acondroplasia (Caso 2)** (Cap. 7) e algumas síndromes que envolvem anormalidades do desenvolvimento craniofacial, referidas como **craniossinostoses** porque demonstram fusão prematura das suturas cranianas.

Um dos melhores exemplos de um morfógeno do desenvolvimento é o ***hedgehog***, originalmente descoberto na *Drosophila* e batizado assim devido a sua capacidade de alterar a orientação das cristas epidérmicas. A difusão da proteína *hedgehog* cria um gradiente no qual diferentes concentrações da proteína fazem com que as células vizinhas assumam destinos diferentes. Em humanos, vários genes intimamente relacionados ao *hedgehog* da *Drosophila* também codificam morfógenos do desenvolvimento; um exemplo é o gene *sonic hedgehog* (*SHH*). Embora os programas específicos controlados pelo *hedgehog* em *Drosophila* sejam muito diferentes daqueles controlados por seus equivalentes em mamíferos, os temas e os mecanismos moleculares subjacentes são semelhantes. Por exemplo, a secreção da proteína SHH pelo notocórdio e pela placa do assoalho do tubo neural em desenvolvimento gera um gradiente que induz e organiza os diferentes tipos de células e tecidos no encéfalo e na medula espinal em desenvolvimento (Fig. 14-18A). O SHH também é produzido por um pequeno grupo de células no broto do membro para criar o que é conhecido como **zona de atividade polarizadora**, que é responsável pelo estabelecimento do lado posterior do broto do membro em desenvolvimento e pelo padrão assimétrico dos dedos nos membros individuais (Fig. 14-18B).

As mutações que inativam o gene *SHH* em humanos causam defeitos congênitos que podem ser herdados como traços autossômicos dominantes, o que demonstra que uma redução de 50% da expressão do gene é suficiente para produzir um fenótipo anormal, supostamente por uma alteração da magnitude do gradiente da proteína *hedgehog*. Os indivíduos afetados geralmente apresentam **holoprosencefalia** (falha de desenvolvimento da face média e do prosencéfalo), provocando fendas labiais e palatinas, hipotelorismo (espaço pequeno entre os olhos) e ausência de estruturas

Forma e Organização Celulares

As células devem-se organizar quanto às suas posição e polaridade em seu microambiente. Por exemplo, as células epiteliais renais devem sofrer o desenvolvimento diferencial dos aspectos apical e basal de suas organelas para efetuar a reabsorção de solutos. A aquisição de polaridade por uma célula pode ser vista como a versão celular da determinação do eixo (discutida na seção anterior) em relação ao desenvolvimento do embrião em geral. Em circunstâncias normais, cada célula tubular renal elabora em sua superfície celular uma estrutura filamentosa, conhecida como um cílio primário. Uma hipótese supõe que o cílio primário seja projetado para perceber o fluxo de líquidos no túbulo renal em desenvolvimento e sinalizar para que a célula deixe de proliferar e se polarize. Outra hipótese é que o cílio primário seria um tipo de antena celular que concentra os componentes de transdução de sinal para facilitar a ativação ou a repressão das vias do desenvolvimento.

Existem evidências substanciais de que a via de transdução de sinal de *sonic hedgehog* atue desse modo. A **doença renal policística (Caso 37)** em adultos é causada pela perda da função de um de dois componentes proteicos dos cílios primários, a policistina 1 ou a policistina 2, de modo que as células não conseguem perceber o fluxo de líquido ou ativar ou reprimir adequadamente as vias de transdução de sinal. Como resultado, elas continuam a proliferar e não são submetidas ao programa de desenvolvimento apropriado de polarização, onde param de se dividir e exibem a expressão polarizada de determinadas proteínas no aspecto apical ou basal das células epiteliais tubulares (Fig. 14-20). A divisão celular continuada provoca a formação de cistos, espaços cheios de líquido revestidos por células tubulares renais.

Migração Celular

A movimentação celular programada é crítica no desenvolvimento, e em nenhuma parte isto é mais importante do que no sistema nervoso central. O sistema nervoso central é desenvolvido a partir do tubo neural, um cilindro de células criado durante a 4ª a 5ª semanas da embriogênese. Inicialmente, o tubo neural consiste apenas em uma única camada celular, um epitélio colunar pseudoestratificado. Quando um número suficiente de células neuroepiteliais é produzido por divisão simétrica, essas células se dividem assimetricamente como células-tronco neurais. Essas células-tronco neurais se estendem da superfície apical adjacente ao ventrículo até a superfície basal. O núcleo dessas células-tronco neurais é adjacente à superfície apical na camada celular ventricular situada adjacente ao ventrículo, e a fibra dessas células se estende até a superfície basal ou pial, como as chamadas células gliais radiais. Essas células gliais radiais representam um tipo de célula-tronco neural, que sofre divisão assimétrica para gerar novas células-tronco neurais, assim como precursores neuronais comprometidos e células-tronco neurais secundárias. Estas estabelecem células-tronco neurais de localização mais basal que podem amplificar o número de células produzidas a partir de um determinado progenitor glial radial. Os precursores neuronais pós-mitóticos migram

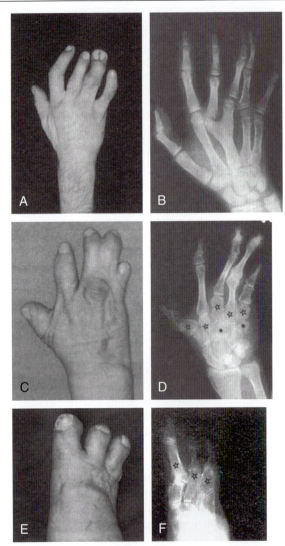

Figura 14-17 Uma mutação rara de ganho de função no *HOXD13* cria uma proteína anormal com um efeito dominante negativo. As fotografias e radiografias mostram o fenótipo da simpolidactilia. **A** e **B**, Mão e radiografia de um indivíduo heterozigoto para uma mutação *HOXD13*. Observe a ramificação do metacarpo III e o dedo extra resultante IIIa. A sindactilia entre os dedos foi parcialmente corrigida por separação cirúrgica de III e IIIa-IV. **C** e **D**, Mão e radiografia de um indivíduo homozigoto para uma mutação *HOXD13*. Observe a sindactilia dos dedos III, IV e V e sua articulação única; a transformação dos metacarpos I, II, III e V em ossos curtos semelhantes ao carpo (*estrelas*); dois ossos do carpo adicionais (*asteriscos*) e segundas falanges curtas. O rádio, a ulna e os ossos do carpo proximais parecem normais. **E** e **F**, Pé e radiografia do mesmo indivíduo homozigoto. Observe o tamanho relativamente normal do metatarso I, o tamanho pequeno do metatarso II e a substituição dos metatarsos III, IV e V por um único osso semelhante ao tarso (*estrelas*). *Veja Fontes & Agradecimentos.*

do prosencéfalo. Às vezes, porém, os achados clínicos são leves ou sutis como, por exemplo, um incisivo central único ou a ausência parcial do corpo caloso (Fig. 14-19). Uma vez que foi observada uma expressão variável em membros da mesma família, isto não pode ser decorrente de diferentes mutações e, em vez disso, deve refletir a ação de genes modificadores em outros *loci*, probabilidade, ambiente ou alguma combinação dos três.

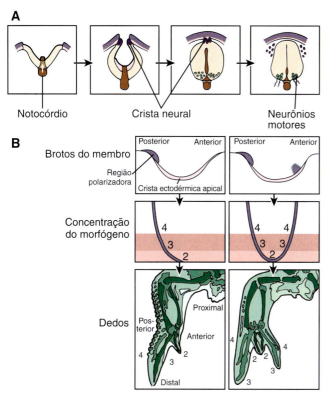

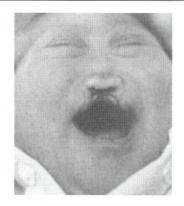

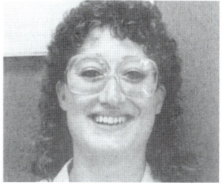

Figura 14-18 **A,** Corte transversal do tubo neural em desenvolvimento. A proteína *sonic hedgehog* liberada do notocórdio é difundida para cima até a porção ventral do tubo neural em desenvolvimento (*em marrom*); altas concentrações imediatamente acima do notocórdio induzem a placa do assoalho, enquanto concentrações mais baixas mais lateralmente induzem os neurônios motores. O ectoderma acima (dorsalmente) do tubo neural libera proteínas morfogenéticas ósseas que ajudam a induzir o desenvolvimento da crista neural na borda dorsal do tubo neural em fechamento (*em roxo*). **B,** Ação morfogenética da proteína *sonic hedgehog* (SHH) durante a formação do broto do membro. SHH é liberada da zona de atividade polarizadora (marcada como região polarizadora em **B**) no broto do membro posterior para produzir um gradiente (mostrado com seus níveis mais altos como 4, declinando para 2). Mutações ou experimentos de transplante que criem uma região polarizadora ectópica no broto do membro anterior causam uma duplicação dos elementos do membro posterior. *Veja Fontes & Agradecimentos.*

Figura 14-19 Expressividade variável de uma mutação de *SHH*. Mãe e filha são portadoras da mesma mutação de sentido trocado (*missense*) de *SHH*, mas a filha é gravemente afetada com microcefalia, desenvolvimento anormal do encéfalo, hipotelorismo e palato fendido, enquanto a única manifestação na mãe é um incisivo superior central único. *Veja Fontes & Agradecimentos.*

então para fora, na direção da superfície da pia-máter ao longo da glia radial. O sistema nervoso central é construído por ondas de migração desses precursores neuronais. Os neurônios que constituem as camadas internas do córtex migram mais cedo no desenvolvimento, e cada onda sucessiva de neurônios passa pelas camadas internas, depositadas previamente, para formar a camada externa seguinte (Fig. 14-21).

A **lisencefalia** (literalmente "encéfalo liso") é uma anormalidade grave do desenvolvimento encefálico que causa deficiência intelectual profunda. Esse defeito do desenvolvimento é um componente da **síndrome de Miller-Dieker (Caso 32)**, que é causada por uma síndrome de deleção de genes contíguos que envolve uma cópia do gene *LIS1* no cromossomo 17. Quando ocorre perda de função do *LIS1*, as ondas progressivas de migração dos neurônios corticais não ocorrem de um modo organizado, em virtude da redução das velocidades de migração. O resultado é um córtex cerebral espessado, hipercelular, com camadas celulares indefinidas e giros pouco desenvolvidos, fazendo com que a superfície do encéfalo pareça lisa.

Além das migrações neuronais descritas, outro exemplo notável de migração celular envolve a crista neural, uma população de células originada do aspecto dorsolateral do tubo neural em desenvolvimento (veja a Fig. 14-18A). As células da crista neural devem migrar de seu local original na superfície dorsal e lateral do tubo neural até locais notavelmente distantes, como o aspecto ventral da face, orelha, coração, intestino e muitos outros tecidos, incluindo a pele, onde se diferenciam em melanócitos pigmentados.

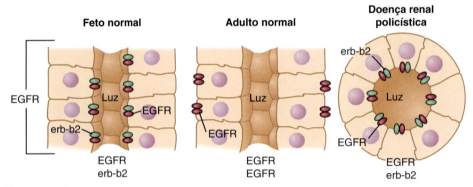

Figura 14-20 Polarização do receptor do fator de crescimento epidérmico (EGFR) no epitélio de um feto normal, um adulto normal e um paciente com doença renal policística. As células fetais e as células epiteliais de pacientes com doença renal policística expressam um heterodímero de EGFR e erb-b2 nas membranas celulares apicais. Em adultos normais, o epitélio tubular expressa complexos homodiméricos de EGFR na membrana basolateral. *Veja Fontes & Agradecimentos.*

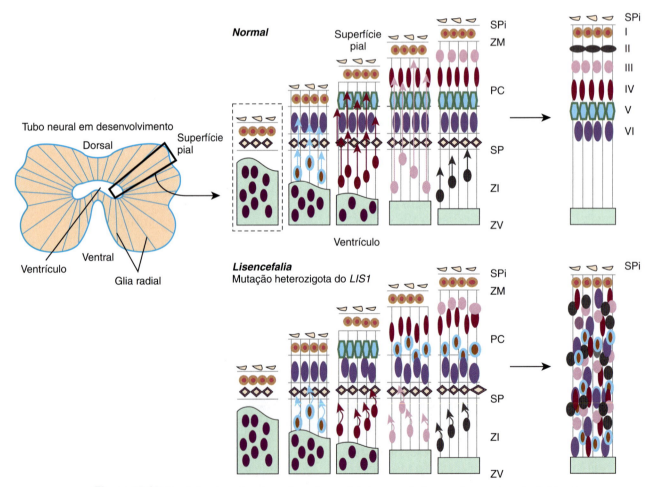

Figura 14-21 Papel da migração neuronal no desenvolvimento cortical normal e na migração defeituosa em indivíduos heterozigotos para uma mutação no *LIS1* causando lisencefalia. *Em cima,* Foi realizado um corte radial de um tubo neural de camundongo com desenvolvimento normal, mostrando as células progenitoras na zona ventricular (ZV). Essas células sofrem divisão e diferenciação em células pós-mitóticas e migram radialmente ao longo de uma estrutura composta pela glia. As diferentes formas e cores representam as células que migram e formam as várias camadas corticais: ZI, zona intermediária; SP, subplaca; PC, placa cortical; ZM, zona marginal; SPi, superfície pial. As seis camadas distinguíveis do córtex normal (molecular, granular externa, piramidal externa, granular interna, piramidal interna, multiforme) que ocupam a região da placa cortical são marcadas de I a VI. *Embaixo,* Migração aberrante e falha do desenvolvimento cortical normal observadas na lisencefalia. *Veja Fontes & Agradecimentos.*

A população do intestino por progenitores da crista neural origina a inervação autônoma do intestino; uma falha nessa migração provoca o colo aganglionar observado na **doença de Hirschsprung** (Caso 22). A genética da doença de Hirschsprung é complexa (Cap. 8), mas várias moléculas sinalizadoras essenciais foram implicadas. Uma das mais bem caracterizadas é o proto-oncogene *RET*. Como discutido no Capítulo 8, mutações no *RET* foram identificadas em aproximadamente 50% dos pacientes com a doença de Hirschsprung.

Outro exemplo de defeito do desenvolvimento da crista neural consiste no grupo de defeitos congênitos conhecido como a **síndrome de Waardenburg**, que inclui defeitos da pigmentação da pele e cabelo, coloração da íris e inervação do colo (Fig. 14-22). Essa síndrome pode ser causada por mutações em pelo menos quatro fatores de transcrição diferentes, cada um resultando em anormalidades do desenvolvimento da crista neural.

Morte Celular Programada

A morte celular programada representa uma função crítica no desenvolvimento e é necessária para o desenvolvimento morfológico de muitas estruturas. Ocorre sempre que os tecidos precisam ser remodelados durante a morfogênese, como durante a separação dos dedos individuais, na perfuração das membranas anal e coanal, ou no estabelecimento da comunicação entre o útero e a vagina.

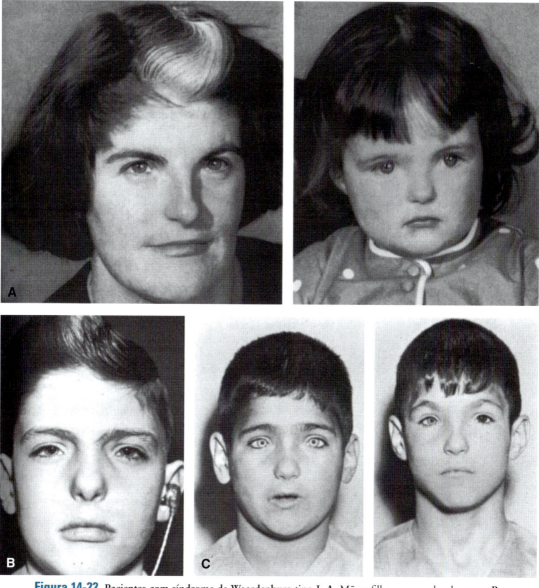

Figura 14-22 Pacientes com síndrome de Waardenburg tipo I. **A,** Mãe e filha com mechas brancas. **B,** Um menino de 10 anos de idade com surdez congênita e mecha branca. **C,** Irmãos, um dos quais é surdo. Não há uma mecha branca, mas o menino à direita apresenta íris heterocromática. Mutações de *PAX3*, que codifica um fator de transcrição envolvido no desenvolvimento da crista neural, causam a síndrome de Waardenburg tipo I. *Veja Fontes & Agradecimentos.*

Uma forma importante de morte celular programada é a **apoptose**. Estudos de camundongos com mutações com perda de função do gene *Foxp1* indicam que a apoptose é necessária para a remodelagem dos tecidos que formam porções do septo ventricular e do trato de fluxo cardíaco (**coxins endocárdicos**), para garantir o posicionamento normal das origens dos vasos aórtico e pulmonar. Ao eliminar certas células, a posição relativa dos coxins é desviada para sua localização correta. Também há suspeitas de que defeitos na apoptose constituam a base de algumas outras formas de doenças cardíacas congênitas humanas (Cap. 8), como os defeitos cardíacos conotruncal da **síndrome de DiGeorge**, causada pela deleção do gene *TBX1* localizado no cromossomo 22q11 (Cap. 6). A apoptose também ocorre durante o desenvolvimento do sistema imunológico para eliminar linhagens linfocitárias que reagem contra o próprio organismo, prevenindo, assim, as doenças autoimunes.

INTERAÇÃO DOS MECANISMOS DO DESENVOLVIMENTO NA EMBRIOGÊNESE

A embriogênese requer a coordenação de múltiplos processos do desenvolvimento, dos quais fazem parte a proliferação, a diferenciação, a migração e a apoptose. Por exemplo, muitos processos devem ocorrer para transformar uma massa de mesoderma em um coração ou uma camada de neuroectoderma em uma medula espinal. Para entender como esses processos interagem e atuam em conjunto, os biólogos do desenvolvimento tipicamente estudam a embriogênese em organismos-modelo, como vermes, moscas ou camundongos. Os princípios gerais elucidados por esses sistemas mais simples e mais fáceis de manipular podem, então, ser aplicados à compreensão dos processos do desenvolvimento em humanos.

Os Membros como Modelo de Organogênese

Os membros dos vertebrados são um produto relativamente simples e bem estudado dos processos do desenvolvimento. Não existe uma especificação genômica para que um braço humano tenha aproximadamente 1 m de comprimento, com um osso proximal, dois ossos no antebraço e 27 ossos na mão. Em vez disso, o membro resulta de uma série de processos regulados que especificam o desenvolvimento ao longo de três eixos, o eixo proximodistal, o eixo dorsoventral e o eixo anteroposterior (Fig. 14-23).

Os membros começam como protrusões de células em proliferação, os **brotos dos membros**, ao longo da borda lateral do mesoderma do embrião humano, na 4ª semana do desenvolvimento. A localização de cada broto do membro ao longo do eixo anteroposterior do embrião (eixo craniocaudal) está associada à expressão de um fator de transcrição específico em cada local, Tbx4 para os membros posteriores e Tbx5 para os anteriores, onde a expressão é induzida por várias combinações de ligantes do fator de crescimento do fibroblasto. Portanto, o processo basicamente proliferativo de crescimento externo do broto do membro é ativado por fatores de crescimento e fatores de transcrição.

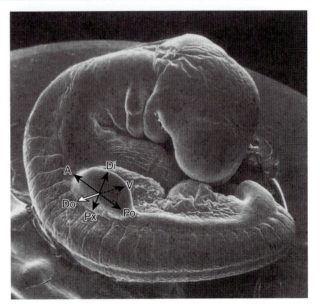

Figura 14-23 Esta eletromicrografia de varredura de um embrião humano de 4 semanas ilustra a formação inicial de brotos do membro anterior. Sobrepostos ao broto estão os três eixos de especificação do membro: Do-V, dorsoventral (dorsal se afasta do plano da foto, ventral se aproxima do plano da foto); Px-Di, proximodistal; e A-Po, anteroposterior. *Veja Fontes & Agradecimentos.*

O broto do membro cresce basicamente em uma expansão lateral, para fora, do eixo proximodistal do membro (veja a Fig. 14-18B). Embora a expansão proximodistal do membro constitua o processo mais óbvio, os outros dois eixos são estabelecidos logo após o início do crescimento externo no broto do membro. O eixo anteroposterior é definido logo após o crescimento externo do broto do membro, onde o polegar é considerado uma estrutura anterior porque está na borda do membro que fica voltada para a parte superior do corpo. O quinto dedo é uma estrutura posterior porque está no lado do broto do membro orientado para a parte inferior do corpo. Durante a formação do membro, o morfógeno SHH é expresso no aspecto posterior do broto do membro em desenvolvimento, e seu nível de expressão forma um gradiente que é responsável principalmente pelo estabelecimento do eixo anteroposterior no membro em desenvolvimento (veja a Fig. 14-18B). Defeitos na definição do padrão anteroposterior no membro causam um padrão de dedos excessivos, manifestado como polidactilia, ou ausência de separação completa dos dedos em desenvolvimento, manifestada como sindactilia. O eixo dorsoventral também é estabelecido, resultando em uma palma ou sola no lado ventral da mão e do pé, respectivamente.

Agora podemos começar a entender os mecanismos subjacentes às síndromes de defeitos congênitos, aplicando os conhecimentos da biologia do desenvolvimento molecular aos distúrbios humanos. Por exemplo, mutações no gene do fator de transcrição *GLI3* causam duas síndromes pleiotrópicas de anomalias do desenvolvimento, a **síndrome de cefalopolissindactilia de Greig (SCPG)** e a **síndrome de Pallister-Hall** (veja a Fig. 14-1). Essas duas síndromes compreendem diferentes combinações de anomalias dos membros, sistema nervoso central, craniofaciais, de vias aéreas

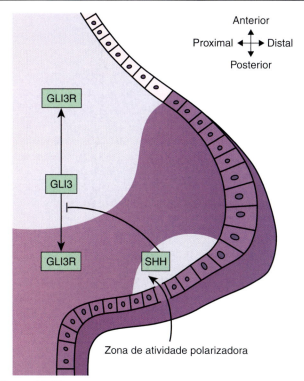

Figura 14-24 Diagrama esquemático dos eixos anteroposterior e proximodistal do broto do membro e seus componentes moleculares. Neste diagrama, o aspecto anterior está acima e o aspecto distal está à direita. A expressão de SHH ocorre na zona de atividade polarizadora do broto do membro posterior e SHH é ativado pelo gene *dHand*. SHH inibe a conversão do fator de transcrição GLI3 em GLI3R nas regiões posteriores do broto do membro. Contudo, a atividade de SHH não se estende para as regiões anteriores do broto. A ausência de SHH permite que GLI3 seja convertido em GLI3R (um repressor da transcrição) no broto do membro anterior. Por esse mecanismo, o eixo anteroposterior do broto do membro é estabelecido com um gradiente de GLI3 *versus* GLI3R. *Veja Fontes & Agradecimentos.*

e geniturinárias que são causadas por uma perturbação do equilíbrio na produção de duas formas variantes de GLI3, referidas como GLI3 e GLI3R, como mostra a Figura 14-24. GLI3 faz parte da via de sinalização SHH. O SHH sinaliza, em parte, por meio de um receptor de superfície celular codificado por um gene chamado *PTCH1*, que é concentrado no cílio das células durante o desenvolvimento. Mutações no *PTCH1* causam a **síndrome do nevo basocelular**. Também conhecida como a **síndrome de Gorlin**, esta síndrome consiste em anomalias craniofaciais e polidactilia ocasional semelhantes às observadas na SCPG, mas, na síndrome de Gorlin, também há manifestação de cistos dentários e susceti- bilidade ao carcinoma de células basais. Quando analisamos a síndrome de Gorlin e a SCPG, é possível perceber que os dois distúrbios compartilham manifestações fenotípicas pre- cisamente porque os genes que sofrem mutações nos dois distúrbios produzem efeitos sobrepostos na mesma via da genética do desenvolvimento. Uma terceira proteína na via de sinalização SHH, a proteína de ligação a CREB, ou CBP, é um coativador de transcrição do fator de transcrição GLI3. Mutações do CBP causam a **síndrome de Rubinstein-Taybi** (veja a Fig. 14-5), que também compartilha manifestações fenotípicas com a SCPG e a síndrome de Gorlin.

COMENTÁRIOS FINAIS

Muitos outros exemplos desse fenômeno poderiam ser citados, mas os pontos principais que devem ser enfatizados são que os genes constituem os reguladores primários dos processos do desenvolvimento, seus produtos protei- cos atuam em vias genéticas do desenvolvimento, e estas vias são empregadas em processos do desenvolvimento rela- cionados em vários sistemas orgânicos. A compreensão da base molecular da função gênica, como essas funções estão organizadas em módulos e como anormalidades nesses módulos causam e estão correlacionadas a malformações e síndromes pleiotrópicas, constitui a base da abordagem clínica moderna nos defeitos congênitos humanos. O conhecimento detalhado dessas vias do desenvolvimento também pode fornecer um caminho futuro para a criação de terapias direcionadas para porções apropriadas dessas vias.

REFERÊNCIAS GERAIS

Carlson BM: *Human embryology and developmental biology*, ed 5, Philadelphia, 2014, WB Saunders.
Dye FJ: *Dictionary of developmental biology and embryology*, ed 2, New York, 2012, Wiley-Blackwell.
Epstein CJ, Erickson RP, Wynshaw-Boris AJ, editors: *Inborn errors of development: the molecular basis of clinical disorders of morphoge- nesis*, ed 2, New York, 2008, Oxford University Press.
Gilbert SF: *Developmental biology*, ed 10, Sunderland, MA, 2013, Sinauer Associates.
Wolpert L, Tickle C: *Principles of development*, ed 4, New York, 2011, Oxford University Press.

REFERÊNCIAS ESPECÍFICAS PARA TÓPICOS PARTICULARES

Acimovic I, Vilotic A, Pesl M, et al: Human pluripotent stem cell-derived cardiomyocytes as research and therapeutic tools, *Biomed Res Int* 2014:512831, 2014.
Ross CA, Akimov S: Human induced pluripotent stem cells: potential for neurodegenerative diseases, *Hum Mol Genet* 23(R1):R17-R26, 2014.

THOMPSON & THOMPSON GENÉTICA MÉDICA

PROBLEMAS

1. Qual é a diferença entre desenvolvimento regulador e em mosaico? Qual é a importância desses dois estágios do desenvolvimento para a genética reprodutiva e o diagnóstico pré-natal?

2. Correlacione os termos na coluna à esquerda com os termos mais adequados na coluna à direita.

a. Apagamento do *imprinting* durante o desenvolvimento da célula germinativa	1. Totipotência
b. Desenvolvimento dependente da posição	2. Morfógeno
c. Desenvolvimento regulador	3. Regulação epigenética da expressão gênica
d. Células-tronco embrionárias	4. Gemelaridade monozigótica

3. Correlacione os termos na coluna à esquerda com os termos mais adequados na coluna à direita.

a. Banda amniótica	1. Fenda palatina em forma de U
b. Polidactilia	2. Talidomida
c. Líquido amniótico inadequado	3. Mutação no *GLI3*
d. Redução do membro	4. Disrupção
e. Sequência de Robin	5. Deformação

4. Que tipo de células diploides não seriam doadoras de núcleo adequadas em um experimento de clonagem animal e por quê?

5. Para discussão: Por que algumas mutações em fatores de transcrição provocam defeitos do desenvolvimento, mesmo quando estão presentes no estado heterozigoto?

CAPÍTULO **15**

Genética e Genômica do Câncer

O câncer é uma das doenças mais graves e comuns observadas na medicina clínica. Existem 14 milhões de novos casos de câncer diagnosticados a cada ano e mais de oito milhões de mortes relacionadas com a doença em todo o mundo. Com base nas estatísticas mais recentes disponíveis, o tratamento de câncer custa 80 bilhões de dólares por ano com gastos diretos do cuidado de saúde somente nos Estados Unidos. O câncer invariavelmente é fatal se não for tratado. A identificação de pessoas sob risco aumentado para o câncer antes de seu desenvolvimento é um objetivo importante da pesquisa genética. E tanto para aqueles com uma predisposição hereditária para o câncer quanto para aqueles na população geral, o diagnóstico precoce de câncer e seu tratamento são vitais, e ambos estão cada vez mais dependentes dos avanços no sequenciamento do genoma e na análise da expressão gênica.

NEOPLASIA

Câncer é o nome usado para descrever as formas mais agressivas de **neoplasia**, um processo patológico caracterizado por uma proliferação celular descontrolada que leva ao surgimento de uma massa ou tumor (**neoplasma**). O acúmulo anormal de células em um neoplasma ocorre em virtude de um desequilíbrio entre os processos normais de proliferação celular e de desgaste celular. As células proliferam à medida que passam pelo ciclo celular e sofrem mitose. O desgaste, devido à morte celular programada (Cap. 14), remove as células de um tecido. Para um neoplasma ser um câncer, contudo, ele também deve ser **maligno**, o que significa que não somente seu crescimento é descontrolado, mas também é capaz de invadir os tecidos vizinhos que circundam o local original (o sítio primário) e podem-se disseminar ("**metastatizar**") para locais mais distantes (Fig. 15-1). Tumores que não invadem ou metastatizam não são cancerosos, mas são considerados tumores **benignos**, embora sua função, tamanho ou localização anormais possam fazer com que eles sejam qualquer coisa, muito menos benignos para o paciente.

O câncer não é uma doença única, mas pode ser encontrado em muitas formas e graus de malignidade. Existem três classes principais de câncer:

- **Sarcomas**, casos em que o tumor é originado no tecido mesenquimal, tal como osso, músculo ou tecido conjuntivo, ou no tecido do sistema nervoso;

- **Carcinomas**, casos em que o tumor se origina no tecido epitelial, tal como as células de revestimento do intestino, brônquios, ou ductos mamários; e
- Neoplasmas malignos **hematopoiéticos** e **linfoides**, tais como leucemia e linfoma, que se disseminam por toda a medula óssea, sistema linfático e sangue periférico.

Dentro de cada um dos principais grupos, os tumores são classificados pelo local, tipo tecidual, aspecto histológico, grau de malignidade, aneuploidia cromossômica e, cada vez mais, por quais mutações gênicas e anormalidades na expressão gênica são encontradas no tumor.

Neste capítulo, descrevemos quais estudos genéticos e genômicos demonstram que *o câncer é fundamentalmente uma doença genética.* Descrevemos os tipos de genes que têm sido implicados no desencadeamento do câncer e os mecanismos pelos quais a disfunção desses genes pode resultar na doença. Em segundo lugar, revisamos diversas síndromes neoplásicas hereditárias e demonstramos como reflexões obtidas em sua patogênese iluminaram a base das formas de câncer esporádicas, muito mais comuns. Também examinamos alguns desafios especiais como as síndromes hereditárias que se apresentam para a genética médica e o aconselhamento genético. Em terceiro lugar, ilustramos as maneiras pelas quais a genética e a genômica mudou tanto o modo como nós pensamos sobre as causas de câncer quanto o modo como diagnosticamos e tratamos a doença. A genômica — em particular a identificação das mutações, de modificações epigenômicas alteradas e da expressão gênica anormal nas células cancerosas — está expandindo enormemente nossa compreensão sobre o desenvolvimento do câncer e está mudando verdadeiramente o diagnóstico e o tratamento do câncer.

BASE GENÉTICA DO CÂNCER
Mutações Gênicas "Condutoras" e "Passageiras"

A aplicação ao estudo do câncer de novas tecnologias poderosas de sequenciamento para o sequenciamento do genoma (Cap. 4) e estudos de expressão do RNA (Cap. 3) trouxe uma clareza remarcada ao nosso entendimento das origens do câncer. Pela análise de muitos milhares de amostras obtidas a partir de mais de 30 tipos de câncer humano, os pesquisadores estão construindo *The Cancer Genome Atlas* (**O Atlas do Genoma do Câncer**), um catálogo público de mutações, modificações epigenômicas e perfis de expressão gênica anormal, encontrados em uma ampla variedade de

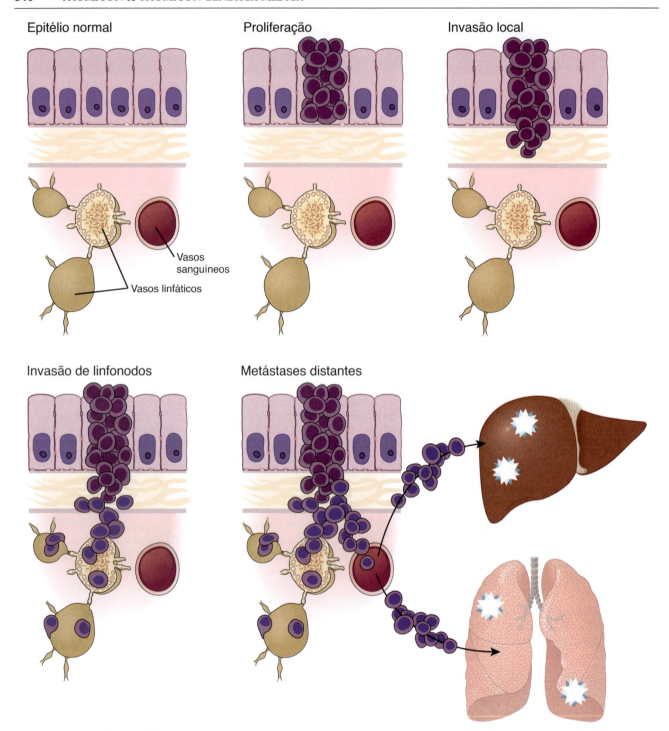

Figura 15-1 Esquema geral para o desenvolvimento de um carcinoma em um tecido epitelial como o epitélio do colo. O diagrama mostra a progressão do epitélio normal para proliferação local, invasão pela lâmina própria, disseminação para linfonodos locais e metástases distantes finais para o fígado e o pulmão.

cânceres. Embora o projeto ainda esteja em andamento, os resultados desses estudos até o momento são surpreendentes. O número de mutações presentes em um tumor pode variar desde somente algumas até muitas dezenas de milhares. A maioria das mutações encontradas pelo sequenciamento do tecido tumoral parece ser aleatória, não é recorrente em tipos específicos de câncer, e, provavelmente, ocorreu à medida que o câncer se desenvolveu, e não provocando diretamente o desenvolvimento ou a progressão da neoplasia. Tais mutações são denominadas de **mutações "passageiras"**. Contudo, um subconjunto de algumas centenas de genes tem sido repetidamente considerado como sofrendo mutações em alta frequência em muitas amostras do mesmo tipo de câncer ou mesmo em múltiplos tipos diferentes de câncer, com mutações em uma frequência tão alta que seria difícil que fossem mutações passageiras. Desse modo, presume-se que esses genes estejam envolvidos no desenvolvimento ou na progressão do câncer em si e, portanto, são considerados como **genes "condutores",** ou seja, eles abrigam mutações (assim chamadas **mutações gênicas condutoras**) que provavelmente provocam o desenvolvimento ou a progressão de um câncer. Embora muitos genes condutores sejam específicos para determinados tipos de tumor, alguns, tais como aqueles presentes no gene *TP53* que codifica a proteína p53, são encontrados na vasta maioria de cânceres de muitos tipos diferentes. Embora os genes condutores mais comuns sejam atualmente conhecidos, é provável que genes condutores adicionais, menos abundantes, venham a ser identificados à medida que o *The Cancer Genome Atlas* continua a crescer.

Espectro das Mutações Gênicas Condutoras

Muitas diferentes alterações do genoma podem agir como mutações gênicas condutoras. Em alguns casos, uma mudança em um único nucleotídeo ou uma inserção ou deleção pequena pode ser uma mutação condutora. Grandes números de divisões celulares são necessários para produzir um organismo adulto com um valor estimado de 10^{14} células a partir de um zigoto unicelular. Dada uma frequência de erros de replicação de 10^{-10} por base de DNA por divisão celular, e um valor estimado de divisões celulares de 10^{15} durante a vida de um adulto, erros de replicação isolados resultam em milhares de novos nucleotídeos únicos ou pequenas mutações de inserção/deleção no genoma em *cada célula* do organismo. Alguns agentes ambientais, como carcinógenos da fumaça do cigarro ou radiação por raios ultravioleta ou raios X, irão aumentar a taxa de mutações ao longo do genoma. Se, por acaso, ocorrerem mutações em genes condutores críticos em uma determinada célula, então o processo de oncogênese pode ser iniciado.

Mutações cromossômicas e subcromossômicas (Caps. 4 e 5) também podem servir como mutações condutoras. Translocações particulares algumas vezes são altamente específicas para determinados tipos de câncer e envolvem genes específicos (p. ex., a translocação *BCR-ABL* na leucemia mieloide crônica (Caso 10); por outro lado, outras neoplasias podem mostrar rearranjos complexos, nos quais os cromossomos se quebram em numerosos fragmentos e se reúnem, formando combinações novas e complexas (um processo conhecido como **"estilhaçamento cromossômico"**). Por fim, grandes alterações genômicas envolvendo muitas quilobases de DNA podem formar a base para a perda da função ou aumento da função de um ou mais genes condutores. Grandes alterações genômicas incluem deleções de um segmento de um cromossomo ou multiplicação de um segmento cromossômico para produzir regiões com muitas cópias do mesmo gene (**amplificação gênica**).

As Funções Celulares dos Genes Condutores

A natureza de algumas mutações gênicas condutoras não é surpreendente: as mutações afetam diretamente genes específicos que regulam processos que são prontamente reconhecidos como sendo importantes na oncogênese. Esses processos incluem regulação do ciclo celular, proliferação celular, diferenciação e saída do ciclo celular, inibição do crescimento pelos contatos célula-célula e morte celular programada (apoptose). Contudo, os efeitos de outras mutações gênicas condutoras não são reconhecidos tão prontamente e incluem genes que agem de modo mais global e afetam indiretamente a expressão de muitos outros genes. Incluídos nesse grupo encontram-se genes que codificam produtos que mantêm a integridade do DNA e genoma ou genes que afetam a expressão gênica, em nível de transcrição pelas mudanças epigenômicas, em nível pós-transcricional através de efeitos sobre a tradução ou estabilidade do RNA mensageiro (RNAm) ou em nível pós-traducional através de seus efeitos no *turnover* da proteína (Tabela 15-1). Outros genes condutores afetam a tradução, por exemplo, genes que codificam **RNAs não codificantes** a partir dos quais são derivados **microRNAs (miRNAs) reguladores** (Cap. 3). Detectou-se que muitos miRNAs são altamente superexpressos ou sub-regulados em vários tumores, algumas vezes de forma exuberante.

TABELA 15-1 Classes de Genes Condutores Mutados no Câncer

Genes com Efeitos Específicos na Proliferação Celular ou Apoptose	Genes com Efeitos Globais no Genoma ou Integridade do DNA ou na Expressão Gênica
Regulação do ciclo celular	Integridade do genoma
Proteínas de pontos de checagem do ciclo celular	• Segregação cromossômica
Sinalização da proliferação celular	• Mutação genômica e gênica
• Fatores de transcrição	• Reparo de DNA
• Tirosinas quinases receptoras e ligadas à membrana	• Estabilidade telomérica
• Fatores de crescimento	Expressão gênica: metabólitos anormais que afetam a atividade de múltiplos genes/produtos gênicos
• Serina-treonina quinases intracelulares	Expressão gênica: modificações epigenéticas do DNA/cromatina
• Quinases PI3	• Metilação e hidroximetilação do DNA
• Proteínas G e receptores de proteína-G acopladas	• Metilação, desmetilação e acetilação de histonas da cromatina
• Sinalização de mTOR	• Remodelagem do nucleossomo
• Sinalização Wnt/ β-catenina	• Acessibilidade e compactação da cromatina (Complexos SWI/SNF)
• Fatores de transcrição	Expressão gênica: alterações pós-transcricionais
Diferenciação e sobrevivência da linhagem	• *Splicing* aberrante de RNAm
• Fatores de transcrição protegendo linhagens celulares específicas	• Micro-RNAs afetando a estabilidade e tradução do RNAm
• Genes envolvidos na saída do ciclo celular para G_0	Expressão gênica: estabilidade /*turnover* de proteína
Apoptose	

mTOR, alvo mamífero de rapamicina; RNAm, RNA mensageiro; Pi3, fosfatidilinositol-3.

Uma vez que cada miRNA pode regular até 200 diferentes genes-alvo, a superexpressão ou subexpressão de miRNAs pode ter disseminado efeitos oncogênicos, porque muitos genes condutores serão desregulados. Os miRNAs não codificantes que causam impacto na expressão gênica e contribuem para a oncogênese são denominados como **oncomiRs**.

A Figura 15-2 é um diagrama apresentando como mutações em reguladores específicos de crescimento e em protetores globais de DNA e da integridade do genoma comprometem a homeostasia normal (Fig. 15-2A), levando a um círculo vicioso que causa perda de controle do ciclo celular, proliferação descontrolada, interrupção da diferenciação e defeitos na apoptose (Fig. 15-2B).

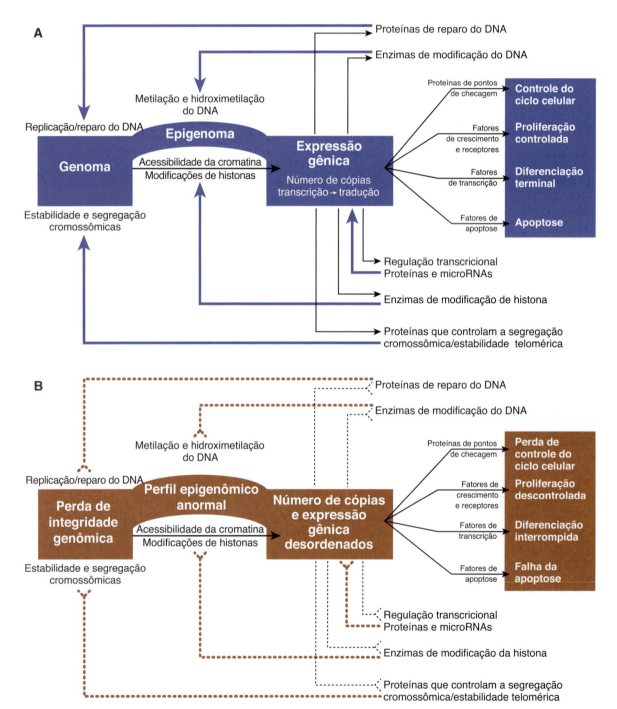

Figura 15-2 **A,** Visão geral das vias genéticas normais que controlam a homeostase do tecido normal. As informações codificadas no genoma (*setas pretas*) resultam na expressão gênica normal, conforme modulada pelo estado epigenômico. Muitos genes fornecem *feedback* negativo (*setas roxas*) para garantir a homeostase normal. **B,** Perturbações na neoplasia. As anormalidades na expressão gênica (*setas pretas tracejadas*) levam a um círculo vicioso de *feedback* positivo (*linhas tracejadas marrons*) de expressão gênica e integridade do genoma progressivamente mais desordenada.

Oncogenes Ativados e Genes Supressores Tumorais

Ambas as classes de genes condutores — aqueles com efeitos específicos sobre a proliferação celular ou a sobrevivência e aqueles com efeitos globais no genoma ou integridade do DNA (veja a Tabela 15-1) —podem ser adicionalmente subdivididos em uma ou duas categorias funcionais, dependendo de como, caso sofram mutações, eles dirigem a oncogênese.

A primeira categoria inclui os **proto-oncogenes**. Esses são genes normais que, quando sofrem mutação por muitos caminhos específicos, tornam-se genes condutores através de alterações que conduzem a *níveis excessivos de atividade*. Uma vez que sofrem mutação por esse caminho, os genes condutores desse tipo são denominados **oncogenes ativados.** Apenas uma única mutação em um alelo pode ser suficiente para ativação, e as mutações que ativam um proto-oncogene podem variar desde mutações pontuais altamente específicas, causando a desregulação ou a hiperatividade de uma proteína, passando por translocações cromossômicas que guiam a superexpressão de um gene, até eventos de amplificação gênica que criam uma superabundância do RNAm codificado e do produto proteico (Fig. 15-3).

A segunda e mais comum categoria de genes condutores inclui os **genes supressores de tumor (TSGs, do inglês tumor supressor genes)**, nos quais mutações causam uma *perda da expressão* de proteínas necessárias para controlar o desenvolvimento de neoplasias. Para guiar a oncogênese, a perda de função de um TSG requer tipicamente mutações em ambos os alelos. Existem muitos caminhos pelos quais uma célula pode perder a função dos alelos TSG. Os mecanismos de perda de função podem variar desde mutações de sentido trocado (*missense*), sem sentido (*nonsense*), ou de mudança de matriz de leitura (*frameshift*) até deleções gênicas ou perda de uma parte ou mesmo um cromossomo inteiro. A perda de função dos TSGs também pode resultar de silenciamento epigenômico transcricional, em virtude da alteração da conformação da cromatina ou da metilação do promotor (Cap. 3), ou ao silenciamento traducional pelos miRNAs ou perturbações em outros componentes da estrutura traducional (veja o Quadro).

Heterogeneidade Celular dentro de Tumores Individuais

O acúmulo de mutações gênicas condutoras não ocorre sincronicamente, em sintonia, em todas as células do tumor. Ao contrário, o câncer evolui ao longo de várias linhagens dentro de um tumor, como eventos mutacionais e epigenéticos aleatórios em diferentes células ativando os proto-oncogenes e paralisando a maquinaria para manter a integridade do genoma, levando a mais alterações genéticas, em um círculo vicioso de mais mutações e agravamento do controle do crescimento. As linhagens que experimentam um aumento do crescimento, sobrevivência, invasão e disseminação a distância virão a predominar conforme o câncer evolui e progride (veja o Quadro). Dessa forma, o clone original de células neoplásicas evolui e dá origem a várias sublinhagens, cada uma carregando um conjunto de mutações e alterações epigenômicas que são diferentes, mas se sobrepõem com o que é carregado em outras sublinhagens. O perfil de mutações e alterações epigenômicas pode diferir entre as mutações primárias e suas metástases, entre diferentes metástases e mesmo entre as células do tumor original ou dentro de uma única metástase. Um paradigma para o desenvolvimento de câncer, como ilustrado na Figura 15-4, fornece um quadro conceitual útil para considerar o papel da genômica e das alterações epigenômicas na evolução do câncer, um ponto que ressaltamos ao longo deste capítulo. É um modelo geral que se aplica a todos os cânceres.

Embora o foco deste capítulo seja sobre genômica e as alterações epigenômicas dentro do tumor, o tecido circundante normal também desempenha um papel importante ao fornecer o suprimento de sangue que nutre o tumor, permitindo que as células cancerosas escapem do tumor e deem

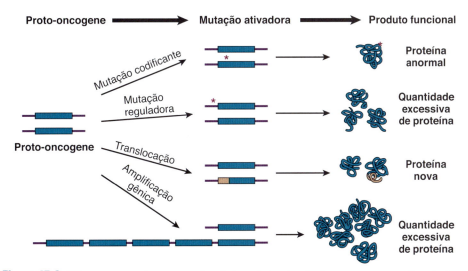

Figura 15-3 Diferentes mecanismos mutacionais levando à ativação de proto-oncogene. Estes incluem uma mutação pontual única, levando a uma mudança de aminoácido que altera a função das proteínas, mutações ou translocações que aumentam a expressão de um oncogene, uma translocação cromossômica que produz um produto novo com propriedades oncogênicas e amplificação gênica levando a quantidades excessivas do produto gênico.

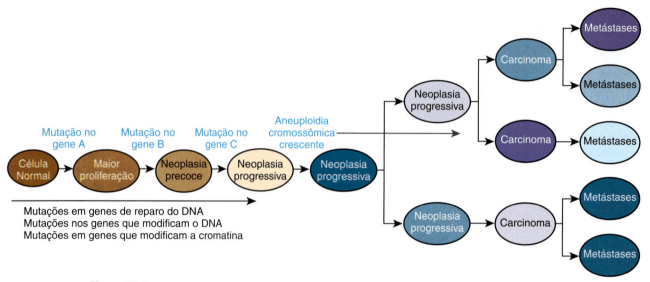

Figura 15-4 Estágios na evolução do câncer. Os graus crescentes de anormalidade são associados a perda sequencial de genes supressores de tumor de vários cromossomos e ativação de proto-oncogenes, com ou sem um defeito concomitante no reparo do DNA. Várias linhagens, carregando mutações diferentes e perfis epigenômicos variados, ocorrem dentro do tumor primário, em si, entre o câncer primário e as metástases e entre as diferentes metástases.

BASE GENÉTICA DO CÂNCER

Independentemente do fato de um câncer ocorrer esporadicamente em um indivíduo, como resultado de **mutação somática**, ou repetidamente em muitos indivíduos em uma família como um traço hereditário, o câncer é uma doença genética.
- Genes nos quais mutações causam câncer são denominados de **genes condutores**, e as mutações causadoras de câncer nesses genes são **mutações condutoras**.
- Genes condutores classificam-se em duas categorias distintas: Oncogenes ativados e genes supressores de tumor (TSGs).
- Um **oncogene ativado** é um alelo mutante de um **proto-oncogene**, uma classe de genes que codifica proteínas celulares normais que promovem o crescimento e a sobrevivência celular. Os oncogenes facilitam a transformação maligna, estimulando a proliferação ou inibindo a apoptose. Oncogenes que codificam proteínas como, por exemplo, as seguintes:
  - Proteínas em vias de sinalização para a proliferação celular
  - Fatores de transcrição que controlam a expressão de genes promotores do crescimento
  - Inibidores da maquinaria da morte celular programada
- Um TSG é um gene em que a perda da função através de mutação ou silenciamento epigenômico remove diretamente os controles reguladores normais sobre o crescimento celular ou conduz indiretamente a essas perdas através de uma taxa de mutação aumentada ou expressão gênica aberrante. Os TSGs codificam proteínas envolvidas em muitos aspectos da função celular, incluindo a manutenção do número e estrutura cromossômicos corretos, proteínas de reparo do DNA, proteínas envolvidas na regulação do ciclo celular, proliferação celular ou inibição do contato, apenas para citar alguns exemplos.
- **Iniciação do tumor** pode ser causada por tipos diferentes de alterações genéticas. Essas alterações incluem mutações como, por exemplo, as seguintes:
  - Mutações de ativação ou ganho de função, incluindo amplificação gênica, mutações pontuais e mutações do promotor, que transformam um alelo de um proto-oncogene em um oncogene
  - Mutações ectópicas e heterocrônicas (Cap. 11) dos proto-oncogenes
  - **Translocações cromossômicas** que causam expressão anormal de genes ou criam genes quiméricos que codificam proteínas com propriedades funcionais novas
  - Perda de função de ambos os alelos, ou uma mutação negativa dominante de um alelo dos TSGs
- A **progressão tumoral** ocorre como resultado do acúmulo de dano genético adicional, através de mutações ou silenciamento epigenético, de genes condutores que codificam a maquinaria que repara o DNA danificado e mantém a normalidade citogenética. Uma consequência adicional do dano genético é a expressão de genes alterada que promove a vascularização e a disseminação do tumor através de invasão local e de metástases a distância.

metástases, e protegendo o tumor do ataque imune. Assim, o câncer é um processo complexo dentro do tumor e entre o tumor e os tecidos normais que o circundam.

CÂNCER EM FAMÍLIAS

Embora essencialmente todos os indivíduos estejam sob risco para algum câncer em algum momento durante suas vidas, muitas formas de câncer apresentam uma incidência mais alta em parentes de pacientes do que na população geral. Em alguns casos, essa incidência aumentada é decorrente primariamente da herança de um único gene mutante com alta penetrância. Essas mutações resultam em **síndromes de câncer hereditário** (veja, por exemplo, os Casos 7, 15, 29, 39 e 48) seguindo os padrões mendelianos de herança que foram apresentados no Capítulo 7. Entre essas síndromes, sabemos atualmente de aproximadamente 100 genes diferentes em que mutações deletérias tornam o risco muitas vezes mais elevado para o câncer em comparação com a população geral. Existem também muitas dezenas de distúrbios genéticos adicionais que, geralmente, não são considerados como sendo síndromes de câncer hereditário e ainda incluem alguma predisposição aumentada para o câncer (Caso 6) (p. ex., o risco aumentado durante a vida de 10 a 20 vezes para leucemia na síndrome de Down [Cap. 6]). Apesar desses exemplos nítidos, é importante enfatizar que nem todas as famílias com uma incidência aparentemente aumentada de câncer podem ser explicadas por distúrbios genéticos claramente reconhecidos ou mendelianos conhecidos. Essas famílias provavelmente representam os efeitos do ambiente compartilhado e uma ou mais variantes genéticas que aumentam a suscetibilidade, e são, portanto, classificadas como multifatoriais, com herança complexa (Cap. 8), conforme será explorado mais adiante neste capítulo.

Embora indivíduos com uma síndrome de câncer hereditário representem provavelmente menos do que 5% de todos os pacientes com câncer, a identificação de uma base genética para sua doença tem grande importância tanto para o manejo clínico dessas famílias quanto para a compreensão do câncer em geral. Primeiramente, os parentes de indivíduos com fortes predisposições hereditárias, que são mais frequentes devido a mutações monogênicas, podem ser indicados para fazer testes genéticos e aconselhamento a fim de fornecer o esclarecimento adequado ou um monitoramento e uma terapia mais intensivos, dependendo dos resultados dos testes. Em segundo lugar, como é o caso em muitas doenças comuns, a compreensão das formas hereditárias da doença fornece informações fundamentais para os mecanismos patológicos que vão muito além das raras formas hereditárias em si. Esses conceitos gerais são ilustrados nos exemplos discutidos nas próximas seções.

Oncogenes Ativados em Síndromes de Câncer Hereditário

Adenomatose Endócrina Múltipla Tipo 2

A variante tipo A da **adenomatose endócrina múltipla** tipo 2 (MEN2) é um distúrbio autossômico dominante caracterizado por uma alta incidência de carcinoma medular da tireoide que frequentemente, mas nem sempre, está associado a feocromocitoma, adenomas paratireóideos benignos, ou a ambos. Pacientes com a variante tipo B mais rara, denominada MEN2B, apresentam, além dos tumores vistos em pacientes com MEN2A, espessamento dos nervos e o desenvolvimento de tumores neurais benignos, conhecidos como **neuromas,** na superfície mucosa da boca e lábios e ao longo do trato gastrointestinal.

As mutações responsáveis pelo MEN2 encontram-se no gene *RET*. Indivíduos que herdam uma mutação ativante no *RET* apresentam uma chance superior a 60% de desenvolver um tipo específico de carcinoma (medular) de tireoide, embora testes mais sensíveis, como testes sanguíneos para tireocalcitonina ou catecolaminas urinárias sintetizadas por feocromocitomas, estejam anormais em bem mais de 90% de heterozigotos para MEN2.

O *RET* codifica uma proteína da superfície celular que contém um domínio extracelular que pode ligar moléculas sinalizadoras e um domínio tirosina quinase citoplasmático. Tirosinas quinases são uma classe de enzimas que fosforilam tirosinas em proteínas. A fosforilação da tirosina inicia uma cascata de mudanças de sinalização de interações proteína-proteína e DNA-proteína e na atividade enzimática de muitas proteínas (Fig. 15-5). Normalmente, receptores da tirosina quinase devem ligar moléculas de sinalização específicas a fim de sofrer a mudança conformacional que os tornam enzimaticamente ativos e capazes de fosforilar outras proteínas celulares. As mutações em *RET* que causam MEN2A aumentam sua atividade quinase mesmo na ausência de seu ligante (um estado denominado de ativação constitutiva).

O gene *RET* é expresso em muitos tecidos do organismo e é necessário para o desenvolvimento embrionário normal dos gânglios autônomos e rins. Não está claro porque as mutações que ativam a linhagem germinativa nesse proto-oncogene resultam em um câncer específico de tipos histológicos distintos, restritos aos tecidos específicos, enquanto outros tecidos em que o oncogene é expresso não desenvolvem tumores. De modo interessante, o *RET* é o mesmo gene implicado na doença de Hirschsprung (Caso 22) (Cap. 8), embora aquelas mutações geralmente sejam mutações de perda de função não ativadoras. Existe, contudo, algumas famílias nas quais a *mesma* mutação em *RET* pode agir como um oncogene ativado em alguns tecidos (como a tireoide) e causar MEN2A, enquanto não têm função suficiente em outros tecidos, como os neurônios entéricos em desenvolvimento do trato gastrointestinal, resultando em doença de Hirschsprung. Desse modo, mesmo a mutação idêntica pode ter efeitos diferentes em tecidos diferentes.

A Teoria dos Dois Eventos de Inativação de Gene Supressor de Tumor no Câncer

Conforme introduzido anteriormente, enquanto as proteínas codificadas por proto-oncogenes promovem câncer quando ativadas ou superexpressas, mutações nos TSGs contribuem para a condição maligna por um mecanismo diferente, a perda de função de ambos os alelos do gene. Os produtos de muitos TSGs atualmente foram isolados e caracterizados, sendo alguns deles apresentados na Tabela 15-2.

A existência de mutações TSG levando ao câncer foi proposta há cerca de 5 décadas para explicar por que certos tumores podem ocorrer em formas hereditárias ou esporádicas (Fig. 15-6; veja a discussão mais adiante nesta seção). Foi sugerido que a forma hereditária do câncer infantil **retinoblastoma** (veja a próxima seção) pode ser iniciada quando uma célula em uma pessoa heterozigota para uma mutação da *linhagem germinativa* no TSG do retinoblastoma, necessária para impedir o desenvolvimento do câncer, é submetida a um *segundo* evento *somático* que inativa os outros alelos do gene do retinoblastoma. Em consequência desse segundo evento somático, a célula perde a função de ambos os alelos, dando origem a um tumor. Na forma esporádica de retinoblastoma, ambos os alelos também são inativados, mas, nesse caso, a inativação resulta de dois eventos somáticos que ocorrem na mesma célula.

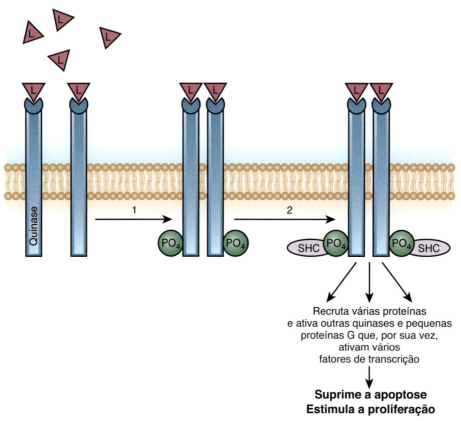

Figura 15-5 Diagrama esquemático da função do receptor Ret, o produto do proto-oncogene *RET*. Após a ligação de um ligante (L), como o fator de crescimento derivado da glia ou neurturina, ao domínio extracelular, a proteína dimeriza e ativa seu domínio quinase intracelular para resíduos de tirosina específicos autofosforilados. Estes, em seguida, ligam-se à proteína adaptadora SHC, que desencadeia várias cascatas de interações de proteínas complexas envolvendo outras serina-treoninas e quinases fosfatidilinositol e pequenas proteínas G, que, por sua vez, ativam outras proteínas, em última análise, ativando determinados fatores de transcrição que suprimem a apoptose e estimulam a proliferação celular. Mutações no *RET* que resultam em uma variante tipo A de adenomatose endócrina múltipla, tipo 2 (MEN2A) causam a dimerização inapropriada e a ativação de sua própria quinase intrínseca sem ligação ao ligante.

TABELA 15-2 Genes Supressores de Tumor Selecionados

Gene	Produto Gênico e Possível Função	Distúrbios em que o Gene é Afetado Familiares	Esporádicos
RB1	p110 Regulação do ciclo celular	Retinoblastoma	Retinoblastoma, carcinomas de pulmão de pequenas células, câncer de mama
TP53	p53 Regulação do ciclo celular	Síndrome de Li-Fraumeni	Câncer de pulmão, câncer de mama, muitos outros
APC	APC Várias funções na regulação da proliferação e adesão celular	Polipose adenomatosa familiar	Câncer colorretal
BVS	VHL Faz parte de um complexo de destruição citoplasmática com APC que, normalmente, inibe a indução do crescimento dos vasos sanguíneos quando o oxigênio está presente	Síndrome de von Hippel-Lindau	Carcinoma renal de células claras
BRCA1, BRCA2	BRCA1, BRCA2 Reparo de cromossomos em resposta a quebras de DNA de dupla-fita	Câncer de mama e ovário familiares	Câncer de mama, câncer de ovário
MLH1, MSH2	MLH1, MSH2 Reparo de nucleotídeos mal pareados entre as fitas do DNA	Síndrome de Lynch	Câncer colorretal

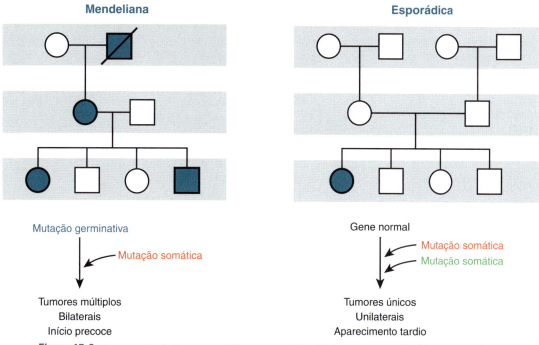

Figura 15-6 Comparação de formas mendeliana e esporádica de cânceres como retinoblastoma e polipose familiar do colo. Veja o texto para discussão.

Esse assim chamado modelo de dois eventos (*two-hit model*) atualmente é amplamente aceito como a explicação para muitas neoplasias hereditárias juntamente com o retinoblastoma, incluindo a **polipose familiar do colo**, o **câncer de mama familiar**, a **neurofibromatose tipo 1 (NF1)**, a **síndrome de Lynch** e a **síndrome de Li-Fraumeni**.

Genes Supressores de Tumor em Síndromes de Câncer Autossômicas Dominantes

Retinoblastoma

O retinoblastoma é o protótipo de doenças causadas por mutação em um TSG e é um tumor maligno raro da retina em crianças, com uma incidência de aproximadamente um em 20.000 nascimentos (Fig. 15-7) **(Caso 39)**. O diagnóstico de um retinoblastoma geralmente deve ser seguido pela retirada do olho afetado, embora tumores menores, diagnosticados em um estágio precoce, possam ser tratados por terapia local de modo que a visão possa ser conservada.

Aproximadamente 40% dos casos de retinoblastoma são de forma hereditária, em que a criança (conforme discutido recentemente e como representado geralmente pela família apresentada na Figura 15-6) herda um alelo mutante no *locus* do retinoblastoma (*RB1*) através da linhagem germinativa de um pai heterozigoto ou, mais raramente, de um pai com mosaicismo da linhagem germinativa para uma mutação *RB1* (Cap. 7). Nessas crianças, as células da retina, que se parecem com todas as outras células do organismo, já estão carregando um alelo *RB1* defeituoso herdado, sofrem uma mutação somática ou outra alteração no alelo normal remanescente, levando à perda de ambas as cópias do gene *RB1* e iniciando o desenvolvimento de um tumor em cada uma dessas células (Fig. 15-8).

O distúrbio parece ser hereditário como um traço dominante porque o grande número de retinoblastos primordiais e sua rápida taxa de proliferação tornam muito provável que ocorra uma mutação somática como um segundo evento em um ou mais dos mais de 10^6 retinoblastos já carregando uma mutação *RB1* hereditária. Uma vez que a chance de um segundo evento é tão grande, ela ocorre frequentemente em mais de uma célula e, desse modo, heterozigotos para o distúrbio frequentemente apresentam tumores originando-se em sítios múltiplos, como os **tumores multifocais** em um olho, em ambos os olhos (**retinoblastoma bilateral**), ou em ambos os olhos, bem como na glândula pineal (denominado de retinoblastoma "trilateral"). Contudo, vale ressaltar que a ocorrência de um segundo caso é uma questão aleatória e não ocorre em 100% dos casos; a penetrância do retinoblastoma, portanto, embora superior a 90%, não é completa.

Os outros 60% dos casos de retinoblastoma são esporádicos; nesses casos, *ambos* os alelos *RB1* em uma única célula da retina sofreram mutação ou inativação independentemente aleatória, e a criança não carrega uma mutação *RB1* herdada através da linhagem germinativa. Uma vez que dois eventos na mesma célula são um fato estatisticamente raro, existe geralmente apenas um único tumor clonal, e o retinoblastoma é detectado em uma localização (unifocal) em apenas um olho. Contudo, o tumor unilateral não é garantia de que a criança não tem a forma hereditária de retinoblastoma, uma vez que

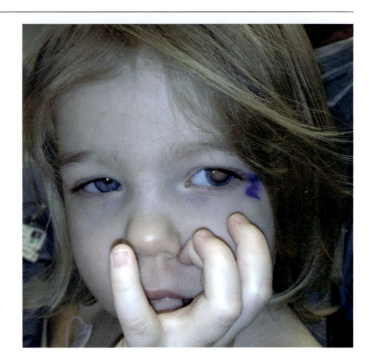

Figura 15-7 Retinoblastoma em uma menina jovem, evidenciado como um reflexo branco no olho esquerdo afetado, quando a luz reflete diretamente a superfície do tumor. *Veja Fontes & Agradecimentos.*

15% dos pacientes com o tipo hereditário desenvolvem um tumor apenas em um olho. Outra diferença entre tumores hereditários e esporádicos é que a idade média de surgimento da forma esporádica é na primeira infância, mais tarde do que em crianças com a forma hereditária (veja a Fig. 15-6), refletindo o tempo médio mais prolongado necessário para ocorrerem duas mutações, em vez de uma.

Em uma pequena porcentagem de pacientes com retinoblastoma, a mutação responsável é uma deleção citogeneticamente detectável ou a translocação da porção do cromossomo 13 que contém o gene *RB1*. Tais alterações cromossômicas, caso elas também perturbem genes adjacentes ao *RB1*, podem levar a características dismórficas adicionais às do retinoblastoma.

Natureza do Segundo Evento. De modo característico, para o retinoblastoma, bem como para outras síndromes de câncer hereditário, o primeiro evento é uma mutação herdada, que é uma mudança na sequência do DNA. O segundo evento, contudo, pode ser causado por uma variedade de mecanismos genéticos, epigenéticos ou genômicos (veja a Fig. 15-8); embora seja mais frequentemente uma mutação somática, a perda de função *sem* mutação, tal como ocorre com o silenciamento epigenético (Cap. 3), também foi observada em algumas células neoplásicas. Embora diversos mecanismos tenham sido documentados, o tema comum é a perda de função de *RB1*. O produto do gene *Rb1*, a p110 Rb1, é uma fosfoproteína que normalmente regula a entrada da célula na fase S do ciclo celular (Cap. 2). Desse modo, a perda do gene *RB1* e/ou a ausência do produto do gene *RB1* normal (por qualquer mecanismo) privam as células de um ponto de checagem importante e permitem uma proliferação descontrolada (veja a Tabela 15-2).

Perda de Heterozigosidade. Além das mutações e do silenciamento epigenético, um novo mecanismo genômico foi descoberto quando os geneticistas fizeram uma descoberta incomum, mas altamente significativa, ao comparar polimorfismos do DNA no *locus RB1* no DNA de células normais com aqueles presentes no tumor de retinoblastoma do mesmo paciente. Indivíduos com retinoblastoma que eram heterozigotos nos *loci* polimórficos ao lado do *locus RB1* em tecidos normais (veja a Fig. 15-8) tinham tumores que continham alelos provenientes apenas de um de seus dois homólogos do cromossomo 13, revelando uma **perda de heterozigosidade (LOH, do inglês loss of heterozygosity)** no DNA do tumor e ao redor do *locus RB1*. Além disso, em casos familiares, os marcadores do cromossomo 13 retidos foram os herdados do genitor afetado, ou seja, o cromossomo com o alelo *RB1* anormal. Desse modo, nesses casos, a LOH representa o segundo evento do alelo remanescente. A LOH pode ocorrer por deleção intersticial, mas também existem outros mecanismos, como recombinação mitótica ou monossomia do 13, em virtude da não disjunção (veja a Fig. 15-8).

A LOH é o mecanismo mutacional mais comum pelo qual a função do alelo *RB1* normal remanescente é perturbada em heterozigotos, embora cada um dos mecanismos mostrados na Figura 15-8 tenha sido documentado em pacientes diferentes. A LOH é uma característica de tumores em diversas neoplasias, tanto hereditárias quanto esporádicas, e frequentemente é considerada como uma evidência para a existência de um TSG na região de LOH.

Câncer de Mama Familiar devido a Mutações em *BRCA1* e *BRCA2*

O câncer de mama é comum. Entre todos os casos dessa doença, uma pequena proporção (≈3% a 5%) parece ser decorrente de uma predisposição mendeliana com padrão de

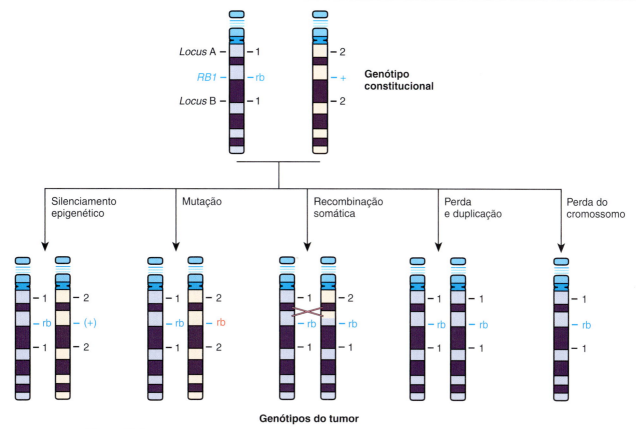

Figura 15-8 Mecanismos cromossômicos que podem conduzir à perda de heterozigosidade para marcadores de DNA em ou próximos de um gene supressor de tumor em um indivíduo heterozigoto para uma mutação germinativa herdada. A figura mostra os eventos que constituem o "segundo evento" que conduz ao retinoblastoma com perda de heterozigosidade (LOH). Eventos locais como mutação, conversão gênica ou silenciamento transcricional por metilação do promotor, no entanto, podem causar a perda da função de ambos os genes de *RB1* sem produzir LOH. +, alelo normal, rb, alelo mutante.

herança dominante e alta penetrância que aumenta o risco de câncer de mama na mulher de quatro a sete vezes acima dos 12% de risco durante a vida observados na população feminina em geral. Nessas famílias, observamos frequentemente aspectos característicos de câncer hereditário (ao contrário do esporádico): múltiplos indivíduos afetados em uma família, idade de manifestação mais precoce, doença bilateral, frequentemente multifocal, ou um segundo tumor de mama primário independente e segundas neoplasias primárias em outros tecidos como ovário e próstata.

Embora diversos genes em que mutações causam formas mendelianas altamente penetrantes de câncer de mama tenham sido descobertos a partir de estudos em famílias, os dois genes responsáveis pela maioria de todos os cânceres de mama hereditários são *BRCA1* e *BRCA2* (Caso 7). Juntos, esses dois TSGs são responsáveis por aproximadamente metade e um terço, respectivamente, dos cânceres de mama familiares autossômicos dominantes. Numerosos alelos mutantes de ambos os genes atualmente estão catalogados. Mutações no *BRCA1* e *BRCA2* também estão associadas a um aumento significativo no risco de câncer de ovário e das trompas de falópio em mulheres heterozigotas. Além disso, mutações em *BRCA2* e, em uma extensão menor, em *BRCA1*, também são responsáveis por 10% a 20% de todos os cânceres de mama em homens e aumentam o risco de câncer de mama em homens em 10 a 60 vezes acima do 0,1% observado entre os homens da população geral durante a vida (Tabela 15-3).

Os produtos dos genes *BRCA1* e *BRCA2* são proteínas nucleares contidas dentro do mesmo complexo de multiproteínas. Esse complexo foi implicado na resposta celular à quebra de DNA de dupla-fita, como ocorre normalmente, por exemplo, durante a recombinação homóloga ou anormalmente como um resultado de dano ao DNA. Como pode ser esperado para qualquer TSG, o tecido tumoral de heterozigotos para mutações *BRCA1* e *BRCA2* frequentemente demonstra LOH com perda do alelo normal.

Penetrância das Mutações BRCA1 e BRCA2. A detecção pré-sintomática de mulheres sob risco de desenvolvimento de câncer de mama como um resultado de qualquer um desses genes de suscetibilidade depende de detectar mutações claramente patogênicas por sequenciamento dos genes. Com o propósito de tratamento e aconselhamento do paciente, seria útil conhecer o risco durante a vida do desenvolvimento de câncer da mama nos indivíduos, sejam homens ou mulheres, que são portadores de mutações específicas nos genes *BRCA1* e *BRCA2*, em comparação

THOMPSON & THOMPSON GENÉTICA MÉDICA

TABELA 15-3 Riscos de Câncer durante a Vida em Portadores de Mutações *BRCA1* ou *BRCA2* em Comparação com a População em Geral

Tipo de Câncer	Risco da População Geral	Risco de Câncer quando uma Mutação está Presente	
		BRCA1	*BRCA2*
Mama em mulheres	12%	50%-80%	40%-70%
Segundo câncer de mama primário em mulheres	3,5% no prazo de 5 anos Até 11%	27% no prazo de 5 anos	12% no prazo de 5 anos 40%-50% em 20 anos
Ovário	1%-2%	24%-40%	11%-18%
Mama masculino	0,1%	1%-2%	5%-10%
Próstata	15% (Origem norte-europeia) 18% (afro-americanos)	< 30%	< 39%
Pancreático (ambos os sexos)	0,50%	1%-3%	2%-7%

Dados de Petrucelli N, Daly MB, Feldman GL: *BRCA1* and *BRCA2* hereditary breast and ovarian cancer. Atualizada em 26 de setembro, 2013. In Pagon RA, Adam MP, Bird TD, et al, editors: GeneReviews[Internet], Seattle, University of Washington, Seattle, 1993-2014, http://www.ncbi.nlm.nih.gov/books/NBK1247/.

com o risco na população masculina ou feminina em geral (veja a Tabela 15-3). Estudos iniciais demonstraram um risco superior a 80% de câncer de mama até a idade de 70 anos em mulheres heterozigotas para mutações *BRCA1* deletérias, com um valor estimado um pouco inferior para portadoras da mutação *BRCA2*. Essas estimativas dependem de estimativas do risco de desenvolvimento de câncer em parentes do sexo feminino em famílias verificadas porque o câncer de mama já tinha ocorrido muitas vezes em pessoas da família; ou seja, famílias em que a mutação específica *BRCA1* ou *BRCA2* era altamente penetrante.

Quando estimativas de risco similares foram feitas a partir de estudos baseados em populações, contudo, nos quais as mulheres portadoras das mutações *BRCA1* e *BRCA2 não* foram selecionadas, porque elas eram membros de famílias nas quais muitos casos de câncer de mama já tinham se desenvolvido, as estimativas de risco eram mais baixas e variavam de 40% a 50% até a idade de 70 anos. A discrepância entre a penetrância dos alelos mutantes em famílias com múltiplas ocorrências de câncer de mama e a penetrância observada em mulheres identificadas pela triagem populacional e *não* pela história familiar sugere que outros fatores genéticos ou ambientais devem desempenhar um papel na penetrância final das mutações *BRCA1* e *BRCA2* em mulheres heterozigotas para essas mutações.

Além das mutações em *BRCA1* e *BRCA2*, mutações em outros genes também podem causar síndromes de câncer de mama com herança autossômica dominante, embora menos comumente. Essas síndromes, que incluem as **síndromes de Li-Fraumeni, do câncer gástrico difuso hereditário, de Peutz- Jeghers e de Cowden,** demonstram riscos de câncer de mama durante a vida que se aproximam daqueles observados nos portadores de mutações *BRCA1* e *BRCA2,* bem como riscos para outras formas de câncer como sarcomas, tumores cerebrais, e carcinomas do estômago, tireoide e intestino delgado.

Frente a uma família com múltiplos indivíduos afetados com câncer de mama, frequentemente os médicos procuram distinguir sinais no paciente e na história familiar para ajudar a orientar a escolha de quais genes irão analisar (veja o Quadro). Contudo, o rápido declínio no custo do sequenciamento de um gene ou mesmo do sequenciamento de genoma completo tem possibilitado o desenvolvimento de **painéis gênicos,** nos quais uma dúzia ou mais de genes candidatos podem ser testada simultaneamente e com precisão para mutações, frequentemente com um custo que é equivalente ou menor ao que era cobrado previamente para analisar apenas um ou dois genes.

Câncer de Colo Hereditário

O câncer colorretal, uma condição maligna das células epiteliais do colo e reto, é uma das formas mais comuns de câncer. Ele afeta aproximadamente 1,3 milhão de indivíduos em todo o mundo por ano (150.000 dos quais estão nos Estados Unidos) e é responsável por aproximadamente 10% a 15% de *todos* os cânceres. A maior parte dos casos é esporádica, mas uma pequena proporção de casos de câncer de colo é familiar, entre os quais encontram-se duas condições autossômicas dominantes: **polipose adenomatosa familiar (PAF)** e a **síndrome de Lynch (SL),** juntamente com suas variantes.

Polipose Adenomatosa Familiar. A PAF (Caso 15) e sua subvariante, **síndrome de Gardner,** juntas têm uma incidência de aproximadamente um para 10.000. Em heterozigotos para PAF, pólipos adenomatosos benignos totalizando muitas centenas se desenvolvem no colo durante as primeiras 2 décadas de vida. Em quase todos os casos, um ou mais pólipos tornam-se malignos. A remoção cirúrgica do colo (colectomia) previne o desenvolvimento de doença maligna. Uma vez que esse distúrbio é herdado como um traço autossômico dominante, parentes de pessoas afetadas devem ser examinados periodicamente por colonoscopia. A PAF é causada por mutações de perda de função em um TSG conhecido como gene *APC* (assim chamado em virtude de a condição ser anteriormente denominada *adenomatous polyposis coli*). A síndrome de Gardner também ocorre devido a mutações no *APC* e, portanto, é alélica à PAF. Pacientes com síndrome de Gardner têm, além dos pólipos adenomatosos com transformação maligna observada na PAF, outras anomalias extracolônicas, incluindo osteomas dos maxilares e desmoides, que são tumores que se originam no músculo da parede abdominal. Embora os parentes de um indivíduo comprometido com síndrome de Gardner que também é portador da mesma mutação *APC* tendam a demonstrar também as manifestações extracolônicas da síndrome de Gardner, a mesma mutação em indivíduos não aparentados mostrou causar PAF somente em um indivíduo e síndrome de Gardner em outro. Desse modo, o fato de um indivíduo ter ou não PAF ou síndrome de Gardner não é simplesmente devido a qual mutação está presente do gene *APC*, mas é, provavelmente, afetado pela variação genética em outro lugar do genoma.

CRITÉRIOS DE DIAGNÓSTICO PARA AS SÍNDROMES DE CÂNCER HEREDITÁRIO

Síndrome de Li-Fraumeni (LFS): *Critérios de Chompret**

- Probando com tumor pertencente ao espectro de tumores LFS (p. ex., sarcoma de tecido mole, osteossarcoma, tumor cerebral, câncer de mama na pré-menopausa, carcinoma adrenocortical, leucemia, câncer de pulmão broncoalveolar) antes de 46 anos de idade E pelo menos um parente de primeiro ou de segundo grau com tumor LFS (exceto o câncer de mama se probando tiver câncer de mama) antes de 56 anos de idade ou com múltiplos tumores; OU
- Probando com múltiplos tumores (exceto múltiplos tumores de mama), dois dos quais pertencentes ao espectro de tumores LFS e o primeiro dos quais ocorreu antes de 46 anos de idade; OU
- Paciente com carcinoma adrenocortical ou tumor do plexo coroide, independentemente da história familiar

Síndrome de Câncer Gástrico Difuso Hereditário

- História familiar de câncer gástrico difuso com dois ou mais casos de câncer gástrico, pelo menos um câncer gástrico difuso diagnosticado antes dos 50 anos
- Família com câncer de mama lobular múltiplo

Síndrome de Peutz-Jeghers

- Pólipos hamartomatosos tipo Peutz-Jeghers no intestino delgado, bem como no estômago, intestino grosso e em locais extraintestinais, incluindo a pelve renal, brônquios, vesícula biliar, vias nasais, bexiga urinária e ureteres
- Máculas pigmentadas no rosto, ao redor da mucosa oral e região perianal, mais pronunciadas na infância

Síndrome de Cowden

- Câncer de mama precoce, particularmente antes de 40 anos de idade
- Macrocefalia, especialmente de 63 cm ou mais no sexo masculino, 60 cm ou mais em mulheres
- Câncer de tireoide, particularmente do tipo folicular, antes dos 50 anos de idade
- Bócio, tireoidite de Hashimoto
- Gangliocitoma displásico do cerebelo (doença de Lhermitte-Duclos)
- Hamartomas intestinais
- Acantose glicogênica esofágica
- Achados cutâneos de tricolemomas ou sardas penianas
- Papilomas da cavidade oral

*De Tinat J, Bougeard G, Baert-Desurmont S, et al: 2009 Versão dos critérios Chompret para a síndrome de Li Fraumeni, *J Clin Oncol* 27:e108, 2009.

Síndrome de Lynch. Aproximadamente 2% a 4% dos casos de câncer de cólon são atribuíveis à SL (Caso 29). A SL é caracterizada pela herança autossômica dominante do câncer de colo em associação a um pequeno número de pólipos adenomatosos que se iniciam precocemente na vida adulta. O número de pólipos geralmente é bastante pequeno, em contraste com as centenas a milhares de pólipos adenomatosos observados com a PAF. Entretanto, os pólipos na SL apresentam alto potencial para sofrer transformação maligna. Os heterozigotos para o gene da SL mais comumente mutado têm aproximadamente 80% de risco de desenvolvimento de câncer do colo durante a vida; mulheres heterozigotas têm um risco um pouco menor (aproximadamente 70%), mas também apresentam um risco de aproximadamente 40% de câncer de endométrio. Existem também riscos adicionais de 10% a 20% para câncer das vias biliares ou do trato urinário e do ovário. Tumores das glândulas sebáceas da pele (**síndrome de Muir-Torre**) podem ser o primeiro sinal a se manifestar na SL; desse modo, a presença desses tumores em um paciente deve aumentar a suspeita de uma possível síndrome de câncer de colo hereditário.

A SL resulta de mutações de perda de função em um de quatro genes de reparo do DNA distintos, mas relacionados (*MLH1, MSH2, MSH6 e PMS2*) e que codificam proteínas do reparo de mau pareamento (*mismatch repair*). Embora todos esses quatro genes tenham sido implicados na SL em diferentes famílias, o *MLH1* e o *MSH2* juntos são responsáveis pela vasta maioria de SL, enquanto os outros têm sido encontrados somente em alguns pacientes e frequentemente são associados a um menor grau de deficiência de reparo de mau pareamento e com uma penetrância mais baixa. Assim como os genes *BRCA1* e *BRCA2*, os genes de reparo de mau pareamento da SL são TSGs envolvidos na manutenção da integridade do genoma. Ao contrário do *BRCA1* e do *BRCA2*, contudo, os genes SL não são envolvidos em reparo de quebras de DNA de dupla-fita. Em vez disso, seu papel é reparar o pareamento de bases de DNA incorreto (*i.e.*, fazer pareamentos que não sejam A com T ou C com G) que pode ocorrer durante a replicação do DNA.

Em nível celular, o fenótipo mais marcante de células com deficiência de proteínas do reparo de mau pareamento é um enorme aumento tanto nas mutações de ponto quanto nas mutações que ocorrem durante a replicação de repetições de DNA simples, como um segmento contendo um "cordão" da mesma base, por exemplo $(A)_n$, ou um microssatélite, tal como $(TG)_n$ (Cap. 4). Acredita-se que os microssatélites sejam especialmente vulneráveis ao pareamento incorreto devido ao fato de o deslizamento da fita sendo sintetizada na fita-modelo poder ocorrer mais prontamente quando uma repetição de sequências em *tandem* curtas está sendo sintetizada. Tal instabilidade, denominada de fenótipo **instabilidade-positiva do microssatélite (MSI+,** do inglês microsatellite instability-positive), ocorre em duas ordens de magnitude de frequência mais alta em células deficientes em ambas as cópias de um gene de reparo de mau pareamento. O fenótipo MSI+ é facilmente visto no DNA como três, quatro ou mesmo mais alelos de um polimorfismo microssatélite em um DNA de tumor de um indivíduo único (Fig. 15-9). Estima-se que células deficientes em ambas as cópias de um gene de reparo de mau pareamento possam ser portadoras de 100.000 mutações dentro de repetições simples em todo o genoma.

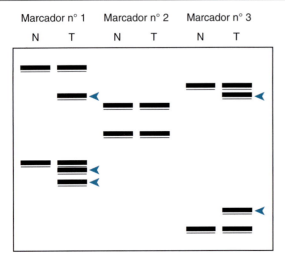

Figura 15-9 Eletroforese em gel de três marcadores polimórficos diferentes de microssatélites em amostras normais (N) e de tumor (T) de um paciente com uma mutação em *MSH2* e instabilidade de microssatélites. Embora o marcador n° 2 não mostre nenhuma diferença entre os tecidos normais e tumorais, a genotipagem dos marcadores n° 1 e n° 3 revela alelos extras (*setas azuis*), um pouco menores, um pouco maiores, que os alelos presentes no tecido normal.

Em virtude do aumento da taxa de mutação nessas classes de sequência, a perda de função dos genes de reparo de mau pareamento levará a mutações somáticas em outros genes condutores. Dois desses genes condutores foram isolados e caracterizados. O primeiro é o *APC*, cuja função e papel normais na PAF foram anteriormente descritos. O segundo é o gene *TGFBR2*, no qual mutações também causam uma síndrome de câncer de colo hereditário autossômica dominante. O *TGFBR2* codifica o receptor II do fator transformador de crescimento-β, uma serina-treonina quinase que inibe a divisão celular intestinal. O *TGFBR2* é particularmente vulnerável à mutação quando as proteínas de reparo de mau pareamento são perdidas, porque ele contém um estiramento de 10 adeninas que codificam três lisinas dentro de sua sequência codificante; a deleção de uma ou mais dessas resulta em uma mutação de mudança de matriz de leitura (*frameshift*) e de perda de função. A SL é um excelente exemplo de como um gene, como o *MLH1*, que tem um efeito global sobre a taxa de mutação em todo o genoma, pode ser um gene condutor por seu efeito em outros genes, como o *TGFBR2*, que está envolvido mais especificamente em guiar o desenvolvimento de um câncer.

Mutações nos Genes Supressores de Tumor Causando Síndromes de Câncer Pediátrico Autossômico Recessivo

Como esperado a partir do importante papel que a replicação de DNA e as enzimas de reparo desempenham na vigilância e prevenção de mutações, defeitos herdados que alteram a função das enzimas de reparo podem levar a um aumento dramático na frequência de mutações de todos os tipos, incluindo aquelas que levam ao câncer.

Mutações nos genes de reparo de mau pareamento SL são frequentes o suficiente na população para existirem raros indivíduos com *duas mutações* da linhagem germinativa em um dos genes SL. Embora muito mais raras do que as formas autossômicas dominantes de SL recém-discutidas, essa condição, conhecida como **síndrome de reparo de mau pareamento constitucional**, resulta em um risco acentuadamente elevado para muitos cânceres durante a infância, incluindo o câncer colorretal e o câncer do intestino delgado, bem como alguns cânceres não associados a SL, tais como leucemia na infância e vários tipos de tumores cerebrais na infância.

Diversos outros distúrbios autossômicos recessivos bem conhecidos, incluindo o **xeroderma pigmentoso (Caso 48)**, a **ataxia-telangiectasia**, a **anemia de Fanconi** e a **síndrome de Bloom**, também ocorrem devido à perda de função de proteínas necessárias para o reparo ou replicação normais do DNA. Pacientes com essas condições raras têm uma alta frequência de mutações cromossômicas e gênicas e, como um resultado, um risco acentuadamente aumentado para vários tipos de câncer, especialmente leucemia ou, no caso do xeroderma pigmentoso, cânceres de pele em áreas expostas ao sol. Clinicamente, radiografias devem ser utilizadas com extrema cautela, se é que devem, em pacientes com ataxia-telangiectasia, anemia de Fanconi e síndrome de Bloom, e a exposição à luz solar deve ser evitada em pacientes com xeroderma pigmentoso.

Embora essas síndromes sejam distúrbios autossômicos recessivos raros, heterozigotos para esses defeitos genéticos são muito mais comuns e parecem estar sob risco aumentado para neoplasia maligna. Por exemplo, a anemia de Fanconi, na qual os homozigotos apresentam diversas anomalias congênitas, insuficiência da medula óssea, leucemia e carcinoma de células escamosas da cabeça e pescoço, e uma **síndrome de instabilidade cromossômica** que resulta de mutações em pelo menos 18 *loci* diferentes envolvidos no reparo cromossômico e do DNA. No conjunto, a anemia de Fanconi tem uma frequência populacional de aproximadamente um a cinco por milhão, que se traduz em uma frequência de portadores de aproximadamente um a dois por 500. Um desses *loci* da anemia de Fanconi foi revelado ser o conhecido gene do câncer hereditário *BRCA2*. Outros incluem *BRIP1*, *PALB2* e *RAD51C* (discutido na próxima seção), que sabidamente aumentam a suscetibilidade ao câncer de mama em heterozigotos. De modo similar, as mulheres heterozigotas para certas mutações de ataxia-telangiectasia têm globalmente um aumento do risco de duas vezes em comparação com controles e um risco cinco vezes mais elevado de câncer de mama antes dos 50 anos de idade. Desse modo, os heterozigotos para essas síndromes de instabilidade constituem um considerável agrupamento de indivíduos sob risco aumentado para câncer.

Teste para Mutações Germinativas que Causam Câncer Hereditário

Conforme apresentado anteriormente, embora cânceres esporádicos sejam realmente esporádicos e devido completamente a(s) mutação(ões) somática(s), outros provavelmente irão refletir uma predisposição a um câncer específico devido a variantes familiares em um ou mais genes. Essa situação aumenta a possibilidade do uso de testes genéticos ou até mesmo de sequenciamento do genoma completo para triar mutações germinativas que podem informar estimativas de risco para membros da população geral ou para famílias com história familiar insuficiente para implicar uma síndrome de câncer hereditário. Ilustramos a seguir as questões envolvidas no caso de duas neoplasias comuns, o câncer de mama e o câncer colorretal.

Teste para *BRCA1* e *BRCA2*

A identificação de uma mutação germinativa em *BRCA1* ou *BRCA2* em um paciente com câncer de mama é de importância evidente para o aconselhamento genético e para o manejo do risco de câncer para os filhos da paciente, irmãos e outros parentes, que podem ou não estar sob risco aumentado. Tal teste é, naturalmente, importante também para o manejo do próprio paciente. Por exemplo, além da remoção do câncer, uma mulher que foi detectada como portadora de uma mutação *BRCA1* pode escolher também ter uma mastectomia profilática na mama não afetada ou uma ooforectomia bilateral simultaneamente para minimizar o número de cirurgias separadas e de exposições à anestesia. Achar uma mutação na probanda ou um parente de primeiro grau também permitiria um teste mutação-específico no restante da família.

De maneira importante, contudo, a fração de todas as pacientes com câncer de mama, cuja doença é causada por uma mutação germinativa no gene *BRCA1* ou *BRCA2*, é pequena, com estimativas que variam entre 1% e 3% em populações não selecionadas por história familiar de câncer de mama ou ovário, ou por idade de manifestação da doença. O câncer de mama masculino é 100 vezes menos comum do que o câncer de mama feminino, mas quando ocorre, a frequência de mutações germinativas nos genes de câncer de mama hereditário, particularmente o *BRCA2*, é de 16%.

Até bastante recentemente, o custo da análise de mutação em *BRCA1* e *BRCA2* era utilizado para justificar uma limitação do sequenciamento genético para aqueles pacientes com maior probabilidade de serem portadores de uma mutação, como todos os pacientes masculinos com câncer de mama e todas as mulheres com menos de 50 anos com câncer de mama, mulheres com câncer de mama bilateral, ou mulheres com parentes de primeiro ou segundo grau com câncer de ovário ou câncer de mama. Contudo, à medida que o custo de sequenciamento cai, e grandes painéis gênicos para genes de suscetibilidade ao câncer de mama, incluindo *BRCA1* e *BRCA2*, podem agora ser analisados por menos do que eles custavam previamente para sequenciar apenas *BRCA1* e *BRCA2* sozinhos as diretrizes de poucos anos atrás irão inevitavelmente sofrer reavaliação.

Teste de Mutação Germinativa no Câncer Colorretal

Somente 4% dos pacientes com câncer de colo, não selecionados por uma história familiar de câncer, são portadores de uma mutação em um dos quatro genes de reparo de mau pareamento *MLH1, MSH2, MSH6* e *PMS2* que causam SL; uma fração menor-contém mutações *APC* que causam PAF. Assim como com o câncer de mama, os geneticistas precisam equilibrar o custo e o ganho de se sequenciar genes do câncer colorretal hereditário em cada paciente com câncer de colo diante da importância evidente do achado de tal mutação para cada paciente e sua família.

Para LS, fatores clínicos como a presença de múltiplos pólipos, idade de manifestação precoce (antes de 50 anos de idade), a localização do tumor em porções mais proximais do colo, a presença de um segundo tumor ou história de câncer colorretal, uma história familiar de cânceres colorretais ou outros cânceres (câncer endometrial, particularmente) e câncer em parentes com menos de 50 anos de idade, são todos achados que aumentam a probabilidade de um paciente com câncer de colo ser portador de uma mutação em um gene de reparo de mau pareamento. Estudos moleculares do tecido tumoral, para procurar evidências de fenótipo MSI+ (conforme discutido anteriormente neste capítulo) ou evidências da ausência de proteína MSH2 e/ou MSH6 pela coloração de anticorpo no tumor, também aumentam a probabilidade de que um paciente com câncer colorretal seja portador de uma mutação germinativa de reparo de mau pareamento. Infelizmente, a perda da coloração de proteína MLH1 em tumores devido à metilação do promotor é um achado epigenético frequente em cânceres esporádicos do colo e, portanto, é muito menos preditiva de uma mutação germinativa LS.

Combinar critérios clínicos e moleculares permite a identificação de um subconjunto de todos os pacientes de câncer colorretal, no qual a probabilidade de encontrar uma mutação de reparo de mau pareamento é muito superior a 4%. Esses pacientes são claramente o grupo com melhor relação custo-benefício, nos quais o sequenciamento pode ser recomendado. No entanto, como com todas essas tentativas de custo-efetividade, limitar o número de pacientes estudados para aumentar o rendimento dos pacientes com sequenciamento positivo inevitavelmente resulta em perder uma minoria considerável (20%) dos pacientes com mutações germinativas de reparo de mau pareamento. Novamente, o custo da análise de mutação deve ser reavaliado, conforme a tecnologia fica mais acessível economicamente. Discussões mais detalhadas dos testes genéticos serão apresentadas no Capítulo 18.

Para PAF, a presença de centenas de pólipos adenomatosos, desenvolvendo-se em idade precoce, múltiplos adenomas sebáceos, ou os sinais extracolônicos de síndrome de Gardner são suficientes para desencadear testes germinativos para uma mutação no *APC*. Há, no entanto, certas mutações no *APC* que resultam em pólipos muito menos numerosos e sem características extracolônicas (referidos como "PAF atenuada"). A PAF atenuada pode ser confundida clinicamente com a LS, mas os tumores geralmente não têm defeitos de reparo de mau pareamento ou instabilidade de microssatélites.

OCORRÊNCIA FAMILIAR DE CÂNCER

O câncer também pode mostrar aumento da incidência em famílias que não se encaixam em um padrão mendeliano bem-definido. Por exemplo, estima-se que cerca de 20% de todos os casos de câncer de mama que ocorrem em famílias que não possuem uma doença mendeliana clara, altamente penetrante, no entanto, têm uma contribuição genética significativa, conforme revelado por estudos em gêmeos e famílias (Cap. 8). Quando parentes são afetados, o aumento observado no risco de câncer pode ser devido a mutações em um único gene, mas com penetrância que seja suficientemente reduzida para ocultar qualquer padrão de herança mendeliana. Por exemplo, no câncer de mama, as mutações em um gene como o *PALB2* podem aumentar o risco para o câncer de mama ao longo da vida em aproximadamente 25% aos 55 anos de idade e em cerca de 40% aos 85 anos. A falta de risco de câncer de mama óbvio em homens com mutações *PALB2* obscurece mais ainda o padrão de herança, embora haja uma redução significativa do risco aumentado para câncer pancreático em homens com esses alelos de penetrância reduzida. As mutações em *BRIP1* e *RAD51C* têm efeitos similares.

É provável que a maior parte de câncer familiar, no entanto, seja um distúrbio complexo causado por fatores genéticos e fatores ambientais compartilhados (Cap. 8). O grau de risco de câncer familiar complexo pode ser avaliado por estudos epidemiológicos que comparam com que frequência a doença ocorre em parentes em comparação com a população em geral. A incidência idade-específica de muitas formas de câncer em familiares de probandos é aumentada em relação à incidência do mesmo câncer em uma coorte de idade correspondente na população em geral (Fig. 15-10). Esse aumento do risco foi observado em indivíduos cujos familiares em primeiro grau (pai ou irmão) são afetados por uma grande variedade de diferentes tipos de câncer, com um aumento ainda maior na incidência quando ambos, o pai e o irmão de um indivíduo, são afetados. Por

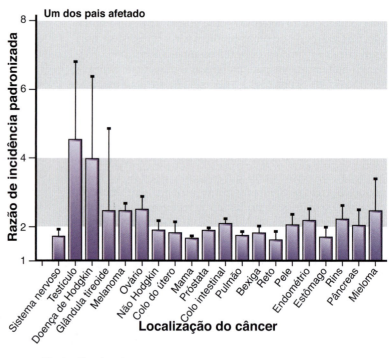

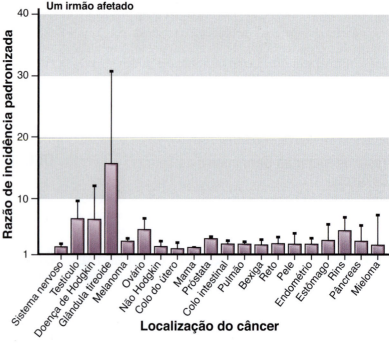

Figura 15-10 Razões de incidência padronizadas (SIRs, do inglês *standardized incidence ratios*) para cânceres em vários locais em parentes de primeiro grau (filho ou irmão) de uma pessoa afetada. Uma SIR é semelhante à relação de risco relativo (λ r) que se baseia na *prevalência* da doença (conforme descrito no Cap. 8), exceto que SIR é a razão da *incidência* de casos de câncer em parentes dividida pelo número esperado da incidência em um grupo de idade de correspondência da população em geral. As barras de erro refletem os limites de confiança de 95% sobre as SIRs. *Veja Fontes & Agradecimentos.*

exemplo, estudos epidemiológicos com base populacional têm demonstrado que aproximadamente 5% de todos os indivíduos na América do Norte e Europa Ocidental irão desenvolver câncer colorretal em sua vida, mas o risco para o câncer colorretal ao longo da vida é de duas a três vezes mais elevado em comparação com a média de risco da população se um parente de primeiro grau for afetado.

De acordo com a provável herança complexa dos cânceres, estudos de associação genômica ampla (Cap.10) identificaram mais de 150 variantes comuns associadas principalmente a uma variedade de cânceres. O câncer de próstata, em particular, mostra várias associações a polimorfismos de nucleotídeos únicos localizados em regiões intergênicas ou intrônicas de mais de uma dúzia de *loci*. Infelizmente, as *odds ratios* para a maioria dessas associações são inferiores a 2,0, e a maioria situa-se em menos de 1,3, sendo responsáveis, portanto, no máximo por 20% do risco de câncer de próstata familiar observado. Em geral, então, embora o papel das variantes herdadas no genoma seja claro, não conseguimos ainda explicar em detalhes as tendências familiares aumentadas da maioria dos cânceres. Se variantes comuns não capturam todo o risco ou se existem exposições ambientais não reconhecidas em comum entre os membros da família continuam sendo possibilidades não exclusivas.

CÂNCER ESPORÁDICO

Anteriormente, introduzimos o conceito de ativação de oncogenes por uma variedade de mecanismos mutacionais (veja a Fig. 15-3). Aqui, vamos explorar esses mecanismos e seus efeitos em maiores detalhes, particularmente no contexto de cânceres esporádicos.

Ativação de Oncogenes por Mutações Pontuais

Muitos oncogenes mutantes foram primeiramente identificados por estudos moleculares de linhagens celulares derivadas de cânceres esporádicos. Um dos primeiros oncogenes ativados descobertos era um mutante do gene *RAS* derivado de uma linhagem de células de carcinoma de bexiga. O *RAS* codifica uma grande família de pequenas proteínas ligadas ao trifosfato de guanosina (GTP) (as chamadas **proteínas G**) que servem como interruptores moleculares de "liga-desliga" para ativar ou inibir moléculas de ligação a jusante. Notavelmente, o oncogene ativado e seu proto-oncogene homólogo normal diferem em apenas um único nucleotídeo. A alteração levou à síntese de uma proteína Ras anormal que foi capaz de sinalizar continuamente, estimulando, assim, a divisão celular e transformando-se em um tumor. As mutações pontuais de *RAS* são agora conhecidas em muitos tumores, e os genes *RAS* foram demonstrados experimentalmente como sendo o alvo mutacional de agentes cancerígenos conhecidos, um achado que defende um papel para os genes mutantes *RAS* no desenvolvimento de muitos tipos de câncer.

Até a presente data, quase 50 proto-oncogenes humanos foram identificados como mutações condutoras em câncer esporádico. Apenas alguns desses proto-oncogenes também foram encontrados como sendo herdados em uma síndrome de câncer hereditário.

Ativação de Oncogenes pela Translocação de Cromossomos

Como apontado anteriormente (veja a Fig. 15-3), a ativação dos oncogenes não é sempre o resultado de uma mutação do DNA. Em alguns casos, um proto-oncogene é ativado por uma mutação subcromossômica, normalmente uma translocação. Mais de 40 translocações de cromossomos oncogênicos já foram descritas até o presente momento, principalmente nos casos de leucemias esporádicas e linfomas, mas também em alguns casos de sarcomas raros do tecido conjuntivo. Embora originalmente detectadas apenas por análise citogenética, tais alterações do cromossomo podem ser detectadas agora por análise da sequência do genoma completo (veja a Fig. 5-7), mesmo usando DNA celular livre em amostras de plasma de pacientes com câncer.

Em alguns casos, os pontos de quebra da translocação encontram-se dentro dos íntrons de dois genes, desse modo fundindo dois genes em um gene anormal que codifica uma proteína quimérica com propriedades oncogênicas novas. O exemplo mais bem conhecido é o da translocação entre os cromossomos 9 e 22, o assim chamado cromossomo Filadélfia que é visto na **leucemia mieloide crônica** (**LMC**) (Fig. 15-11) (**Caso 10**). A translocação move o proto-oncogene da *ABL1*, uma tirosina quinase, de sua posição normal no cromossomo 9q para um gene de função desconhecida, o *BCR*, no cromossomo 22q. A translocação resulta na síntese de uma proteína nova, quimérica, a **BCR-ABL1**, que contém uma porção da proteína Abl normal com a atividade tirosina quinase aumentada. A atividade tirosina quinase aumentada da nova proteína codificada pelo

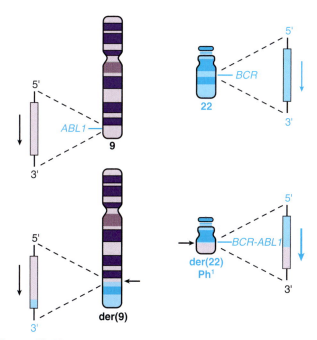

Figura 15-11 Translocação do cromossomo Filadélfia, t(9;22) (q34;q11). O cromossomo Filadélfia (Ph[1]) é um cromossomo derivado do 22, que trocou parte de seu braço longo por um segmento de material do cromossomo 9q que contém o oncogene *ABL1*. A formação do gene quimérico *BCR-ABL1* no cromossomo Ph[1] é o evento genético crítico no desenvolvimento da leucemia mieloide crônica.

gene quimérico é o evento primário causador da leucemia crônica. Terapias com fármacos novos e altamente eficazes para a LMC, como o imatinibe, foram desenvolvidas com base na inibição desta atividade tirosina quinase.

Em outros casos, uma translocação ativa um oncogene, colocando-o a jusante de um promotor forte, constitutivo, pertencente a um gene diferente. O linfoma de Burkitt é um tumor de células B, em que o proto-oncogene *MYC* é translocado de sua posição cromossômica normal em 8q24 para uma posição distal ao *locus* da cadeia pesada de imunoglobulina em 14q32 ou para os genes de cadeia leve da imunoglobulina nos cromossomos 22 e 2. A função da proteína Myc ainda não é totalmente conhecida, mas parece ser um fator de transcrição com efeitos poderosos sobre a expressão de vários genes envolvidos na proliferação celular, bem como na expressão da telomerase (veja discussão mais adiante). A translocação traz acentuadores ou outras sequências de ativação transcricional, normalmente associadas aos genes de imunoglobulina, para próximo do gene *MYC* (Tabela 15-4). Essas translocações permitem a expressão desregulada de *MYC*, resultando em uma divisão celular descontrolada.

Telomerase como um Oncogene

Outro tipo de oncogene é o gene que codifica a **telomerase**, uma transcriptase reversa que é necessária para sintetizar a repetição de hexâmeros, TTAGGG, um componente dos telômeros nas extremidades dos cromossomos. A telomerase é necessária porque, durante a replicação normal semiconservativa do DNA (Cap. 2), a DNA polimerase só pode adicionar nucleotídeos à extremidade 3′ do DNA e não consegue concluir a síntese de uma fita crescente em todo o caminho até o final extremo daquela fita no braço do cromossomo; assim, na ausência de um mecanismo específico para permitir a replicação dos telômeros, a extremidade de cada braço do cromossomo encurtaria a cada divisão celular.

Nas células germinativas e células embrionárias humanas, os telômeros contêm aproximadamente 15 kb de repetição telomérica. À medida que as células se diferenciam, a atividade da telomerase declina em todos os tecidos somáticos; conforme a função da telomerase é perdida, os telômeros encurtam, com uma perda de aproximadamente 35 pb de DNA de repetição telomérica com cada divisão celular. Depois de centenas de divisões celulares, as extremidades do cromossomo tornam-se danificadas, levando as células a parar de se dividir e a entrar na fase G_0 do ciclo celular; as células ao final do processo passarão por apoptose e morrerão.

Em contraste, em células altamente proliferativas de tecidos como a medula óssea, a expressão da telomerase persiste, permitindo a autorrenovação. Da mesma forma, a persistência da telomerase é observada em muitos tumores, o que permite que as células do tumor se proliferem indefinidamente. Em alguns casos, a atividade da telomerase resulta de mutações cromossômicas ou genômicas que estimulam diretamente o gene da telomerase; em outros, a telomerase pode ser apenas um de muitos genes cuja expressão é alterada por um oncogene transformador, como *MYC*.

Perda de Gene Supressor de Tumor no Câncer Esporádico

TP53 e RB1 em Cânceres Esporádicos

Embora a síndrome de Li-Fraumeni, causada por uma mutação germinativa no gene *TP53* herdada de forma dominante seja uma síndrome familiar rara, a mutação somática causando uma perda da função de ambos os alelos de *TP53* é uma das alterações genéticas mais comuns vistas em cânceres esporádicos (veja a Tabela 15-2). Mutações em *TP53*, deleção do segmento do cromossomo 17p que inclui *TP53* ou perda do cromossomo 17 inteiro são alterações vistas de modo frequente e repetidamente em uma ampla gama de cânceres esporádicos. Estes incluem os cânceres de mama, ovário, bexiga, do colo do útero, esôfago, colorretal, pele e carcinomas de pulmão; glioblastoma do cérebro; sarcoma osteogênico; e carcinoma hepatocelular.

O gene *RB1* do retinoblastoma encontra-se também frequentemente mutado em muitos cânceres esporádicos, incluindo o câncer de mama. Por exemplo, a LOH de 13q14 em cânceres de mama humanos está associada à perda do RNAm de *RB1* nos tecidos tumorais. Ainda em outros

---

TABELA 15-4 Translocações Cromossômicas Características em Tumores Malignos Humanos Selecionados

Neoplasia	Translocação Cromossômica	Porcentagem de Casos	Proto-oncogene Afetado
Linfoma de Burkitt	t(8;14)(q24;q32)	80	*MYC*
	t(8;22)(q24;q11)	15	
	t(2;8)(q11;q24)	5	
Leucemia mieloide crônica	t(9;22)(q34;q11)	90-95	*BCR-ABL1*
Leucemia linfocítica aguda	t(9;22)(q34;q11)	10-15	*BCR-ABL1*
Leucemia linfoblástica aguda	t(1;19)(q23;p13)	3-6	*TCF3-PBX1*
Leucemia promielocítica aguda	t(15;17)(q22;q11)	≈ 95	*RARA-PML*
Leucemia linfocítica crônica	t(11;14)(q13;q32)	10-30	*BCL1*
Linfoma folicular	t(14;18)(q32;q21)	≈ 100	*BCL2*

Baseada em Croce CM: Role of chromosome translocations in human neoplasia, *Cell* 49:155-156, 1987; Park M, van de Woude GF: Oncogenes: genes associated with neoplastic disease. In Scriver CR, Beaudet AL, Sly WS, Valle D, editors: *The molecular and metabolic bases of inherited disease* , ed 6, New York, 1989, McGraw-Hill, pp 251-276; Nourse J, Mellentin JD, Galili N, et al: Chromosomal translocation t(1;19) results in synthesis of a homeobox fusion mRNA that codes for a potential chimeric transcription factor, *Cell* 60:535-545, 1990; and Borrow J, Goddard AD, Sheer D, Solomon E: Molecular analysis of acute promyelocytic leukemia breakpoint cluster region on chromosome 17, *Science* 249:1577-1580, 1990.

câncers, o gene *RB1* está intacto, e seu RNAm aparenta estar próximo dos níveis normais ou, ainda, a proteína RB1 está deficiente. Essa anomalia agora foi explicada pelo reconhecimento de que a regulação de *RB1* pode estar deprimida em associação com a superexpressão do oncomir *miR-106a* que tem como alvo o RNAm de *RB1* e bloqueia a sua tradução.

ALTERAÇÕES CITOGENÉTICAS NO CÂNCER

Aneuploidia e Aneussomia

Como apresentado no Capítulo 5, as alterações citogenéticas são marcas características do câncer, seja esporádico ou familiar, particularmente em fases posteriores e estágios mais tadios ou malignos ou invasivos do desenvolvimento tumoral. As alterações citogenéticas sugerem que um elemento crítico da progressão do câncer inclui defeitos em genes envolvidos na manutenção da integridade e da estabilidade do cromossomo e na garantia da segregação mitótica precisa.

Inicialmente, a maioria dos estudos citogenéticos de progressão de tumores foi realizada em casos de leucemias porque as células tumorais eram passíveis de serem cultivadas e cariotipadas pelos métodos-padrão. Por exemplo, quando a LMC, com o cromossomo Filadélfia 9;22, evolui da fase crônica tipicamente indolente para uma crise blástica severa com risco de morte, pode haver várias anormalidades citogenéticas adicionais, incluindo alterações estruturais ou numéricas, como uma segunda cópia do cromossomo da translocação 9;22 ou um isocromossomo para 17q. Nos estágios avançados de outras formas de leucemia, outras translocações são comuns. Em contraste, uma vasta gama de anormalidades cromossômicas é vista em tumores mais sólidos. As anormalidades citogenéticas encontradas repetidamente em um tipo específico de câncer são suscetíveis de serem mutações cromossômicas condutoras envolvidas na iniciação ou progressão da neoplasia maligna. Um foco atual da pesquisa de câncer é desenvolver uma definição citogenética e genômica abrangente dessas anomalias, muitas das quais resultam em expressão avançada de proto-oncogenes ou em perda de alelos de TSG. O sequenciamento do genoma completo está substituindo a análise citogenética em muitos casos, porque ele fornece um nível de sensibilidade e precisão além da detecção de alterações no genoma visíveis citologicamente.

Amplificação Gênica

Além das translocações e outros rearranjos, outra aberração citogenética, vista em muitos tipos de câncer, é a **amplificação gênica**, um fenômeno no qual muitas cópias adicionais de um segmento do genoma estão presentes na célula (veja a Fig. 15-3). A amplificação gênica é comum em muitos cânceres, incluindo neuroblastoma, carcinoma de células escamosas da cabeça e pescoço, câncer colorretal e glioblastomas malignos do cérebro. Os segmentos de DNA amplificados são prontamente detectados por hibridização genômica comparativa ou sequenciamento de genoma completo e aparecem como dois tipos de alteração citogenética na análise cromossômica de rotina: **duplos diminutos** (cromossomos acessórios muito pequenos) e **regiões de coloração homogênea** que não formam bandas normalmente e contêm cópias amplificadas múltiplas de um determinado segmento de DNA. Como e por que os duplos diminutos e as regiões de coloração homogênea se desenvolvem ainda é um tema mal compreendido, mas as regiões amplificadas são conhecidas por incluir cópias extras dos proto-oncogenes, tais como os genes que codificam o Myc, Ras e receptor do fator de crescimento epitelial, que estimulam o crescimento celular, bloqueiam a apoptose, ou ambos. Por exemplo, a amplificação do proto-oncogene *MYCN* que codifica o N-Myc é um importante indicador clínico de prognóstico do câncer infantil **neuroblastoma**. O *MYCN* é amplificado mais do que 200 vezes em 40% dos estágios avançados de neuroblastoma. Apesar do tratamento agressivo, apenas 30% dos pacientes com doença avançada sobrevivem após 3 anos. Em contraste, a amplificação de *MYCN* encontra-se em apenas 4% dos neuroblastomas de estágios iniciais, e a sobrevida em 3 anos é de 90%. A amplificação de genes que codificam alvos dos agentes quimioterápicos também tem sido implicada como um mecanismo para o desenvolvimento de resistência a fármacos em pacientes previamente tratados com quimioterapia.

APLICAÇÃO DA GENÔMICA PARA INDIVIDUALIZAR A TERAPIA DO CÂNCER

A genômica já está tendo um impacto importante na precisão diagnóstica e na otimização da terapia do câncer. Nesta seção, descrevemos como uma dessas abordagens, o **perfil de expressão gênica**, é usada para orientar o diagnóstico e o tratamento.

Perfis de Expressão Gênica e *Clustering* para Criar Assinaturas

As técnicas de hibridização comparativa podem ser usadas para medir simultaneamente o nível de expressão de RNAm de alguns ou todos os 20.000 genes estimados como codificantes de proteínas em qualquer amostra de tecido humano. Uma medida da expressão do RNAm em uma amostra de tecido constitui um **perfil de expressão gênica** específico para aquele tecido. A Figura 15-12 descreve uma situação hipotética, idealizada de oito amostras, quatro de cada um dos dois tipos de tumor, A e B, perfilados para 100 genes diferentes. O perfil de expressão derivado de arranjos de expressão para este exemplo simples já é substancial, consistindo em 800 valores de expressão. Em um experimento de perfil de expressão real, no entanto, centenas de amostras podem ser analisadas para a expressão de todos os genes humanos, produzindo um grande conjunto de dados de milhões de valores de expressão. Organizar os dados e analisá-los para extrair informações importantes são problemas desafiadores que inspiraram o desenvolvimento de ferramentas estatísticas e de bioinformática sofisticadas. Usando tais ferramentas, um pesquisador pode organizar os dados para localizar grupos de genes cuja expressão pareça estar correlacionada, ou seja, aumentando ou diminuindo juntas, entre duas ou mais amostras. O agrupamento de genes por seus padrões de expressão através de amostras é denominado *clustering*.

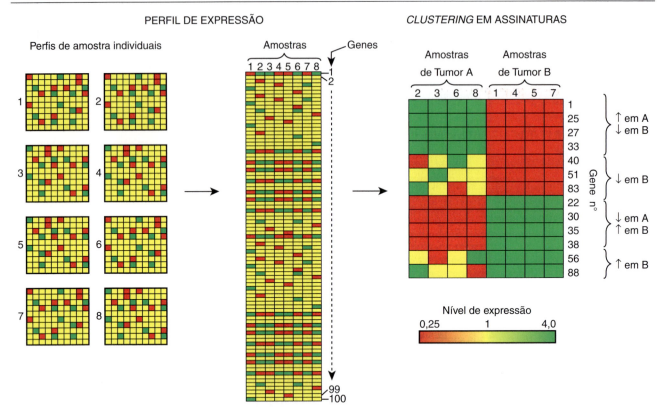

Figura 15-12 Representação esquemática de um experimento de perfil de expressão gênica idealizada de oito amostras e 100 genes. *Esquerda*, Arranjos individuais de sequências de genes "spotadas" em uma lâmina de vidro ou chips de silício são utilizados para a hibridização comparativa de oito amostras diferentes em comparação com um padrão comum. *Vermelho* indica diminuição da expressão comparada ao controle, *verde* indica aumento da expressão, e *amarelo* é expressão inalterada. (Neste esquema, *vermelho, amarelo e verde* representam expressão aumentada, igual, ou diminuída, enquanto um experimento real forneceria uma leitura quantitativa contínua com tons de vermelho e verde.) *Centro*, Todas as 800 medições de expressão são organizadas para que a expressão relativa para cada gene, 1 a 100, seja posta em ordem verticalmente em uma coluna sob o número de cada amostra. *À direita*, O *clustering* em assinaturas envolve apenas os 13 genes que mostraram correlação entre os subconjuntos de amostras. Alguns genes têm expressão recíproca (alta *versus* baixa) nos dois tumores; outros mostram um aumento correlacionado ou diminuem em um tumor e não no outro.

Então, os *clusters* de expressão gênica podem ser testados para determinar se algum deles se correlaciona com características particulares das amostras de interesse. Por exemplo, o perfil pode indicar que um *cluster* de genes com um perfil de expressão correlata é encontrado mais frequentemente em amostras do tumor A do que do tumor B, enquanto o outro *cluster* de genes com um perfil de expressão correlata é mais frequente em amostras derivadas do tumor B do que do tumor A. Os *clusters* de genes cuja expressão correlaciona-se com os demais e com um conjunto específico de amostras constituem uma assim chamada **assinatura de expressão** característica dessas amostras. Nos perfis hipotéticos na Figura 15-12, certos genes têm uma expressão correlacionada que serve como uma assinatura para o tumor A. O tumor B tem uma assinatura derivada da expressão correlacionada de um subconjunto diferente desses 100 genes.

Aplicação das Assinaturas Gênicas

A aplicação de perfis de expressão gênica para caracterizar tumores é útil em diversas maneiras.

- Em primeiro lugar, aumenta a nossa capacidade de discernir entre os diferentes tumores em maneiras que complementam os critérios aplicados pelos patologistas para caracterizar os tumores, como a aparência histológica, marcadores citogenéticos e expressão de proteínas marcadoras específicas. Uma vez que a distinção entre as assinaturas para tumores de diferentes tipos (p. ex., tumor A contra tumor B) seja definida usando amostras conhecidas, o padrão de expressão das amostras do tumor *desconhecido* pode ser comparado com as assinaturas de expressão para o tumor A e o tumor B e classificado como tipo A, como tipo B, ou como nenhum dos dois, dependendo de quão bem seus perfis de expressão coincidam com as assinaturas de A e B. Os patologistas têm utilizado o perfil de expressão para fazer distinções difíceis entre tumores que exigem abordagens muito diferentes de manejo. Estes incluem a distinção entre o linfoma de células B grandes e o linfoma de Burkitt, diferenciar os cânceres de pulmão primários de carcinomas espinocelulares de cabeça e pescoço metastáticos para o pulmão e identificar o tecido de origem

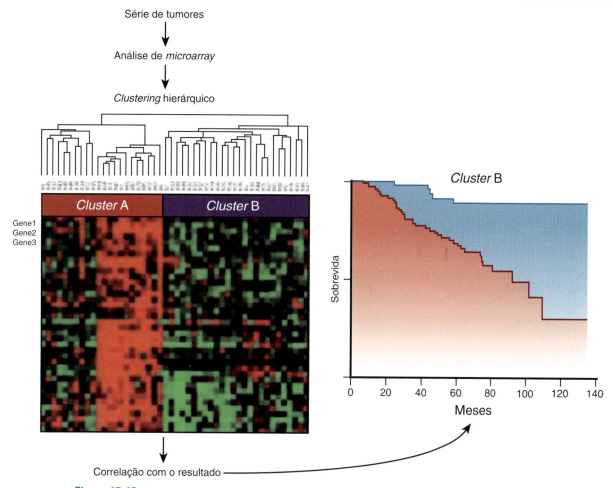

Figura 15-13 Padrões de expressão para uma série de genes (ao longo do eixo vertical à *esquerda*) para a série de tumores de pacientes, com os tumores dispostos ao longo do eixo horizontal na parte *superior* de modo que tumores com padrões de expressão mais semelhantes sejam agrupados mais de perto. Os tumores parecem geralmente formar *clusters* em dois grupos, que são, então, correlacionados com a sobrevida a longo prazo. *Veja Fontes & Agradecimentos.*

de um tumor primário crítico, cuja metástase dá muito poucas informações para permitir sua classificação.
- Em segundo lugar, diferentes assinaturas podem ser encontradas para correlacionar com desfechos clínicos conhecidos, como o prognóstico, a resposta à terapia ou qualquer outro resultado de interesse. Se validadas, tais assinaturas podem ser aplicadas prospectivamente para ajudar a guiar a terapia em pacientes recém-diagnosticados.
- Por fim, para a pesquisa básica, os *clusters* podem revelar conexões anteriormente insuspeitas de importância funcional entre genes envolvidos em um processo de desenvolvimento de doença.

Perfil de Expressão Gênica no Prognóstico do Câncer

Escolher a terapia apropriada para a maioria dos cânceres é difícil para os pacientes e seus médicos também, porque a recorrência é comum e difícil de prever. Seria benéfica uma melhor caracterização do câncer de cada paciente quanto ao risco de recorrência e potencial metastático claramente para decidir entre cursos mais ou menos agressivos de cirurgia e/ou quimioterapia. Por exemplo, no câncer de mama, embora a presença dos receptores de estrogênio e progesterona, a amplificação do oncogene do receptor do fator crescimento epidérmico humano 2 (*HER2*) e a ausência de tumor metastático em linfonodos encontrados na dissecação de vasos linfáticos axilares sejam fortes preditores de melhor resposta à terapia e de prognóstico, eles ainda são imprecisos. O perfil de expressão (Fig. 15-13) está abrindo uma nova trajetória promissora para as decisões clínicas no tratamento de câncer de mama, bem como em outros cânceres, incluindo o linfoma, câncer de próstata e adenocarcinomas metastáticos de origens de tecidos diversos (pulmão, mama, colorretal, útero e ovário).

O perfil de expressão gênica de vários conjuntos de genes está disponível clinicamente para uso no manejo do câncer de mama, colo e ovário; quais genes e quantos estão incluídos no perfil depende do tipo de tumor e do fabricante dos *kits*. Embora a utilidade clínica e a relação custo-efetividade continuem a ser debatidas (Cap. 18), não há um consenso geral de que as combinações de dados clínicos e da expressão gênica em pacientes recém-diagnosticados com câncer fornecerão melhores estimativas prospectivas de prognóstico e melhor orientação da terapia. Espera-se que, melhorando a

TABELA 15-5 Tratamentos para Câncer Direcionados a Oncogenes Condutores Ativados Específicos

Tipo de Tumor	Gene e Mutação Condutores	Representante Aprovado pelo FDA como Alvo Terapêutico	Mecanismo de Ação
Câncer de mama	HER2 amplificado	Trastuzumabe	Anticorpo monoclonal anti-HER2
Câncer de pulmão de não pequenas células	EGFR ativado	Gefitinibe	Inibidor da tirosina quinase
Leucemia mieloide crônica e tumor estromal gastrointestinal	Receptor da tirosina quinase ativado do Abl, KIT e PDGF	Imatinibe, nilotinibe e dasatinibe	Inibidor da tirosina quinase
Câncer de pulmão não pequenas células	ALK translocado	Crizotinibe	Inibidor da tirosina quinase
Melanoma	MEK ativado	Trametinibe	Inibidor de serina-treonina quinase
Melanoma	Quinase BRAF ativada	Vemurafenibe	Inibidor de serina-treonina quinase

ALK Quinase do linfoma anaplásico; EGFR, receptor do fator de crescimento epidérmico; FDA, U.S. Food and Drug Administration; HER2, receptor de fator de crescimento epidérmico humano 2; MEK, quinase regulada por sinal extracelular ativado por mitógeno; PDGF, fator de crescimento derivado de plaquetas.

precisão do prognóstico com perfis de expressão tumoral, os oncologistas possam optar por renunciar a quimioterapias mais vigorosas e caras em pacientes que não precisam e/ou não se beneficiarão delas.

O fato de que o prognóstico de praticamente cada paciente poderia ser associado a uma combinação particular de características clínicas, sequência do genoma e assinaturas de expressão ressalta um ponto crucial sobre o câncer: o câncer de cada pessoa é um distúrbio exclusivo. Assim, a heterogeneidade de expressão genômica e genética entre os pacientes que são todos portadores do mesmo diagnóstico de câncer não deveria surpreender. *Cada paciente é único nas variantes genéticas das quais é portador, incluindo as variantes que afetarão a forma como o câncer se desenvolve e como o corpo responde a ele.* Além disso, a evolução clonal de um câncer implica que eventos aleatórios mutacionais e epigenéticos provavelmente irão ocorrer em combinações diferentes e únicas no câncer específico de cada paciente.

Terapia Direcionada ao Câncer

Até recentemente, a maioria dos tratamentos não cirúrgicos do câncer era baseada em agentes citotóxicos, como agentes quimioterápicos ou radioterapia, concebidos para matar preferencialmente as células tumorais durante a tentativa de poupar os tecidos normais. Apesar do enorme sucesso na cura de doenças como a leucemia linfocítica aguda da infância e o linfoma de Hodgkin, a maioria dos pacientes com câncer em quem a remoção completa do tumor com a cirurgia já não é possível de receber a remissão, não a cura, da doença, geralmente sofrem com a toxicidade substancial dos agentes citotóxicos. A descoberta de genes condutores específicos e suas mutações nos cânceres abriu uma nova trajetória para os tratamentos direcionados precisamente e menos tóxicos. Oncogenes ativados são alvos tentadores para a terapia do câncer através de bloqueio direto de sua função aberrante. Isto pode incluir o bloqueio de um receptor de superfície de células ativadas por anticorpos monoclonais, ou a inibição da atividade da quinase intracelular constitutiva com fármacos projetados para inibir especificamente suas atividades enzimáticas.

A prova inicial para essa abordagem foi criada com o desenvolvimento do imatinibe, um inibidor altamente eficaz de um número de tirosinas quinases, incluindo a quinase

ABL1 na LMC. A remissão prolongada da doença tem sido vista em alguns casos com adiamento aparentemente indefinido da transformação para uma leucemia aguda grave (crise blástica), que tantas vezes significava o fim da vida de um paciente com LMC. Inibidores da quinase adicionais foram desenvolvidos para direcionar outros genes dirigentes do oncogene ativado em uma variedade de tipos de tumor (Tabela 15-5).

Os resultados iniciais com terapias-alvo, embora muito promissores em alguns casos, não têm conduzido a curas permanentes na maioria dos pacientes, porque os tumores desenvolvem resistência à terapia-alvo. O desenvolvimento de tumores resistentes não é surpreendente. Em primeiro lugar, como discutido anteriormente, as células cancerosas são altamente mutáveis e seus genomas sofrem mutação recorrente. Mesmo que apenas uma pequena minoria de células adquira resistência através de qualquer mutação do oncogene-alvo em si, ou através de uma mutação compensatória em outra parte, o tumor pode progredir mesmo diante da inibição do oncogene. Novos compostos que podem superar a resistência aos medicamentos estão sendo desenvolvidos e utilizados em ensaios clínicos. Em última análise, a terapia de combinação que tem como alvo genes condutores diferentes podem ser necessária, com base na ideia de que uma célula tumoral é menos propensa a desenvolver resistência em múltiplos caminhos independentes alvejados por uma combinação de agentes.

CÂNCER E O AMBIENTE

Embora o tema do presente capítulo enfatize a base genética do câncer, não há qualquer contradição em considerar o papel do ambiente na carcinogênese. Pelo ambiente, incluímos a exposição a uma grande variedade de diferentes tipos de agentes — alimentos, radiação natural e artificial, produtos químicos, mesmo os vírus e bactérias que estão colonizando o intestino. O risco para o câncer mostra variação significativa entre as diferentes populações e mesmo dentro da mesma população em diferentes ambientes. Por exemplo, o câncer gástrico é quase três vezes mais comum entre os japoneses no Japão do que entre os japoneses vivendo no Havaí ou em Los Angeles.

Em alguns casos, os agentes ambientais atuam como agentes mutagênicos que causam mutações somáticas; as mutações somáticas, por sua vez, são responsáveis pela carcinogênese. De acordo com algumas estimativas com base principalmente nos dados após os bombardeios de Hiroshima e Nagasaki, até 75% do risco de câncer pode ser de origem ambiental. Em outros casos, parece haver uma correlação entre certas exposições e o risco de câncer, como os benefícios das fibras dietéticas ou a terapia com baixas doses de aspirina para reduzir os riscos de câncer de colo. A natureza dos agentes ambientais que aumentam ou reduzem o risco para o câncer, a avaliação dos riscos adicionais associados à exposição, e as maneiras de proteger a população de tais riscos são assuntos de interesse público bastante intensos.

Radiação

A radiação ionizante é conhecida por aumentar o risco de câncer. Todas as pessoas do mundo estão expostas a algum grau de radiação ionizante através da radiação de fundo (que varia muito de lugar para lugar) e das exposições radiológicas médicas. O risco é dependente da idade na exposição, sendo maior para crianças menores de 10 anos de idade e para adultos mais velhos.

Embora existam ainda grandes áreas de incerteza sobre a magnitude dos efeitos da radiação (especialmente de radiação de baixo nível) no risco de câncer, algumas informações podem ser inferidas a partir de eventos envolvendo a liberação em larga escala de radiação no ambiente. Os dados dos sobreviventes dos bombardeios atômicos de Hiroshima e Nagasaki, por exemplo, mostram um período de latência longo, na faixa de 5 anos para a leucemia, mas de até 40 anos para alguns tumores. Em contraste, houve pequeno aumento no câncer detectável entre populações expostas a radiações ionizantes, pelo mais recente acidente nuclear de Chernobyl, com exceção de um aumento significativo de cinco a seis vezes na incidência de câncer de tireoide entre as crianças expostas mais pesadamente que viviam na Bielorrússia. O aumento da incidência de câncer de tireoide é quase certamente causado pelo iodo radioativo I^{131} que estava presente no material nuclear liberado do reator danificado e foi captado e concentrado dentro da glândula tireoide.

Carcinógenos Químicos

O interesse nos efeitos carcinogênicos das substâncias químicas data pelo menos do século XVIII, quando se percebeu a alta incidência de câncer escrotal em jovens limpadores de chaminé. Atualmente, há uma preocupação sobre muitas substâncias químicas carcinógenas possíveis, especialmente tabaco, componentes da dieta, carcinógenos industriais e resíduos tóxicos. A documentação do risco de exposição é muitas vezes difícil, mas o nível de preocupação é tal que todos os médicos devem ter conhecimento sobre o assunto e ser capazes de distinguir entre os fatos e as áreas de incerteza e de debate.

Os mecanismos moleculares precisos, pelos quais a maioria dos agentes químicos carcinógenos causa câncer, ainda são objeto de extensa pesquisa. Um exemplo ilustrativo de como uma substância química carcinógena pode contribuir para o desenvolvimento do câncer é o de **carcinoma hepatocelular**, o quinto câncer mais comum em todo o mundo. Em muitas partes do mundo, o carcinoma hepatocelular ocorre com maior frequência devido à ingestão de aflatoxina B1, uma potente substância carcinógena produzida por um fungo encontrado no amendoim. A aflatoxina mostrou provocar uma mutação em uma base em particular no gene *TP53*, causando uma mutação de G para T no códon 249, assim convertendo um códon de arginina para serina na proteína p53, que é criticamente importante. Essa mutação é encontrada em quase metade de todos os carcinomas hepatocelulares em pacientes de partes do mundo em que há uma alta frequência de contaminação dos alimentos por aflatoxina, mas não se encontra em cânceres semelhantes em pacientes cuja exposição à aflatoxina nos alimentos é baixa. A mutação Arg249Ser na p53 aumenta o crescimento dos hepatócitos e interfere no controle do crescimento e da apoptose associada ao tipo selvagem de p53. A LOH de *TP53* no carcinoma hepatocelular está associada a uma aparência mais maligna do câncer. Apesar de a aflatoxina B1 sozinha ser capaz de causar carcinoma hepatocelular, ela também atua em sinergia com as infecções crônicas das hepatites B e C.

Uma situação mais complicada ocorre com uma exposição a misturas de substâncias químicas complexas, como os vários carninógenos e mutagênicosconhecidos ou suspeitos, encontrados na fumaça do cigarro. A evidência epidemiológica de que a fumaça do cigarro aumenta o risco para câncer de pulmão e câncer de garganta, bem como outros tipos de câncer, é esmagadora. A fumaça de cigarro contém hidrocarbonetos policíclicos que são convertidos em epóxidos altamente reativos que causam mutações que danificam diretamente o DNA. A importância relativa dessas substâncias e como elas podem interagir na carcinogênese ainda são aspectos que estão sendo elucidados.

O caso do tabagismo também levanta outra questão interessante. Por que só alguns fumantes têm câncer de pulmão? O caso de câncer e do tabagismo fornece um exemplo importante da interação entre fatores ambientais e genéticos para melhorar ou prevenir os efeitos carcinogênicos das substâncias químicas. A enzima **aril-hidrocarboneto hidroxilase (AHH)** é uma proteína indutível envolvida no metabolismo dos hidrocarbonetos policíclicos, como aqueles encontrados na fumaça do cigarro. A AHH converte hidrocarbonetos em uma forma de epóxido que é excretada mais facilmente pelo organismo, mas também é cancerígena. A atividade da AHH é codificada por membros da família CYP1 de genes do citocromo P450 (Cap. 18). O gene *CYP1A1* é indutível pela fumaça de cigarro, mas a indutibilidade é variável na população devido a diferentes alelos para o *locus CYP1A1*. As pessoas que são portadoras de um alelo de "alta indutibilidade", particularmente aquelas que são fumantes, parecem ter um *risco aumentado* para o câncer de pulmão, com *odds ratios* de 4 a 5, em comparação com indivíduos sem os alelos de *CYP1A1* de suscetibilidade ao câncer. Por outro lado, homozigotos para o alelo recessivo de "baixa indutibilidade" parecem ser *menos* propensos a desenvolver câncer de pulmão, possivelmente porque sua

AHH é menos efetiva em converter os hidrocarbonetos em carcinógenos altamente reativos.

Da mesma forma, os indivíduos homozigotos para alelos no gene *CYP2D6* que reduzem a atividade de outra enzima do citocromo P450 parecem ser mais resistentes aos efeitos carcinogênicos potenciais da fumaça do cigarro ou dos carcinógenos pulmonares ocupacionais (p. ex., amianto ou hidrocarbonetos aromáticos policíclicos). Os metabolizadores normais ou ultrarrápidos, por outro lado, que são portadores de alelos que aumentam a atividade da enzima Cyp2D6, têm um risco quatro vezes maior para câncer de pulmão do que os metabolizadores lentos. Esse risco aumenta para 18 vezes entre as pessoas expostas rotineiramente a agentes carcinógenos do pulmão. Uma associação semelhante foi relatada para o câncer de bexiga.

Embora a base genética e bioquímica precisa para as diferenças aparentes na suscetibilidade de câncer na população normal ainda precise ser determinada, essas associações poderiam ter consequências significativas na saúde pública e podem apontar eventualmente para uma maneira de identificar as pessoas que estão geneticamente sob um maior risco para o desenvolvimento de câncer.

REFERÊNCIAS GERAIS

Garraway LA, Lander ES: Lessons from the cancer genome, *Cell* 153:17-37, 2013.

International Agency for Research on Cancer (IARC), World Health Organization: 2014. www.cruk.org/cancerstats.

Schneider L: *Counseling about cancer*, ed 3, New York, 2011, Wiley-Liss.

Shen H, Laird PW: Interplay between the cancer genome and epi-genome, *Cell* 153:38-55, 2013.

Vogelstein B, Papadopoulos N, Velculescu VE, et al: Cancer genome landscapes, *Science* 339:1546-1558, 2013.

REFERÊNCIAS ESPECÍFICAS

Chen P-S, Su J-L, Hung M-C: Dysregulation of microRNAs in cancer, *J Biomed Sci* 19:90, 2012.

Chin L, Anderson JN, Futreal PA: Cancer genomics, from discovery science to personalized medicine, *Nat Med* 17:297-303, 2011.

Di Leva G, Garofalo M, Croce CM: MicroRNAs in cancer, *Annu Rev Pathol Mech Dis* 9:287-314, 2014.

Kiplivaara O, Aaltonen LA: Diagnostic cancer genome sequencing and the contribution of germline variants, *Science* 339:1559-1562, 2013.

Lal A, Panos R, Marjanovic M, et al: A gene expression profile test to resolve head & neck squamous versus lung squamous cancers, *Diagn Pathol* 8:44, 2013.

Reis-Filho J, Pusztai L: Gene expression profiling in breast cancer: classification, prognostication, and prediction, *Lancet* 378:1812-1823, 2011.

Watson IR, Takahashi K, Futreal PA, et al: Emerging patterns of somatic mutations in cancer, *Nat Rev Genet* 14:703-718, 2013.

Wogan GN, Hecht SS, Felton JS, et al: Environmental and chemical carcinogenesis, *Semin Cancer Biol* 14:473-486, 2004.

Wong MW, Nordfors C, Mossman D, et al: BRIP1, PALB2, and RAD51C mutation analysis reveals their relative importance as genetic susceptibility factors for breast cancer, *Breast Cancer Res Treat* 127:853-859, 2011.

WEBSITES ÚTEIS

The Cancer Genome Atlas: http://cancergenome.nih.gov/abouttcga/overview

PROBLEMAS

1. Um paciente com retinoblastoma tem um tumor único em um dos olhos; o outro olho não apresenta tumores. Que medidas você tomaria para tentar determinar se o caso se trata de retinoblastoma esporádico ou hereditário? Qual o aconselhamento genético que você daria? Quais informações os pais devem receber antes de uma gravidez subsequente?

2. Discuta as possíveis razões pelas quais o câncer colorretal é um câncer do adulto, enquanto o retinoblastoma acomete crianças.

3. Muitos tipos de tumor são caracterizados pela presença de um isocromossomo de braço longo do cromossomo 17. Forneça uma possível explicação para este achado.

4. Muitas crianças com anemia de Fanconi têm defeitos de membros. Se uma criança afetada precisa de cirurgia para o membro anormal, que considerações especiais surgem?

5. Wanda, cuja irmã tem câncer de mama bilateral na pré-menopausa, tem um maior risco de desenvolver câncer de mama do que Wilma, cuja irmã tem câncer de mama na pré-menopausa em apenas uma mama. Wanda e Wilma, no entanto, têm um risco maior do que Winnie, que tem uma história familiar completamente negativa. Discuta o papel dos testes moleculares nessas mulheres. Quais seriam os riscos de câncer de mama se uma mutação *BRCA1* ou *BRCA2* patogênica fosse encontrada na parente afetada? E se não fossem encontradas mutações?

6. Proponha uma teoria que explique porque tão poucas síndromes de câncer hereditárias, herdadas como doenças autossômicas dominantes, são causadas por oncogenes ativados, enquanto muitas são causadas por mutações germinativas em um gene supressor de tumor (TSG).

CAPÍTULO 16

Avaliação de Risco e Aconselhamento Genético

Neste capítulo, apresentamos os fundamentos da prática do aconselhamento genético aplicado a famílias em que um indivíduo é conhecido ou suspeito de ter uma condição hereditária. O aconselhamento genético inclui uma discussão sobre a história natural da doença, bem como a determinação do risco para a doença em outros membros da família com base no padrão de herança, números empíricos de risco e exames médicos, especialmente testes de genética molecular e genômicos. O aconselhamento inclui uma discussão de abordagens disponíveis para atenuar ou reduzir o risco de doenças hereditárias. Finalmente, o aconselhador realiza uma avaliação cuidadosa do impacto psicológico e social do diagnóstico no paciente e na família e trabalha para ajudar a família a lidar com a presença de uma condição hereditária.

HISTÓRIA FAMILIAR NA AVALIAÇÃO DO RISCO

A história familiar é claramente de grande importância no diagnóstico e avaliação de riscos. A aplicação das regras conhecidas de herança mendeliana, conforme apresentado no Capítulo 7, possibilita ao geneticista fornecer avaliações precisas de risco para doença em parentes de indivíduos acometidos. A história familiar também é importante quando um geneticista avalia o risco para doenças complexas, como discutido no Capítulo 8 e em outras partes deste livro. Pelo fato de os genes de uma pessoa serem compartilhados com seus familiares, a história familiar fornece ao médico informações sobre o impacto que a composição genética de um indivíduo pode ter sobre a saúde, usando a história clínica de parentes como um indicador das suscetibilidades genéticas da própria pessoa. Além disso, os membros da família frequentemente compartilham fatores ambientais, como dieta e comportamento, e, portanto, os parentes fornecem informações tanto sobre os genes compartilhados como sobre os fatores ambientais que podem interagir para causar as doenças comuns, geneticamente complexas. Ter um parente de primeiro grau com uma doença comum da vida adulta — como as doenças cardiovasculares, câncer de mama, câncer de colo ou próstata, diabetes tipo 2, osteoporose ou asma — aumenta o risco de um indivíduo para a doença em aproximadamente duas a três vezes em relação à população em geral, um aumento moderado em comparação com o risco médio da população (veja o Quadro). Como discutido no Capítulo 8, quanto mais

parentes de primeiro grau alguém tem com um traço complexo e quanto mais cedo na vida a doença ocorre em um membro da família, maior é a probabilidade de que a carga de genes de suscetibilidade e de exposições ambientais possa estar presente na família do paciente. Assim, uma consideração da história familiar pode levar à designação de um paciente como sendo de alto risco para uma doença em particular, com base na história familiar. Por exemplo, um homem com três parentes de primeiro grau do sexo masculino com câncer de próstata tem um risco relativo 11 vezes maior de desenvolvimento da doença do que um homem sem história familiar.

HISTÓRIA FAMILIAR NA AVALIAÇÃO DE RISCO

Alto Risco
- Idade de início de uma doença em um parente de primeiro grau relativamente precoce em comparação com a população em geral
- Dois parentes de primeiro grau acometidos
- Um parente de primeiro grau com início tardio ou desconhecido da doença e um parente de segundo grau acometido com doença prematura da mesma linhagem
- Dois parentes de segundo grau maternos ou paternos com pelo menos um tendo início precoce da doença
- Três ou mais parentes maternos ou paternos acometidos
- A presença de uma história familiar "de risco moderado" em ambos os lados do heredograma

Risco Moderado
- Um parente de primeiro grau com início tardio ou desconhecido da doença
- Dois parentes de segundo grau da mesma linhagem com início da doença tardio ou desconhecido

Risco Médio
- Sem parentes acometidos
- Apenas um parente de segundo grau acometido de um ou ambos os lados do heredograma
- Nenhuma história familiar conhecida
- Pessoa adotada com histórico familiar desconhecido

De Scheuner MT, Wang SJ, Raffel LJ, et al: Family history: a comprehensive genetic risk assessment method for the chronic conditions of adulthood, *Am J Med Genet* 71:315-324, 1997; citado em Yoon PW, Scheuner MT, Peterson-Oehlke KL, et al: Can family history be used as a tool for public health and preventive medicine? *Genet Med* 4:304-310, 2002.

333

Determinar que um indivíduo apresenta risco aumentado com base no histórico familiar pode ter um impacto sobre a assistência médica individual. Por exemplo, dois indivíduos com trombose venosa profunda — um com uma história familiar de trombose venosa profunda inexplicada em um parente com menos de 50 anos e outro sem história familiar de qualquer distúrbio de coagulação — devem receber tratamento diferente no que diz respeito aos exames para o fator V de Leiden ou protrombina 20210G>A e terapia de anticoagulação (Cap. 8). De maneira semelhante, ter um parente de primeiro grau com câncer de colo é suficiente para desencadear o início da triagem por meio de colonoscopia aos 40 anos de idade, 10 anos mais cedo do que para a população em geral. Isso ocorre porque a incidência cumulativa para o desenvolvimento da doença para alguém de 40 anos com uma história familiar positiva é igual ao risco para alguém com a idade de 50 anos sem história familiar (Fig. 18-1). O aumento do risco é ainda mais pronunciado se dois ou mais parentes tiveram a doença, uma observação empírica que tem impulsionado padrões de cuidados clínicos para a triagem nessa condição.

A história familiar é reconhecidamente um método indireto de avaliação da contribuição das próprias variantes genéticas de um indivíduo para a saúde e suscetibilidade à doença. A detecção direta de fatores de risco genéticos e a demonstração de que eles são válidos para orientar cuidados de saúde são uns dos principais desafios na aplicação da genômica à medicina, como iremos discutir no Capítulo 18.

ACONSELHAMENTO GENÉTICO NA PRÁTICA CLÍNICA

A genética clínica está preocupada com o diagnóstico e o manejo dos aspectos médicos, sociais e psicológicos das doenças hereditárias. Como em todas as outras áreas da medicina, é essencial fazer o seguinte em genética clínica:

- Realizar um diagnóstico correto, o que frequentemente envolve exames laboratoriais, como testes genéticos para encontrar as mutações responsáveis.
- Ajudar a pessoa e os membros da família acometidos a compreender e chegar a um acordo quanto à natureza e às consequências da doença.
- Fornecer tratamento e manejo adequados, incluindo encaminhamentos para outros prestadores especializados, conforme necessário.

Assim como a característica única da doença genética é sua tendência de se repetir dentro das famílias, o aspecto exclusivo do aconselhamento genético é o seu foco no paciente original como também sobre os membros da sua família, tanto atuais quanto futuros. Aconselhadores genéticos têm a responsabilidade de fazer o seguinte:

- Trabalhar com o paciente para informar outros membros da família de seu risco potencial.
- Oferecer um exame para mutações ou outros exames para fornecer as avaliações de risco mais precisas possíveis para outros membros da família.
- Explicar que abordagens estão disponíveis para o paciente e os membros da família para modificar esses riscos.

Finalmente, o aconselhamento genético não se limita ao fornecimento de informações e à identificação de indivíduos sob risco para a doença; ao contrário, é um processo de exploração e de comunicação. Os Aconselhadores genéticos definem e abordam as questões psicossociais complexas associadas a uma doença genética em uma família e prestam aconselhamento orientado psicologicamente para ajudar os indivíduos a adaptar-se e ajustar-se ao impacto e às implicações da doença na família. Por essa razão, o aconselhamento genético pode ser mais eficientemente realizado por meio de contato periódico com a família, pois os problemas médicos ou sociais tornam-se relevantes para a vida das pessoas envolvidas (veja o Quadro anterior).

Prestadores de Aconselhamento Genético

A genética clínica é particularmente demorada em comparação com outros campos clínicos, pois requer preparação e acompanhamento extensos, além de tempo para contato direto com os pacientes. Em muitos países, o aconselhamento genético é fornecido pelos médicos. No entanto, nos Estados Unidos, Canadá, Reino Unido e alguns outros países, os serviços de aconselhamento genético são, muitas vezes, fornecidos por **aconselhadores genéticos** ou **geneticistas enfermeiros**, profissionais especialmente treinados em genética *e* aconselhamento, que servem como membros de uma equipe de saúde com médicos. O aconselhamento genético nos Estados Unidos e no Canadá é uma profissão da área de saúde de autorregulação com o seu próprio conselho (American and Canadian Boards of Genetic Counselors) para acreditação e programas de treinamento e certificação de profissionais. Alguns estados nos Estados Unidos também estão licenciando aconselhadores genéticos. Enfermeiros com experiência em genética são acreditados por meio de uma comissão de acreditação separada.

Os aconselhadores genéticos e enfermeiros geneticistas têm um papel essencial na genética clínica, participando de muitos aspectos da investigação e gestão de problemas genéticos. Um aconselhador genético é frequentemente o primeiro ponto de contato que um paciente tem com os serviços de genética clínica, e fornece aconselhamento genético diretamente aos indivíduos, ajuda os pacientes e suas famílias a lidar com as muitas questões psicológicas e sociais que surgem durante o aconselhamento genético, e continua em um papel de suporte e como fonte de informação após a investigação clínica e o aconselhamento formal serem concluídos. Os aconselhadores genéticos também são ativos no campo de testes genéticos; eles promovem uma ligação estreita entre os médicos que fazem os encaminhamentos, os laboratórios de diagnóstico e as próprias famílias. Sua experiência especial é de valor inestimável para os laboratórios clínicos, pois explicar e interpretar o teste genético aos pacientes e encaminhar a médicos frequentemente requer um conhecimento sofisticado de genética e genômica, bem como excelentes habilidades de comunicação.

Indicações Comuns para o Aconselhamento Genético

A Tabela 16-1 enumera algumas das situações mais comuns que levam as pessoas a buscar o aconselhamento genético.

CAPÍTULO 16 — AVALIAÇÃO DE RISCO E ACONSELHAMENTO GENÉTICO

TABELA 16-1 Indicações Comuns para o Aconselhamento Genético

- Filho anterior com anomalias congênitas múltiplas, deficiência intelectual ou um defeito congênito isolado como defeito do tubo neural ou fendas labial e palatina
- História pessoal ou histórico familiar de uma condição hereditária, como fibrose cística, síndrome do X frágil, defeito cardíaco congênito, câncer hereditário ou diabetes
- Gravidez sob risco de um distúrbio cromossômico ou hereditário
- Consanguinidade
- Exposição a teratógenos, como produtos químicos ocupacionais, medicamentos, álcool
- Abortos espontâneos recorrentes ou infertilidade
- Anomalia ou doença genética recém-diagnosticada
- Antes de iniciar os testes genéticos e depois de receber os resultados, particularmente em testes de suscetibilidade para doenças de aparecimento tardio, como as síndromes de câncer hereditário ou doenças neurológicas
- Como acompanhamento para um resultado positivo de um teste neonatal, como a fenilcetonúria; teste de triagem para heterozigoto (portador pré-concepção), como o da doença de Tay-Sachs; ou uma triagem do soro materno positiva no primeiro ou segundo trimestre da gravidez, uma triagem pré-natal não invasiva por análise pré-natal por análise de DNA fetal circulante ou resultados de exame de ultrassom fetal anormais

TABELA 16-2 Manejo de Caso para Aconselhamento Genético

• Coleta de informações
História familiar
    (questionário)
Histórico clínico
Testes ou avaliações
    adicionais
• Avaliação
Exame físico
Exames laboratoriais
    e radiológicos
Validação ou
    estabelecimento do
    diagnóstico – se possível
	• Aconselhamento
	Natureza e consequência do
	    distúrbio
	• Risco de recorrência
	Disponibilidade de exames
	    adicionais ou futuros
	• Tomada de decisões
	Encaminhamento a outros
	    especialistas, agências de
	    saúde, grupos de apoio
	• Avaliação clínica continuada,
	    especialmente na ausência de
	    diagnóstico
	• Apoio psicossocial

Indivíduos que procuram aconselhamento genético (chamados de **consulentes**) podem, eles mesmos, ser os probandos na família, ou podem ser os pais de uma criança acometida ou ter parentes com uma condição genética potencial ou conhecida. O aconselhamento genético é também uma parte integrante do teste pré-natal (Cap. 17) e de testes genéticos e programas de triagem (discutidos no Cap. 18).

Padrões estabelecidos de cuidados médicos exigem que os prestadores de serviços de genética obtenham uma história que inclui informações da família e étnicas, perguntem sobre uma possível consanguinidade, aconselhem os pacientes sobre os riscos genéticos para eles e outros membros da família, ofereçam testes genéticos ou diagnóstico pré-natal, quando indicados, e delineiem as várias opções de tratamento ou de manejo para reduzir o risco para a doença. Embora o manejo do caso de aconselhamento genético deva ser individualizado para as necessidades e situação de cada paciente, uma abordagem genérica pode ser resumida (Tabela 16-2). Em geral, os pacientes *não são informados* sobre que decisões tomar em relação às várias opções de teste e de manejo, mas, em vez disso, recebem informações e apoio para tomar uma decisão que pareça mais apropriada para eles, para os consulentes, e para suas famílias. Essa abordagem para o aconselhamento, chamada de **aconselhamento não diretivo**, tem suas origens no ambiente de aconselhamento pré-natal, em que o princípio orientador é o respeito pela autonomia do casal individualmente, ou seja, o seu direito de fazer escolhas reprodutivas livres de coação (Cap. 19).

Gerenciamento do Risco de Recorrência em Famílias

Muitas famílias procuram o aconselhamento genético para determinar o risco de doença hereditária em seus filhos e para saber que opções estão disponíveis para reduzir o risco de recorrência da doença genética particular em questão. Exames laboratoriais genéticos para testar o portador (cariotipagem, análise bioquímica ou análise do genoma) são frequentemente utilizados para determinar o risco real para casais com história familiar de uma doença genética. O aconselhamento genético é recomendado antes e depois desses testes, para ajudar os consulentes na tomada de uma decisão informada para se submeterem ao teste, bem como para compreender e utilizar a informação obtida por meio dos testes.

Quando a história familiar ou exames de laboratório indicam risco aumentado de uma condição hereditária em uma futura gestação, o diagnóstico pré-natal, descrito no Capítulo 17, é uma abordagem que, muitas vezes, pode ser oferecida para as famílias. O diagnóstico pré-natal, contudo, não é, de modo algum, uma solução universal para o risco de problemas genéticos na prole. Há distúrbios para os quais o diagnóstico pré-natal não está disponível, e para muitos pais a interrupção da gravidez não é uma opção aceitável, mesmo se o diagnóstico pré-natal estiver disponível. O diagnóstico pré-implantação por biópsia de blastocisto ou blastômeros (Cap. 17) evita os problemas de interrupção da gravidez, mas requer fertilização *in vitro*.

Outras medidas, além de diagnóstico pré-natal, estão disponíveis para o manejo da recorrência e incluem os seguintes:

- Exames genéticos de laboratório para o portador podem, por vezes, tranquilizar os casais com histórico familiar de uma doença genética em que eles em si *não* apresentam risco aumentado de ter um filho com uma doença genética específica. Em outros casos, esses testes indicam que o casal *apresenta* risco aumentado. O aconselhamento genético é recomendado tanto antes como depois desses testes, para ajudar os consulentes na tomada de uma decisão informada para fazer os testes, bem como na compreensão e na utilização das informações obtidas por meio dos testes.
- Se os pais não planejam ter mais filhos ou não querem nenhum filho, a **contracepção** ou **esterilização** pode ser a sua escolha, e eles podem precisar de informações sobre os possíveis procedimentos ou um encaminhamento adequado.
- A **adoção** é uma possibilidade para os pais que querem um filho ou mais filhos.
- A **inseminação artificial** pode ser apropriada se o pai tem um gene para um defeito autossômico dominante ou

ligado ao X ou tem um defeito cromossômico hereditário, mas evidentemente não é indicado se é a mãe que tem esse defeito. A inseminação artificial também é útil se ambos os pais são portadores de uma doença autossômica recessiva. A fertilização *in vitro* com um **óvulo doado** pode ser apropriada se a mãe tiver um defeito autossômico dominante ou for portadora de uma doença ligada ao X. Em ambos os casos, o aconselhamento genético e testes genéticos apropriados do esperma ou óvulo do doador devem ser parte do processo.

Se os pais decidem interromper uma gravidez, a prestação de informações relevantes e apoio é uma parte apropriada do aconselhamento genético. O acompanhamento periódico por meio de visitas adicionais ou por telefone é frequentemente organizado por alguns meses ou mais depois de uma interrupção da gravidez.

Aspectos Psicológicos

Pacientes e famílias que lidam com um risco de doença genética ou que estão enfrentando a doença em si estão sujeitos a diferentes graus de estresse emocional e social. Embora isso também seja verdadeiro para distúrbios não genéticos, a preocupação gerada pelo conhecimento de que a condição pode se repetir, a culpa ou censura sentida por alguns indivíduos e a necessidade de decisões reprodutivas podem dar origem a uma angústia intensa. Muitas pessoas têm força para lidar pessoalmente com tais problemas; elas preferem receber até mesmo uma má notícia do que permanecerem desinformadas, e tomam suas próprias decisões com base nas informações mais completas e precisas que podem obter. Outras pessoas precisam de muito mais apoio e podem necessitar de encaminhamento para psicoterapia. Os aspectos psicológicos do aconselhamento genético vão além do escopo deste livro, mas vários textos citados nas Referências Gerais no final deste capítulo fornecem uma introdução a este importante campo (veja o Quadro).

Os aconselhadores genéticos muitas vezes encaminham o paciente e a família com um distúrbio genético ou defeito congênito para **grupos de apoio** a famílias e pacientes. Essas organizações, que podem concentrar-se apenas em uma única doença ou em um grupo de doenças, podem ajudar os interessados em partilhar a sua experiência, a aprender a lidar com os problemas do dia a dia causados pela doença, a ouvir sobre os novos avanços na terapia ou prevenção, e a promover a investigação sobre a doença. Muitos grupos de apoio têm *sites* na Internet e salas de bate-papo eletrônico, por meio dos quais os pacientes e as famílias dão e recebem informações e conselhos, fazem e respondem perguntas e obtêm apoio emocional muito necessário. Organizações semelhantes de autoajuda específicas para uma doença são ativas em muitos países em todo o mundo.

DETERMINAÇÃO DE RISCOS DE RECORRÊNCIA

A estimativa dos riscos de recorrência é uma preocupação central no aconselhamento genético. De modo ideal, baseia-se no conhecimento da natureza genética da doença

em questão e no heredograma da família em particular a ser aconselhada. O membro da família, cujo risco para uma doença genética será determinado, em geral é um parente de um probando, como um irmão de uma criança acometida ou um filho já nascido ou futuro de um adulto acometido. Em algumas famílias, especialmente para algumas características autossômicas dominantes e ligadas ao X, pode também ser necessário estimar o risco para os parentes mais remotos.

ACONSELHAMENTO GENÉTICO E AVALIAÇÃO DE RISCO

O objetivo do aconselhamento genético é fornecer informações e apoio a famílias sob risco de ter, ou que já têm, membros com defeitos congênitos ou distúrbios genéticos. O aconselhamento genético ajuda a família ou o indivíduo a fazer o seguinte:

- Compreender os fatos médicos, incluindo o diagnóstico, a evolução provável da doença e o tratamento disponível.
- Compreender como a hereditariedade contribui para a doença e o risco de recorrência para si e outros membros da família.
- Compreender as opções para lidar com o risco de recorrência.
- Identificar valores, crenças, objetivos e relacionamentos afetados pelo risco de ou pela presença de doença hereditária.
- Escolher o curso de ação que parece mais adequado para eles, em vista do seu risco, objetivos de sua família e seus padrões éticos e religiosos.
- Fazer o melhor ajuste possível para o distúrbio ou para o risco de recorrência daquele distúrbio, ou para ambos, fornecendo aconselhamento de apoio às famílias e fazendo encaminhamentos para especialistas adequados, serviços sociais e grupos de apoio para a família e para os pacientes.

Quando se sabe que um distúrbio tem uma herança monogênica, o risco de recorrência para membros da família específicos geralmente pode ser determinado a partir de princípios mendelianos básicos (Fig 16-1; veja também o Cap. 7). Por outro lado, os cálculos do risco podem não ser tão simples se houver penetrância reduzida ou variabilidade de expressão, ou se a doença for frequentemente o resultado de uma mutação nova, como em muitos distúrbios ligados ao X e autossômicos dominantes. Os exames laboratoriais que dão resultados ambíguos podem adicionar mais complicações. Nessas circunstâncias, as estimativas de risco mendeliano às vezes podem ser modificadas por meio da aplicação de **probabilidade condicionada** para o heredograma (veja adiante), que leva em conta informações familiares que podem aumentar ou diminuir o risco mendeliano subjacente.

Em contraste com distúrbios monogênicos, os mecanismos subjacentes da herança para a maioria dos distúrbios cromossômicos ou genômicos e traços complexos são desconhecidos e as estimativas de risco de recorrência são baseadas em experiências prévias (Fig. 16-2). Essa abordagem para a avaliação de risco é valiosa se há dados confiáveis sobre a frequência de recorrência da doença em famílias e

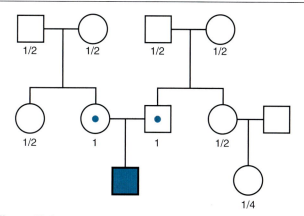

Figura 16-1 Heredograma de uma família com uma doença autossômica recessiva. A probabilidade de ser um portador é mostrada abaixo de cada símbolo individual no heredograma.

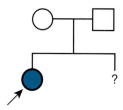

Figura 16-2 Estimativas de risco empírico no aconselhamento genético. Uma família sem história familiar positiva tem uma criança acometida com um distúrbio conhecido como sendo multifatorial ou cromossômico. Qual é o risco de recorrência? Se a criança for acometida por espinha bífida, o risco empírico para uma criança subsequente é de aproximadamente 4%. Se a criança tem síndrome de Down, o risco empírico para recorrência seria de aproximadamente 1% se o cariótipo for de trissomia do 21, mas o risco pode ser substancialmente mais elevado se um dos pais for portador de uma translocação robertsoniana envolvendo o cromossomo 21 (Cap. 6).

se o fenótipo não é heterogêneo. No entanto, quando um fenótipo específico tem um risco indeterminado ou pode resultar de uma variedade de causas com diferentes frequências e com riscos amplamente diferentes, a estimativa do risco de recorrência é, na melhor das hipóteses, perigosa. Em uma seção posterior, considera-se a estimativa do risco de recorrência em algumas situações clínicas típicas, tanto simples como mais complexas.

Estimativa de Risco pelo Uso das Leis de Mendel Quando os Genótipos são Totalmente Conhecidos

As estimativas de risco mais simples aplicam-se a famílias nas quais os genótipos relevantes de todos os membros familiares são conhecidos ou podem ser inferidos. Por exemplo, se ambos os membros de um casal são conhecidos por serem portadores heterozigotos de uma doença autossômica recessiva porque eles têm um filho com a doença ou por causa de um teste de portador, há o risco (probabilidade) de um em quatro em cada gestação de que a criança herde dois alelos mutantes e herde a doença (Fig. 16-3A). Mesmo se o casal tivesse seis filhos não acometidos depois da criança acometida (Fig. 16-3B), o risco na oitava, nona ou décima gestação seria ainda de um em cada quatro para cada gravidez (supondo que não há paternidade mal atribuída para a primeira criança acometida).

Estimativa de Risco pelo Uso de Probabilidade Condicionada Quando Genótipos Alternativos são Possíveis

Em contraste com o caso simples que acabamos de descrever, surgem situações em que os genótipos dos indivíduos relevantes na família não são *definitivamente* conhecidos; o risco de recorrência será muito diferente, dependendo de se o consulente é ou não portador de um alelo anormal de um gene da doença. Por exemplo, a probabilidade de que uma mulher, que é conhecida desde o seu primeiro casamento por ser portadora de fibrose cística (FC), possa ter um filho acometido depende da chance de que seu marido do segundo casamento seja portador (Fig. 16-3C). O risco de o parceiro ser portador depende de sua origem étnica (Cap. 9). Para a população caucasiana não hispânica geral, essa chance é de aproximadamente um em 22. Portanto, a chance de que uma portadora conhecida e seu parceiro não aparentado tenham um primeiro filho acometido é o produto dessas probabilidades, ou seja, $1/22 \times 1/4 = 1/88$ (aproximadamente 1,1%).

Evidentemente, se o marido realmente fosse portador, a chance de que o filho dos dois portadores fosse homozigoto ou um heterozigoto composto para alelos mutantes de FC seria de um em cada quatro. Se o marido não for portador, então a chance de ter uma criança acometida

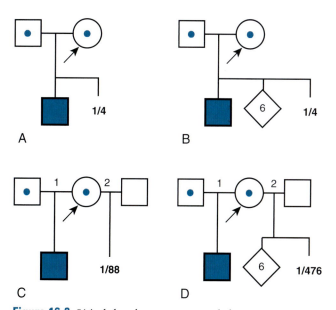

Figura 16-3 Série de heredogramas mostrando herança autossômica recessiva com riscos de recorrência contrastantes. A e B, os genótipos dos pais são conhecidos. C, O genótipo do segundo parceiro do consulente é inferido a partir da frequência de portador na população. D, O genótipo inferido é modificado por informação adicional sobre o heredograma. As *setas* indicam o consulente. Os números indicam o risco de recorrência na próxima gravidez da consulente.

é zero. Suponhamos, porém, que não se possa testar seu estado de portador diretamente. O risco de portador de 1 em 22 é a melhor estimativa que se pode fazer para pessoas de sua origem étnica e sem história familiar de FC, sem o teste de portador direto; na verdade, no entanto, uma pessoa ou é portadora ou não é. O problema é que não sabemos. Nessa situação, quanto mais oportunidades o homem na Figura 16-3C (que *pode* ou *não* ser portador de um gene mutante) tem de passar o gene mutante e não consegue fazê-lo, menor é a probabilidade de que ele seja de fato um portador. Assim, se o casal que procura aconselhamento já tem seis filhos, sendo que nenhum deles tem a doença (Fig. 16-3D), parece razoável, intuitivamente, que a chance do marido de ser portador deve ser menor do que o risco de 1 em 22 atribuído ao parceiro do sexo masculino sem filhos da Figura 16-3C com base na frequência de portador na população. Nessa situação, aplicamos a probabilidade condicionada (também conhecida como **análise bayesiana**, com base no teorema de Bayes sobre probabilidades, publicado em 1763), um método que se aproveita das informações *fenotípicas* em um heredograma para avaliar a probabilidade relativa de duas ou mais possibilidades *genotípicas* alternativas e para condicionar o risco com base nessa informação. Na Figura 16-3D, a chance de que o segundo marido seja portador é, na verdade, de um em 119, e a chance de que o casal tenha um filho com FC é, portanto, de um em 476, e não de um em 88, conforme calculado na Fig. 16-3C. Alguns exemplos do uso da análise bayesiana para avaliação de risco em heredogramas são examinados na seção a seguir.

Probabilidade Condicionada

Para ilustrar a aplicação da análise bayesiana, considere os heredogramas mostrados na Figura 16-4. Na Família A, a mãe II-1 é uma **portadora obrigatória** para o distúrbio de hemorragia ligado ao X, hemofilia A, porque seu pai tinha a doença. Seu risco de transmitir o alelo do fator VIII mutante (*F8*) responsável pela hemofilia A é de um em dois, e o fato de que ela já teve quatro filhos não acometidos *não* reduz este risco. Assim, o risco de que a consulente (III-5) seja portadora de um alelo mutante *F8* é de um em dois porque ela é filha de uma portadora conhecida.

Na Família B, no entanto, a mãe da consulente (indivíduo II-2) pode ou não ser portadora, dependendo de se ela herdou um alelo mutante *F8* de sua mãe, I-1. Se III-5 fosse a filha única de sua mãe, o risco de III-5 ser portadora seria de um em quatro, calculado como 1/2 (risco de sua mãe ser portadora) × 1/2 (o risco de ela própria herdar o alelo mutante de sua mãe). Como não temos o teste de III-5 diretamente para o alelo mutante, não podemos dizer se ela é portadora. Nesse caso, no entanto, o fato de III-5 ter quatro irmãos do sexo masculino não acometidos é relevante porque cada vez que II-2 teve um filho do sexo masculino, a chance de que o filho não fosse acometido era de apenas um em dois se II-2 *fosse* portadora, enquanto é quase certo (probabilidade = 1) que o filho não seria acometido se II-2 *não* fosse, de fato, portadora. Com cada filho, II-2, com efeito, testou seu estado de portador, colocando-se

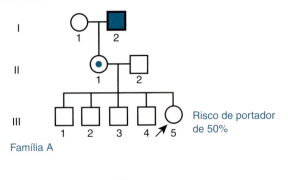

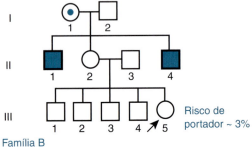

Figura 16-4 Estimativas de risco modificado no aconselhamento genético. Os consulentes nas duas famílias estão sob risco de ter um filho com hemofilia A. Na Família A, a mãe do consulente é uma heterozigota obrigatória; na Família B, a mãe do consulente pode ou não ser uma portadora. A aplicação da análise bayesiana reduz o risco de ser uma portadora para apenas cerca de 3% para a consulente na Família B, mas não a consulente na Família A. Veja o texto para a derivação do risco modificado

em um risco de 50% de ter um filho acometido. O fato de ter quatro filhos não acometidos pode sugerir que talvez a mãe não seja portadora. A análise bayesiana possibilita considerar-se esse tipo de informação indireta ao calcular se II-2 é portadora, modificando, assim, o risco de a consulente ser portadora. Na verdade, como mostraremos na próxima seção, seu risco de ser portadora é muito menor do que 50%.

Identificação de Cenários Possíveis

Para traduzir essa intuição no cálculo de risco real, usamos um cálculo de probabilidade bayesiano. Em primeiro lugar, listamos *todos* os genótipos alternativos possíveis que podem estar presentes nos indivíduos relevantes no heredograma (Fig. 16-5). Nesse caso, existem três cenários, cada um refletindo uma combinação diferente de genótipos alternativos:

A. II-2 *é* portadora, mas a consulente *não* o é.
B. II-2 e a consulente são *ambas* portadoras.
C. II-2 *não* é portadora, o que implica que a consulente também não poderia ser, porque não há alelo mutante para herdar.

Por que não consideramos a possibilidade de que a consulente seja portadora, embora II-2 não o seja? Não listamos esse cenário porque exigiria que *duas* mutações no mesmo gene ocorressem independentemente na mesma família, uma herdada pelos probandos e uma mutação nova na consulente, um cenário tão escassamente improvável que pode ser descartado.

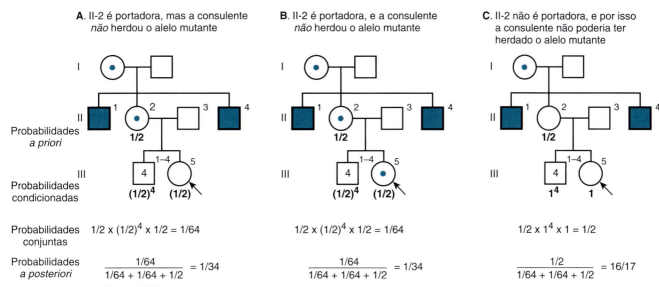

Figura 16-5 Probabilidade condicionada usada para estimar o risco de portadora para uma consulente em uma família com hemofilia, na qual a probabilidade a *priori* do estado de portadora é determinada pela herança mendeliana a partir de uma portadora conhecida no topo do heredograma. Estas estimativas de risco, com base em princípios genéticos, podem ser ainda mais modificadas considerando-se a informação obtida a partir da história familiar, teste de detecção de portador ou métodos de genética molecular para a detecção direta da mutação no menino acometido, com uso de cálculos bayesianos. A a C, As três situações mutuamente exclusivas que poderiam explicar o heredograma.

Primeiramente, selecionamos três cenários possíveis como heredogramas (como na Fig. 16-5) e anotamos a probabilidade de o indivíduo II-2 ser portador ou não. Isto é chamado de sua **probabilidade a *priori*** porque depende simplesmente de seu risco de ser portadora de um alelo mutante herdado de sua mãe portadora conhecida, I-1, e não foi modificado ("condicionado") por sua própria história reprodutiva.

Em seguida, anotamos as probabilidades de que os indivíduos III-1 a III-4 não seriam acometidos sob cada cenário. Essas probabilidades são diferentes, dependendo de se II-2 é portadora ou não. Se ela *for* portadora (situações A e B), então a probabilidade de que indivíduos III-1 a III-4 não sejam todos acometidos é a chance de que cada um não herdou o alelo mutante *F8* de II-2, que é de um em dois para cada um de seus filhos ou $(1/2)^4$ para todos os quatro. Na situação C, no entanto, II-2 *não* é portadora, de modo que a sua chance de que seus quatro filhos sejam todos não acometidos é de um, porque II-2 não tem um mutante *F8* para passar para qualquer um deles. Essas são chamadas **probabilidades condicionadas** porque são probabilidades afetadas pela condição de se II-2 é portadora.

Da mesma maneira, podemos anotar a probabilidade de que a consulente (III-5) seja portadora. Em A, ela não herdou o alelo mutante de sua mãe portadora, com uma probabilidade de um em dois. Em B, ela herdou o alelo mutante (probabilidade = 1/2). Em C, a mãe não é portadora, e assim III-5 tem, essencialmente, uma chance de 100% de não ser portadora. Multiplique as probabilidades a *priori* e condicionadas juntas para formar as **probabilidades conjuntas** para cada situação, A, B e C.

Finalmente, determinamos que a *fração* da probabilidade conjunta total é representada por qualquer cenário de interesse; isto é chamado de **probabilidade a *posteriori*** de cada uma das três situações. Pelo fato de III-5 ser a consulente e querer saber seu risco de ser portadora, precisamos da probabilidade a *posteriori* da situação B, que é:

$$\frac{1/64}{1/64 + 1/64 + 1/2} = 1/34 \approx 3\%$$

Se quisermos conhecer a chance que II-2 tem de ser portadora, somamos as probabilidades a *posteriori* das duas situações em que ela é portadora, A e B, para obter um risco de ser portador de um em 17, ou cerca de 6%.

Se III-5 também tivesse filhos não acometidos, seu risco de ser portadora também poderia ser modificado de maneira descendente por um cálculo bayesiano. No entanto, se II-2 tivesse um filho acometido, então ela seria comprovadamente portadora e o risco de III-5 tornar-se-ia então de um em dois. De maneira semelhante, se III-5 tivesse um filho acometido, então ela seria portadora e a análise bayesiana já não seria necessária.

A análise bayesiana pode parecer para alguns uma mera manobra estatística. No entanto, a análise genética possibilita que os aconselhadores quantifiquem o que parecia ser intuitivamente provável a partir da inspeção do heredograma: o fato de que a consulente tinha quatro irmãos não acometidos fornece suporte para a hipótese de que sua mãe não é portadora. Após a realização da análise, o risco final de que III-5 seja portadora pode ser usado no aconselhamento genético. O risco de que seu primeiro filho tenha hemofilia A é de 1/34 × ¼, ou menos do que 1%. Esse risco está consideravelmente abaixo da probabilidade anterior estimada sem considerar a evidência genética fornecida por seus irmãos.

Probabilidade Condicionada em Distúrbios Letais Ligados ao X

Pelo fato de todo distúrbio ligado ao X grave manifestar-se no homem hemizigoto, um caso isolado (sem história familiar) desse distúrbio pode representar uma mutação gênica nova (caso em que a mãe não é portadora) ou herança de um alelo mutante de sua mãe portadora não acometida; não consideramos a chance pequena, mas real, de mosaicismo gonadal para a mutação na mãe (Cap. 7). A estimativa do risco de recorrência depende do conhecimento sobre a chance de que ela poderia ter de ser portadora. A análise bayesiana pode ser utilizada para estimar os riscos de portador em doenças letais ligadas ao X, como a distrofia muscular de Duchenne (DMD) e a deficiência grave de ornitina transcarbamilase.

Considere a família sob risco para a DMD mostrada na Figura 16-6. A consulente, III-2, quer saber seu risco de ser portadora. Existem três cenários possíveis, cada um com estimativas de risco drasticamente diferentes para a família:

A. A condição de III-1 pode ser resultado de uma mutação nova. Nesse caso, sua irmã e tia materna não estão sob risco significativo de serem portadoras.
B. Sua mãe, II-1, é portadora, mas sua condição é resultado de uma mutação nova. Neste caso, sua irmã (III-2) tem risco de um em dois de ser portadora, mas a sua tia materna não está sob risco de ser portadora porque sua avó, I-1, não é portadora.
C. Sua mãe é portadora e herdou um alelo mutante de sua mãe portadora (I-1). Nesse caso, todas as parentes do sexo feminino têm risco de um em dois ou de um em quatro de serem portadoras.

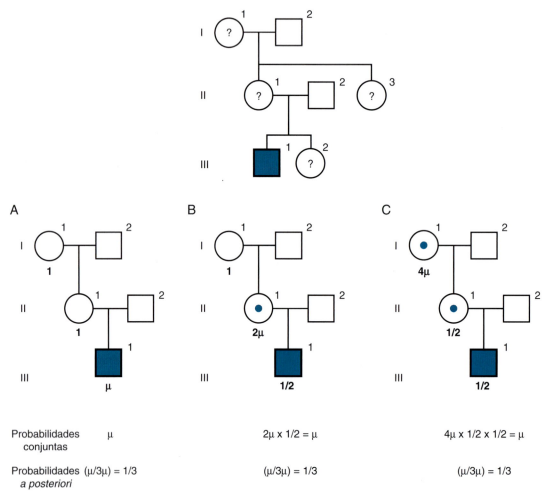

Figura 16-6 Probabilidade condicionada utilizada para determinar os riscos de portador para as mulheres de uma família com um distúrbio genético ligado ao X letal, em que a probabilidade a *priori* de ser um portadora tem de ser calculada supondo-se que a frequência de portador não está mudando de geração para geração e que as taxas de mutação são iguais nos sexos masculino e feminino. *Em cima,* Heredograma de uma família com um distúrbio genético ligado ao X letal. *Embaixo,* As três situações mutuamente exclusivas que poderiam explicar o heredograma. **A,** O probando representa uma mutação nova. **B,** A mãe do probando representa uma mutação nova. **C,** A mãe do probando herdou a mutação de sua mãe portadora, a avó do probando.

Como podemos usar a probabilidade condicionada para determinar os riscos de portador para parentes do sexo feminino de III-1 nesse heredograma? Se procedermos como fizemos anteriormente com a família com hemofilia na Figura 16-4, o que usamos como probabilidade a *priori* de que o indivíduo I-1 é portador? Não temos informação do heredograma, como tínhamos no heredograma da hemofilia, para calcular estas probabilidades a *priori*. Podemos, no entanto, usar algumas suposições simples de que a frequência da doença é imutável e a nova taxa de mutação é igual em homens e mulheres para estimar a probabilidade a *priori* (veja o Quadro).

PROBABILIDADE A *PRIORI* DE QUE UMA MULHER NA POPULAÇÃO SEJA PORTADORA DE UM DISTÚRBIO LETAL LIGADO AO X

Suponha que H seja a frequência na população de mulheres portadoras de um distúrbio letal ligado ao X. Suponha que H seja constante de geração em geração.

Suponha que a taxa de mutação nesse *locus* ligado ao X em qualquer gameta = μ. Suponha que μ seja o mesmo em homens e mulheres. A taxa de mutação μ é um número pequeno, na faixa de 10^{-4} a 10^{-6} (Cap. 4).

Em seguida, existem três formas mutuamente exclusivas de qualquer mulher ser portadora:
1. Ela herda um alelo mutante de uma mãe portadora = $\frac{1}{2} \times H$.
   ou
2. Ela recebe um alelo novo mutante no X que ela recebe de sua mãe = μ.
   ou
3. Ela recebe um alelo novo mutante no X que ela recebe de seu pai = μ.

A chance de uma mulher ser portadora é a soma da chance de que ela tenha herdado uma mutação preexistente e a chance de que ela tenha recebido uma mutação nova de sua mãe ou de seu pai.

$$H = (\tfrac{1}{2} \times H) + \mu + \mu = H/2 + 2\mu$$

Resolvendo H, você terá a chance de que uma mulher aleatória na população seja portadora de um distúrbio ligado ao X específico = 4μ. Note que metade deste 4μ, 2μ, é a probabilidade de que ela seja portadora por herança, e os outros 2μ são a probabilidade de que ela seja portadora por mutação nova.

A chance de uma mulher aleatória na população *não* ser portadora é de $1 - 4\mu \cong 1$ (porque μ é um número muito pequeno).

Agora podemos usar esse valor 4μ do quadro como a probabilidade a *priori* de que uma mulher seja portadora de um distúrbio letal ligado ao X (Fig. 16-6). Para efeitos de cálculo da chance de que II-1 seja portadora, ignoramos os parentes do sexo feminino II-3 e III-2 porque não há nada sobre elas, como fenótipo, exames de laboratório ou história reprodutiva, que condiciona se II-1 é portadora.

- A. III-1 é uma mutação nova com probabilidade μ. Sua mãe e avó são ambas não portadoras, sendo que cada uma delas tem uma probabilidade de $1 - 4\mu \cong 1$. A probabilidade conjunta é $\mu \times 1 \times 1 = \mu$.

- B. I-1 é não portadora e, assim, II-1 deve ser o produto de uma nova mutação materna ou paterna e não uma portadora por herança, porque estamos especificando no cenário B que I-1 *não* é portadora. A chance de que uma mulher seja portadora de mutação nova é apenas de $\mu + \mu = 2\mu$ (e *não* 4μ). A probabilidade conjunta é portanto $2\mu \times \frac{1}{2} = \mu$.

- C. Indivíduos I-1 e II-1 são ambos portadores. Como explicado no Quadro, a chance de que I-1 seja portadora tem uma probabilidade a *priori* de 4μ. Para II-1 ser portadora, ela deve ter herdado o alelo mutante de sua mãe, que tem uma probabilidade de um em dois. Além disso, a chance de que II-1 tenha passado o alelo mutante para seu filho acometido também é de um em dois. A probabilidade conjunta é, portanto, $4\mu \times \frac{1}{2} \times \frac{1}{2} = \mu$.

As probabilidades a *posteriori* agora são fáceis de calcular, pois $\mu/(\mu + \mu + \mu) = 1/3$ para cada cenário A, B e C. O menino acometido tem uma em três chances de ser acometido por causa de uma mutação nova (situação A), ao passo que sua mãe II-1 é portadora em ambos, B e C, e, portanto, tem uma chance de $1/3 + 1/3 = 2/3$ de ser portadora. A avó, I-1, é portadora apenas em C, e assim sua chance de ser portadora é de uma em três.

Com esses valores de risco para os indivíduos principais no heredograma, podemos então calcular os riscos de portador para os parentes do sexo feminino II-3 e III-2. O risco de III-2 de ser uma portadora é de $\frac{1}{2} \times$ [a chance de II-1 ser portadora] = $\frac{1}{2} \times 2/3 = 1/3$. O risco de que II-3 seja portadora é $\frac{1}{2} \times$ [a chance de I-1 ser portadora] = $1/2 \times 1/3 = 1/6$. Em todos esses cálculos, por uma questão de simplicidade, estamos ignorando a possibilidade pequena, mas muito real de mosaicismo de linha germinativa (Cap. 7). Em uma situação real de aconselhamento genético, contudo, a possibilidade de mosaicismo não pode ser ignorada.

Distúrbios com Penetrância Incompleta

Para estimar o risco de recorrência para doenças com penetrância incompleta, a probabilidade de que uma pessoa aparentemente não acometida na verdade carregue o gene mutante em questão deve ser considerada. A Figura 16-7 mostra um heredograma de **deformidade da mão fendida**, uma anomalia autossômica dominante com penetrância incompleta discutida no Capítulo 7. Uma estimativa da penetrância pode ser feita a partir de um único heredograma se for suficientemente grande, ou a partir de uma revisão de heredogramas publicados; usamos 70% em nosso exemplo. Isso significa que um heterozigoto para uma mutação que provoca deformidade da mão fendida tem 30% de chance de *não* mostrar o fenótipo. O heredograma mostra várias pessoas que devem carregar o gene mutante, mas não o expressam (*i.e.*, nos quais o defeito não é penetrante), I-1 ou I-2 (supondo que não há mosaicismo somático ou de linha germinativa) e II-3. Os outros membros da família não acometidos podem ou não ser portadores do gene mutante.

Se III-4, a filha de um heterozigoto acometido conhecido, é a consulente, ou ela pode ter escapado de herdar o alelo mutante de sua mãe acometida ou herdou, mas não expressa

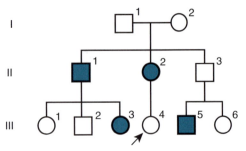

Figura 16-7 Heredograma da família com deformidade de mão fendida e ausência de penetrância em alguns indivíduos.

o fenótipo porque a penetrância é incompleta nesse distúrbio. Há duas possibilidades (Fig. 16-8). Em A, III-4 não é uma portadora com probabilidade *a priori* de um em dois. Se ela não carrega o alelo mutante, não vai ter o fenótipo, de modo que a probabilidade conjunta para A é de um em dois. Em B, III-4 é portadora, também com probabilidade *a priori* de um em dois. Aqui, temos de aplicar a probabilidade condicionada de que ela seja portadora, mas não apresenta o fenótipo, que tem probabilidade de 1 − penetrância = 1 − 0,7 = 0,3, então a probabilidade conjunta para B é 1;2 × 0,3 = 0,15. A probabilidade *a posteriori* de que III-4 seja portadora sem expressar o fenótipo é, portanto, 3/13 = ≈23%.

Distúrbios com Idade de Início Tardio

Muitas condições autossômicas dominantes apresentam, caracteristicamente, uma idade de início tardio, após a idade de reprodução. Assim, não é incomum em aconselhamento genético perguntar se uma pessoa em idade reprodutiva que está sob risco de ter um determinado distúrbio autossômico dominante carrega o gene. Um exemplo desse distúrbio é uma forma rara, familiar de **doença de Parkinson (DP)** herdada como uma doença autossômica dominante.

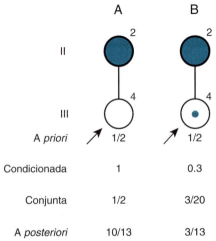

Figura 16-8 Cálculo de probabilidade condicionada para o risco de estado de portadora da consulente na Figura 16-7. Há duas possibilidades: ou ela não é portadora (A), ou ela é portadora (B). Sua incapacidade de demonstrar o fenótipo reduz seu risco de ela ser portadora da probabilidade *a priori* de um em dois (50%) para três em 13 (23%).

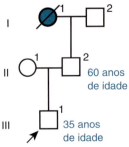

Figura 16-9 Riscos modificados pela idade para aconselhamento genético na doença de Parkinson dominante. O fato de o pai do consulente ser assintomático aos 60 anos de idade reduz o risco final de o consulente ser portador do gene para aproximadamente 12,5%. O fato de o consulente em si ser assintomático reduz o risco apenas discretamente, porque a maioria dos pacientes portadores do alelo mutante para este distúrbio é assintomática aos 35 anos de idade.

Considere o heredograma de DP dominante na Figura 16-9 em que o consulente, um homem assintomático de 35 anos de idade, deseja saber seu risco de DP. Seu risco anterior de ter herdado o gene da DP de sua avó acometida é de um em quatro. Considerando que, talvez, apenas 5% das pessoas com essa forma rara de DP apresentem sintomas em sua idade, não seria de se esperar que ele apresentasse sinais da doença, *mesmo que tivesse herdado o alelo mutante*. O aspecto mais significativo do heredograma, no entanto, é que o pai do consulente (II-2) também é assintomático aos 60 anos de idade, uma idade em que, talvez, 66% das pessoas com esta forma de DP apresentem sintomas e 33% não.

Tal como mostrado na Figura 16-10, existem três possibilidades:

A. Seu pai não herdou o alelo mutante, de modo que o consulente não está sob risco.
B. Seu pai herdou o alelo mutante e é assintomático aos 60 anos de idade, mas o consulente não herdou o alelo.
C. Seu pai herdou o alelo mutante e é assintomático. O consulente herdou de seu pai e é assintomático aos 35 anos de idade.

A chance de o pai ser portador do alelo mutante (situações B e C) é de 25%; a chance de o consulente ter o alelo mutante (apenas situação C) é de 12%. Fornecer esses riscos de recorrência em aconselhamento genético requer um acompanhamento cuidadoso. Se, por exemplo, o pai do consulente desenvolvesse os sintomas de DP, os riscos mudariam drasticamente.

RISCOS DE RECORRÊNCIA EMPÍRICOS

Aconselhamento para Distúrbios Complexos

Aconselhadores genéticos lidam com muitas condições que não são distúrbios monogênicos. Em vez disso, os aconselhadores podem ser chamados para fornecer estimativas de risco para distúrbios de traços complexos com um forte componente genético e agrupamento familiar, como fendas labial e palatina, cardiopatia congênita, mielomeningocele, doença psiquiátrica e doença da artéria coronária (Cap. 8). Nessas situações, o risco de recorrência em

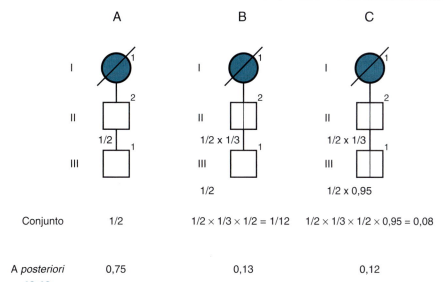

Figura 16-10 Três cenários relativos ao heredograma da doença de Parkinson na Figura 16-9. O indivíduo II-2 é um portador não penetrante (*linha vertical* dentro do símbolo) nos cenários B e C. O indivíduo III-1 é um portador não penetrante no cenário C.

parentes de primeiro grau de indivíduos acometidos pode ser aumentado acima da incidência da doença na população. Para a grande maioria desses distúrbios, no entanto, não conhecemos as variantes genéticas subjacentes relevantes ou como elas interagem umas com as outras ou com o ambiente para causar doença.

À medida que a informação adquirida por meio do Projeto Genoma Humano for aplicada ao problema de doenças com herança complexa, os médicos e aconselhadores genéticos e outros profissionais de saúde, nos próximos anos, terão mais informações que eles necessitam para fornecer um diagnóstico molecular e avaliação de risco precisos e para desenvolver medidas preventivas e terapêuticas racionais. Nesse meio tempo, no entanto, os geneticistas têm de depender de **números de risco obtidos empiricamente** para fornecer aos pacientes e seus parentes algumas respostas às perguntas sobre o risco de doença e como gerenciar esse risco. Os riscos de recorrência são estimados empiricamente estudando-se tantas famílias com o distúrbio quanto possível e observando-se como o distúrbio frequentemente se repete. A frequência observada de uma recorrência é tomada como um **risco empírico de recorrência**. Com o tempo, a pesquisa deve tornar os riscos empíricos de recorrência obsoletos, substituindo-os por avaliações individualizadas do risco com base no conhecimento do genótipo de uma pessoa e exposições ambientais.

Outra área em que os riscos de recorrência empíricos devem ser aplicados é a de anomalias cromossômicas (Cap. 6). Quando um membro de um casal é portador de uma anomalia cromossômica ou genômica, tal como uma translocação balanceada ou uma inversão cromossômica, o risco para um nativivo, cromossomicamente desbalanceado, depende de alguns fatores. Estes incluem os seguintes:

- Se o casal obteve a constatação por meio de um filho anterior nativivo, cromossomicamente anormal, caso em que uma prole viável com a anomalia cromossômica é claramente possível, ou a constatação foi por meio de estudos cromossômicos ou genômicos para infertilidade ou abortos recorrentes
- Os cromossomos envolvidos, qual região do cromossomo foi afetada e o tamanho das regiões que poderiam ser potencialmente trissômicas ou monossômicas no feto
- Se a mãe ou o pai é ou não portador da translocação balanceada ou inversão

Esses fatores devem ser todos considerados quando riscos empíricos de recorrência são determinados para um casal em que um membro é portador de uma translocação balanceada ou de uma variante genômica de número de cópias aparentemente "normal".

Riscos empíricos de recorrência também são aplicados quando ambos os pais são cromossomicamente normais, mas têm um filho com, por exemplo, trissomia do 21. Neste caso, a idade da mãe desempenha um papel importante na medida em que, em uma mulher jovem com menos de 30 anos, o risco de recorrência de trissomia do 21 é de cerca de cinco por 1.000 e o risco para qualquer anomalia cromossômica é de aproximadamente 10 por 1.000, em contraste com o risco da população, que é de cerca de 1,6 por 1.000 nativivos. Acima dos 30 anos de idade, no entanto, o risco específico para idade torna-se o fator dominante e o fato de uma criança previamente acometida com trissomia do 21 desempenha um papel pequeno na determinação do risco de recorrência.

Aconselhadores genéticos devem ter cuidado ao aplicar números empíricos de risco em uma determinada família. Em primeiro lugar, as estimativas empíricas são uma média sobre o que é, sem dúvida, um grupo de distúrbios heterogêneos com diferentes mecanismos de herança. Em qualquer família, o verdadeiro risco de recorrência pode, na verdade, ser maior ou menor do que a média. Em segundo lugar, as estimativas empíricas de risco usam a história para fazer previsões sobre futuras ocorrências; se as causas biológicas subjacentes estiverem mudando com o tempo, os dados do passado podem não ser precisos para o futuro.

Por exemplo, defeitos do tubo neural (mielomeningocele e anencefalia) ocorrem em aproximadamente 3,3 por 1.000 nativivos na população caucasiana dos EUA. Se, no entanto, um casal tem um filho com um defeito do tubo neural, o risco na próxima gravidez mostrou ser de 40 por 1.000 (13 vezes maior; veja a Tabela 8-9). Os riscos permaneceram elevados se comparados com o risco para a população em geral para indivíduos com relação de parentesco mais distante; observou-se que um parente de segundo grau (p. ex., um sobrinho ou sobrinha) de um indivíduo com defeito do tubo neural tinha uma chance de 1,7% de ter um defeito congênito semelhante. Assim, como vimos no Capítulo 8, os defeitos do tubo neural manifestam muitas das características típicas de herança multifatorial. No entanto, esses riscos empíricos de recorrência foram calculados antes da suplementação generalizada com ácido fólico. Com a suplementação de ácido fólico antes da concepção e durante o início da gravidez, esses números de risco de recorrência caíram drasticamente (Cap. 8). Isto não ocorre porque as variantes alélicas nas famílias mudaram, mas sim porque um fator ambiental crítico mudou.

Finalmente, é importante enfatizar que os números empíricos são derivados de uma determinada população e, assim, os dados de um grupo étnico, classe socioeconômica ou localização geográfica podem não ser precisos para um indivíduo com histórico diferente. No entanto, esses números são úteis quando os pacientes pedem aconselhamento genético, para dar uma melhor estimativa para o risco de recorrência de doenças com herança complexa.

Aconselhamento Genético para Consanguinidade

Casais consanguíneos, por vezes, precisam de aconselhamento genético antes de terem filhos porque um aumento do risco de defeitos congênitos em sua prole é amplamente observado. Na ausência de uma história familiar para uma condição autossômica recessiva conhecida, usamos números empíricos de risco para os filhos dos casais consanguíneos, com base em pesquisas populacionais sobre defeitos congênitos em crianças nascidas de casais que são primos de primeiro grau, quando comparados com casais não consanguíneos (Tabela 16-3).

TABELA 16-3 Incidência de Defeitos Congênitos em Crianças Nascidas de Casais Não Consanguíneos e de Primos de Primeiro Grau

	Incidência de Defeito Congênito no Primeiro Filho da Irmandade (por 1.000)	Incidência de Recorrência de Qualquer Defeito Congênito nas Crianças Subsequentes da Irmandade (por 1.000)
Casamento entre primos de primeiro grau	36	68
Casamento não consanguíneo	15	30

Dados de Stoltenberg C, Magnus P, Skrondal A, Lie RT: Consanguinity and recurrence risk of birth defects: a population-based study, *Am J Med Genet* 82:424-428, 1999.

Esses resultados fornecem números empíricos de risco no aconselhamento de primos de primeiro grau. Embora o risco relativo para a prole anormal seja maior para pais aparentados do que para não aparentados, ainda é bastante baixo: aproximadamente o dobro na prole de primos de primeiro grau, em comparação com números iniciais de risco para qualquer anomalia de 15 a 20 por 1.000 para qualquer criança, independentemente da consanguinidade. Esse aumento do risco não é exclusivamente para doenças monogênicas autossômicas recessivas, mas inclui todo o espectro de distúrbios monogênicos e de traço complexo. No entanto, qualquer casal, consanguíneo ou não, que tem um filho com um defeito congênito apresenta maior risco de ter outro filho com um defeito congênito em uma gravidez subsequente.

Essas estimativas de risco para consanguinidade podem ser ligeiramente aumentadas, pois são derivadas de comunidades em que casamentos entre primos de primeiro grau são generalizados e incentivados. Estas são sociedades em que o grau de relacionamento (coeficiente de endogamia) entre dois primos de primeiro grau pode, na verdade, ser maior do que o teórico 1/16, devido a várias outras linhas de parentesco (Cap. 9). Além disso, essas mesmas sociedades também podem limitar os casamentos com indivíduos do mesmo clã, levando à substancial estratificação da população, o que também aumenta a taxa de doença autossômica recessiva além do que poderia ser esperado com base na frequência do alelo mutante isolado (Cap. 9).

DIAGNÓSTICO MOLECULAR E BASEADO NO GENOMA

Os avanços ao longo dos últimos anos na detecção de mutações têm proporcionado melhorias significativas na avaliação de risco, detecção de portadores e diagnóstico pré-natal, em muitos casos possibilitando a determinação da presença ou ausência de mutações específicas com precisão essencialmente de 100%. As análises laboratoriais para detecção direta das mutações causadoras da doença já estão disponíveis para mais de 3.000 genes envolvidos em bem mais de 4.000 doenças genéticas. Com a ampliação do nosso conhecimento sobre os genes envolvidos nas doenças hereditárias e o custo em queda rápida do sequenciamento de DNA, a detecção direta de mutações no DNA genômico de um paciente ou de um membro da família para fazer um diagnóstico molecular tornou-se um padrão de tratamento para muitas condições. As amostras de DNA para análise estão disponíveis a partir de tecidos prontamente acessíveis, como uma raspagem bucal ou amostra de sangue, mas também a partir de tecidos obtidos por um teste mais invasivo, como a biópsia de vilosidades coriônicas ou a amniocentese (Cap. 17).

A detecção de mutações é mais comumente realizada utilizando-se uma das duas técnicas diferentes, dependendo da natureza das mutações em questão. O sequenciamento abrangente de produtos da reação em cadeia da polimerase (PCR, do inglês, *polymerase chain reaction*) feito a partir de regiões codificantes e locais de *splicing* imediatamente adjacentes aos éxons codificantes é eficaz quando a mutação é uma variante de um único nucleotídeo ou uma pequena inserção ou deleção. No entanto, quando a mutação é uma deleção grande que envolve um ou mais éxons, tentativas de sequenciar os produtos da PCR obtidos de oligonucleotídeos que se enquadram na região deletada são altamente problemáticas. O sequenciamento simplesmente falhará se a deleção for no gene ligado ao X em um homem ou, pior ainda, pode ser enganosa, porque vai produzir apenas a sequência a partir de outra cópia do gene no autossomo homólogo. As duplicações são ainda mais desafiadoras, pois podem produzir uma sequência perfeitamente normal a não ser que os oligonucleotídeos utilizados para a amplificação venham a ficar na junção de um segmento duplicado. Para duplicações e deleções, uma variedade de outros métodos está disponível e detecta deleções ou duplicações, fornecendo uma medida quantitativa do número de cópias da região deletada ou duplicada.

Para a maior parte das doenças genéticas, a maioria das mutações patogênicas é de mutações de nucleotídeo único ou de pequena inserção/deleção que são bem detectadas por sequenciamento. Uma exceção importante é a DMD, em que mutações pontuais ou de pequenas inserções ou deleções representam apenas aproximadamente 34% das mutações, enquanto grandes deleções e inserções são responsáveis por 60% e 6%, respectivamente, das mutações em pacientes com DMD. Em um paciente com DMD, pode-se começar com a medida do número de cópias de segmentos de DNA ao longo do gene inteiro para procurar deleção ou duplicação e, se normal, considerar o sequenciamento.

Painéis Gênicos e "Exomas Clínicos Completos"

Para muitas doenças hereditárias (incluindo degeneração hereditária da retina, surdez, cânceres de mama e ovário hereditários, miopatia congênita, distúrbios mitocondriais, síndrome de aneurisma da aorta torácica familiar e cardiomiopatias hipertróficas ou dilatadas), há heterogeneidade substancial de *locus*, ou seja, um grande número de genes é conhecido por estar mutado em diferentes famílias com esses distúrbios. Quando confrontado com um paciente isolado com um desses distúrbios altamente heterogêneos, nos quais o gene em particular e as mutações responsáveis pelo distúrbio *não* são conhecidos, avanços recentes no sequenciamento de DNA possibilitam a análise de grandes painéis desde dezenas até mais de 100 genes simultaneamente e de maneira custo-efetiva para mutações em cada gene no qual se observou anteriormente que as mutações causam o distúrbio.

Em distúrbios para os quais até mesmo um grande painel de genes relevantes não pode ser formulado para um distúrbio fenotipicamente definido, o diagnóstico ainda pode ser possível por meio da análise dos éxons codificantes de cada gene (*i.e.*, pelo sequenciamento de exoma completo) ou por sequenciamento do genoma completo em busca de mutações causadoras de doenças (Cap. 4). Por exemplo, duas séries relatadas do chamado teste de exoma clínico completo, uma dos Estados Unidos e uma do Canadá, mostraram sucesso substancial. Em um estudo de 2013 dos Estados Unidos, 250 pacientes com distúrbios neurológicos primariamente não diagnosticados foram submetidos ao sequenciamento de todo o exoma, e 62 (≈25%) receberam um diagnóstico. Curiosamente, entre os pacientes que receberam um diagnóstico, quatro provavelmente tinham dois distúrbios ao mesmo tempo, o que dificultou muito um diagnóstico clínico, porque o fenótipo dos pacientes não era compatível com nenhum distúrbio conhecido. Em outro estudo em 2014 realizado pelo Canadian FORGE Consortium, aproximadamente 1.300 pacientes que representam 264 distúrbios conhecidos ou suspeitos de serem hereditários, mas para os quais os genes envolvidos eram desconhecidos, foram submetidos ao sequenciamento de exoma completo. Mutações com alta probabilidade de explicar os distúrbios foram encontradas em 60%; pelo menos metade dos genes não era anteriormente conhecida como envolvida em doenças humanas. De grande interesse em ambos os estudos foi que um grande número de pacientes era portador de mutações *de novo* causadoras de doenças em genes não previamente suspeitos de causar distúrbios. Essas mutações, por serem *de novo*, são extremamente difíceis de serem encontradas por meio de métodos-padrão de descoberta de genes como descritos no Capítulo 10, como ligação ou associação, e, portanto, representam desafios específicos para o aconselhamento genético e a avaliação de riscos.

Interpretação da Variante e "Variantes de Significado Desconhecido"

A utilização de grandes painéis gênicos e, mais ainda, do sequenciamento de exoma completo ou do genoma completo levanta questões especiais para a interpretação das sequências e a avaliação de riscos. À medida que aumenta o número de genes a ser estudado, o número de diferenças entre a sequência de um indivíduo e uma sequência de referência arbitrária também aumenta; consequentemente, muitas variantes anteriormente não descritas serão encontradas, cuja importância patogênica é desconhecida. Essas são chamadas de "variantes de significado desconhecido" (VSD). Este é particularmente o caso para mutações *missense* que resultam na substituição de um aminoácido por outro na proteína codificada.

A interpretação de variantes é uma área desafiadora e exigente para todos os geneticistas profissionais envolvidos na prestação de serviços de diagnóstico molecular. O American College of Medical Genetics and Genomics recomendou que as variantes sejam atribuídas a uma das cinco categorias, que vão desde definitivamente patogênicas até definitivamente benignas (veja o Quadro). Apenas as variantes com uma probabilidade elevada de serem causadoras de doenças são comunicadas ao prestador de serviços médico e ao paciente. É uma questão de debate se um registro de todas VSDs deve ser retido pelo laboratório de exames e anexado ao prontuário do paciente, ficando assim disponível para atualização conforme novas informações tornam-se disponíveis, para possibilitar a reclassificação como benigna ou patogênica. Assim, a avaliação de risco e o aconselhamento genético neste contexto são processos contínuos e interativos, avaliando continuamente as novas informações disponíveis e comunicando isso aos prestadores de serviços médicos e aos pacientes, conforme apropriado.

AVALIAÇÃO DA IMPORTÂNCIA CLÍNICA DE UMA VARIANTE GÊNICA

O American College of Genetics and Genomics recomenda que todas as variantes detectadas durante o sequenciamento de genes (seja a partir de sequenciamento direcionado, do exoma completo ou do genoma completo) sejam classificadas em uma escala de cinco níveis, variantes patogênicas, provavelmente patogênicas, de significado incerto, provavelmente benignas e benignas. Os especialistas em diagnóstico molecular, genômica humana e bioinformática desenvolveram uma série de critérios para avaliar onde uma mutação se situa entre essas cinco categorias. Na grande maioria de casos, nenhum desses critérios é absolutamente definitivo, mas eles devem ser considerados em conjunto para proporcionar uma avaliação global de qual a probabilidade de qualquer variante ser patogênica. Esses critérios incluem os seguintes:

- **Frequência na população** – Se uma variante tem sido observada com frequência em uma fração considerável de indivíduos normais (> 2% da população), é considerada menos provável de ser causadora de doença. Ser frequente não é, no entanto, garantia de que uma variante seja benigna, porque as doenças ou distúrbios autossômicos recessivos com penetrância baixa podem ser causados por uma variante causadora de doença que pode ser surpreendentemente comum entre os indivíduos não acometidos, pois a maioria dos portadores será assintomática. Por outro lado, a vasta maioria de variantes (> 98%) encontradas ao se sequenciar um painel grande de genes ou em uma sequência de exoma completo ou de genoma completo é rara (ocorre em 1% da população ou menos); portanto, ser rara não é garantia de que seja causadora de doença!

- **Avaliação *in silico*** – Há muitas ferramentas de *software* desenhadas para avaliar a probabilidade de uma variante de sentido trocado ser patogênica, determinando se o aminoácido nessa posição é altamente conservado ou não em proteínas ortólogas em outras espécies e qual a probabilidade de que a substituição de um determinado aminoácido seja tolerada. Tais ferramentas não são tão precisas e geralmente nunca são usadas para categorizar variantes para uso clínico. Contudo, elas vão melhorando com o tempo e estão desempenhando um papel em uma avaliação de variante. Um conjunto comparável de ferramentas de bioinformática está sendo desenvolvido para avaliar a patogenicidade de outros tipos de variantes, como variantes de sítios de *splicing* potenciais ou mesmo variantes de sequência não codificante.

- **Dados funcionais** – Se uma determinada variante mostrou afetar a atividade bioquímica *in vitro*, uma função em células de cultura, ou a saúde de um organismo modelo, então é menos provável que seja benigna. No entanto, continua sendo possível que uma variante em particular pareça benigna por estes critérios e ainda seja causadora de doença em seres humanos, devido a um período de vida humana prolongado, causas ambientais ou genes compensatórios no organismo modelo não presentes em seres humanos.

- **Dados de segregação** – Caso se observe que uma variante particular é coerdada com uma doença em uma ou mais famílias ou, pelo contrário, não acompanha uma doença na família sob investigação, então é mais ou menos provável que seja patogênica. Claro que, quando apenas alguns indivíduos são acometidos, a variante e a doença podem parecer acompanhar uma à outra por acaso; o número de vezes que uma variante e a doença têm de ser coerdadas para não serem consideradas por acaso não está firmemente fixado, mas é geralmente aceito que seja pelo menos, cinco, quando não 10. Encontrar indivíduos acometidos na família que não são portadores da variante seria uma forte evidência *contra* a variante ser patogênica, mas encontrar indivíduos não acometidos que realmente são portadores da variante é menos persuasivo se o distúrbio for conhecido por ter penetrância reduzida.

- **Mutação *de novo*** – O aparecimento de um distúrbio grave em uma criança, juntamente com uma mutação nova em um éxon codificante, da qual nenhum dos pais é portador (mutação *de novo*) é uma evidência adicional de que a variante provavelmente seja patogênica. No entanto, entre uma e duas novas mutações ocorrem em regiões de genes codificantes em cada criança (Cap. 4), e por isso o fato de uma mutação ser *de novo* não é definitivo para a mutação ser patogênica.

- **Caracterização da variante** – Uma variante pode ser uma alteração sinônima, uma mutação *missense*, uma mutação *nonsense*, uma mutação *frameshift* com término prematuro a jusante ou uma mutação em sítio de *splicing* altamente conservado. O impacto sobre a função gênica pode ser inferido, porém, mais uma vez, não é definitivo. Por exemplo, uma alteração sinônima que não muda um códon de aminoácidos pode ser considerada benigna, mas pode ter efeitos deletérios no *splicing* normal e ser patogênica (veja exemplos no Cap. 12). Por outro lado, o término prematuro ou mutações *frameshift* podem ser considerados como sendo sempre deletérios e causadores de doenças. No entanto, tais mutações que ocorrem na extremidade 3' distante de um gene podem resultar em uma proteína truncada que ainda é capaz de funcionar e, por conseguinte, de ser uma alteração benigna.

- **Ocorrência anterior** – Uma variante que tenha sido observada anteriormente várias vezes em pacientes acometidos, conforme registrado em coleções de variantes encontradas em pacientes com uma doença semelhante, é uma evidência adicional importante para a variante ser patogênica. Mesmo se uma variante *missense* for nova, ou seja, nunca tiver sido descrita antes, é mais provável que seja patogênica se ocorrer na mesma posição na proteína onde outras mutações *missense* patogênicas conhecidas ocorreram.

Outro aspecto importante de como usar o teste diagnóstico molecular e baseado no genoma em famílias é a seleção da(s) melhor(es) pessoa(s) para o teste. Se o consulente também for o probando acometido, então o teste molecular é apropriado. Se, no entanto, o consulente for um indivíduo sob risco, não acometido, com um parente acometido servindo como a indicação para ter aconselhamento genético, é melhor testar a pessoa acometida e não o consulente, se logisticamente possível. Isso porque um teste de mutação negativo no consulente é o chamado **negativo não informativo**; isto é, não sabemos se o ensaio foi negativo porque (1) o gene ou mutação responsável pela doença no probando não foi coberto pelo teste, ou (2) o consulente na verdade não herdou uma variante que poderíamos ter detectado se tivéssemos encontrado a variante causadora da doença no probando acometido na família. Após a mutação ou mutações responsáveis por um determinado distúrbio ser encontrada no probando, então os outros membros da família não precisam mais de sequenciamento genético abrangente. O DNA de membros da família pode ser

CAPÍTULO 16 — AVALIAÇÃO DE RISCO E ACONSELHAMENTO GENÉTICO

avaliado com um teste menos caro apenas para a presença ou ausência de mutações específicas já encontradas na família. Se os testes de um membro da família forem negativos nessas circunstâncias, o teste é um "verdadeiro"-negativo que elimina qualquer risco elevado, devido ao fato de ele ter um parente acometido.

REFERÊNCIAS GERAIS

Buckingham L: *Molecular diagnostics: fundamentals, methods and clinical applications*, ed 2, Philadelphia, 2011, F.A. Davis and Co.

Gardner RJM, Sutherland GR, Shaffer LG: *Chromosome abnormalities and genetic counseling*, ed 4, Oxford, 2011, Oxford University Press.

Harper PS: *Practical genetic counseling*, ed 7, London, 2010, Hodder Arnold.

Uhlmann WR, Schuette JL, Yashar B: *A guide to genetic counseling*, New York, 2009, Wiley-Blackwell.

Young ID: *Introduction to risk calculation in genetic counseling*, ed 3, New York, 2007, Oxford University Press.

REFERÊNCIAS PARA TÓPICOS ESPECÍFICOS

Beaulieu CL, Majewski J, Schwartzentruber J, et al: FORGE Canada Consortium: Outcomes of a 2-year national rare-disease gene-discovery project, *Am J Hum Genet* 94:809-817, 2014.

Biesecker LG, Green RC: Diagnostic clinical genome and exome sequencing, *N Engl J Med* 370:2418-2425, 2014.

Brock JA, Allen VM, Keiser K, et al: Family history screening: use of the three generation pedigree in clinical practice, *J Obstet Gynaecol Can* 32:663-672, 2010.

Guttmacher AE, Collins FS, Carmona RH: The family history—more important than ever, *N Engl J Med* 351:2333-2336, 2004.

Richards CS, Bale S, Bellissimo DB, et al: ACMG recommendations for standards for interpretation and reporting of sequence variations: Revisions 2007, *Genet Med* 10:294-300, 2008.

Sheridan E, Wright J, Small N, et al: Risk factors for congenital anomaly in a multiethnic birth cohort: an analysis of the Born in Bradford study, *Lancet* 382:1350-1359, 2013.

Yang Y, Muzny DM, Reid JG, et al: Clinical whole-exome sequencing for the diagnosis of mendelian disorders, *N Engl J Med* 369:1502-1511, 2013.

Zhang VW, Wang J: Determination of the clinical significance of an unclassified variant, *Methods Mol Biol* 837:337-348, 2012.

PROBLEMAS

1. Você é consultado por um casal, Dorothy e Steven, que contam a seguinte história. O avô materno de Dorothy, Bruce, teve cegueira noturna congênita estacionária, que também acometeu o tio materno de Bruce, Arthur; a história familiar parece encaixar-se em um padrão de herança ligada ao X. (Existe também uma forma autossômica dominante.) Não se sabe se a mãe de Bruce é acometida. Dorothy e Steven têm três filhos não acometidos: uma filha, Elsie, e dois filhos, Zack e Peter. Elsie está planejando ter filhos em um futuro próximo. Dorothy se pergunta se ela deve avisar Elsie sobre o risco de que ela seja portadora de uma doença ocular grave. Faça um heredograma e responda ao seguinte.

    a. Qual é a chance de que Elsie seja heterozigota?

    b. Um oftalmologista traça a história da família em mais detalhes e encontra evidências de que em seu heredograma o distúrbio não está ligado ao X, mas é autossômico dominante. Não há nenhuma evidência de que a mãe de Dorothy, Rosemary, seja acometida. Com base nisto, qual é a possibilidade de que Elsie seja heterozigota?

2. Um menino falecido, Nathan, era o único membro de sua família com distrofia muscular de Duchenne (DMD). Suas duas irmãs, Norma (que tem uma filha, Olive) e Nancy (que tem uma filha, Odette) sobreviveram. Sua mãe, Molly, tem duas irmãs, Maud e Martha. Martha tem dois filhos não acometidos e duas filhas, Nora e Nellie. Maud tem uma filha, Naomi. Não há testes disponíveis para portador porque a mutação no menino acometido permanece desconhecida.

    a. Esboce o heredograma e calcule os riscos *a posteriori* para todas essas mulheres, utilizando informações fornecidas neste capítulo.

    b. Suponha que o diagnóstico pré-natal por análise de DNA esteja disponível apenas para as mulheres com mais de 2% de risco de que uma gravidez resulte em um filho com DMD. Qual dessas mulheres não se qualificariam?

3. Em uma vila no País de Gales em 1984, 13 meninos nasceram em sucessão antes de uma menina nascer. Qual é a probabilidade de 13 nascimentos sucessivos do sexo masculino? Qual é a probabilidade de 13 nascimentos sucessivos do mesmo sexo? Qual é a probabilidade de que depois de 13 nascimentos do sexo masculino, a 14ª criança seja um menino?

4. Digamos que H é a frequência na população de portadores de hemofilia A. A incidência de hemofilia A em homens (I) é igual à possibilidade de que um gene materno *F8* tenha uma nova mutação (μ) a partir de uma mãe não portadora *mais* a chance de que tenha sido herdada como uma mutação preexistente de uma mãe portadora ($1;2 \times H$). Somando estes dois termos, temos $I = \mu + (1/2 \times H)$. H é a chance de um portador herdar a mutação de um sobrevivente, reproduzindo o pai acometido ($I \times f$) (em que f é a chance de hemofilia) *mais* a chance de uma nova mutação paterna (μ), *mais* a chance de uma nova mutação materna (μ), *mais* a chance de herdá-lo a partir de uma mãe portadora ($1/2 \times H$). A soma desses quatro termos dá $H = (I \times f) + \mu + \mu + (1/2)H$.

    a. Se hemofilia A tem um valor adaptativo (f) de aproximadamente 0,70, ou seja, os hemofílicos têm aproximadamente 70% de descendentes comparados com os controles, então qual é a incidência de pessoas do sexo feminino acometidas? De mulheres portadoras? (Responda em termos de múltiplos da taxa de mutação). Se uma mulher tem um filho com um caso isolado de hemofilia A, qual é o risco de que ela seja portadora? Qual a chance de que seu próximo filho do sexo masculino seja acometido?

    b. Para a DMD, $f = 0$. Qual é a frequência na população de homens acometidos? De mulheres portadoras?

    c. Acredita-se que o daltonismo tenha valor adaptativo normal ($f = 1$). Qual é a incidência de mulheres portadoras se a frequência de daltonismo em homens é de 8%?

5. Ira e Margie têm, cada uma, um irmão acometido com fibrose cística.

    a. Quais são os seus riscos *a priori* de serem portadores?

    b. Qual é o risco de terem uma criança acometida na primeira gravidez?

    c. Eles tiveram três filhos não acometidos e agora gostariam de saber o risco que eles têm de ter um filho acometido. Usando a análise bayesiana para levar em consideração que já tinham três filhos não acometidos, calcule a chance de que o próximo filho seja acometido.

6. Uma mulher de 30 anos de idade com distrofia miotônica procura aconselhamento genético. Seu filho, com idade de 14 anos, não apresenta sintomas, mas ela quer saber se ele vai ser acometido com essa condição autossômica dominante mais tarde na vida. Aproximadamente metade dos indivíduos portadores do gene mutante é assintomática antes da idade de 14 anos. Qual é o risco de que o filho acabe desenvolvendo distrofia miotônica? Você deve testar a criança para repetições expandidas no gene para a distrofia miotônica?

7. Um casal chega em sua clínica com o filho de 7 meses de idade, que apresentou atraso de desenvolvimento moderado desde o nascimento. O casal está pensando em ter outros filhos e eles perguntam a você se este poderia ser um distúrbio genético.
    a. Isso é possível, e em caso afirmativo, qual(is) padrão ou padrões de herança se encaixariam nessa história?
    b. Ao fazer o levantamento detalhado da história familiar, você fica sabendo que as famílias de ambos os pais eram originalmente da mesma pequena aldeia no norte da Itália. Como este fato pode alterar a sua avaliação do caso?
    c. Em seguida, você fica sabendo que a mãe tem duas irmãs e cinco irmãos. Ambas as irmãs têm filhos com atraso no desenvolvimento. Como isso pode alterar a sua avaliação do caso?

8. Você está dirigindo um encontro de pais da Neurofibromatosis Association. Uma mulher gravemente acometida, de 32 anos de idade, comenta que ela não está sob risco de passar o distúrbio porque seus pais não são acometidos e, portanto, sua neurofibromatose é causada por uma mutação nova. Comente.

9. A figura mostra a família da Figura 16-6, mas com informações adicionais de que o consulente III-2 tem dois filhos não acometidos. Há agora sete cenários possíveis para explicar esse heredograma. Liste os cenários e utilize-os para calcular o risco de ser portador para o indivíduo III-2.

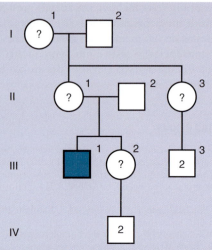

A família da Figura 16-6, mas com informações adicionais de que os homens não acometidos devem ser utilizados para modificar o risco das mulheres serem portadoras no heredograma.

10. Uma abordagem alternativa para o cálculo do risco de ser portador para III-2 (consulte o heredograma no problema 9) é desmembrar o heredograma e fazer cálculos passo a passo, um método conhecido como o *dummy consultand method*. Em vez de calcular as probabilidades conjuntas de todos os sete cenários para determinar a probabilidade *a posteriori* de que III-2 seja portadora, ignora-se III-2 e seus dois filhos no momento, faz o indivíduo II-1 servir como uma consulente *dummy* e calcula-se o risco de II-1 ser portadora *sem o uso de qualquer informação condicional fornecida por III-2*. Em seguida, com o risco para portadora de II-1 em mãos, determine a probabilidade *a priori* de que III-2 seja portadora e, em seguida, condicione esse risco por meio do uso do fato de que ela tem dois filhos do sexo masculino não acometidos. Como o risco de portadora para III-2 calculado pelo método de *dummy consultand* se compara com o risco calculado pelo método abrangente na Tabela 16-3? E quanto ao risco de ser portadora para II-1? Como o risco calculado pelo método de *consultand dummy* compara-se com o risco calculado pelo método abrangente na Tabela 16-3?

CAPÍTULO 17

Diagnóstico e Triagem Pré-natais

O objetivo do diagnóstico e triagem pré-natais é informar às mulheres grávidas e casais sobre os riscos de defeitos congênitos e de doenças genéticas em seus fetos e lhes fornecer escolhas de como gerenciar esse risco. Alguns casais, sabendo do risco elevado de ter uma criança com um defeito congênito específico, desistem de ter filhos. Os diagnósticos pré-natais os permitem aceitar uma gravidez sabendo que a presença ou ausência da doença pode ser confirmada por testes. Muitas mulheres e casais sob risco de gerar uma criança com doença genética grave e que decidiram continuar a gravidez conseguiram gerar filhos saudáveis, graças à disponibilidade dos diagnósticos pré-natais e à opção de interromper uma gravidez afetada, se necessário. Em alguns casos, testes pré-natais podem reduzir a ansiedade, especialmente em grupos de alto risco. Em outros, tais exames permitem que o médico planeje tratamentos pré-natais do feto com doença genética ou defeito congênito. Se o tratamento pré-natal não for possível, o diagnóstico durante a gravidez pode alertar os pais e médicos a organizarem o iminente nascimento de uma criança acometida, em termos de preparo psicológico da família, de conduta durante a gravidez e o parto, e de cuidados pós-natais.

O **diagnóstico pré-natal** é o termo tradicionalmente aplicado ao teste de fetos já conhecidos por terem um alto risco de desenvolver uma doença genética, visando à determinação de se o mesmo é afetado ou não pela doença em questão. O risco elevado é normalmente identificado pelo nascimento anterior de uma criança com a doença, história familiar da doença, teste com resultado positivo de um pai/mãe portador, ou quando a **triagem pré-natal** (discutida posteriormente neste capítulo) indica um risco elevado. Diagnósticos pré-natais comumente, mas nem sempre, requerem **procedimentos invasivos,** tais como a **amostragem de vilosidades coriônicas (CVS, do inglês,** *chorionic villus sampling*) ou **amniocentese** (ambas discutidas posteriormente neste capítulo), para coletar células fetais ou líquido amniótico para análise. Os diagnósticos pré-natais devem ser os mais definitivos possíveis, dando uma resposta "sim/não", bem como se o feto é afetado por uma doença em particular.

A **triagem pré-natal,** por outro lado, tradicionalmente se refere a testes para certos defeitos congênitos comuns, como aneuploidias cromossômicas, defeitos do tubo neural e outras anomalias estruturais na gravidez *não* conhecida por ter um risco aumentado para um defeito congênito ou doença genética. Os testes de triagem foram desenvolvidos pelo fato de defeitos congênitos comuns muitas vezes ocorrerem em gravidezes em que se desconhece a presença de qualquer risco aumentado, e, sendo assim, o diagnóstico pré-natal não seria oferecido aos pais. Tais testes são tipicamente **não invasivos**, baseados na coleta de amostras de sangue materno ou em imagens, normalmente pela ultrassonografia ou ressonância magnética (RM). Os testes de triagem são desenhados para serem econômicos e suficientemente de baixo risco, para que sejam adequados para triar todas as mulheres grávidas numa população, independentemente da sua probabilidade de risco.

O objetivo final do diagnóstico pré-natal é informar aos casais sobre os riscos para defeitos congênitos particulares ou distúrbios genéticos em sua prole e proporcionar informações e escolhas de como gerenciar esses riscos. Em contrapartida, o objetivo da triagem pré-natal é identificar a gravidez para a qual o diagnóstico pré-natal deve ser oferecido. Os testes de triagem não fornecem um diagnóstico com resposta "sim/não" sobre a presença de uma anomalia. Porém, o risco de um defeito congênito derivado de triagens cai ao longo de um contínuo em relação ao risco de fundo para um grupo-controle pareado por idade. O ponto de corte para o que é considerado uma triagem positiva é cuidadosamente ajustado para equilibrar a sensibilidade e a especificidade (p. ex., taxas de falso-negativos e falso-positivos). Os testes de triagem geralmente possibilitam índices de falso-negativos mais altos do que seria aceitável para um teste de diagnóstico, a fim de manter índices de falso- positivos em um nível razoável, geralmente abaixo de 5%.

Tradicionalmente, a distinção entre diagnóstico pré-natal e triagem pré-natal é baseada em:

- Se a gravidez esteve ou não sob risco de um distúrbio em particular.
- Se o objetivo do teste foi um diagnóstico definitivo de um distúrbio em particular ou uma avaliação de risco em comparação com o risco de fundo da população.
- Se o teste foi ou não invasivo.

Contudo, devido à melhora da segurança dos procedimentos invasivos e ao avanço tecnológico, a necessidade de distinguir entre diagnóstico e triagem está se tornando bem menos evidente. A CVS ou a amniocentese acompanhadas de análise cromossômica por microarranjos (CMA, do inglês chromosomal microarray analysis) (Cap. 5) já está sendo oferecida a toda mulher grávida, como teste de triagem, não apenas para as aneuploidias cromossômicas comuns, mas também para outros desequilíbrios genômicos independentemente da avaliação de riscos baseada na história pessoal ou familiar ou

THOMPSON & THOMPSON GENÉTICA MÉDICA

dos resultados de testes de triagem não invasivos. O diagnóstico pré-natal está se expandindo para além dos testes de doenças específicas, para as quais o feto está sob risco de incluir qualquer anormalidade de número de cópias detectável por CMA e, talvez, em um futuro próximo, para incluir a análise de sequenciamento de genoma completo do feto.

O propósito deste capítulo é discutir essas várias abordagens de triagem e diagnóstico e revisar os métodos e indicações utilizados atualmente neste campo em que as mudanças são rápidas. Advertimos ao leitor, contudo, que devido aos avanços tecnológicos nos métodos disponíveis para avaliação do feto e de seu genoma, os padrões de cuidados na triagem e diagnóstico pré-natal ainda estão em fluxo.

MÉTODOS DE DIAGNÓSTICO PRÉ-NATAL

Testes Invasivos

Amniocentese

Testes invasivos utilizam a CVS ou a amniocentese para obter tecidos fetais. A amniocentese refere-se ao procedimento de introduzir uma agulha no saco amniótico e extrair uma amostra de líquido amniótico por via transabdominal (Fig. 17-1A). O líquido amniótico contém células de origem fetal que podem ser cultivadas para testes diagnósticos. Antes da amniocentese, o escaneamento por ultrassonografia é utilizado rotineiramente para avaliar a viabilidade fetal, a idade gestacional (pela determinação de parâmetros biométricos variados, como circunferência da cabeça, circunferência abdominal e comprimento do fêmur), o número de fetos, o volume do líquido amniótico, a normalidade das estruturas anatômicas do feto, e a posição do feto e da placenta para possibilitar a melhor posição para inserir a agulha. A amniocentese é executada em uma base ambulatorial normalmente entre a 16ª e 20ª semana após o primeiro dia do último período menstrual.

Além da análise dos cromossomos e do genoma fetal, a concentração de **alfafetoproteína (AFP)** pode ser testada no líquido amniótico para detectar **defeitos do tubo neural (DTNs)** (Caps. 8 e 14). A AFP é uma glicoproteína fetal produzida principalmente no fígado, secretada na circulação fetal e excretada através dos rins no líquido amniótico. A AFP entra na corrente sanguínea materna através da placenta, das membranas amnióticas e da circulação materno-fetal. Portanto, pode ser avaliada tanto no líquido amniótico (AFP do líquido amniótico [AFAFP]) como no soro materno (AFP do soro materno [MSAFP]). Ambos os ensaios são extremamente úteis para avaliação de risco de DTN aberto, mas também por outras razões (discutidas posteriormente).

A concentração de AFP é medida por imunoensaio, um método relativamente simples e de baixo custo que pode ser aplicado a todas as amostras de líquido amniótico, seja qual for a indicação específica para a amniocentese. Para interpretar um resultado de AFP do líquido amniótico, compara-se seu nível com a faixa normal para cada período gestacional. Se a taxa de AFP do líquido amniótico é elevada (relativa à faixa normal para o período gestacional em questão), deve-se procurar por DTN aberto, assim como para outras

TABELA 17-1 Causas de Alfafetoproteína Elevada no Líquido Amniótico, além de Defeito de Tubo Neural

- Contaminação do sangue fetal
- Morte fetal
- Gravidez de gêmeos
- Anormalidades fetais, incluindo defeitos da parede abdominal (onfalocele ou gastrosquise) e pelo menos uma forma de nefrose congênita, bem como outros problemas raros
- Outras variações inexplicáveis da concentração normal de AFP do líquido amniótico
- Elevação falso-positiva por superestimação do período gestacional

Nota: Algumas dessas causas para a concentração elevada de AFP no líquido amniótico podem ser confirmadas ou descartadas pelo exame ultrassonográfico. AFP, alfafetoproteína.

causas além desse tipo de defeito. Fatores que podem potencialmente provocar aumento anormal das concentrações de AFP no líquido amniótico são mostrados na Tabela 17-1. Quando a avaliação da AFP do líquido amniótico é utilizada juntamente com imagem ultrassonográfica no período entre a 18ª e a 19ª semanas de gestação, aproximadamente 99% dos fetos com espinha bífida aberta e praticamente todos os fetos com anencefalia podem ser identificados.

Se a amniocentese é realizada por qualquer razão, tanto as concentrações de AFP no líquido amniótico quanto a análise cromossômica das células do líquido amniótico são determinadas para triar DTN aberto e anomalias cromossômicas e genômicas, respectivamente. Outros testes são realizados apenas para indicações específicas.

Complicações. A principal complicação associada à amniocentese de meio trimestre entre a 16ª e a 20ª semanas de gestação é o risco de um em 300 a um em 500 de indução de aborto, além do risco basal de perda da gravidez de aproximadamente 1% a 2% para qualquer gravidez neste estágio de gestação. Outras complicações são raras, incluindo perda de líquido amniótico, infecção e lesão no feto causada pela agulha da punção. A amniocentese precoce realizada entre a 10ª e 14ª semana não é mais recomendada pelo alto risco de perda de líquido amniótico, um risco três vezes maior de aborto espontâneo e um risco de seis a sete vezes maior de *talipes equinovarus* (pé torto) acima do risco populacional de 0,1 a 0,3%. A amniocentese precoce foi agora substituída pela amostragem de vilosidades coriônicas (veja a próxima seção).

Amostragem de Vilosidades Coriônicas

A CVS envolve a biópsia do tecido das vilosidades do córion por via transcervical ou transabdominal, geralmente entre a 10ª e 13ª semana de gestação (Fig. 17-1B). As vilosidades coriônicas são derivadas do trofoblasto, a parcela extraembrionária do blastocisto (Fig. 17-2), e são fontes de tecido fetal para biópsia. Como na amniocentese, a imagem ultrassonográfica é utilizada antes da CVS para determinar a melhor estratégia para a amostragem.

A principal vantagem da CVS comparada à amniocentese de meio trimestre é que a CVS permite que os resultados estejam disponíveis em uma fase mais inicial da gravidez, reduzindo, desse modo, o período de incertezas e permitindo

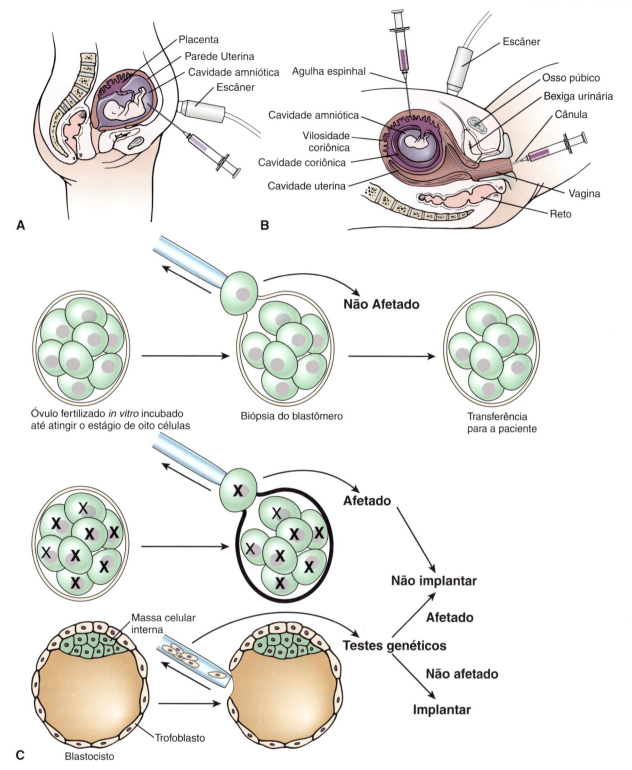

Figura 17-1 **A,** Amniocentese. Uma agulha é inserida por via transabdominal na cavidade amniótica e uma amostra de líquido amniótico (aproximadamente 20 mL) é retirada com uma seringa para estudos de diagnóstico (p. ex., estudos cromossômicos, medições enzimáticas ou análise de DNA). A ultrassonografia é realizada rotineiramente antes ou durante o procedimento. **B,** Amostragem de vilosidades coriônicas (CVS). Duas abordagens alternativas são esquematizadas: transcervical (por meio de uma cânula flexível) e transabdominal (com uma agulha espinhal). Em ambas as abordagens, o sucesso e a segurança dependem do uso de imagens ultrassonográficas (escâner). **C,** Diagnóstico genético pré-implantação (DGPI). Os óvulos são removidos e utilizados para fertilização *in vitro*. Para biópsia do blastômero, os embriões fertilizados são incubados por 3 dias, até o estágio de oito a 16 células, e um único blastômero é removido, passando por testes genéticos para anomalias cromossômicas ou doenças mendelianas. Neste exemplo, o embrião é afetado ("X") e, após o teste, não seria implantado. Na biópsia do blastocisto, aproximadamente cinco células do trofoderma (as quais fariam a placenta e não o embrião propriamente) são removidas e testadas. Apenas estes embriões não afetados seriam implantados no útero da paciente para estabelecer uma gravidez.

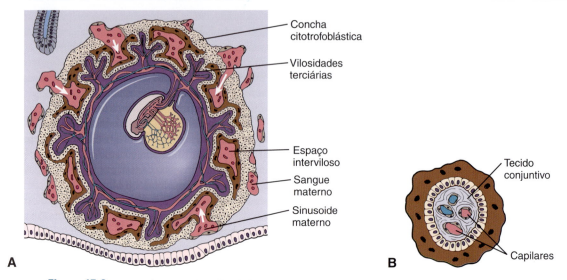

Figura 17-2 Desenvolvimento das vilosidades coriônicas terciárias e da placenta. **A,** Corte transversal de um embrião implantado e da placenta com aproximadamente 21 dias. **B,** Corte transversal de uma vilosidade terciária mostrando o estabelecimento da circulação do cerne mesenquimatoso, citotrofoblasto e sinciciotrofoblasto. *Veja Fontes e Agradecimentos.*

que a interrupção da gestação, se for o caso, seja realizada no primeiro trimestre. No entanto, diferentemente do período pós-amniocentese, a AFP do líquido amniótico não pode ser testada neste estágio. A avaliação para um possível DTN aberto deve ser feita por outros métodos, incluindo triagem de MSAFP, amniocentese para AFAFP e ultrassonografia.

O sucesso da análise cromossômica por cariótipo ou CMA é o mesmo que o da amniocentese (i.e., mais de 99%). No entanto, aproximadamente 1% das amostragens de CVS gera resultados ambíguos devido ao mosaicismo cromossômico (incluindo mosaicismo verdadeiro e pseudomosaicismo; veja posteriormente); nessas situações, é recomendado um acompanhamento com amniocentese para se estabelecer se o feto possui uma anormalidade cromossômica.

Complicações. Em centros de diagnósticos pré-natais com experiência em realizar CVS, a taxa de perda fetal está discretamente acima do risco de base de 2% a 5% para qualquer gravidez de 7 a 12 semanas e se aproxima de um em 300 a um em 500 do risco visto com a amniocentese. Embora tenham havido relatos iniciais de um aumento na frequência de defeitos congênitos, particularmente relacionados com a redução de membros após CVS, este aumento não foi confirmado em grandes séries de procedimentos de CVS realizados após 10 semanas de gestação por médicos experientes.

Diagnóstico Genético Pré-Implantação (PGD)

O diagnóstico genético pré-implantação (PGD, do inglês *Preimplantation genetic diagnosis*) refere-se ao teste durante a fertilização *in vitro* (FIV) para selecionar embriões livres de uma condição genética específica antes da transferência para o útero (Fig. 17-1C). Essa tecnologia foi desenvolvida em um esforço para oferecer uma opção alternativa ao aborto para aqueles casais com risco significativo de uma doença genética específica ou aneuploidia em sua prole, permitindo-os aceitar uma gravidez mesmo quando contrários à interrupção da gravidez.

As duas abordagens mais comuns são biópsia de **blastômero** único e biópsia do **blastocisto**. Na biópsia de blastômero, uma única célula é removida do embrião 3 dias após a FIV, quando há oito a 16 células presentes. Para a biópsia do blastocisto, o óvulo fertilizado é cultivado por 5 a 6 dias até o blastocisto ter se desenvolvido (Fig. 17-1C), e aproximadamente cinco células são retiradas do trofoderma (porém não da massa celular interna, que irá desenvolver o embrião propriamente; Cap. 14). O diagnóstico por reação em cadeia da polimerase (PCR) tem sido realizado para vários distúrbios monogênicos; anomalias cromossômicas também podem ser detectadas utilizando hibridização *in situ* por fluorescência (FISH) ou CMA (Caps. 4 e 5). Embriões que *não* possuírem a anomalia genética em questão podem ser transferidos e implantados, como rotineiramente feito após a FIV para a reprodução assistida. Os embriões afetados são descartados. Dados atualmente disponíveis oriundos dessa tecnologia sugerem que não há efeitos prejudiciais aos embriões que tenham sido submetidos à biópsia.

Embora o PGD por biópsia de blastômero já tenha sido realizado milhares de vezes em todo o mundo, ainda há controvérsias. Primeiramente, a análise molecular de uma única célula é tecnicamente desafiadora; a precisão varia com taxas de falso-positivos em torno de 6% e taxas de falso-negativos em torno de 1%, significativamente mais elevadas em comparação com a análise de amostras obtidas através de CVS ou amniocentese. O método mais recente desenvolvido de biópsia do blastocisto fornece mais material celular, com aparentemente maior precisão, mas estudos extensos ainda estão em andamento. Em segundo lugar, embora o PGD tenha sido desenvolvido para evitar dificuldades éticas, religiosas e psicológicas acerca da interrupção da gravidez, ele ainda levanta preocupações éticas para aqueles que consideram a prática do descarte de embriões afetados semelhante ao aborto.

Diagnóstico Pré-Natal Não Invasivo

Diagnóstico Pré-natal de Anomalias por Ultrassonografia

A triagem de alta resolução e em tempo real é muito usada para avaliação geral da idade fetal, gestações múltiplas e viabilidade fetal. As avaliações de acompanhamento em longo prazo não forneceram quaisquer provas de que a ultrassonografia pode ser prejudicial para o feto ou para a mãe. O equipamento e técnicas usados por ultrassonografistas permitem agora a detecção de várias malformações por ultrassonografia de rotina (Figs. 17-3 e 17-4). Uma vez que uma malformação é detectada ou é suspeita em um exame ultrassonográfico de rotina, um estudo de ultrassom detalhado em três e até quatro dimensões (três dimensões ao longo do tempo, assim como o ecocardiograma fetal) pode ser indicado. Com as melhorias na resolução do ultrassom, um número crescente de anomalias estruturais fetais pode ser detectado ao final do primeiro trimestre (Tabela 17-2; Fig. 17-3).

Várias anomalias fetais detectáveis por exame ultrassonográfico estão associadas à aneuploidia cromossômica, incluindo a trissomia do 21, a trissomia do 18, a trissomia do 13, 45,X e muitos outros cariótipos anormais (Tabela 17-3). Essas anomalias também podem ocorrer como achados isolados em um feto cromossomicamente normal. A Tabela 17-3 compara a prevalência de defeitos cromossômicos fetais quando uma dessas anomalias detectadas por exames ultrassonográficos comuns está presente como um achado isolado em relação à detecção como uma dentre múltiplas anomalias. A probabilidade de um feto cromossomicamente anormal aumenta significativamente quando uma anomalia fetal detectada por exame ultrassonográfico é apenas uma dentre várias anomalias.

A descoberta de um feto normal pode ser tranquilizadora, embora de maneira cautelosa, ao passo que a identificação de um feto com uma anomalia permite ao casal a opção tanto

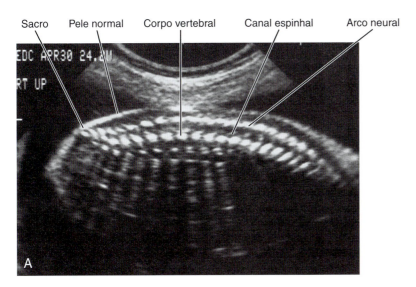

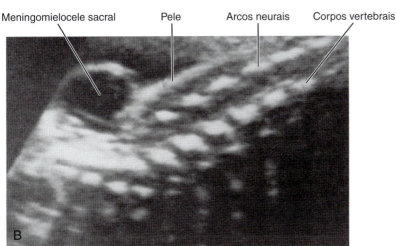

Figura 17-3 Ultrassonografia do canal espinhal e tubo neural. **A,** Feto normal com 24 semanas de gestação; vista longitudinal da linha média, com o sacro à *esquerda*, espinha torácica à *direita*. Note as duas fileiras paralelas de ecos brancos que representam os arcos neurais. Também são mostrados ecos dos corpos vertebrais e a pele intacta de revestimento. **B,** Feto com defeito do tubo neural, mostrando claramente a meningomielocele sacral proeminente através da pele. *Veja Fontes & Agradecimentos.*

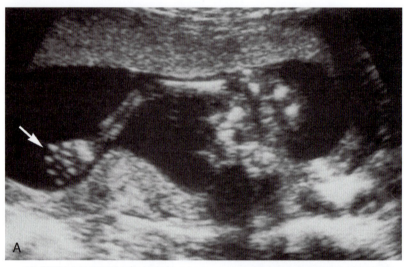
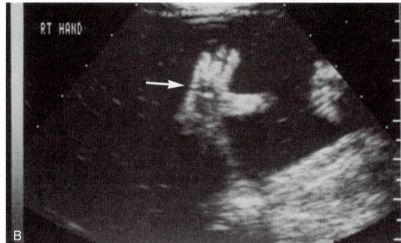

Figura 17-4 Ultrassonografia das mãos (arcos). **A,** Feto normal. **B,** Feto com síndrome de Holt-Oram, uma anomalia autossômica dominante com defeitos cardíacos congênitos (muitas vezes defeito do septo atrial) e várias anomalias de membros causadas por mutações no gene do fator de transcrição *TBX5*. Note que há apenas três dedos em evidência e um polegar. O polegar é anormal no formato (grande e grosso) e na posição. *Veja Fontes & Agradecimentos.*

TABELA 17-2 Exemplos de Anomalias Fetais que podem ser Diagnosticadas ou Descartadas por Diagnóstico Ultrassonográfico Pré-natal

Distúrbios Monogênicos
- Holoprosencefalia
- Doença renal policística infantil
- Síndrome de Meckel-Gruber (uma doença autossômica recessiva com encefalocele, polidactilia e rins policísticos)
- Síndrome de Fryns (um distúrbio autossômico recessivo com anomalias da face, diafragma, membros, trato geniturinário e sistema nervoso central)

Distúrbios Geralmente Considerados Multifatoriais
- Fenda labial e outras malformações faciais
- Pé Torto
- Defeitos cardíacos congênitos
- Defeitos do tubo neural

Anomalias que podem Indicar uma Síndrome
- Genitália anormal
- Higroma cístico
- Polidactilia
- Onfalocele
- Defeitos de raio radial

TABELA 17-3 Prevalência de Defeitos Cromossômicos em Fetos com Anomalias Isoladas e Múltiplas Selecionadas Detectadas Sonograficamente

Anomalia	Anomalias Isoladas	Anomalias Múltiplas
Ventriculomegalia	2	17
Cisto do plexo coroide	≪1	48
Higroma cístico	52	71
Edema nucal	19	45
Hérnia diafragmática	2	49
Defeitos cardíacos	16	66
Atresia duodenal	38	64
Exonfalia	8	46
Anomalias renais	3	24

Porcentagem de Fetos com Cariótipo Anormal

Modificada de Snijders RJM, Nicolaides KH: *Ultrasound markers for fetal chromosomal defects*, New York, 1996, Parthenon.

de dar continuidade à gravidez e ter um parto de maneira apropriada como de interrompê-la. A consulta em uma unidade de genética clínica ou uma unidade perinatal deve ser iniciada para aconselhamento e pesquisas aprofundadas para anomalias congênitas múltiplas que podem ser encontradas por ultrassonografia ou RM.

Ultrassonografia Pré-natal para Diagnóstico de Distúrbios Monogênicos

Em alguns distúrbios monogênicos para os quais testes de DNA são possíveis, mas uma amostra de sangue ou tecido não está disponível para estudos do DNA ou bioquímicos, a ultrassonografia diagnóstica pode ser útil para o diagnóstico pré-natal. Por exemplo, a Figura 17-4B mostra uma mão fetal anormal detectada por exame ultrassonográfico em uma gravidez com 50% de risco para a **síndrome de Holt-Oram**, um distúrbio autossômico dominante caracterizado por doença cardíaca congênita associada com anomalias das mãos. A ultrassonografia também pode ser útil quando o risco para um distúrbio genético é incerto e nenhum exame definitivo baseado em DNA estiver disponível.

Ultrassonografia Pré-natal para Diagnóstico de Distúrbios Multifatoriais

Várias anomalias isoladas que podem recorrer repetidamente em famílias e que se acredita terem herança multifatorial também podem ser identificadas por ultrassonografia (Tabela 17-2), incluindo malformações do tubo neural (Fig. 17-3). O ecocardiograma fetal também está disponível em vários centros para a avaliação detalhada de gravidezes sob risco de um defeito cardíaco congênito (Tabela 17-4).

TABELA 17-4 Alguns Exemplos de Indicações para Ecocardiograma Fetal*

Indicações Maternas (% Risco para Defeito Cardíaco Congênito)
- Diabetes mellitus insulino dependente (3%-5%)
- Fenilcetonúria (15%)
- Exposição a teratógenos
- Talidomida (10% se ocorrer de 20-36 dias após a concepção)
- Fenitoína (2%-3%)
- Álcool (25% com síndrome do álcool fetal)
- Doença cardíaca congênita materna (5%-10% para a maioria das lesões)

Indicações Fetais
- Resultados anormais dos exames ultrassonográficos gerais do feto
- Arritmia
- Anomalias cromossômicas
- Espessamento nucal
- Hidropsia fetal não imune

Indicações Familiares
- Síndromes mendelianas
- Doença cardíaca congênita paterna (2%-5%)
- Crianças previamente afetadas por lesões cardíacas congênitas (2%-4%, podendo ser mais alto para certas lesões)

*Esta lista não é completa, e os índices variam entre os centros.

Determinação do Sexo Fetal

O exame ultrassonográfico pode ser usado para determinar o sexo fetal logo na 13ª semana de gestação. Essa determinação pode ser um importante prelúdio ou adjunto no diagnóstico pré-natal de algumas doenças recessivas ligadas ao X (p. ex., hemofilia) para aquelas mulheres identificadas por estarem sob risco aumentado. O casal pode decidir por não proceder com um teste invasivo se um feto mulher (e, portanto, provavelmente não afetada) é identificado por exame ultrassonográfico.

INDICAÇÕES PARA O DIAGNÓSTICO PRÉ-NATAL POR TESTES INVASIVOS

Há um número de indicações bem aceitas para testes pré-natais por procedimentos invasivos (Quadro). Pela razão da incidência crescente de algumas trissomias, com o aumento da idade das mães, a mais comum indicação para o diagnóstico pré-natal invasivo é o teste para **síndrome de Down** (trissomia do 21) e para duas outras trissomias autossômicas mais severas, a trissomia do 13 e a trissomia do 18 (Cap. 6). Por essa razão, o diagnóstico pré-natal era mais frequentemente usado no passado no caso de **idade materna avançada**. As diretrizes clínicas atuais, entretanto, não apoiam o uso da idade materna com único indicador para testes invasivos para aneuploidia e, no lugar, recomendam que a avaliação do risco seja feita por um ou mais métodos de exames não invasivos, descritos mais adiante neste capítulo.

Em adição às anomalias cromossômicas fetais, existem mais de 2.000 doenças genéticas para as quais há testes genéticos disponíveis. Exames pré-natais por amniocentese ou CVS podem ser oferecidos em conjunto com o aconselhamento genético para casais sob risco para qualquer uma dessas doenças. Mas, de qualquer forma, se um casal considera ou não se o feto está sob risco significativo e se as condições são altamente relevantes para justificar um teste invasivo e a possibilidade de interrupção da gravidez, é uma decisão pessoal e individual que cada casal deve fazer por conta própria.

A abordagem clínica tradicional para o diagnóstico pré-natal invasivo é oferecer esses procedimentos somente em gravidezes nas quais o feto tem um risco aumentado para uma condição específica, como indicado pela história familiar, resultado positivo de um teste de triagem, ou outros fatores de risco bem definidos (não apenas a idade materna). Reservar a realização de testes invasivos para gravidezes com um risco aumentado e documentado para aneuploidias é apoiado pelo *2011 Practice Guidelines* da Society of Obstetricians and Gynaecologists of Canada e pelo International Society for Prenatal Diagnosis. Entretanto, o American College of Obstetricians ans Gynecologists (ACOG) recomenda que a amniocentese ou a CVS deve ser disponibilizada para *todas* as mulheres, independentemente da idade e sem que haja um teste de triagem prévio indicativo de risco aumentado.

É importante salientar que o diagnóstico pré-natal invasivo não pode ser utilizado para descartar *todas* as possibilidades de anomalias fetais. Ele é limitado a determinar se

PRINCIPAIS INDICAÇÕES PARA O DIAGNÓSTICO PRÉ-NATAL POR TESTES INVASIVOS

- Filho anterior com aneuploidia cromossômica *de novo* ou outros desequilíbrios genômicos.

   Embora os pais de uma criança com aneuploidia cromossômica possam ter cromossomos normais, em alguns casos eles podem mesmo assim ter um risco aumentado de gerar outro filho com anomalia cromossômica. Por exemplo, se uma mulher de 30 anos de idade tiver um filho com síndrome de Down, o risco de recorrência para *qualquer* anomalia cromossômica é de aproximadamente 1 em 100, comparado com um risco populacional relacionado à idade que é de aproximadamente um em 390. O mosaicismo parental é uma explicação possível para tal risco aumentado, mas, na maioria dos casos, o mecanismo desse aumento no risco é desconhecido.

- Presença de anomalias cromossômicas estruturais ou genômicas em um dos pais

   Aqui, o risco de uma anomalia cromossômica em uma criança varia de acordo com o tipo da anomalia, algumas vezes, com a origem parental. O maior risco, o de 100% para síndrome de Down, ocorre apenas se um dos pais tem uma translocação robertsoniana 21q21q (Cap. 6).

- História familiar de um distúrbio genético que pode ser diagnosticado ou descartado por análise bioquímica ou de DNA

   A maioria dos distúrbios nesse grupo é causada por defeitos monogênicos com riscos de recorrência de 25% ou de 50%. Casos nos quais os pais foram diagnosticados como portadores, após uma triagem populacional, preferencialmente após o nascimento de uma criança afetada, também estão nessa categoria. Distúrbios mitocondriais apresentam desafios especiais para o diagnóstico pré-natal.

- História familiar de um distúrbio ligado ao X para a qual não há teste diagnóstico pré-natal específico

   Quando não há método alternativo, os pais de um menino afetado por um distúrbio ligado ao X podem usar a determinação do sexo fetal para ajudá-los na decisão de continuar ou interromper uma gravidez subsequente, pois o risco de recorrência pode ser tão alto quanto 25%. Para distúrbios ligados ao X, como a distrofia muscular de Duchenne e as hemofilias A e B, contudo, para os quais os diagnósticos pré-natais por análise de DNA estão disponíveis, o sexo fetal é primeiramente determinado e depois é feita a análise de DNA se o feto for masculino. Em ambas as situações mencionadas, o diagnóstico genético pré-implantação (veja o texto) pode ser uma opção por permitir a transferência ao útero apenas daqueles embriões determinados como não afetados pelo distúrbio em questão.

- Risco para um defeito do tubo neural (DTN)

   Parentes de primeiro grau (e parentes de segundo grau, conforme considerado em algumas clínicas) de pacientes com DTN aberto são elegíveis para amniocentese pelo grande risco de gerar uma criança com DTN; muitos DTNs abertos, contudo, podem agora ser detectados por outros testes não invasivos, descritos neste capítulo.

- Risco aumentado estabelecido pela triagem do soro materno, exame ultrassonográfico e testes pré-natais não invasivos de DNA em células livres.

   Avaliações genéticas e testes adicionais são recomendados quando anomalias fetais são suspeitas com base em triagem de rotina do soro materno e no exame ultrassonográfico fetal.

- A mulher grávida, ou o casal, deseja realizar testes invasivos

   Embora sua realização seja limitada a uma só vez para uma mulher grávida sem outros riscos aumentados que não a idade materna, alguns profissionais sugerem que testes invasivos devem ser oferecidos a todos os casais.

---

o feto tem (ou provavelmente tem) uma condição específica detectável pelo teste diagnóstico que está sendo utilizado.

TRIAGEM PRÉ-NATAL

A triagem pré-natal tem, tradicionalmente, baseado-se na ultrassonografia e na medição de várias proteínas e hormônios (chamados de *analitos*), cujos níveis no soro materno estão alterados quando o feto é afetado por uma trissomia ou um DTN. Recentemente, o campo da triagem pré-natal e da genética obstétrica deu um grande salto à frente com a descoberta de que o soro materno contém não apenas analitos úteis, como também DNA livre de células, do qual uma certa fração é de origem fetal. O sequenciamento desse DNA livre de células utilizando tecnologias avançadas, discutidas posteriormente neste capítulo, possibilitou triagens não invasivas para trissomia mais sensíveis e acuradas quando comparadas à triagem de analitos tradicional.

Triagem para Defeitos do Tubo Neural

A AFAFP descrita anteriormente é indicada para gestações que estão sendo submetidas à amniocentese devido a um alto risco para DTN aberto. Porém, como cerca de 95% de crianças com DTNs nascem em famílias *sem* histórico conhecido dessa malformação, um teste de triagem relativamente simples, como um teste não invasivo de MSAFP, constitui uma ferramenta importante para o diagnóstico, a prevenção e o manejo pré-natal.

Quando o feto possui um DTN aberto, a concentração de AFP no soro materno é provavelmente mais alta do que o normal, bem como vimos anteriormente no líquido amniótico. Essa observação é a base para o uso da medição de MSAFP na 16ª semana como uma triagem para DTN aberto. Há uma considerável sobreposição entre a faixa normal de MSAFP e a faixa de concentrações encontrada quando o feto possui um DTN aberto (Fig. 17-5). Embora uma concentração elevada de MSAFP em hipótese alguma seja específica de uma gestação com DTN aberto, muitas das outras causas da concentração elevada de MSAFP podem ser distinguidas de DTN aberto por ultrassonografia fetal (Tabela 17-5).

A MSAFP também não é perfeitamente sensível, pois sua avaliação depende de valores de corte estatisticamente definidos. Se uma concentração elevada é definida como dois múltiplos do valor da média em gestações sem nenhuma anomalia que possa aumentar a concentração de AFP, pode-se então estimar que 20% dos fetos com DTN aberto permanecem não detectados. Contudo, reduzir o ponto de corte para aprimorar a sensibilidade em detrimento da especificidade reduzida, aumentaria assim a taxa de falso-positivos.

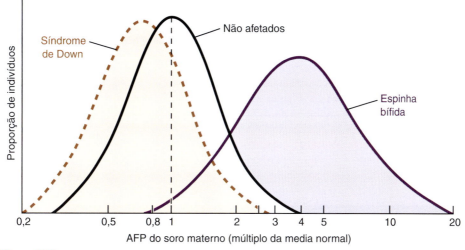

Figura 17-5 Concentração de alfafetoproteína (AFP) do soro materno expressa como múltiplos da média, em fetos normais, fetos com defeitos do tubo neural aberto e fetos com síndrome de Down. *Veja Fontes & Agradecimentos.*

TABELA 17-5	Causas da Concentração Elevada de Alfafetoproteína no Soro Materno
Idade gestacional mais avançada do que a calculada	Teratomas sacrococcígeos
Espinha bífida	Anomalias renais
Anencefalia	Obstrução urinária
Doenças de pele congênitas	Rins policísticos
Cisto pilonidal	Ausência de rim
Defeitos da parede abdominal	Nefrose congênita
Defeitos gastrointestinais	Osteogênese imperfeita
Obstrução	Baixo peso ao nascimento
Necrose do fígado	Oligoidrâmnio
Extrofia da cloaca	Gestação múltipla
Higroma cístico	Peso materno diminuído

De Cunningham FG, MacDonald PC, Gant NF, et al: *Williams obstetrics*, ed 20, Stamford, CT, 1997, Appleton & Lange, p 972.

O uso combinado do ensaio de MSAFP com o diagnóstico ultrassonográfico detalhado (veja discussão posterior) aproxima-se da acurácia do teste de AFAFP e da ultrassonografia para a detecção de DTN aberto. Assim, parentes de primeiro grau, segundo grau ou graus mais remotos de pacientes com DTN aberto podem ter um teste de MSAFP (na 16ª semana), seguido por um exame de ultrassom detalhado (na 18ª semana), em vez de submeterem-se à amniocentese.

Triagem para a Síndrome de Down e Outras Aneuploidias

Mais de 70% de todas as crianças com as principais trissomias autossômicas nascem de mulheres sobre as quais não são conhecidos fatores de risco, incluindo a idade materna avançada (Fig. 6-1). Uma solução para esse problema foi primeiramente sugerida pela descoberta inesperada de que a concentração de MSAFP (medida, como discutido, durante o segundo trimestre como uma triagem para DTN) estava abaixo dos níveis normais em várias gestações. Depois descobriram que essas mulheres estavam gerando fetos com trissomia autossômica, particularmente as trissomias do 18 e do 21. A concentração de MSAFP sozinha tem sobreposição demasiada entre gestações não afetadas e gestações de síndrome de Down para ser considerada por si só uma ferramenta útil para triagem (Fig. 17-5). Contudo, foi desenvolvida agora uma bateria de analitos de proteína do soro materno que, em combinação com medidas ultrassonográficas específicas, apresenta a sensibilidade e especificidade necessárias para serem úteis na triagem. Essas baterias de testes são agora recomendadas para triagens não invasivas, durante o primeiro e segundo trimestres de todas as gestações, independentemente da idade materna, embora não sejam recomendadas para diagnósticos definitivos.

Triagem do Primeiro Trimestre

A triagem do primeiro trimestre é realizada, de modo ideal, entre a 11ª e a 13ª semana de gestação, e conta com a medição dos níveis de certos analitos no soro materno em combinação com exames ultrassonográficos altamente direcionados. Os analitos utilizados são a **proteína A plasmática associada à gravidez (PAPP-A)** e o hormônio **gonadotrofina coriônica humana (hCG)**, tanto como hCG total quanto como sua subunidade β livre. A PAPP-A está abaixo da faixa normal em todas as trissomias; a hCG (ou β-hCG livre) está aumentada na trissomia do 21, mas diminuída em outras trissomias (Tabela 17-6). As medições dos analitos são combinadas às medições ultrassonográficas da **translucência nucal (NT)**, definida pela espessura do espaço livre de eco entre a pele e o tecido mole que recobre o aspecto dorsal da espinha cervical causado por edema subcutâneo do pescoço do feto. Um aumento na NT é comumente visto nas trissomias do 21, do 13 e do 18 e em fetos 45,X (Fig. 17-6). A NT varia com a idade do feto e deve ser determinada em relação ao período gestacional.

TABELA 17-6 Elevação e Diminuição dos Parâmetros Utilizados em Testes de Triagem do Primeiro e Segundo Trimestres

	Triagem do Primeiro Trimestre			Triagem do Segundo Trimestre			
	Translucência Nucal	PAPP-A	β-hCG livre	uE 3	AFP	hCG	Inibina A
Trissomia do 21	↑	↓	↑	↓	↓	↑	↑
Trissomia do 18	↑	↓	↓	↓	↓	↓	–
Trissomia do 13	↑	↓	↓	↓	↓	↓	–
Defeito do tubo neural	–	–	–	–	↑↑	–	–

AFP, Alfafetoproteína; β-hCG, subunidade β da gonadotrofina humana coriônica ; PAPP-A, proteína A plasmática associada à gravidez; uE3, estriol não conjugado.

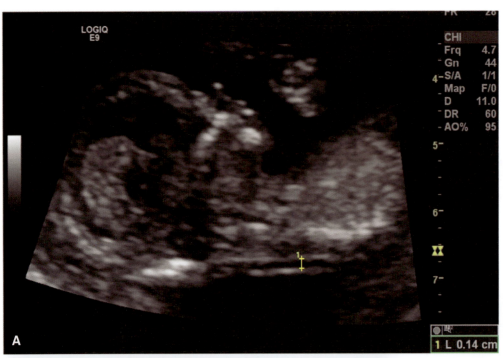

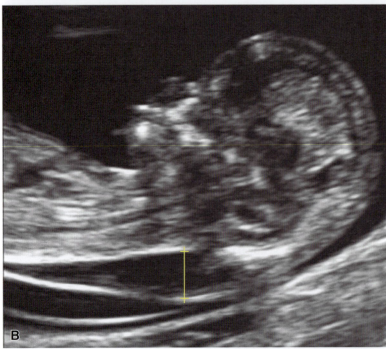

Figura 17-6 Medidas da Translucência nucal com 11 semanas de gestação. Translucência nucal é uma zona escura, livre de eco, sob a pele em um corte sagital ultrassonográfico através do feto e está indicada por dois sinais " + " conectados por uma *linha amarela*. A média da translucência nucal é de 1,2 mm com 11 semanas de gestação (95° percentil até 2 mm) e 1,5 mm com 14 semanas de gestação (95° percentil até 2,6 mm). **A**, Translucência nucal de 1,2 mm em um feto normal de 11 semanas, a média normal para um feto neste período gestacional. **B**, Translucência nucal aumentada de 5,9 mm, a qual é aproximadamente 20 desvios-padrão acima da média e associada a um grande risco para síndrome de Down. *Veja Fontes & Agradecimentos*

Triagem do Segundo Trimestre

A triagem do segundo trimestre é geralmente realizada medindo-se a hCG em combinação com três outros analitos: MSAFP, **estriol não conjugado** e **inibina A**. Essa bateria de testes é referida como **uma triagem quádrupla**. Todas essas substâncias estão abaixo da faixa normal em todas as trissomias, com exceção do hCG, que é aumentada na trissomia do 21, mas reduzida em outras trissomias, e da inibina A, que está aumentada na trissomia do 21, mas não é significantemente afetada nas outras trissomias (Tabela 17-6). Os níveis desses analitos podem ser afetados por vários fatores, incluindo etnia, tabagismo, gravidez por fertilização *in vitro* e diabetes materno, e os laboratórios geralmente ajustam essas variações. Níveis extremamente baixos de estriol não conjugado podem ser um indicativo de uma condição genética rara como deficiência de esteroide sulfatase ou síndrome de Smith-Lemli-Opitz.

Triagens Pré-natais Não Invasivas pela Análise de DNA Fetal Livre de Células

O campo da triagem pré-natal e da genética obstétrica está sendo revolucionado pela junção de dois grandes avanços no campo da genômica, um biológico e outro tecnológico, para produzir uma nova tecnologia de triagem pré-natal conhecida como **teste pré-natal não invasivo (TPNI)**. A descoberta biológica é que depois de 7 semanas de gestação, o soro da mulher grávida contém DNA fetal que não está contido no núcleo de uma célula, mas sim flutua livremente na circulação materna. Aproximadamente 2% a 10% do DNA livre de células no sangue materno é derivado do trofoblasto da placenta, sendo, portanto, de origem fetal.

Este **DNA fetal livre de células**, embora misturado com DNA de origem materna, fornece uma amostra de genoma fetal que está disponível para análise sem a necessidade de procedimentos invasivos. O avanço tecnológico está no desenvolvimento e aplicação clínica de métodos de sequenciamento de alto rendimento que permitam o sequenciamento de milhões de moléculas de DNA individuais numa mistura.

O TPNI torna possível um teste de gestações altamente acurado e não invasivo para aneuploidias autossômicas comuns e dos cromossomos sexuais, com sensibilidade e especificidade próximas a 99% para a trissomia do 21. DNA fetal livre de células no soro materno também é usado para genotipar o *locus* Rh do feto (Cap. 9) e determinar o sexo fetal. Refinamentos adicionais na análise do DNA livre de células farão com que testes não invasivos para outros distúrbios genéticos, incluindo vários distúrbios monogênicos, estejam disponíveis para o manejo clínico no futuro.

O sequenciamento do DNA livre de células no soro materno foi implantado para detecção de aneuploidia em vários diferentes caminhos por diferentes fornecedores; um exemplo elaborado para ilustrar o conceito é dado a seguir. O DNA livre de células total é submetido ao sequenciamento de nova geração, e milhões de moléculas de DNA são mapeadas segundo seu cromossomo particular de origem (Fig. 17-7). O número de moléculas que mapeiam em cada cromossomo é determinado, sem conhecimento de qual fragmento é fetal e qual é materno.

Pelo fato de o cromossomo 21 constituir aproximadamente 1,5% do DNA total do genoma, aproximadamente 1,5% dos fragmentos totais deve ser atribuído ao cromossomo 21, se o feto e a mãe tiverem dois pares normais de cromossomo 21. Contudo, se o feto possuir trissomia do 21, mais sequências do que o esperado vão mapear no cromossomo 21 — um pequeno, mas significativo aumento relativo do número de sequências que mapeiam em um cromossomo-referência apropriado ou num conjunto completo de cromossomos, *não* incluindo o cromossomo 21. Um cálculo similar pode ser usado para outras trissomias autossômicas comuns e também para as aneuploidias dos cromossomos sexuais.

Embora o TPNI promova uma melhora substancial na sensibilidade e especificidade para identificar trissomias fetais, particularmente a trissomia do 21, e aneuploidias dos cromossomos sexuais, ainda assim ele é um teste de triagem, e não um teste de diagnóstico. O TPNI pode também ser usado para detectar sequências do cromossomo Y no soro materno com o propósito de determinar o sexo fetal; o teste tem taxas de falso-positivos e falso-negativos, variando entre 1% e 2%.

Estratégias de Triagem Integradas

Para a triagem de primeiro e segundo trimestres padrão pela ultrassonografia e pelos analitos do soro materno, um ponto de corte, estabelecido para manter a taxa de falso-positivos em 5%, resulta em sensibilidades de triagens de primeiro e segundo trimestres, como mostrado na Tabela 17-7.

Com base nesses parâmetros, uma estratégia foi desenvolvida para combinar os resultados de testes do primeiro e do segundo trimestre visando aumentar a habilidade para detectar gravidezes com trissomias autossômicas, particularmente a trissomia do 21 (Fig. 17-8). Essas estratégias possuem a vantagem de fornecer aos casais com risco significativamente aumentado, com base em testes apenas no primeiro trimestre, a escolha de testes invasivos precoces por CVS, em vez de esperar pelos testes do segundo trimestre e utilizar a amniocentese. A estratégia mais comum, porém, é combinar o risco como determinado pelos testes do primeiro e segundo trimestres de maneira sequencial (Fig. 17-8). Nessa estratégia sequencial passo a passo, os casais são identificados como "positivos" para síndrome de Down, uma vez que um exame de ultrassom confirmou a idade fetal e o risco foi estimado como alto. Para um casal demonstrando alto risco por meio de testes de analitos no soro pode então ser oferecida a realização tanto de TPNI como de análise cromossômica fetal (Fig. 17-8). Sem o TPNI, essa estratégia pode detectar até 95% de todos os casos de síndrome de Down com uma taxa de falso-positivos aproximada de 5%. Se o TPNI é adicionado, a sensibilidade para a trissomia do 21 aumenta para mais de 99% com uma taxa de falso-positivos menor que 1%. A sensibilidade para outras trissomias está na faixa entre 90% e 95%, mas

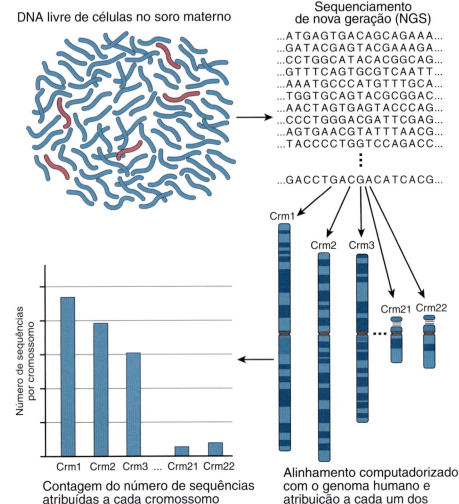

Figura 17-7 Diagrama esquemático de testes pré-natais não invasivos (TPNI) para trissomias por sequenciamento de nova geração de DNA livre de células no soro materno. Componente fetal de DNA livre de células no soro materno mostrado em *vermelho*, contribuição materna mostrada em *azul*. Milhões de moléculas de DNA são sequenciadas e atribuídas a cada um dos cromossomos por alinhamento computadorizado em comparação com o genoma humano. Medidas altamente acuradas de aumentos pequenos, mas significativos, na fração de moléculas atribuídas aos cromossomos 13, 18, 21 ou X comparadas com uma referência indicam o risco aumentado de trissomia de cada um desses cromossomos.

TABELA 17-7 Sensibilidade e Taxa de Falso-positivo para a Trissomia do 21 com Diferentes Métodos De Triagem Pré-natal

Teste de Triagem	Sensibilidade	Taxa de Falso-positivo (Especificidade 1)
Triagem tripla do primeiro trimestre	≈85%	5%
Triagem quádrupla do segundo trimestre	≈81%	5%
Primeiro e segundo trimestres combinados	≈95%	5%
Triagem pré-natal não invasiva	>99%	<1%

Modificada de Malone FD, Canick JA, Ball RH et al: First-trimester or second trimester screening, or both, for Down's syndrome, *N Engl J Med* 353:2001-2011, 2005; and Bianchi DW, Parker RL, Wentworth J, et al: DNA sequencing versus standard prenatal aneuploidy screening, *N Engl J Med* 370:799-808, 2014.

ainda com uma considerável taxa de falso-positivos menor que 1%. Embora o TPNI seja relativamente recente e mais dados sejam requeridos, medidas iniciais de taxas de sensibilidade e de falso-positivos para o TPNI parecem oferecer melhores parâmetros de triagem comparados com a triagem padrão de analitos do soro disponíveis no momento. Se essas sensibilidade e especificidade notáveis são corroboradas, *é antecipado que o TPNI pode substituir a triagem de analitos no soro para aneuploidias*; porém, a triagem de MSAFP ainda seria usada para DTNs.

Assim como em qualquer teste de triagem na medicina, é importante que casais sejam informados que a triagem para detecção de defeitos congênitos com medição de analitos no soro materno, escaneamento ultrassonográfico e TPNI é uma ferramenta de triagem e não um teste de diagnóstico definitivo. Eles também devem ser aconselhados que testes de triagem não detectarão confiavelmente outras anomalias cromossômicas que não trissomias comuns e aneuploidias cromossômicas sexuais, mosaicismo ou defeitos monogênicos. Além do mais, apenas a triagem quádrupla do segundo trimestre, que inclui a MSAFP, é útil para detectar DTN aberto no feto. Finalmente, mulheres nas quais os resultados das triagens são considerados como "negativos" devem também ser aconselhadas de que o risco em ter uma criança portadora de síndrome de Down ou outra aneuploidia ou DTN, ainda que muito reduzido, não é nulo.

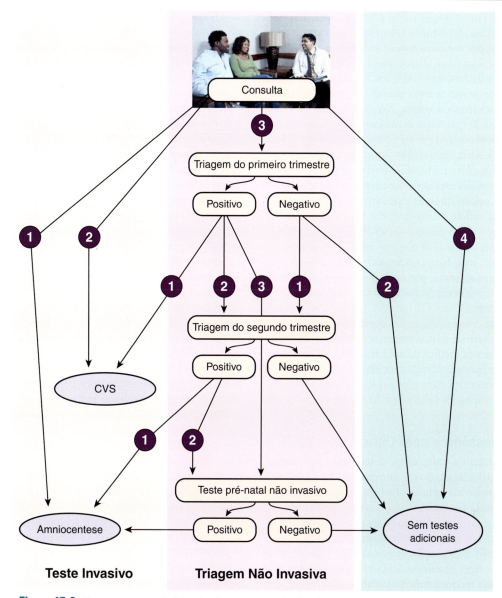

Figura 17-8 Fluxograma para decisão da triagem pré-natal utilizado por médicos e pacientes para decidir por qual modalidade de triagem e diagnóstico seguir, caso o teste invasivo seja indicado. Uma variedade de opções mostradas como diferentes caminhos alternativos está disponível em várias etapas no fluxograma.

ESTUDOS LABORATORIAIS

Citogenética no Diagnóstico Pré-natal

Tanto a amniocentese quanto a CVS podem fornecer células fetais para cariotipagem, assim como para análises bioquímicas ou de DNA. O PGD, sendo uma técnica na qual se emprega uma única célula, é utilizado apenas para um número limitado de análises de DNA e não pode ser usado para estudos bioquímicos. O preparo e a análise dos cromossomos a partir de células cultivadas do líquido amniótico ou da cultura de vilosidades coriônicas requerem de sete a 10 dias, embora as vilosidades coriônicas possam também ser utilizadas para cariotipagem após incubação de curto prazo. Embora essa incubação de curto prazo proporcione resultados mais rápidos, ela produz preparações de qualidade relativamente pior, nas quais a resolução do bandeamento não é adequada para uma análise mais detalhada, assim como uma taxa maior de mosaicismo. Alguns laboratórios utilizam ambas as técnicas, mas, se apenas uma delas for utilizada, a cultura de longo prazo das células do cerne mesenquimal é a técnica de escolha atualmente.

A hibridização *in situ* por fluorescência (Caps. 4 e 5) faz com que seja possível a triagem dos núcleos em interfase nas células fetais, para evidenciar aneuploidias comuns dos cromossomos 13, 18, 21, X e Y imediatamente após a amniocentese ou a CVS.

Essa abordagem para avaliação citogenética pré-natal requer de 1 a 2 dias e pode ser utilizada quando se indica um teste rápido para aneuploidia.

A CMA (Cap. 5) está substituindo a cariotipagem para diagnóstico pré-natal sob algumas circunstâncias. Variações no número de cópias (VNCs), incluindo mutações cromossômicas, como duplicações, triplicações e deleções (Cap. 4), podem ser detectadas em resolução muito maior por CMA do que por cariotipagem de alta resolução. Tanto a ACOG quanto a Society of Obstetricians and Gynaecologists of Canada aconselharam que CMA, em vez da cariotipagem, deve ser o teste de primeira linha quando uma anomalia fetal for detectada por ultrassonografia. No entanto, a ACOG vai além, recomendando que *todas* as mulheres que passarão por testes invasivos *tenham a opção* de CMA, independentemente de uma anomalia estrutural ter sido detectada por ultrassonografia. A diferença entre CMA ser um teste de primeira linha quando uma anomalia está presente *versus* simplesmente ser oferecida como opção quando testes invasivos de qualquer tipo forem feitos, reflete o fato de que a análise genômica de alta resolução por CMA detecta várias VNCs de significado clínico atualmente incerto. O número de falso-positivos em testes de CMA será mais baixo em fetos com anomalias do que em um feto sem as mesmas, porque a probabilidade a *priori* de que uma VNC tenha significância clínica é maior quando a anomalia é presente.

À medida que a experiência e o conhecimento sobre as variações do número de cópias no genoma humano evoluem (Cap. 4), a relevância médica de uma fração cada vez maior de VNCs se tornará mais clara e a incidência de variantes de significado incerto cairá para níveis que resultarão na substituição da cariotipagem fetal por CMA para quase todas indicações.

Análise Cromossômica após Ultrassonografia

Como alguns defeitos congênitos detectáveis por ultrassonografia estão associados a anomalias cromossômicas, a cariotipagem de células do líquido amniótico, de células das vilosidades coriônicas ou (mais raramente) de células sanguíneas fetais obtidas através de inserção de uma agulha em um vaso umbilical (**cordocentese**) pode ser indicada após a detecção ultrassonográfica de uma anomalia deste tipo. As anomalias cromossômicas são encontradas mais frequentemente quando são detectadas malformações múltiplas, em vez de malformações isoladas (Tabela 17-3). Os cariótipos vistos com mais frequência em fetos em que foram observados achados ultrassonográficos anormais são as trissomias autossômicas comuns (21, 18 e 13), 45,X (síndrome de Turner) e anomalias estruturais desbalanceadas. A presença de um higroma cístico pode indicar um cariótipo 45,X, mas também pode ocorrer na síndrome de Down e na trissomia do 18, bem como em fetos com cariótipos normais. Assim, é indicada a avaliação cromossômica completa.

Problemas na Análise Cromossômica Pré-natal

Mosaicismo. O mosaicismo refere-se à presença de duas ou mais linhagens celulares em um indivíduo ou amostra de tecido (Cap. 7). Pelo fato das técnicas pré-natais invasivas, particularmente a CVS, recolherem amostras de tecidos extraembrionários da placenta e não do próprio feto, o mosaicismo encontrado em células fetais em cultura pode ter diferentes interpretações. O geneticista pré-natal deve determinar se o feto é, de fato, um mosaico e entender o significado clínico de qualquer mosaicismo aparente.

Os citogeneticistas distinguem três níveis de mosaicismo na cultura de células do líquido amniótico ou de CVS:

1. O mosaicismo detectado em múltiplas colônias de várias culturas primárias *diferentes* é considerado **mosaicismo verdadeiro**. Estudos pós-natais confirmaram que mosaicismo verdadeiro em cultura é associado ao alto risco de que o mosaicismo esteja presente no feto. Contudo, tal probabilidade varia em diferentes situações; o mosaicismo por alterações cromossômicas estruturais, por exemplo, é dificilmente confirmado.

2. O mosaicismo envolvendo várias células ou colônias de células de uma *única* cultura primária é difícil de ser interpretado, mas é geralmente considerado um **pseudomosaicismo** originado na cultura.

3. Quando um mosaicismo aparente é restrito a uma única célula, é considerado como pseudomosaicismo e não é levado em conta.

A contaminação com células maternas é uma possível explicação de alguns casos de mosaicismo aparente nos quais estão presentes tanto linhagens celulares XX como XY. Esse problema é mais comum em culturas de CVS de longo prazo do que em cultura de células do líquido amniótico, como consequência da íntima associação entre as vilosidades coriônicas e o tecido materno (Fig. 17-2). Para minimizar o risco de contaminação com células maternas, qualquer decídua materna presente em uma amostra de vilosidade coriônica deve ser cuidadosamente dissecada e removida, embora até mesmo a mais minuciosa dissecação de vilosidade coriônica não elimine todas as células de origem materna. Quando há suspeita de contaminação com células maternas e não se pode provar o contrário (p. ex., por genotipagem com uso de polimorfismos), a amniocentese é recomendada para permitir uma segunda análise cromossômica.

Em estudos de CVS, foram relatadas discrepâncias entre o cariótipo encontrado no citotrofoblasto, no estroma viloso e no feto em 1% a 2% das gestações estudadas com 10 a 11 semanas de gestação. Algumas vezes, o mosaicismo está presente na placenta, mas ausente no feto, uma situação denominada de **mosaicismo confinado à placenta** (Fig. 17-9). Ocasionalmente, o nativivo ou o feto com trissomia do 13 ou trissomia do 18 não mosaico foram relatados em uma gestação com mosaicismo placental com ambas as linhagens celulares trissômica e normal. Este achado sugere que quando o zigoto é trissômico, a linhagem celular placental normal, estabelecida por perda pós-zigótica do cromossomo adicional em uma célula progenitora do citotrofoblasto, pode melhorar a probabilidade de sobrevida intrauterina do feto trissômico.

O mosaicismo confinado à placenta para qualquer cromossomo (mas particularmente trissomia do 7, 11, 14 ou 15) aumenta a preocupação adicional de que a diploidia fetal possa na verdade ter surgido de um **resgate trissômico**. Este termo refere-se à perda pós-zigótica de um cromossomo extra, um evento que supostamente permite a viabilidade fetal. Se o feto retiver duas cópias de um cromossomo do mesmo progenitor, contudo, o resultado será uma **dissomia uniparental** (Cap. 5). Pelo fato de alguns genes no cromossomo mencionado serem "imprintados", a dissomia uniparental deve ser excluída; duas cópias maternas

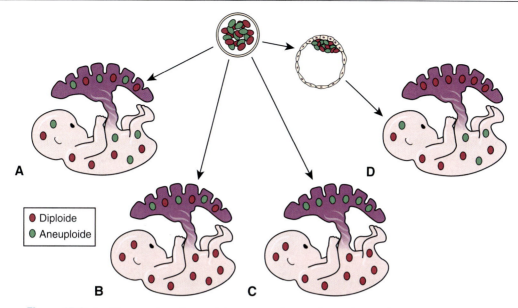

Figura 17-9 Os diferentes tipos de mosaicismo que podem ser detectados por diagnóstico pré-natal. **A,** Mosaicismo generalizado afetando tanto o feto como a placenta. **B,** Mosaicismo confinado à placenta com linhagens celulares normais (*em vermelho*) e anormais (*em verde*) presentes. **C,** Mosaicismo confinado à placenta com apenas uma linhagem celular anormal presente. **D,** Mosaicismo confinado ao embrião. *Veja Fontes & Agradecimentos.*

do cromossomo 15, por exemplo, causam a síndrome de Prader-Willi, e duas cópias paternas estão associadas à síndrome de Angelman (Cap. 5).

A CMA pode detectar alguns, mas não todos, dos casos de mosaicismo. Como a CMA utiliza DNA agrupado de tecidos ou cultura de células e não examina células individualmente da mesma forma que a cariotipagem realiza, ela é então menos sensível na detecção de mosaicismo. Mosaicismos nos quais 10% das células são aneuploides são difíceis de detectar como uma mudança do número de cópias por CMA, enquanto 10% dos mosaicismos serão detectados com probabilidade maior que 99% quando 50 células forem examinadas por cariotipagem, como tipicamente feito para avaliação de possível mosaicismo. A CMA é ainda menos sensível na detecção de mosaicismo para uma variação no número de cópias de apenas um segmento de um cromossomo, a menos que ele constitua mais de 20% a 25% das células sob estudo.

A confirmação e interpretação do mosaicismo aparente estão entre os mais difíceis desafios no campo do aconselhamento genético para diagnóstico pré-natal, pois, atualmente, as informações sobre os prognósticos clínicos dos variados tipos e extensões possíveis de mosaicismo são limitadas. Estudos adicionais (p. ex., amniocentese seguindo-se à CVS, cordocentese seguindo-se à amniocentese), assim como a literatura médica, podem proporcionar algumas orientações, mas a interpretação pode continuar incerta. O escaneamento ultrassonográfico pode promover uma tranquilidade, desde que o crescimento normal seja observado e nenhuma anomalia congênita puder ser demonstrada.

Os pais devem ser aconselhados antecipadamente sobre a possibilidade de ser encontrado mosaicismo e de que a interpretação deste pode ser incerta. Após o nascimento, deve haver um esforço na verificação de algum achado suspeito de cromossomo anormal, com base no diagnóstico pré-natal. No caso de interrupção da gravidez, a verificação deve ser feita por análise de tecido fetal. A confirmação de mosaicismo, ou de ausência dele, pode revelar-se útil a respeito do manejo médico, assim como para o aconselhamento genético do casal específico e de outros membros da família.

Falha na Cultura. Se forem dadas ao casal a opção e a oportunidade de interrupção da gravidez quando uma anomalia é encontrada no feto, a informação deve ser fornecida o mais cedo possível. Pelo fato de o diagnóstico pré-natal ser uma corrida contra o tempo, o índice de falhas na cultura pode ser uma preocupação; felizmente, esse índice é baixo. Quando uma cultura de CVS falha em crescer, ainda há tempo de repetir a análise cromossômica com amniocentese. Se uma cultura de células do líquido amniótico falhar, tanto a repetição da amniocentese quanto da cordocentese pode ser oferecida, dependendo da idade fetal.

Achados Adversos Inesperados. Ocasionalmente, a análise cromossômica pré-natal realizada primariamente para descartar aneuploidias revela algumas outras descobertas cromossômicas incomuns, como um rearranjo cromossômico raro ou um cromossomo marcador (Cap. 5). Nesse caso, como a significância do achado no feto não pode ser avaliada até que os cariótipos dos pais sejam conhecidos, ambos os genitores devem ser cariotipados para determinar se o achado visto no feto é algo *de novo* ou herdado. Rearranjos estruturais desbalanceados ou *de novo* podem causar anomalias fetais graves (Cap. 6). Se um dos pais for portador de um rearranjo estrutural visto de forma desbalanceada no feto, as consequências para o mesmo podem ser graves. Por outro lado, se esse achado for visto em um genitor normal, é provável que seja uma alteração benigna sem consequências desfavoráveis. Exceções em potencial para essas regras incluem a possibilidade de dissomia uniparental em uma região do genoma que contém genes "imprintados". Nessa situação, um rearranjo equilibrado e herdado pode causar anomalias fetais graves. Essa possibilidade pode ser excluída se tiver ocorrido uma transmissão prévia do mesmo rearranjo balanceado a partir de um progenitor de mesmo sexo do progenitor transmissor na gravidez atual.

Ensaios Bioquímicos para Doenças Metabólicas

Embora qualquer doença para a qual a base genética é conhecida e a(s) mutação(ões) identificada(s) possa(m) ser diagnosticada(s) pelo exame pré-natal por análise de DNA, mais de 100 doenças metabólicas podem também ser diagnosticadas por análise bioquímica de tecidos de vilosidades coriônicos ou cultura de células do líquido amniótico; algumas condições raras podem até ser identificadas diretamente por ensaio de uma substância no líquido amniótico. A maioria das doenças metabólicas é rara na população em geral, mas tem um alto risco de recorrência (geralmente 25% entre irmãos, pois a maioria compreende condições recessivas). Como cada condição é rara, a experiência do laboratório que realizará o teste diagnóstico pré-natal é de grande importância. Assim, o encaminhamento para centros especializados é sempre preferível. O ensaio bioquímico *diretamente* no tecido da vilosidade coriônica (em oposição ao tecido em cultura), sempre que possível, é preferencial para evitar má interpretação dos resultados, devido à expansão na cultura de contaminação por células maternas. O acesso a uma linhagem celular cultivada de um probando na família é altamente aconselhável, para que o laboratório possa confirmar a capacidade de detectar a anomalia bioquímica no probando antes que o ensaio seja tentado em CVS ou nas células do líquido amniótico da gravidez em risco.

Obviamente muitas doenças metabólicas não podem ser diagnosticadas por ensaios de enzimas do tecido de vilosidades coriônicas ou pela cultura de células do líquido amniótico, pois a enzima não é expressa nestes tecidos e testes bioquímicos *in vitro* confiáveis ainda não foram desenvolvidos. Para essas doenças, pode ser realizado o sequenciamento de DNA para procurar mutações patogênicas. No entanto, testes bioquímicos possuem uma vantagem significativa em comparação à análise de DNA em alguns casos: enquanto a análise de DNA por detecção direta de uma mutação é acurada apenas para esta mutação e não para outros alelos no *locus*, testes bioquímicos podem detectar anomalias causadas por qualquer alelo mutante que exerce efeito significativo na função da proteína. Essa vantagem é particularmente significativa para doenças caracterizadas por um alto grau de heterogeneidade alélica, genes nos quais alelos mutantes ocorrem em regiões do gene que não são rotineiramente sequenciadas, ou por uma alta proporção de mutações novas. Além do mais, testes bioquímicos podem ser a única opção para o diagnóstico pré-natal se as mutações causais na família não foram identificadas ou são desconhecidas.

Análise do DNA e do Genoma Fetais

À medida que a base específica para um número crescente de doenças hereditárias é determinada (Cap. 12), muitas condições (algumas das quais não puderam ser detectadas previamente no pré-natal por outros meios) podem ser diagnosticadas no pré-natal pela análise do DNA fetal. Qualquer técnica usada para a triagem mutacional direta pode ser utilizada no diagnóstico pré-natal, desde testes alelo específicos ou gene específicos até mesmo o sequenciamento de exoma completo ou do genoma completo. A partir do início de 2015, os registros de testes genéticos passaram a relatar a disponibilidade clínica de testes pré-natais baseados em DNA para mais de 5000 doenças genéticas causadas por mutações em mais de 3500 genes. O grau de certeza do diagnóstico se aproxima de 100% quando é possível realizar a detecção direta de uma mutação, mas o teste falhará se a doença no paciente for devida a uma mutação diferente daquela que foi pesquisada.

Muitas doenças ainda não podem ser diagnosticadas no pré-natal, mas a cada mês cresce o número daquelas em que o diagnóstico pré-natal passa ser possível, tanto por meio de testes bioquímicos ou por análise de DNA. Uma das contribuições dos geneticistas clínicos para a prática médica, em geral, é manter-se atualizados com relação a estas mudanças rápidas e também servindo como uma fonte de informações central sobre o estado atual dos testes pré-natais.

O diagnóstico pré-natal por meio da análise de DNA pode não ser preditivo com relação à apresentação clínica exata em uma gravidez afetada em caso de doenças caracterizadas por expressividade variável. Por exemplo, na neurofibromatose do tipo 1 (Caso 34), uma mutação específica pode levar a uma manifestação clínica severa em um membro da família e a uma manifestação mais leve em outro membro. **Doenças mitocondriais** (Caps. 7 e 12) que resultam de mutações no DNA mitocondrial são particularmente desafiadoras para o aconselhamento pré-natal porque as mutações são quase sempre heteroplásmicas, e é difícil de predizer a fração de genomas mitocondriais defeituosos que algum feto irá herdar. Embora haja incerteza com relação ao grau de heteroplasmia que será transmitido da mãe ao feto, a análise do DNA de amostras de fetos obtidas por CVS ou aminiocentese poderá refletir o grau geral de heteroplasmia no feto e, portanto, pode representar um indicador mais confiável da carga de mutações mitocondriais patogênicas no feto.

Apesar do **sequenciamento de exoma completo** ou do **genoma completo** do DNA fetal ainda não ser parte da rotina, isto já é tecnicamente possível, e discussões estão acontecendo para avaliar se a análise do genoma por sequenciamento do exoma a partir de amostras de DNA fetal poderiam servir como um teste de triagem pré-natal (ver discussão dos TPNIs). As preocupações éticas levantadas pela análise do genoma completo dos fetos são substanciais. Estas incluem diagnóstico pré-sintomático de anomalias do adulto, particularmente para aquelas que não há tratamento conhecido, estigmatização, consequências no relacionamento pais-filhos e o impacto de ter de fornecer aconselhamento com relação a grandes quantidades de informações que atualmente não são interpretáveis decorrente da descoberta de variantes de significado incerto. Esta é uma área que merece muita atenção nos próximos anos, com implicações éticas e políticas importantes para a prática da medicina fetal e da genética pré-natal.

ACONSELHAMENTO GENÉTICO PARA O DIAGNÓSTICO E TRIAGEM PRÉ-NATAIS

A maioria dos consultores especialistas em genética está na organização de programas de diagnóstico pré-natal. A equipe de profissionais de um programa de diagnóstico pré-natal (médicos/as, enfermeiros/as e aconselhadores genéticos) deve obter um histórico familiar bem acurado e determinar se outros problemas genéticos não suspeitos poderiam ser considerados com base no histórico familiar ou no *background* étnico.

O *background* étnico, mesmo na ausência de um histórico familiar positivo, pode indicar a necessidade de testes de portadores nos pais mesmo antes dos testes de diagnóstico pré-natal. Por exemplo, em um casal encaminhado, por qualquer razão, deve-se discutir a necessidade de se fazer o teste de portador para distúrbios autossômicos recessivos presentes em alta frequência em vários grupos étnicos. Estes distúrbios incluem a talassemia em indivíduos de origem mediterrânea ou asiática, a anemia falciforme em africanos ou em afro-americanos e vários distúrbios em fetos de casais judeus asquenazes.

Entretanto, devido ao aumento da dificuldade de atribuir um perfil étnico único a cada um dos pacientes, o uso de painéis universais de triagem de portador, nos quais os pacientes são testados para um amplo leque de distúrbios genéticos independente da etnia aparente ou estabelecida está se tornando cada vez mais comuns.

As complexidades impostas pela disponibilidade de diferentes testes (incluindo a distinção entre testes de triagem e testes diagnósticos), as diferentes e distintas indicações de testes nas diferentes famílias, as sutilezas na interpretação dos resultados e os aspectos pessoais, éticos, religiosos e sociais que pesam na decisão de um casal gerar um filho, coloca aos serviços de diagnóstico pré-natal uma arena de desafios para os geneticistas que trabalham no aconselhamento. Os pais que consideram realizar o diagnóstico pré-natal por qualquer razão precisam de informações que os permitirão entender melhor a situação e dar, ou não, o consentimento para os procedimentos. O aconselhamento genético de candidatos para o diagnóstico pré-natal usualmente faz com que eles estejam cientes dos seguintes aspectos:

- Sobre o risco do feto ser afetado
- A natureza e as consequências prováveis do problema específico
- Os riscos e as limitações dos procedimentos a serem utilizados

- O tempo requerido para saber os resultados
- A possível necessidade de repetir os procedimentos na eventualidade de falhas

Além disso, o casal deve ser informado de que o resultado pode ser difícil de interpretar, além de testes e consultas poderem ser necessárias, e, mesmo assim, os resultados podem não ser definitivos.

Interrupção Eletiva da Gravidez

Em muitos casos, as descobertas nos diagnósticos pré-natais são normais e os futuros pais são tranquilizados de que seu bebê não será afetado pela condição em questão. Infelizmente, em uma pequena parcela dos casos, é descoberto que o feto possui um grave defeito genético. Como a terapia pré-natal efetiva ainda não está disponível para a maioria das doenças (Cap. 13), os pais podem então escolher a interrupção da gravidez. Poucas questões atualmente são tão calorosamente debatidas como o aborto eletivo, mas, apesar de restrições legais em algumas jurisdições, o aborto eletivo é amplamente praticado. Entre todos os abortos eletivos, os realizados por razão de diagnóstico pré-natal de uma anomalia em um feto se aplicam apenas a uma parcela muito pequena. Sem um meio legal de interrupção da gravidez, o diagnóstico pré-natal não teria se desenvolvido em termos de aceitação médica para tal procedimento.

Algumas mulheres grávidas que não considerariam a interrupção da gravidez, mesmo assim solicitam o diagnóstico pré-natal para reduzir a ansiedade ou para se preparar para o nascimento de uma criança com uma doença genética. Essa informação pode ser útil para o preparo psicológico, bem como para a conduta do parto e da criança recém-nascida.

No âmbito da saúde pública, o diagnóstico pré-natal combinado à interrupção eletiva da gravidez levou a um grande declínio na incidência em certos grupos populacionais de algumas doenças, como a β-talassemia (Cap. 12). Dados similares para os efeitos da triagem pré-natal, diagnóstico e interrupção eletiva na incidência de nascimentos com síndrome de Down nos Estados Unidos são, contudo, conflitantes. As estimativas variam a partir de um *aumento* de 24% a uma *diminuição* de 15% no número de bebês nascidos com síndrome de Down durante o período de 15 a 20 anos, até 2005. Esses dados devem ser vistos contra uma estimativa de *aumento* de 34% em gestações afetadas, devido à idade materna avançada. A frequência com que casais que geram uma gestação portadora de síndrome de Down interrompem a gravidez varia tremendamente de acordo com cada sociedade. A exemplo, enquanto nos Estados Unidos aproximadamente dois terços dos casais decidem terminar uma gravidez com síndrome de Down, no Reino Unido 90% dos casais decidem interrompê-la.

Impacto do Diagnóstico Pré-natal

Deve ser ressaltado, contudo, que a principal vantagem do diagnóstico pré-natal não é para a população, mas sim

THOMPSON & THOMPSON GENÉTICA MÉDICA

para a família. Pais com risco de gerar uma criança com anomalia grave podem encarregar-se de uma gravidez que talvez eles não arriscariam, caso tivessem o conhecimento precoce de que o feto tem ou não uma anomalia, e poderiam tomar uma decisão informada sobre continuar ou não a gestação.

Embora a maioria dos diagnósticos pré-natais resulte em reafirmação, opções disponíveis para os pais no caso de identificação de uma anomalia — para qual a interrupção da gravidez é apenas uma — devem ser discutidas. *Acima de tudo, os pais devem entender que, na realização do diagnóstico pré-natal, eles não são obrigados a interromper uma gestação na ocasião da identificação da presença de uma anomalia.* O objetivo do diagnóstico pré-natal é determinar se o feto é afetado ou não pelo distúrbio em questão. O diagnóstico de um feto afetado pode, pelo menos, permitir que os pais se preparem emocional e clinicamente para a conduta de um recém-nascido com um distúrbio.

Em conclusão, o leitor é mais uma vez lembrado de que os avanços tecnológicos nos métodos disponíveis para a avaliação do feto e do genoma fetal ainda continuarão a ser modificados e sujeitos a refinamento, considerando as discussões de normas éticas e sociais e de políticas governamentais em relação aos diagnósticos pré-natais em diferentes culturas e países.

REFERÊNCIAS GERAIS

Gardner RJM, Sutherland GR, Shaffer LG: *Chromosome abnormalities and genetic counseling*, ed 4, New York, 2011, Oxford University Press.

Milunsky A, Milunsky J: *Genetic disorders and the fetus: diagnosis, prevention, and treatment*, ed 6, Chichester, West Sussex, England, 2010, Wiley-Blackwell.

REFERÊNCIAS ESPECÍFICAS

American College of Obstetricians and Gynecologists Committee on Genetics: The use of chromosomal microarray analysis in prenatal diagnosis, *Obstet Gynecol* 122:1374-1377, 2009.

American College of Obstetricians and Gynecologists Committee on Genetics: Noninvasive prenatal testing for fetal aneuploidy, *Obstet Gynecol* 120:1532-1534, 2012.

Bianchi D: From prenatal genomic diagnosis to fetal personalized medicine: progress and challenges, *Nat Med* 18:1041-1051, 2012.

Bianchi DW, Parker RL, Wentworth J, et al: DNA sequencing versus standard prenatal aneuploidy screening, *N Engl J Med* 370(9):799-808, 2014.

Bodurtha J, Strauss JF: Genomics and perinatal care, *N Engl J Med* 366:64-73, 2012.

Chitayat D, Langlois S, Wilson RD, et al: Prenatal screening for fetal aneuploidy in singleton pregnancies, *J Obstet Gynaecol Can* 33:736-750, 2011.

Dugoff L: Application of genomic technology in prenatal diagnosis, *N Engl J Med* 367:2249-2251, 2012.

Duncan A, Langlois S, SOGC Genetics Committee, et al: Use of array genomic hybridization technology in prenatal diagnosis in Canada, *J Obstet Gynaecol Can* 33:1256-1259, 2011.

Fan HC, Gu W, Wang J, et al: Non-invasive prenatal measurement of the fetal genome, *Nature* 487:320-324, 2012.

Gregg A, Gross SJ, Best RG, et al: ACMG statement on noninvasive prenatal screening for fetal aneuploidy, *Genet Med* 15:395-398, 2013.

Malone FD, Canick JA, Ball RH, et al: First-trimester and second-trimester screening, or both, for Down's Syndrome, *N Engl J Med* 353:2001-2011, 2005.

McArthur SJ, Leigh D, Marshall JT, et al: Blastocyst trophectoderm biopsy and preimplantation genetic diagnosis for familial monogenic disorders and chromosomal translocations, *Prenat Diagn* 28:434-442, 2008.

Norwitz ER, Levy B: Noninvasive prenatal testing: the future is now, *Rev Obstet Gynecol* 6:48-62, 2013.

Talkowski ME, Ordulu Z, Pillalamarri V, et al: Clinical diagnosis by whole-genome sequencing of a prenatal sample, *N Engl J Med* 367:2226-2232, 2012.

Wapner RJ, Martin CL, Levy B, et al: Chromosomal microarray versus karyotyping for prenatal diagnosis, *N Engl J Med* 367:2175-2184, 2012.

Yurkiewicz IR, Korf BR, Lehmann LS: Prenatal whole-genome sequencing – is the quest to know a fetus' future ethical? *N Engl J Med* 370:195-197, 2014.

PROBLEMAS

1. Correlacione o termo da seção superior com os comentários apropriados na seção inferior.
   a. Imunoglobulina Rh
   b. 10ª semana de gestação
   c. Cordocentese
   d. Mosaicismo
   e. 16ª semana de gestação
   f. Alfafetoproteína no soro materno
   g. Aneuploidia
   h. Higroma cístico
   i. Vilosidades coriônicas
   j. Líquido amniótico
   _____ método de obtenção de sangue materno para cariotipagem
   _____ período usual no qual é feita a amniocentese
   _____ nível aumentado quando o feto possui defeito do tubo neural
   _____ contém células fetais viáveis em cultura
   _____ principal problema citogenético no diagnóstico pré-natal
   _____ diagnóstico ultrassonográfico indica possível síndrome de Turner
   _____ o risco aumenta de acordo com a idade materna
   _____ período usual no qual a amostragem de vilosidades coriônicas (CVS) é realizada
   _____ derivado de tecido extraembrionário
   _____ utilizado para evitar imunização de mulheres Rh-negativas

2. Um casal tem uma criança portadora de síndrome de Down, que possui uma translocação 21q21q herdada da mãe. O diagnóstico pré-natal pode ser útil para a próxima gravidez do casal? Explique.

3. Células cultivadas de uma amostra de vilosidades coriônicas mostram duas linhagens celulares, 46,XX e 46,XY. Isso indica necessariamente que o feto é anormal? Explique.

CAPÍTULO 17 — DIAGNÓSTICO E TRIAGEM PRÉ-NATAIS

4. Quais são os dois principais tipos de informações sobre um feto que podem ser indicados (embora não provados) pelo ensaio de alfafetoproteína, gonadotrofina coriônica humana e estriol não conjugado no soro materno durante o segundo trimestre?

5. Um casal teve um aborto espontâneo no primeiro trimestre de sua primeira gravidez e solicita aconselhamento.
   a. Qual é a proporção de aborto em todas as gestações no primeiro trimestre?
   b. Qual é a anomalia genética mais comum encontrada nestes casos?
   c. Assumindo que não há outras indicações, deve ser oferecido a este casal o diagnóstico pré-natal para sua próxima gravidez?

6. Uma mulher jovem consulta um geneticista durante sua primeira gravidez. Seu irmão foi previamente diagnosticado com distrofia muscular de Duchenne e já havia falecido. Ele era a única pessoa afetada na família. A mulher foi testada bioquimicamente e descobriu-se ter altos níveis de creatina quinase, indicando que ela é portadora da doença.

   Infelizmente, nenhuma análise de DNA foi realizada no irmão em questão para determinar qual tipo de mutação no gene *DMD* que ele possuía. A mulher foi investigada por análise molecular e descobriu ser heterozigota (*A1/A2*) para um marcador de microssatélite proximamente ligado ao gene *DMD*. Nenhum outro parente, exceto os pais da mulher, estava disponível para análise.
   a. A fase da mutação na mulher pode ser determinada pela análise dos indivíduos disponíveis?
   b. Essa informação pode ser utilizada para diagnosticar sua gravidez?
   c. Qual outra análise molecular poderia ser realizada no feto?

7. Discuta as vantagens e desvantagens relativas aos procedimentos diagnósticos a seguir, e cite tipos de doenças para os quais eles são indicados ou não indicados: amniocentese, CVS, triagem do soro materno no primeiro semestre, triagem do segundo trimestre, triagem não invasiva do DNA fetal livre de células (triagem pré-natal não invasiva [TPNI]).

8. Suponha que a frequência da síndrome de Down em gestações de mulheres mais novas que 35 anos seja de 1 em 600. Considere as duas estratégias a seguir para detecção pré-natal da doença:
   - A todas as mulheres abaixo de 35 anos de idade é oferecida CVS ou amniocentese.
   - Todas as mulheres grávidas passarão por uma estratégia de triagem sequencial, como a seguir: todas participam da triagem do primeiro trimestre com proteína plasmática A associada à aravidez (PAPP-A), gonadotrofina coriônica humana (hCG) e translucência nucal. A sensibilidade é de 84% com uma taxa de falso-positivos de 5%. Àquelas com resultado positivo é oferecida CVS, e todas realizam o procedimento. Aquelas com resultado negativo serão triadas durante o segundo trimestre por triagem quádrupla de soro materno, o qual tem sensibilidade de 81% e 5% de taxa de falso-positivos. Àquelas com resultados positivos será oferecida amniocentese e todas realizam o procedimento.

   Supondo que uma população de 600.000 mulheres com menos de 35 anos está grávida:
   a. Quantos procedimentos de CVS ou amniocentese serão realizados, em geral, com essas duas estratégias?
   b. Qual fração do número total esperado de fetos afetados é detectada com essas duas estratégias? Qual fração será perdida?
   c. Quantos procedimentos de CVS e amniocentese precisarão ser feitos para detectar um feto com síndrome de Down com essas duas estratégias?

CAPÍTULO 18

Aplicação da Genômica à Medicina e Cuidados de Saúde Personalizados

Os últimos vários capítulos foram dedicados à introdução de vários aspectos das aplicações da genômica moderna para a prática da medicina. No Capítulo 15, descrevemos novas tecnologias genômicas poderosas, como a identificação de mutações presentes em um tumor e a criação de perfil de seu padrão de expressão de RNA, que atualmente estão sendo usadas para determinar o prognóstico e escolher as terapias-alvo apropriadas para pacientes com câncer individuais. No Capítulo 16, discutimos como as abordagens genômicas modernas estão expandindo nossas capacidades na avaliação do risco e no aconselhamento genético para pacientes e famílias lidarem com doenças hereditárias. O Capítulo 17 enfocou a genética pré-natal e os avanços no diagnóstico pré-natal possibilitados pela genômica.

Finalmente, neste capítulo, exploraremos outras aplicações da genômica para os cuidados de saúde individualizados: triagem de indivíduos assintomáticos para risco ou suscetibilidade às doenças, neles ou nos familiares, e a aplicação desse conhecimento para melhorar os cuidados de saúde. Vamos em primeiro lugar descrever a triagem populacional e apresentar uma das mais bem estabelecidas e altamente bem-sucedidas formas de triagem genética, a detecção de anormalidades em recém-nascidos de alto risco para doenças evitáveis. Em seguida, apresentaremos alguns dos conceitos básicos e aplicações da **farmacogenômica** e como o conhecimento da variação individual, afetando a terapia medicamentosa, pode ser usado para melhorar a eficácia terapêutica e reduzir os efeitos adversos. Finalmente, discutiremos a triagem de pacientes para suscetibilidade genética com base em sua sequência genômica e faremos uma revisão de alguns dos conceitos e métodos da epidemiologia genética, comumente usados para avaliar a triagem de genótipos de suscetibilidade.

TRIAGEM GENÉTICA EM POPULAÇÕES

A **triagem genética** é um método baseado em populações para identificar pessoas com aumento da suscetibilidade para uma doença genética. A triagem em nível populacional não deve ser confundida com o teste para pessoas afetadas ou portadoras dentro de famílias já identificadas devido à história familiar, como exploramos no Capítulo 16. Embora a história familiar seja uma ferramenta muito útil (Fig. 18-1), ninguém, exceto um gêmeo idêntico, tem todas as mesmas variantes genéticas que outro membro da família. A história familiar, portanto, é apenas um meio indireto de avaliar a contribuição que uma combinação de variantes genéticas do próprio indivíduo para produzir a doença. A história familiar é também um indicador insensível de suscetibilidade, porque depende de as doenças evidentes realmente ocorrerem nos parentes do paciente individual.

O desafio daqui para frente é triar as populações, independentemente da história familiar e do estado clínico, para as variações relevantes à saúde e à doença e aplicar estas informações para fazer avaliações de risco que possam ser usadas para melhorar os cuidados de saúde de um paciente e de sua família.

O objetivo da triagem populacional é examinar todos os membros de uma população designada, independentemente da história familiar. Aplicar essas informações requer que demonstremos que os fatores de risco genéticos são indicadores válidos de risco real em um paciente individual e, se eles forem válidos, quão útil tal informação é na orientação de cuidados de saúde. A triagem genética é uma atividade importante da saúde pública que se tornará mais significativa conforme mais e mais testes de triagem se tornarem disponíveis para determinar a suscetibilidade genética para doenças.

Triagem do Recém-nascido

Os esforços de triagem populacional mais conhecidos em genética são os programas apoiados pelo governo ou que recebem patrocínios governamentais que identificam crianças pré-sintomáticas com doenças, para as quais o tratamento precoce pode prevenir ou pelo menos amenizar as consequências (Tabela 18-1). Para a triagem do recém-nascido (conhecida popularmente como "teste do pezinho"), a presença da doença geralmente não é avaliada pela determinação do genótipo diretamente. Em vez disso, na maioria dos casos, os recém-nascidos assintomáticos são triados para anormalidades no nível de várias substâncias no sangue. As anormalidades nesses metabólitos desencadeiam a necessidade de mais avaliações, para confirmar ou excluir a presença de um distúrbio. Exceções a este paradigma do uso de uma medida bioquímica para detectar um genótipo causador de doença são os programas de triagem para anormalidades na audição, nos quais o fenótipo em si é alvo de triagem e intervenção (veja mais adiante neste texto).

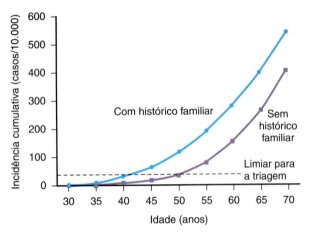

Figura 18-1 Incidência cumulativa (por 10.000) de câncer de colo *versus* idade em indivíduos com e sem uma história familiar da doença.

TABELA 18-1 Algumas Condições para as quais foram Implementados Testes de Triagem em Recém-nascidos

Condição	Frequência (por 100.000 Recém-nascidos)*
Perda de audição congênita	200
Anemia falciforme	47
Hipotireoidismo	28
Fenilcetonúria	3
Hiperplasia adrenal congênita	2
Imunodeficiência combinada grave	2
Galactosemia	2
Doença da urina do xarope de bordo	≤ 1
Homocisteinúria	≤ 1
Deficiência de biotinidase	≤ 1

*Valores aproximados nos Estados Unidos.

Muitas das questões gerais relativas à triagem genética são realçadas pelos programas de triagem de recém-nascidos. A determinação da adequação do teste de triagem de recém-nascidos para qualquer condição determinada baseia-se em um conjunto de critérios-padrão que envolvem a validade clínica e a utilidade clínica (veja o Quadro). O desenho dos testes de triagem no recém-nascido inclui a manutenção das taxas de falso-negativos baixas, para que casos de verdadeiros-positivos não sejam perdidos, sem tornar o teste tão inespecífico que possa conduzir a taxa de falso-positivos a níveis inaceitavelmente elevados. Os resultados falso-positivos causam ansiedade desnecessária para os pais e também aumentam os custos, porque mais bebês não afetados terão de ser chamados para refazer o teste; no outro extremo, resultados falso-negativos prejudicam o propósito de ter um programa de triagem. O critério de que a infraestrutura do sistema de saúde pública seja capaz de lidar com os cuidados de recém-nascidos afetados identificados pela triagem é frequentemente pouco enfatizado nas discussões sobre a utilidade clínica da triagem, mas também deve ser considerado ao decidir-se por fazer a triagem para qualquer condição determinada.

A condição-protótipo que satisfaz todos estes critérios é a **fenilcetonúria** (Cap. 12). Por décadas, encontrar níveis elevados de fenilalanina em uma amostra de sangue no papel-filtro obtida logo após o nascimento era o sustentáculo da triagem neonatal para a fenilcetonúria e outras formas de hiperfenilalaninemia nos Estados Unidos, todas as províncias do Canadá, e quase todos os países desenvolvidos. Um resultado positivo nessa triagem, seguido de confirmação definitiva do diagnóstico, levava ao estabelecimento de restrições dietéticas de fenilalanina precocemente na infância, evitando, assim, que a deficiência intelectual irreversível se estabelecesse.

CRITÉRIOS GERAIS PARA UM PROGRAMA DE TRIAGEM EFICAZ DE RECÉM- NASCIDOS

Validade Analítica

- Um teste de laboratório rápido e econômico está disponível para detectar o metabólito apropriado.

Validade Clínica

- O teste de laboratório é altamente sensível (sem falso-negativos) e razoavelmente específico (alguns falso-positivos). O valor preditivo positivo é alto.

Utilidade Clínica

- O tratamento está disponível.
- A instituição precoce do tratamento, antes de os sintomas se manifestarem, reduz ou previne doenças graves.
- Observação de rotina e exame físico não revelarão o distúrbio no recém-nascido — um teste é necessário.
- A condição é frequente e grave o suficiente para justificar a despesa de triagem; a triagem é custo-efetiva.
- A infraestrutura do sistema de saúde pública está no local para informar os pais e médicos dos resultados do teste de triagem do recém-nascido, para confirmar os resultados do teste e para instituir o tratamento eficaz e o aconselhamento.

Duas outras condições que são amplamente direcionadas para o teste de triagem de recém-nascidos são a **surdez congênita** e o **hipotireoidismo congênito**. O teste de triagem de recém-nascidos para perda auditiva é obrigatória em 37 estados nos Estados Unidos e três províncias no Canadá. Aproximadamente metade de todos os casos de surdez congênita é decorrente de defeitos monogênicos (Caso 13). As crianças detectadas como tendo comprometimento auditivo pelo teste de triagem de recém-nascidos recebem intervenção com linguagem de sinais, implantes cocleares e outras formas de comunicação auxiliar no início da vida, aumentando, assim, as suas capacidades de linguagem em longo prazo e as habilidades intelectuais além daquelas vistas se a deficiência é descoberta mais tarde na infância. A triagem para o hipotireoidismo congênito, uma doença cuja base genética é conhecida em apenas 10% a 15% dos casos, mas é facilmente tratável, é universal nos Estados Unidos e no Canadá e também é rotina em muitos outros países. A terapia de reposição de hormônio tireoidiano iniciada precocemente na infância impede completamente a deficiência intelectual severa e irreversível causada pelo hipotireoidismo

CAPÍTULO 18 — APLICAÇÃO DA GENÔMICA À MEDICINA E CUIDADOS DE SAÚDE PERSONALIZADOS

congênito. Assim, tanto o hipotireoidismo quanto a surdez facilmente cumprem os critérios para teste de triagem de recém-nascidos.

Várias outras doenças, como a galactosemia, a anemia falciforme (Caso 42), a deficiência de biotinidase (Cap. 12), a imunodeficiência severa combinada e a hiperplasia adrenal congênita (Cap. 6), fazem parte de programas de triagem neonatal em muitos ou na maioria dos estados americanos, mas não em todos. Quais distúrbios devem ser o alvo do teste de triagem de recém-nascidos é uma determinação que varia de estado para estado nos Estados Unidos. No entanto, muitos estados instituíram a triagem para um grupo de 32 condições, seguindo as recomendações de um painel convocado pela Secretary of the Department of Health and Human Services.

As normas para o teste de triagem de recém-nascidos diferem amplamente em todo o mundo. Quais distúrbios devem ser o alvo do teste de triagem de recém-nascidos varia de província para província no Canadá, sem um consenso nacional. A partir de 2014, o programa nacional do Reino Unido para triagem de recém-nascidos em todas as jurisdições incluía apenas cinco distúrbios, com exceção da Irlanda do Norte, que já testa sete distúrbios; o Reino Unido está considerando adicionar mais três distúrbios.

Espectrometria de Massa em *Tandem*

Por muitos anos, a maioria dos testes triagem de recém-nascidos era realizada por um teste específico para cada condição individual. Por exemplo, a triagem da fenilcetonúria baseava-se em um ensaio microbiano ou químico que testava para detectar o nível elevado de fenilalanina (veja a seção anterior). Essa situação mudou drasticamente com a aplicação da tecnologia de **espectrometria de massa em *tandem*** (TMS, do inglês, **tandem mass spectrometry**). A TMS não apenas permite que uma gota de sangue neonatal seja examinada com precisão e de modo rápido para um aumento de fenilalanina, com menos falso-positivos do que com os métodos de testes mais antigos, mas a análise por TMS também pode detectar simultaneamente algumas dezenas de outros distúrbios bioquímicos. Alguns destes, como a homocistinúria (Cap. 12) ou a doença da urina do xarope de bordo, já estavam sendo selecionados para testes individuais (Tabela 18-2). A TMS, no entanto, não substitui os métodos de teste de doenças específicas para outros distúrbios incluídos atualmente no teste para triagem de recém-nascidos, como galactosemia, deficiência de biotinidase, hiperplasia adrenal congênita e anemia falciforme.

TABELA 18-2 Distúrbios Detectáveis por Espectrometria de Massa em *Tandem*

A. Distúrbios de Aminoácidos • Fenilcetonúria clássica (PKU) • PKU variante • Deficiência de trifosfato de guanosina ciclo-hidrolase 1 (GTPCH) (deficiência de biopterina) • Deficiência de 6-piruvoil-tetra-hidropterina sintase (PTPS) (deficiência de biopterina) • Deficiência de di-hidropteridina redutase (DHPR) (deficiência de biopterina) • Deficiência de pterina-4α - carbinolamine desidratase (PCD) (deficiência de biopterina) • Deficiência de arginase/argininemia • Deficiência de ácido argininossuccínico liase (deficiência de ASAL) • Citrulinemia tipo I/deficiência de ácido argininossuccínico sintetase (deficiência de ASAS) • Citrulinemia tipo II (deficiência de citrina) • Atrofia girata da coroide e retina • Homocitrullinúria, hiperornitinemia, hiperamonemia (HHH) • Homocisteinúria/deficiência de cistationina beta-sintase (Deficiência de CBS) • Deficiência de metionina adenosiltransferase (deficiência de MAT) • Doença de urina do xarope de bordo (MSUD) • Prolinemia • Tirosinemia tipos I, II, III e transitória • Deficiência da ornitina transcarbamilase (deficiência de OTC) • Defeitos de remetilação (MTHFR, MTR, MTRR, Cbl D v1, deficiências Cbl G) **B. Distúrbios de Ácidos Orgânicos** • Deficiência de 2-metil-3-hidroxibutiril-CoA desidrogenase • Deficiência de 2-metilbutiril-CoA desidrogenase • Deficiência de 3-hidroxi-3-metilglutaril-CoA liase (deficiência de HMG-CoA liase) • Deficiência de 3-metilcrotonil-CoA carboxilase (deficiência de 3MCC)	• Acidúria 3-metilglutacônica (MGA) tipo I (deficiência de 3-metilglutaconil-CoA hidratase) • Deficiência de betacetotiolase (BKT) • Encefalopatia etilmalônica (EE) • Glutaricacidemia tipo 1 (GA-1) • Deficiência de isobutiril-CoA desidrogenase • Isovalericacidemia (IVA) • Malonicacidúria • Metilmalonicacidemia, mut – • Metilmalonicacidemia, mut 0 • Metilmalonicacidemia (Cbl A, B) • Metilmalonicacidemia (Cbl C, D) • Deficiência múltipla de carboxilase (MCD) • Propionicacidemia (PA) **C. Distúrbios de Oxidação de Ácidos Graxos** • Deficiência de transportador de carnitina • Deficiência de carnitina-acilcarnitina translocase (deficiência de CAT) • Deficiência de carnitina palmitoiltransferase tipo 1 (deficiência de CPT-1) • Deficiência de carnitina palmitoiltransferase tipo 2 (deficiência de CPT-2) • Deficiência de desidrogenase de hidroxiacil-CoA de cadeia longa (deficiência de LCHAD) • Deficiência de acil-CoA desidrogenase de cadeia média (deficiência MCAD) • Deficiência de L-3-hidroxi acil-CoA desidrogenase de cadeia média/curta (deficiência de M/SCHAD) • Deficiência de múltiplas acil-CoA desidrogenases (deficiência MAD)/acidemia glutárica tipo 2 (GA-2) • Deficiência de acil-CoA desidrogenase de cadeia curta (deficiência de SCAD) • Deficiência de proteína trifuncional (deficiência de TFP) • Deficiência de acil-CoA desidrogenase de cadeia muito longa (deficiência de VLCAD) • Transtorno do ácido formiminoglutâmico (FIGLU)

Cbl, cobalamina; MTHFR, metileno tetra-hidrofolato redutase; MTR, 5-metiltetra-hidrofolato-homocisteína metiltransferase; MTRR, metionina sintase redutase.
Modificada do California Newborn Screening Program, janeiro de 2012, http://www.cdph.ca.gov/programs/nbs/Documents/NBS-DisordersDetectable011312.pdf.

A TMS também disponibiliza um método confiável para o teste de triagem de recém-nascidos para alguns distúrbios que preenchem os critérios para a seleção, mas não tinham nenhum programa de teste de triagem de recém-nascidos confiável sendo realizado. Por exemplo, a **deficiência de acil-CoA desidrogenase de cadeia média (MCAD, do inglês medium-chain acyl CoA dehydrogenase deficiency)** é um distúrbio da oxidação de ácidos graxos geralmente assintomático, mas se manifesta clinicamente quando o paciente se torna catabólico. A detecção da deficiência de MCAD ao nascimento pode salvar vidas, porque lactentes e crianças afetados são de muito alto risco para hipoglicemia fatal na primeira infância durante o estresse catabólico, causada por uma doença intercorrente, como uma infecção viral, e quase 25% das crianças com deficiência de MCAD não diagnosticada morrerão com seu primeiro episódio de hipoglicemia. O desarranjo metabólico pode ser manejado com êxito se for tratado prontamente. Na deficiência de MCAD, alertar os pais e médicos para o risco de descompensação metabólica é o principal objetivo da triagem, porque as crianças são saudáveis entre os episódios e não requerem manejo diário, a não ser evitar situações de jejum prolongado.

Além de fornecer um teste rápido para muitos distúrbios, para os quais o teste para triagem de recém-nascidos já está sendo feito ou facilmente pode ser justificado, a TMS também identifica crianças com erros inatos, como acidemia metilmalônica, que geralmente *não* foram alvos do teste para triagem de recém-nascidos, devido à sua raridade e à dificuldade de fornecer a terapia definitiva que irá impedir o comprometimento neurológico progressivo. A TMS também pode identificar metabólitos anormais, cuja importância para a saúde é incerta. Por exemplo, a **deficiência de acil-CoA desidrogenase de cadeia curta (SCAD, do inglês short-chain acyl CoA dehydrogenase deficiency)**, outro distúrbio da oxidação de ácidos graxos, na maioria das vezes é assintomática, embora alguns pacientes possam ter dificuldades com hipoglicemia episódica. Assim, um resultado positivo da triagem com TMS não é particularmente preditivo de desenvolvimento de SCAD sintomática mais tarde na vida. Embora a TMS possa identificar muitos distúrbios metabólicos, será que o benefício de detectar distúrbios, como a deficiência de SCAD, supera o impacto negativo do aumento da preocupação dos pais desnecessariamente para a maioria dos recém-nascidos, cujo resultado do teste é positivo, mas que nunca serão sintomáticos? Assim, nem todo distúrbio detectado pela TMS se encaixa nos critérios para o teste de triagem de recém-nascidos. Alguns especialistas de saúde pública argumentam, portanto, que apenas os metabólitos de comprovada utilidade clínica devem ser comunicados aos pais e médicos.

FARMACOGENÔMICA

Uma área da medicina que está recebendo muita atenção pela potencial aplicação da genômica em cuidados médicos personalizados é a **farmacogenômica**, o estudo das muitas diferenças entre os indivíduos em como eles respondem aos fármacos por causa de variação alélica nos genes que afetam o metabolismo, eficácia e toxicidade dos medicamentos. Falhas de tratamento medicamentoso e as reações adversas medicamentosas ocorrem em mais de dois milhões de pacientes a cada ano apenas nos Estados Unidos, resultando em morbidade crescente e em um número estimado de 100.000 mortes em excesso. O desenvolvimento de um perfil genético que prevê a eficácia, toxicidade ou uma reação adversa ao medicamento provavelmente tem benefício imediato ao permitir que os médicos possam escolher um medicamento para o qual o paciente irá se beneficiar, sem risco de um evento adverso, ou decidir sobre uma dosagem que assegure a terapia adequada e minimize as complicações.

O U.S. Food and Drug Administration (FDA) dos EUA reconheceu a importância da variação farmacogenética na resposta individual ao tratamento medicamentoso, incluindo informações farmacogenéticas nas bulas e rótulos que vêm com uma ampla gama de produtos farmacêuticos (Tabela 18-3). Como com todos os outros aspectos da medicina personalizada, no entanto, o custo-benefício de tais testes deve ser comprovado, caso eles devam tornar-se parte dos cuidados médicos aceitos.

Há duas maneiras pelas quais a variação genética afeta a terapia medicamentosa. A primeira é o efeito da variação na **farmacocinética**, ou seja, a taxa na qual o organismo absorve, transporta, metaboliza ou excreta fármacos ou seus metabólitos. A segunda é a variação que afeta a **farmacodinâmica**, isto é, as diferenças da forma como o organismo responde a um medicamento. Assim, mais amplamente, a farmacogenética engloba qualquer variação geneticamente determinada no "que o organismo faz com o fármaco" e no "que o fármaco faz ao organismo," enquanto a farmacogenômica refere-se à soma total de todos as variações genéticas relevantes que afetam a terapia medicamentosa.

TABELA 18-3 Combinações Gene-Fármaco para as quais há Informações Farmacogenéticas nas Bulas do Food and Drug Administration*

Gene	Fármaco(s)
CYP2C19	Clopidogrel, voriconazol, omeprazol, pantoprazol, esomeprazol, diazepam, nelfinavir, rabeprazol
CYP2C9	Celecoxibe, warfarina
CYP2D6	Atomoxetina, venlafaxina, risperidona, inalação do brometo de tiotrópio, tamoxifeno, maleato de timolol, fluoxetina, cevimeline, tolterodina, terbinafina, tramadol e paracetamol, clozapina, aripiprazol, metoprolol, propranolol, carvedilol, propafenona, tioridazina, protriptilina, tetrabenazina, codeína
DPYD	Capecitabina, fluorouracil
G6PD	Rasburicase, dapsona, primaquina, cloroquina
HLA-B*1502	Carbamazepina
HLA-B*5701	Abacavir (Caso 1)
NAT	Isoniazida, rifampicina e pirazinamida; dinitrato de isossorbida e cloridrato de hidralazina
TPMT	Azatioprina, tioguanina, mercaptopurina
UGT1A1	Irinotecano, nilotinibe
VKORC1	Warfarina

*Variantes constitucionais somente; quimioterapias cujo uso é afetado por mutações somáticas não estão incluídas.

Variação na Resposta Farmacocinética

Variação no Metabolismo dos Fármacos: Citocromo P-450

As proteínas citocromo P-450 humanas são uma grande família de 56 enzimas funcionais diferentes, cada uma codificada por um gene *CYP* diferente. Os citocromos P-450 são agrupados em 20 famílias de acordo com a homologia das sequências de aminoácidos. Três dessas famílias — *CYP1, CYP2 e CYP3* — contêm enzimas que são promíscuas nos substratos em que elas agirão e que participam da metabolização de uma grande variedade de substâncias provenientes de fora do organismo (**xenobióticos**), incluindo fármacos. Seis genes do citocromo P-450 (*CYP1A1, CYP1A2, CYP2C9, CYP2C19, CYP2D6 e CYP3A4*) são especialmente importantes porque codificam as enzimas que são responsáveis pelo metabolismo de mais de 90% de todos os fármacos comumente usados (Fig. 18-2).

Para muitas medicações, a ação de um citocromo P-450 é iniciar o processo de desintoxicação através de uma série de reações que tornam o fármaco menos ativo e mais fácil para ser excretado. Alguns fármacos, no entanto, são **pró-fármacos** inativos em si, cuja conversão em um metabólito ativo por um citocromo P-450 é necessária para o medicamento ter qualquer efeito terapêutico.

Muitos dos genes *CYP* importantes para o metabolismo de fármacos (incluindo o *CYP1A2, CYP2C9, CYP2C19, CYP2D6 e CYP3A4)* são altamente polimórficos, com alelos que resultam em atividade enzimática ausente, aumentada ou diminuída, afetando, assim, a taxa em que muitos medicamentos são metabolizados, com consequências funcionais reais sobre como os indivíduos respondem à terapia medicamentosa (Tabela 18-3). Como um exemplo, o *CYP2D6*, o citocromo primário no metabolismo de mais de 70 medicamentos diferentes, tem dúzias de alelos de atividade reduzida, ausente, ou aumentada, levando ao metabolismo normal, lento ou ultrarrápido (veja Tabela sobre fenótipos metabolizadores mais adiante). As mutações de sentido trocado (*missense*) diminuem a atividade deste citocromo; os alelos sem qualquer atividade são causados por mutações de *splicing* ou *frameshift*. Em contraste, o alelo *CYP2D6*1XN* é, na verdade, uma série de alelos de variação de números de cópias em que o gene *CYP2D* está presente em três, quatro ou mais cópias em um cromossomo. Previsivelmente, esses polimorfismos de números de cópia produzem níveis elevados da enzima. Existem mais dezenas de alelos que não afetam a função da proteína e, portanto, são considerados como sendo do tipo selvagem. Várias combinações dessas quatro classes de alelos produzem diferenças quantitativas na atividade, resultando em três fenótipos de metabolização principais: metabolizadores **normais** (também chamados de "extensos"), metabolizadores **lentos** e metabolizadores **ultrarrápidos** (Fig. 18-3).

Dependendo de um fármaco em si ser um composto ativo ou um pró-fármaco que exige a ativação de uma enzima do citocromo P-450 para ter seu efeito farmacológico, os metabolizadores lentos podem acumular níveis tóxicos do fármaco ou deixar de ter efeito terapêutico, devido à ativação inadequada de um pró-fármaco. Em contraste, os metabolizadores ultrarrápidos estão em risco de ser subtratados por um medicamento com doses insuficientes para manter os níveis sanguíneos na faixa terapêutica, ou eles

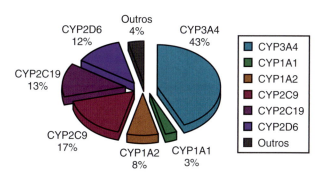

Figura 18-2 Contribuição das enzimas citocromo P-450 individuais para o metabolismo dos fármacos.

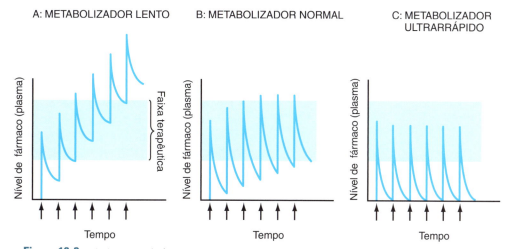

Figura 18-3 Níveis séricos do fármaco após doses repetidas de um medicamento (*setas*) em três indivíduos com diferentes perfis fenotípicos para o metabolismo dos fármacos. **A**, Metabolizador lento acumula fármacos a níveis tóxicos. **B**, Metabolizador normal (extenso) atinge níveis de estado estacionário dentro do intervalo terapêutico. **C**, Metabolizador ultrarrápido não consegue manter os níveis séricos dentro do intervalo terapêutico.

Fenótipos Metabolizadores Resultantes de Diversas Combinações de Alelos CYP2D6

		Alelo em um Cromossomo			
		Tipo Selvagem	Reduzido	Ausente	Aumentado
Alelo no outro cromossomo	Tipo selvagem	Normal			
	Reduzido	Normal	Lento		
	Ausente	Normal	Lento	Lento	
	Aumentado	Ultrarrápido	—	—	—

TABELA 18-4 Frequência de Metabolizadores CYP2D6 e CYP2C19 Lentos em Vários Grupos da População

Origem Étnica da População	Frequência de Metabolizadores Lentos na População (%)	
	CYP2D6	CYP2C19
África subsaariana	3,4	4,0
Nativos americanos	0	2
Asiáticos	0,5	15,7
Caucasiana	7,2	2,9
Oriente Médio/Norte da África	1,5	2,0
Ilhas do Pacífico	0	13,6

Dados de Burroughs VJ, Maxey RW, Levy RA: Racial and ethnic differences in response to medicines: towards individualized pharmaceutical treatment, *J Natl Med Assoc* 94(Suppl):1-26, 2002.

podem sofrer *overdose*, devido à conversão muito rápida de um pró-fármaco em seu metabólito ativo. Por exemplo, a codeína é um fármaco narcótico fraco que exerce a maior parte de seu efeito analgésico na conversão para morfina, um metabólito bioativo com potência 10 vezes maior. Essa conversão é realizada pela enzima CYP2D6. Os metabolizadores lentos, bastante comuns em algumas populações, portadores de alelos de perda de função no *locus CYP2D6*, não são capazes de converter a codeína em morfina e, assim, recebem pouco benefício terapêutico; em contraste, os metabolizadores ultrarrápidos podem tornar-se rapidamente intoxicados com baixas doses de codeína. Várias crianças morreram por *overdose* de codeína, por ter um fenótipo metabolizador ultrarrápido.

Tal como acontece com muitas formas de variação genética (Cap. 9), a frequência de muitos dos alelos no citocromo P-450 é diferente entre as diferentes populações (Tabela 18-4). Por exemplo, um fenótipo metabolizante lento para *CYP2D6* que está presente em um em 14 caucasianos é raro na Ásia e quase ausente em nativos americanos e das ilhas do Pacífico. Da mesma forma, alelos metabolizadores lentos em *CYP2C19* mostram variabilidade étnica marcante, com um em 33 caucasianos mas quase um em cada seis asiáticos tendo metabolismo lento. Essas diferenças étnicas na frequência dos metabolizadores lentos e ultrarrápidos são importantes para a administração personalizada da medicina genética de populações etnicamente heterogêneas.

Variação na Resposta Farmacodinâmica

Hipertermia Maligna

A hipertermia maligna é uma condição autossômica dominante rara, em que pode haver uma resposta adversa marcante à administração de muitos anestésicos inalatórios usados comumente (p. ex., halotano) e relaxantes musculares despolarizantes (p. ex., succinilcolina). Logo após a indução da anestesia, os pacientes desenvolvem febre com risco de morte, contração muscular prolongada e estado hipercatabólico. A anormalidade fisiológica fundamental na doença é uma elevação do nível de cálcio ionizado no sarcoplasma do músculo. Esse aumento leva à rigidez muscular, elevação da temperatura corporal, ruptura rápida do músculo (rabdomiólise) e a outras anormalidades. A condição é uma causa importante, senão comum, de morte durante a anestesia. A incidência é de 1 em 50.000 adultos submetidos à anestesia, mas por razões desconhecidas, é 10 vezes maior em crianças.

A hipertermia maligna é mais frequentemente associada com mutações em um gene chamado *RYR1*, que codifica um canal de íon cálcio intracelular. No entanto, mutações no *RYR1* representam apenas cerca de metade dos casos de hipertermia maligna. Até agora foram identificados pelo menos cinco outros *loci*, um dos quais é o gene *CACNL1A3*, que codifica a subunidade α_1 de um canal de cálcio sensível à di-hidropiridina. Não se sabe precisamente porque as anomalias na manipulação do cálcio no músculo encontradas nas mutações *RYR1* ou *CACNL1A3* tornam o músculo sensível aos anestésicos inalatórios e relaxantes musculares e precipitam a hipertermia maligna.

A necessidade de cuidados especiais, quando as pessoas em situação de risco requerem anestesia, é óbvia. Cobertores refrigerados, relaxantes musculares e antiarrítmicos cardíacos podem ser usados para prevenir ou reduzir a gravidade da resposta, se ocorrer um ataque inesperado, e anestésicos alternativos podem ser dados aos pacientes sob risco.

Reações Adversas a Medicamentos

A maioria (75% a 80%) dos eventos adversos a medicamentos resulta de toxicidades medicamentosas previsíveis, não imunológicas, como as *overdoses* causadas por erros de medicação, doença renal ou hepática ou interações medicamentosas. Os eventos adversos medicamentosos restantes são principalmente reações imprevisíveis a fármacos; destas, cerca de 25% a 50% são reações de hipersensibilidade medicamentosa verdadeira mediada por IgE, incluindo anafilaxia fatal caracterizada por início súbito de edema laríngeo, levando à oclusão das vias aéreas, hipotensão acentuada e a arritmias cardíacas.

Os restantes 50% a 75% das reações medicamentosas adversas são reações imunes determinadas geneticamente, que se manifestam como grandes danos à pele e mucosas,

CAPÍTULO 18 — APLICAÇÃO DA GENÔMICA À MEDICINA E CUIDADOS DE SAÚDE PERSONALIZADOS

conhecidas como a **síndrome de Stevens-Johnson** (SJS) e, na sua forma mais grave e extrema, a **necrólise epidérmica tóxica (TEN)**. Embora rara, a TEN é uma reação adversa a medicamento muito grave que provoca desnudamento de grandes áreas da pele e traz consigo uma taxa de mortalidade de 30% a 40%. Há uma forte correlação entre medicamentos particulares e certos alelos de antígenos leucocitários humanos (HLA) no complexo principal de histocompatibilidade (Caps. 4 e 8) que resulta em SJS e TEN. Por exemplo, indivíduos que tomam o medicamento retroviral abacavir (Caso 1) e são portadores do alelo *HLA-B*5701* têm um risco de 50% para SJS ou TEN, enquanto aqueles sem esse alelo nunca desenvolvem tal reação cutânea em resposta ao fármaco. Como aproximadamente 5% dos europeus são portadores do alelo *HLA-B*5701*, o risco de uma reação farmacológica grave em pacientes dessa etnia tratados com abacavir é especialmente significativo. O alelo é menos frequente em populações asiáticas ($\approx 1\%$) e ainda menos frequente em africanos ($< 1\%$). A tipagem de HLA é, portanto, um padrão de cuidados para qualquer paciente para o qual se esteja contemplando a ideia de iniciar a terapia com abacavir. Existe uma situação semelhante com o uso da medicação anticonvulsivante carbamazepina e *HLA-B*1502*, que está presente em 10% a 20% de determinadas populações chinesas (veja a Tabela 18-3).

FARMACOGENÔMICA COMO UM TRAÇO COMPLEXO

Os exemplos de farmacogenômica fornecidos neste capítulo envolvem, principalmente, a variação em genes únicos e seus efeitos no tratamento medicamentoso. Na verdade, a maioria das respostas a fármacos é um traço complexo. Um medicamento pode ter seu efeito diretamente ou através de metabólitos mais ativos, cada qual pode, então, ser metabolizado por diferentes vias e exercer seus efeitos em vários alvos. Assim, variantes em mais de um *locus* podem interagir, de forma sinérgica ou antagônica, para potencializar ou reduzir a eficácia de um fármaco ou para aumentar seus efeitos tóxicos. É necessário um **perfil farmacogenômico** abrangente que leve em conta diversas variantes genéticas, bem como os efeitos ambientais, incluindo outros fármacos, para o seu impacto global sobre os resultados da terapia medicamentosa antes que tenhamos informações altamente precisas e preditivas para guiar a terapia medicamentosa. Se um perfil farmacogenômico for suficientemente preditivo da resposta aos medicamentos, ele pode ser usado para prever a provável eficácia ou efeitos colaterais da medicação em um indivíduo, antes que o fármaco seja administrado, e pode identificar aqueles pacientes que devem ser tratados de forma mais agressiva e monitorados para ter certeza de que o medicamento atingirá os níveis terapêuticos. O objetivo final é que os pacientes recebam o melhor fármaco, na dose certa, e evitar efeitos colaterais potencialmente perigosos. Esperamos que a farmacogenômica torne-se cada vez mais importante na transferência da medicina personalizada, de precisão, nos próximos anos.

TRIAGEM DE SUSCETIBILIDADE GENÉTICA À DOENÇA

Epidemiologia Genética

Os estudos epidemiológicos de fatores de risco para doença dependem de estudos de população que medem a prevalência ou incidência de doença e determinam se certos fatores de risco (p. ex., genéticos, ambientais, sociais) estão presentes em indivíduos com e sem a doença. A **epidemiologia genética** preocupa-se com a maneira como genótipos e fatores ambientais interagem para aumentar ou diminuir a suscetibilidade à doença. Estudos epidemiológicos geralmente seguem uma das três estratégias diferentes: estudo caso-controle, transversal, e desenho de coorte (veja o Quadro).

ESTRATÉGIAS UTILIZADAS EM EPIDEMIOLOGIA GENÉTICA

- **Caso-controle:** Indivíduos com e sem a doença são selecionados, e os genótipos e exposições ambientais dos indivíduos nos dois grupos são determinados e comparados.
- **Transversais:** Uma amostra aleatória da população é selecionada e dividida entre aqueles com e sem a doença, e seus genótipos e exposições ambientais são determinados e comparados.
- **Coorte:** Uma amostra da população é selecionada e observada por algum tempo, para verificar quem vai ou não desenvolver a doença, e seus genótipos e exposições ambientais são determinados e comparados. A coorte pode ser escolhida de forma aleatória ou pode ser direcionada a indivíduos que compartilham um genótipo ou uma exposição ambiental.

Os estudos de coorte e estudos transversais não só capturam informações sobre o risco relativo conferido por genótipos diferentes, mas, se forem amostras aleatórias da população, também fornecem informações sobre a prevalência da doença e a frequência dos genótipos diferentes sob estudo. Um estudo de coorte selecionado aleatoriamente, em particular, é a abordagem mais precisa e completa, em que os fenótipos que levam tempo para aparecer têm mais chances de ser detectados e classificados. Eles são, no entanto, mais caros e demorados. Estudos transversais, por outro lado, sofrem de subestimação da frequência da doença. Em primeiro lugar, se a doença é rapidamente fatal, muitos dos pacientes com doença e portadores de um fator de risco vão estar ausentes. Em segundo lugar, se a doença mostra penetrância dependente de idade, alguns pacientes portadores de um fator de risco serão realmente não classificados como tendo a doença. Estudos caso-controle, por outro lado, permitem aos pesquisadores focar eficientemente em indivíduos-alvo, particularmente com fenótipos relativamente raros que exigiriam tamanhos de amostra muito grandes em um estudo transversal ou de coorte. No entanto, a menos que um estudo baseie-se na apuração completa dos indivíduos com uma doença (p. ex., em um programa de registro ou vigilância da população) ou use um esquema de amostragem aleatória, um estudo caso-controle não pode capturar informações sobre a prevalência populacional da doença.

Associação de Doença

Uma **associação de doença** genética é a relação, em uma população, entre um genótipo de suscetibilidade ou proteção e um fenótipo de doença (Cap. 10). O genótipo de suscetibilidade ou proteção pode ser um alelo (em um heterozigoto ou um homozigoto), um genótipo em um *locus*, um haplótipo contendo alelos em *loci* vizinhos, ou até mesmo combinações de genótipos em múltiplos *loci* desvinculados. A associação de doença entre genótipo e fenótipo estatisticamente significativa pode ser determinada a partir de testes estatísticos padrão, como o teste de qui-quadrado, enquanto a determinação de quão fortemente associada ao genótipo e fenótipo é dada pela razão de chances (*odds ratio*) ou risco relativo, como discutido no Capítulo 10. A relação entre alguns destes conceitos é mais bem demonstrada por meio de uma tabela 2 × 2.

Validade e Utilidade Clínicas

Encontrar as contribuições genéticas para a saúde e para a doença é de importância óbvia para a investigação da etiologia e patogênese subjacente da doença, bem como para identificar potenciais alvos para intervenção e terapia. Na prática médica, no entanto, a realização da triagem de indivíduos para maior suscetibilidade à doença depende da **validade clínica** e da **utilidade clínica** do teste. Ou seja, quão preditivo de doença é um teste positivo, e quão útil é ter essa informação?

Determinação do Valor Preditivo de um Teste

Genótipo	Doença		
	Afetados	Não Afetados	Total
Genótipo de suscetibilidade presente	a*	b	a + b
Genótipo de suscetibilidade ausente	c	d	c + d
Total	a + c	b + d	a + b + c + d = N

Frequência do genótipo de suscetibilidade = (a + b)/ n

Prevalência da doença = (a + c)/N (com amostragem aleatória ou com um levantamento da população completa)

Taxa de Risco Relativo:

$$= \frac{a/(a+b)}{c/(c+d)}$$

$$TRR = \frac{\text{Prevalência da doença em portadores do genótipo de suscetibilidade}}{\text{Prevalência da doença em não portadores do genótipo de suscetibilidade}}$$

Sensibilidade: Fração de indivíduos com doenças que têm o genótipo de suscetibilidade = a/(a + c)

Especificidade: Fração sem doença que não tem o genótipo de suscetibilidade = d/(b + d)

Valor Preditivo Positivo: Proporção de indivíduos com o genótipo de suscetibilidade que têm ou irão desenvolver uma determinada doença = a/(a + b)

Valor Preditivo Negativo: Proporção de indivíduos sem genótipo de suscetibilidade, que não têm ou não desenvolverão uma doença em particular = d/(c + d)

*Os valores de a, b, c, e d são derivados de uma amostra aleatória da população, dividida entre aqueles com e sem o genótipo de suscetibilidade e então examinados para a doença (com ou sem acompanhamento longitudinal, dependendo de se é um estudo transversal ou de coorte) (veja mais adiante).

Validade Clínica

A validade clínica é a extensão até a qual um resultado de teste é preditivo para a doença. A validade clínica é capturada pelos dois conceitos de **valor preditivo positivo** e **valor preditivo negativo**. O valor preditivo positivo é a frequência com que um grupo de indivíduos que testa positivo tem ou irá desenvolver a doença. Para doenças mendelianas, o valor preditivo positivo de um genótipo é a penetrância. Por outro lado, o valor preditivo negativo é a frequência com que um grupo de indivíduos que testa negativo está livre da doença e continuará assim. Quando confrontado com um paciente individual, o praticante da medicina genética personalizada precisa saber mais do que apenas se existe uma associação e sua magnitude (*i.e.*, risco relativo ou *odds ratio*). É importante saber a validade clínica (*i.e.*, quão bem o teste prevê a presença ou ausência de doença).

Testes de Susceptibilidade com Base no Genótipo

O valor preditivo positivo de um genótipo que confere suscetibilidade a uma doença específica depende do risco relativo para a doença conferido por um genótipo sobre outro e a prevalência da doença. A Figura 18-4 fornece o valor preditivo positivo para frequências genotípicas variando de 0,5% (raras) a 50% (comuns), que conferem um risco relativo que varia de baixo (duas vezes) a alto (100 vezes), quando a prevalência da doença varia de relativamente rara (0,1%) a mais comum (5%). Como mostra a figura, o valor do teste como fator preditivo de doença aumenta substancialmente quando se trata de um distúrbio comum, devido a um genótipo de suscetibilidade relativamente raro que confere um risco relativo elevado, em comparação com o risco para os indivíduos que não carregam o genótipo. O inverso também é claro; o teste para um genótipo comum que confere um risco relativo modesto é de valor limitado como fator preditivo de doença.

Nós ilustraremos o uso da tabela 2 × 2 em avaliar o papel dos alelos de suscetibilidade em um distúrbio comum, o **câncer colorretal**. No Quadro seguinte, encontram-se os dados de um estudo baseado em populações do risco de câncer colorretal, conferido por uma variante polimórfica no gene *APC* (Cap. 15) (Caso 15) que muda a isoleucina lisina para a posição 1307 da proteína (Ile1307Lys). Essa variante tem uma frequência alélica de aproximadamente 3,1% entre judeus asquenazes, o que significa que aproximadamente um em 17 indivíduos é heterozigoto (e um em 1.000 é homozigoto) para o alelo. A prevalência de câncer de colo entre judeus asquenazes é de 1%. A variante Ile1307Lys, bastante comum para ser heterozigota em aproximadamente um em cada 17 judeus asquenazes, confere um aumento de 2,4 vezes no risco para câncer de colo em relação a indivíduos sem o alelo. No entanto, o pequeno valor preditivo positivo (≈ 2%) significa que um indivíduo que testa positivo para esse alelo tem apenas uma chance de 2% de desenvolver o câncer colorretal. Se este tivesse sido um estudo de coorte que permitisse a completa apuração de todos em que o câncer colorretal iria se desenvolver, a penetrância, com efeito, seria apenas de 2%.

O ALELO ILE1307LYS DO GENE *APC* E O CÂNCER DE COLO

Alelo	Câncer de Colo		
	Afetados	Não Afetados	Total
Lys1307	7	310	317
Ile1307	38	4.142	4.180
Total	45	4.452	4.497

- Razão de risco relativo = RRR

$$= \frac{\text{Prevalência da doença em portadores do alelo}}{\text{Prevalência da doença em não portadores}}$$

$$= \frac{7/317}{38/4180} = 2,4$$

- **Sensibilidade:** Fração de indivíduos com câncer de colo, que têm o alelo Lys1307 = 7/45 = 16 %
- **Especificidade:** Fração sem câncer de colo, que não tem o alelo Lys1307 = 4142/4452 = 93 %
- **Valor preditivo positivo:** Fração de indivíduos com o alelo de Lys1307 que desenvolvem câncer de colo = 317/7 = 2 %
- **Valor preditivo negativo:** Fração de indivíduos sem o alelo Lys1307 que não desenvolvem câncer de colo = 99 %

Dados de Woodage T, King SM, Wacholder S, et al: The APCl1307K allele and cancer risk in a community-based study of Ashkenazi Jews. *Nat Genet* 20:62-65, 1998.

Utilidade Clínica

A utilidade clínica de um teste é mais difícil de avaliar do que validade clínica, porque tem diferentes significados para diferentes pessoas. Em seu sentido mais restrito, a utilidade clínica de um teste é que o resultado seja medicamente **acionável**, ou seja, o resultado vai mudar quais cuidados médicos um indivíduo recebe e, consequentemente, vai melhorar a evolução dos cuidados, tanto clínica quanto economicamente. No outro extremo do espectro, a utilidade clínica é definida amplamente como *qualquer* informação que um paciente individual possa estar interessado em ter, por qualquer motivo, incluindo simplesmente por uma questão de querer saber.

Em um paciente que testa positivo para o alelo *APC* Ile1307Lys, como um valor preditivo positivo de 2% se traduz em utilidade clínica para a prática médica? Um fator crítico é um fator econômico de saúde pública: pode ser comprovado que a triagem é **custo-efetiva**? Os gastos com os testes são superados pelos melhores resultados em saúde, reduzindo os custos com saúde, invalidez e perda de poder aquisitivo? No exemplo de triagem para o alelo *APC* Ile1307Lys em judeus asquenazes, a triagem mais frequente ou o uso de diferentes abordagens para a triagem para câncer de colo pode ser eficaz. Os métodos de triagem (pesquisa de sangue oculto nas fezes contra o teste de DNA fecal, ou sigmoidoscopia contra colonoscopia completa) diferem em termos de gastos, sensibilidade, especificidade e potencial para risco, e então decidir qual o regime a seguir tem implicações importantes para os custos de saúde e cuidados de saúde do paciente.

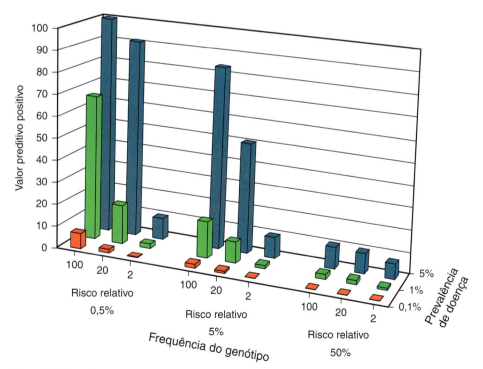

Figura 18-4 Cálculos de valor preditivo positivo teórico para um genótipo de suscetibilidade para uma doença, uma gama de frequências genotípicas, prevalências de doença e risco relativo para doença conferida pelo genótipo.

Mesmo com a validade clínica demonstrável e a utilidade clínica acionável, nem sempre é simples demonstrar que os testes melhoram a saúde. Por exemplo, 1 em 200 a 1 em 250 indivíduos caucasianos são homozigotos para uma mutação Cys282Tyr no gene *HFE* associada a **hemocromatose hereditária**, uma doença caracterizada por sobrecarga de ferro que pode levar silenciosamente a lesões hepáticas extensas e à cirrose (Caso 20). Uma intervenção simples — flebotomia regular para reduzir os acúmulos de ferro total do organismo — pode prevenir a cirrose hepática. O genótipo de suscetibilidade é comum, e 60% a 80% dos homozigotos Cys282Tyr apresentam evidências bioquímicas de aumento nas reservas de ferro no organismo, o que sugere que a triagem seria uma medida razoável e custo-efetiva para identificar os indivíduos assintomáticos que devem-se submeter a novos testes e, se indicada, a instituição da flebotomia regular. No entanto, a maioria dos homozigotos Cys282Tyr (> 90% a 95%) permanece *clinicamente* assintomática, levando ao argumento de que o valor preditivo positivo do teste do gene *HFE* para a doença hepática em casos de hemocromatose hereditária é demasiadamente baixo para justificar a triagem populacional. No entanto, alguns desses pacientes assintomáticos em grande parte têm sinais de fibrose clinicamente oculta e cirrose na biópsia do fígado, indicando que homozigotos Cys282Tyr podem realmente ter um risco maior para doença hepática do que se pensava. Assim, alguns argumentariam em defesa da triagem populacional para identificar indivíduos nos quais se deva instituir flebotomia profilática regular. A utilidade clínica da triagem de tal população permanece controversa e exigirá pesquisas adicionais para determinar a história natural da doença e se a fibrose silenciosa e a cirrose vistas na biópsia do fígado representam os estágios iniciais do que será uma doença progressiva.

O teste do *APOE* na **doença de Alzheimer (DA)** (Cap. 12) (Caso 4) é outro exemplo do papel de uma avaliação cuidadosa da validade clínica e da utilidade clínica na aplicação de testes genéticos para a medicina personalizada. Conforme discutido no Capítulo 8, heterozigotos para o alelo ε4 do gene *APOE* têm um risco de duas a três vezes maior para o desenvolvimento de DA em comparação com indivíduos sem um alelo ε4 de *APOE*. Os homozigotos ε4/ε4 do *APOE* têm um risco oito vezes maior. Uma análise tanto da validade clínica quanto da utilidade clínica dos testes de *APOE*, incluindo o cálculo do valor preditivo positivo para indivíduos assintomáticos e sintomáticos, será mostrada mais adiante (Tabela 18-5).

Como pode ser visto a partir desses valores preditivos positivos para pessoas assintomáticas, na faixa etária de 65 a 74 anos, a presença de um único alelo ε4 não é um fator preditivo forte de se a DA se desenvolverá, apesar do risco três vezes maior para a doença conferido pelo alelo ε4 em comparação com aqueles sem um alelo ε4. Assim, a DA não irá se desenvolver na maioria dos indivíduos heterozigotos para um alelo ε4 identificado por meio de testes de *APOE* como tendo um risco maior. Mesmo com dois alelos ε4, o que ocorre em aproximadamente 1,5% da população e está associado a um aumento de oito vezes no risco relativo para genótipos sem o alelo ε4, há ainda menos do que uma chance de um em quatro de desenvolver a DA. O teste do *APOE* para o alelo ε4, portanto, não é recomendado em indivíduos *assintomáticos*, mas está sendo usado por alguns médicos na avaliação dos indivíduos com sintomas e sinais de demência.

A utilidade do teste de indivíduos assintomáticos em seu *locus APOE* para avaliar o risco para a DA é também controvertida. Em primeiro lugar, sabe-se que um risco aumentado para a DA por meio de testes do *APOE* não leva a quaisquer opções terapêuticas ou preventivas. Assim, sob uma definição estrita de utilidade clínica — ou seja, o resultado é acionável e leva a mudanças no manejo médico — parece que o teste do *APOE* para o risco de DA tem pouco valor.

Pode haver, no entanto, resultados positivos e negativos do teste que sejam de natureza psicológica ou econômica e mais difíceis de avaliar do que os fatores puramente clínicos. Por exemplo, um teste positivo para um genótipo de suscetibilidade pode capacitar pacientes com conhecimento dos seus riscos quanto à tomada de decisões importantes sobre seu estilo de vida. Por outro lado, tem sido sugerido que, saber do aumento do risco por meio de testes do *APOE* pode causar sofrimento emocional e psicológico significativo. No entanto, estudos cuidadosos sobre o impacto de receber informações de genótipo do *APOE* demonstraram menor dano em indivíduos aconselhados apropriadamente, com história familiar de DA que desejavam saber se eles tinham um aumento do risco.

TABELA 18-5 Validade e Utilidade Clínicas da Triagem de *APOE* na População e Teste de Diagnóstico para a Doença de Alzheimer

	Triagem Populacional	Teste de Diagnóstico
Validade clínica	Indivíduos assintomáticos com idades entre 65-74 anos Prevalência de DA na população = 3% PPV dado 2/ε4 ou ε3/ε4 = 6% PPV dado ε 4/ ε 4 = 23%	Indivíduos com idades entre 65-74 anos com sintomas de demência Proporção de pacientes dementes com DA= ≈ 60% PPV dado ε2/ε4 ou ε3/ε4 = ≈ 75% PPV dado ε 4/ ε 4 = ≈ 98%
Utilidade clínica	Nenhuma intervenção possível para prevenir a doença Aflição psicológica para a maioria das pessoas com alelos ε4 que não estão propensas a desenvolver DA Garantias falsas para aqueles sem alelos ε4	Aumenta a suspeita de que outra causa potencialmente tratável de demência possa estar presente Reduz testes desnecessários

Os cálculos do valor preditivo positivo (PPV) são baseados em uma prevalência de doença de Alzheimer (DA) na população de aproximadamente 3% em indivíduos com idades entre 65 a 74 anos, uma frequência alélica para o alelo ε4 em caucasianos de 10% a 15%, um risco relativo de aproximadamente 3 para um alelo ε4 e um risco relativo de aproximadamente 20 para dois alelos ε4.

CAPÍTULO 18 — APLICAÇÃO DA GENÔMICA À MEDICINA E CUIDADOS DE SAÚDE PERSONALIZADOS

Finalmente, os pacientes que testam negativo para o alelo ε4 poderiam ser falsamente assegurados de que eles não teriam maior risco para a doença, apesar de ter uma história familiar positiva ou outros fatores de risco para a demência. Colocando na balança todas essas considerações, os testes do *APOE* ainda não são recomendados em indivíduos assintomáticos, mesmo à luz de tal associação forte entre o genótipo e a doença, por causa do baixo valor preditivo positivo e da falta de utilidade clínica, e não porque tal informação é claramente prejudicial.

Como em toda a medicina, os benefícios e os custos para cada componente da medicina genética personalizada precisam ser claramente demonstrados, mas também continuamente reavaliados. A exigência de reavaliação constante é óbvia. Imagine como as recomendações para o teste de *APOE*, apesar de seu valor preditivo positivo baixo, podem mudar se uma intervenção médica barata e de baixo risco for descoberta, que possa prevenir ou retardar significativamente o aparecimento de demência.

Triagem de Heterozigotos

Em contraste com a triagem para doenças genéticas em recém-nascidos ou de suscetibilidade genética em pacientes, a triagem para portadores de doenças mendelianas tem como objetivo principal a identificação de indivíduos que são saudáveis, mas que estão sob risco substancial (25% ou mais) de ter filhos com doença autossômica recessiva ou ligada ao X severa. Os princípios de triagem de heterozigotos são mostrados no Quadro que acompanha este texto.

CRITÉRIOS PARA PROGRAMAS DE TRIAGEM DE HETEROZIGOTOS

- Alta frequência de portadores, pelo menos em uma população específica
- Disponibilidade de um teste barato e confiável com taxas muito baixas de falso-negativos e falso-positivos
- Acesso ao aconselhamento genético para casais identificados como heterozigotos
- Disponibilidade de diagnóstico pré-natal
- Aceitação e participação voluntária da população-alvo para a triagem

Para fornecer um rendimento suficiente de portadores, os programas de triagem de heterozigotos atuais têm se concentrado normalmente em grupos étnicos particulares, nos quais a frequência de alelos mutantes é alta. Em contraste com o teste de triagem de recém-nascidos, conforme discutido anteriormente neste capítulo, a triagem de heterozigotos é voluntária e concentra-se em indivíduos que se identificam como membros de um grupo étnico de alto risco. A triagem de heterozigotos tem sido amplamente utilizada para uma bateria de problemas, para os quais a frequência de portadores é relativamente alta: doença de Tay-Sachs, (**Caso 43**) (o protótipo da triagem de portadores) (Cap. 12), doença de Gaucher e a doença de Canavan na população de judeus asquenazes; doença falciforme (**Caso 42**) na população afro-americana da América do Norte; e β-talassemia (**Caso 44**) em áreas de alta incidência, principalmente no Chipre e na Sardenha ou em famílias consanguíneas grandes do Paquistão (Cap. 11).

A triagem de portadores para a fibrose cística (**Caso 12**) tornou-se o padrão de atendimento para casais que contemplam uma gravidez. Conforme discutido no Capítulo 12, foram descritas mais de 1.000 mutações diferentes causadoras de doença no gene *CFTR*. Embora a grande maioria das mutações causadoras de doença no gene *CFTR* possa ser facilmente detectada com sensibilidade de mais de 99% quando o gene inteiro é sequenciado, o sequenciamento do gene inteiro em cada casal buscando o teste de portador preconcepção é caro, se for realizado em uma base em toda a população, particularmente em indivíduos com baixa probabilidade a *priori* de serem portadores de uma mutação (Tabela 18-6). Em vez disso, os painéis de mutações específicas foram projetados para detectar apenas as mutações mais comuns em vários grupos étnicos, usando uma plataforma relativamente barata. Os tamanhos desses painéis variam daquele proposto pelo American College of Medical Genetics and Genomics, que contém 23 mutações mais comuns encontradas em grupos étnicos com a maior frequência da doença, como caucasianos não hispânicos, a painéis mais extensos com mais de 60 mutações diferentes que incluem mutações mais comumente encontradas em populações com frequências mais baixas de doença, como os africanos ou asiáticos (Tabela 18-6). Como esses métodos alelo-específicos são projetados para detectar somente as mutações mais comuns, sua sensibilidade é inferior a 100%, variando de 88% a 90% em caucasianos não hispânicos e de 64% a 72% em afro-americanos. É possível

TABELA 18-6 Frequências de Portadores de Fibrose Cística por Grupo Étnico antes e após Teste de Portador Negativo com Painel Alelo-Específico Padrão e Expandido

Grupo Étnico	Incidência de Fibrose Cística	Probabilidade de ser Portador sem Teste	Probabilidade de ser Portador se Negativo para Painel ACMG	Probabilidade de ser Portador se Negativo para Painel Expandido
Caucasianos	1 em 3.200	1/25	1/214	1/266
Afro-americanos	1 em 15.300	1/65	1/183	1/236
Hispano-americanos	1 em 9.500	1/46	1/162	1/282
Asiático-americanos	1 em 32.100	1/90	1/176	1/198
Judeus asquenazes	1 em 3.300	1/25	1/417	1/610

ACMG, American College of Medical Genetics and Genomics.

prever que, conforme o custo do sequenciamento abrangente cair, métodos alelo-específicos com menos do que 100% de sensibilidade possam ser substituídos, mas, para o futuro próximo, o custo-efetividade dos métodos alelo específicos permanece um argumento razoável para a sua utilização continuada na configuração apropriada.

Como o custo da detecção da mutação usando métodos alelo-específicos caiu, está se tornando muito menos convincente que as triagens de portador sejam restritas a um pequeno número de alelos mutantes comuns em certos grupos étnicos nos genes que são conhecidos por serem associados a doença. Agora é possível obter triagem de portador expandida além de distúrbios comuns a determinados grupos étnicos, como fibrose cística, anemia falciforme ou talassemia, para incluir o estado de portador para mais de 100 distúrbios adicionais autossômicos recessivos e ligados ao X. Com o uso do sequenciamento em vez de métodos de detecção alelo-específicos, já não há qualquer limite sobre quais genes e quais alelos mutantes nesses genes teoricamente podem ser detectados. Alelos mutantes raros nos genes associados à doença conhecida serão encontrados, desse modo aumentando a sensibilidade dos métodos de detecção de portador. O sequenciamento, no entanto, também tem a capacidade de descobrir variantes, particularmente alterações de sentido trocado (*missense*), de patogenicidade desconhecida nos genes de doença, bem como nos genes cujo papel na doença é desconhecido (Cap. 16). A não ser que grande cuidado seja tomado em avaliar a validade clínica das variantes raras detectadas pelo sequenciamento, a frequência de resultados falso-positivos de portador aumentará.

O impacto da triagem de portadores na redução da incidência de uma doença genética pode ser drástico. A triagem de portador para a doença de Tay-Sachs na população de judeus asquenazes vem sendo realizada desde 1969. A triagem seguida de diagnóstico pré-natal, quando indicada, já reduziu a incidência da doença de Tay-Sachs em 65% a 85% neste grupo étnico. Em contraste, as tentativas para triar portadores da anemia falciforme na comunidade afro-americana dos EUA têm sido menos eficaz e tiveram pouco impacto sobre a incidência da doença até agora. O sucesso dos programas de triagem de portadores para doença de Tay-Sachs, bem como o relativo fracasso para a anemia falciforme, ressalta a importância da consulta à comunidade, do envolvimento com a comunidade e da disponibilidade de aconselhamento genético e diagnóstico pré-natal como requisitos críticos para um programa eficaz.

MEDICINA GENÔMICA PERSONALIZADA

Há mais de um século, o médico-cientista britânico Archibald Garrod propôs o conceito de **individualidade química**, em que cada um de nós diferiria em nosso estado de saúde e de suscetibilidade a várias doenças por causa de nossa composição genética individual. Com efeito, em 1902, ele escreveu:

*... os fatores que conferem sobre nós nossa predisposição
e imunidades às doenças são inerentes à nossa estrutura
química própria e até mesmo aos agrupamentos*

*moleculares que foram usados na confecção
dos cromossomos do qual surgimos.*

O objetivo da **medicina genômica personalizada** é usar o conhecimento das variantes genéticas relevantes de um indivíduo para a manutenção da saúde ou para tratar a doença como parte dos cuidados médicos de rotina.

Agora, mais de 100 anos após o pronunciamento visionário de Garrod, na era da genômica humana, temos os meios para avaliar o genótipo do indivíduo em todos os *loci* relevantes por sequenciamento de genoma completo (WGS, do inglês whole-genome sequencing) ou, menos abrangente, por sequenciamento de exoma completo (WES, do inglês whole-exome sequencing) para caracterizar as bases genéticas de cada "individualidade química" única da pessoa. Além das abordagens genômicas de triagem pré-natal do feto para aneuploidias por DNA livre de células maternas, conforme descrito no Capítulo 17, o WGS e o WES estão sendo estudados para a análise de DNA fetal obtido por procedimentos invasivos, triagem neonatal, triagem de adultos assintomáticos para predisposição aumentada a várias doenças, identificando os casais que são heterozigotos para doenças autossômicas recessivas ou ligadas ao X que poderiam afetar seus filhos antes da concepção e para encontrar variantes farmacogenéticas relevantes à terapia medicamentosa.

O National Health Service do Reino Unido se prepara para sequenciar os genomas de 100.000 pessoas até 2017, com o objetivo eventual de ter a sequência de cada indivíduo no país em um banco de dados que será usada para o desenvolvimento personalizado de prevenção e tratamento. Hospitais, empresas farmacêuticas e o U.S. Department of Veterans Affairs também estão começando o sequenciamento de larga escala de centenas de milhares de indivíduos. Embora esses esforços concentrem-se inicialmente na exploração de dados para as variantes genéticas que contribuem para a doença, ou para encontrar alvos de novos medicamentos, eles também se propõem ao estudo de como usar as informações genômicas para projetar estratégias de tratamento e prevenção personalizadas.

A aplicação de WGS e de WES na medicina personalizada não é um tema sem controvérsias, no entanto. Um problema é o custo. Apesar de o sequenciamento em si ser muitas ordens de grandeza mais barato agora do que quando estava sendo realizado o Projeto Genoma Humano original, a interpretação de tais sequências continua a ser muito demorada e cara. Apesar do tempo e esforços para a interpretação, ainda não somos capazes de atribuir qualquer significado clínico para a grande maioria de todas as variantes encontradas através de sequenciamento. Há uma preocupação generalizada de que os indivíduos e seus provedores de cuidados de saúde, quando confrontados com variantes de significado incerto (Cap. 16), procurarão testes caros e desnecessários adicionais, com todas as despesas inerentes e potencial para complicações resultantes de qualquer exame médico. Há a preocupação adicional de que mesmo quando uma variante é conhecida por ser patogênica e seja demonstrado que ela é altamente penetrante em famílias com múltiplos indivíduos afetados, a penetrância real quando a variante é encontrada através de triagem populacional em indivíduos com história familiar negativa pode ser muito menor.

CAPÍTULO 18 — APLICAÇÃO DA GENÔMICA À MEDICINA E CUIDADOS DE SAÚDE PERSONALIZADOS

A medicina genômica personalizada é apenas um componente da **medicina de precisão,** que, em seu sentido mais amplo, requer que os prestadores de cuidados de saúde mesclem as informações genômicas com outros tipos de informações, como medidas fisiológicas ou bioquímicas, história do desenvolvimento, exposições ambientais e experiências sociais. O objetivo final é fornecer o diagnóstico mais preciso, aconselhamento, intervenção preventiva, manejo e terapia. Esse esforço foi iniciado, mas ainda há muito trabalho antes que a medicina genômica personalizada torne-se uma parte da medicina tradicional.

REFERÊNCIAS GERAIS

Feero WG, Guttmacher AE, Collins FS: Genomic medicine—an updated primer, *N Engl J Med* 362:2001-2011, 2010.

ed 2, Ginsburg G, Willard HF, editors: *Genomic and personalized medicine*, vols 1 & 2, New York, 2012, Elsevier, 1305 pp.

Kitzmiller JP, Groen DK, Phelps MA, et al: Pharmacogenomic testing: relevance in medical practice, *Cleve Clin J Med* 78:243-257, 2011.

Schrodi SJ, Mukherjee S, Shan Y, et al: Genetic-based prediction of disease traits: prediction is very difficult, especially about the future, *Frontiers Genet* 5:1-18, 2014.

REFERÊNCIAS PARA TÓPICOS ESPECÍFICOS

Amstutz U, Carleton BC: Pharmacogenetic testing: time for clinical guidelines, *Pharmacol Therapeutics* 89:924-927, 2011.

Bennett MJ: Newborn screening for metabolic diseases: saving children's lives and improving outcomes, *Clin Biochem* 47(9):693-694, 2014.

Dorschner MO, Amendola LM, Turner EH, et al: Actionable, pathogenic incidental findings in 1,000 participants' exomes, *Am J Hum Genet* 93:631-640, 2013.

Ferrell PB, McLeod HL: Carbamazepine, HLA-B*1502 and risk of Stevens-Johnson syndrome and toxic epidermal necrolysis: US FDA recommendations, *Pharmacogenomics* 9:1543-1546, 2008.

Green RC, Roberts JS, Cupples LA, et al: Disclosure of APOE genotype for risk of Alzheimer's disease, *N Engl J Med* 361:245-254, 2009.

Kohane IS, Hsing M, Kong SW: Taxonomizing, sizing, and overcoming the incidentalome, *Genet Med* 14:399-404, 2012.

Mallal S, Phillips E, Carosi G, et al: HLA-B*5701 screening for hypersensitivity to abacavir, *N Engl J Med* 358:568-579, 2008.

McCarthy JJ, McLeod HL, Ginsburg GS: Genomic medicine: a decade of successes, challenges and opportunities, *Sci Transl Med* 5:189sr4, 2013.

Topol EJ: Individualized medicine from prewomb to tomb, *Cell* 157:241-253, 2014.

Urban TJ, Goldstein DB: Pharmacogenetics at 50: genomic personalization comes of age, *Sci Transl Med* 6(220ps1), 2014.

PROBLEMAS

1. Em uma amostra populacional de 1.000.000 europeus, a trombose venosa cerebral idiopática (TVCi) ocorreu em 18 indivíduos, consistente com uma taxa prevista de um a dois por 100.000. Todas as mulheres foram testadas para o fator V de Leiden (FVL). Supondo uma frequência alélica de 2,5% para FVL, quantos homozigotos e quantos heterozigotos para FVL são esperados nessa amostra de 1.000.000 de pessoas, assumindo que haja equilíbrio de Hardy-Weinberg?

   Entre os indivíduos afetados, dois eram heterozigotos para FVL e um era homozigoto para FVL. Faça uma tabela 3 × 2 para a associação do genótipo homozigoto FVL, o genótipo heterozigoto do FVL e o genótipo de tipo selvagem para TVCi.

   Qual é o risco relativo para TVCi de um heterozigoto FVL *versus* o genótipo tipo selvagem? Qual é o risco de um homozigoto FVL *versus* o tipo selvagem? Qual é a sensibilidade do teste positivo para um ou dois alelos FVL para TVCi? Por fim, qual é o valor preditivo positivo de ser homozigoto para FVL? E heterozigoto?

2. Em uma amostra populacional de 100.000 mulheres europeias que tomam contraceptivos orais, a trombose venosa profunda (TVP) dos membros inferiores ocorreu em 100, consistente com uma taxa esperada de um por 1.000. Supondo uma frequência alélica de 2,5% para o fator V de Leiden (FVL), quantos homozigotos e quantos heterozigotos para FVL você esperaria nesta amostra de 100.000 mulheres, assumindo que haja equilíbrio de Hardy-Weinberg?

   Entre os indivíduos afetados, 58 eram heterozigotos para FVL e três eram homozigotos para FVL. Faça uma tabela 3 × 2 para a associação do genótipo homozigoto FVL, o genótipo heterozigoto do FVL e o genótipo tipo selvagem para TVP da extremidade inferior.

   Qual é o risco relativo para TVP em uma mulher heterozigota para FVL usando contraceptivos orais em comparação com mulheres com o genótipo tipo selvagem tomando contraceptivos orais? Qual é o risco em uma FVL homozigota *versus* o tipo selvagem? Qual é a sensibilidade do teste positivo para um ou dois alelos FVL para TVP, enquanto a mulher estiver tomando contraceptivos orais? Finalmente, qual é o valor preditivo positivo para TVP de ser homozigota para FVL enquanto estiver tomando contraceptivos orais? E heterozigota?

3. Que medidas devem ser tomadas quando um teste de triagem de fenilcetonúria (PKU) for positivo?

4. A triagem de recém-nascidos para a anemia falciforme pode ser executada por eletroforese de hemoglobinas, que separa as hemoglobinas A e S, identificando, assim, os indivíduos que são heterozigotos, bem como aqueles que são homozigotos para a mutação da anemia falciforme. Que benefícios potenciais podem resultar de tal teste? E que prejuízos?

5. A necrólise epidérmica tóxica (TEN) e a síndrome de Stevens-Johnson (SJS) são duas reações cutâneas relacionadas, potencialmente fatais, que ocorrem em aproximadamente um por 100.000 indivíduos na China, mais comumente como resultado de exposição ao medicamento antiepiléptico carbamazepina. Essas condições trazem consigo uma taxa de mortalidade significativa de 30% a 35% (TEN) e de 5% a 15% (SJS). Observou-se que os indivíduos que sofreram essa reação imunológica grave eram portadores do alelo 1 do complexo principal de histocompatibilidade, o *HLA-B*1502,* como ocorre com 8,6% da população chinesa. Em um estudo de coorte retrospectivo de 145 pacientes que receberam terapia com

carbamazepina, 44 desenvolveram TEN ou SSJ. Desses, todos os 44 eram portadores do alelo *HLA-B*1502*, enquanto apenas três dos pacientes que receberam o fármaco sem incidentes eram *HLA-B*1502*-positivos. Qual é a sensibilidade, a especificidade e o valor preditivo positivo deste alelo para TEN ou SJS em pacientes que recebem carbamazepina?

6. Em 1997, uma jovem estudante universitária do sexo feminino morreu subitamente de arritmia cardíaca após ser surpreendida por um alarme de incêndio em seu dormitório da faculdade no meio da noite. Ela tinha recebido recentemente a prescrição de um anti-histamínico oral, terfenadina, para febre do feno, por um médico na escola. Os pais dela informaram que ela tomava todos os medicamentos pela manhã, com o café da manhã, que consistia em suco de toranja, torradas e café com cafeína. O único outro medicamento que ela tomava era itraconazol oral, que foi prescrito por um dermatologista em sua cidade natal para tratar de uma micose na unha que não se curava e que ela considerava inestética. A terfenadina foi retirada do mercado dos Estados Unidos em 1998.

Faça uma busca na literatura sobre a morte súbita cardíaca associada a terfenadina, relacionando os fatores genéticos e ambientais que possivelmente podem ter interagido para causar a morte desta jovem mulher.

CAPÍTULO 19

Questões Éticas e Sociais em Genética e Genômica

A genômica e a genética humana estão tendo um grande impacto em todas as áreas da medicina e em todas as faixas etárias, e sua importância só vai crescer à medida que o conhecimento aumentar e a potência e o alcance da tecnologia de sequenciamento melhorarem. Contudo, nenhuma área da prática médica única gera tantos problemas desafiadores éticos, sociais e políticos, em tantas áreas da medicina e através de um espectro tão amplo de faixas etárias, incluindo o feto, recém-nascidos, crianças, candidatos a pais e adultos.

Há muitas categorias de informações com que a genética e a genômica lidam, variando desde a ascendência e herança genética pessoal até o diagnóstico da doença tratável ou intratável, e ainda as explicações para os traços familiares e as preocupações sobre o que foi ou pode ser passado para a próxima geração. Alguns desses temas foram introduzidos em capítulos anteriores; outros são apresentados neste capítulo. Mas, como veremos, todos eles apresentam desafios éticos, jurídicos, sociais, pessoais e políticos. E se isso é verdade hoje, tornar-se-á cada vez mais comum nos anos e décadas à frente, à medida que o sequenciamento do genoma (e a paisagem rica em dados de informações genômicas e médicas) se torna disponível para milhões de pessoas — e, eventualmente, centenas de milhões — de indivíduos em todo o mundo.

As questões éticas e sociais levantadas por causa das novas informações e recursos em genética humana e genômica são especialmente relevantes para as decisões na área de reprodução (Cap. 17), devido à ausência de um consenso social sobre as preocupações éticas e religiosas em relação ao aborto e às tecnologias de reprodução assistida. O legado prejudicial da eugenia (discutido mais adiante neste capítulo) paira sobre as discussões de reprodução genética, agora especialmente oportuna, tendo em conta a capacidade de avaliar a sequência dos genomas fetais. Finalmente, as preocupações de privacidade também sobressaem-se, porque as informações genéticas e genômicas, na ausência de quaisquer outras informações demográficas, ainda podem trazer informações identificáveis com exclusividade para um indivíduo e para sua saúde pessoal sensível. Além disso, partilhamos a variação de DNA com membros da nossa família e mesmo com toda a humanidade, e, portanto, as preocupações de privacidade precisam ser compensadas com os benefícios que podem ser derivados da disponibilização de informações genéticas pessoais para outros membros da família e a sociedade em geral.

Neste capítulo, vamos rever algumas das questões éticas e sociais mais desafiadoras que surgem da aplicação da genética e da genômica na medicina. Estas se relacionam ao diagnóstico pré-natal, ao teste de indivíduos pré-sintomáticos, ao dever de informar os membros da família de problemas genéticos na família e aos desafios políticos decorrentes da descoberta de variantes genéticas que conferem risco aumentado para doenças encontradas incidentalmente nos testes de diagnóstico para outras indicações.

PRINCÍPIOS DE ÉTICA BIOMÉDICA

Quatro princípios cardeais são frequentemente considerados em qualquer discussão de questões éticas na medicina:

- **Respeito pela autonomia individual,** para resguardar os direitos do indivíduo de controlar seus cuidados médicos e informações médicas, livres de coação.
- **Beneficência,** fazer o bem
- **Evitar a maleficência,** "primeiro de tudo, não fazer nenhum mal" (a partir da expressão em latim, *primum non nocere*)
- **Justiça,** assegurando que todos os indivíduos sejam tratados de forma equalitária e justa

Questões éticas complexas surgem quando se percebe que esses princípios estão em conflito uns com os outros. O papel dos especialistas em ética que trabalham na interface entre a sociedade e a genética médica é pesar e equilibrar as exigências conflitantes, cada uma das quais tem a pretensão de legitimidade baseada em um ou mais desses princípios cardinais.

DILEMAS ÉTICOS EM GENÉTICA MÉDICA

Nesta seção, focamos nossa discussão sobre alguns dos dilemas éticos decorrentes da genética médica, dilemas que só se tornarão mais difíceis e complexos conforme a genética e a investigação genômica expandirem ainda mais nossos conhecimentos (Tabela 19-1). A lista de assuntos discutidos aqui não é, de forma alguma, exaustiva, nem as questões necessariamente são independentes umas das outras.

Dilemas Éticos em Testes Genéticos

Teste Genético Pré-natal

Os geneticistas são frequentemente requisitados a ajudar os casais a utilizar o diagnóstico pré-natal ou a tecnologia de

TABELA 19-1 Principais Questões Éticas e Políticas em Genética Médica

Testes Genéticos
- Diagnóstico pré-natal, especialmente para traços não patológicos ou sexuais
- Teste de adultos assintomáticos para genótipos que predispõem à doença de manifestação tardia
- Testes de crianças assintomáticas para genótipos que predispõem a doenças de manifestação na vida adulta
- Achados secundários e o direito de "não saber" sobre mutações claramente deletérias que causarão doenças que poderiam ser amenizadas ou impedidas se os riscos fossem conhecidos.

Privacidade das Informações Genéticas
- Dever de alertar e permissão para alertar

Uso Indevido das Informações Genéticas
- Discriminação de emprego baseada no genótipo do funcionário
- Discriminação nas cláusulas do seguro de vida e de saúde com base no genótipo do funcionário

Triagem Genética
- Uso indevido e desconfiança dos programas de triagem de recém-nascidos
- Privacidade

reprodução assistida para evitar ter filhos com uma doença hereditária grave. Para alguns distúrbios hereditários, o diagnóstico pré-natal permanece controverso, particularmente quando o diagnóstico leva a uma decisão de interromper a gravidez devido a uma doença que causa vários tipos de deficiência física ou intelectual, mas não é fatal na infância. O diagnóstico pré-natal é igualmente controverso para distúrbios de manifestação no adulto, particularmente aqueles que podem ser gerenciados ou tratados. Um debate está em curso na comunidade de pessoas com uma deficiência física ou intelectual e pacientes surdos e suas famílias (para citar apenas alguns exemplos), sobre se o diagnóstico pré-natal e aborto para esses distúrbios se justificam eticamente. O dilema situa-se justamente na tentativa de equilibrar, por um lado, o respeito pela autonomia da tomada de decisão reprodutiva dos pais sobre o tipo de família que desejam ter *versus*, por outro lado, se uma avaliação sobre abortar um feto afetado com deficiência compatível com a vida é justa para o feto ou para a comunidade mais ampla de pessoas com deficiência ou pessoas com deficiência auditiva.

O dilema também surge quando um casal faz uma solicitação para diagnóstico pré-natal em uma gravidez que está sob risco de algo que a maioria das pessoas simplesmente não consideraria como sendo uma doença ou deficiência. Particularmente preocupante é o diagnóstico pré-natal para a seleção do sexo por razões diferentes da redução do risco de doenças limitadas ao sexo ou ligadas ao X. Muitos profissionais de genética estão preocupados com o fato de que os casais estão usando tecnologias de reprodução assistida, como fertilização *in vitro* e biópsia de blastômero, ou determinação do sexo pré-natal por ultrassonografia e o aborto, para equilibrar os sexos das crianças em sua família ou para evitar ter filhos de um ou outro sexo por razões sociais e econômicas prevalentes em suas sociedades. Já existem sinais claros de uma queda na proporção de lactentes femininos e masculinos de 0,95 para menos de 0,85 em certas áreas do mundo, onde as crianças do sexo masculino são altamente valorizadas.

Outras áreas de debate ético incluem a busca do diagnóstico pré-natal para evitar a recorrência de uma doença associada a um defeito leve ou cosmético ou para aprimoramento genético putativo, como as variantes genéticas que afetam a fisiologia muscular e, portanto, o desempenho atlético. Outros exemplos são o uso de diagnóstico pré-natal e a possível interrupção da gravidez para o que é considerado pela sociedade como sendo um fenótipo normal, como audição ou estatura típica, em uma família em que ambos os pais são surdos ou têm acondroplasia e consideram seus fenótipos como sendo componentes importantes da sua identidade familiar, e não como deficiências. Tais dilemas até agora têm sido mais teóricos do que reais. Embora as pesquisas de casais com surdez ou acondroplasia mostrem que os casais se preocupam em ter filhos que não sejam surdos ou que não tenham acondroplasia, a grande maioria não usaria o diagnóstico pré-natal e o aborto para evitar ter filhos que não compartilhassem de suas condições.

No futuro, determinados alelos e genes que contribuem para traços complexos, tais como inteligência, personalidade, estatura e outras características físicas, serão provavelmente identificados. Tais critérios não médicos serão vistos como uma base justificável para o diagnóstico pré-natal? Alguns pesquisadores podem argumentar que os pais já estão fazendo tremendos esforços e gastando recursos para melhorar os fatores *ambientais* que contribuem para filhos saudáveis e bem-sucedidos. Eles, portanto, podem perguntar por que não devem tentar melhorar os fatores *genéticos* também. Outros consideram a seleção pré-natal para determinados genes desejáveis uma etapa desumana que trata as crianças simplesmente como mercadorias da moda formadas para benefício dos seus pais. Mais uma vez, o dilema ético é a tentativa de equilibrar o respeito pela autonomia da tomada de decisão reprodutiva dos pais com uma avaliação de se é justo ou benéfico interromper uma gravidez quando o feto tem um problema estritamente cosmético ou se for portador de alelos considerados indesejáveis ou mesmo se for do sexo "errado". Um profissional de saúde tem, por um lado, uma responsabilidade, e por outro lado, o direito de decidir por um casal, quando uma doença não é suficientemente grave para justificar o diagnóstico pré-natal e aborto ou reprodução assistida?

Há pouco consenso entre geneticistas sobre *onde* ou até mesmo *se* um profissional pode traçar a linha divisória para decidir o que constitui um traço suficientemente grave para justificar testes pré-natais.

Testes Genéticos de Predisposição à Doença

Outra área da genética médica e genômica em que os dilemas éticos surgem frequentemente são os testes genéticos de indivíduos assintomáticos para doenças que podem ter manifestação mais tardia na vida do que a idade em que o teste molecular deve ser realizado. Os princípios éticos de respeito à autonomia individual e beneficência são centrais para o teste neste contexto. Em uma extremidade do espectro temos o teste de distúrbios neurológicos altamente penetrantes, de início tardio, como a doença de Huntington (Cap. 12) (Caso 24). Para tais doenças, indivíduos portadores de um alelo mutante podem ser assintomáticos, mas quase certamente irão desenvolver uma doença devastadora mais tarde na vida, para a qual atualmente há pouco ou nenhum tratamento. Para esses indivíduos assintomáticos, o conhecimento do resultado do teste é mais benéfico do que prejudicial, ou vice-versa? Não há nenhuma resposta simples. Os estudos demonstram que alguns indivíduos sob risco para a doença de Huntington escolhem não passar por testes e preferem não saber seu risco, enquanto outros escolhem ser submetidos aos testes. Foi demonstrado que aqueles que escolhem o teste e têm resultados positivos às vezes têm um período transitório de depressão, mas poucos sofrem de depressão grave e muitos relatam benefícios positivos em termos do conhecimento fornecido para tomar decisões de vida sobre o casamento e a escolha da carreira. Aqueles que escolhem se submeter aos testes e descobrem que *não* são portadores do alelo de expansão de trinucleotídeos relatam benefícios positivos de alívio, mas também podem experimentar respostas emocionais negativas, devido à culpa por já não estar sob risco para uma doença que afeta ou ameaça afetar muitos de seus parentes. Em qualquer caso, a decisão de se submeter a testes é altamente pessoal e deve ser tomada somente após a revisão profunda dos problemas com o auxílio de um profissional de genética.

O equilíbrio a favor ou contra testes de indivíduos não afetados, sob situação de risco, é alterado quando o teste indica uma predisposição para uma doença para a qual a intervenção e tratamento precoce estão disponíveis. Por exemplo, no câncer de mama hereditário autossômico dominante, indivíduos portadores de várias mutações no *BRCA1* ou no *BRCA2* têm uma chance de 50% a 90% de desenvolver câncer de mama ou de ovário (Cap. 15) (Caso 7). A identificação de portadores heterozigotos seria benéfica porque os indivíduos sob risco poderiam optar por serem submetidos a uma vigilância mais frequente ou fazer uma cirurgia preventiva, tal como a mastectomia, a ooforectomia, ou ambas, reconhecendo que essas medidas podem reduzir, mas não eliminar completamente, o risco aumentado de câncer. O que aconteceria se a vigilância e as medidas preventivas fossem mais definitivas, como é o caso da polipose adenomatosa familiar, para a qual a colectomia profilática é uma medida preventiva comprovada (Cap. 15) e (Caso 15)? Após realizar os testes para qualquer(quaisquer) mutação(ões) de genes predisponentes, indivíduos incorrem o risco de aflição psicológica grave, estigmatização em suas vidas sociais e a discriminação do seguro de saúde e de emprego (veja mais adiante). Como devem ser equilibrados o respeito pela autonomia do paciente, o dever do médico para não causar danos, e o desejo do médico para prevenir a doença nessas situações diferentes?

Todos os geneticistas concordariam que a decisão de ser ou não testado não é um feito no vácuo. O paciente deve tomar uma decisão informada, usando todas as informações disponíveis relativas ao risco e à severidade da doença, à eficácia das medidas preventivas e terapêuticas e aos danos potenciais que poderiam decorrer de tais testes.

Testes Genéticos de Crianças Assintomáticas

Uma complexidade ética adicional surge quando testes genéticos envolvem crianças menores (menos de 18 anos), particularmente crianças pequenas demais para sequer dar um parecer favorável, porque agora os princípios básicos da bioética precisam ser considerados no caso tanto da criança quanto dos pais. Há várias razões para que os pais possam desejar ter seus filhos testados para uma predisposição à doença. Testar crianças assintomáticas para alelos que predispõem a doença pode ser uma medida benéfica, podendo até mesmo salvar vidas, se as intervenções que diminuem a morbidade ou aumentam a longevidade estiverem disponíveis. Um exemplo é testar o irmão assintomático de uma criança com deficiência de acil-CoA desidrogenase de cadeia média (Cap. 18) e (Caso 31).

No entanto, alguns pesquisadores argumentam que mesmo em situações em que não há atualmente nenhuma intervenção médica clara que possa beneficiar a criança, é dever dos pais informar e preparar os filhos para a possibilidade futura de desenvolvimento de uma doença grave. Os pais também podem procurar essa informação para seu próprio planejamento familiar ou para evitar o que alguns pais consideram ser os efeitos corrosivos de esconder dos filhos informações importantes deles mesmos. Testar as crianças, no entanto, traz consigo os mesmos riscos de danos psicológicos graves, estigmatização e determinados tipos de discriminação de planos de seguro de saúde como ocorre com os testes em adultos (veja mais adiante). A autonomia das crianças — sua capacidade de tomar decisões por si próprias sobre a sua própria constituição genética — agora também deve ser equilibrada com o desejo dos pais para obter e usar tais informações.

Um problema diferente, mas relacionado, surge em testes de crianças para o estado de portador de uma doença que não é ameaça para a sua saúde, mas as coloca sob risco para ter filhos afetados. Mais uma vez, o debate centra-se sobre o equilíbrio entre o respeito pela autonomia das crianças em relação à sua própria procriação e o desejo por parte dos pais bem intencionados de educar e preparar os filhos para as decisões difíceis e os riscos que se avizinham, uma vez que eles atinjam a idade fértil.

A maioria dos bioeticistas acredita (e o American College of Medical Genetics and Genomics [ACMG] concorda) que, a menos que haja um benefício claro para os cuidados médicos da criança, testes genéticos de crianças assintomáticas para doença de manifestação na vida adulta ou para um estado de portador devem ser feitos somente quando a criança for suficientemente crescida e madura, como no final da adolescência ou ao atingir a idade adulta, para decidir por si mesma se deseja ou não procurar fazer tais testes.

Achados Incidentais e Secundários do Sequenciamento de Exoma Completo e do Genoma Completo

Outra área de controvérsia tem surgido em pacientes que tenham dado consentimento para sequenciamento do exoma completo ou do genoma completo (WES/WGS) para encontrar uma base genética para suas doenças sem diagnóstico

(Caps. 10 e 18). Os laboratórios que pesquisam exomas ou genomas de tais pacientes geralmente desenvolvem uma lista de genes candidatos primários com base no fenótipo do paciente. O laboratório considera as mutações deletérias nesses genes como seus *achados primários*, ou seja, os resultados que estão sendo ativamente procurados como o alvo principal dos testes. No processo de analisar um exoma ou genoma completos, no entanto, as mutações deletérias podem ser descobertas *por acaso* em genes conhecidos por serem associados a doenças não relacionadas com o fenótipo para o qual o teste de sequenciamento foi originalmente realizado (Cap. 16). Se as mutações descobertas como achados incidentais causam doenças graves que podem ser melhoradas ou evitadas, então existe um benefício da elaboração de uma lista de genes que cada laboratório, ao realizar variantes WES/WGS deliberadamente iria analisar em cada paciente, mesmo que eles não sejam relevantes para o principal objetivo de achar a causa genética para as doenças inexplicáveis do paciente? As mutações nessa lista de genes seriam *achados secundários* que iriam ser pesquisados, independentemente de se o paciente deseja saber esses resultados, porque seus fornecedores consideram que o benefício de conhecer é tão convincente para a saúde do paciente que ele supera o requisito da autonomia do paciente, para ser capaz de escolher que tipo de informações ele quer saber.

O ACMG fez uma tentativa inicial de elaborar uma lista dos achados secundários que um laboratório deve procurar. A lista atual inclui 56 genes, a maioria dos quais é envolvida em câncer hereditário grave e síndromes cardiovasculares que (1) colocam a vida sob risco, (2) não são facilmente diagnosticáveis antes do início dos sintomas e (3) são passíveis de prevenção ou de tratamento. A lista de genes de achados secundários está sujeita a contínuo refinamento e presumivelmente vai crescer ao longo do tempo. Além disso, se uma mutação de um determinado gene deve ser sempre um achado secundário a ser procurado, também é objeto de reavaliação. A recomendação atual do ACMG é que os pacientes devem receber aconselhamento apropriado e, então, ter a oportunidade de concordar ou recusar que tais achados secundários sejam procurados e relatados.

Dilemas Éticos na Triagem de Recém-nascidos

Embora os programas de triagem neonatal (Cap. 18) sejam geralmente aceitos como um dos grandes triunfos da genética moderna na melhoria da saúde pública, ainda surgem dúvidas sobre o teste de triagem de recém-nascidos (conhecidos popularmente como "teste do pezinho"). Em primeiro lugar, os pais devem ser solicitados a fornecer o consentimento ativo ou podemos simplesmente oferecer a eles a oportunidade de serem excluídos do programa. Em segundo lugar, quem tem acesso a amostras e dados, e como podemos ter certeza de que as amostras, tais como o DNA, não serão utilizadas para outros fins que não os testes de triagem para os quais foram recolhidas e para os quais o consentimento foi dado (ou pelo menos, não retidos)? Nos Estados Unidos, essas questões vieram à tona na área de teste de triagem de recém-nascidos no estado do Texas, quando um grupo de pais de crianças processou o estado, porque as amostras de sangue obtidas através de um processo de exclusão para o teste de triagem de recém-nascidos tinham sido desviadas para o departamento de defesa e de empresas privadas e para fins que não o teste de triagem de recém-nascidos, sem o consentimento dos pais. O estado do Texas concordou em destruir sua coleta de mais de cinco milhões de amostras de sangue. Ao fazê-lo, o estado perdeu amostras que poderiam ter sido utilizadas para fins legítimos, como o desenvolvimento de novos testes de triagem de recém-nascidos e controle de qualidade dos esforços dos testes atuais.

PRIVACIDADE DA INFORMAÇÃO GENÉTICA

As proteções legais para as informações genéticas não são uniformes em todo o mundo ou mesmo dentro de diferentes jurisdições de um mesmo país. Nos Estados Unidos, o principal conjunto de regulamentos que regem a privacidade das informações de saúde, incluindo informações genéticas, é a norma de privacidade do *Health Insurance Portability Accountability Act* (**HIPAA**). A regra do HIPAA define penalidades criminais e civis de divulgação de tais informações sem autorização para os outros, incluindo outros provedores, exceto sob um conjunto definido de circunstâncias especiais. As informações genéticas, no entanto, recebem atenção especial, porque têm implicações para outros membros da família.

Questões de Privacidade para os Familiares em uma História Familiar

Os pacientes estão livres para fornecer a seus médicos uma completa história médica familiar ou para se comunicar com seus médicos sobre as condições que ocorrem na família. A norma de privacidade da HIPAA não impede que os indivíduos coletem informações médicas sobre membros da sua família ou decidam compartilhar essas informações com seus provedores de cuidados de saúde.

Essa informação torna-se parte do prontuário médico do indivíduo e é tratada como "informação de saúde protegida" sobre o indivíduo, mas *não* é informação de saúde protegida para os membros da família incluídos na história médica. Em outras palavras, apenas pacientes, e não seus familiares, podem exercer os seus direitos sob as leis de privacidade HIPAA para suas próprias informações de história da família da mesma forma como qualquer outra informação em seus registros médicos, incluindo a capacidade de escolher controlar a divulgação para outros.

Dever de Alertar e Permissão para Alertar

O desejo do paciente de ter suas informações médicas mantidas em confidencial é uma faceta do conceito de autonomia do paciente, em que os pacientes têm o direito de tomar suas próprias decisões sobre como suas informações médicas individuais serão usadas e comunicadas aos outros. A genética, no entanto, mais do que em qualquer outro ramo da prática médica, está preocupada com o paciente e a família. Um grave dilema ético e jurídico pode surgir na prática da medicina genética, quando a insistência do paciente de que a suas informações médicas sejam mantidas estritamente sigilosas impede o geneticista de informar outros membros da família sobre seu risco para uma condição, mesmo quando essas informações poderiam ser benéficas para sua saúde e para a saúde dos seus filhos (veja o Quadro). Nessa situação, o profissional que atua com genética seria obrigado a respeitar a autonomia do paciente, mantendo informações confidenciais, ou lhe seria permitido, ou, com mais força, o profissional tem o dever de informar a outros membros da família e/ou aos seus prestadores de serviços? Há um dever de alertar? Se houver, então, informar ao paciente que ele deve compartilhar as informações com seus parentes seria suficiente para cumprir o dever do profissional?

Os juízes têm decidido em um número de casos julgados nos Estados Unidos sobre se um profissional de saúde tem ou não a permissão ou mesmo se tem a necessidade de passar por cima dos desejos de confidencialidade do paciente. O caso precedente não era uma situação envolvendo genética. No caso do Supremo Tribunal Estadual da Califórnia, de 1976, *Tarasoff v the Regents of the University of Califórnia*, os juízes determinaram que, um psiquiatra que não avisou a polícia de que seu cliente tinha declarado a intenção de matar uma jovem mulher, era responsável pela morte dela. Os juízes declararam que essa situação não é diferente de uma situação em que os médicos têm o dever de proteger os contatos de um paciente com uma doença contagiosa por alertá-los que o paciente tem a doença, mesmo contra a vontade expressa do paciente. No campo da genética, o dever de avisar foi determinado em um caso em Nova Jersey, *Safer v Estate of Pack (1996)*, em que um grupo de três juízes concluiu que um médico tinha o dever de alertar a filha de um homem com polipose adenomatosa familiar de seu risco para câncer de colo. Os juízes determinaram que "não há nenhuma diferença essencial entre o tipo de ameaça genética aqui em questão e a ameaça de infecção, contágio ou uma ameaça de dano físico." Eles acrescentaram que o dever de alertar parentes não é automaticamente satisfeito ao dizer ao paciente que a doença é hereditária e que seus parentes devem ser informados.

As diretrizes de organizações internacionais de saúde, grupos de política nacional de saúde individuais e organizações profissionais médicas não são unânimes sobre essa questão. Além disso, nos Estados Unidos, a jurisprudência divergente de tribunais estaduais também deve ser considerada em relação a mandatos legislativos e regulamentares, nomeadamente a norma de privacidade da HIPAA.

Ao contrário da crença generalizada, a norma de privacidade da HIPAA permite que um médico divulgue informações sobre um paciente para outro médico que está tratando de um membro da família do paciente daquele médico sem autorização do indivíduo, a menos que o paciente tenha

DEVER DE ALERTAR: AUTONOMIA DO PACIENTE E PRIVACIDADE *VERSUS* PREVENÇÃO DE DANOS AOS DEMAIS

Uma mulher apresenta-se com um distúrbio autossômico dominante, com a idade de 40 anos, passa por testes e é diagnosticada como sendo portadora de uma determinada mutação em um gene conhecido por estar envolvido nesse distúrbio. Ela está planejando discutir os resultados com sua filha adolescente, mas insiste que seus meios-irmãos adultos mais jovens (do segundo casamento de seu pai após o divórcio da mãe e do pai) não devem ser informados que eles podem estar sob risco para esta doença e que o teste está disponível. Como é que um profissional concilia a obrigação de respeitar o direito da paciente à privacidade, com um desejo de não prejudicar seus parentes por não ter de informá-los de seu risco?

Há muitas perguntas a responder ao determinar se existe "uma séria ameaça para a segurança ou a saúde de outra pessoa" para justificar a divulgação não autorizada de risco para um parente.

Questões Clínicas

- Qual é a penetrância do distúrbio, e ela é dependente de idade? Qual é a gravidade do distúrbio? Pode ser debilitante ou causar risco de morte? Quão variável é a expressividade? Há intervenções que podem reduzir o risco de doença ou evitá-la completamente? Esta é uma condição que será identificada por cuidados médicos de rotina, uma vez que seja sintomática, a tempo para o estabelecimento de medidas preventivas ou terapêuticas?
- O risco para os meios-irmãos da paciente é de 50% ou insignificante, dependendo de qual dos pais transmitiu o alelo mutante para a paciente. O que a história da família revela, se é que revela alguma coisa, sobre o pai em comum entre a paciente e seus meios-irmãos? A mãe da paciente ainda está viva e disponível para testes?

Perguntas de Aconselhamento

- A paciente foi informada no momento do teste que os resultados podem ter implicações para outros membros da família? Ela entendeu que, antecipadamente, ela pode ser solicitada a alertar seus parentes?
- Quais são as razões para reter as informações? Há questões não resolvidas, como ressentimento, sentimentos de abandono, ou distanciamento emocional, que são fontes de dor psicológica que poderia ser resolvida para seu próprio benefício, bem como para ajudar a paciente a esclarecer a sua tomada de decisão?
- Os outros membros da família já estão cientes da possibilidade dessa doença hereditária, e eles fizeram uma escolha informada de não pedir os testes para si próprios? O alerta do profissional seria visto como uma intromissão indevida de informações psicologicamente prejudiciais, ou seu risco viria como uma surpresa completa?

Questões Jurídicas e Práticas

- O profissional tem as informações e os recursos necessários para entrar em contato com todos os meios-irmãos sem a cooperação da paciente?
- O profissional poderia ter chegado a um entendimento, ou até mesmo a um acordo formal, com a paciente, com antecedência, antes de realizar o teste, de que ela teria que informar seus irmãos? Será que pedir tal acordo seria visto como coercivo e levaria a paciente a privar-se de realizar o teste que ela precisa para ela e seus filhos?
- O que constitui a isenção adequada do dever do profissional alertar? É suficiente fornecer uma carta-formulário para a paciente mostrar aos parentes, revelando a quantidade mínima absoluta de informações necessárias para informar-lhes sobre um risco potencial?

explicitamente escolhido impor restrições adicionais sobre o uso ou divulgação de suas informações de saúde protegidas. Por exemplo, um indivíduo que tenha obtido um teste genético pode solicitar que o provedor de cuidados de saúde não divulgue os resultados do teste. Se o profissional de cuidados de saúde concordar com a restrição, a regra da HIPAA impede a divulgação de tais informações sem autorização para provedores de tratamento de outros membros da família que estejam buscando identificar seus próprios riscos de saúde genética. No entanto, o profissional de cuidados de saúde deve discutir tais restrições com o paciente antes de fazer o teste e não é obrigado a concordar com a restrição solicitada.

Embora o profissional que atua com genética seja mais bem informado sobre os aspectos clínicos da doença, a relevância da história familiar e a avaliação do risco familiar, as muitas controvérsias éticas e legais envolvendo a HIPAA, e o dever de alertar sugerem que a consulta com especialistas jurídicos e de bioética seja aconselhável quando surgir um conflito sobre a liberação de informações médicas do paciente.

Uso das Informações Genéticas por Empregadores e Seguradoras

O quarto princípio ético principal é a justiça — o requisito de que todos poderão se beneficiar igualmente dos progressos na genética médica. A justiça é uma grande preocupação na área do uso das informações genéticas no emprego e seguro de saúde. Se indivíduos saudáveis podem ter emprego ou seguro de saúde negados porque eles são portadores de uma predisposição genética para a doença, não era um problema resolvido nos Estados Unidos até a aprovação do *Genetic Information Nondiscrimination Act* (**GINA**, um ato de não discriminação de informação genética) de 2008. Sob a proteção dessa lei, os empregadores privados com 15 ou mais funcionários são proibidos de buscar deliberadamente ou utilizar as informações genéticas, incluindo a história familiar, para tomar uma decisão de emprego, porque as informações genéticas não foram consideradas pertinentes para a capacidade atual de um indivíduo de trabalhar. Da mesma forma, o GINA proíbe a maioria das seguradoras de saúde do grupo de seguros a negação ou ajuste dos prêmios de grupo com base nas informações genéticas de membros do grupo.

Fora dos Estados Unidos, no entanto, leis equivalentes ao GINA não foram aprovadas. Para alguns países com sistemas nacionais de saúde e seguros de saúde privados que não sejam classificados por risco, a discriminação genética no seguro de saúde pode não ser um problema. No entanto, para a maioria dos outros países (e na área do emprego em todos os outros países), há um acordo generalizado de que a discriminação genética não deveria ser permitida, mas a legislação que proíbe a prática ainda precisará ser promulgada.

De modo significativo, o GINA não se aplica na área seguro de vida, invalidez e de cuidados de longa duração. As seguradoras que vendem tais produtos insistem que elas devem ter acesso a todas as informações genéticas pertinentes sobre um indivíduo, que o indivíduo tenha de si mesmo ao tomar uma decisão de comprar uma dessas apólices. As companhias de seguros de vida calculam seus prêmios com base em tabelas atuariais da sobrevivência específica para cada idade, em média, na população; os prêmios não cobrirão as perdas se indivíduos com conhecimentos privados de que eles estão em maior risco para doença escondem essa informação e compram seguro de vida extra ou incapacidade de longo prazo, uma prática referida como **seleção adversa**. Se a seleção adversa fosse generalizada, os prêmios para toda a população teriam que aumentar para que, em essência, toda a população pudesse subsidiar o aumento da cobertura para uma minoria. É provável que a seleção adversa seja um fenômeno real em algumas circunstâncias; em um estudo de indivíduos assintomáticos, testados para o alelo *APOE* ε4, foi observado que aqueles que optaram por saber que tiveram resultados positivos no teste estavam quase seis vezes mais propensos a comprar um seguro de cuidados extras de longo prazo do que aqueles que não escolheram saber seu genótipo *APOE*. O conhecimento do indivíduo ser portador do alelo *APOE* ε4, no entanto, não afetou a compras de seguro de vida, de saúde ou de invalidez.

No momento, há poucas evidências de que as empresas de seguro de vida realmente estejam envolvidas em práticas discriminatórias de subscrição com base em testes genéticos. No entanto, o medo de tal discriminação e o impacto negativo que a discriminação teria na obtenção de testes clínicos para seu próprio benefício para a saúde de pessoas, bem como sobre sua disponibilidade para participar na pesquisa genética, têm levado a propostas de proibir o uso das informações genéticas em seguros de vida. No Reino Unido, por exemplo, as companhias de seguros de vida voluntariamente concordaram em uma moratória estendida sobre o uso das informações genéticas na maioria dos seguros de vida, exceto quando grandes apólices estão envolvidas ou no caso de doença de Huntington, para a qual é necessária a divulgação de um resultado positivo no teste pelo paciente.

Deve haver, no entanto, uma distinção clara entre o que já são manifestações fenotípicas de uma doença, como hipertensão, hipercolesterolemia e diabetes mellitus, e o que são alelos predisponentes, como mutações no *BRCA1* (Cap. 15) e alelos *APOE* ε4 (Caps. 8 e 18), que podem nunca resultar em doença evidente no indivíduo que é portador de tal alelo.

EFEITOS EUGÊNICOS E DISGÊNICOS DA GENÉTICA MÉDICA

O Problema da Eugenia

O termo **eugenia**, introduzido pelo primo de Darwin, Francis Galton, em 1883, refere-se à melhoria de uma população pela seleção de somente seus espécimes "melhores" para reprodução. Criadores de animais e vegetais têm seguido esta prática desde os tempos antigos. No final do século XIX, Galton e outros começaram a promover a ideia de usar a criação seletiva para melhorar a espécie humana, iniciando assim o chamado movimento de eugenia, que foi amplamente defendido pelo meio século seguinte. As assim chamadas qualidades ideais que o movimento de eugenia procurava promover, através do incentivo de determinados tipos de reprodução humana, eram mais frequentemente definidas por preconceitos sociais, étnicos e econômicos e alimentadas por sentimentos racistas e de rechaço na sociedade. O que agora consideraríamos uma falta de instrução era então descrito como "debilidade mental" familiar; o que agora chamaríamos de pobreza rural era considerado por eugenistas como sendo "preguiça" hereditária. As dificuldades científicas em determinar se traços ou características eram hereditários e em que extensão a hereditariedade contribui para um traço foram mal superestimadas porque a maioria dos traços humanos, mesmo aqueles com algum componente genético, são complexos em seu padrão de herança e são fortemente influenciados por fatores ambientais. Assim, em meados do século passado, muitos cientistas começaram a apreciar as dificuldades teóricas e éticas associadas aos programas de eugenia.

A eugenia é considerada como tendo sido amplamente desacreditada até que foi ressuscitada e usada na Alemanha nazista como uma justificativa para o assassinato em massa. No entanto, devemos salientar que, na América do Norte e na Europa, a esterilização involuntária de indivíduos institucionalizados, considerados mentalmente incompetentes ou com deficiência, foi realizada sob as leis aprovadas no início do século XX em apoio à eugenia e foi continuada por muitos anos após o regime nazista ter sido destruído.

Aconselhamento Genético e Eugenia

O aconselhamento genético, com o objetivo de ajudar os pacientes e suas famílias a controlar a dor e o sofrimento causados por doenças genéticas, não deve ser confundido com o objetivo eugênico de reduzir a incidência de doença genética ou a frequência dos alelos considerados deletérios na população. Ajudar os pacientes e familiares a tomarem decisões livres e informadas, particularmente sobre a reprodução, sem coação, constitui a base para o conceito do **aconselhamento não diretivo** (Cap. 16). A atuação não diretiva garante que a autonomia do indivíduo é fundamental e não deve ser subordinada para reduzir a carga de doença genética na sociedade ou para um objetivo teórico de "melhorar o *pool* genético", um conceito totalitário que ecoa a doutrina nazista da higiene racial. Alguns autores, no entanto, argumentaram que a verdadeira terapia não diretiva é um mito, muitas vezes aclamado, mas não é fácil de realizar, por causa das atitudes pessoais e dos valores que o aconselhador traz para a sessão de aconselhamento.

No entanto, apesar das dificuldades em se alcançar o ideal de aconselhamento não diretivo, os princípios éticos de respeito à autonomia, beneficência, evasão de maleficência e justiça continuam a ser o cerne de toda a prática de aconselhamento genético, particularmente no âmbito da tomada de decisão reprodutiva individual.

O Problema da Disgenia

O oposto da eugenia é a **disgenia**, uma deterioração na saúde e bem-estar de uma população por práticas que permitem o acúmulo de alelos deletérios. A esse respeito, o impacto de longo prazo das atividades em genética médica que podem afetar as frequências dos genes e a incidência de doenças genéticas pode ser difícil de prever.

No caso de alguns defeitos monogênicos, o tratamento médico pode ter um efeito disgênico ao reduzir a seleção contra um genótipo específico, permitindo, assim, que a frequência de genes nocivos e, consequentemente, de doença aumente. É provável que o efeito da seleção relaxada seja mais marcante para distúrbios autossômicos dominantes e ligados ao X do que para distúrbios autossômicos recessivos, nos quais a maioria dos alelos mutantes encontra-se em portadores heterozigotos silenciosos.

Por exemplo, se o sucesso do tratamento da distrofia muscular de Duchenne fosse alcançado, a incidência da doença aumentaria drasticamente, porque os genes *DMD* dos homens afetados então seriam transmitidos para todas as suas filhas. O efeito dessa transmissão seria aumentar significativamente a frequência de portadores na população. Em contraste, se todas as pessoas afetadas com fibrose cística pudessem sobreviver e se reproduzir a um ritmo normal, a incidência da doença subiria de um em 2.000 para apenas aproximadamente um em 1.550 ao longo de 200 anos. Doenças genéticas comuns com herança complexa, discutidas no Capítulo 8, poderiam teoricamente também se tornar mais comuns se a seleção fosse removida, embora seja provável que, como ocorre com as doenças autossômicas recessivas, a maioria dos muitos alelos de suscetibilidade é distribuída entre os indivíduos afetados. Consequentemente, a reprodução de pessoas afetadas teria pouco efeito sobre as frequências alélicas de suscetibilidade.

À medida que o diagnóstico pré-natal (Cap. 17) torna-se generalizado, um maior número de gestações em que o feto herdou um defeito genético pode ser interrompido. O efeito sobre a incidência geral da doença é bastante variável. Em um distúrbio como a doença de Huntington, o diagnóstico pré-natal e a interrupção da gravidez teriam um grande efeito sobre a incidência do gene responsável. Para a maioria dos outros distúrbios ligados ao X ou autossômicos dominantes graves, pode ocorrer alguma redução, mas a doença continuará a recorrer, devido a mutações novas. No caso de condições autossômicas recessivas, o efeito sobre a frequência do alelo mutante e, consequentemente, da doença, de abortar todas as gestações homozigóticas afetadas seria pequeno, porque a maioria desses alelos é transportada silenciosamente por heterozigotos.

Uma preocupação teórica é a extensão até a qual a interrupção da gravidez por razões genéticas é seguida por **compensação reprodutiva** — ou seja, pelo nascimento de crianças adicionais e não afetadas, muitas das quais são portadoras do gene deletério. Algumas famílias com doenças ligadas ao X optaram por interromper gestações em que o feto era masculino, mas claro, as filhas em tais famílias, embora não afetadas, podem ser portadoras. Assim, a compensação reprodutiva tem como consequência potencial aumentar em longo prazo a frequência da doença genética que levou à perda de uma criança afetada.

GENÉTICA NA MEDICINA

O século XX será lembrado como a era que começou com a redescoberta das leis de hereditariedade de Mendel e suas aplicações na biologia humana e na medicina, continuou com a descoberta do papel do DNA na hereditariedade e culminou com a conclusão do projeto genoma humano. No início do século XXI, a espécie humana tem, pela primeira vez:

- Uma sequência completa representativa do seu próprio DNA
- Um inventário abrangente, embora provavelmente incompleto, dos seus genes
- Um esforço vigoroso em curso para identificar e caracterizar as mutações e variantes polimórficas na sequência de DNA e no número de cópias
- Uma base de conhecimentos em rápida expansão, em que várias doenças e predisposições a doenças serão atribuídas a tal variação
- Novas tecnologias poderosas de sequenciamento que permitem que o sequenciamento do genoma ou exoma em uma pequena fração do custo da primeira sequência do genoma humano

Com tal conhecimento vêm juntas poderosas capacidades, bem como grandes responsabilidades. Em última análise, a **genética na medicina** não é sobre o conhecimento por si só, mas por uma questão de manter o bem-estar, melhorar a saúde, aliviar o sofrimento e melhorar a dignidade humana. O desafio de confrontar a todos nós, profissionais de saúde futura e membros da sociedade em geral, é para certificar-se de que os avanços no conhecimento sobre genética humana, genômica e tecnologia sejam usados com responsabilidade, de forma justa e humana.

REFERÊNCIAS GERAIS

Beauchamp TL, Childress JF: *Principles of biomedical ethics*, ed 5, New York, 2001, Oxford University Press.

Kevles D: *In the name of eugenics: genetics and the uses of human heredity*, Cambridge, Mass, 1995, Harvard University Press.

REFERÊNCIAS PARA TÓPICOS ESPECÍFICOS

Biesecker LG: Incidental variants are critical for genomics, *Am J Hum Genet* 92:648-651, 2013.

Elger B, Michaud K, Mangin P: When information can save lives: the duty to warn relatives about sudden cardiac death and environmental risks, *Hastings Center Report* 40:39-45, 2010.

HIPAA regulations on family history. http://www.hhs.gov/ocr/privacy/hipaa/faq/family_medical_history_information/index.html.

MacEwen JE, Boyer JT, Sun KY: Evolving approaches to the ethical management of genomic data, *Trends Genet* 29:375-382, 2013.

McGuire AL, Joffe S, Koenig BA, et al: Point-counterpoint. Ethics and genomic incidental findings, *Science* 340:1047-1048, 2013.

Offit K, Thom P: Ethicolegal aspects of cancer genetics, *Cancer Treat Res* 155:1-14, 2010.

Visscher PM, Gibson G: What if we had whole-genome sequence data for millions of individuals? *Genome Med* 5:80, 2013.

Yurkiewicz IR, Korf BR, Lehmann LS: Prenatal whole-genome sequencing—is the quest to know a fetus's future ethical? *N Engl J Med* 370:195-197, 2014.

PROBLEMAS

1. Um casal com dois filhos é encaminhado para o aconselhamento genético porque seu filho mais novo, um menino de 12 anos de idade, tem um distúrbio de movimento para o qual o teste para pesquisa de doença de Huntington juvenil (Caso 24) está sendo considerado. Quais são as considerações éticas para a família a respeito do teste?

2. Um projeto de pesquisa triou mais de 40.000 nascimentos consecutivos, aleatórios, para o número de cromossomos X e a presença de um cromossomo Y e correlacionou o cariótipo do cromossomo sexual com o sexo atribuído por inspeção visual na enfermaria neonatal. O objetivo do projeto era observar crianças com anormalidades dos cromossomos sexuais (Cap. 6) observando prospectivamente dificuldades do desenvolvimento. Quais são as considerações éticas na realização desse projeto?

3. No caso descrito no Quadro na seção sobre o dever de alertar, considere o que pode ser a sua atitude se você for o aconselhador genético e as doenças em questão forem as seguintes: câncer de mama e ovário hereditário, devido a mutações no *BRCA1* (Cap. 15) (Caso 7); hipertermia maligna devido a mutações no *RYR1* (receptor de rianodina) (Cap. 18); doença de Alzheimer precoce familiar devido a uma mutação no *PSEN1* (presenilina 1) (Cap. 12) (Caso 4); neurofibromatose devido a mutações no *NF1* (Cap. 7) (Caso 34); ou diabetes mellitus tipo 2 (Caso 35).

4. Elabore uma lista de uma dúzia de genes e doenças que você acredita que devam ser analisados como achados secundários durante um sequenciamento de exoma ou de genoma completo para doenças sem diagnóstico. Explique como e por que você escolheu cada um desses doze genes e condições.

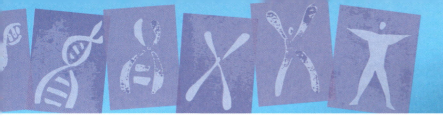

Estudos de Casos Clínicos Ilustrando os Princípios Genéticos

Estas 48 vinhetas clínicas ilustram os princípios genéticos e genômicos na prática da medicina. Cada vinheta é seguida de uma breve explicação ou descrição da doença e sua etiologia, fisiopatologia, fenótipo, tratamento e risco de herança. Essas explicações e descrições são baseadas no conhecimento e na compreensão atuais; portanto, como a maioria das coisas na medicina e na ciência, elas estão sujeitas ao refinamento e à alteração, à medida que nosso conhecimento e nossa compreensão evoluem. A descrição de cada caso utiliza a terminologia médica padrão; os leitores que forem estudantes poderão precisar, com isso, consultar um dicionário médico básico para explicações. Cada vinheta é também acompanhada por algumas questões que visam iniciar a discussão de alguns princípios de genética básica ou médica, ilustradas pelo caso.

Os casos não têm intenção de serem definitivos ou completos ou de estabelecer um padrão de cuidados; eles são simplesmente ilustrações da aplicação dos princípios genéticos e genômicos à prática médica. Embora os casos sejam vagamente baseados na experiência clínica, todos os indivíduos e detalhes médicos apresentados são fictícios.

Ada Hamosh, MD, MPH
Roderick R. McInnes, MD, PhD
Robert L. Nussbaum, MD
Huntington F. Willard, PhD
(Com a assistência de Emily C. Lisi, MS CGC e Nara Sobreira, MD)

APRESENTAÇÃO DOS CASOS

1. Síndrome de Stevens-Johnson Induzida pelo Abacavir/Necrólise Epidérmica Tóxica
2. Acondroplasia
3. Degeneração Macular Relacionada com a Idade
4. Doença de Alzheimer
5. Autismo/Síndrome da deleção 16p11.2
6. Síndrome de Beckwith-Wiedemann
7. Câncer Hereditário de Mama e Ovário
8. Doença de Charcot-Marie-Tooth Tipo 1A
9. Síndrome CHARGE
10. Leucemia Mieloide Crônica
11. Doença de Crohn
12. Fibrose Cística
13. Surdez (Não Sindrômica)
14. Distrofia Muscular de Duchenne
15. Polipose Adenomatosa Familiar
16. Hipercolesterolemia Familiar
17. Síndrome do X Frágil
18. Doença de Gaucher Tipo I (Não Neuronopática)
19. Deficiência de Glicose-6-Fosfato-Desidrogenase
20. Hemocromatose Hereditária
21. Hemofilia
22. Doença de Hirschsprung
23. Holoprosencefalia (Forma Não Sindrômica)
24. Doença de Huntington
25. Cardiomiopatia Hipertrófica
26. Diabetes Mellitus Insulino-dependente (Tipo 1)
27. Restrição de Crescimento Intra-uterino
28. Síndrome de QT Longo
29. Síndrome de Lynch
30. Síndrome de Marfan
31. Deficiência da Acil-Coa Desidrogenase de Cadeia Média
32. Síndrome de Miller-Dieker
33. Epilepsia Mioclônica com Fibras Vermelhas Anfractuadas
34. Neurofibromatose 1
35. Diabetes Mellitus Não Insulino-dependente (Tipo 2)
36. Deficiência de Ornitina Transcarbamilase
37. Doença do Rim Policístico
38. Síndrome de Prader-Willi
39. Retinoblastoma
40. Síndrome de Rett
41. Distúrbio do Desenvolvimento Sexual (Homem 46,XX)
42. Anemia Falciforme
43. Doença de Tay-Sachs
44. Talassemia
45. Deficiência de Tiopurina S-Metiltransferase
46. Trombofilia
47. Síndrome de Turner
48. Xeroderma Pigmentoso

CASO 1

SÍNDROME DE STEVENS-JOHNSON INDUZIDA PELO ABACAVIR/NECRÓLISE EPIDÉRMICA TÓXICA (Reação Imunológica Adversa a Droga Geneticamente Determinada)

Autossômica Dominante

PRINCÍPIOS

- Teste farmacogenético que tem sido amplamente adotado como padrão de atendimento
- Valores preditivos positivos e negativos significativos
- Diferenças étnicas na frequência do alelo de predisposição

PRINCIPAIS CARACTERÍSTICAS FENOTÍPICAS

- Manchas vermelhas/roxas generalizadas na pele e nas membranas de mucosa (olho, boca, órgãos genitais) 10 a 14 dias depois do início do tratamento antirretroviral com abacavir.
- Descamação de pele maior do que 30% de área de superfície corporal é referido como necrólise epidérmica tóxica; uma erupção semelhante, mas com formação de crosta de menos do que 10% de área de superfície corporal é referido como Síndrome de Stevens-Johnson.

HISTÓRIA E ACHADOS FÍSICOS

PR, um alemão de 37 anos de idade, foi admitido no hospital em 2001, com falta de ar e confusão, e verificou-se ter tanto pneumonia por *Pneumocystis carinii*, como encefalite por *Toxoplasma gondii*, infecções oportunistas que ocorrem comumente em humanos recém-diagnosticados com o vírus da imunodeficiência (HIV)-1 e Síndrome da Imunodeficiência Adquirida (SIDA). Sua contagem de células CD4 era de 2/mm³ e a carga viral HIV-1 era de 120.000 cópias/mL. Iniciou-se o tratamento com sulfametoxazol-trimetoprim, e com terapia antirretroviral (ART), que incluiu o nucleosídeo análogo inibidor de transcriptase reversa, abacavir. Tendo sua encefalite e pneumonia diagnosticadas, ele recebeu alta do hospital com tratamento antiparasitário oral.

Duas semanas após o início do ART, PR apresentou uma erupção cutânea macular generalizada, não febril, envolvendo as palmas das mãos e boca. A pressão arterial era 130/60 mm Hg, a temperatura era de 37,1 °C, a pulsação era de 88 batimentos/min, sua frequência respiratória era de 15 respirações/min, e saturação de oxigênio era de 96% no ar ambiente. Ele apresentava uma erupção cutânea disseminada com máculas discretas vermelho escuro em 90% da área de superfície do corpo, um descolamento de 5% da epiderme, ulcerações genitais, estomatite erosiva e hiperemia conjuntival com lesões, mas sem ceratite ou erosões corneanas. A aplicação de leve pressão na pele resultou em descamação da mesma (sinal de Nikolsky).

A biópsia da pele era compatível com a Síndrome Stevens-Johnson. Por causa dos relatórios anteriores de reações de hipersensibilidade cutânea ao tratamento com abacavir, a aplicação da droga foi interrompida, e o paciente foi transferido para uma unidade de queimados, monitorado para mais descamação da pele, e tratado com cuidados intensivos. A epiderme começou a curar na semana seguinte, e as lesões de pele foram completamente resolvidas em 3 semanas. Sua ART foi alterada para uma combinação de inibidores de protease e diferentes nucleosídeos análogos inibidores da transcriptase reversa sem recorrência da reação da pele. A sua carga viral

diminuiu para um nível indetectável, e a contagem de células CD4 voltou ao normal.

Um ano depois, quando a suscetibilidade aumentada para SJS pela terapia com abacavir mostrou-se dependente do genótipo dos antígenos dos leucócitos humanos (HLA), ele foi genotipado para HLA e foi encontrado ser portador do alelo de suscetibilidade SJS-abacavir HLA-B*5701.

BASES

Reações adversas a medicamentos são definidas como reações nocivas à utilização normal de um medicamento em doses corretas. A maioria (75% a 80%) de todas as reações adversas ao fármaco são causadas por efeitos não imunológicos previsíveis, alguns dos quais são devidos a diferenças, geneticamente determinadas, na farmacocinética ou na farmacodinâmica entre os indivíduos. Os restantes 20% a 25% dos eventos adversos a medicamentos são causados por efeitos, em grande parte, imprevisíveis que podem ou não ser imunomediados. As reações imunomediadas são responsáveis por 5% a 10% de todas as reações de hipersensibilidade a drogas e representam a verdadeira hipersensibilidade às drogas, as alergias a drogas com urticária ou inchaço de laringe e que são mediadas pela imunoglobulina E se inserem nesta categoria. Um tipo diferente de reação da pele, uma erupção cutânea maculopapular generalizada, também é comum com certos medicamentos, incluindo antibióticos a base de sulfa.

Uma reação adversa a droga particularmente perigosa é a mediada por célula T e que causa lesão nas membranas de mucosa e pele, referida como Síndrome de Stevens-Johnson (SJS), e sua manifestação mais grave e extrema é conhecida como a necrólise epidérmica tóxica (TEN) (Fig. C-1). Ambas, SSJ e TEN, são caracterizadas por mal-estar e febre, seguidos de rápido aparecimento de manchas roxas/vermelhas na pele, progredindo para descamação da pele, semelhante ao que é visto com uma queimadura térmica. Membranas de mucosa (olhos, boca, genitália) são frequentemente afetadas. Na SJS, a descamação da pele envolve menos do que 10% da área de superfície corporal, enquanto que TEN envolve a formação de crosta superior a 30% da área de superfície do corpo.

As características na pele dos pacientes SJS/TEN induzidas pelas drogas incluem necrose da epiderme que, em alguns casos, se estende através de toda a espessura da epiderme, como pode ser visto nas queimaduras térmicas, apoptose de queratinócitos, bolhas subepidérmicas e uma densidade de infiltrados dérmicos com linfócitos, assim como um número substancial de eosinófilos ou de neutrófilos.

A taxa de mortalidade em STS/TEN varia entre 10% a 30%. Embora SJS e TEN representem uma pequena fração de todas as reações a drogas imunomediadas, elas são particularmente severas e podem ser fatais.

Patogenia

SJS / TEN é mediada por células T citotóxicas. Estudos de imunologia molecular têm elucidado a razão pela qual a hipersensibilidade mediada por células T ocorre em indivíduos com o alelo

CASO 1 — SÍNDROME DE STEVENS-JOHNSON INDUZIDA PELO ABACAVIR/NECRÓLISE EPIDÉRMICA TÓXICA

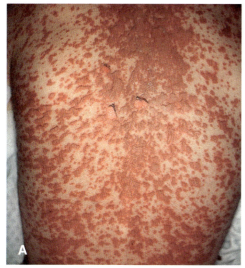

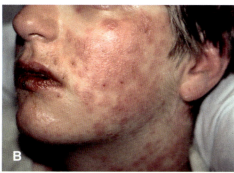

Figura C-1 A, Numerosas lesões coalescentes escuras com bolhas flácidas e vários sítios de descolamento epidérmico envolvendo 10% a 30% da superfície da pele. Esta extensão do descolamento epidérmico está na "zona de sobreposição" entre a síndrome de Stevens-Johnson e necrólise epidérmica tóxica. **B,** Síndrome de Stevens-Johnson, mostrando o envolvimento dos lábios e das membranas mucosas da boca. *Consulte Fontes e Agradecimentos.*

HLA-B*5701 tratados com abacavir. Em células cultivadas que expressam HLA-B*5701 na presença de abacavir, até 25% dos peptídeos presentes nas células de superfície de classe I apresentadoras de antígenos são peptídeos novos próprios e que não são observados na ausência de abacavir. O abacavir parece interagir especificamente com segmentos no sulco de ligação a peptídeos do alelo HLA-B*5701, alterando suas propriedades de ligação. Essa alteração permite que 2° HLA-B*5701 apresente novos peptídeos que parecem ter uma maior autorreatividade cruzada, incluindo os antígenos da pele. As drogas precipitam mais de 50% nos casos de SJS e até 95% nos casos de TEN.

Tratamento

A descontinuidade da droga e transferência para uma unidade de queimadura com cuidados intensivos são os pilares do tratamento. Outras terapias, como os corticosteroides sistêmicos e imunoglobulina intravenosa têm sido sugeridos, mas sem provas, até o presente momento, de serem benéficas ou prejudiciais.

Prevenção

O valor preditivo positivo de 50% para SJS ou TEN nos indivíduos portadores do alelo HLA-B*5701 tratados com abacavir e os quase 100% valor preditivo negativo para SJS ou TEN para os indivíduos tratados com abacavir que não possuem HLA-B*5701 levou a Sociedade Americana de Doenças Infecciosas (Infectious Diseases Society of America) e outros serviços de saúde internacional a exigirem, como um padrão de atendimento, que somente os indivíduos que não têm o alelo HLA-B*5701 poderiam receber a terapia com abacavir. Entretanto, a variação na frequência do alelo nas diferentes populações, e a viabilidade de outro nucleosídeo análogo inibidor de transcriptase reversa que minimize o potencial de causar SJS/TEN levou a um vívido debate sobre se o custo benefício de se genotipar HLA-B antes do início do tratamento com abacavir em todo paciente seria necessário, ou se o teste deveria ser considerado apenas para os indivíduos de etnia reconhecidamente com alta frequência do alelo HLA-B*5701. No entanto, a combinação do valor preditivo positivo de 50%, do valor preditivo negativo muito alto, e a natureza ameaçadora da SJS/TEN tornou a genotipagem uma escolha razoável em todos os pacientes, para os quais o tratamento com abacavir esteja sendo considerado, independentemente da origem étnica.

RISCO DE HERANÇA

Tal como acontece com todos os alelos HLA (Capítulo 8), a herança é autossômica codominante. Estudos de grandes grupos de pacientes tratados com o abacavir demonstraram que aproximadamente 50% dos pacientes portadores do alelo HLA-B*5701 vão desenvolver a SJS ou TEN, enquanto que nenhum dos pacientes sem este antígeno irão desenvolver essas condições.

A frequência do alelo HLA-B*5701 (e, portanto, o risco de desenvolver SJS e TEN induzidas por abacavir) difere muito entre os vários grupos étnicos (Quadro).

População	Frequência do alelo HLA-B*5701 (%)
Caucasiana	8-10
Afro-americana	2,5
Chinesa	0-2
Sul-indiana	5-20
Tailandesa	4-10

Associações semelhantes entre SJS ou TEN e outros alelos de HLA foram observadas com o fármaco antiepiléptico carbamazepina (HLA-B*1502), o medicamento para baixar o ácido úrico alopurinol (HLA-B*5801) utilizado para a gota, e outros medicamentos vulgarmente utilizados.

QUESTÕES PARA DISCUSSÃO EM PEQUENOS GRUPOS

1. Proponha um mecanismo pelo qual a SJS/TEN pode surgir em indivíduos com diferentes alelos HLA-B, quando expostos a diferentes drogas.
2. Por que pode haver diferentes frequências dos vários alelos HLA-B em diferentes grupos étnicos?

REFERÊNCIAS

Downey A, Jackson C, Harun N, et al: Toxic epidermal necrolysis: review of pathogenesis and management, *J Am Acad Dermatol* 66:995-1003, 2012.

Mallal S, Phillips E, Carosi G, et al: HLA-B*5701 screening for hypersensitivity to abacavir, *N Engl J Med* 358:568-579, 2008.

Martin MA, Kroetz DL: Abacavir pharmacogenetics - from initial reports to standard of care, *Pharmacotherapy* 33:765-775, 2013.

Mockenhaupt M, Viboud C, Dunant A, et al: Stevens-Johnson syndrome and toxic epidermal necrolysis: assessment of medication risks with emphasis on recently marketed drugs: the EuroSCAR-study, *J Invest Dermatol* 128:35-44, 2008.

CASO 2

ACONDROPLASIA (Mutação em *FGFR3*, MIM 100800)
Autossômica Dominante

PRINCÍPIOS

- Mutações de ganho de função
- Idade paterna avançada
- Mutação *de novo*

PRINCIPAIS CARACTERÍSTICAS FENOTÍPICAS

- Idade de início: pré-natal
- Baixa estatura rizomélica
- Megaloencefalia
- Compressão da medula espinhal

HISTÓRIA E ACHADOS FÍSICOS

P.S., uma mulher saudável de 30 anos de idade, estava na 27ª semana de gestação de seu primeiro filho. Um exame ultrassonográfico do feto com 26 semanas de gestação identificou um feto do sexo feminino com macrocefalia e rizomelia (encurtamento dos segmentos proximais das extremidades). O esposo de P.S. tinha 45 anos de idade e era saudável; ele tinha três filhos saudáveis do casamento anterior. Nenhum dos genitores possui histórico familiar de displasia esquelética, defeitos congênitos ou distúrbios genéticos. O obstetra explicou aos pais que seu feto possuía as características da acondroplasia. A menina nasceu após 38 semanas de gestação por cesariana. Apresentava características físicas e radiológicas de acondroplasia, incluindo bossa frontal, megaloencefalia, hipoplasia da face média, cifose lombar, extensão limitada do cotovelo, rizomelia, mãos em tridente, braquidactilia e hipotonia. Compatível com suas características físicas, os testes de DNA identificaram uma mutação 1138G>A, levando a uma substituição da glicina pela arginina no códon 380 (Gly380Arg) de gene do receptor 3 do fator de crescimento do fibroblasto (*FGFR3*).

BASES

Etiologia e Incidência da Doença

A acondroplasia (MIM 100800), a causa mais comum de nanismo humano, é um distúrbio autossômico dominante causado por mutações específicas no gene *FGFR3*; duas mutações, 1138G>A (~98%) e 1138G>C (~1 a 2%), são responsáveis por mais de 99% dos casos de acondroplasia, e ambas resultam numa substituição Gly380Arg. A acondroplasia possui uma incidência de 1 em 15.000 até 1 em 40.000 nativivos, e afeta todos os grupos étnicos.

Patogenia

O FGFR3 é um receptor de tirosina quinase transmembrana que se liga a fatores de crescimento dos fibroblastos. A ligação desses fatores ao domínio extracelular de FGFR3 ativa o domínio intracelular de tirosina quinase do receptor e inicia uma cascata de sinalização. No osso endocondral, a ativação do FGFR3 inibe a proliferação dos condrócitos na placa de crescimento e, assim, ajuda a coordenar o crescimento e a diferenciação dos condrócitos com o crescimento e a diferenciação das células progenitoras do osso.

As mutações em *FGFR3* associadas à acondroplasia são mutações de ganho de função que causam ativação do FGFR3 independente do ligante. Essa ligação constitutiva de FGFR3 inibe de forma inadequada a proliferação de condrócitos na placa de crescimento e, consequentemente, leva ao encurtamento dos ossos longos, bem como à diferenciação anormal dos outros ossos.

A guanina na posição 1138 no gene *FGFR3* é um dos nucleotídeos mais mutáveis identificado dentre todos os genes humanos. A mutação desse nucleotídeo é responsável por quase 100% das acondroplasias; mais de 80% dos pacientes possuem uma mutação *de novo*. Tais mutações *de novo* ocorrem exclusivamente na linhagem germinativa paterna e aumentam em frequência com a idade paterna avançada (>35 anos) (Capítulo 7).

Fenótipo e História Natural

Os pacientes com acondroplasia apresentam-se ao nascimento com encurtamento rizomélico dos braços e pernas, tronco relativamente longo e estreito, configuração das mãos em tridente e macrocefalia com hiplopasia da face média e testa proeminente. Possuem um comprimento ao nascer que, em geral, é ligeiramente menor do que o normal, embora ocasionalmente situado no valor mínimo da faixa normal; seu comprimento ou peso caem progressivamente para muito abaixo da faixa normal à medida que crescem.

Geralmente, os pacientes têm inteligência normal, embora a maioria tenha um desenvolvimento motor atrasado. Esse atraso resulta de uma combinação de hipotonia, articulações hiperextensíveis (embora os cotovelos possuam extensão e rotação limitadas), dificuldade mecânica de equilibrar suas cabeças grandes e, menos comumente, estenose do forame magno com compressão do tronco encefálico.

O crescimento anormal do crânio e dos ossos faciais resulta em hiplopasia da face média, uma base craniana pequena e forames cranianos pequenos. A hiplopasia da face média causa aglomeração dentária, apneia obstrutiva e otite média. Acredita-se que o estreitamento dos forames jugulares aumente a pressão venosa intracraniana e, consequentemente, cause hidrocefalia. O estreitamento do forame magno frequentemente causa compressão do tronco encefálico na junção craniocervical em aproximadamente 10% dos pacientes e resulta na frequência aumentada de hipotonia, quadriparesia, atraso no crescimento e desenvolvimento, apneia central e morte súbita. De 3% a 7% dos pacientes morrem de forma inesperada durante seu primeiro ano de vida, devido à compressão do tronco cerebral (apneia central) ou apneia obstrutiva. Outras complicações médicas incluem obesidade, hipertensão, estenose da espinha lombar que piora com a idade, e joelho varo.

Tratamento

Suspeitado com base nas características clínicas, o diagnóstico da acondroplasia geralmente é confirmado pelos achados radiográficos. Os testes de DNA para mutações no gene *FGFR3* podem ser úteis em casos ambíguos, mas geralmente não são necessários para se fazer o diagnóstico.

Por toda vida, o controle deve focar na antecipação e no tratamento das complicações da acondroplasia. Durante a lactância e o início da infância, os pacientes devem ser monitorados quanto à otite média crônica, hidrocefalia, compressão do tronco cerebral e apneia obstrutiva, e receber tratamento quando necessário. O tratamento dos pacientes com compressão do tronco encefálico por descompressão da junção craniocervical geralmente resulta em melhora significativa da função neurológica. Durante o final da infância e o início da vida adulta, os pacientes devem ser monitorados quanto à estenose espinal sintomática, ao joelho varo sintomático, à obesidade, à hipertensão, às complicações dentárias e à otite média crônica, e tratados quando necessário. O tratamento da estenose espinhal geralmente requer descompressão cirúrgica e estabilização da coluna. A obesidade é difícil de se prevenir

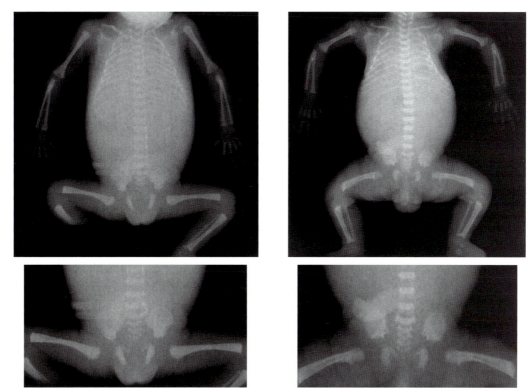

Figura C-2 Radiografias de um feto normal com 34 semanas (à esquerda) e de um feto com acondroplasia com 34 semanas (à direita). A comparação dos quadros superiores mostra rizomelia e posicionamento dos dedos em tridente no feto com acondroplasia. A comparação dos quadros inferiores ilustra o estreitamento caudal da distância interpedicular no feto com acondroplasia, contra o alargamento no feto normal. Além disso, o feto com acondroplasia possui asas ilíacas pequenas, com formato de orelhas de elefante e estreitamento da incisura sacrociática. *Consulte Fontes e Agradecimentos.*

e controlar, e geralmente traz complicações ao tratamento da apneia obstrutiva e dos problemas das articulações e da coluna.

Os pacientes devem evitar atividades em que há risco de lesão à junção craniocervical, tais como esportes de colisão, o uso de um trampolim, o mergulho das pranchas, saltos na ginástica, e pendurar-se de cabeça para baixo dos joelhos ou pés em equipamentos de *playground*.

Tanto a terapia com hormônio do crescimento quanto o alongamento cirúrgico das pernas têm sido realizados para o tratamento da baixa estatura. Ambas as terapias permanecem controversas.

Além do tratamento dos seus problemas médicos, os pacientes quase sempre precisam de ajuda para seu ajustamento social, quer devido ao impacto psicológico de sua aparência e baixa estatura, quer devido às incapacidades físicas. A assistência de grupos de suporte baseia-se em proporcionar a interação com pessoas afetadas de modo semelhante e em oferecer programas de integração social.

RISCO DE HERANÇA

Para pais normais com um filho afetado por acondroplasia, o risco de recorrência para seus próximos filhos é baixo, mas provavelmente maior do que na população geral, pois o mosaicismo envolvendo a linhagem germinativa, embora extremamente raro na acondroplasia, já foi documentado. Para os relacionamentos, nos quais um parceiro é afetado pela acondroplasia, o risco de recorrência em cada filho é de 50%, pois a acondroplasia é um distúrbio autossômico dominante com penetrância completa. Para relacionamentos, nos quais ambos os parceiros são afetados, cada filho possui um risco de 50% de ter acondroplasia, um risco de 25% de ter a forma homozigota letal, e 25% de chance de ter uma estatura normal. O nascimento de um bebê de estatura normal de uma mãe acondroplásica requer cesariana.

O diagnóstico pré-natal antes de 20 semanas de gestação está disponível apenas por testes moleculares do DNA fetal, embora o diagnóstico possa ser feito mais tarde na gestação por análise de uma radiografia do esqueleto fetal (Fig. C-2). As características da acondroplasia não podem ser detectadas por ultrassonografia pré-natal antes de 24 semanas de gestação, enquanto a displasia tanatofórica, mais grave, pode ser detectada mais cedo.

QUESTÕES PARA DISCUSSÃO EM PEQUENOS GRUPOS

1. Cite outros distúrbios cujas frequências são elevadas com o aumento da idade paterna. Quais os tipos de mutações associados com esses distúrbios?
2. Discuta possíveis razões pelas quais as mutações em *FGFR3* 1138G>A e 1138G>C surgem exclusivamente durante a espermatogênese.
3. A síndrome de Marfan, a doença de Huntington e a acondroplasia surgem como resultado de mutações dominantes de ganho de função. Compare e contraste os mecanismos patológicos dessas mutações de ganho de função.
4. Além da acondroplasia, mutações no gene *FGFR3* com ganho de função estão associadas à hipocondroplasia e à displasia tanatofórica. Explique de que modo a gravidade fenotípica desses três distúrbios se correlaciona com o nível de atividade tirosina quinase do FGFR3 constitutivo.

REFERÊNCIAS

Pauli RM: Achondroplasia. Available from: http://www.ncbi.nlm.nih.gov/books/NBK1152/.

Wright MJ, Irving MD: Clinical management of achondroplasia, *Arch Dis Child* 97:129-134, 2012.

CASO 3

DEGENERAÇÃO MACULAR RELACIONADA COM A IDADE
(Variantes do Fator H, MIM 603075)

Multifatorial

PRINCÍPIOS

- Herança complexa
- Alelos de predisposição e resistência, em vários *loci*
- Interação gene-ambiente (tabagismo)

PRINCIPAIS CARACTERÍSTICAS FENOTÍPICAS

- Idade de início: > 50 anos
- Perda gradual da visão central
- Drusas na mácula
- Alterações no epitélio pigmentar da retina
- Neovascularização (na forma "úmida")

HISTÓRIA E EXAME FÍSICO

C.D., uma mulher de 57 anos, apresenta-se no seu oftalmologista para exames de vista rotineiros. Ela não foi avaliada nos últimos 5 anos. Não relata mudanças na acuidade visual, mas percebeu que demora mais para se adaptar a mudanças no nível da luz. Sua mãe ficou cega devido à degeneração macular relacionada com a idade aos 70 anos. C.D. fuma um maço de cigarros por dia. No exame da retina, apresenta muitas drusas, depósitos amarelos encontrados abaixo do epitélio pigmentar da retina. Alguns são grandes e macios. Ela é informada de que possui as características iniciais de degeneração macular relacionada com a idade, causando perda da visão central que pode progredir à cegueira total com o tempo. Embora não exista um tratamento específico para o distúrbio, a cessação do tabagismo e a administração oral de antioxidantes (vitaminas C, E e betacaroteno) e zinco são recomendadas como atitudes que ela pode tomar para retardar a progressão da doença.

BASES

Etiologia e Incidência da Doença

A degeneração macular relacionada com a idade (DMI, MIM 603075) é uma doença degenerativa progressiva da mácula, a região da retina responsável pela visão central, que é essencial para a visão fina (p. ex., leitura). É uma das formas mais comuns de cegueira na terceira idade. Os primeiros sinais ocorrem em 30% de todos os indivíduos acima de 75 anos; cerca de um quarto destes indivíduos possui doença grave com perda visual significativa. A DMI é raramente encontrada em indivíduos com menos de 55 anos. Aproximadamente 50% do risco genético atribuído à população se deve a uma variante polimórfica, Tyr402His, no gene do fator de complemento H (*CFH*). Ao contrário, variantes polimórficas em dois outros genes da via alternativa de complemento, o fator B (*CFB*) e a fração 2 do complemento (C2), conferem um risco significativamente reduzido de DMI (Cap. 10).

Além dos polimorfismos nos três genes dos fatores de complemento, mutações em outros *loci* foram implicadas em uma pequena porcentagem de pacientes com DMI, e eles foram classificados como ARMD1 e ARMD12, dependendo de gene de suscetibilidade. Em 7 de 402 pacientes com a doença, diferentes mutações *missense* heterozigotas foram identificadas no gene *FBLN5* que codifica a fibulina 5, um componente da matriz extracelular envolvido na montagem de fibras de elastina. Todos os pacientes apresentaram pequenas drusas circulares e descolamentos da retina. A DMI também foi vista entre parentes de pacientes com a doença de Stargardt, uma forma recessiva de início precoce da degeneração macular vista em indivíduos homozigotos para mutações no gene *ABCA4*. Os parentes afetados eram heterozigotos para mutações *ABCA4*. Outros genes ARMD incluem *FBLN6, ERCC6, RAXL1, HTRA1, ARMS2, C3, TLR4, CST3* e *CX3CR1*. Mutações em cada um destes *loci* respondem por apenas uma pequena proporção do grande número de indivíduos com DMI.

Patogenia

A biopatologia da DMI é caracterizada por inflamação. A visão atual é que os eventos inflamatórios característicos do envelhecimento possuem um impacto maior na retina de indivíduos predispostos à DMI, devido à atividade reduzida da via alternativa do complemento na limitação da resposta inflamatória. A inflamação danifica os fotorreceptores da mácula, causando atrofia da retina. A DMI é, ainda, dividida nos tipos "seca" (atrófica) e "úmida" (neovascular ou exsudativa). A DMI inicial geralmente é seca. A DMI seca é caracterizada por drusas grandes e moles, sua marca clínica e patológica. As drusas são depósitos de material extracelular, localizados atrás da retina, na região da mácula. Embora drusas pequenas e "duras", que são pequenos depósitos granulares comumente encontrados em retinas normais não estejam associadas à degeneração macular, as drusas grandes e moles estão fortemente associadas à DMI e são precursoras de danos à retina. À medida que a DMI progride, ocorrem o afinamento e a perda de tecido retiniano focal ou em pequenas áreas. Em cerca de 10% dos pacientes, ocorre um remodelamento do epitélio pigmentar da retina no local de drusas grandes e moles. Ocorre a invasão do espaço sub-retiniano por novos vasos sanguíneos (neovascularização) que crescem a partir da coroide. Esses vasos são frágeis, rompendo-se e sangrando na retina, resultando em DMI úmida.

A drusa contém fatores do complemento, incluindo CFH. Tendo em vista que o CFH é um regulador negativo da cascata alternativa de complemento e que a variante Tyr402His é menos capaz de inibir a ativação do complemento, é provável que a Tyr402His seja uma variante funcional que causa predisposição à DMI. De forma importante, as variantes de CFH conferem um risco aumentado, tanto para a forma úmida quanto para a seca, sugerindo que estas duas manifestações da doença possuam uma origem comum.

As variantes Leu9His e Arg32Gln no fator B e as variantes Glu318Asp e DO íntron10 do componente do complemento 2 reduzem substancialmente o risco para DMI (*odds ratio* de 0,45 e 0,36, respectivamente). O mecanismo pelo qual as variantes dos genes do fator B e do componente do complemento 2 diminuem o risco para DMI ainda não é conhecido, mas também é provável que isso ocorra por meio dos seus efeitos na ativação do complemento.

Embora esteja claro que os fatores ambientais contribuam para a DMI, o único fator de risco não genético identificado até o momento é o tabagismo. Curiosamente, o tabagismo diminui significativamente os níveis séricos de CFH. A razão para a epidemia de DMI em países desenvolvidos é desconhecida.

CASO 3 — DEGENERAÇÃO MACULAR RELACIONADA COM A IDADE

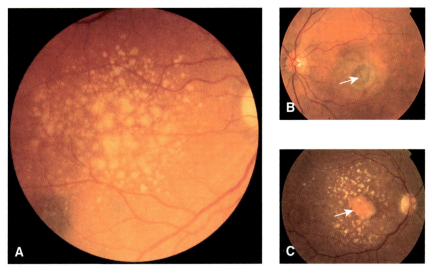

Figura C-3 A, Imagem fundoscópica de numerosas drusas grandes e macias ne região da fóvea e ao redor (DMI seca). **B,** Neovascularização e cicatrização na região da fóvea (seta). **C,** Área de afinamento e perda do tecido retiniano na fóvea ("atrofia geográfica"; *seta*), que tende a proteger contra a neurovascularização. *Consulte Fontes e Agradecimentos.*

Fenótipo e História Natural

A DMI leva a alterações na retina central que são facilmente detectáveis pela oftalmoscopia (Fig. C-3). Os pacientes reclamam de perda de visão central, o que torna ler e dirigir ações difíceis ou impossíveis. A perda visual geralmente é lentamente progressiva na DMI seca. Por outro lado, o sangramento resultante da neovascularização pode levar ao deslocamento da retina ou ao sangramento embaixo dela, causando uma perda rápida da visão. A visão periférica geralmente é preservada.

Tratamento

Não existe tratamento específico para a DMI do tipo seca. A cessação do tabagismo é fortemente recomendada. Grandes ensaios clínicos sugerem que o uso de antioxidantes (vitaminas A e E, betacaroteno) e de zinco pode retardar a progressão da doença em indivíduos com várias drusas de tamanho intermediário ou uma grande drusa. O betacaroteno provavelmente não deve ser usado por fumantes, pois alguns estudos sugerem que ele aumenta o risco de câncer de pulmão ou de doença cardíaca coronariana.

Para a DMI do tipo úmida, a fotocoagulação com *laser* térmico, a terapia fotodinâmica e a injeção intravítrea de um inibidor do fator de crescimento vascular endotelial (pegaptanib) podem diminuir a taxa de perda visual.

RISCO DE HERANÇA

O papel das influências genéticas e ambientais é demonstrado por estudos com gêmeos, mostrando concordância de 37% em gêmeos monozigóticos, muito distante dos 100% esperados para um traço puramente genético, mas ainda significativamente maior do que os 19% de concordância em gêmeos dizigóticos, indicando que existe uma contribuição genética relevante para o distúrbio. Parentes de primeiro grau de pacientes apresentam um risco 4,2 vezes maior para a doença, quando comparados à população geral. Assim, a DMI cai na categoria de uma doença com traço geneticamente complexo. Apesar de grandes evidências para a agregação familiar na DMI, a maioria dos indivíduos afetados não está em famílias nas quais existe um padrão mendeliano claro para a herança.

QUESTÕES PARA DISCUSSÃO EM PEQUENOS GRUPOS

1. De que maneira as mutações em um fator de complemento podem contribuir para uma doença limitada ao olho?
2. Sugira outros tipos de proteínas que possam estar envolvidas na DMI.
3. Discuta possíveis razões para mutações em *ABCR* contribuírem para uma DMI de proporção tão pequena, se elas são a principal causa da doença de Stargardt.
4. Como anticorpos contra o fator de crescimento endotelial vascular ajudam na DMI do tipo úmida? Sugira outras doenças, para as quais este tratamento possa ser eficaz sozinho ou em conjunção com outras terapias.

REFERÊNCIAS

Arroyo JG: 2000 Age-related macular degeneration. Available at: http://uptodate.com.
Fritsche LG, Fariss RN, Stambolian D, et al: Age-related macular degeneration: genetics and biology coming together, *Ann Rev Genomics Hum Genet* 15:5.1-5.21, 2014.
Holz FG, Schmitz-Valkenberg S, Fleckenstein M: Recent developments in the treatment of age-related macular degeneration, *J Clin Invest* 124:1430-1438, 2014.
Kourlas H, Schiller DS: Pegaptanib sodium for the treatment of neovascular agerelated macular degeneration: a review, *Clin Ther* 28:36-44, 2006.
Ratnapriya R, Chew EY: Age-related degeneration - clinical review and genetics update, *Clin Genet* 84:160-166, 2013.

CASO 4

DOENÇA DE ALZHEIMER (Disfunção Neuronal Cerebral e Morte, MIM 104300)

Multifatorial ou Autossômica Dominante

PRINCÍPIOS

- Expressividade variável
- Heterogeneidade genética
- Dosagem gênica
- Ganho tóxico de função
- Modificador de risco

PRINCIPAIS CARACTERÍSTICAS FENOTÍPICAS

- Idade de início: do meio para o fim da vida adulta
- Demência
- Placas β-amiloides
- Emaranhados neurofibrilares
- Angiopatia amiloide

HISTÓRIA E EXAME FÍSICO

L.W. era uma mulher idosa com demência. Oito anos antes da sua morte, ela e sua família notaram uma deficiência na sua memória recente. Inicialmente, elas relacionaram essa perda de memória à tendência normal ao esquecimento da "idade avançada"; entretanto, seu declínio cognitivo continuava, e progressivamente interferia em sua capacidade de dirigir, fazer compras e cuidar de si própria. L.W. não tinha sintomas que sugerissem doença na tireoide, deficiência de vitamina, tumor cerebral, intoxicação por fármacos, infecção crônica, depressão ou derrame; a imagem de ressonância magnética mostrava uma atrofia cortical difusa. O irmão, o pai e dois outros parentes paternos de L.W. tinham morrido devido à demência em torno dos 70 anos. Um neurologista explicou para L.W. e sua família que o envelhecimento normal não está associado a declínios drásticos na memória ou no julgamento, e que o declínio da cognição com distúrbio do comportamento e comprometimento das atividades diárias sugeriam um diagnóstico clínico de demência familiar, possivelmente doença de Alzheimer. A suspeita da doença de Alzheimer foi reforçada pelo genótipo de sua apolipoproteína E: *APOE* ε4/ε4. A condição de L.W. deteriorou-se rapidamente durante o ano seguinte, e ela morreu num hospício aos 82 anos de idade. Sua autópsia confirmou o diagnóstico de doença de Alzheimer.

BASES

Etiologia e Incidência da Doença

Aproximadamente 10% dos indivíduos com mais de 70 anos de idade têm demência, e cerca da metade deles tem a doença de Alzheimer (DA, MIM 104300). A DA é uma doença pan-étnica, geneticamente heterogênea; menos de 5% dos pacientes têm a doença familiar de início precoce, de 15% a 25% têm a doença familiar de início tardio, e 75% têm a doença esporádica. Aproximadamente 10% da DA familiar exibe herança autossômica dominante; os demais exibem herança multifatorial.

Uma evidência atual sugere que defeitos no metabolismo da proteína precursora β-amiloide causam a disfunção e a morte neuronal observada na DA. Em concordância com essa hipótese, foram identificadas mutações associadas com a DA autossômica dominante de início precoce no gene da proteína precursora β-amiloide (*APP*), no gene da presenilina 1 (*PSEN1*) e no gene da presenilina 2 (*PSEN2*) (Caps. 8 e 12). A prevalência de mutações nestes genes varia enormemente, dependendo do critério de inclusão do estudo; de 20% a 70% dos pacientes com DA autossômica dominante de início precoce têm mutações no *PSEN1*, 1% a 2% têm mutações no *APP*, e menos de 5% têm mutações no *PSEN2*.

Nenhuma causa mendeliana de DA de início tardio foi identificada; entretanto, tanto a DA familiar quanto a DA esporádica de início tardio estão fortemente associadas ao alelo ε4 do gene da apolipoproteína E (*APOE*; Cap. 8). A frequência de ε4 é de 12% a 15% em controles normais, comparada com 35% em todos os pacientes com DA, e de 45% em pacientes com história familiar de demência.

Há evidência de pelo menos uma dezena de *loci* DA adicionais no genoma. As evidências também sugerem que polimorfismos no DNA mitocondrial podem ser fatores de risco na doença de Alzheimer. Finalmente, houve associações entre DA e diversos polimorfismos em muitos outros genes.

Patogenia

Como discutido no Capítulo 12, a proteína precursora de β-amiloide (*APP*) sofre uma clivagem endoproteolítica para produzir peptídeos com atividade neurotrófica e de neuroproteção. A clivagem da APP dentro do compartimento endossômico-lisissômico produz um peptídeo carboxiterminal de 40 aminoácidos ($A\beta_{40}$). A função do $A\beta_{40}$ é desconhecida. Por outro lado, a clivagem da APP no retículo endoplasmático ou *cis*-Golgi produz um peptídeo carboxiterminal de 42 ou 43 aminoácidos ($A\beta_{42/43}$). O $A\beta_{42/43}$ agrega-se prontamente e é neurotóxico *in vitro* e possivelmente *in vivo*. Pacientes com DA têm aumento significativo de agregados de $A\beta_{42/43}$ nos seus cérebros. Mutações em *APP*, *PSEN1* e *PSEN2* aumentam a produção relativa ou absoluta de $A\beta_{42/43}$. Por volta de 1% dos casos de DA ocorrem em pacientes com síndrome de Down, que possuem expressão abundante de βAPP (visto que o gene para βAPP está no cromossomo 21) e, consequentemente, $A\beta_{42/43}$. O papel do *APOE* ε4 está claro, mas o mecanismo é incerto.

A DA é um distúrbio neurodegenerativo central, especialmente de neurônios colinérgicos do hipocampo, da área de associação neurocortical, e outras estruturas límbicas. Alterações neuropatológicas incluem atrofia cortical, placas neuríticas extracelulares, emaranhados neurofibrilares intraneuronais (Fig. C-4) e depósitos de amiloide nas paredes das artérias cerebrais. As placas neuríticas (Fig. C-4) contêm muitas proteínas diferentes, incluindo a $A\beta_{42/43}$ e a apolipoproteína E. Os emaranhados neurofibrilares são compostos predominantemente de proteínas tau hiperfosforiladas. As proteínas tau ajudam a manter a integridade dos neurônios, do transporte axonal e da polaridade axonal por proverem a montagem e a estabilidade dos microtúbulos.

Fenótipo e História Natural

A DA é caracterizada por uma perda progressiva da função cognitiva incluindo a memória recente, o raciocínio abstrato, a concentração, a linguagem, a percepção visual e a função visual-espacial. Começando com uma súbita falha de memória, a DA é quase sempre atribuída inicialmente a um "esquecimento" benigno. Alguns pacientes reconhecem seu declínio cognitivo e se tornam ansiosos e frustrados, enquanto outros não o percebem. Por fim, os pacientes tornam-se incapazes para trabalhar e necessitam de supervisão. Etiqueta social e

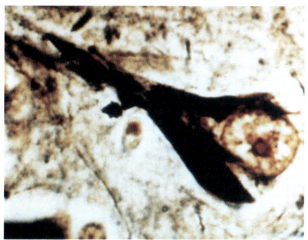 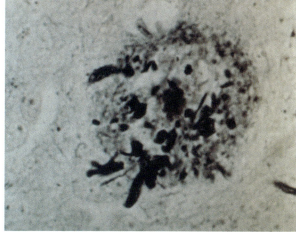

Figura C-4 Um emaranhado neurofibrilar (à esquerda) e uma placa neurítica (à direita) observados em um exame histopatológico do cérebro de um indivíduo com a doença de Alzheimer. *Consulte Fontes e Agradecimentos.*

conversações superficiais quase sempre são mantidas surpreendentemente bem. Por último, a maioria dos pacientes desenvolve rigidez, mutismo e incontinência, e acabam acamados. Outros sintomas associados à DA incluem agitação, reclusão da convivência social, alucinações, convulsões, mioclonia e traços parkinsonianos. A morte geralmente resulta de subnutrição, infecção ou doença cardíaca.

Com exceção da idade de início, a DA de início precoce e a DA de início tardio são clinicamente indistinguíveis. Mutações no gene *PSEN1* são completamente penetrantes e geralmente causam uma doença de progressão rápida, com início em média aos 45 anos de idade. As mutações em *APP* são completamente penetrantes e causam uma taxa de progressão da DA semelhante à da forma de início tardio; a idade de início varia de 40 a 60 anos. As mutações no *PSEN2* podem não ser completamente penetrantes e geralmente causam doença de progressão lenta, com início variando de 40 a 75 anos de idade. Ao contrário da DA de início precoce, a DA de início tardio desenvolve-se depois dos 60 a 65 anos de idade; a duração da doença é geralmente de 8 a 10 anos, embora a faixa possa variar de 2 a 25 anos. Tanto para a DA de início tardio quanto para a DA secundária a mutações em *APP*, o alelo ε4 de *APOE* é um modificador de início dependente de dose, o que significa que a idade de início da doença varia inversamente ao número de cópias do alelo ε4 (Cap. 8).

Tratamento

Exceto nos pacientes de famílias com segregação de uma mutação associada à DA, os portadores de demência só podem ser definitivamente diagnosticados pela autópsia; no entanto, preenchendo rigorosamente os critérios diagnósticos, uma suspeita clínica de DA é confirmada por exames neuropatológicos em 80% a 90% das vezes. A precisão da suspeita clínica aumenta para 97% se o paciente for homozigoto para o alelo ε4 da *APOE*.

Como não existem terapias curativas disponíveis para a DA, o tratamento é focado na melhora dos problemas comportamentais e neurológicos associados. Aproximadamente 10% a 20% dos pacientes têm uma diminuição modesta na taxa de declínio cognitivo se forem tratados no início do curso da doença com agentes que aumentam a atividade colinérgica.

RISCO DE HERANÇA

A idade avançada, a história familiar, o sexo feminino e a síndrome de Down são os fatores de risco mais importantes para a DA. Nas populações ocidentais, o risco empírico ligado ao tempo de vida observado para a DA é de 5%. Se os pacientes têm um parente de primeiro grau que desenvolveu DA depois dos 65 anos de idade, eles têm um aumento de 3 a 6 vezes no risco de DA. Se os pacientes têm um irmão que desenvolveu DA antes dos 70 anos de idade e um dos pais afetado, o risco destes pacientes aumenta de 7 a 9 vezes. O teste da *APOE* pode ser usado como auxílio diagnóstico em indivíduos que estão buscando avaliação para sinais e sintomas sugestivos de demência, mas não deve ser usado como teste prognóstico para a DA em pacientes assintomáticos (Cap. 18).

Pacientes com síndrome de Down têm risco maior de desenvolver DA. Depois dos 40 anos de idade, quase todos os pacientes com síndrome de Down têm indícios neuropatológicos de DA, e aproximadamente 50% sofrem um declínio cognitivo.

Para famílias que segregam DA de forma autossômica dominante, cada membro tem 50% de risco de herdar a mutação causadora da DA. Com exceção de algumas mutações em *PSEN2*, a penetrância completa e uma idade de início da doença relativamente compatível em uma família facilitam o aconselhamento genético. Atualmente, estão disponíveis testes clínicos de DNA para *APP*, *PSEN1*, *PSEN2*, assim como para outros vários genes; o teste de DNA deve ser oferecido somente no contexto do aconselhamento genético.

QUESTÕES PARA DISCUSSÃO EM PEQUENOS GRUPOS

1. Por que o genótipo *APOE* não é útil para prever a DA em indivíduos assintomáticos?
2. Por que a DA é geralmente de diagnóstico neuropatológico? Qual é o diagnóstico diferencial para a DA?
3. Mutação no *MAPT*, o gene que codifica a proteína tau, causa demência frontotemporal; entretanto, não foram detectadas mutações no *MAPT* em pessoas com DA. Compare e aponte as diferenças nos mecanismos propostos, pelos quais as anomalias da proteína tau causam a demência na DA e na demência frontotemporal.
4. Aproximadamente 30% a 50% do risco populacional de DA é atribuído a fatores genéticos. Que fatores ambientais são propostos para o risco restante? Quais são as dificuldades em identificar conclusivamente fatores ambientais como riscos?

REFERÊNCIAS

Bird TD: Alzheimer disease overview. Available from: http://www.ncbi.nlm.nih.gov/books/NBK1161/.

Karch CM, Cruchaga C, Goate AM: Alzheimer's disease genetics: from the bench to the clinic, *Neuron* 83:11-26, 2014.

CASO 5

AUTISMO/SÍNDROME DA DELEÇÃO 16p11.2
(Suscetibilidade aos transtornos do espectro autista, MIM 611913)

Autossômico Dominante ou De novo

PRINCÍPIOS

- Nova tecnologia somando à capacidade diagnóstica
- Variação no número de cópias (benigna ou patológica)
- Variantes com significado incerto
- Efeito de dosagem gênica
- *Loci* de suscetibilidade
- Penetrância incompleta

PRINCIPAIS CARACTERÍSTICAS FENOTÍPICAS

- Idade de início: nascimento ou nos seis primeiros meses de vida
- De deficiência intelectual à inteligência normal
- Habilidades sociais e de comunicação prejudicadas ou claro transtorno do espectro autista
- Características dismórficas menores

HISTÓRIA E EXAME FÍSICO

M.L., um menino de 3 anos de idade, foi encaminhado para a clínica de genética médica para identificar a causa do seu atraso na fala. Sua gestação e parto foram sem intercorrências. Ele andou em torno de 14 meses de idade, e falou suas primeiras palavras aos 30 meses. Aos 3 anos de idade, ele falava cinco palavras. Seus pais sentiram que ele entendia mais do que podia se comunicar, apesar de sua linguagem receptiva também ter sido retardada. M.L. não tinha complicações médicas, e sua história familiar não apresentava nada. O exame físico revelou características dismórficas menores, incluindo orelhas simples com baixa implantação e uma única prega transversal palmar da mão esquerda e sindactilia bilateral 2/3/4 no dedo do pé. Seus pais o descreveram como um "solitário"; ele preferia brincar sozinho, em vez de com seus irmãos ou colegas. No que diz respeito ao comportamento, ele poderia torna-se muito agitado com ruídos altos ou texturas irritantes como a etiqueta da camiseta e ou fazia birra quando sua rotina era alterada. Ele se interessava apenas por carros, mas preferia brincar com as rodas ou colocá-los em grupos em vez de fazer corridas. Nesse meio tempo, o geneticista pediu um teste de microarranjo cromossômico e estudos de DNA para a síndrome do X frágil, devido ao seu atraso de desenvolvimento com características autistas e características dismórficas leves. O teste de DNA para X frágil foi normal. No entanto, o arranjo de polimorfismos de nucleotídeos únicos revelou duas variações no número de cópias: uma deleção de 550 kb em 16p11.2 (possivelmente patogênica) e uma duplicação de 526- kb em 21q22.12 (uma variante de significado incerto). Estudos dos pais mostraram que a mãe de M.L. tinha a duplicação em 21q, mas a deleção em 16p11.2 era *de novo*. A família foi informada que possivelmente a deleção 16p11.2 era a causa mais provável das características autistas e atrasos do M.L., e que a duplicação 21q22.12 era provavelmente uma variante benigna.

BASES

Etiologia e Incidência da Doença

A síndrome de microdeleção 16p11.2 (MIM 611913) é uma condição autossômica dominante causada por uma deleção de genes contíguos, de aproximadamente 550 kb no cromossomo 16p11.2 (Fig. C-5). Essa microdeleção recorrente contém 25 genes anotados. Como uma condição recentemente descrita, a prevalência da síndrome de microdelecção do 16p11.2 ainda está sendo determinada. Cerca de 1% dos indivíduos testados por hibridização genômica comparativa (CGH) para transtornos do espectro autista (TEA) têm a microdeleção comum em 16p11.2, e 0,1% das pessoas testadas para atraso do desenvolvimento ou uma condição psiquiátrica a carrega, enquanto apenas 0,03% de pessoas na população em geral carrega essa microdeleção. A maioria das microdeleções em 16p11.2 são *de novo*, mas algumas são herdadas de pais sintomáticos ou de pais cognitivamente normais e saudáveis. Portanto, a penetrância incompleta é evidente nesta condição.

Patogenia

A microdeleção em 16p11.2 é uma das muitas microdeleções/microduplicações que se repetem devido as sequências de repetição de baixo número de cópias (LCR, do inglês low-copy repeat sequences) com alta homologia da sequência flanqueando o DNA deletado ou duplicado(Cap. 6). Durante a replicação, o desalinhamento nessas LCRs causa recombinação homóloga não alélica (NAHR, do inglês nonallelic homologous recombination) e a consequente deleção ou duplicação do DNA entre os LCRs. Não é claro qual dos 25 genes conhecidos no intervalo conduz a os TEA e as outras manifestações fenotípicas da condição. O sequenciamento de muitos destes genes em indivíduos com autismo revelou mutações em vários genes, mas são necessários mais estudos para validar esses resultados.

Fenótipo e História Natural

A síndrome de microdeleção 16p11.2 é caracterizada por suscetibilidade ao atraso no desenvolvimento/deficiência intelectual e/ou TEA. Normalmente, os atrasos presentes em crianças com a microdeleção 16p11.2 são mais pronunciados nas habilidades de discurso/idioma e socialização, em vez do funcionamento motor. A linguagem expressiva é geralmente mais afetada do que a linguagem receptiva. As características do TEA ocorrem com mais frequência nessa população do que a população em geral, mas a percentagem de indivíduos afetados que têm um diagnóstico de TEA é controversa e certamente não é de 100%. Indivíduos com a microdeleção 16p11.2 são mais propensos a terem sobrepeso ou a serem obesos, particularmente na adolescência e na idade adulta, talvez devido à haploinsuficiência do gene *SH2B1* e/ou de outros genes. As convulsões são um pouco mais comum nessa população do que a população em geral. Em alguns indivíduos com esta deleção foram encontradas anomalias da válvula aórtica; a maioria dos indivíduos não têm malformações cardíacas. Dismorfias menores podem estar presentes, mas nenhuma dessas características são específicas deste distúrbio. Foram encontrados pais cognitivamente normais de crianças com a síndrome de microdeleção 16p11.2, que, no entanto, também têm a mesma microdeleção presente na criança. Desta forma, a deficiência intelectual e as características de ASD não são universais nesta condição.

A presença de microduplicação recíproca em 16p11.2 implica um risco aumentado de 14.5 para a esquizofrenia em relação à população em geral. Esta duplicação também foi encontrada em indivíduos com atraso do desenvolvimento/deficiência intelectual, TEA e transtorno bipolar. No entanto, a microduplicação em 16p11.2 também foi encontrada em indivíduos controle saudáveis e é mais provável de ser herdada de um progenitor saudável do que a microdelecção. Assim, a duplicação provavelmente aumenta a suscetibilidade a atrasos ou transtornos psiquiátricos com baixa penetrância.

O *array* CGH é uma ferramenta poderosa que tem identificado a etiologia do atraso no desenvolvimento/deficiência intelectual,

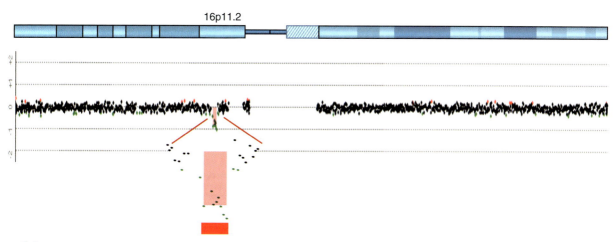

Figura C-5 Análise cromossômica por microarranjo de uma deleção em 16p11.2 em um paciente com transtorno do espectro autista. Ideograma do cromossomo 16 com cobertura de sonda (pontos) ao longo do comprimento do cromossomo. A escala de razão $\log_2$ é mostrada do lado esquerdo; sondas com uma relação normal são mostradas em preto, enquanto que as sondas com uma razão sugestiva de alguma perda ou ganho são mostradas em verde e vermelho, respectivamente. A região deletada está destacada (rosa) na região expandida abaixo na figura. A barra vermelha corresponde à região deletada (≈ 600 kb), que é flanqueada por duplicações segmentares emparelhadas que medeiam a deleção. *Consulte Fontes e Agradecimentos.*

perturbações do desenvolvimento, tais como TEA e/ou várias anomalias congênitas em até 20% dos indivíduos testados. Em geral, a tecnologia mudou a prática dos médicos geneticistas (Caps. 5 e 6). No entanto, a incerteza quanto ao resultado é um dilema sempre presente; variantes de significado incerto (VUSs; Cap. 16) são abundantes. Várias recomendações sugiram para ajudar a determinar a patogeneicidade dos resultados. O tamanho e o efeito de dosagem da VNC é importante; em geral, a perda de material genômico e grandes variações são mais prejudiciais do que os ganhos e as pequenas mudanças. No entanto, pequenas VNCs em uma área rica em genes pode causar manifestações fenotípicas, enquanto grandes VNCs em uma região pobre em genes pode não causar nenhuma manifestação. Os pais de uma criança com uma VUS devem ser testados por arranjo ou FISH, a fim de determinar se uma VNC foi herdada ou é *de novo*; uma VUS herdada de um dos pais fenotipicamente normais é considerada historicamente menos provável de ser patogênica. No entanto, assim como nas síndromes de microdeleção e microduplicação em 16p11.2, a penetrância incompleta pode existir em muitos VNCs; portanto, uma VUS herdada não pode ser excluída como sendo benigna apenas baseado em informações.

Por causa do potencial de resultados ambíguos, é benéfico fornecer informações genéticas para uma família em relação às possíveis implicações antes e depois da realização do teste de *array* CGH.

Tratamento

Devido à maior prevalência do atraso no desenvolvimento/deficiência intelectual e as características de TEA em indivíduos com microdeleção em 16p11.2, o encaminhamento a um pediatra ou psicólogo clínico é recomendado para avaliação do desenvolvimento e inserção em serviços de intervenção precoce apropriados, tais como terapias física, ocupacionais e da fala. Intervenções sociais, educativas e também comportamentais estão disponíveis para crianças com TEA. Um ecocardiograma e/ou eletrocardiograma devem ser considerados para procurar anomalia da válvula aórtica ou outras anomalias cardíacas estruturais, e encaminhamento para um neurologista pediátrico deve ser feita se houver suspeita de convulsão. O controle de peso e o suporte nutricional devem ser fornecidos por causa do aumento do risco de obesidade.

RISCO DE HERANÇA

A deleção em 16p11.2 é normalmente *de novo*, mas pode ser herdada de um dos pais. Quando *de novo*, o risco de recorrência para os pais é inferior a 5%, tendo em vista o risco de mosaicismo da linhagem germinativa. Se um dos pais também carrega a deleção, o risco de recorrência para a deleção é de 50% para cada gravidez. Por conseguinte, quando for diagnosticado em uma criança, a fim de proporcionar informação genética apropriada, é crucial a realização de estudos parentais quando da existência de uma anormalidade em 16p11.2. No entanto, devido à penetrância incompleta, uma criança que herda a deleção pode não ser afetada com as mesmas características do seu irmão e pode exibir inteligência e comportamento normais. Alternativamente, uma criança afetada pode ter deficiência intelectual mais significativa, características autistas e/ou problemas de saúde.

QUESTÕES PARA DISCUSSÃO EM PEQUENOS GRUPOS

1. Cite outras síndromes recorrentes de microdeleção/microduplicação causadas por LCRs. Qual seria o impacto da disponibilidade do *array* CGH na detecção de novas síndromes recorrentes?
2. Considerando os testes de *array* CGH e o sequenciamento de exoma completo, quais são alguns resultados que podem gerar dilemas éticos? Como informar os pacientes quanto a estes tipos de resultados, antes e depois destes testes serem solicitados?
3. As deleções de uma região genômica em particular normalmente são mais severas do que as duplicações desta mesma região. Em que situações a duplicação poderia causar um risco maior à saúde do que a deleção?
4. Por que um cariótipo não é recomendado para este paciente? Sempre existe uma indicação para a realização do cariótipo? Caso positivo, qual é ou quais são?

REFERÊNCIAS

McCarthy S, Makarov V, Kirov G, et al: Microduplications of 16p11.2 are associated with schizophrenia, *Nat Genet* 41:1223-1227, 2009.

Miller DT, Nasir R, Sobeih MM, et al.: 16p11.2 Microdeletion. Available from: http://www.ncbi.nlm.nih.gov/books/NBK11167/.

Simons VIP Consortium: Simons Variation in Individuals Project (Simons VIP): a genetics-first approach to studying autism spectrum and related neurodevelopmental disorders, *Neuron* 73:1063-1067, 2012.

Unique, the Rare Chromosomal Disorder Support Group. Available from: http://www.rarechromo.org.

Weiss LA, Shen Y, Korn JM, et al: Association between microdeletion and microduplication at 16p11.2 and autism, *N Engl J Med* 358:667-675, 2008.

| **CASO 6** | **SÍNDROME DE BECKWITH-WIEDEMANN** (Dissomia Uniparental e Defeito de *Imprinting*, MIM 130650) |

Cromossômica com Defeito de Imprinting

PRINCÍPIOS

- Múltiplos mecanismos patogênicos
- *Imprinting*
- Dissomia Uniparental
- Tecnologia de reprodução assistida

PRINCIPAIS CARACTERÍSTICAS FENOTÍPICAS

- Idade de início: pré-natal
- Crescimento excessivo pré-natal e pós-natal
- Macroglossia
- Onfalocele
- Visceromegalia
- Tumor embrionário na infância
- Hemi-hiperplasia
- Anomalias renais
- Citomegalia adrenocortical
- Hipoglicemia neonatal

HISTÓRIA E EXAME FÍSICO

A.B., uma mulher G1P0 (grávida 1/para 0) com 27 anos, apresentou-se em um centro de diagnóstico pré-natal para ultrassonografia de nível II e aconselhamento genético. Um exame ultrassonográfico de rotina revelou um feto de sexo masculino, grande para a idade gestacional, possivelmente com onfalocele. A gestação, a primeira de cada um de seus pais, ocorreu sem o auxílio de técnicas de reprodução assistida. Após a confirmação por ultrasonografia de nível II, a família foi comunicada que o feto tinha várias anomalias, a maioria compatível com a síndrome de Beckwith-Wiedemann, embora outros defeitos congênitos também fossem possíveis. O casal decidiu não fazer a amniocentese. O bebê, B.B., nasceu por cesariana com 37 semanas, pesando 4 kg, 130g, e com uma placenta excepcionalmente grande. Foi observada onfalocele, bem como macroglossia e pregas verticais no lobo da orelha.

Um geneticista fez um diagnóstico clínico de síndrome de Beckwith-Wiedemann. Quando se desenvolveu hipoglicemia, B.B. foi levado para a unidade de terapia intensiva e foi tratado com administração intravenosa de glicose por uma semana; a hipoglicemia se resolveu espontaneamente. Os achados na avaliação cardíaca foram normais, e a onfalocele foi reparada cirurgicamente sem dificuldade. Estudos de metilação do gene *KCNQOT1* confirmaram um defeito de *imprinting* em 11p15, compatível com o diagnóstico de síndrome de Beckwith-Wiedemann. Foi recomendada a realização de uma ultrassonografia abdominal para investigar tumor de Wilms a cada três meses, até que B.B. fizesse oito anos de idade, e a dosagem de alfa-fetoproteína sérica foi recomendada a cada seis meses para investigar hepatoblastoma nos três primeiros anos de vida. Em uma visita de acompanhamento, a família foi informada que, tendo em vista sua história familiar negativa e os cariótipos normais dos pais, o defeito de *imprinting* era compatível com síndrome de Beckwith-Wiedemann esporádica e que o risco de recorrência era baixo.

BASES

Etiologia e Incidência da Doença

A síndrome de Beckwith-Wiedemann (BWS, MIM 130650) é uma síndrome pan-étnica que geralmente é esporádica, mas pode, raramente, ser herdada de modo autossômico dominante. A BWS afeta aproximadamente 1 em cada 13.700 nativivos.

A BWS resulta de um desequilíbrio na expressão de genes imprintados na região p15 do cromossomo 11. Estes genes incluem *KCNQOT1* e *H19*, RNAs não codificantes (Cap. 3) e *CDKN1C* e *IGF2*, que codificam proteínas. Normalmente, *IGF2* e *CDKN1C* estão imprintados e apenas o alelo paterno é expresso, enquanto que *KCNQOT1* e *H19* são expressos somente a partir do alelo materno. O *IGF2* codifica um fator de crescimento semelhante à insulina que *promove* o crescimento; ao contrário, o *CDKN1C* codifica um supressor do ciclo celular que *reprime* a divisão e o crescimento celulares. A transcrição do RNA de *H19* e *KCNQOT1* suprime a expressão da cópia materna de *IGF2* e da cópia paterna de *CDKN1C*, respectivamente.

A expressão não balanceada de genes imprintados de 11p15 pode ocorrer por meio de vários mecanismos. As mutações no alelo materno de *CDKN1C* são encontradas em 5% a 10% dos casos esporádicos e em 40% das famílias com BWS autossômica dominante. A maioria dos pacientes com BWS, entretanto, tem perda de expressão do alelo materno de *CDKN1C* devido a um *imprinting* anormal, e não à mutação. Em 10% a 20% dos indivíduos com BWS, a perda da expressão de *CDKN1C* materno e a expressão aumentada de *IGF2* são causadas por isodissomia paterna de 11p15. Como a recombinação somática levando à dissomia uniparental segmentar ocorre após a concepção, os indivíduos com dissomia uniparental segmentar são mosaicos e podem necessitar do teste de outros tecidos, além do sangue, para revelar a isodissomia. Poucos pacientes com BWS possuem uma anomalia cromossômica detectável, tal como translocação materna, inversão do cromossomo 11 ou duplicação do cromossomo paterno 11p15. Microdeleções raras em *KCNQOT1* ou *H19* que perturbam o *imprinting* também foram encontradas em BWS.

Patogenia

Durante a formação do gameta e no início do desenvolvimento embrionário, é estabelecido um padrão diferente de metilação do DNA nos genes *KCNQOT1* e *H19* entre homens e mulheres. O *imprinting* anormal na BWS é mais facilmente detectado pela análise de metilação do DNA em ilhas CpG específicas dos genes *KCNQOT1* e *H19*. Em 60% dos pacientes com BWS ocorre hipometilação do *KCNQOT1* materno. Em outros 2% a 7% dos pacientes, a *hipermetilação* do gene *H19* materno promove a diminuição de sua expressão, resultando no excesso de expressão de *IGF2*. A expressão inadequada de *IGF2* de ambos os alelos, materno e paterno, pode explicar em parte o crescimento excessivo visto na BWS. Da mesma forma, a perda de expressão da cópia materna de *CDKN1C* remove a restrição do crescimento fetal.

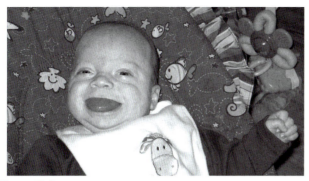

Figura C-6 Macroglossia característica em um bebê do sexo masculino com quatro meses de vida, com síndrome de Beckwith-Wiedemann. O diagnóstico foi feito logo após o nascimento com base nos achados clínicos de macrossomia, macroglossia, onfalocele, uma prega sutil na orelha à direita e hipoglicemia neonatal. Organomegalia estava ausente. O cariótipo foi normal, e os estudos moleculares mostraram hipometilação do gene *KCNQOT1*. Consulte Fontes e Agradecimentos.

Fenótipo e História Natural

A BWS está associada ao crescimento excessivo pré e pós-natal. Até 50% dos indivíduos afetados são prematuros e grandes para a idade gestacional ao nascer. As placentas são particularmente grandes e as gestações frequentemente são complicadas por poli-idrâmnio. Outras complicações em bebês com BWS incluem onfalocele, macroglossia (Fig. C-6), hipoglicemia neonatal e cardiopatia, todas contribuindo para uma taxa de mortalidade de 20%. A hipoglicemia neonatal tipicamente é branda e transitória, mas em alguns casos de hipoglicemia mais grave foram documentados. Malformações renais e cálcio urinário elevado com nefrocalcinose e litíase estão presentes em quase metade dos pacientes com BWS. A hiperplasia de vários segmentos do corpo ou de órgãos selecionados pode estar presente ao nascimento e pode tornar-se mais ou menos evidente ao longo do tempo. O desenvolvimento é tipicamente normal nos indivíduos com BWS, a menos que eles tenham uma anomalia cromossômica desbalanceada.

As crianças com BWS possuem um risco aumentado de desenvolvimento de tumores embrionários, particularmente tumor de Wilms e hepatoblastoma. O risco geral de neoplasia em crianças com BWS é de aproximadamente 7,5%; o risco é muito menor após oito anos de idade.

Tratamento

A conduta na BWS envolve o tratamento dos sintomas apresentados, tais como o reparo da onfalocele e o controle da hipoglicemia. Técnicas especiais de alimentação ou logopedia podem ser necessárias em função da macroglossia. Pode ser necessária, também, intervenção cirúrgica para defeitos na parede abdominal, discrepâncias no comprimento das pernas e malformações renais. Se hipercalciúria estiver presente, pode ser instituída terapia medicamentosa para reduzir a excreção de cálcio. A triagem periódica para tumores embrionários é essencial, pois são neoplasias de crescimento rápido e perigosas. As recomendações atuais para o monitoramento de tumores consistem em ultrassom abdominal a cada três meses nos primeiros oito anos de vida e dosagem de alfa-fetoproteína sérica para hepatoblastomas a cada seis semanas nos primeiros anos de vida. Além disso, um exame de ultrassom renal anual para os indivíduos afetados entre a idade de 8 anos e a metade da adolescência é recomendado para identificar aqueles com nefrocalcinose ou doença renal medular esponjosa.

RISCO DE RECORRÊNCIA

O risco de recorrência em irmãos e descendentes de crianças com BWS varia enormemente de acordo com a base molecular de sua condição.

A triagem pré-natal para gestações não conhecidas anteriormente como estando sob risco aumentado para a BWS através de ultrassom e ensaio de alfa-fetoproteína sérica materna podem levar à consideração da análise cromossômica e/ou teste genético molecular. O teste pré-natal específico é possível por análise cromossômica para famílias com uma anormalidade cromossômica herdada ou por teste genético molecular para famílias em que o mecanismo molecular de BWS tenha sido definido.

Risco Aumentado de BWS com as Tecnologias de Reprodução Assistida

As tecnologias de reprodução assistida (ART), tais como fertilização *in vitro* (FIV) e a injeção intracitoplasmática de espermatozoide, tornaram-se muito difundidas, respondendo atualmente por 1% a 2% de todos os nascimentos em muitos países. Estudos retrospectivos demonstraram que a ART foi usada com uma frequência de 10 a 20 vezes maior nas gestações que resultaram em bebês com BWS, em comparação com os controles. O risco de BWS após FIV está estimado em 1 em 4.000, o que representa três vezes mais do que na população geral.

A razão para a incidência aumentada de defeitos de *imprinting* com ART é desconhecida. A incidência da síndrome de Prader-Willi (Caso 38), um defeito no *imprinting* paterno, não se mostrou aumentada com a FIV, enquanto a frequência da síndrome de Angelman, um defeito no *imprinting* materno, está aumentada com a FIV, sugerindo uma relação específica entre as ART e o *imprinting* materno. Uma vez que o *imprinting* paterno ocorre bem antes da FIV, enquanto o *imprinting* materno ocorre mais perto da hora da fertilização, o papel da FIV em si na predisposição aos defeitos de *imprinting* merece um estudo sério.

QUESTÕES PARA DISCUSSÃO EM PEQUENOS GRUPOS

1. Discuta as possíveis razões para tumores embrionários na BWS. Por que eles se tornariam menos frequentes com a idade?
2. Discuta as razões pelas quais os genes imprintados frequentemente afetam o tamanho do feto. Cite outra condição associada à dissomia uniparental para outro cromossomo.
3. Além dos defeitos do *imprinting*, discuta outros distúrbios genéticos que podem causar infertilidade e que ainda podem ser transmitidos por meio de ART.
4. Além das mutações nos genes envolvidos na BWS, discuta como uma mutação na região de controle de *locus* de *imprinting* poderia causar BWS.

REFERÊNCIAS

Jacob KJ, Robinson WP, Lefebvre L: Beckwith-Wiedemann and Silver-Russell syndromes: opposite developmental imbalances in imprinted regulators of placental function and embryonic growth, *Clin Genet* 84:326-334, 2013.

Shuman C, Beckwith JB, Smith AC, et al.: Beckwith-Wiedemann syndrome. Available from: http://www.ncbi.nlm.nih.gov/books/NBK1394/.

Uyar A, Seli E: The impact of assisted reproductive technologies on genomic imprinting and imprinting disorders, *Curr Opin Obstet Gynecol* 26:210-221, 2014.

CASO 7

CÂNCER HEREDITÁRIO DE MAMA E OVÁRIO
(Mutações em *BRCA1* e *BRCA2*)

Autossômico Dominante

PRINCÍPIOS
- Gene supressor de tumor
- Carcinogênese em várias etapas
- Mutação somática
- Penetrância incompleta e expressividade variável
- Efeito fundador

PRINCIPAIS CARACTERÍSTICAS FENOTÍPICAS
- Idade de início: adulta
- Câncer de mama
- Câncer de ovário
- Câncer de próstata
- Diversos cânceres primários

HISTÓRIA E EXAME FÍSICO

S.M., uma mulher de 27 anos de idade anteriormente saudável, foi encaminhada a uma clínica de genética do câncer por seu ginecologista após ter sido diagnosticado um câncer de mama. Ela estava preocupada quanto ao risco de seus filhos desenvolverem câncer e quanto ao risco de desenvolver câncer ovariano. Sua mãe, duas tias maternas e seu avô materno tiveram câncer de mama; sua mãe também teve câncer no ovário (Fig. C-7). O geneticista explicou que a história familiar de câncer de mama era indicativa de uma predisposição hereditária e calculou que o risco do probando carregar uma mutação nos genes de suscetibilidade ao câncer de mama *BRCA1* ou *BRCA2* era bem inferior ao limite para se considerar um sequenciamento gênico. Diante do resultado da discussão a respeito do prognóstico e dos riscos de recorrência, S.M. optou por realizar o sequenciamento de DNA de *BRCA1* e *BRCA2*. Este teste mostrou que ela possuía uma mutação de término prematuro em um alelo de *BRCA2* que já havia sido encontrada em outros pacientes com câncer de mama de início precoce. Durante a discussão dos resultados, S.M. perguntou se suas filhas de 6 e 7 anos deviam ser examinadas. O geneticista explicou que devido ao pequeno risco que as mutações representam na infância, seria melhor deixar a opção de fazer exames genéticos para quando as crianças estivessem maduras o suficiente para decidirem quanto à utilidade de tais exames, e S.M. concordou.

Cinco parentes adultos foram escolhidos para fazer testes preditivos, e descobriu-se que quatro, incluindo um homem, portavam a mutação; um destes quatro, uma mulher, optou por uma mastectomia bilateral profilática. O risco de câncer em outros locais também foi discutido com todos os portadores da mutação.

BASES

Etiologia e Incidência da Doença

Mutações nos principais genes de predisposição ao câncer respondem por 3% a 10% dos casos de câncer de mama e possuem uma prevalência global estimada em 1 em 300 a 1 em 800. Dois destes genes são o *BRCA1* e o *BRCA2*. Na população norte-americana em geral, a prevalência de mutações em *BRCA1* situa-se entre 1 em 500 a 1 em 1.000; a prevalência para mutações em *BRCA2* é aproximadamente duas vezes maior. Existem, no entanto, diferenças marcantes na distribuição étnica das mutações deletérias entre famílias com dois ou mais casos de câncer de mama ou ovário. Mutações em *BRCA1* ou *BRCA2* contribuem para aproximadamente 70% a 80% do câncer de mama familiar, mas para apenas uma pequena fração do câncer de mama em geral (Cap. 15).

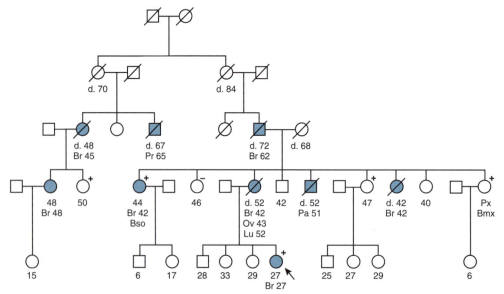

Figura C-7 Família segregando uma mutação *BRCA2* C3590G. O probando, S.M., está indicado por uma seta. Os símbolos azuis indicam um diagnóstico de câncer. As idades são mostradas logo abaixo do símbolo. Um sinal de soma indica os portadores da mutação em *BRCA2* e um sinal de subtração indica os não portadores, determinados pelo sequenciamento do DNA. Os diagnósticos de câncer são seguidos pela idade ao serem diagnosticados. Abreviaturas dos cânceres: Br, mama; Ov, ovário; Lu, pulmão; Pa, pâncreas; Pr, próstata. Outras abreviaturas: Bso, salpingo-ooforectomia bilateral; d., idade ao morrer; Px Bmx, mastectomia profilática bilateral. *Consulte Fontes e Agradecimentos.*

Patogenia

O BRCA1 e o *BRCA2* codificam proteínas nucleares que se expressam ubiquamente e, acredita-se, mantêm a integridade genômica por meio da regulação do reparo do DNA, da transativação transcricional e do ciclo celular.

Apesar da expressão ubíqua de *BRCA1* e *BRCA2*, a mutação nesses genes predispõe predominantemente a neoplasias na mama e no ovário. A perda da função de *BRCA1* ou de *BRCA2* provavelmente permite o acúmulo de outras mutações que são diretamente responsáveis pela neoplasia. De modo compatível com essa hipótese, carcinomas de mama e de ovário em pacientes com mutações nestes genes possuem instabilidade cromossômica e mutações frequentes em outros genes supressores de tumor.

As formações de tumores em portadores de mutações em *BRCA1* e *BRCA2* na linhagem germinativa segue a hipótese de dois eventos, ou seja, ambos os alelos de ambos os genes perdem sua função em células tumorais (Cap. 15). A perda somática da função pelo segundo alelo pode ocorrer através de uma variedade de mecanismos, incluindo a perda da heterozigose, mutação intragênica ou hipermetilação do promotor. Devido à alta frequência com a qual o segundo alelo de *BRCA1* ou *BRCA2* perde sua função, famílias que segregam uma mutação destes nas linhagens germinativas exibem herança autossômica dominante da neoplasia.

A prevalência populacional de mutações germinativas em *BRCA1* ou *BRCA2* é muito variável, e frequentemente sugere um efeito fundador. Na Islândia, a mutação *BRCA2* 999del5 ocorre em um haplótipo específico e possui uma prevalência de 0,6%. Entre os judeus asquenazes, as mutações 185delAG e 538insC em *BRCA1*, e a mutação 6174delT em *BRCA2* também ocorrem em haplótipos específicos e possuem prevalências de 1%, 0,4% e 1,2%, respectivamente.

Fenótipo e História Natural

Pacientes com mutações germinativas em *BRCA1* e *BRCA2* possuem um risco aumentado para vários cânceres (Tabela). Além do risco aumentado de câncer ovariano e câncer de mama, mutações no *BRCA1* conferem um risco aumentado para câncer de próstata e, possivelmente, câncer de cólon. Do mesmo modo, além do câncer ovariano e de mama, mutações germinativas em *BRCA2* aumentam o risco de cânceres de próstata, pâncreas, ducto biliar, vesícula biliar e câncer de mama masculino.

Entre mulheres portadoras de mutações germinativas em *BRCA1* ou *BRCA2*, a penetrância global de câncer de mama, câncer ovariano ou ambos é estimada em aproximadamente 50% a 80% para mutações em *BRCA1* e mais baixa para *BRCA2* (40% para câncer de mama e 10% para câncer de ovário). Aproximadamente dois terços das famílias com um histórico de câncer de mama e ovário segregam uma mutação em *BRCA1*, enquanto aproximadamente dois terços das famílias com um histórico de câncer de mama masculino e feminino segregam uma mutação em *BRCA2*.

Tratamento

As recomendações atuais para mulheres com uma mutação germinativa em *BRCA1* ou *BRCA2* incluem exames frequentes na mama e no ovário, bem como estudos por imagem. O tratamento para homens em risco inclui exames de próstata e de mama frequentes e exames laboratoriais para evidências de câncer de próstata. Em famílias com mutações germinativas conhecidas, a análise molecular pode ser empregada na vigilância ou profilaxia nos membros portadores de uma mutação. A mastectomia bilateral total pode reduzir o risco de câncer de

Risco Cumulativo (%) aos 70 Anos de Idade

	Mulheres		Homens	
	Câncer de mama	Câncer de ovário	Câncer de mama	Câncer de próstata
População Geral	8-10	1,5	<0,1	10
Portadores de mutação em *BRCA1*	40-87	16-63	?	25
Portadores de mutação em *BRCA2*	28-84	27	6-14	20

mama em mais de 90%, embora o mesmo não seja abolido, pois sempre permanece algum tecido mamário. Do mesmo modo, a salpingo-ooforectomia bilateral pode reduzir o risco de câncer ovariano em mais de 90%.

RISCO DE HERANÇA

O sexo feminino, a idade e a história familiar são os fatores de risco mais importantes para o câncer de mama. Em populações do nordeste dos Estados Unidos, a incidência de câncer de mama em mulheres é de 1 em 200 aos 40 anos, 1 em 50 aos 50 anos, e 1 em 10 aos 70 anos. Se a paciente possui um parente de primeiro grau que desenvolveu câncer de mama após os 55 anos, ela possui um risco relativo de 1,6 para desenvolver a doença, enquanto o risco relativo aumenta para 2,3 se o câncer se desenvolveu antes dos 55 anos em seu familiar, e para 3,8 se o parente desenvolveu a doença antes dos 45 anos. Se o parente de primeiro grau teve a doença de mama bilateral, o risco relativo é de 6,4.

Os filhos de uma paciente com uma mutação germinativa em *BRCA1* ou *BRCA2* possuem um risco de herança de 50% para aquela mutação. Devido à penetrância incompleta e à expressividade variável, o desenvolvimento e o início do câncer não podem ser preditos com precisão.

QUESTÕES PARA DISCUSSÃO EM PEQUENOS GRUPOS

1. Em que idade e sob que condições o teste de uma criança sob risco é apropriado?
2. Qual o risco de desenvolvimento de câncer de próstata em um filho, se um genitor carrega uma mutação germinativa em *BRCA1*? E em *BRCA2*?
3. Atualmente, o sequenciamento da região codificante do *BRCA1* detecta apenas 60% a 70% de mutações em famílias com ligação ao gene. Que mutações o sequenciamento não detectaria? Como um relato de "nenhuma mutação encontrada pelo sequenciamento" deve ser interpretado e informado? De que maneira o teste de um membro afetado da família poderia esclarecer os resultados do teste?

REFERÊNCIAS

King M-C: The race to clone BRCA1, *Science* 343:1462-1465, 2014.

Lynch HT, Snyder C, Casey MJ: Hereditary ovarian and breast cancer: what have we learned? *Ann Oncol* 24(Suppl 8):83-95, 2013.

Mavaddat N, Peock S, Frost D, et al: Cancer risks for BRCA1 and BRCA2 mutation carriers, *J Natl Cancer Inst* 105:812-822, 2013.

Metcalfe KA, Kim-Sing C, Ghadirian P, et al: Health care provider recommendations for reduc ing cancer risks among women with a BRCA1 or BRCA2 mutation, *Clin Genet* 85:21-30, 2014.

CASO 8

DOENÇA DE CHARCOT-MARIE-TOOTH TIPO 1A
(Mutação ou Duplicação de *PMP22*. MIM 118220)

Autossômica Dominante

PRINCÍPIOS

- Heterogeneidade genética
- Dosagem gênica
- Recombinação entre sequências de DNA repetitivo

PRINCIPAIS CARACTERÍSTICAS FENOTÍPICAS

- Idade de início: da infância à vida adulta
- Fraqueza distal progressiva
- Perda muscular distal
- Hiporreflexia

HISTÓRIA E EXAME FÍSICO

Nos últimos anos, T.J., uma mulher de 18 anos de idade, observou um declínio progressivo na sua força, resistência e capacidade de correr e andar. Ela também reclamou de frequentes câimbras nas pernas, que pioravam com o frio e, recentemente, dificuldade de passar por cima de objetos e de subir escadas. Ela não se recordava de doenças pregressas e nem tampouco relatou uma história sugestiva de um processo inflamatório, como mialgia, febre ou suores noturnos. Nenhum outro membro da família teve problemas semelhantes ou distúrbio muscular. Ao exame, J.T. estava magra e tinha atrofia na parte inferior das pernas, leve fraqueza na extensão e flexão do tornozelo, ausência de reflexos no tornozelo, reflexos patelares reduzidos, um andar equino e aumento dos nervos peroneais. Ela tinha dificuldades para andar na ponta dos pés e não conseguia andar com os calcanhares. Os achados no seu exame foram normais sob os demais aspectos. Como parte da sua avaliação, o neurologista solicitou vários estudos, incluindo os testes de velocidade de condução nervosa (VCNs). Os testes de VCN de J.T. foram anormais. Seu VCN médio foi de 25 m/s (normal > 43 m/s). Os resultados de uma biópsia do nervo posteriormente mostraram desmielinização segmentar, hipertrofia da bainha de mielina (envolvimento redundante das células de Schwann ao redor das fibras nervosas), e nenhuma evidência de inflamação. O neurologista explicou que estes testes eram fortemente sugestivos de uma neuropatia desmielinizante, tal como a doença de Charcot-Marie-Tooth tipo 1A (CMT1), também conhecida como neuropatia motora e sensorial hereditária tipo 1. Explicando que a causa mais comum da CMT1 é uma duplicação do gene que codifica a proteína 22 da mielina periférica (*PMP22*), o neurologista pediu um exame para esta duplicação. Este exame confirmou que T.J. tinha um alelo de *PMP22* duplicado e a doença de CMT1A.

BASES

Etiologia e Incidência da Doença

Os distúrbios de CMT são um grupo geneticamente heterogêneo de neuropatias hereditárias que se caracterizam por polineuropatias motoras e sensoriais crônicas. A CMT foi subdividida de acordo com padrões de herança, alterações neuropatológicas, e características clínicas. Por definição, a CMT1 é uma neuropatia desmielinizante autossômica dominante. Ela tem uma prevalência de aproximadamente 15 em 100.000 e é também geneticamente heterogênea. A CMT1A, que representa 70% a 80% da CMT1, é causada pela dosagem aumentada do PMP22 secundária à duplicação desse gene no cromossomo 17. As duplicações *de novo* representam 20% a 33% da CMT1A; destas, mais de 90% surgem durante a meiose masculina.

Patogenia

A PMP22 é uma glicoproteína integrante de membrana. No sistema nervoso periférico, a PMP22 é encontrada na mielina compactada, mas não na mielina não compactada. A função da PMP22 não foi completamente elucidada, mas evidências sugerem que ela exerce uma função chave na compactação da mielina.

Mutações dominantes negativas em *PMP22* e uma dosagem aumentada de PMP22 podem causar uma polineuropatia desmielinizante periférica. A dosagem aumentada de PMP22 surge devido à duplicação em *tandem* da região de 1,5 Mb em 17p11.2, que é flanqueada por sequências de DNA repetitivas que são aproximadamente 98% idênticas. O alinhamento incorreto desses elementos flanqueadores repetitivos durante a meiose pode levar a um *crossing over* desigual e à formação de uma cromátide com uma duplicação da região de 1,5 Mb e outra com uma deleção recíproca. (A deleção recíproca causa a doença neuropatia hereditária com paralisias de pressão [HPPP]). Um indivíduo que herda um cromossomo com a duplicação vai ter três cópias de um gene *PMP22* normal e, desse modo, superexpressão de PMP22 (Cap. 6).

A superexpressão da PMP22 ou a expressão de formas dominantes negativas de PMP22 resulta em uma incapacidade de formar e manter a mielina compacta. Amostras de biópsia do nervo de crianças gravemente afetadas mostram uma escassez difusa de mielina, e amostras de pacientes afetados mais levemente mostram desmielinização segmentada e hipertrofia da bainha de mielina. O mecanismo pelo qual a superexpressão de PMP22 causa esse processo patológico continua incerto.

A fraqueza e a atrofia musculares observadas na CMT1 resultam da desenervação muscular secundária à degeneração axonal. Estudos longitudinais de pacientes mostraram uma redução na densidade da fibra nervosa dependente da idade, que se correlaciona com o desenvolvimento dos sintomas da doença. Além disso, evidências em modelos murinos sugerem que a mielina é necessária para a manutenção do citoesqueleto axonal. O mecanismo pelo qual a desmielinização altera o citoesqueleto axonal e afeta a degeneração axonal não foi completamente elucidado.

Fenótipo e História Natural

A CMT1A tem uma penetrância quase completa, embora a gravidade, o início e a progressão da CMT1 variem acentuadamente entre famílias e dentro delas. Muitos indivíduos afetados não procuram orientação médica, ou porque seus sintomas não são observáveis, ou porque estão facilmente adaptados a eles. Por outro lado, outros têm uma doença grave que se manifesta no período de lactância ou na infância.

Os sintomas da CMT1A geralmente se desenvolvem nas primeiras duas décadas de vida; o início depois dos 30 anos de idade é raro. Tipicamente, os sintomas começam com o início insidioso

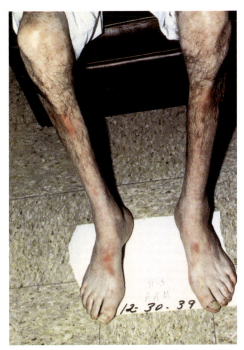

Figura C-8 Perda muscular distal da perna de um homem idoso com duplicação do *PMP22*. Consulte Fontes e Agradecimentos.

de fraqueza e atrofia de progressão lenta dos músculos distais da perna e deterioração sensorial leve (Fig. C-8). A fraqueza dos pés e das pernas leva a anomalias da marcha, pé caído, e, por fim, a deformidades no pé (pés cavos e dedos em martelo) e perda do equilíbrio; ela raramente provoca a perda da capacidade de andar dos pacientes. A fraqueza dos músculos intrínsecos das mãos geralmente ocorre tarde no curso da doença e, nos casos graves, causa deformidades das mãos em garra devido ao desequilíbrio entre a força dos músculos flexores e extensores. Outros achados associados incluem reflexos reduzidos ou ausentes, ataxia e tremor da extremidade superior, escoliose e nervos superficiais aumentados e palpáveis. Ocasionalmente, os nervos frênicos e autônomos estão também envolvidos.

Em estudos eletrofisiológicos, a marca da CMT1A é a diminuição uniforme das NCVs em todos os nervos e segmentos de nervo, como resultado da dismielinização. A redução total nas NCVs está geralmente presente por volta dos 2 aos 5 anos de idade, embora sintomas clinicamente aparentes possam não se manifestar por muitos anos.

Tratamento

Embora seja possível suspeitar de CMT1 em função das características clínicas, eletrofisiológicas e patológicas, um diagnóstico definitivo frequentemente depende da detecção da uma mutação. As neuropatias inflamatórias periféricas são quase sempre difíceis de distinguir a CMT1 da HNPP, e antes do advento do teste molecular, muitos pacientes com neuropatias hereditárias foram tratados com imunossupressores e experimentaram a morbidade associada, sem melhora de suas neuropatias.

O tratamento é focado no controle sintomático, pois atualmente não existem terapias curativas disponíveis para a CMT1. Acompanhando a progressão da doença, a terapia geralmente segue três estágios: exercícios de musculação e de alongamento para manter o modo de andar e o funcionamento, o uso de órteses e talas de adaptação especial, e cirurgia ortopédica. Deteriorações avançadas podem requerer uso de suporte ambulatorial como bengalas e andadores ou, raramente, em pacientes gravemente afetados, cadeira de rodas. Todos os pacientes devem ser aconselhados a evitar exposição a medicamentos e produtos químicos neurotóxicos.

RISCO DE HERANÇA

Como a duplicação do *PMP22* e a maioria das mutações pontuais em *PMP22* são autossômicas dominantes e completamente penetrantes, cada filho de um genitor afetado tem 50% de chance de desenvolver a CMT1A. A expressividade variável da duplicação de *PMP22* e das mutações em *PMP22*, no entanto, torna impossível predizer a gravidade da doença.

QUESTÕES PARA DISCUSSÃO EM PEQUENOS GRUPOS

1. Deleções e duplicações genômicas frequentemente surgem por recombinação entre sequências repetitivas no genoma humano (Cap. 6). Cite três distúrbios causados por deleção após recombinação presumida entre sequências repetitivas. Quais dessas deleções estão associadas à duplicação recíproca? O que a identificação de uma duplicação recíproca sugere sobre o mecanismo de recombinação? O que a ausência de duplicação recíproca sugere?
2. Em geral, as duplicações genômicas estão associadas a doenças menos graves do que as deleções genômicas. A duplicação de um alelo de *PMP22*, no entanto, geralmente causa doença mais grave do que a deleção de um alelo de *PMP22*. Discuta as possíveis razões para isto.
3. Cite duas outras doenças que são causadas por efeito de dosagem gênica.

REFERÊNCIAS

Bird TD: Charcot-Marie-Tooth neuropathy type 1. Available from: http://www.ncbi.nlm.nih.gov/books/NBK1205/.
Harel T, Lupski JR: Charcot-Marie-Tooth disease and pathways to molecular based therapies, *Clin Genet* 86:422-431, 2014.

CASO 9

SÍNDROME CHARGE (Mutação em *CHD7*, MIM 214800)
Autossômica Dominante

PRINCÍPIOS

- Pleiotropia
- Haploinsuficiência
- Associação *versus* síndrome

PRINCIPAIS CARACTERÍSTICAS FENOTÍPICAS

- Colomba da íris, retina, disco óptico ou nervo óptico
- Defeitos cardíacos
- Atresia da coana
- Atraso do crescimento e do desenvolvimento
- Anomalias genitais
- Anomalias das orelhas
- Paralisia facial
- Fenda labial
- Fístula traqueoesofásica

HISTÓRIA E EXAME FÍSICO

Um bebê do sexo feminino, E.L., foi o produto de uma gestação a termo de uma mãe de 34 anos de idade, gesta 1 para 1, após uma gravidez sem complicações. Ao nascer, observou-se que a orelha direita de E.L. era em forma de taça e rotacionada para trás. Devido a dificuldades de alimentação, ela foi colocada na unidade de terapia intensiva neonatal. Foi tentada a colocação de uma sonda nasográstrica na narina direita sem sucesso, demonstrando atresia da coanal unilateral. Um geneticista achou que ela poderia ter a síndrome de CHARGE. Avaliações adicionais incluíram ecocardiografia, que revelou um pequeno defeito do septo atrial, e exame oftalmológico, que revelou um colobama da retina no olho esquerdo. O defeito do septo atrial foi corrigido cirurgicamente sem complicações. Ela foi reprovada no teste de triagem de audição do neonato e, subsequentemente, foi diagnosticada uma perda auditiva sensorioneural de leve a moderada. O teste para mutação no gene associado com a síndrome CHARGE, *CHD7*, demonstrou uma mutação heterozigota 5418C>G no éxon 26, que resulta em um códon de término prematuro (Tyr1806Ter). As análises de mutações nos pais de E.L. foram normais, indicando que uma mutação *de novo* ocorreu em E.L. Consequentemente, a família foi informada de que o risco de recorrência em futuras gestações era baixo. Com um ano de idade, E.L. apresentava retardo moderado na coordenação motora grossa, e um atraso na fala. Seu peso e altura estavam no 5° percentil, e a circunferência da cabeça no 10° percentil. Foi planejado um acompanhamento anual.

BASES

Etiologia e Incidência da Doença

A síndrome CHARGE (MIM 214800) é uma condição autossômica dominante com várias malformações congênitas, causada por mutações no gene *CHD7* na maioria dos indivíduos testados. A prevalência estimada de nascimento com a condição é de 1 em 3.000 a 1 em 12.000. Entretanto, o advento do teste genético pode revelar mutações do *CHD7* em casos atípicos, levando ao reconhecimento de uma incidência maior.

Patogenia

O gene *CHD7*, localizado em 8q12, é um membro da superfamília dos genes helicases com cromodomínio de ligação ao DNA (CHD). Considera-se que as proteínas dessa família afetam a estrutura da cromatina e a expressão gênica no início do desenvolvimento embrionário. O gene *CHD7* é expresso ubiquamente em muitos tecidos fetais e do adulto, incluindo os olhos, a cóclea, o cérebro, o sistema nervoso central, o estômago, o intestino, o esqueleto, o coração, os rins, os pulmões e o fígado. Mais de 500 mutações heterozigotas *nonsense* e *missense* no gene *CHD7*, bem como deleções na região 8q12 que abrange o *CHD7*, foram demonstradas em pacientes com a síndrome CHARGE, indicando que a haploinsuficiência para o gene causa a doença. A maioria das mutações é nova, embora alguns *hot spots* para mutações no gene existam. Alguns pacientes com síndrome CHARGE não apresentam mutações identificáveis em *CHD7*, sugerindo que mutações em outros *loci* podem, algumas vezes, estar relacionadas à condição.

Fenótipo e História Natural

A sigla CHARGE (coloboma, defeitos cardíacos, atresia da coana, atraso de crescimento e desenvolvimento, anomalias genitais, anomalias da orelha), que inclui as características mais comuns da doença, foi cunhada por dimorfologistas como um nome descritivo para a associação de anormalidades de etiologia e patogênese desconhecidas vistas juntas numa frequência maior do que seria esperado pelo acaso. Com a descoberta de mutações em *CHD7* na CHARGE, a condição hoje é considerada uma síndrome dismórfica, um padrão característico de anomalias relacionadas pela causa (Cap. 14). O principal critério diagnóstico atual é formado por coloboma ocular (afetando íris, retina, coroide ou disco, com ou sem microftalmia), atresia coanal, (uni ou bilateral; estenose ou atresia), anomalias características das orelhas (alça na orelha externa ou orelha em forma de taça, malformações nos ossículos da orelha média, surdez mista e defeitos cocleares). Várias outras anomalias são encontradas menos frequentemente, tais como fenda labial ou palatina, defeito cardíaco congênito, deficiência do crescimento e fístula traqueosofágica ou atresia esofágica. A síndrome CHARGE é diagnosticável se três ou quatro critérios principais, ou dois critérios principais e três critérios secundários forem encontrados (Fig. C-9).

A mortalidade perinatal ou no início da lactância (antes de seis meses de idade) é vista em aproximadamente metade dos pacientes afetados e parece estar mais altamente correlacionada com anomalias congênitas mais graves, incluindo atresia coanal posterior bilateral e defeitos cardíacos congênitos. O refluxo gastroesofágico é uma causa significativa de morbidade e mortalidade. Problemas de alimentação também são comuns; cerca de 50% dos pacientes adolescentes e adultos necessitam de colocação de um tubo de gastronomia. Anomalias comportamentais (incluindo hiperatividade, distúrbios do sono e comportamento obsessivo-compulsivo) e puberdade atrasada são encontradas na maioria dos pacientes com a síndrome CHARGE. Atraso no desenvolvimento ou retardo mental podem variar de leve a grave na maioria dos indivíduos, e as anomalias do comportamento (incluindo hiperatividade, distúrbios do sono e comportamento obsessivo-compulsivo) são frequentes. À medida que o teste de mutação de *CHD7* identifica mais indivíduos com CHARGE, as características da condição podem tornar-se mais bem definidas e o espectro fenotípico, ampliado.

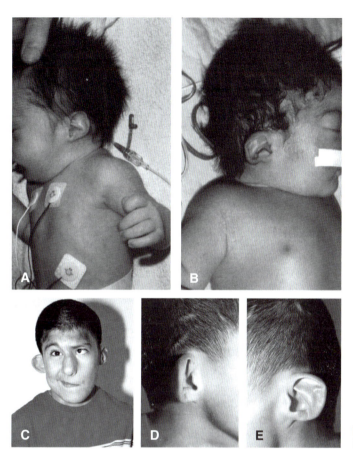

Figura C-9 Anomalias na orelha e no olho em pacientes com síndrome CHARGE. *Consulte Fontes e Agradecimentos.*

Tratamento

Se houver suspeita de síndrome CHARGE, justifica-se uma avaliação cuidadosa quanto a uma possível atresia ou estenose coanal (unilateral), defeito cardíaco congênito, anomalias do sistema nervoso central, anomalias renais, perda de audição e dificuldades de alimentação. O tratamento consiste em correção cirúrgica das malformações e em cuidados de suporte. A avaliação do desenvolvimento é um componente importante do acompanhamento. Com a disponibilidade do teste para mutações em *CHD7*, pode ser feito um diagnóstico molecular em pelo menos 50% dos pacientes. Mutações no gene *SEMA3E* são uma outra causa rara da síndrome.

RISCO DE HERANÇA

Quase todos os casos de síndrome CHARGE são devido a mutações dominantes novas, com a maioria das mutações acontecendo na linhagem germinativa paterna. O risco de recorrência é baixo para a futura prole. Existe um relato conhecido de gêmeos monozigóticos com CHARGE, bem como de uma família com dois irmãos afetados (um homem e uma mulher). Essa última situação sugere que mosaicismo germinativo pode estar presente com essa condição. Se uma mutação em *CHD7* for encontrada em um indivíduo afetado e o teste de ambos os pais for negativo para a mutação, o risco de recorrência para os futuros filhos deveria ser menor do que 5%. Um indivíduo afetado possui um risco de recorrência de 50% para seu filho.

QUESTÕES PARA DISCUSSÃO EM PEQUENOS GRUPOS

1. Explique a diferença entre uma associação e uma síndrome. Dê um exemplo de uma associação comum.
2. Qual o mecanismo pelo qual a haploinsuficiência para uma proteína com cromodomínio causa os efeitos pleiotrópicos da síndrome CHARGE?
3. Por que você informaria aos pais de uma criança com uma mutação *de novo* comprovada em *CHD7*, sobre o risco de recorrência de 5%? Esse risco se modificaria se o próximo filho fosse afetado?

REFERÊNCIAS

Hus P, Ma A, Wilson M, et al: CHARGE syndrome: a review, *J Paediatr Child Health* 50:504-511, 2014.
Janssen N, Bergman JE, Swertz MA, et al: Mutation update on the CHD7 gene involved in CHARGE syndrome, *Hum Mutat* 33:1149-1160, 2012.
Lalani SR, Hefner MA, Belmont JW, et al. 2000: CHARGE syndrome. Available from: http://www.ncbi.nlm.nih.gov/books/NBK1117/.
Pauli S, von Velsen N, Burfeind P, et al: CHD7 mutations causing CHARGE syndrome are predominantly of paternal origin, *Clin Genet* 8:234-239, 2012.

CASO 10

LEUCEMIA MIELOIDE CRÔNICA
(Oncogene *BCR-ABL1*)
Mutação Somática

PRINCÍPIOS

- Anomalia cromossômica
- Ativação do oncogene
- Proteína de fusão
- Hipótese de mais de um evento
- Terapia voltada para um oncogene

PRINCIPAIS CARACTERÍSTICAS FENOTÍPICAS

- Idade de início: da metade para o fim da vida adulta
- Leucocitose
- Esplenomegalia
- Fadiga e mal-estar

HISTÓRIA E EXAME FÍSICO

E.S., uma mulher de 45 anos de idade, apresentou-se ao médico da família para exames rotineiros anuais. Ela estava em boa saúde e sem nenhuma reclamação específica. Ao exame, ela apresentou a ponta do baço palpável, mas nenhum outro achado anormal. O resultado de seu hemograma completo mostrou inesperadamente uma contagem de glóbulos brancos elevada, de 31×10^9/L e uma contagem de plaquetas de 650×10^9/L. O esfregaço de sangue periférico revelou basofilia e granulócitos imaturos. Seu médico a encaminhou ao departamento de oncologia para nova avaliação. Descobriu-se que sua medula óssea estava hipercelular, com um número aumentado de células mieloides e megacariocíticas e uma proporção aumentada de células mieloides com relação às eritroides. A análise citogenética de sua medula identificou muitas células mieloides com um cromossomo Philadelphia, der(22)t(9;22)(q34;q11.2). Seu oncologista explicou que ela possuía leucemia mieloide crônica que, embora ainda indolente, possuía um risco substancial de se tornar uma leucemia que ameaçasse sua vida nos próximos anos. Ela foi alertada ainda que, embora a única terapia potencialmente curativa disponível no momento fosse o transplante alogênico de medula óssea, uma droga recém-desenvolvida, que tem como alvo o funcionamento do oncogene na leucemia mieloide crônica, é capaz de induzir ou manter remissões mais duradouras.

BASES

Etiologia e Incidência da Doença

A leucemia mieloide crônica (LMC, MIM 608232) é uma expansão clonal de células progenitoras hematopoiéticas transformadas que aumenta o número de células mieloides circulantes. A transformação de células progenitoras ocorre pela expressão do oncogene *BCR-ABL1*. A LMC contribui para 15% das leucemias em adultos e possui uma incidência de 1 a 2 por 100.000; a incidência ajustada à idade é maior em homens do que em mulheres (1,3 a 1,7 *versus* 1) (Cap. 15).

Patogenia

Aproximadamente 95% dos pacientes com LMC possuem um cromossomo Philadelphia; o restante possui translocações complexas ou variantes (Cap. 15). O protooncogene Abelson (*ABL1*) que codifica uma tirosina quinase não–receptora está localizado em 9q34, e o ponto de quebra do *cluster* gênico (*BCR*) que codifica uma fosfoproteína, está localizado em 22q11. Durante a formação do cromossomo Philadelphia, o gene *ABL1* é interrompido no íntron 1 e o gene *BCR* é interrompido em um dos três pontos de quebra do *cluster* gênico; os fragmentos dos genes de *BCR* e *ABL1* são unidos cabeça com cauda em um cromossomo derivado do 22 (Fig. C-10). O gene resultante da fusão, *BCR-ABL1*, no cromossomo derivado do 22, gera uma proteína de fusão que varia em tamanho de acordo com o comprimento do peptídeo Bcr ligado à extremidade amino.

Até o momento, as funções normais de ABL1 e BCR ainda não foram claramente definidas. A ABL1 foi muito bem conservada ao longo da evolução dos metazoários. É encontrada tanto no núcleo quanto no citoplasma e como um produto miristoilado associado à membrana citoplasmática interna. A abundância relativa de ABL1 nestes compartimentos varia entre os tipos celulares e em resposta a estímulos. A ABL1 participa do ciclo celular, resposta ao estresse, sinalização de integrina e desenvolvimento neural. Os domínios funcionais de BCR incluem um motivo helicoidal para polimerização de outras proteínas, um domínio serina-treonina-quinase, um domínio de ativação do trifosfato de guanosina para regulação das GTPases Rac e Rho.

A expressão de ABL1 não resulta em transformação celular, enquanto que a expressão da proteína de fusão BCR-ABL1, sim. Camundongos transgênicos que expressam BCR-ABL1 desenvolvem leucemia aguda ao nascimento, e a infecção de camundongos normais com o retrovírus que expressa BCR-ABL1 causa diversas leucemias agudas e crônicas, dependendo da constituição genética do animal. Ao contrário da ABL1, a

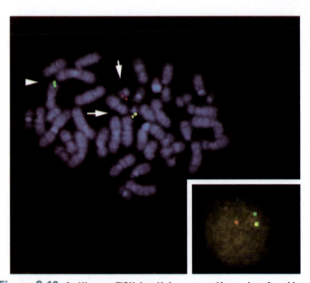

Figura C-10 Análise por FISH de células em metáfase e interfase (detalhe) para a detecção da t(9;22)(q34;q11.2) na LMC. O DNA está contracorado com DAPI. A sonda é uma mistura de sondas de DNA específicas para o gene *BCR* (vermelho) em 22q11.2 e para o gene *ABL* (verde) em 9q34. Nas células com a t(9; 22), um sinal verde é observado no cromossomo 9 normal (*ponta de seta*) e um sinal vermelho no cromossomo 22 normal (*seta curta*). Como um resultado da translocação do *ABL* para o cromossomo derivado do 22, um sinal de fusão amarelo (*seta longa*) é observado na presença dos sinais verde e vermelho juntos no cromossomo Philadelphia. Consulte Fontes e Agradecimentos.

BCR-ABL1 possui atividade tirosina quinase constitutiva e está restrita ao citoplasma, onde se liga com alta avidez a microfilamentos de actina. A BCR-ABL1 fosforila muitos substratos citoplasmáticos e, desse modo, ativa cascatas de sinalização que controlam o crescimento e a diferenciação, e possivelmente a adesão de células hematopoiéticas. A ativação desregulada destas vias de sinalização resulta na proliferação descontrolada de células-tronco hematopoiéticas, na liberação de células imaturas da medula, e, finalmente, na LMC.

À medida que a LMC progride, se torna mais e mais agressiva. Durante sua evolução, as células tumorais de 50% a 80% dos pacientes adquirem alterações cromossômicas adicionais (trissomia do 8, i(17q) ou trissomia do 19), outro cromossomo Philadelphia, ou ambos. Além das alterações citogenéticas, genes supressores de tumores e proto-oncogenes também são frequentemente mutados com a progressão da LMC.

Fenótipo e História Natural

A LMC é uma doença bifásica ou trifásica. O estágio inicial ou crônico é caracterizado por um início insidioso com o subsequente desenvolvimento de fadiga, mal-estar, perda de peso e aumento do baço, que varia de mínimo a moderado. Com o tempo, a LMC tipicamente evolui para uma fase acelerada e então para uma crise blástica, embora alguns pacientes progridam diretamente da fase crônica à crise blástica. A progressão da LMC inclui o desenvolvimento de anomalias cromossômicas adicionais dentro de células tumorais, leucocitose progressiva, anemias, trombocitose ou trombocitopenia, esplenomegalia crescente, febre e lesões ósseas. A crise blástica é uma leucemia aguda na qual os blastos podem ser mieloides, linfoides, eritroides ou indiferenciados. A fase acelerada é intermediária entre a fase crônica e a crise blástica.

Aproximadamente 85% dos pacientes são diagnosticados na fase crônica. Dependendo do estudo, a idade média ao diagnosticar a doença varia de 45 a 65 anos, embora todas as idades possam ser afetadas. Quando não tratada, a taxa de progressão da fase crônica à crise blástica é de aproximadamente 5% a 10% durante os 2 primeiros anos e então de 20% por ano subsequente. Como a crise blástica é rapidamente fatal, o risco de falecimento acompanha a progressão para esta fase.

Tratamento

O reconhecimento da base molecular da LMC levou ao desenvolvimento de um inibidor específico da tirosina quinase da BCR-ABL1, o mesilato de imatinibe (Gleevec®). Esta droga é atualmente de primeira linha no tratamento de LMC. Mais de 85% dos pacientes apresenta resposta citogenética clara após a terapia com imatinibe, com o desaparecimento do t(9;22) nas células obtidas pela aspiração da medula óssea. A resposta citogenética corresponde a uma grande redução da carga da doença a níveis abaixo de 10^9 a 10^{10} células leucêmicas. Poucos pacientes ($< 5\%$), no entanto, mostram nenhuma evidência do gene de fusão *BCR-ABL1* por meio de análises da reação em cadeia da polimerase, indicando que, mesmo em remissão, a maioria dos pacientes apresenta carga residual de leucemia de pelo menos 10^6 a 10^7 células. Dos pacientes com remissão hematológica e citogenética completa, mais de 95% permaneceram sob controle por mais de 3,5 anos. Pacientes em crise blástica também respondem com uma sobrevida de 12 meses melhor, de 32%, mas recaídas são comuns. Para estes pacientes, a resistência ao imatinib é frequente (60% a 90%), em associação a mutações de ponto que tornam a cinase ABL1 resistente à droga ou, menos comumente, com amplificação do gene *BCR-ABL1*.

Embora o transplante alogênico da medula óssea (TMO) seja a única terapia curativa conhecida, o sucesso do mesilato de imatinib limitou a população de pacientes aos quais o transplante é oferecido, àqueles com maior taxa de sucesso (pacientes com menos de 40 anos de idade com um irmão HLA-idêntico disponível como doador, nos quais o sucesso do TMO é da ordem de 80%) e àqueles em crise blástica. O sucesso do TMO depende do estágio da LMC, da idade e das condições de saúde do paciente, do doador da medula óssea (relacionado *versus* não relacionado), do regime de condicionamento, do desenvolvimento da doença do enxerto-*versus*-hospedeiro, e do tratamento pós-transplante. Muito do sucesso do TMO a longo prazo depende do efeito enxerto-*versus*-leucemia, ou seja, uma resposta enxerto-*versus*-hospedeiro dirigida contra as células leucêmicas. Após o TMO, os pacientes são monitorados frequentemente quanto às recaídas, por meio da reação da transcriptase reversa seguida de reação em cadeia da polimerase, a fim de detectar transcritos do *BCR-ABL1*, e tratados se necessário. Se o TMO falhar, os pacientes quase sempre respondem à infusão das células T derivadas do TMO do doador, compatível com um mecanismo de ação enxerto-*versus*-leucemia do TMO sobre a LMC.

Pacientes em crise blástica geralmente são tratados com mesilato de imatinib, agentes citotóxicos e, se possível, TMO. Infelizmente, apenas 30% dos pacientes possuem um doador de medula óssea, relacionado ou não, compatível com seu HLA. O resultado destas terapias para as crises blásticas ainda é ruim.

RISCO DE HERANÇA

Como a LMC surge de uma mutação somática que não é encontrada na linhagem germinativa, o risco de um paciente passar a doença para seu filho é zero.

QUESTÕES PARA DISCUSSÃO EM PEQUENOS GRUPOS

1. O que é a hipótese de mais de um evento? Como ela se aplica à neoplasia?
2. Discuta dois mecanismos adicionais de ativação de protoncogenes no câncer humano.
3. As neoplasias ilustram graficamente os efeitos do acúmulo de mutações somáticas; no entanto, outras doenças menos drásticas surgem, pelo menos em parte, através do acúmulo de mutações somáticas. Discuta o efeito das mutações somáticas no envelhecimento.
4. Muitas mutações somáticas e rearranjos citogenéticos nunca são detectados porque as células que os contêm não possuem vantagens seletivas. Que vantagem o cromossomo Philadelphia confere?
5. Cite outros cânceres causados pela fusão de genes resultando na ativação de oncogene. Quais outros foram direcionados com sucesso?

REFERÊNCIAS

Druker BJ: Translation of the Philadelphia chromosome into therapy for CML, *Blood* 112:4808-4817, 2008.

Jabbour E, Cortes J, Ravandi F, et al: Targeted therapies in hematology and their impact on patient care: chronic and acute myeloid leukemia, *Semin Hematol* 50:271-283, 2013.

Krause DS, Van Etten RA: Tyrosine kinases as targets for cancer therapy, *N Engl J Med* 353:172-187, 2005.

CASO 11

DOENÇA DE CROHN (Risco Aumentado de Mutações em *NOD2*)

Herança Multifatorial

PRINCÍPIOS

- Herança Multifatorial
- Doença autoimune
- Predileção étnica

PRINCIPAIS CARACTERÍSTICAS FENOTÍPICAS

- Dor abdominal casual, cólica e diarreia
- Hematoquesia ocasional (sangue nas fezes)
- Pode envolver qualquer segmento do trato intestinal
- Ulceração transmural e granulomas do trato gastrointestinal
- Fístulas
- Envolvimento de pequenas porções separadamente, geralmente do íleo terminal e do cólon ascendente
- Manifestações extraintestinais, incluindo inflamações nas articulações, olhos e pele

HISTÓRIA E EXAME FÍSICO

P.L. é um menino caucasiano de 14 anos de idade trazido à emergência por sua mãe devido a uma dor intensa no quadrante inferior direito e náusea, sem vômito ou febre. Sua história revelou uma diarreia não sanguinolenta por um ano, sem constipação significativa, dor no quadrante inferior do abdome 1 hora após as refeições, aliviada após defecção, e dores abdominais noturnas que o acordavam de seu sono. A história de desenvolvimento do paciente era normal, exceto por uma queda observada no crescimento do paciente do 50° ao 75° percentil para o 25° percentil durante os dois anos anteriores. A história familiar foi significativa, pois um primo paterno de primeiro grau também tinha a doença de Crohn. Exames físicos revelaram sinais peritoneais, ruídos intestinais hiperativos, e dor difusa na parte baixa do abdome à palpação sem massas palpáveis ou organomegalia. Um teste de guáiaco nas fezes deu traços postivos. O hemograma revelou ligeira leucocitose e uma leve anemia hipocrômica microcítica. O exame de urina e a radiografia abdominal simples não mostraram alterações. A tomografia computadorizada mostrou uma inflamação na mucosa se estendendo do íleo distal até o cólon ascendente. Foram feitas uma endoscopia alta e uma colonoscopia com biópsia, que revelaram uma ulceração transmural no íleo distal com uma ulceração de moderada a grave na junção ileocecal, compatível com a doença de Crohn.

Testes genéticos subsequentes identificaram uma mutação Gly908Arg em um alelo do gene *NOD2* (*CARD15*), confirmando o diagnóstico de doença de Crohn.

BASES

Etiologia e Incidência da Doença

A doença inflamatória do intestino (DII) é uma doença inflamatória crônica do trato gastrointestinal que afeta principalmente adolescentes e jovens. A doença é dividida em duas categorias principais, a doença de Crohn (DC) e a colite ulcerativa, cada uma ocorrendo com aproximadamente a mesma frequência na população. A DII afeta 1 em 500 a 1 em 1.000 indivíduos, com uma prevalência aumentada de duas a quatro vezes em indivíduos de ascendência judaica asquenaze, comparada com caucasianos que não são judeus asquenazes. Os dois distúrbios mostram um agrupamento familiar substancial e taxas de concordância aumentadas em gêmeos monozigóticos, mas eles não seguem o padrão mendeliano de herança e são então classificados como multifatoriais. Foram descobertas três variantes comuns diferentes no gene *NOD2* (também conhecido como *CARD15*), às quais se atribui o aumento significativo do risco de desenvolvimento da DC (mas não da colite ulcerativa) com um efeito aditivo; os heterozigotos têm um risco aumentado de 1,5 a 4 vezes, enquanto homozigotos ou heterozigotos compostos têm risco aumentado de 15 a 40 vezes. O risco absoluto entre os homozigotos ou heterozigotos compostos é de aproximadamente 1% a 2%.

Patogenia

Devido à inflamação no trato intestinal, durante muito tempo pensou-se que a DII era uma doença autoimune. Estudos de associação em caucasianos revelaram três polimorfismos de nucleotídeo único com forte evidência de desequilíbrio de ligação com a doença; descobriu-se que os três estão nos éxons codificantes do gene *NOD2* e causam substituições de aminoácidos (Gly908Arg e Arg702Trp) ou término prematuro da proteína (3020insC), um receptor de reconhecimento de padrão intracelular nomeado assim por seu domínio de oligomerização de ligação a nucleotídeo. Estudos adicionais em várias coortes independentes de pacientes com DC confirmaram que estas variantes estão fortemente associadas à doença.

A proteína NOD2 liga-se às paredes celulares das bactérias gram-negativas e participa na resposta inflamatória à bactéria, ativando o fator de transcrição NF-κB nos leucócitos mononucleares. Todas as três variantes reduzem a capacidade da proteína NOD2 de ativar o NF-κB, sugerindo que as variantes neste gene alteram a capacidade dos monócitos na parede intestinal responderem a bactérias resistentes, predispondo, desse modo, a uma resposta anormal, inflamatória. Assim, as variantes de *NOD2* provavelmente são os alelos realmente responsáveis pela suscetibilidade aumentada à DC no *locus* DA DII, que é designado IBD1 (do inglês *inflammatory bowel disease 1*).

As variantes de *NOD2* claramente não são necessárias nem suficientes para causar a DC. Elas não são necessárias, porque embora metade dos pacientes caucasianos com DC tenha uma ou duas cópias de uma variante de *NOD2*, a outra metade não tem. As estimativas são de que as variantes *NOD2* respondem, no máximo, por 20% da contribuição genética para a DII em caucasianos. Além disso, as variantes particulares associadas ao risco da doença na Europa não são encontradas nas populações asiáticas ou africanas, e a DC nessas populações não mostra qualquer associação com o *NOD2*. As variantes também não são suficientes para causar a doença. As variantes de *NOD2* são comuns na Europa; 20% da população é heterozigota para estes alelos, mas, apesar disso, não mostra sinais de DII. Mesmo nos genótipos de maior risco, aqueles que são homozigotos ou heterozigotos compostos para as variantes de *NOD2*, a penetrância é menor do que 10%. A baixa penetrância aponta fortemente para outros fatores genéticos ou ambientais que atuam na suscetibilidade genotípica no *locus NOD2*. A óbvia correlação entre uma DII e as variantes da estrutura da proteína NOD2, uma moduladora da resposta inflamatória antibacteriana inata, é uma forte evidência de que o microambiente intestinal pode ser um importante fator ambiental contribuindo para a patogenia.

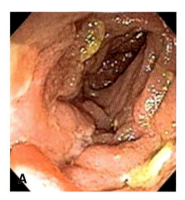
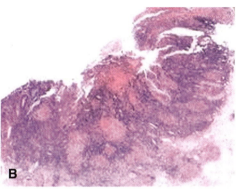

Figura C-11 A, Aspecto endoscópico da ileíte em um paciente com a doença de Crohn. **B,** Vários granulomas na parede do intestino delgado em paciente com doença de Crohn. *Consulte Fontes e Agradecimentos.*

Fenótipo e História Natural

Apresentando-se na adolescência ou em adultos jovens, a DC geralmente afeta segmentos do trato gastrointestinal, como a parte terminal do intestino delgado (íleo) e porções do cólon ascendente, mas pode ocorrer em qualquer lugar do trato digestivo, com inflamações granulomatosas (Fig. C-11) que penetram na parede do intestino e produzem estreitamento e cicatrizes. O início é geralmente insidioso, com uma história de dores abdominais noturnas, diarreia e perda de peso gradual.

A formação de fístulas e abscessos intra-abdominais pode ocorrer e ser ameaçadora à vida. A hospitalização é frequente, e a cirurgia para os abscessos pode ser necessária na DC. Sintomas fora do trato gastrointestinal na DC podem incluir artrite na coluna e articulações, inflamação nos olhos (uveíte), comprometimento da pele (eritema nodoso e pioderma gangrenoso), colangite esclerosante primária e hipercoagulabilidade. Há, também, o risco aumentado de adenocarcinoma do intestino em pacientes com DC de longa duração, embora o risco não seja tão grande quanto o risco substancial na colite ulcerativa.

Tratamento

Atualmente, não existe cura para a DII. Os objetivos do tratamento incluem indução ou remissão, manutenção da remissão, minimização dos efeitos colaterais do tratamento e melhoria da qualidade de vida. Cinco categorias principais de fármacos são usadas sozinhas ou em combinação para tratar as exacerbações da DC: medicamentos anti-inflamatórios, corticosteroides, antibióticos, imunomoduladores e misturas de moduladores inflamatórios e imunomoduladores. Todos os medicamentos anti-inflamatórios são derivados de mesalamina, e a escolha do medicamento anti-inflamatório a ser usado é baseada no perfil dos efeitos colaterais e na localização da doença no intestino. Durante a fase aguda da doença, corticosteroides são o suporte principal do tratamento. Estes medicamentos, combinados com uma modificação na dieta, são usados para diminuir a gravidade da doença e para impedir as crises de exacerbação. O consumo de fibra deve ser reduzido, pois ela é mal digerida nos pacientes com DC. Como resultado da inflamação crônica e das cicatrizes, a subnutrição é comum. O folato, o ferro, o cálcio e a vitamina B_{12} comumente precisam ser suplementados. Cirurgias para remover o intestino afetado, para drenar abscessos e para fechar fístulas são frequentemente necessárias.

RISCO DE HERANÇA

O risco empírico para o desenvolvimento da DII é de aproximadamente 1% a 8% em um irmão de um paciente com DII e cai para 0,1% a 0,2% em parentes de segundo grau, achados não compatíveis com uma herança autossômica recessiva ou dominante clássica. No entanto, essa recorrência em irmãos ainda é alta, comparada com o risco na população em geral (a proporção do risco relativo λ_s, para irmãos fica entre 10 a 30) (Cap. 8). Em um grande registro de gêmeos, os gêmeos monozigóticos mostraram um índice de concordância para DC de 44%; os gêmeos dizigóticos foram concordantes em apenas 4% das vezes. A concordância na colite ulcerativa foi de apenas 6% em gêmeos monozigóticos, mas, ainda assim, muito mais alta do que em gêmeos dizigóticos, nos quais não foram observados gêmeos concordantes. Assim, os dados genéticos epidemiológicos conferem um forte embasamento à classificação da DII como um distúrbio com forte contribuição genética, mas com herança complexa.

QUESTÕES PARA DISCUSSÃO EM PEQUENOS GRUPOS

1. Discuta possíveis fatores ambientais que exercem um papel essencial na DC.
2. Como a variação na imunidade inata pode interagir com estes fatores ambientais?
3. De que maneira um membro da família de um paciente com DC que apresenta uma das variantes *NOD2* deve ser informado? O exame deve ser feito? Por que sim ou por que não?

REFERÊNCIAS

Baumgart DC, Sandborn WJ: Crohn's disease, *Lancet* 380:1590-1605, 2012.
Lees CW, Barrett JC, Parkes M, et al: New IBD genetics: common pathways with other diseases, *Gut* 60:1739-1753, 2011.
Parkes M: The genetics universe of Crohn's disease and ulcerative colitis, *Dig Dis* 30(Suppl 1):78-81, 2012.
Van Limbergen J, Wilson DC, Satsangi J: The genetics of Crohn's disease, *Ann Rev Genomics Hum Genet* 10:89-116, 2009.

CASO 12

FIBROSE CÍSTICA (Mutação em *CFTR*, MIM 219700)
Autossômica Recessiva

PRINCÍPIOS
- Variação étnica na frequência mutacional
- Expressividade variável
- Expressão tecido-específica das mutações
- Modificadores genéticos
- Modificadores ambientais

PRINCIPAIS CARACTERÍSTICAS FENOTÍPICAS
- Idade de início: neonatal à vida adulta
- Doença pulmonar progressiva
- Insuficiência pancreática exócrina
- Azospermia obstrutiva
- Concentração elevada de cloreto no suor
- Íleo meconial

HISTÓRIA E EXAME FÍSICO

J.B., um menino de dois anos de idade, foi encaminhado à clínica pediátrica para avaliação de déficit de crescimento. Durante a lactância, J.B. teve cólica e diarreia que se resolveram quando uma fórmula elementar substituiu a fórmula padrão. À medida que os alimentos de mesa foram adicionados à sua dieta, ele desenvolveu fezes fétidas contendo partículas de alimento não digeridas. Durante seu segundo ano, J.B. cresceu pouco, desenvolveu uma tosse crônica e teve repetidas infecções do trato respiratório superior. Ninguém mais na família tinha déficit de crescimento, distúrbios alimentares ou doença pulmonar. Ao exame físico, o peso e a altura de J.B. estavam no 3° percentil e sua circunferência da cabeça no 10° percentil. Ele apresentava uma grave erupção por fraldas, ronco difuso e leve baqueteamento digital. Todos os demais aspectos de seu exame físico estavam normais. Após breve discussão sobre algumas causas possíveis da doença de J.B., o pediatra solicitou vários testes, incluindo um teste de concentração de cloreto no suor por iontoferese com pilocarpina; o nível de cloreto no suor era de 75 mmol/L (normal, < 40 mmol/L; indeterminado, 40 a 60 mmol/L), um nível compatível com fibrose cística. Com base nesse resultado e no curso clínico, o pediatra diagnosticou a condição de J.B. como fibrose cística. J.B. e seus pais foram encaminhados para a clínica de fibrose cística para aconselhamento, teste de mutação e tratamento. (Nota: J.B. nasceu em 2008 antes da implementação da triagem neonatal para fibrose cística em seu estado.)

BASES

Etiologia e Incidência da Doença

A fibrose cística (FC, MIM 219700) é um distúrbio autossômico recessivo do transporte iônico epitelial causado por mutações no gene do regulador da condutância transmembrana CF (*CFTR*) (Cap. 12). Embora a FC tenha sido observada em todas as etnias, ela é uma doença predominantemente dos norte-europeus. A incidência de FC entre os nativivos varia de 1 a 313 entre os Hutterites do sul de Alberta, Canadá, até 1 em 90.000 entre a população asiática do Havaí. Entre os caucasianos dos Estados Unidos, a incidência é de 1 em 3.200.

Patogenia

O CFTR é um canal iônico que conduz cloreto e bicarbonato. Ele é regulado pelo ATP e pela fosforilação pela proteína quinase dependente de AMPc. O CFTR facilita a manutenção da hidratação das secreções das vias aéreas, através do transporte de cloreto e inibição da captação de sódio (Cap. 12). A disfunção de CFTR pode afetar muitos órgãos diferentes, particularmente os que secretam muco, incluindo os tratos respiratórios superior e inferior, pâncreas, sistema biliar, genitália masculina, intestino e glândulas sudoríparas.

As secreções desidratadas e viscosas nos pulmões dos pacientes com FC interferem com a depuração mucociliar, inibem a função dos peptídeos antimicrobianos que ocorrem naturalmente, proporcionam um meio de crescimento para organismos patogênicos e obstruem o fluxo de ar. Durante os primeiros meses de vida, essas secreções e as bactérias que nelas colonizam iniciam uma reação inflamatória. A liberação de citocinas inflamatórias, enzimas antibacterianas do hospedeiro e enzimas bacterianas prejudica os bronquíolos. Ciclos recorrentes de infecção, inflamação e destruição tecidual promovem a redução da quantidade de tecido pulmonar funcional e por fim levam à insuficiência respiratória (Fig. C-12).

A perda do transporte de cloreto pelo CFTR no ducto pancreático prejudica a hidratação de secreções e leva à retenção de enzimas exócrinas no pâncreas. O dano provocado por essas enzimas retidas causa, por fim, a fibrose do pâncreas.

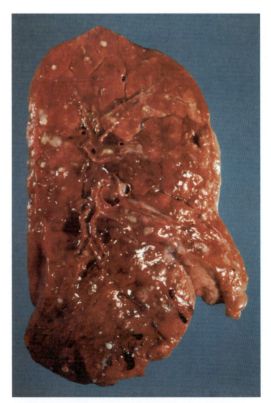

Figura C-12 Um corte transversal médio de um pulmão de um paciente com FC. Observe os tampões de muco e secreções purulentas dentro das vias aéreas. *Consulte Fontes e Agradecimentos.*

O CFTR também regula a captação de sódio e de cloreto do suor à medida que se movimenta por todo o ducto sudoríparo. Na ausência de CFTR funcional, o suor apresenta um conteúdo de cloreto de sódio aumentado, e essa é a base histórica da "síndrome de bebê salgado" e do teste diagnóstico de cloreto no suor.

Fenótipo e História Natural

A FC clássica manifesta-se no início da infância, embora aproximadamente 4% dos pacientes sejam diagnosticados na vida adulta; 15% a 20% dos pacientes apresentam íleo meconial ao nascimento, e os demais apresentam queixas respiratórias crônicas (rinite, sinusite, doença pulmonar obstrutiva) ou déficit de crescimento ou ambos, mais tarde na vida. O déficit de crescimento resulta de uma combinação de consumo aumentado de calorias devido a infecções pulmonares crônicas e subnutrição devido à insuficiência pancreática exócrina. Cinco a 15% dos pacientes com FC não desenvolvem insuficiência pancreática. Mais de 95% dos pacientes do sexo masculino com FC sofrem de azospermia devido à ausência bilateral congênita dos ductos deferentes. A progressão da doença pulmonar é o principal determinante de morbidade e mortalidade. A maioria dos pacientes morre de insuficiência respiratória e falência ventricular direita secundária à destruição do parênquima pulmonar e à alta resistência vascular pulmonar (*cor pulmonale*); a sobrevida média atual é de 38 anos na América do Norte e em várias outras regiões do mundo.

Além da FC, mutações em *CFTR* foram associadas a um espectro de doenças, incluindo azospermia obstrutiva, pancreatite idiopática, bronquiectasia disseminada, aspergilose broncopulmonar alérgica, doença sinopulmonar atípica e asma. Alguns desses distúrbios estão associados a mutações em um único alelo de *CFTR*; outros, como a FC, são observados apenas quando mutações estão presentes em ambos os alelos de *CFTR*. Um papel causal direto para alelos mutantes de *CFTR* foi estabelecido em alguns, mas não em todos esses distúrbios.

Existe uma correlação entre alelos mutantes de *CFTR* em particular e gravidade da doença apenas para a insuficiência pancreática. Mutações secundárias ou polimorfismos em um alelo de CFTR podem alterar a eficiência de processamento ou maturação da proteína e desse modo ampliar o espectro de doenças associadas a algumas mutações. Além disso, algumas mutações que afetam a eficiência de processamento possuem um maior efeito nos derivados do ducto de Wolff do que em outros tecidos, devido a uma necessidade tecidual específica de transcrito e proteína de tamanhos completos. Fatores ambientais, como exposição à fumaça de cigarro, pioram de forma marcante a gravidade da doença pulmonar nos pacientes com FC.

Tratamento

Como quase 2.000 mutações e variantes diferentes foram descritas ao longo do gene *CFTR*, o diagnóstico de FC geralmente baseia-se em critérios clínicos e na concentração de cloreto no suor. Essas concentrações são normais em 1% a 2% dos pacientes com FC; nesses pacientes, entretanto, uma medida anormal da diferença de potencial transepitelial nasal geralmente é diagnóstica de FC.

Atualmente, não existem tratamentos curativos para FC, embora tratamentos sintomáticos melhores tenham aumentado a longevidade média da primeira infância para a faixa entre 30 a 40 anos. Os objetivos da terapia médica para a FC são a depuração das secreções pulmonares, o controle da infecção pulmonar, a reposição da enzima pancreática, nutrição adequada e prevenção da obstrução intestinal. Embora a terapia médica retarde a progressão da doença pulmonar, o único tratamento eficaz da insuficiência respiratória na FC é o transplante pulmonar. A reposição da enzima pancreática e a suplementação das vitaminas lipossolúveis tratam a má absorção de forma eficaz; devido às necessidade calóricas aumentadas e à anorexia, entretanto, muitos pacientes também necessitam de suplementos calóricos. Novos medicamentos estão sendo desenvolvidos para corrigir ou melhorar a função das proteínas carreadoras de certas mutações do *CFTR*. A maioria dos pacientes também necessita de uma boa orientação para lidar com os efeitos psicológicos de ter uma doença crônica fatal.

A triagem neonatal foi implementada em todos os 50 estados norte-americanos e em quase todas as províncias no Canadá, pois a detecção no período neonatal impede a subnutrição vista nos pacientes com insuficiência pancreática não diagnosticada clinicamente. Os efeitos na sobrevida e na progressão da doença pulmonar a longo prazo não estão claros.

RISCO DE HERANÇA

O risco empírico de um casal ter um filho afetado por FC varia muito, dependendo da frequência de FC em seus grupos étnicos. Para norte-americanos que não possuem histórico familiar de FC e possuem ancestralidade norte europeia, o risco empírico de cada um ser portador é de aproximadamente 1 em 29, e o risco de um casal assim ter um filho afetado é, portanto, de 1 em 3.200. Para casais que já possuem um filho afetado com FC, o risco de que um futuro filho tenha FC é de 1 em 4. Em 1997, um consenso dos National Institutes of Health dos Estados Unidos recomendou que se oferecesse teste de identificação de portadores de FC a todas as gestantes e casais que planejassem ter um filho nos Estados Unidos. O American College of Obstetrics and Gynecology adotou essas recomendações.

O diagnóstico pré-natal é baseado na identificação das mutações em *CFTR* no DNA de tecidos fetais, tais como vilosidades coriônicas ou amniócitos. A identificação efetiva dos fetos acometidos geralmente requer que as mutações responsáveis pela FC em uma família já tenham sido identificadas.

QUESTÕES PARA DISCUSSÃO EM PEQUENOS GRUPOS

1. A triagem neonatal para FC pode ser realizada pelo teste de tripsinogênio imunorreativo (IRT) sozinho ou pelo IRT seguido da triagem de mutações. Discuta os riscos e benefícios de adicionar a triagem de mutações em *CFTR* a um painel de triagem neonatal.

2. A mutação mais comum na FC é a ΔF508; ela responde por aproximadamente 70% de todos os alelos mutantes de *CFTR* em todo o mundo. Para um casal de origem norte europeia, qual é o risco de ter um filho afetado se cada um deles tiver um teste negativo para a ΔF508? E se um deles tiver teste positivo e o outro negativo para a ΔF508?

3. O que constitui a doença – uma mutação em um gene ou o fenótipo causado por essa mutação? A detecção de uma mutação no gene *CFTR* de pacientes com ausência bilateral do ducto deferente significa que eles têm FC?

REFERÊNCIAS

Barrett PM, Alagely A, Topol EJ: Cystic fibrosis in an era of genomically guided therapy, *Hum Mol Genet* 21(R1):R66-R71, 2012.

Boyle MP, de Boeck K: A new era in the treatment of cystic fibrosis: correction of the underlying CFTR defect, *Lancet Respir Med* 1:158-163, 2013.

Cystic Fibrosis Mutation Database. Available at: http://www.genet.sickkids.on.ca/cftr/.

Ferec C, Cutting GR: Assessing the disease-liability of mutations in CFTR, *Cold Spring Harb Perspect Med* 2:a009480, 2012.

Milla CE: Cystic fibrosis in the era of genomic medicine, *Curr Opin Pediatr* 25:323-328, 2013.

Tsui LC, Dorfman R: The cystic fibrosis gene: a molecular genetic perspective, *Cold Spring Harb Perspect Med* 3:a009472, 2013.

CASO 13

SURDEZ (NÃO SINDRÔMICA) (Mutação em *GJB2*, MIM 220290)
Autossômica Dominante e Recessiva

PRINCÍPIOS
- Heterogeneidade alélica com padrões de herança dominante e recessiva
- Triagem neonatal
- Sensibilidade cultural no aconselhamento genético

PRINCIPAIS CARACTERÍSTICAS FENOTÍPICAS
- Surdez congênita na forma recessiva
- Surdez progressiva na infância na forma dominante

HISTÓRIA E EXAME FÍSICO

R.K. e J.K. são um casal encaminhado à clínica de genética por seu otorrinolaringologista porque seu filho de seis semanas de idade, B.K., foi diagnosticado com perda da audição congênita. A criança foi inicialmente identificada pelo teste de audição neonatal de rotina (teste de emissão otoacústica evocadas) e depois foi submetido à resposta evocada do tronco cerebral (ABR) formal, que demonstrou dificuldade de audição moderada.

Os pais de B.K. tem ancestralidade europeia. Nenhum dos genitores possui história pessoal ou familiar de dificuldades de audição na infância, embora o pai ache que sua tia teve alguns problemas de audição na velhice. B.K. foi produto de uma gravidez a termo e sem complicações.

Ao exame, B.K. era não dismórfico. Não havia evidência de malformação craniofacial afetando a orelha ou os canais auditivos externos. As membranas timpânicas eram visíveis e normais. O exame oftalmológico foi limitado pela idade do paciente, mas nenhuma anomalia foi encontrada. Não havia bócio. A pele era normal.

Testes laboratoriais revelaram uma perda auditiva de 60 dB bilateralmente na faixa de frequências médias a altas (500 a 2.000 Hz e > 2.000 Hz). O eletrocardiograma foi normal. As tomografias computadorizadas do osso petroso e da cóclea forma normais, sem malformação ou dilatação dos canais.

O DNA de B.K. foi analisado quanto a mutações no gene *GJB2*. Descobriu-se que ele era homozigoto para uma mutação *frameshift* comum, 35delG, no gene *GJB2*.

BASES
Etiologia e Incidência da Doença

Aproximadamente 1 em 500 a 1.000 neonatos possui algum déficit auditivo congênito clinicamente significativo, que pode surgir a partir de defeitos do aparelho condutivo na orelha média ou de defeitos neurológicos. Estima-se que aproximadamente um terço até metade dos casos de surdez congênita possui uma etiologia genética. Das formas hereditárias, aproximadamente três quartos são não sindrômicos, caracterizados apenas pela surdez; um quarto é sindrômico, ou seja, associado a outras manifestações.

Dentre as formas hereditárias de surdez não sindrômica, as mutações no gene *GJB2* estão entre as causas mais comuns. Elas causam a DFNB1 (MIM 220290), que explica metade dos casos de surdez autossômica recessiva não sindrômica congênita, bem como DFNA3 (MIM 601544), uma forma rara de surdez autossômica dominante progressiva de início na infância. A mutação 35delG contribui para aproximadamente dois terços das mutações em *GJB2* autossômicas recessivas identificadas na população caucasiana, mas não em outros grupos étnicos. Dentre os chineses, por exemplo, a 235delC é a mutação predominante em *GJB2* que causa DFNB1.

Patogenia

O gene *GJB2* codifica a conexina 26, um membro de uma família de proteínas que formam junções comunicantes. Essas junções criam poros entre as células, permitindo a troca de íons e a passagem de correntes elétricas entre elas. A conexina 26 é muito expressa na cóclea, o órgão da orelha interna que traduz as ondas sonoras em impulsos elétricos. A falha em formar junções comunicantes funcionais resulta na perda da função coclear, mas não afeta o sistema vestibular ou o nervo auditivo.

Fenótipo e História Natural

A surdez autossômica recessiva devido a mutações em *GJB2* é congênita e pode ser desde leve até profunda (Fig. C-13). Déficits cognitivos não serão um componente do distúrbio se o prejuízo à audição for detectado cedo e a criança encaminhada a um tratamento adequado a fim de permitir o desenvolvimento da linguagem falada ou por sinais.

A surdez autossômica dominante devido a mutações em *GJB2* também ocorre. Apresenta um início precoce na infância e está associada à perda progressiva, moderada a grave, da audição sensorioneural das altas frequências. Assim como a doença autossômica recessiva, ela também não está associada a déficits cognitivos.

Tratamento

O diagnóstico da surdez congênita geralmente é feito por meio da triagem neonatal. Esta é feita medindo-se emissões otoacústicas,

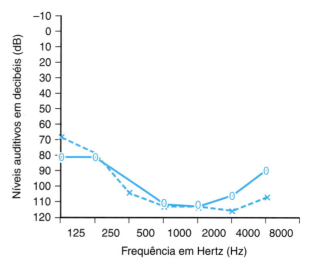

Figura C-13 Perda auditiva profunda em uma criança homozigota para mutações no gene *GJB2*. X e O representam o ouvido esquerdo e direito, respectivamente. O nível normal de audição é de 0 a 20 db em todo o espectro de frequências. *Consulte Fontes e Agradecimentos*.

que são sons causados por vibrações internas de dentro de uma cóclea normal, ou pelo ABR automatizado, que detecta sinais elétricos no cérebro, gerados em resposta ao som. Com a introdução da triagem neonatal universal, a idade média do diagnóstico caiu para 3 a 6 meses, permitindo uma intervenção precoce, com assistência auditiva e outras formas de terapia. Os bebês, nos quais a terapia é iniciada antes dos seis meses de idade, mostram progressos no desenvolvimento da linguagem, comparados aos bebês identificados em idades superiores.

Assim que a surdez é identificada, a criança precisa ser encaminhada para as primeiras intervenções, independente da etiologia da surdez. Ao se consultar com profissionais como audiologistas, equipes de implantes cocleares, otorrinolaringologistas e patologistas da fala a respeito dos benefícios e desvantagens das diferentes opções, os pais podem ser auxiliados a escolher aqueles que melhor se adaptam às suas famílias. Podem ser instituídas, o quanto antes, de acordo com a idade, terapias de linguagem intensivas com linguagem de sinais e linguagem falada, com assistência e dispositivos auxiliares para audição. Pode-se oferecer aos pais a opção de um implante coclear precoce, um dispositivo que desvia da cóclea não funcional. A utilização de implantes cocleares antes dos três anos de idade está associada a melhores resultados no desenvolvimento do discurso oral e da linguagem, em comparação aos casos que recebem o implante mais tardio na infância.

Durante o período neonatal, é difícil distinguir clinicamente algumas formas de surdez sindrômica e não sindrômica, pois algumas características sindrômicas, como bócio na síndrome de Pendred ou a retinite pigmentosa nas síndromes de Usher, podem apresentar um início tardio na infância ou na adolescência. No entanto, um diagnóstico definitivo é quase sempre importante para o prognóstico, tratamento e aconselhamento genético; portanto, uma história familiar cuidadosa e uma análise do DNA para mutação no gene *GJB2* e, ocasionalmente, em outros genes, são fundamentais para o diagnóstico. É importante distinguir dentre as formas não sindrômicas de surdez, o que é muitas vezes crítico na escolha da terapia adequada.

RISCO DE HERANÇA

A forma grave de surdez congênita causada por mutações de perda de função em *GJB2* (DFNB1) é herdada de modo autossômico recessivo típico. Pais não afetados são, ambos, portadores de um gene normal e um gene alterado. Dois progenitores portadores possuem uma chance em quatro de ter um filho com surdez congênita a cada gravidez. O diagnóstico pré-natal está disponível através da detecção direta da mutação no DNA.

Dentre as famílias que segregam surdez progressiva não sindrômica de início na infância devido a mutações no *GJB2* (DFNA3), a herança é autossômica dominante, e o risco de um progenitor afetado ter um filho surdo é de um para dois a cada gravidez.

QUESTÕES PARA DISCUSSÃO EM PEQUENOS GRUPOS

1. Por que algumas mutações *missense* em *GJB2* causam perda auditiva progressiva *dominante*, enquanto outra mutação (*frameshift*) resulta em uma perda auditiva não progressiva recessiva?
2. Que preocupações e considerações especiais podem surgir no aconselhamento genético de um casal surdo acerca do risco de terem uma criança com perda auditiva? O que se entende pelo termo *cultura surda*?
3. Teste de mutações detectam apenas 95% das mutações em *GJB2* dentre famílias caucasianas sabidamente portadoras de surdez autossômica recessiva secundária a defeitos em *GJB2*. Muitas variações de sequência também foram detectadas no gene *GJB2*. Se um casal com uma criança portadora de surdez congênita se dirige a você e a análise da mutação detecta uma variação na sequência do *GJB2*, nunca antes associada à doença, em apenas um progenitor, como você os informaria a cerca do risco de recorrência e da etiologia genética? Sua informação seria diferente se a variação sequencial já tivesse sido associada à doença? O que constituiria uma associação significativa? Sua informação seria diferente se a criança tivesse um início de surdez progressiva precoce na infância?
4. Por que uma criança com implante coclear pode aprender a linguagem dos sinais, além da língua falada?

REFERÊNCIAS

Duman D, Tekin M: Autosomal recessive nonsyndromic deafness genes: a review, *Front Biosci* 17:2213-2236, 2012.

Shearer AE, Smith RJ: Genetics: advances in genetic testing for deafness, *Curr Opin Pediatr* 24:679-686, 2012.

Smith RJH, Shearer AE, Hidebrand MS, et al.: Deafness and hereditary hearing loss overview. Available from: http://www.ncbi.nlm.nih.gov/books/NBK1434/.

Smith RJH, Van Camp G: Nonsyndromic hearing loss and deafness, DFNB1. Available from: http://www.ncbi.nlm.nih.gov/books/NBK1272/.

Vona B, Muller T, Nanda I, et al: Targeted next-generation sequencing of deafness genes in hearing-impaired individuals uncovers informative mutations, *Genet Med* 16:945-953, 2014.

CASO 14

DISTROFIA MUSCULAR DE DUCHENNE
(Mutação da Distrofina [*DMD*], MIM 310200)
Ligada ao X

PRINCÍPIOS
- Alta frequência de mutações novas
- Heterogeneidade alélica
- Portadores manifestantes
- Variabilidade fenotípica

PRINCIPAIS CARACTERÍSTICAS FENOTÍPICAS
- Idade de início: infância
- Fraqueza muscular
- Pseudo-hipertrofia da panturrilha
- Comprometimento intelectual leve
- Nível elevado de creatina quinase sérica

HISTÓRIA E EXAME FÍSICO

A.Y., um menino de seis anos de idade, foi encaminhado ao médico por um leve atraso no desenvolvimento. Ele tinha dificuldade de subir degraus, correr e participar de atividades físicas vigorosas; ele tinha força e resistência diminuídas. Seus pais, dois irmãos e uma irmã eram saudáveis; nenhum outro membro da família era afetado de modo semelhante. Ao exame, ele apresentava dificuldade em subir na mesa de exame, um sinal de Gowers (uma sequência de manobras para levantar do chão; Fig. C-14), fraqueza proximal, marcha oscilante, tendões calcâneos rígidos e músculos da panturrilha aparentemente aumentados. Seu nível de creatina quinase sérica estava 50 vezes maior do que o normal. Como a história, os achados no exame físico e o nível de creatina quinase sérica eram fortemente sugestivos de uma miopatia, A.Y. foi encaminhado para uma clínica de neurogenética para outras avaliações. Os resultados da biópsia do músculo mostraram uma variação marcante de tamanho da fibra muscular, necrose da fibra, proliferação dos tecidos adiposos e conjuntivo e ausência de coloração para distrofina. Com base nos resultados, a condição de A.Y. era compatível com um diagnóstico provisório de distrofia muscular de Duchenne e ele passou por exames para deleções no gene da distrofina; descobriu-se que ele tinha deleção dos éxons 45 ao 48. Testes subsequentes demonstraram que sua mãe era portadora. A família foi esclarecida então que o risco de os filhos serem afetados era de 50%, o risco de as filhas serem afetadas era baixo, mas dependia dos desvios de inativação do X, e o risco de as filhas serem portadoras era de 50%. A mãe foi encaminhada para uma avaliação cardíaca, pois sendo ela portadora, apresentava alto risco de complicações cardíacas.

BASES
Etiologia e Incidência da Doença

A distrofia muscular de Duchenne (DMD, MIM 310200) é uma miopatia progressiva ligada ao X, pan-étnica, causada por mutações no gene *DMD*. Ela tem um incidência de aproximadamente 1 em 3.500 nascimentos do sexo masculino.

Patogenia

O *DMD* codifica a distrofina, uma proteína intracelular que é expressa predominantemente nos músculos lisos, esqueléticos e cardíacos, assim como em alguns neurônios do cérebro

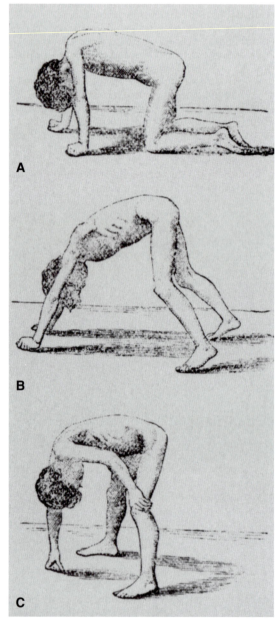

Figura C-14 Desenho de um menino com DMD levantando do chão com a manobra de Gowers. *Consulte Fontes e Agradecimentos.*

(Capítulo 12). No músculo esquelético, a distrofina é parte de um grande complexo de proteínas associadas ao sarcolema que conferem estabilidade a ele (Fig. 12-20).

As mutações em *DMD* que causam a DMD incluem grandes deleções (60% a 65%), grandes duplicações (5% a 10%), e pequenas deleções, inserções ou mudanças de nucleotídeos (25% a 30%). A maior parte das grandes deleções acontece em 1 de 2 *hot spots*. As mudanças de nucleotídeo ocorrem por todo o gene, predominantemente nos dinucleotídeos CpG. Mutações *de novo* aparecem com frequência parecida durante a ovocitogênese e a espermatogênese; a maior parte das grandes deleções *de novo* aparece durante a ovocitogênese, enquanto a maior parte das mudanças de nucleotídeo *de novo* aparece durante a espermatogênese.

As mutações que provocam um fenótipo nulo da distrofina causam uma doença muscular mais grave em comparação com a provocada por alelos *DMD* mutantes que expressam distrofina parcialmente funcional. Uma correlação genótipo-fenótipo compatível não foi definida para a incapacidade intelectual.

Fenótipo e História Natural

Homens

A DMD é uma miopatia progressiva resultando em degeneração e fraqueza musculares. Começando com os músculos da cintura dos quadris e os flexores do pescoço, a fraqueza muscular envolve progressivamente a cintura dos ombros e os músculos dos membros distais e tronco. Embora se manifeste ocasionalmente no período neonatal com hipotonia ou retardo no crescimento e desenvolvimento, os pacientes do sexo masculino geralmente apresentam anomalias na marcha entre os 3 a 5 anos de idade. Aos cinco anos de idade, a maior parte dos pacientes utiliza a manobra de Gowers e tem pseudohipertrofia na panturrilha, ou seja, um aumento da panturrilha, devido à substituição do músculo por tecido adiposo e conjuntivo. Aos 12 anos de idade, a maior parte dos pacientes está confinada a uma cadeira de rodas e já tem ou está desenvolvendo contraturas e escoliose. A maioria morre por insuficiência pulmonar e pneumonia. A idade média de morte é de 18 anos.

Quase 95% dos pacientes com DMD têm algum comprometimento cardíaco (cardiomiopatia dilatada ou anomalias eletrocardiográficas, ou ambas), e 84% têm esse comprometimento comprovado na autópsia. A insuficiência cardíaca se desenvolve em quase 50% dos pacientes. Raramente, a insuficiência cardíaca é a queixa apresentada pelos pacientes com DMD. Embora a distrofina esteja presente também no músculo liso, as complicações nessa musculatura são raras. Estas incluem dilatação gástrica e paralisia do íleo e da bexiga.

Os pacientes com DMD têm um QI médio de aproximadamente um desvio padrão abaixo da média, e aproximadamente um terço tem algum grau de deficiência intelectual. A base deste problema não foi esclarecida.

Mulheres

A idade de início e a gravidade da DMD em mulheres depende do grau de desvio da inativação do X (Capítulo 6). Se o cromossomo X que carrega o alelo mutante de *DMD* estiver ativo na maior parte das células, as mulheres desenvolverão sinais de DMD; se o cromossomo X que carrega o alelo normal de *DMD* estiver predominantemente ativo, as mulheres terão pouco ou nenhum sintoma da DMD. Independentemente dos sintomas clínicos de fraqueza no músculo esquelético, a maior parte das mulheres portadoras tem anomalias cardíacas, como cardiomiopatia dilatada, dilatação do ventrículo esquerdo e alterações eletrocardiográficas.

Tratamento

O diagnóstico da DMD baseia-se na história familiar e na análise de DNA ou biópsia do músculo para testar a imunoreatividade para distrofina.

Atualmente, não existem tratamentos para curar a DMD, embora o melhor tratamento sintomático tenha aumentado a longevidade média do fim da infância para o começo da idade adulta. Os objetivos da terapia são: retardo da progressão da doença, manutenção da mobilidade, prevenção e correção das contraturas e da escoliose, controle do peso, e otimização do funcionamento pulmonar e cardíaco. A terapia com glicocorticoides pode atrasar a progressão da DMD por alguns anos. Algumas terapias experimentais, incluindo a transferência gênica, estão sob investigação. A maioria dos pacientes necessita também de um acompanhamento extenso para lidar com os efeitos psicológicos de ter uma doença crônica e fatal.

RISCO DE HERANÇA

Um terço das mães que têm um filho afetado não é portadora de mutação no gene *DMD* (Capítulo 16). No passado, era difícil a determinação do estado de portador em mulheres em aproximadamente a 30% a 35% das famílias com DMD com uma mutação de ponto ou pequena indel, devido ao grande número de éxons no gene da distrofina. Os avanços no sequenciamento do DNA, no entanto, tornaram o sequenciamento tendo como alvo o exoma muito mais eficaz. A informação sobre o risco de recorrência deve levar em conta a elevada taxa de mosaicismo na linhagem germinativa (aproximadamente 14%).

Se a mãe é portadora, cada filho tem 50% de risco de ter DMD e cada filha tem 50% de risco de herdar a mutação em *DMD*. Refletindo a natureza aleatória da inativação do cromossomo X, as filhas que herdam a mutação em DMD têm baixo risco de desenvolver DMD; no entanto, por razões não entendidas completamente, seu risco de anomalias cardíacas pode ser da ordem de 50% a 60%. Se uma mãe, segundo o teste de DNA, aparentemente não é uma portadora, ela, ainda assim, tem um risco de aproximadamente 7% de ter um menino com DMD, devido ao mosaicismo na linhagem germinativa (Capítulo 7). A informação e possivelmente um diagnóstico pré-natal são indicados para estas mães.

QUESTÕES PARA DISCUSSÃO EM PEQUENOS GRUPOS

1. Por que a DMD é considerada uma condição genética letal? Que características definem uma condição como sendo geneticamente letal?
2. Discuta que mecanismos podem causar uma predileção de sexos em diferentes tipos de mutação. Cite algumas doenças, além da DMD, nas quais isto ocorre. Em particular, discuta o mecanismo e a alta frequência das mutações nos dinucleotídeos CpG durante a espermatogênese.
3. Como a taxa de mosaicismo na linhagem germinativa é determinada para uma doença? Cite algumas outras doenças com uma alta taxa de mosaicismo na linhagem germinativa.
4. Contraste o fenótipo da distrofia muscular de Becker com a DMD. Qual é a base postulada para o fenótipo mais brando da distrofia muscular de Becker?

REFERÊNCIAS

Darras BT, Miller DT, Urion DK: Dystrophinopathies. Available from: http://www.ncbi.nlm.nih.gov/books/NBK1119/.

Fairclough RJ, Wood MJ, Davies KE: Therapy for Duchenne muscular dystrophy: renewed optimism from genetic approaches, *Nat Rev Genet* 14:373-378, 2013.

Shieh PB: Muscular dystrophies and other genetic myopathies, *Neurol Clin* 31:1009-1029, 2013.

CASO 15

POLIPOSE ADENOMATOSA FAMILIAR
(Mutação em *APC*, MIM 175100)

Autossômica Dominante

PRINCÍPIOS

- Gene supressor de tumor
- Carcinogênese em várias etapas
- Mutação Somática
- Instabilidade citogenética e genômica
- Expressividade variável

PRINCIPAIS CARACTERÍSTICAS FENOTÍPICAS

- Idade de início: adolescência ao meio da idade adulta
- Pólipos adenomatosos colorretais
- Câncer colorretal
- Vários cânceres primários

HISTÓRIA E EXAME FÍSICO

R.P., um homem de 35 anos de idade, foi encaminhado à clínica de genética do câncer por seu oncologista. Ele acabara de passar por uma colectomia total; a mucosa colônica possuía mais de 2.000 pólipos e alterações patológicas compatíveis com polipose ademomatosa do cólon. Além de suas cicatrizes abdominais e colostomia, ele possuía anomalias pigmentares na retina que indicavam hipertrofia congênita do epitélio da retina. Muitos dos seus parentes haviam morrido de câncer. Ele não possuía uma história médica ou familiar de outros problemas de saúde. Com base em sua história médica e na história familiar sugestiva, o geneticista informou a R.P. que ele provavelmente tinha polipose adenomatosa familiar. O geneticista explicou o protocolo de vigilância para seus filhos e a possibilidade de utilizar testes moleculares para identificar as crianças em risco de polipose adenomatosa familiar. Como R.P. não tinha contato com sua família, a análise de ligação não foi possível, e R.P. optou por realizar a triagem do gene da polipose adenomatosa do cólon (*APC*); ele apresentava uma mutação *nonsense* no éxon 15 de um alelo do *APC*.

BASES

Etiologia e Incidência da Doença

Pelo menos 50% dos indivíduos nas populações ocidentais desenvolvem tumor colorretal, incluindo pólipos benignos, em torno dos 70 anos do idade, e aproximadamente 10% desses indivíduos acabam desenvolvendo carcinoma colorretal. Aproximadamente 15% do câncer colorretal é familiar, incluindo a polipose adenomatosa familiar (PAF, MIM 175100) e o câncer colorretal não polipose hereditário. A PAF é uma síndrome de predisposição ao câncer, autossômica dominante, causada por mutações herdadas no gene *APC*. Possui uma prevalência de dois a três em 100.000 e contribui para menos de 1% da câncer de cólon. As mutações somáticas em *APC* também ocorrem em mais de 80% dos tumores colorretais esporádicos (Capítulo 15).

Patogenia

A proteína APC regula, direta ou indiretamente, a transcrição, a adesão celular, o citoesqueleto microtubular, a migração celular, a fissão críptica, a apoptose e a proliferação celular. Ela forma complexos com muitas proteínas diferentes, incluindo a β-catenina.

Ambos os alelos do *APC* devem estar inativos para a formação do adenoma. A alta frequência da perda somática de função do segundo alelo do *APC* define a PAF como uma condição autossômica dominante. Como descrito no Capítulo 15, esta perda somática da função ocorre por perda da heterozigose, mutação intragênica, inativação da transcrição, e, raramente, efeitos dominantes negativos do alelo mutante herdado. Mais de 95% das mutações intragênicas em *APC* geram uma proteína APC truncada. A perda da APC funcional geralmente resulta em altos níveis de β-catenina livre no citosol; a β-catenina livre migra para o núcleo, liga-se ao fator 4 da célula T, e de maneira inapropriada ativa a expressão do gene. Corroborando este mecanismo, foram identificadas mutações no gene da β-catenina em alguns carcinomas colorretais sem mutações em *APC*.

Embora a perda da APC funcional faça com que as células afetadas formem grupos displásicos dentro das criptas intestinais, estas células não são cancerosas e devem adquirir outras mutações somáticas até progredirem ao câncer (Capítulo 15). Esta progressão é caracterizada pela instabilidade citogenética, resultando na perda de grandes segmentos cromossômicos e, consequentemente, perda da heterozigose. Alterações genéticas específicas envolvidas nesta progressão incluem a ativação dos oncogenes *KRAS* ou *NRAS*, inativação de um gene supressor de tumor em 18q, inativação do gene *TP53*, e alterações na metilação levando ao silenciamento transcricional de genes supressores de tumores. À medida que as células acumulam mutações, se tornam cada vez mais neoplásicas e finalmente formam carcinomas invasivos e metastáticos.

Fenótipo e História Natural

A PAF é caracterizada por centenas a milhares de pólipos adenomatosos colônicos (Fig. C-15). É diagnosticada clinicamente pela presença de mais de 100 pólipos adenomatosos colorretais ou entre 10 a 100 pólipos em um indivíduo que possua um parente com PAF. Os pólipos adenomatosos geralmente aparecem entre os 7 e os 40 anos de idade e rapidamente aumentam em número. Quando não tratados, 7% dos pacientes desenvolvem câncer colorretal em torno de 21 anos de idade, 87% em torno de 45, e 93% em torno de 50 anos.

Embora a não penetrância seja muito rara, pacientes com mutações germinativas no *APC* não desenvolvem necessariamente adenomas ou câncer colorretal; eles estão apenas predispostos. A etapa que limita a taxa de formação de adenomas é a mutação somática no alelo selvagem de *APC*. A progressão de um adenoma a um carcinoma requer o acúmulo de outras alterações genéticas. Pacientes com PAF possuem um risco muito maior de desenvolver carcinoma colorretal do que a população em geral, por duas razões. A primeira é que, embora o tempo médio de progressão de um adenoma a um carcinoma seja de aproximadamente 23 anos, estes pacientes desenvolvem adenomas mais cedo e estão menos suscetíveis a morrer de outras causas antes do desenvolvimento do carcinoma. Segunda, embora menos de 1% dos adenomas progrida a carcinoma, os pacientes apresentam dezenas a milhares de adenomas, cada um com o potencial de se transformar em carcinoma. Então, a probabilidade de que pelo menos um adenoma progrida para se transformar em um adenocarcinoma se aproxima da certeza.

CASO 15 — POLIPOSE ADENOMATOSA FAMILIAR

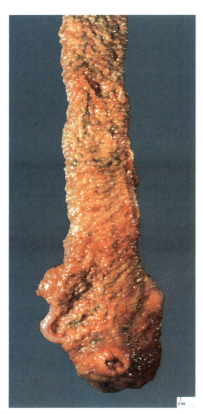

Figura C-15 A mucosa de um cólon ascendente ressecado de um paciente com polipose adenomatosa familiar. Observe o enorme número de pólipos. *Consulte Fontes e Agradecimentos.*

A penetrância e a expressividade das mutações em *APC* dependem da mutação em particular, das bases genéticas e do ambiente. Mutações em regiões diferentes do gene estão associadas de forma variada à síndrome de Gardner (uma associação de polipose adenomatosa colônica, osteomas e tumores dos tecidos moles), hipertrofia congênita do epitélio pigmentar da retina, polipose adenomatosa do cólon atenuada ou síndrome de Turcot (câncer de cólon e tumores no sistema nervoso central, geralmente meduloblastoma). Genes modificadores no genoma humano podem fazer com que pacientes com mutações germinativas idênticas possuam características clínicas discrepantes. Muitos estudos da tumorigênese colorretal esporádica identificam um risco aumentado para indivíduos que consomem dietas ricas em gordura animal; portanto, dado o mecanismo comum da tumorigênese, a dieta provavelmente também desempenha um papel na PAF.

Tratamento

É necessária a rápida identificação da PAF para uma intervenção eficaz, ou seja, a prevenção do câncer colorretal. Após o desenvolvimento de pólipos, o tratamento definitivo é a colectomia total com anastomose ileoanal. A vigilância recomendada para pacientes em risco de PAF é a colonoscopia a cada 1 ou 2 anos, iniciando aos 10 a 12 anos de idade. Para aumentar o foco da vigilância, testes moleculares são recomendados a fim de identificar membros da família sob risco.

RISCO DE HERANÇA

O risco empírico durante a vida para câncer colorretal dentre populações ocidentais é de 5% a 6%. Este risco é significativamente modificado pela história familiar. Pacientes que possuem um irmão com pólipos adenomatosos, mas sem história familiar de câncer colorretal, exibem um risco relativo de 1,78; o risco aumenta para 2,59 se um irmão desenvolveu adenomas antes dos 60 anos de idade. Pacientes com um parente de primeiro grau com câncer colorretal possuem um risco relativo de 1,72; este risco relativo aumenta para 2,75 se dois ou mais parentes de primeiro graus desenvolveram câncer colorretal. Se um parente de primeiro grau afetado desenvolveu câncer colorretal antes dos 44 anos de idade, o risco relativo aumenta para mais de 5.

Em contraste com estes dados para todos os cânceres colorretais, um paciente com PAF ou uma mutação germinativa em *APC* possui um risco de 50% de ter um filho afetado com FAP a cada gestação. A ausência de uma história familiar de PAF não exclui o diagnóstico de PAF em um genitor, pois aproximadamente 20% a 30% dos pacientes possuem uma mutação germinativa nova em *APC*. O diagnóstico pré-natal está disponível por análise de ligação ou por testes para a mutação, se a mutação no progenitor já foi definida. Devido à variação intrafamiliar na expressividade, a gravidade, a idade de início e as características associadas não podem ser preditas.

Mutações germinativas em *APC* não são detectadas em 10% a 30% dos indivíduos com um fenótipo clínico típico de PAF e em 90% dos indivíduos com PAF "atenuada" (fenótipo de PAF, porém com menos de 100 adenomas). Dentre este pacientes, 10% são homozigotos ou heterozigotos compostos na linhagem germinativa para uma mutação no gene de reparo do DNA *MYH*; outros 10% carregam um alelo mutante de *MYH* em sua linhagem germinativa. A heterozigose para um alelo mutante *MYH* aumenta o risco de câncer de cólon em três vezes; possuindo os dois alelos mutantes, o risco aumenta em 50 vezes. Um paciente com PAF e nenhuma mutação em *APC* deve ser investigado para mutações em *MYH*, particularmente se existe uma história familiar sugestiva de herança autossômica recessiva (PAF2, MIM 608456).

QUESTÕES PARA DISCUSSÃO EM PEQUENOS GRUPOS

1. Cite outros distúrbios que demonstram herança autossômica dominante, mas que sejam recessivos em nível celular. Por que estas doenças exibem herança autossômica dominante se são necessárias duas mutações para sua expressão?
2. Discuta alguns outros distúrbios mendelianos que serviram de modelo ou trouxeram algum esclarecimento para doenças comuns, incluindo pelo menos um para câncer e um para demência.
3. O que a associação de polipose adenomatose do cólon atenuada com o dano precoce de PAC sugere sobre a base bioquímica dessa doença comparada com a PAF clássica?

REFERÊNCIAS

Jasperson KW, Burt RW: APC-associated polyposis conditions. Available from: http://www.ncbi.nlm.nih.gov/books/NBK1345/.

Jenkins MA, Croitoru ME, Monga N, et al: Risk of colorectal cancer in monoallelic and biallelic carriers of MYH mutations: a population-based case-family study, *Cancer Epidemiol Biomarkers Prev* 15:312-314, 2006.

Kerr SE, Thomas CB, Thibodeau SN, et al: APC germline mutations in individuals being evaluated for familial adenomatous polyposis: a review of the Mayo Clinic experience with 1591 consecutive tests, *J Mol Diagn* 15:31-43, 2013.

CASO 16

HIPERCOLESTEROLEMIA FAMILAR (Mutação do Receptor da Lipoproteína de Baixa Densidade [*LDLR*], MIM 143890)

Autossômica Dominante

PRINCÍPIOS

- Modificadores ambientais
- Efeitos fundadores
- Dosagem gênica
- Modificadores genéticos

PRINCIPAIS CARACTERÍSTICAS FENOTÍPICAS

- Idade de início: heterozigotos – do início até o meio da idade adulta; homozigoto – infância
- Hipercolesterolemia
- Aterosclerose
- Xantomas
- Arcos na córnea

HISTÓRIA E EXAME FÍSICO

L.L., um poeta franco-canadense de 45 anos de idade, até então saudável, foi admitido na emergência por infarto do miocárdio. Ele possuía um pequeno xantoma em seu tendão de Aquiles direito. Seu irmão também tinha doença arterial coronariana (DAC); sua mãe, sua avó materna e dois tios maternos morreram de DAC. Além da história familiar e do sexo, seus fatores de risco para DAC e aterosclerose incluíam um nível elevado de colesterol de lipoproteína de baixa densidade (LDL), leve obesidade, inatividade física e tabagismo. Com base em sua história familiar, acreditava-se que L.L. possuía uma forma autossômica dominante de hipercolesterolemia. Análises moleculares revelaram que ele era heterozigoto para uma deleção na extremidade 5' do gene para o receptor de LDL (*LDLR*), uma mutação encontrada em 59% dos franco-canadenses com hipercolesterolemia familiar. O mapeamento de seus filhos revelou que 2 das 3 crianças apresentavam níveis elevados de colesterol LDL. O cardiologista explicou a L.L. que, além de terapia medicamentosa, o tratamento eficaz de sua DAC necessitava de mudanças nutricionais e em seu estilo de vida, como uma alimentação pobre em colesterol, mais atividade física, perda de peso e cessação do tabagismo. L.L. não aderiu ao tratamento e à dieta e morreu um ano depois, de infarto do miocárdio.

BASES

Etiologia e Incidência da Doença

A hipercolesterolemia familiar (HF, MIM 143890) é um distúrbio autossômico dominante do metabolismo do colesterol e de lipídios causado por mutações no gene *LDLR* (Capítulo 12). A HF ocorre entre todas as raças e apresenta uma prevalência de um a 500 na maioria das populações caucasianas. Ela responde por menos de 5% dos pacientes com hipercolesterolemia.

Patogenia

O receptor de LDL, uma glicoproteína transmembrana predominantemente expressa no fígado e no córtex adrenal, realiza um papel-chave na homeostase do colesterol. Ele se liga à apoliproteína B-100, a única proteína LDL e à apolipoproteína E, uma proteína encontrada em lipoproteínas de baixa densidade, lipoproteínas de densidade intermediária, resto de quilomícrons e algumas lipoproteínas de alta densidade. Os receptores hepá-

ticos de LDL removem da circulação, através de endocitose, aproximadamente 50% das lipoproteínas de densidade intermediária e 66% a 80% do LDL; vias independentes do receptor de LDL, das quais pouco se sabe, depuram o restante do LDL.

Mutações associadas à HF ocorrem ao longo do *LDLR*; 2% a 10% são grandes inserções, deleções ou rearranjos mediados pela recombinação entre as repetições *Alu* dentro do *LDLR*. Algumas mutações parecem ser dominantes negativas. A maioria das mutações é privada, embora algumas populações – como os libaneses, franco-canadenses, índios sul-africanos, judeus asquenazes sul-africanos e africânderes – possuam mutações em comum e alta prevalência da doença, graças a efeitos fundadores.

Mutações homozigotas e heterozigotas do *LDLR* diminuem a eficiência da endocitose de lipoproteínas de densidade intermediária e de LDL e causam o seu acúmulo plasmático pelo aumento da sua produção a partir de lipoproteínas de densidade intermediária e pela diminuição da depuração hepática. Os níveis plasmáticos elevados de LDL causam aterosclerose pelo aumento da depuração de LDL através das vias independentes do receptor de LDL, como endocitose de LDL oxidado por macrófagos e histiócitos. Monócitos, que se infiltram na íntima arterial e endocitam esse composto, formam células espumosas e liberam citocinas que promovem a proliferação de células musculares lisas da média arterial. Inicialmente, as células musculares lisas produzem colágenos e proteínas da matriz suficientes para formar uma capa fibrosa sobre as células espumosas; no entanto, como as células espumosas continuam a endocitar LDL oxidado, elas acabam rompendo a capa fibrosa para dentro do lúmen arterial e desencadeiam a formação de um trombo. Esta formação é uma causa comum de derrame e infarto do miocárdio.

O ambiente, o sexo e a base genética modificam o efeito das mutações do receptor de LDL nos níveis plasmáticos de LDL e, portanto, a ocorrência de aterosclerose. O maior modificador ambiental dos níveis de LDL no plasma é a dieta; a maioria dos tunisianos heterozigotos para a HF possui níveis de LDL na faixa "normal para norte-americanos" e raramente desenvolvem doenças cardiovasculares e xantomas. De maneira similar, chineses heterozigotos para HF vivendo na China raramente apresentam xantomas e doenças cardiovasculares, enquanto aqueles que vivem em sociedades ocidentais apresentam manifestações clínicas semelhantes àquelas de caucasianos heterozigotos para HF. O colesterol da dieta suprime a síntese de receptores de LDL e, portanto, aumenta os níveis plasmáticos de LDL; este efeito do colesterol oriundo da dieta é potencializado por ácidos graxos insaturados como o oleato e o linoleato. Como uma dieta semelhante não eleva os níveis de LDL igualmente entre os pacientes, outros fatores ambientais e genéticos também devem influenciar o metabolismo de LDL. Poucas famílias com HF segregam um *locus* dominante diferente que reduza o LDL plasmático, fornecendo evidências para um modificador genético. Outras formas de HF incluem a hipercolesterolemia do tipo B (MIM 144010), causada por um ligante defeituoso da apolipoproteína B-100, e a hipercolesterolemia autossômica dominante (MIM 603776), devido a mutações em *PCSK9*. Em indivíduos com a mutação no *LDLR* IVS14+1G-A, o fenótipo pode ser alterado por um polimorfismo de nucleotídeo único (SNP) em *APOA2*, um SNP em *EPHX2*, ou um SNP em *GHR*. Um SNP na região promotora do gene do substrato G (*CGS*) correlaciona-se com os níveis elevados de colesterol total no

CASO 16 — HIPERCOLESTEROLEMIA FAMILIAR

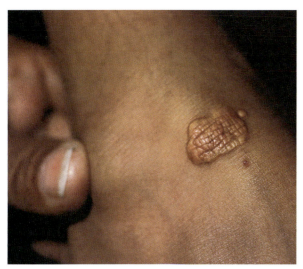

Figura C-16 Um xantoma no tendão de Aquiles de um paciente com hipercolesterolomia familiar. *Consulte Fontes e Agradecimentos.*

Taxas Específicas de DAC e de Morte Segundo a Idade e o Sexo (%) em Heterozigotos para Hipercolesterolemia Familiar

Idade	Homens DAC	Homens Morte	Mulheres DAC	Mulheres Morte
30	5	–	0	–
40	20-24	–	0-3	0
50	45-51	25	12-20	2
60	75-85	50	45-57	15
70	100	80	75	30

DAC, doença arterial coronariana.
De Rader DJ, Hobbs HH: Disorders of lipoprotein metabolism. In Kasper DL, Braunwald E, Fauci AS, et al, editors: *Harrison's principles of internal medicine,* ed 16, New York, 2004, McGraw-Hill.

plasma. Um SNP no íntron 17 de *ITIH4* foi associado com a suscetibilidade para hipercolesterolemia na população japonesa.

Fenótipo e História Natural

A hipercolesterolemia, o primeiro achado na HF, geralmente se manifesta ao nascimento e é o único achado clínico na primeira década em pacientes heterozigotos; em todas as idades, a concentração plasmática de colesterol está acima do 95° percentil em mais de 95% dos pacientes. Arcos na córnea e xantomas no tendão começam a aparecer no final da segunda década, e ao morrer, 80% dos heterozigotos para HF apresentam xantomas (Fig. C-16). Aproximadamente 40% dos pacientes adultos apresentam poliartrite recorrente não progressiva e tenossinovite. Como mostrado na tabela, o desenvolvimento da DAC dentre os heterozigotos para HF depende da idade e do sexo. Em geral, quando não tratado, o nível de colesterol é superior a 300 mg/dL.

Homozigotos para HF apresentam, na primeira década da vida, xantomas no tendão e arcos na córnea. Sem um tratamento agressivo, a HF homozigota geralmente é letal já aos 30 anos de idade. Não tratada, a concentração de colesterol fica entre 600 a 1.000 mg/dL.

Tratamento

O colesterol plasmático e uma história familiar de hipercolesterolemia, xantomas ou DAC prematura sugerem fortemente um diagnóstico de HF. A confirmação do diagnóstico requer a quantificação da função do receptor de LDL nos fibroblastos da pele do paciente ou a identificação da mutação em *LDLR*. Na maioria das populações, a grande quantidade de mutações em *LDLR* impede a análise direto do DNA, a não ser que se suspeite fortemente de uma mutação em particular. A ausência de confirmação pelo DNA não interfere com o tratamento de pacientes com HF, pois um diagnóstico molecular definitivo de HF não traz consigo um prognóstico ou informações terapêuticas além daquelas decorrentes da história familiar e da determinação do colesterol LDL plasmático.

Independente de possuírem HF, todos os pacientes com o colesterol LDL elevado necessitam de normalização agressiva dessas concentrações a fim de reduzir seu risco de DAC; a normalização rigorosa das concentrações do colesterol LDL pode impedir e reverter a aterosclerose. Dentre os heterozigotos para HF, a aderência rigorosa a uma dieta pobre em gorduras e rica em carboidratos geralmente produz uma redução de 10% a 20% no LDL. Como esta redução geralmente é insuficiente, os pacientes frequentemente também são tratados com uma ou uma combinação de três classes de drogas: sequestradores de ácido biliar, inibidores de 3-hidróxi-3-metilglutaril coenzima A redutase e ácido nicotínico (Capítulo 13). As recomendações atuais são o início de uma terapia com fármacos aos 10 anos de idade para pacientes com um nível de colesterol LDL acima de 190 mg/dL e uma história familiar negativa de DAC prematura, e aos 10 anos de idade para pacientes com um nível de colesterol LDL acima de 160 mg/dL e uma história familiar positiva de DAC prematura. Dentre os homozigotos para HF, a aférese do LDL pode reduzir os níveis de colesterol plasmático em até 70%. A eficácia terapêutica da aférese é maior quando ele é combinada com terapia agressiva com estatina e ácido nicotínico. O transplante de fígado também foi utilizado em raras ocasiões.

RISCO DE HERANÇA

Como a HF é um distúrbio autossômico dominante, cada filho de um progenitor afetado possui uma chance de 50% de herdar o alelo mutante de *LDLR*. Heterozigotos para HF não tratados possuem um risco de desenvolver DAC aos 70 anos de idade de 100% para homens, e de 75% para as mulheres (Tabela). A terapia médica atual reduz marcadamente este risco por meio da normalização das concentrações plasmáticas de colesterol.

QUESTÕES PARA DISCUSSÃO EM PEQUENOS GRUPOS

1. Que informações a HF revela sobre as causas poligênicas mais comuns de aterosclerose e DAC?
2. A apolipoproteína B-100 defeituosa familiar é uma genocópia da HF. Por quê?
3. Óleos vegetais são hidrogenados para fazer algumas margarinas. Que efeito o consumo de margarina teria na expressão do receptor de LDL, quando comparado ao consumo de óleo vegetal?
4. Discuta a suscetibilidade genética a infecções e a potencial vantagem do heterozigoto no contexto do papel do receptor de LDL na infecção por hepatite C.

REFERÊNCIAS

Rader DJ, Hobbs HH: Disorders of lipoprotein metabolism. In Longo D, Fauci AS, Kasper DL, et al, editors: *Harrison's principles of internal medicine,* ed 18, New York, 2012, McGraw-Hill.

Sniderman AD, Tsimikas S, Fazio S: The severe hypercholesterolemia phenotype: clinical diagnosis, management, and emerging therapies, *J Am Coll Cardiol* 63:1935-1947, 2014.

Varghese MJ: Familial hypercholesterolemia: a review, *Ann Pediatr Cardiol* 7:107-117, 2014.

Youngblom E, Knowles JW: Familial hypercholesterolemia. Available from: http://www.ncbi.nlm.nih.gov/books/NBK174884/.

CASO 17

SÍNDROME DO X FRÁGIL (Mutação em *FMR1*, MIM 300624)
Ligada ao X

PRINCÍPIOS
- Expansão de repetições de trincas
- Mosaicismo somático
- Antecipação de sexo específica
- Metilação do DNA
- Efeito de haplótipo

PRINCIPAIS CARACTERÍSTICAS FENOTÍPICAS
- Idade de início: infância
- Deficiência intelectual
- Face dismórfica
- Macrorquidismo masculino pós-puberal

HISTÓRIA E EXAME FÍSICO

R.L., um menino de seis anos de idade, foi encaminhado a uma clínica pediátrica de desenvolvimento para avaliação de deficiência intelectual e hiperatividade. Ele não se adaptou ao jardim de infância porque tinha tendência à desordem, era incapaz de executar as tarefas solicitadas e tinha a fala e a coordenação motora deficientes. Seu desenvolvimento era atrasado, mas ele não tinha perdido os marcos de desenvolvimento: sentou-se com 10 a 11 meses, andou por volta dos 20 meses e falava claramente duas ou três palavras com 24 meses de vida. Nos demais aspectos, ele gozava de boa saúde. Sua mãe e sua tia materna tiveram uma leve dificuldade de aprendizado quando crianças, e seu tio por parte de mãe era intelectualmente incapaz. Os achados em seu exame físico foram normais, exceto pela hiperatividade. O médico recomendou vários exames, incluindo um microarranjo cromossômico, estudos funcionais da tireoide e análise de DNA para a síndrome do X frágil. A análise diagnóstica do gene *FMR1* foi consistente com a síndrome do X frágil.

BASES

Etiologia e Incidência da Doença

A síndrome do X frágil (MIM 300624) é um distúrbio de deficiência intelectual ligado ao X que é causado por mutações no gene *FMR1* localizado em Xq27.3 (Capítulo 12). Ela tem uma prevalência estimada de 16 a 25 por 100.000 na população masculina em geral, e metade disso na população feminina em geral. Este distúrbio responde por 3% a 6% dos casos de deficiência intelectual e nenhum defeito congênito.

Patogenia

O produto de gene *FMR1*, a proteína FMRP, é expresso em muitos tipos celulares, porém mais abundantemente nos neurônios. A FMRP pode atuar como chaperona de uma subclasse de RNAms do núcleo até a maquinaria traducional.

Mais de 99% das mutações no *FMR1* são expansões de uma sequência repetida (CGG)$_n$ na região 5' não traduzida do gene (Capítulo 12). Nos alelos normais do *FMR1*, o número de repetições CGG varia de seis a aproximadamente 50. Nos alelos causadores da doença ou mutações completas, o número de repetições é de mais de 200. Os alelos com mais de 200 repetições CGG geralmente têm hipermetilação da sequência de repetições CGG e do promotor do *FMR1* adjacente (Fig. C-17). A hipermetilação torna o promotor do *FMR1* inativo, causando a perda de expressão da FMRP.

Mutações completas surgem a partir dos alelos de pré-mutação (aproximadamente 50 a 200 repetições de CGG) com transmissão materna de um alelo *FMR1* mutante, mas não com transmissão paterna; de fato, as pré-mutações frequentemente se encurtam com a transmissão paterna. As mutações completas não surgem de alelos normais. Como o tamanho de uma repetição instável de CGG aumenta a cada geração, se ela for transmitida por uma mulher, um número crescente de prole afetada será geralmente observado nas últimas gerações de uma família afetada; este fenômeno é chamado de antecipação genética (Capítulo 7).

O risco de uma expansão de pré-mutação para uma mutação completa aumenta à medida que o tamanho da repetição da pré-mutação aumenta (Fig. 7-23). Nem todas as pré-mutações,

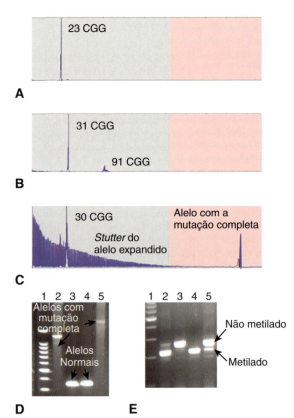

Figura C-17 Análise por reação em cadeia da polimerase (PCR) do número de repetições CGG no gene *FMR1* em um homem normal (**A**), uma mulher pré-mutada (**B**), e uma mulher com a mutação completa (**C**). O número de repetições CGG está representada na abscissa X, e a intensidade de fluorescência está na ordenada Y. As escalas normais e de pré-mutação estão representadas em cinza; a faixa de mutação completa está representada em rosa com o *stutter* característico do oligonucleotídeo direcionado à repetição em cinza. **D,** A separação em gel de agarose dos alelos expandidos após PCR com oligonucleotídeos específicos do *FMR1*. Canaleta 1, marcador de peso molecular; Canaleta 2, mutação completa em mosaico num homem com cerca de 280 a cerca de 350 alelos CGG; Canaletas 3 e 4, homens normais; Canaleta 5, homem com mutação completa. **E,** PCR sensível à metilação que determina o perfil de metilação dos alelos próximos ao limite da pré-mutação/mutação completa no sexo masculino; são indicadas as posições de alelos metilados e não metilados. Canaleta 1, marcador de peso molecular; Canaleta 2, homem anormal com mosaicismo de metilação com cerca de 140, cerca de 350, e cerca de 770 alelos CGG; Canaleta 3, homem com repetições expandidas não metiladas na faixa de pré-mutação; Canaleta 4, homens afetados com metilação completa; Canaleta 5, homem, com mosaicismo de metilação. Observe que o perfil de metilação nas mulheres só pode ser determinado por *Southern blot* (Fig. 7-22). Consulte Fontes e Agradecimentos.

contudo, são igualmente predispostas a se expandir. Embora as pré-mutações sejam relativamente comuns, a progressão para uma mutação completa tem sido observada somente em um número limitado de haplótipos, o que significa que há uma predisposição do haplótipo para a expansão. Esta predisposição do haplótipo pode estar parcialmente relacionada com a presença de poucas trincas AGG inseridas em uma sequência de repetições CGG; essas trincas de AGG parecem inibir a expansão da sequência das repetições CGG, e sua ausência em alguns haplótipos, então, pode predispor à expansão.

Fenótipo e História Natural

A síndrome do X frágil causa deficiência intelectual moderada nos homens afetados e deficiência intelectual leve nas mulheres afetadas. A maior parte dos indivíduos afetados também tem anomalias no comportamento, incluindo hiperatividade, hábito de agitar ou morder as mãos, explosões de temperamento, pouco contato visual e características autísticas. As características físicas dos homens variam com relação à puberdade, de modo que antes desta, eles têm a cabeça um pouco grande, mas quase nenhuma outra característica distintiva; depois da puberdade, eles frequentemente têm características distintivas (o rosto longo com a mandíbula e a testa proeminentes, orelhas grandes e macroorquidismo). Como esses achados clínicos não são exclusivos da síndrome do X frágil, o diagnóstico depende da detecção molecular de mutações. Pacientes com a síndrome do X frágil têm uma expectativa de vida normal.

Quase todos os homens e 40% a 50% das mulheres que herdam a mutação completa terão síndrome do X frágil. A gravidade do fenótipo depende do mosaicismo do tamanho da repetição e da metilação da repetição (Fig. C-17). Como as mutações completas são mitoticamente instáveis, alguns pacientes têm uma mistura de células com tamanho de repetições variando de pré-mutação a mutação completa (mosaicismo de tamanho da repetição). Todos os homens com maosaicismo de tamanho da repetição são afetados, mas frequentemente têm função mental maior do que aqueles com mutação completa em todas as células; as mulheres com mosaicismo de tamanho da repetição vão de normais a totalmente afetadas. Do mesmo modo, alguns pacientes têm uma mistura de células com e sem metilação da repetição CGG (mosaicismo de metilação da repetição). Todos os homens com mosaicismo de metilação são afetados, mas quase sempre têm função mental maior do que aqueles com hipermetilação em todas as células; as mulheres com mosaicismo de metilação variam de normais a totalmente afetadas. Muito raramente, os pacientes têm uma mutação completa que é não metilada em todas as células; quer sejam homens ou mulheres, estes pacientes variam de normais a completamente afetados. Além disso, nas mulheres, o fenótipo é dependente do grau de desvio de inativação do cromossomo X (Capítulo 6).

As mulheres portadoras de pré-mutações (mas não mutações completas) têm 20% de risco de insuficiência ovariana prematura. Os homens portadores de pré-mutação têm o risco de ter a síndrome de tremor e ataxia associada ao X frágil (FXTAS, do inglês fragile X associated tremor/ataxia syndrome). A FXTAS se manifesta como uma ataxia cerebelar progressiva de início tardio e tremor de intenção. Indivíduos afetados podem, também, ter perda da memória recente, da função executiva e da cognição, assim como parkinsonismo, neuropatia periférica, fraqueza do músculo na parte proximal dos membros inferiores e disfunção autonômica. A penetrância da FXTAS é dependente da idade, manifestando-se em 17% dos indivíduos na sexta década de vida, 38% na sétima década de vida, 47%

na oitava década de vida, em três quartos dos pacientes com mais de 80 anos. A FXTAS pode manifestar-se em algumas mulheres portadoras da pré-mutação.

Tratamento

Atualmente, não existe nenhum tratamento curativo disponível para a síndrome do X frágil. A terapia é focada na intervenção educacional e no tratamento farmacológico dos problemas de comportamento.

RISCO DE HERANÇA

O risco de uma mulher com a pré-mutação ter um filho afetado é determinado pelo tamanho da pré-mutação, o sexo do feto e a história familiar. Empiricamente, o risco de um portador da pré-mutação ter um filho afetado pode ser de 50% para cada criança do sexo masculino e de 25% para cada criança do sexo feminino, mas isso depende do tamanho da pré-mutação. Com base na análise de um número relativamente pequeno de mães portadoras, o risco de recorrência parece diminuir à medida que a pré-mutação diminui de 100 para 59 repetições. O teste pré-natal está disponível por meio do uso do DNA fetal derivado de vilosidades coriônicas ou de amniócitos.

QUESTÕES PARA DISCUSSÃO EM PEQUENOS GRUPOS

1. Discuta o viés do haplótipo na doença, ou seja, o efeito do haplótipo no desenvolvimento da mutação (síndrome do X frágil), na gravidade da doença (anemia falciforme), ou na predisposição à doença (doenças autoimunes).
2. A síndrome do X frágil, a distrofia miotônica, a ataxia de Friedreich, a doença de Huntington e vários outros distúrbios são causados pela expansão de sequências repetitivas. Contraste os mecanismos ou proponha mecanismos, pelos quais a expansão da repetição causa a doença para cada um desses distúrbios. Por que alguns destes distúrbios mostram antecipação enquanto outros não?
3. Acredita-se que o viés sexual observado na transmissão de mutações *FMR1* surja porque a expressão da FMRP é necessária para a probução de esperma viável. Compare o viés sexual na transmissão da síndrome do X -frágil e na doença de Huntington. Discuta os mecanismos que poderiam explicar o viés na transmissão sexual para várias doenças.
4. Que história familiar e informação sobre o diagnóstico são necessárias antes que o diagnóstico pré-natal seja realizado para a síndrome do X frágil?
5. Como você aconselharia uma mulher grávida que carrega um feto 46,XY com 60 repetições? E um feto 46,XX com 60 repetições? E um feto 46,XX com mais de 300 repetições?

REFERÊNCIAS

Besterman AD, Wilke SA, Milligan TE, et al: Towards an understanding of neuropsychiatric manifestations in fragile X premutation carriers, *Future Neurol* 9:227-239, 2014.

Hagerman R, Hagerman P: Advances in clinical and molecular understanding of the FMR1 premutation and fragile X-associated tremor/ataxia syndrome, *Lancet Neurol* 12:786-798, 2013.

Saul RA, Tarleton JC: FMR1-related disorders. Available from: http://www.ncbi.nlm.nih.gov/books/NBK1384/.

Tassone F: Newborn screening for fragile X syndrome, *JAMA Neurol* 71:355-359, 2014.

CASO 18

DOENÇA DE GAUCHER TIPO I (NÃO NEURONOPÁTICA)
(Mutação em *GBA1*, MIM 230800)
Autossômica Recessiva

PRINCÍPIOS

- Expressividade variável
- Homozigotos assintomáticos

PRINCIPAIS CARACTERÍSTICAS FENOTÍPICAS

- Idade de início: infância ou início da idade adulta
- Hepatoesplenomegalia
- Anemia
- Trombocitopenia
- Dor óssea
- Estatura baixa

HISTÓRIA E EXAME FÍSICO

Uma menina judia asquenaze de 8 anos de idade foi encaminhada à clínica com sangramento fácil e hematomas, cansaço excessivo, baixa estatura e alargamento da barriga. A ultrassonografia abdominal mostrou um aumento do fígado e do baço; o hemograma completo mostrou pancitopenia e o exame do esqueleto mostrou uma deformidade em forma de Erlenmeyer. Seus pais eram saudáveis e têm outra criança saudável de 6 anos de idade. Nenhum dos pais tinha um histórico familiar de anomalias ósseas, doenças do sangue ou doença do fígado e do baço. Consistente com sua história clínica e características físicas, ela tinha diminuição da atividade β-glucocerebrosidase nos leucócitos. Testes de DNA identificaram uma mutação homozigótica Asn370Ser em *GBA1*.

BASES

Etiologia e Incidência da Doença

A doença de Gaucher Tipo 1 (não neuronopática) (MIM 230800) é o distúrbio de armazenamento lisossomal mais prevalente, bem como o fenótipo mais comum da doença de Gaucher, sendo responsável por mais de 90% de todos os pacientes com doença de Gaucher. É uma doença autossômica recessiva causada por mutações no gene *GBA1* causando deficiência de β-glucocerebrosidase. A doença de Gaucher Tipo 1 tem uma prevalência no mundo inteiro de 1 em 50.000 a 1 em 100.000, mas é tão elevada quanto cerca de 1 em 480 a 1 em 1.280 em indivíduos de origem asquenaze.

Patogenia

O defeito na doença de Gaucher é uma deficiência hereditária da enzima lisossomal ácido β-glicosidase (glucocerebrosidase), que resulta no acúmulo de glucocerebrosídeos dentro dos lisossomos dos macrófagos. O acúmulo sistêmico destas células ingurgitadas glicolipídicas (conhecidas como células de Gaucher) resulta em combinações variáveis de esplenomegalia associado com desconforto abdominal; anemia associada a fadiga crônica; sangramento devido à trombocitopenia e/ou a doença Gaucher relacionada com coagulopatia; hepatomegalia; resultados anormais de testes de função hepática; e um padrão diversificado de doenças ósseas. O aumento da suscetibilidade a infecções pode resultar da função diminuída dos neutrófilos e neutropenia. Nas doenças neurodegenerativas e, nas formas neuronopáticas raras, raramente, os pulmões, sistema linfático, pele, olhos, rins e coração estão envolvidos. A doença de Gaucher é tradicionalmente classificada em três categorias fenotípicas amplas: tipo 1 (doença não neuronopática); tipo 2 (MIM 230900), uma doença neuronopática fulminante que é fatal durante a infância; e tipo 3 (MIM 231000), doença neuronopática crônica, que geralmente resulta em morte na infância ou na vida adulta. Mais de 350 mutações *GBA1* foram identificadas até o momento. O espectro de mutações em *GBA1* varia muito de acordo com o grupo étnico, a homozigose para a mutação Asn370Ser é o genótipo mais comum nos judeus asquenazes, nos quais é responsável por 70% de todos os alelos da doença. O alelo da doença mais comum a nível mundial é a mutação Leu444Pro do *GBA1*, que ocorre na sequência do pseudogene proximamente ligado ao gene; acredita-se que a conversão gênica gerou a mutação no gene ativo. O genótipo mais frequente da doença de Gaucher tipo 1 em populações de ascendência européia é Asn370Ser/Leu444Pro. Esse genótipo geralmente leva a uma doença mais grave em comparação com o genótipo homozigoto Asn370Ser.

Fenótipo e História Natural

O mais amplo espectro fenotípico na doença de Gaucher no que diz respeito à idade de início, taxa de progressão e órgãos afetados ocorre na doença de Gaucher tipo 1. Os sintomas podem se apresentar na primeira infância, e os avós assintomáticos podem ser identificados por seus netos sintomáticos. Os doentes são muitas vezes identificados por esplenomegalia na infância ou início da idade adulta. Hepatomegalia geralmente não é tão grave como esplenomegalia. Trombocitopenia e anemia são facilmente observados, e os achados esqueléticos, como osteopenia, osteonecrose, dor óssea, baixa estatura, escoliose e múltiplas fraturas também são observadas. Linfoma de célula B é uma manifestação atípica, mas um mieloma múltiplo pode ocorrer como uma complicação tardia.

Tratamento

A biópsia da medula óssea ou do fígado é muitas vezes feita para diagnosticar a doença de Gaucher, revelando células de Gaucher típicas, macrófagos cheios de material lipídico, mas o padrão ouro é confirmar a atividade deficiente da β-glucocerebrosidase nos leucócitos. Este teste não invasivo é sensível e específico. Os testes genéticos também podem ser utilizados como uma ferramenta eficaz para o diagnóstico, mas a análise molecular de *GBA1* é complicada pela presença de um pseudogene altamente homólogo que abriga várias mutações, que, se presentes no gene ativo, poderiam conduzir à doença de Gaucher. Uma triagem negativa para as mutações comuns no *GBA1* não exclui a doença de Gaucher. Assim, o sequenciamento de toda a região codificante de *GBA1* é recomendada em pacientes fortemente suspeitos de doença de Gaucher quando a triagem para mutações comuns for negativa. A análise de mutação do *GBA1* pode fornecer alguma informação de prognóstico, embora haja uma considerável variação na gravidade da doença em pacientes com genótipos *GBA1* idênticos. O aumento da atividade de biomarcadores, tais como fosfatase ácida, enzimas de conversão da angiotensina, quitotriosidase e ferritina também pode ser utilizado para identificar a doença.

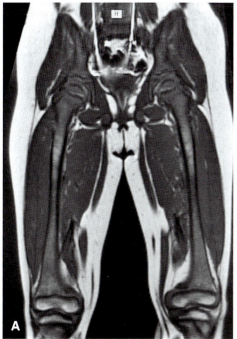
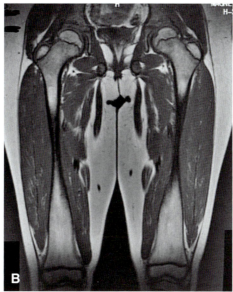

Figura C-18 A, Imagem em orientação coronal (T1) da pelve e fêmur de uma criança de 5 anos com a doença de Gaucher antes do tratamento com a terapia enzimática. Observa-se uma clássica deformidade em forma Erlenmeyer do fêmures distais e distribuição anormal da medula com sinal intermediário do fêmur epífise e diáfise proximal e distal. **B,** Imagem em orientação coronal (T1) dos fêmures aproximadamente um ano após o início da terapia enzimática para o tratamento da doença de Gaucher. A distribuição de medula mostrou aumento do sinal, indicando que voltou ao normal. No entanto, a deformidade em Erlenmeyer dos fêmures permanece. *Consulte Fontes e Agradecimentos.*

Desde 1993, quando a β-glucocerebrosidase recombinante tornou-se disponível, o tratamento de reposição enzimática (TRE) melhorou notavelmente a evolução clínica de pacientes com doença de Gaucher (Fig. C-18). Particularmente, a hepatoesplenomegalia e as anormalidades hematológicas mostraram melhoras notáveis nos pacientes com TRE de ambos os tipos, a doença não neuronopática e a doença crônica. A TRE é atualmente o tratamento padrão para a doença de Gaucher não neuronopática, e nomeadamente, os níveis de biomarcadores (incluindo quitotriosidase, fosfatase ácida e enzima conversora de angiotensina) diminuem com TRE. No entanto, como a enzima recombinante não pode atravessar a barreira hematoencefálica, não pode evitar a deterioração neurológica em pacientes com doença de Gaucher neuronopática. Outras variantes de terapias de substituição da enzima-alvo em macrófagos, para este distúrbio, foram submetidas a ensaios clínicos: a velaglucerase, uma enzima derivada do fibroblasto humano, foi recentemente aprovada para o tratamento da doença de Gaucher tipo 1, e a taliglucerase, uma enzima derivada de uma planta também está nos ensaios clínicos.

A terapia de redução de substrato (TRS; miglustato [Zavesca]) foi aprovada para pacientes com doença de Gaucher leve e que são incapazes de receber TRE. A TRS com N-butildeoxinojirimicina (miglustato), uma pequena molécula iminoaçúcar, inibe reversivelmente a glucosilceramida sintase, uma ceramida específica de glucosil transferase, a qual catalisa o primeiro passo na síntese de glicosfingolípideos comprometidos, e deste modo reduz o armazenamento intracelular de glucosilceramida. Dados recentes confirmaram a eficácia do miglustato na terapia de manutenção de longo prazo da doença de Gaucher tipo 1 com um impacto positivo de miglustato tanto da medula óssea, como do tecido ósseo. Um inibidor mais específico e potente da síntese de glicosilceramida, o eliglustato tartarato, está atualmente em ensaios de Fase III, tendo demonstrado eficácia e segurança nos ensaios de Fase II.

RISCO DE HERANÇA

Para os pais não afetados com uma criança acometida pela doença de Gaucher tipo 1, o risco de recorrência em seus futuros filhos é de 25%, e o conhecimento da mutação em *GBA1* em um probando facilita a triagem na família para fins de aconselhamento genético, pois os indivíduos portadores heterozigotos não podem ser identificados de forma confiável através dos ensaios enzimáticos. No entanto, a penetrância pode ser muito variável.

QUESTÕES PARA DISCUSSÃO EM PEQUENOS GRUPOS

1. Cite e discuta outros distúrbios para os quais a terapia de reposição enzimática tenha sido usada.
2. Como as mutações no gene *GAB1* afeta a produção de RNAm e a produção de proteína?
3. A causa para a alta taxa de homozigotos assintomáticos para a mutação N370S no gene *GAB1* é desconhecida. Que possíveis explicações pode haver para este achado?
4. Como foi usada a terapia com chaperona química na doença de Gaucher?

REFERÊNCIAS

Desnick RJ, Schuchman EH: Enzyme replacement therapy for lysosomal diseases: lessons from 20 years of experience and remaining challenges, *Annu Rev Genomics Hum Genet* 13:307-335, 2012.

Mignot C, Gelot A, De Villemeur TB: Gaucher disease, *Handb Clin Neurol* 113:1709-1715, 2013.

Pastores GM, Hughes DA: Gaucher disease. Available from: http://www.ncbi.nlm.nih.gov/books/NBK1269/.

Thomas AS, Mehta A, Hughes DA: Gaucher disease: haematological presentations and complications, *Br J Haematol* 165:427-440, 2014.

CASO 19

DEFICIÊNCIA DE GLICOSE-6-FOSFATO-DESIDROGENASE
(Mutação em *G6PD*, MIM 305900)

Ligada ao X

PRINCÍPIOS

- Vantagem do heterozigoto
- Farmacogenética

PRINCIPAIS CARACTERÍSTICAS FENOTÍPICAS

- Idade de início: neonatal
- Anemia hemolítica
- Icterícia neonatal

HISTÓRIA E EXAME FÍSICO

L.M., um menino de cinco anos de idade, anteriormente saudável, chegou à emergência febril, pálido, taquicárdico, taquipnéico e respondendo minimamente; seu exame físico foi normal em todos os demais aspectos. Na manhã anterior, ele estava em boas condições de saúde, mas durante a tarde apresentou dor abdominal, dor de cabeça e febre; ao anoitecer, já se apresentava taquipnéico e incoerente. Ele não havia ingerido nenhum medicamento ou toxina conhecidos, e os resultados de uma triagem na urina foram negativos. Os resultados de outros testes laboratoriais mostraram hemólise intravascular não imune maciça e hemoglobinúria. Após a ressuscitação, L.M. foi internado; a hemólise se resolveu sem outras intervenções. L.M. era de etnia grega; seus pais desconheciam qualquer história familiar de hemólise, embora sua mãe possuísse alguns primos com "problemas sanguíneos" na Europa. Investigações posteriores revelaram que na manhã anterior à internação, L.M. comera feijões-fava do jardim enquanto a mãe trabalhava no quintal. O médico explicou aos pais que L.M. provavelmente tinha deficiência de glicose-6-fosfato desidrogenase (G6PD), e que, por este motivo, ele havia ficado doente após comer feijões-fava. A dosagem subsequente da atividade eritrocítica da G6PD confirmou que ele tinha deficiência de G6PD. Os pais foram informados quanto ao risco que L.M. tinha de apresentar hemólise aguda após a exposição a certas drogas e toxinas, e receberam uma lista de substâncias que ele deveria evitar.

BASES

Etiologia e Incidência da Doença

A deficiência de G6PD (MIM 305900), uma predisposição hereditária à hemólise, é um distúrbio da homeostase de antioxidantes ligado ao X, que é causado por mutações no gene *G6PD*. Em áreas onde a malária é endêmica, a deficiência de G6PD tem prevalência de 5% a 25%; em áreas não endêmicas, a prevalência é de menos de 05,% (Fig. C-19). Assim como a anemia falciforme, esta deficiência parece ter alcançado uma frequência substancial em algumas áreas, pois ela confere aos indivíduos heterozigotos para a deficiência de G6PD alguma resistência à malária, e consequentemente, vantagens de sobrevivência (Capítulo 9).

Patogenia

A G6PD é a primeira enzima na derivação da hexose monofosfato, uma via crítica para a geração de nicotinamida adenina dinucleotídeo fosfato (NADPH). A NADPH é necessária para regeneração do glutation reduzido. Dentro dos eritrócitos, o glutation reduzido é utilizado para a desintoxicação de oxidantes produzidos pela interação da hemoglobina com o oxigênio e por fatores exógenos como drogas, infecções e acidose metabólica.

A maioria das deficiências de G6PD surge porque as mutações no gene *G6PD* ligado ao cromossomo X diminuem a atividade catalítica, a estabilidade da G6PD, ou as duas coisas. Quando a atividade da G6PD está suficientemente diminuída ou quando é deficiente, apenas uma quantidade insuficiente de NADPH fica disponível para regenerar o glutation reduzido durante os episódios de estresse oxidativo. Isto resulta na oxidação e na agregação de proteínas intracelulares (corpos de Heinz) (Fig. 11-8) e na formação de eritrócitos rígidos que são prontamente hemolisados.

Com os alelos mais comuns de *G6PD*, que geram uma proteína instável, a deficiência da G6PD dentro dos eritrócitos piora à medida que os eritrócitos envelhecem. Como os eritrócitos não possuem núcleo, não pode ser sintetizado novo RNAm para G6PD; desta maneira, os eritrócitos são incapazes de repor a enzima à medida que ela é degradada. Durante um episódio de exposição ao estresse oxidativo, no entanto, a hemólise começa com os eritrócitos mis velhos e envolve progressivamente os mais jovens, dependendo da gravidade do mesmo.

Fenótipo e História Natural

Como um distúrbio ligado ao X, a deficiência na G6PD afeta predominantemente e mais gravemente os homens. Mulheres sintomáticas, muito raras, apresentam um desvio na inativação do X de maneira que o cromossomo X que carrega o alelo *G6PD* da doença é o cromossomo X ativo nos precursores dos eritrócitos (Capítulo 6).

Além do sexo, a gravidade da deficiência depende da mutação específica que ocorreu no gene *G6PD*. Em geral, a mutação comum na bacia do Mediterrâneo (i.e. G6PD B⁻ ou mediterrânea) tende a ser mais grave do que as mutações comuns na África (i.e. G6PD A⁻) (Fig. C-19). Nos eritrócitos de pacientes com a variante mediterrânea, a atividade da G6PD diminui a níveis insuficientes em 5 a 10 dias depois dos eritrócitos de pacientes aparecerem na circulação, enquanto em eritrócitos de pacientes com as variantes G6PD A⁻ a atividade da G6PD diminui a níveis insuficientes de 50 a 60 dias após o aparecimento dessas células na circulação. Logo, a maioria dos eritrócitos está suscetível à hemólise em pacientes com formas graves de deficiência de G6PD, como a G6PD mediterrânea, mas apenas 20% a 30% estão suscetíveis em pacientes com as variantes G6PD A⁻.

A deficiência mais comum da G6PD manifesta-se mais comumente ou como icterícia neonatal ou como anemia hemolítica aguda. O pico de incidência de icterícia neonatal ocorre durante o 2° e o 3° dias de vida. A gravidade da icterícia varia de subclínica a níveis compatíveis com *kernicterus*; a anemia associada raramente é grave. Os episódios de anemia hemolítica aguda geralmente começam dentro de horas após o estresse oxidativo e terminam quando os eritrócitos deficientes em G6PD foram hemolisados; portanto, a gravidade da anemia associada a estes episódios hemolíticos agudos é proporcional à deficiência da G6PD e ao estresse oxidativo. Infecções virais e bacterianas são os gatilhos mais comuns, mas muitas drogas e toxinas também podem precipitar a hemólise. O distúrbio favismo é o resultado da hemólise secundária à ingestão de feijões-fava por pacientes com as formas mais graves da deficiência de G6PD,

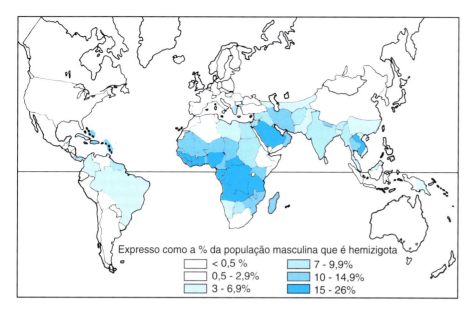

Figura C-19 **Distribuição mundial da deficiência de G6PD.** As frequências dos homens deficientes em G6PD nos vários países correspondem às frequências dos alelos, uma vez que o gene é ligado ao cromossomo X. *Consulte Fontes e Agradecimentos.*

como a G6PD mediterrânea; feijões-fava contêm β-glicosídeos, oxidantes de ocorrência natural.

Além de icterícia neonatal e anemia hemolítica aguda, a deficiência na G6PD causa, mais raramente, anemia hemolítica não esferocítica congênita ou crônica. Pacientes com a forma crônica geralmente apresentam uma deficiência grave de G6PD que causa o quadro, e uma maior suscetibilidade a infecções. A suscetibilidade a infecções aparece porque o suprimento de NADPH dentro dos granulócitos é inadequada para sustentar a explosão oxidativa necessária para destruir a bactéria fagocitada.

Tratamento

Deve-se suspeitar da deficiência de G6PD em pacientes de ancestralidade africana, mediterrânea ou asiática que apresentam episódio hemolítico agudo ou icterícia neonatal. Esta deficiência é diagnosticada por meio da dosagem da atividade da G6PD nos eritrócitos; esta atividade deve ser medida apenas quando o paciente não tiver apresentado episódio hemolítico nem transfusão recentes. (Como a deficiência de G6PD ocorre principalmente em eritrócitos mais velhos, a dosagem da atividade da G6PD em eritrócitos predominantemente jovens presentes durante ou imediatamente após episódio hemolítico frequentemente dá um resultado falso positivo).

A chave para o tratamento da deficiência de G6PD é a prevenção de hemólises mediante o tratamento imediato de infecções e evitar fármacos oxidantes (p. ex., sulfonamidas, sulfonas, nitrofuranos) e toxinas (p. ex., naftalina). Embora a maioria dos pacientes com um episódio hemolítico não necessite de intervenções médicas, aqueles com anemia grave e hemólise podem precisar de reanimação e transfusões de eritrócitos. Pacientes que apresentam icterícia neonatal respondem bem às mesmas terapias que qualquer outra criança com icterícia neonatal (hidratação, terapia com luz e ex-sanguíneo transfusão).

RISCO DE HERANÇA

Cada filho de uma mãe portadora de uma mutação em *G6PD* possui uma chance em 50% de ser afetado, e cada filha uma chance de 50% de ser portadora. As filhas de um pai afetado serão portadoras, mas os filhos não serão afetados, pois o pai afetado não contribui com um cromossomo X para seus filhos. O risco que as filhas portadoras têm de apresentar sintomas clinicamente significativos é baixo porque o desvio suficiente da inativação do X é relativamente incomum.

QUESTÕES PARA DISCUSSÃO EM PEQUENOS GRUPOS

1. O consumo de feijões-fava e a ocorrência da deficiência de G6PD são coincidentes em muitas áreas. Que vantagem evolutiva o consumo de feijões-fava pode trazer às populações com deficiência de G6PD?
2. Muitas centenas de diferentes mutações foram descritas como causadoras da deficiência de G6PD. Presumivelmente, todas estas mutações resistiram ao tempo graças à seleção. Discuta a vantagem do heterozigoto no contexto da deficiência de G6PD.
3. O que é farmacogenética? Como a deficiência de G6PD ilustra os princípios da farmacogenética?

REFERÊNCIAS

Bunn HF: The triumph of good over evil: protection by the sickle gene against malaria, *Blood* 121:20-25, 2013.
Howes RE, Battle KE, Satyagraha AW, et al: G6PD deficiency: global distribution, genetic variants and primaquine therapy, *Adv Parasitol* 81:133-201, 2013.
Luzzatto L, Seneca E: G6PD deficiency: a classic example of pharmacogenetics with on-going clinical implications, *Br J Haematol* 164:469-480, 2014.

CASO 20

HEMOCROMATOSE HEREDITÁRIA
(Mutação em *HFE, MIM 235200)*

Autossômica Recessiva

PRINCÍPIOS

- Penetrância incompleta e expressividade variável
- Diferenças sexuais na penetrância
- Triagem populacional *versus* testes de indivíduos sob risco
- Teste molecular *versus* teste bioquímico

PRINCIPAIS CARACTERÍSTICAS FENOTÍPICAS

- Idade de início: 40 a 60 anos nos homens, após a menopausa nas mulheres
- Fadiga, impotência, hiperpigmentação (bronzeamento), diabetes, cirrose, cardiopatia
- Elevada saturação de ferro ligado à transferrina
- Ferritina sérica elevada

HISTÓRIA E EXAME FÍSICO

S.F. é um homem caucasiano, saudável, de 30 anos de idade, que foi encaminhado à clínica de genética para aconselhamento em função de um diagnóstico recente de cirrose em seu pai de 55 anos de idade, devido à hemocromatose hereditária. A história e os achados no exame físico foram normais. Sua saturação de ferro ligada à transferina foi de 48% (normal, 20% a 50%). Seu nível sérico de ferritina foi normal (< 300ng/mL), e as atividades das transaminases hepáticas foram normais. Tendo em vista que S.F. é portador obrigatório para a condição e que sua mãe possui um risco populacional de 11% de ser portadora de uma mutação no gene da hemocromatose hereditária (*HFE*), seu risco *a priori* de ter herdado dois alelos *HFE* mutantes é de 5,5%. S.F. optou pelo teste genético para as duas variantes comuns de hemocromatose em seu gene *HFE*. O teste molecular revelou que ele era homozigoto para a mutação Cys282Tyr, colocando-o em risco de desenvolver hemocromatose. Ele foi encaminhado ao seu clínico para acompanhar seus níveis séricos de ferritina a cada três meses e para instituir terapia conforme necessário.

BASES

Etiologia e Incidência da Doença

A hemocromatose hereditária (MIM 235200) é uma doença de sobrecarga de ferro que ocorre em alguns indivíduos como mutações homozigóticas ou heterozigóticas compostas no gene *HFE*. A maioria dos pacientes (90% a 95%) com hemocromatose hereditária é homozigota para uma mutação Cys282Tyr. Os 5% a 10% restantes dos indivíduos afetados são heterozigotos compostos para a mutação Cys282Tyr e para outra mutação, a His63Asp. A homozigose para His63Asp não leva à hemocromatose clínica, a não ser que haja uma causa adicional para a sobrecarga de ferro. A taxa de portadores na população da América do Norte é de aproximadamente 11% para Cys282Tyr e de aproximadamente 27% para His63Asp, o que significa que cerca de 1 em 330 indivíduos será homozigoto para Cys282Tyr e mais 1 em 135 será heterozigoto composto para as mutações causadoras de doença no gene *HFE*. A frequência destas mutações é bem mais baixa em asiáticos, africanos e nativos americanos.

Tem sido difícil determinar a penetrância da hemocromatose hereditária clínica; as estimativas variam de 10% a 70%, dependendo de se a doença é definida como um dano ao órgão, devido à sobrecarga patológica de ferro ou por evidências bioquímicas de uma elevação da saturação da ferritina e da transferrina. Em um estudo familiar, por exemplo, entre 75% a 90% dos parentes homozigotos do indivíduos afetados eram assintomáticos. Estudos populacionais forneceram estimativas de penetrância de 25% a 50%, com base em evidências bioquímicas de hemocromatose hereditárias, mas a penetrância pode ser maior se as biópsias de fígado forem realizadas a fim de encontrar cirrose oculta. Independente da penetrância, está claro que os homens são afetados mais frequentemente que as mulheres, e que heterozigotos compostos Cys282Tyr/ His63Asp possuem risco menor de hemocromatose hereditária do que homozigotos Cys282Tyr.

Pelo menos quatro perturbações adicionais de sobrecarga de ferro rotuladas de hemocromatose foram identificadas com base em características clínicas, bioquímicas e genéticas. A hemocromatose juvenil, hemocromatose tipo 2 (HFE2), é autossômica recessiva e é dividida em duas formas: a HFE2A, causada por mutação em *HJV*, e a HFE2B, causada por mutação em *HAMP*. A hemocromatose tipo 3, uma doença autossômica recessiva, é causada por mutação em *TFR2*. A hemocromatose tipo 4, uma doença autossômica dominante, é causada por mutação em *SLC40A1*.

Patogenia

A hemocromatose hereditária é um distúrbio de sobrecarga de ferro. As reservas de ferro do organismo são determinadas, em grande parte, por absorção do ferro da dieta pelos enterócitos do intestino delgado e pela liberação de ferro endógeno dos macrófagos que fagocitam hemácias. A liberação de ferro pelos enterócitos e macrófagos é regulada por um hormônio que responde ao ferro circulante, a hepcidina, que é sintetizada no fígado e liberada para impedir a subsequente absorção de ferro, quando seus estoques estão a níveis adequados. O *HFE* mutante interfere com a sinalização da hepcidina, o que resulta em um estímulo para que os enterócitos e macrófagos liberem ferro. O organismo, então, continua a absorver e reciclar o ferro, independente da condição de sobrecarga.

Por fim, uma pequena proporção de indivíduos com duas mutações no gene *HFE* desenvolverá uma sobrecarga de ferro sintomática. Os sintomas iniciais incluem fadiga, artralgia, diminuição do libido e dor abdominal. Outra característica é o achado de uma elevada saturação de ferro na transferrina e ferritina em triagens de rotina. Achados mais tardios de sobrecarga de ferro incluem hepatomegalia, cirrose (Fig. C-20), carcinoma hepatocelular, diabetes mellitus cardiopatia, hipogonadismo, artrite e pigmentação aumentada da pele (bronzeamento). Os homens desenvolvem os sintomas entre os 40 e os 60 anos de idade. As mulheres não desenvolvem sintomas até a menopausa, e relata-se que desenvolvem sintomas na razão de metade a um décimo da taxa dos homens. O prognóstico é excelente em pacientes diagnosticados e tratados antes do desenvolvimento da cirrose. Pacientes diagnosticados com cirrose e tratados de forma eficaz com flebotomia ainda possuem um risco de 10% a 30% de desenvolver câncer de fígado depois de anos.

Tratamento

O diagnóstico de hemocromatose hereditária clínica associada ao *HFE* em indivíduos com achados clínicos compatíveis com hemocromatose hereditária associada ao *HFE* e o diagnóstico bioquímico de hemocromatose hereditária associada ao *HFE*

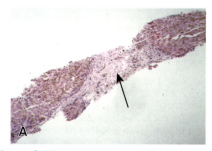 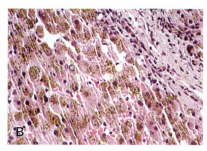 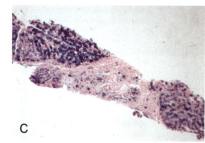

Figura C-20 Fígado de paciente com hemocromatose hereditária mostrando a deposição de ferro e a cirrose. **A,** Visão em pequeno aumento mostrando área de fibrose (seta; coloração de hematoxilina e eosina). **B,** Visão em maior aumento mostrando a deposição de ferro (pigmento marrom visto dentro dos hepatócitos) próximo à área da fibrose (coloração de hematoxilina e eosina). **C,** Coloração de Perl, na qual o ferro se cora em azul escuro. Coloração forte em hepatócitos margeia uma área com deposições de ferro muito menores. *Consulte Fontes e Agradecimentos.*

normalmente é baseado em achados de saturação de transferritina elevada de 45% ou superior e concentração de ferritina sérica acima do limite superior normal (isto é, > 300 ng/mL em homens e > 200 ng/mL em mulheres), bem como duas mutações causadoras de hemocromatose hereditária de *HFE*, no teste confirmatório do gene *HFE*. Embora a concentração de ferritina no soro possa aumentar progressivamente ao longo do tempo em indivíduos não tratados com hemocromatose hereditária associada a *HFE*, ela não é específica a esta condição e, portanto, não pode ser usada sozinha para a identificação de indivíduos com hemocromatose hereditária associada à *HFE*.

Indivíduos com genótipo indicativo de risco são monitorados anualmente quanto aos níveis séricos de ferritina. Se o nível for maior do que 50 ng/mL, é recomendada a flebotomia para remover uma unidade de sangue a fim de manter níveis normais. A flebotomia é repetida até que se alcance uma concentração normal de ferritina. A dificuldade em alcançar esta concentração normal em três meses do início da flebotomia é sinal de mau prognóstico. Uma vez que a concentração de ferritina esteja abaixo de 50 ng/mL, é realizada uma flebotomia de manutenção a cada 3 a 4 meses para homens e a cada 6 a 12 meses para mulheres. Pacientes sintomáticos com concentrações iniciais de ferritina de mais de 1.000 ng/mL devem realizar biópsia hepática a fim de investigar a presença de cirrose. Pacientes que possuem anomalias bioquímicas devem passar por flebotomias semanais até que o hematócrito seja 75% do limite mínimo e que a concentração de ferritina esteja abaixo de 50 ng/mL.

RISCO DE HERANÇA

A hemocromatose hereditária é um distúrbio autossômico recessivo com penetrância reduzida. Os irmãos de um indivíduo afetado possuem 25% de chance de possuir duas mutações. O filho de um indivíduo afetado será portador e terá um risco de 5% de possuir duas mutações se ambos os pais forem caucasianos. Devido à penetrância claramente baixa desta doença, a triagem populacional universal para mutações no *HFE* não tem sido um procedimento indicado. No entanto, em função da prevalência do distúrbio, na incerteza quanto à penetrância real e na disponibilidade de tratamento fácil, uma triagem da saturação de ferro sérico ligado à transferrina e das concentrações de ferritina em homens adultos caucasianos não hispânicos de descendência do nordeste europeu pode ser justificada.

QUESTÕES PARA DISCUSSÃO EM PEQUENOS GRUPOS

1. Por que as mulheres apresentam uma incidência muito menor de hemocromatose?
2. Além da flebotomia, que intervenções na dieta seriam indicadas para evitar a sobrecarga de ferro?
3. Discuta as possíveis razões para a alta prevalência da mutação Cys282Tyr entre caucasianos?

REFERÊNCIAS

Barton JC: Hemochromatosis and iron overload: from bench to clinic, *Am J Med Sci* 346:403-412, 2013.
Kanwar P, Kowdley KV: Diagnosis and treatment of hereditary hemochromatosis: an update, *Expert Rev Gastroenterol Hepatol* 7:517-530, 2013.
Kowdley KV, Bennett RL, Motulsky AG: HFE -associated hereditary hemochromatosis. Available from: http://www.ncbi.nlm.nih.gov/books/NBK1440/.

CASO 21

HEMOFILIA (Mutação em *F8* ou *F9*, MIM 307600 e MIM 306900)

Ligada ao X

PRINCÍPIOS

- Recombinação intracromossômica
- Inserção de um elemento de transposição
- Expressividade variável
- Terapia de reposição proteica

PRINCIPAIS CARACTERÍSTICAS FENOTÍPICAS

- Idade de início: infância à vida adulta
- Diátese hemorrágica
- Hemartroses
- Hematomas

HISTÓRIA E EXAME FÍSICO

S.T., uma mulher saudável de 38 anos de idade, agendou uma consulta para informações quanto ao risco de ter um filho com hemofilia. Ela tinha um tio materno que havia morrido de hemofilia quando criança e um irmão que havia tido problemas de sangramento quando criança. Os problemas de sangramento de seu irmão tinham sido resolvidos durante a adolescência. Nenhum outro membro da família tinha distúrbios de sangramento. O geneticista explicou a S.T. que sua história familiar era sugestiva de uma anomalia na coagulação ligada ao X, tal como hemofilia A ou B, e que a melhora de seu irmão era particularmente sugestiva da variante da hemofilia B fator IX de Leyden. Para confirmar o diagnóstico de hemofilia, o geneticista disse a S.T. que seu irmão deveria ser avaliado primeiro porque a identificação de um portador isolado é difícil. S.T. falou com seu irmão e ele aceitou se submeter a uma avaliação. A revisão de seus registros mostrou que ele de fato tinha sido diagnosticado com a deficiência de fator IX quando criança, mas agora tinha níveis plasmáticos do fator IX praticamente normais. A análise da mutação do DNA confirmou que ele tinha uma mutação no promotor do gene *F9*, compatível com o fator IX de Leyden. Exames subsequentes de S.T. mostraram que ela não carregava a mutação identificada em seu irmão.

BASES

Etiologia e Incidência da Doença

A hemofilia A (MIM 307600) e a hemofilia B (MIM 306900) são distúrbios da coagulação ligados ao X causados por mutações nos genes *F8* e *F9*, respectivamente. As mutações em *F8* causam deficiência ou disfunção do fator VIII de coagulação; as mutações de *F9* causam deficiência ou disfunção do fator IX de coagulação.

A hemofilia é um distúrbio pan-étnico sem predileção racial. A hemofilia A tem uma incidência de 1 em 5.000 a 10.000 homens nascidos. A hemofilia B é mais rara, com uma incidência de 1 em 100.000.

Patogenia

O sistema de coagulação mantém a integridade da vasculatura por meio de um delicado equilíbrio na formação e na inibição do coágulo. As proteases e os cofatores das proteínas que compõem a cascata de coagulação estão presentes na circulação como precursores inativos, e devem ser sequencialmente ativados no local da lesão para formar um coágulo de fibrina. Para que o coágulo se forme na hora certa e de modo eficaz, deve haver uma ativação exponencial ou amplificação da cascata de proteases. Os fatores de coagulação VIII e IX, que formam um complexo, são fundamentais para essa amplificação; eles ativam o fator de coagulação X, e o fator ativo X, por sua vez, ativa mais fator IX e fator VIII (Fig. 8-8). O fator IX funciona como uma protease e o fator VIII como um cofator. A deficiência ou a disfunção do fator IX ou do fator VIII causa hemofilia.

As mutações em *F8* incluem deleções, inserções, inversões e mutações de ponto. A mutação mais comum é uma inversão que deleta a extremidade carboxila do fator VIII; ela responde por 25% de toda a hemofilia A e por 40% a 50% da hemofilia A grave. Esta inversão resulta de uma recombinação intracromossômica entre as sequências no íntron 22 de *F8* e as sequências homólogas teloméricas de *F8*. Outra classe intrigante de mutação envolve a retrotransposição das repetições L1 no gene. Para todas as mutações em *F8*, a atividade enzimática residual do complexo do fator VIII-fator IX se correlaciona com a gravidade da doença clínica (Tabela).

Muitas mutações diferentes em *F9* foram identificadas em pacientes com hemofilia B; entretanto, ao contrário da frequente inversão parcial de *F8* encontrada na hemofilia A, não foi identificada uma mutação em *F9* comum para a hemofilia B. O fator IX de Leyden é uma variante incomum de *F9* causada por mutações de ponto no promotor de *F9*; ela está associada com níveis mais baixos do fator IX e hemofilia grave durante a infância, mas ocorre resolução espontânea da hemofilia na puberdade, quando os níveis do fator IX quase se normalizam. Para cada mutação de *F9*, a atividade enzimática residual do complexo fator VIII-fator IX correlaciona-se com a gravidade da doença (Tabela).

Fenótipo e História Natural

A hemofilia é classicamente uma doença que afeta o sexo masculino, embora raras mulheres possam ser afetadas, devido ao desvio de inativação do cromossomo X. Clinicamente, a hemofilia A e a hemofilia B são indistinguíveis. Ambas são caracterizadas por sangramento nos tecidos moles, músculos e articulações de sustentação de peso (Fig. C-21). O sangramento ocorre em horas até dias depois do trauma e frequentemente continua por dias ou semanas. Aqueles com hemofilia grave são geralmente diagnosticados quando recém-nascidos, devido aos excessivos cefaloematomas ou sangramento prolongado na ferida umbilical ou da circuncisão. Pacientes com hemofilia moderada em geral não desenvolvem hematomas ou hemartroses até começarem a engatinhar ou andar, e desse modo não são diagnosticados até esta época. Nos pacientes com hemofilia branda, a doença quase sempre se apresenta na adolescência ou na idade adulta por meio de hemartroses ou de sangramento prolongado depois de uma cirurgia ou trauma.

Classificação Clínica e Níveis do Fator de Coagulação

Classificação	% Atividade (Fator VIII ou IX)
Severa	< 1%
Moderada	1%-5%
Branda	5%-25%

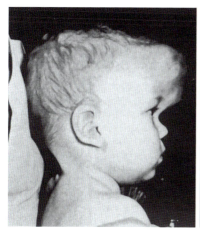
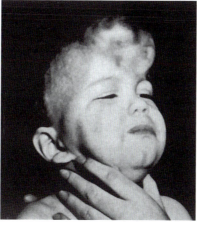

Figura C-21 Hematona subcutâneo da testa de um menino com hemofilia. A fotografia foi tirada quatro dias depois de uma pequena contusão. A aparência da testa voltou ao normal em seis meses. *Consulte Fontes e Agradecimentos.*

A hemofilia A e a hemofilia B são diagnosticadas e distinguidas por meio da medição dos níveis de atividade dos fatores VIII e IX. Para as duas hemofilias, os níveis de atividade desses fatores são preditivos da gravidade clínica.

Tratamento

O diagnóstico da hemofilia A é estabelecido através da identificação da baixa atividade do factor VIII de coagulação na presença de um nível do fator de von Willebrand normal. O teste genético molecular de *F8*, o gene que codifica o fator VIII, identifica mutações causadoras da doença em até 98% dos indivíduos com hemofilia A. O diagnóstico de hemofilia B é estabelecido através da identificação da baixa atividade do fator IX de coagulação. O teste genético molecular do *F9*, o gene que codifica o fator de IX, identifica mutações causadoras da doenças em mais de 99% dos indivíduos com hemofilia B. Ambos os testes estão disponíveis clinicamente.

Embora os ensaios atuais de terapia gênica se mostrem promissores, não existe ainda nenhum tratamento curativo disponível para hemofilia A e a hemofilia B, exceto o transplante de fígado (Capítulo 13). Atualmente, a base do tratamento é a reposição intravenosa da fator deficiente. Essa terapia aumentou a expectativa de vida de uma média de 1,4 ano no começo de década de 1900 para aproximadamente 65 anos hoje em dia.

RISCO DE HERANÇA

Se uma mulher tem uma história familiar de hemofilia, sua condição de portadora pode ser determinada pela análise de ligação ou por identificação da mutação em *F8* ou *F9* segregando na família. A identificação rotineira de mutações está disponível apenas para a inversão comum de *F8*. A detecção do portador por ensaio enzimático é difícil e não está amplamente disponível.

Se uma mãe é portadora, cada filho tem 50% de risco de ter hemofilia, e cada filha tem 50% de risco de herdar a mutação em *F8* ou *F9*. As filhas que herdam essa mutação têm risco baixo de ter hemofilia, refletindo a baixa frequência do desvio da inativação do cromossomo X clinicamente significativo.

Se uma mãe tem um filho com hemofilia, mas nenhum outro parente afetado, seu risco *a priori* de ser uma portadora depende do tipo de mutação. As mutações de ponto e as inversões comuns de *F8* quase sempre aparecem na meiose masculina; como resultado, 98% das mães de um menino com uma dessas mutações são portadoras devido a uma mutação nova nos seus pais (o avô materno do menino afetado). Ao contrário, as mutações de deleção geralmente aparecem durante a meiose feminina. Se não existe nenhum conhecimento do tipo da mutação, então se assume que aproximadamente um terço dos pacientes tem uma mutação nova em *F8* ou *F9*. Por meio da aplicação do teorema de Bayes, este risco pode ser modificado considerando-se o número de filhos não afetados na família (Capítulo 16).

QUESTÕES PARA DISCUSSÃO EM PEQUENOS GRUPOS

1. Que outras doenças são causadas por recombinação entre sequências repetidas do genoma? Compare e contraste o mecanismo de recombinação observado com a hemofilia A, com a síndrome de Smith-Magenis e com a hipercolesterolemia familiar.
2. Uma das mutações mais incomuns em *F8* é a inserção de um elemento L1 no éxon 14. O que são elementos de transposição? Como esses elementos de transposição se movem dentro do genoma?
3. Em pacientes com hemofilia B devido ao fator IX de Leyden, por que a deficiência do fator IX se resolve durante a puberdade?
4. Compare e contraste a reposição de proteína para a hemofilia com a reposição de proteína para a doença de Gaucher. Aproximadamente 10% dos pacientes com hemofilia desenvolvem um título de anticorpo clinicamente significativo contra o fator VIII ou o fator IX. Por quê? Existe uma predisposição genética para o desenvolvimento de anticorpos contra os fatores de reposição? A terapia gênica seria útil para pacientes com anticorpos?
5. Discuta as abordagens atuais da terapia gênica na hemofilia B.

REFERÊNCIAS

Konkle BA, Josephson NC, Nakaya Fletcher S: Hemophilia A. Available from: http://www.ncbi.nlm.nih.gov/books/NBK1404/.
Konkle BA, Josephson NC, Nakaya Fletcher S: Hemophilia B. Available from: http://www.ncbi.nlm.nih.gov/books/NBK1495/.
Santagostino E, Fasulo MR: Hemophilia A and hemophilia B: different types of diseases? *Semin Thromb Hemost* 39:697-701, 2013.

CASO 22

DOENÇA DE HIRSCHSPRUNG
(Neurocristopatia MIM 142623)

Autossômica Dominante, Autossômica Recessiva ou Poligênica

PRINCÍPIOS

- Heterogeneidade genética
- Penetrância incompleta e expressividade variável
- Modificadores genéticos
- Penetrância sexo-dependente

PRINCIPAIS CARACTERÍSTICAS FENOTÍPICAS

- Idade de início: neonatal à idade adulta
- Constipação
- Distensão abdominal
- Enterocolite

HISTÓRIA E EXAME FÍSICO

S.L. e P.L. foram encaminhados à clínica genética para discutir seu risco de ter outro filho com a doença de Hirschsprung; sua filha nasceu com a doença de Hirschsprung de segmento longo e estava indo bem após a remoção cirúrgica do segmento aganglionar do cólon. Pelo exame e pela história, sua filha não possuía sinais ou sintomas de outras doenças. A mãe sabia de um tio e de um irmão que haviam morrido na infância por uma obstrução intestinal. O geneticista explicou que, ao contrário da doença de Hirschsprung de segmento curto, a de segmento longo geralmente segrega de modo autossômico dominante com penetrância incompleta, e é quase sempre causada por mutações no gene *RET* (do inglês, *rearranged during transfection*), que codifica um receptor de tirosina quinase de superfície celular. Exames subsequentes mostraram que a mãe e a filha afetada eram heterozigotas para a mutação em *RET*.

BASES

Etiologia e Incidência da Doença

A doença de Hirschsprung (HSCR, MIM 142623) é a ausência congênita das células do glânglio parassimpático nos plexos submucoso e mientérico ao longo de uma extensão variável do intestino (Fig. C-22); a doença de segmento longo é classificada pela presença de aganglionose, estendendo-se do esfíncter anal interno até próximo à flexura esplênica, enquanto a de segmento curto é aquela que apresenta aganglionose com um limite proximal distal com relação à flexura esplênica. Cerca de 70% da HSCR ocorre como um traço isolado, 12% em conjunto com uma anomalia cromossômica reconhecida e 18% em conjunto com várias anomalias congênitas (síndrome de Waardenburg-Shah, síndrome de Mowat-Wilson, síndrome de Goldberg-Shprintzen megacólon e síndrome de hipoventilação central congênita).

A HSCR isolada ou não sindrômica é um distúrbio pan-étnico, de penetrância incompleta e com viés de sexo, apresentando variações intrafamiliares e interfamiliares quanto à expressividade; tem uma incidência de 1,8 por 10.000 nativivos entre europeus a 2,8 por 10.000 nativivos entre asiáticos. A doença de segmento longo, incluindo aganglionose colônica total, geralmente segrega como um distúrbio autossômico dominante de baixa penetrância; a doença de segmento curto geralmente exibe herança autossômica recessiva ou poligênica.

Patogenia

O sistema nervoso entérico forma-se predominantemente de células da crista neural do vago que migram craniocaudalmente da 5ª à 12ª semanas de gestação. Alguns neurônios entéricos também migram cranialmente da crista neural sacra; no entanto, a migração correta e a diferenciação destas células depende da presença de células da crista neural do vago.

A HSCR desenvolve-se a partir de uma interrupção prematura na migração craniocaudal das células da crista neural do vago intestinal posterior, e é, desse modo, caracterizada pela ausência de células do glânglio parassimpático nos plexos submucoso e mientérico do intestino afetado. Os genes envolvidos na HSCR incluem *RET*, *EDNRB*, *EDN3*, *GDNF* e *NRTN*. Permanece indefinida a maneira como as mutações nestes genes causam a interrupção prematura da migração craniocaudal das células da crista neural do vago. Independente do mecanismo, a ausência de células ganglionares causa a perda do peristaltismo e, portanto, a obstrução intestinal.

O principal gene de suscetibilidade para a HSCR isolada é o *RET*. Quase todas as famílias com mais de um paciente afetado mostram ligação com o *locus RET*. No entanto, mutações na sequência codificante do *RET* podem ser identificadas em apenas aproximadamente 50% dos pacientes com HSCR familiar e em 15% a 35% dos pacientes com HSCR esporádica. Além disso, nas famílias que segregam alelos *RET* mutantes, a penetrância é de apenas 65% em homens e 45% em mulheres. Foi demonstrado que uma variante comum não codificante em uma sequência conservada do tipo acentuadora (*enhancer*) no íntron 1 de *RET* está associada a HSCR e é responsável pela penetrância incompleta e pelas diferenças de sexo. Além disso, a variante é muito mais frequente em asiáticos do que em caucasianos, o que explica as diferenças populacionais.

Fenótipo e História Natural

Pacientes com HSCR geralmente se apresentam logo no início da vida com a motilidade intestinal prejudicada; no entanto, 10% a 15% dos pacientes não são identificados antes do primeiro ano de vida. Aproximadamente 50% a 90% dos pacientes não conseguem eliminar o mecônio durante as primeiras 48 horas após o nascimento. Após o período neonatal, os pacientes podem apresentar constipação (68%), distensão abdominal (64%), êmese (37%) ou, ocasionalmente, diarreia; 40% deste pacientes possuem uma história de passagem tardia do mecônio.

Quando não tratada, a HSCR é geralmente fatal. A dificuldade em movimentar as fezes sequencialmente causa a dilatação do intestino proximal, aumento da pressão intraluminal, diminuição do fluxo sanguíneo, deterioração da barreira mucosa, invasão bacteriana e enterocolite. O reconhecimento da HSCR antes do início da enterocolite é essencial para reduzir a morbidade e a mortalidade.

A HSCR frequentemente ocorre como parte de uma síndrome ou de um complexo de malformações. Como uma neurocristopatia, ela é parte de um espectro de doenças envolvendo tecidos originados da crista neural, como neurônios periféricos, células de Schwann, melanócitos, tecido cardíaco conotruncal, e tecidos endócrinos e paraendócrinos. Uma ilustração deste espectro é a síndrome de Waardenburg tipo IV, que é caracterizada por HSCR, surdez e ausência de melanócitos epidérmicos.

Tratamento

O diagnóstico de HSCR requer uma demonstração histopatológica da ausência de células ganglionares entéricas no reto distal

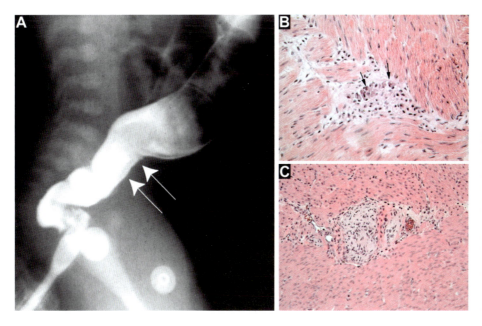

Figura C-22 A, Estudo com enema de bário de uma criança de três meses de idade com síndrome de Down com história de constipação grave. Observe o estreitamento do cólon distal, com transição do cólon dilatado para o estreitamento indicado por setas; a subsequente biópsia da mucosa mostrou ausência de células do gânglio mientérico, compatível com doença de Hirschsprung. **B,** Glânglio mientérico normal. As células ganglionares mientéricas (setas) normalmente estão localizadas no plexo entre a camada longitudinal e a camada circular da muscular própria. **C,** Intestino distal aganglionar da doença de Hirschsprung. *Consulte Fontes e Agradecimentos.*

Risco de Recorrência Sexo-dependente em Irmãos de um Probando com HSCR

Sexo do Probando	Sexo do Irmão	Fenótipo do Probando	Risco de Recorrência (%)
Homem	Homem	HSCR de segmento longo	17
		HSCR de segmento curto	5
	Mulher	HSCR de segmento longo	13
		HSCR de segmento curto	1
Mulher	Homem	HSCR de segmento longo	33
		HSCR de segmento curto	5
	Mulher	HSCR de segmento longo	9
		HSCR de segmento curto	3

HSCR, doença de Hirschsprung.
Extraído de Parisi M: Hirschsprung disease overview. Available from: http://www.ncbi.nlm.nih.gov/books/NBK1439/.

(Fig. C-22C). Espécimes de biópsia para tais testes geralmente são obtidas por sucção da mucosa e da submucosa retal.

O tratamento definitivo da HSCR envolve a remoção ou o desvio do segmento aganglionar do intestino. O procedimento cirúrgico geralmente também envolve a anastomose do intestino inervado com o esfíncter anal, em vez de uma colostomia permanente. O prognóstico para pacientes cirurgicamente tratados é geralmente bom, e a maioria deles alcança a continência fecal; no entanto, alguns pacientes apresentam problemas pós-operatórios, incluindo enterocolite, estenoses, prolapso, abscesso perianal e incontinência.

RISCO DE HERANÇA

A HSCR não sindrômica apresenta uma predominância de 4:1 em homens *versus* mulheres, bem como uma expressividade variável e penetrância incompleta. O risco empírico de recorrência para esta doença em irmãos é dependente do sexo e da extensão da aganglionose no probando e do sexo do irmão (Tabela).

O aconselhamento pré-natal é complicado devido à penetrância incompleta e à expressividade variável. Mesmo se uma mutação for identificada em uma família, geralmente não é possível prever se a HSCR é de segmento longo ou curto, ou ainda se é sindrômica ou não sindrômica. Além disso, o diagnóstico pré-natal é geralmente complicado, ainda mais pela pouca disponibilidade de testes moleculares.

QUESTÕES PARA DISCUSSÃO EM PEQUENOS GRUPOS

1. Mutações no gene *RET* também causam neoplasia endócrina múltipla; como se diferenciam, geralmente, estas mutações daquelas observadas na doença de HSCR? Ocasionalmente, a mesma mutação pode causar tanto HSCR quanto neoplasia endócrina múltipla; discuta as possíveis explicações para isso.
2. Discuta como fatores estocásticos, genéticos e ambientais podem causar penetrância incompleta e dê exemplos de cada um.
3. A síndrome de Haddad (hipoventilação central congênita e HSCR) também foi associada com mutações em *RET*, *GDNF* e *EDN3*. Descreva a relação de desenvolvimento e patologia de HSCR e da hipoventilação central congênita.
4. Mutações no fator de transcrição *SOX10* causam a síndrome de Waardenburg tipo IV mais a dismielinização do sistema nervoso central e periférico. Mutações de *RET* e seus ligantes causam HSCR, mas não causam a síndrome de Waardenburg tipo IV nem a dismielinização. Discuta o que estas observações dizem a respeito da relação entre estas três vias e sua regulação das células da crista neural.
5. Compare e contraste as várias formas de herança multigênica, ou seja, as heranças aditiva, multiplicativa, multiplicativa mista e epistática.

REFERÊNCIAS

Emison E, McCallion AS, Cashuk CS, et al: A common sex-dependent mutation in a RET enhancer underlies Hirschsprung disease risk, *Nature* 434:857-863, 2005.
Langer JC: Hirschsprung disease, *Curr Opin Pediatr* 25:368-374, 2013.
Parisi MA: Hirschsprung disease overview. Available from: http://www.ncbi.nlm.nih.gov/books/NBK1439/.

CASO 23

HOLOPROSENCEFALIA (FORMA NÃO SINDRÔMICA)
(Mutação em *Sonic Hedgehog* (*SHH*), MIM 236100)
Autossômica Dominante

PRINCÍPIOS

- Gene regulador do desenvolvimento
- Heterogeneidade genética
- Mutações de efeito de posição
- Penetrância incompleta e expressividade variável

PRINCIPAIS CARACTERÍSTICAS FENOTÍPICAS

- Idade de início: pré-natal
- Mal desenvolvimento do prosencéfalo ventral
- Dismorfismo facial
- Atraso do desenvolvimento

HISTÓRIA E EXAME FÍSICO

O Dr. D., um médico de 37 anos de idade, foi à clínica de genética com sua esposa porque seu primeiro filho tinha morrido de holoprosencefalia ao nascimento. A gravidez tinha transcorrido sem complicações, e a criança tinha cariótipo normal. Nem ele nem a esposa reportaram problemas médicos maiores. O Dr. D. foi adotado quando criança e não sabia a história de sua família biológica. A história familiar de sua esposa não sugeria nenhum distúrbio genético. Um exame cuidadoso no Dr. D. e em sua esposa mostrou que ele não tinha o frênulo da lábio superior e um ligeiro hipotelorismo, mas nenhum outro achado dismórfico. O médico explicou a ele que a holoprosencefalia em seu filho e a ausência do frênulo do lábio superior e o leve hipotelorismo sugeriam uma holoprosencefalia autossômica dominante. Um teste molecular confirmou que o Dr. D. tinha uma mutação no gene *sonic hedgehog* (*SHH*).

BASES

Etiologia e Incidência da Doença

A holoprosencefalia (HPE, MIM 236100) tem uma incidência de 1 em 10.000 a 1 em 12.000 nascimentos, e é o defeito congênito cerebral mais comum do ser humano. Ele afeta duas vezes mais meninas do que meninos.

A HPE resulta de várias causas, incluindo distúrbios cromossômicos e monogênicos, fatores ambientais como diabetes materno, e possivelmente exposição materna a agentes redutores de colesterol (estatinas). O distúrbio ocorre tanto isoladamente quanto como uma característica de várias síndromes, com a síndrome de Smith-Lemli-Opitz. A HPE não sindrômica familiar, quando herdada, é predominantemente autossômica dominante, embora a herança autossômica recessiva e a herança ligada ao X tenham sido relatadas. Aproximadamente 25% a 50% de toda a HPE é associada a uma anomalia cromossômica; a distribuição não aleatória dessas anomalias prevê pelo menos 12 *loci* diferentes de HPE, incluindo 7q36, 13q32, 2p21, 18p11.3 e 21q22.3.

O *SHH*, o primeiro gene identificado com mutações que causam a HPE, foi mapeado em 7q36. As mutações em *SHH* respondem por aproximadamente 30% a 40% da HPE não sindrômica autossômica dominante familiar, mas por menos de 5% da HPE não sindrômica no geral. Outros genes implicados na HPE não sindrômica autossômica dominante são *ZIC2*, respondendo por 5%; *SIX3* e *TGIF*, cada um respondendo por 1,3%; *PTCH1*, *CDON*, *GLI2*, *FOXH1*, *NODAL*, *HPE6* e *HPE8* são causas raras na HPE.

Patogenia

A SHH é uma proteína sinalizadora secretada necessária para o padrão de desenvolvimento nos mamíferos e nos insetos (Capítulo 14).

As mutações no *SHH* em humanos são mutações de perda de função. Algumas anomalias citogenéticas que afetam a expressão de *SHH* são translocações que ocorrem de 15 a 256 kb 5' da região codificante do *SHH*. Essas translocações são chamadas de mutações de efeito de posição porque elas não mutam a sequência codificante, mas interrompem elementos reguladores distantes, a estrutura da cromatina, ou ambos, e desse modo alteram a expressão do *SHH*.

Fenótipo e História Natural

As malformações prosencefálicas da HPE seguem um espectro de gravidade, mas são geralmente subdivididas em alobar (sem evidência de uma fissura enter-hemisférica posterior) e HPE lobar (separação ventricular e separação cortical que completa) (Fig. C-23). Entre os pacientes com HPE com um cariótipo normal, 63% têm a HPE alobar, 28% a semilobar e 9% têm a HPE lobar. Outras malformações comumente associadas do sistema nervoso central incluem tálamos não divididos, disgenesia do corpo caloso, bulbos olfativos hipoplásicos, bulbos e vias ópticas hipoplásicos e disgenesia hipofisária.

O espectro do dimorfismo facial na HPE se estende de ciclopia a normal, e geralmente reflete a gravidade das malformações do sistema nervoso central. Traços dismórficos associados à HPE, mas não diagnósticos dela, incluem microcefalia ou macrocefalia, anoftalmia ou microftalmia, hipotelorismo ou hipertelorismo, nariz dismórfico, anomalias palatais, úvula bífida, um único incisivo central e ausência de frênulo labial superior.

O atraso no desenvolvimento ocorre em quase todos os pacientes com HPE. A gravidade do atraso correlaciona-se com a gravidade da malformação do sistema nervoso central, o que significa que pacientes com uma imagem cerebral normal geralmente têm uma inteligência normal. Além do atraso no desenvolvimento, os pacientes muitas vezes têm convulsões, disfunção do tronco cerebral e sono desregulado.

Entre os pacientes de HPE sem anomalias cromossômicas, a sobrevida varia inversamente à gravidade do fenótipo facial. Os pacientes com ciclopia ou etmocefalia geralmente não sobrevivem 1 semana; aproximadamente 50% dos pacientes com HPE alobar morrem antes de 4 a 5 meses de idade, e 80% antes de 1 ano. Aproximadamente 50% dos pacientes com HPE lobar ou semilobar isolada sobrevivem ao primeiro ano.

Tratamento

Os pacientes com HPE necessitam de uma avaliação rápida dentro dos primeiros dias de vida. O tratamento é sintomático e de suporte. Além das preocupações médicas com o paciente, a maior parte do tratamento inclui informações e suporte aos pais, bem como a definição da causa da HPE.

RISCO DE HERANÇA

Etiologicamente, a HPE é extremamente heterogênea e o risco de recorrência na família depende da identificação da causa subjacente. Mães diabéticas têm 1% de risco de ter um filho

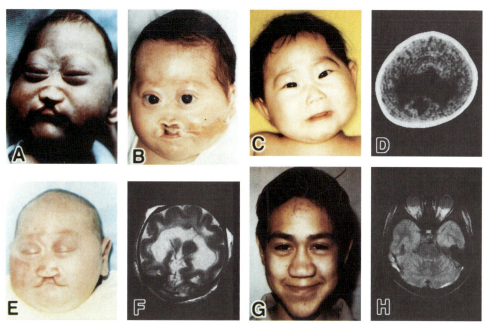

Figura C-23 Holoprosencefalia em pacientes com mutações em *SHH*. **A,** Microcefalia, ausência dos ossos do nariz, fenda palatina na linha média do rosto e HPE semilobar. **B,** HPE semilobar, agenesia pré-maxilar e fenda labial na linha média da face. **C** e **D,** Achados faciais brandos, com HPE semilobar grave na imagem da ressonância magnética. **E** e **F,** Microcefalia, globos oculares proeminentes, agenesia pré-maxilar e fenda labial, com HPE semilobar na imagem da ressonância magnética. **G** e **H,** Microcefalia, hipotelorismo ocular, nariz achatado sem cartilagem palpável, hiplopasia da linha média da face e do filtro, inteligência normal e cérebro normal na imagem da ressonância magnética. Todos os pacientes têm mutações em *SHH*. Os pacientes **A** e **B** têm também mutações em *TGIF*, e o paciente **C** tem também uma mutação em *ZIC2*. As mutações em *TGIF* indiretamente diminuem a expressão de SHH. *Consulte Fontes e Agradecimentos.*

com HPE. Para pais de um paciente com anomalia citogenética, o risco de recorrência depende de um deles ter a anomalia citogenética que originou a anomalia no paciente. Para pais de paciente com HPE sindrômica, o risco de recorrência depende do risco de recorrência para aquela síndrome. Na falta de uma história familiar de HPE ou de uma causa citogenética ou sindrômica para HPE, os pais e irmãos devem ser examinados atentamente quanto a microformas, traços ou um incisivo superior único. Para pais com uma história familiar negativa, nenhuma causa identificável de HPE e sem microformas sugestivas de HPE autossômica dominante, o risco de recorrência empírico é de aproximadamente 4% a 5%. Em alguns casos, a herança digênica pode explicar a penetrância reduzida de algumas mutações em *SHH*.

Embora tenham sido relatadas HPE autossômica recessiva e ligada ao X, a maior parte das famílias com um modo de herança estabelecido exibe a herança autossômica dominante. A penetrância dessa forma da doença é de aproximadamente 70%. Entre portadores obrigatórios, o risco de ter um filho com HPE grave é de 16% a 21%, e com uma microforma, é de 13% a 14%. O fenótipo do portador não afeta o risco de ter uma criança afetada, e caso isso aconteça, ele também não prediz a gravidade.

Testes moleculares para certas mutações da HPE estão atualmente disponíveis como um serviço clínico. A HPE grave pode ser detectada por meios do ultrassom pré-natal com 16 a 18 semanas de gestação.

QUESTÕES PARA DISCUSSÃO EM PEQUENOS GRUPOS

1. Que fatores podem explicar a expressividade variável e a penetrância das mutações do *SHH* entre irmãos?
2. Discuta os distúrbios genéticos com predileção por sexo e os mecanismos subjacentes a eles. Como exemplos, considere a síndrome de Rett para ilustrar a letalidade embrionária com predileção por sexo, a estenose pilórica para ilustrar a predileção por sexo na frequência da doença, e a doença cardíaca coronariana que ocorre na hipercolesterolemia familar para ilustrar a predileção por sexo na gravidade da doença.
3. Considerando os muitos *loci* associados com a HPE, discuta por que mutações em diferentes genes dão origem a fenótipos idênticos.
4. Considerando que o gene *GLI3* é a cascata de transdução de sinal do *SHH*, discuta por que as mutações de perda de função do *GLI3* não dão origem ao mesmo fenótipo que as mutações de perda de função do *SHH*.
5. Discuta o papel do colesterol na morfogênese do cérebro.

REFERÊNCIAS

Kauvar EF, Muenke M: Holoprosencephaly: recommendations for diagnosis and management, *Curr Opin Pediatr* 22:687-695, 2010.

Solomon BD, Gropman A, Muenke M: Holoprosencephaly overview. Available from: http://www.ncbi.nlm.nih.gov/books/NBK1530/.

CASO 24

DOENÇA DE HUNTINGTON (Mutação em *HD*, MIM 143100)

Autossômica Dominante

PRINCÍPIOS

- Expansão de repetições de trincas
- Mutação com propriedade nova
- Antecipação sexo-específica
- Penetrância reduzida e expressividade variável
- Aconselhamento pré-sintomático

PRINCIPAIS CARACTERÍSTICAS FENOTÍPICAS

- Idade de início: fim da infância ao fim da idade adulta
- Anomalias do movimento
- Anomalias cognitivas
- Anomalias psiquiátricas

HISTÓRIA E EXAME FÍSICO

M.P., um homem de 45 anos de idade, apresentou inicialmente um declínio em sua memória e concentração. Enquanto sua função intelectual se deteriorava durante o ano seguinte, ele desenvolveu movimentos involuntários nos dedos das mãos e dos pés, assim como distorções faciais. Ele estava consciente de sua condição e tornou-se deprimido. Ele havia sido saudável até então, e não tinha história de familiares afetados da mesma forma; seus pais haviam morrido de um acidente automobilístico aos 40 anos. M.P. tinha uma filha saudável. Após uma extensa avaliação, o neurologista diagnosticou a condição de M.P. como doença de Huntington. O diagnóstico da doença de Huntington foi confirmado por análise de DNA mostrando 43 repetições CAG em um dos alelos *HD* (normal, < 26). Testes pré-sintomáticos subsequentes da filha de M.P. mostraram que ela também havia herdado o alelo *HD* mutante (Fig. C-24). Ambos receberam extensas informações.

BASES

Etiologia e Incidência da Doença

A doença de Huntington (HD, MIM 143100) é um distúrbio neurodegenerativo progressivo, pan-étnico, autossômico dominante, causado por mutações no gene *HD* (Capítulo 12). A prevalência de HD varia de 3 a 7 por 100.000 entre europeus ocidentais a 0,1 a 0,38 por 100.000 entre japoneses. Essa variação na prevalência reflete a variação na distribuição dos alelos *HD* e haplótipos predispostos à mutação.

Patogenia

O produto do gene *HD*, a huntingtina, é expresso de forma ubíqua. A função da huntingtina permanece desconhecida.

Mutações no *HD* causadoras de doença geralmente resultam da expansão de uma sequência de repetições CAG codificante de poliglutamina no éxon 1; alelos normais de *HD* possuem de 10 a 26 repetições, enquanto os alelos mutantes possuem mais de 36 repetições (Capítulo 12). Aproximadamente 3% dos pacientes desenvolvem HD como resultado de uma expansão de repetições CAG nova; 97% herdam um alelo *HD* mutante de um dos pais afetados. Novos genes *HD* mutantes surgem da expansão de uma pré-mutação (27 a 35 repetições CAG) para uma mutação completa. Quando o paciente herda a mutação completa de um genitor portador da pré-mutação, este geralmente é o pai.

A expansão do trato de poliglutamina na huntingtina parece conferir a ela uma propriedade nova deletéria, e parece ser tanto necessária como suficiente para a indução de um fenótipo tipo HD. Além da atrofia grave e difusa neoestriato, que é a marca da HD, a expressão de huntingtina mutante provoca disfunção neuronal, atrofia cerebral generalizada, mudanças nos níveis de neurotransmissores e acúmulo de agregados nucleares e citoplasmáticos neuronais. Por fim, a expressão da huntingtina mutante leva à morte neuronal; entretanto, é provável que os sintomas clínicos e a disfunção neuronal precedam o desenvolvimento de agregados intracelulares e a morte neuronal. O mecanismo pelo qual a expressão desse trato expandido de poliglutamina provoca a HD ainda é desconhecido.

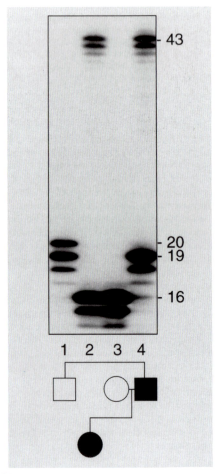

Figura C-24 Segregação de uma mutação no gene *HD* em uma família com a doença de Huntington e uma análise por *Southern blot* de produtos da reação em cadeia da polimerase derivados da amplificação das repetições CAG no éxon 1 do gene *HD*. Cada alelo gera um fragmento de comprimento completo assim como dois ou mais fragmentos menores devido às dificuldades em se fazer uma PCR ao longo de uma repetição de trincas. Observe que ambos, pai e filha afetados, possuem um alelo com uma mutação completa (43 repetições CAG) e um alelo normal (19 e 16 repetições, respectivamente). A mãe e o tio por parte de pai, não afetados, possuem alelos *HD* com um número normal de repetições CAG. *Consulte Fontes e Agradecimentos.*

Fenótipo e História Natural

A idade do paciente no início da doença é inversamente proporcional ao número de repetições CAG no gene *HD*. Pacientes com início da doença na idade adulta possuem normalmente de 40 a 55 repetições; aqueles com início na idade juvenil possuem mais de 60 repetições (Fig. 7-20). Pacientes com 36 a 39 repetições CAG no gene *HD* exibem penetrância reduzida; ou seja, eles podem ou não desenvolver a HD durante sua vida. Além da relação com a idade de início, o número de repetições não se correlaciona com outras características da HD.

A instabilidade e a expansão das repetições CAG nos alelos mutantes de *HD* frequentemente resultam em antecipação, ou seja, idades de início progressivamente mais baixas nas sucessivas gerações. Uma vez que o número de repetições CAG é maior ou igual a 36, o comprimento das mesmas geralmente se expande durante a transmissão paterna; expansões durante a transmissão materna são menos frequentes e mais curtas do que as expansões durante a transmissão paterna. Devido à correlação inversa entre o comprimento das repetições CAG e a idade de início, os indivíduos que herdam a mutação do pai possuem maior risco de desenvolver a doença de início precoce; aproximadamente 80% dos pacientes juvenis herdaram o gene *HD* mutante de seu pai, o qual já era portador da mutação completa.

Aproximadamente um terço dos pacientes apresenta anomalias psiquiátricas; dois terços apresentam uma combinação de distúrbios cognitivos e motores. A idade média dos pacientes à apresentação das anomalias é de 35 a 44 anos; entretanto, aproximadamente um quarto dos pacientes desenvolve HD após os 50 anos e um décimo antes dos 20. A sobrevida média após o diagnóstico é de 15 a 18 anos, e a idade média de morte é de 55 anos.

A HD é caracterizada por anomalias motoras, cognitivas e psiquiátricas progressivas. Os distúrbios motores envolvem ambos os movimentos, voluntários e involuntários. Inicialmente, esses movimentos pouco interferem nas atividades diárias, mas geralmente se tornam incapacitantes com a progressão da HD. A coreia, que está presente em mais de 90% dos pacientes, é o movimento involuntário mais comum; é caracterizada por movimentos espasmódicos não repetitivos e não periódicos, e que não podem ser suprimidos voluntariamente. As anomalias cognitivas se iniciam cedo no curso da doença e afetam todos os aspectos da cognição; geralmente, a linguagem é afetada mais tardiamente do que as outras funções cognitivas. Distúrbios comportamentais, que normalmente se desenvolvem mais tarde no curso da doença, incluem desinibição social, agressão, explosões de temperamento, apatia, desvio sexual e aumento do apetite. As manifestações psiquiátricas, que podem desenvolver-se a qualquer momento da doença, incluem alterações de personalidade, psicose afetiva e esquizofrenia.

Nos estágios finais da HD, os pacientes geralmente desenvolvem incapacidades motoras tão graves que passam a ser totalmente dependentes de outros. Eles também sofrem perda de peso, distúrbios do sono, incontinência e mutismo. Seus distúrbios comportamentais diminuem à medida que a doença avança.

Tratamento

Atualmente, não há tratamentos curativos para a HD. A terapia é focada em cuidados de apoio, assim como no tratamento farmacológico dos problemas comportamentais e neurológicos.

RISCO DE HERANÇA

Cada criança de um pai com HD tem 50% de risco de herdar um alelo *HD* mutante. Exceto para aqueles alelos com penetrância incompleta (36 a 39 repetições CAG), todas as crianças que herdaram um alelo *HD* mutante desenvolverão a HD se tiverem um tempo de vida normal.

Crianças de pais portadores de uma pré-mutação possuem um risco empírico de 3% de herdarem um alelo *HD*, no qual a pré-mutação se expandiu para uma mutação completa. Entretanto, nem todos os homens que carregam uma pré-mutação são igualmente prováveis de transmitir uma mutação completa.

Testes pré-sintomáticos e pré-natais estão disponíveis por meio de análise do número de repetições CAG no éxon 1 do gene *HD*. Testes pré-sintomáticos e pré-natais são formas de testes preditivos (Capítulo 16) e são melhor interpretados após a confirmação de uma expansão CAG em um membro da família afetado. Foram feitas recomendações sobre os testes genéticos pré-sintomáticos de condições incuráveis, como a doença de Huntington, incluindo a necessidade de avaliação neurológica e psicológica antes do teste e a necessidade de apoio psicológico de familiares ou amigos. Além disso, o paciente é obrigado a ter 18 anos de idade ou mais e ser capaz de tomar uma decisão informada sobre o seu desejo de ter os resultados dos testes pré-sintomáticos. As implicações de tais resultados são, obviamente, mudança do estilo de vida.

QUESTÕES PARA DISCUSSÃO EM PEQUENOS GRUPOS

1. Pacientes com mutações heterozigotas e homizigotas do *HD* possuem expressão clínica semelhante da HD, enquanto indivíduos com deleção de um alelo *HD* no cromossomo 4p possuem um fenótipo normal. Como isso pode ser explicado?

2. Alguns estudos sugerem que um pai com uma pré-mutação e uma criança afetada possui maior risco de transmitir uma mutação completa do que um pai com a pré-mutação e nenhuma criança afetada. Discuta possíveis mecanismos para essa predisposição de transmitir mutações do *HD*.

3. Expansões de pré-mutações do *HD* para mutações completas ocorrem através da linhagem germinativa masculina, enquanto a expansão de pré-mutações do *FMR1* (síndrome do X frágil) para mutações completas ocorre através da linhagem germinativa feminina. Discuta possíveis mecanismos para predileção por sexo na transmissão de doenças.

4. Por consenso internacional, crianças sob risco e assintomáticas não são testadas para mutações do *HD*, pois isso tiraria seu direito de escolher entre saber ou não saber da doença, resultaria na exposição da criança à estigmatização familiar e social, e os resultados do testes seriam passíveis de afetar decisões educacionais e de carreira. Quando seria apropriado testar crianças assintomáticas sob risco? Que avanços na medicina são necessários para que se torne aceitável o teste de todas essas crianças? (Considere o raciocínio subjacente à triagem neonatal.)

REFERÊNCIAS

Bordelon YM: Clinical neurogenetics: Huntington disease, *Neurol Clin* 31:1085-1094, 2013.

Warby SC, Graham RK, Hayden MR: Huntington disease. Available from: http://www.ncbi.nlm.nih.gov/books/NBK1305/.

CASO 25

CARDIOMIOPATIA HIPERTRÓFICA (Mutações no Gene do Sarcômero Cardíaco, MIM 192600)
Autossômica Dominante

PRINCÍPIOS
- Heterogeneidade de *locus*
- Penetrância relacionada à idade
- Expressividade variável

PRINCIPAIS CARACTERÍSTICAS FENOTÍPICAS
- Idade de início: adolescência e início da idade adulta (de 12 a 21 anos de idade)
- Hipertrofia do ventrículo esquerdo
- Criptas ou cicatrizes do miocárdio
- Folhetos mitral alongados
- Disfunção diastólica
- Insuficiência cardíaca
- Morte súbita

HISTÓRIA E EXAME FÍSICO

Um homem saudável de 30 anos de idade foi encaminhado a clínica médica com dispneia, palpitação e dor no peito. Seu pai tem insuficiência cardíaca congestiva, e seu irmão teve morte súbita cardíaca aos 18 anos de idade durante a prática de futebol. O cardiologista explicou ao paciente a possibilidade de cardiomiopatia hipertrófica relacionada ao exercício na sua família. O exame cardíaco mostrou impulso apical de casal e deslocado lateralmente, segunda bulha divisão, coração quarta presente som, pulso venoso jugular e pulso arterial carótida dupla. O ecocardiograma mostrou hipertrofia assimétrica do septo, sem anomalias estruturais, de diagnóstico de cardiomiopatia hipertrófica. Consistente com sua história clínica, características físicas e histórico familiar, teste de DNA identificaram uma mutação Arg403Gln em *MYH7*.

BASES
Etiologia e Incidência da Doença

A cardiomiopatia hipertrófica (CMH, MIM 192600), a doença cardiovascular monogênica mais comum, é uma doença autossômica dominante causada por mutações em cerca de 20 genes que codificam proteínas do sarcômero cardíaco. Dos pacientes com testes genéticos positivos, aproximadamente 70% deles têm mutações nos dois genes mais comuns, *MYH7* e *MYBPC3*, ao passo que outros genes, incluindo aqueles que codificam a troponina T, troponina I, *Tropomiosina 1*, e alfa-actina contribuem para uma pequena proporção de pacientes (1% a 5%).

Patogenia

Mais de 1500 mutações têm sido relatadas nos genes que codificam proteínas dos miofilamentos grossos e finos do sarcômero ou disco Z contíguo. As mutações nos vários genes do sarcômero adicional (ou de manipulação de cálcio) têm sido propostas, mas com menos provas da patogenicidade.

Aproximadamente 60% dos pacientes adultos e pediátricos com história familiar de CMH terão uma mutação sarcomérica identificada. Em contraste, apenas aproximadamente 30% dos pacientes sem história familiar terão resultados positivos, muitas vezes por mutações esporádicas ou *de novo* (65% dos afetados pela doença) que podem, contudo, ser passadas para a próxima geração. Cerca de 3% a 4% dos homens com CMH terão a doença de Fabry não reconhecida, uma doença de armazenamento lisossomal causada por mutações no gene da α galactosidase A.

Fenótipo e História Natural

A CMH é caracterizada por hipertrofia ventricular esquerda (HVE) (Fig. C-25), na ausência de condições cardíacas predisponentes (por exemplo, estenose aórtica) ou condições cardiovasculares (por exemplo, hipertensão arterial de longa data). As manifestações clínicas de CMH variam entre assintomática à insuficiência cardíaca progressiva de morte cardíaca súbita e variam de indivíduo para indivíduo, mesmo dentro da mesma

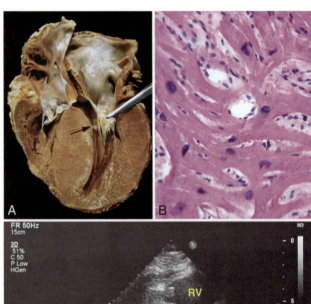

Figura C-25 Cardiomiopatia hipertrófica com hipertrofia septal assimétrica. **A,** A protuberância do músculo do septo no trato de saída do ventrículo esquerdo e do átrio esquerdo está ampliada. O folheto mitral anterior foi refletido fora do septo revelando uma placa fibrosa do endocárdio (seta) (ver texto). **B,** A histologia demonstrando desordem dos miócitos, extrema hipertrofia e miócitos com exagerada ramificação, bem como a fibrose intersticial característica (colágeno é azul nesta coloração de tricromo de Masson). **C,** Ecocardiogrfia mostrando uma cardiomiopatia hipertrófica. Corte paraesternal do eixo longo de um paciente com cardiomiopatia hipertrófica demonstrando hipertrofia septal assimétrica. O septo interventricular (IVS) mede 2,1 cm (normal 0,6 a 1,0 cm), a parede posterior mede 0,99 cm. Ao, Aorta; LA, átrio esquerdo; LV, ventrículo esquerdo; MV, válvula mitral; PW, parede posterior; RV, ventrículo direito. *Consulte Fontes e Agradecimentos.*

CASO 25 — CARDIOMIOPATIA HIPERTRÓFICA **441**

família. Os sintomas mais comuns incluem falta de ar (em particular com esforço), dor no peito, palpitações, hipotensão ortostática, pré-síncope e síncope. Na maioria das vezes, a HVE de CMH torna-se evidente durante a adolescência ou início da idade adulta, embora também possa desenvolver mais tarde na vida, na lactância ou na infância.

Tratamento

Antes da identificação dos genes responsáveis pelo CMH, o diagnóstico de CMH só podia ser feito por meio da integração de exame clínico, eletrocardiograma, ecocardiograma e estudos angiográficos invasivos/hemodinâmicos, identificando de forma desproporcional os pacientes com obstrução do fluxo ventricular esquerdo. Os testes genéticos para CMH já estão disponíveis e podem fornecer importantes conhecimentos para a conduta familiar, identificando definitivamente familiares sob risco (ou seja, aqueles que herdaram a mutação patogênica da família). As mutações encontradas são consideradas patogênicas com base nos seguintes critérios: (1) cosegregação com o fenótipo em membros da família; (2) anteriormente referida ou identificada como uma causa de CMH; (3) ausência nos controles normais não aparentados e etnicamente pareados; (4) alteração importante na estrutura e na função da proteína; e (5) alterações na sequência de aminoácidos de uma região da proteína altamente conservada ao longo da evolução. No entanto, mesmo com o uso desses critérios, um número considerável de variantes são classificadas como VSDs (Capítulo 16), fazendo com que os resultados do teste sejam ambíguos.

RISCO DE HERANÇA

A CMH é herdada de forma autossômica dominante com expressividade variável e penetrância incompleta, relacionada com a idade; cada parente de primeiro grau de um paciente afetado tem 50% de chance de carregar a mutação e, potencialmente, desenvolver CMH. Alternativamente, os casos esporádicos podem ser devido a mutações *de novo* no probando, mas ausente dos pais.

A prevenção de doenças com base em testes genéticos está atualmente disponível sob a forma de reprodução assistida usando diagnóstico genético pré-implantação (PGD) ou diagnóstico pré-natal com a interrupção da gravidez, em caso de um feto afetado (Capítulo 17).

QUESTÕES PARA DISCUSSÃO EM PEQUENOS GRUPOS

1. Cite outros distúrbios que apresentam penetrância incompleta relacionada à idade. Quais tipos de mutações estão associadas a estes distúrbios?
2. Discuta as possíveis razões para a heterogeneidade de *locus* na CMH.
3. Quais são os critérios para classificar uma variante como benigna?
4. Quando o teste genético é indicado para um probando com suspeita de CMH?

REFERÊNCIAS

Cirino AL, Ho C: Familial hypertrophic cardiomyopathy overview. Available from: http://www.ncbi.nlm.nih.gov/books/NBK1768/.

Ho CY: Genetic considerations in hypertrophic cardiomyopathy, *Prog Cardio Dis* 54:456-460, 2012.

Maron BJ, Maron MS, Semsarian C: Genetics of hypertrophic cardiomyopathy after 20 years: clinical perspectives, *J Am Coll Cardiol* 60:705-715, 2012.

Maron BJ, Zipes DP: 36th Bethesda Conference: eligibility recommendations for competitive athletes with cardiovascular abnormalities, *J Am Coll Cardiol* 45: 1312-1375, 2005.

CASO 26

DIABETES MELLITUS INSULINO-DEPENDENTE (TIPO 1)
(Destruição autoimune de Células β das Ilhotas, MIM 222100)

Multifatorial

PRINCÍPIOS

- Doença poligênica
- Gatilho ambiental
- Alelo de suscetibilidade
- Alelo de proteção

PRINCIPAIS CARACTERÍSTICAS FENOTÍPICAS

- Idade de início: da infância à vida adulta
- Poliúria, polidpisia, polifagia
- Hiperglicemia
- Cetose
- Emaciação

HISTÓRIA E EXAME FÍSICO

F.C., um pai de 45 anos de idade com diabetes mellitus de manifestação tardia, foi encaminhado à clínica de endocrinologia para informações a respeito do risco de seus filhos desenvolverem diabetes. F.C. desenvolveu intolerância à glicose (incapacidade de manter níveis sanguíneos normais de glicose após a ingestão de açúcar) aos 39 anos de idade e hiperglicemia em jejum aos 45 anos. Ele não tinha história de outros problemas médicos ou cirúrgicos. Os achados de seu exame físico foram normais, exceto por moderada obesidade abdominal; seu índice de massa corporal [peso em quilogramas/ (altura em metros)^2] era de 31,3, com excesso de adiposidade distribuído preferencialmente ao redor da cintura. Ele possuía cinco filhos de duas parceiras diferentes; um filho de cada relacionamento desenvolveu diabetes mellitus insulino-dependente (DMID) antes dos 10 anos de idade. Sua irmã desenvolveu DMID enquanto criança e faleceu na adolescência de cetoacidose diabética. O geneticista explicou que, devido à sua história familiar, F.C. podia apresentar uma forma tardia de DMID, e que seu atual diabetes mellitus não insulino-dependente foi um provável antecedente ao desenvolvimento de DMID. Após discutir as possíveis causas e fatores prognósticos para o desenvolvimento de DMID, F.C. decidiu inscrever a si próprio e os seus filhos, que são todos menores de idade, em um protocolo de pesquisa que estuda a prevenção do DMID. Como parte desse estudo, ele e seus filhos foram testados para anticorpos anti-ilhotas. Tanto ele quanto uma filha normal tinham um título alto de anticorpos anti-ilhotas; a filha também apresentava um teste de tolerância à glicose anormal, porém não apresentava hiperglicemia em jejum. Como parte do protocolo de estudo, foi prescrito a F.C. e sua filha o uso de injeções de insulina de baixa dosagem.

BASES

Etiologia e Incidência da Doença

O DMID (algumas vezes chamado de diabetes mellitus tipo 1, MIM 222100) geralmente é causado por destruição autoimune das células β das ilhotas no pâncreas; essa reação autoimune é desencadeada por um mecanismo desconhecido. A destruição das células β das ilhotas causa deficiência em insulina e, portanto, desregulação do anabolismo e catabolismo, resultando em mudanças metabólicas semelhantes àquelas observadas na inanição (Fig. C-26). Entre os caucasianos norte-americanos, o DMID é a segunda causa crônica mais comum na infância, tendo uma prevalência crescente, de 1 em cada 2.500 aos cinco anos de idade, até 1 a cada 300 aos 18 anos de idade.

Patogenia

O DMID resulta normalmente de uma suscetibilidade genética de um dado ambiental (Capítulo 8), e apenas muito raramente de um dado ambiental ou mutação genética isoladas. Apesar de aproximadamente 90% dos casos de DMID ocorrerem em pacientes sem histórico familiar de diabetes, as observações que sustentam uma predisposição genética incluem diferenças de concordância entre gêmeos monozigóticos (33% a 50%) e dizigóticos (1% a 14%), agrupamento familiar e diferenças de prevalência entre diferentes populações (Capítulo 8). Mais de um dúzia de diferentes *loci* de suscetibilidade genética foram reportados em humanos, apesar de poucos terem sido identificados de forma consistente e reprodutível. Um dos poucos *loci* confirmados é o *locus* HLA, que pode ser responsável por 30% a 60% da suscetibilidade genética. Aproximadamente 95% dos pacientes caucasianos expressam uma molécula DR3 ou DR4, ou ambas, comparados com 50% dos controles; essa associação aparentemente surge não pelo fato de DR3 e DR4 serem marcadores de suscetibilidade, mas devido ao desequilíbrio de ligação entre DR e DQ. O alelo DQB1*0201, que segrega com DR3, e DQB1*0302, que segrega com DR4, parecem ser os alelos de suscetibilidade primários. Ao contrário, DQB1*0602, associado a DR2, parece ser um alelo de proteção; ou seja, ele anula o efeito de um alelo de suscetibilidade quando ambos estão presentes. Ambos os marcadores de suscetibilidade DQ citados possuem em aminoácido neutro na posição 57, um sítio dentro da chamada fenda de ligação a antígenos, enquanto as moléculas DQ neutras ou de proteção possuem um ácido aspártico na posição 57. Acredita-se que essa substituição de um aminoácido neutro por um ácido aspártico mude a especificidade de ligação a antígenos da molécula DQ.

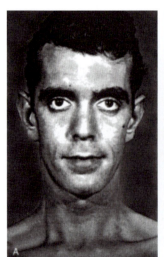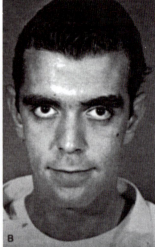

Figura C-26 Homem de 28 anos de idade com diabetes mellitus insulino-dependente. **A,** Fotografia após três semanas de polidipsia e poliúria. **B,** Fotografia após ganho de 5 kg de peso com 10 dias de suplementação de insulina. *Consulte Fontes e Agradecimentos.*

CASO 26 — DIABETES MELLITUS INSULINO-DEPENDENTE

Evidências que sustentam um componente ambiental na indução do DMID em indivíduos geneticamente suscetíveis incluem uma concordância de menos de 50% entre gêmeos monozigóticos, uma variação sazonal na incidência, e uma incidência aumentada de diabetes em crianças com rubéola congênita. Os gatilhos ambientais propostos incluem infecções virais e exposição prematura à albumina bovina. A exposição a vírus e a albumina bovina poderia causar destruição autoimune das células β através de mimetismo molecular, ou seja, o compartilhamento de determinantes antigênicos entre células β e o vírus ou a albumina bovina. Aproximadamente 80% a 90% dos pacientes recém-diagnosticados com DMID possuem anticorpos anti-ilhotas. Esses autoanticorpos reconhecem determinantes citoplasmáticos ou de superfície celular, como o ácido glutâmico descarboxílase, carboxipeptidase H, antígenos do gangliosídeo, antígeno 69 das células das ilhotas (ICA69), e uma tirosina fosfatase proteica. O ácido glutâmico descarboxilase e o ICA69 compartilham epítopos com o vírus *Coxsackie* B4 e com a albumina sérica bovina, respectivamente.

Em suma, o DMID parece ser uma doença autoimune, apesar de o papel preciso dos autoanticorpos anti-ilhotas ainda permanecer incerto. Evidências adicionais a favor de um mecanismo autoimune no DMID incluem uma prevalência aumentada de outras doenças autoimunes, infiltrados de células mononucleares nas ilhotas, e destruição recorrente das células β após transplante de um gêmeo monozigótico. No entanto, duas linhas de evidência sugerem que a progressão ao DMID envolve mais do que o desenvolvimento de autoanticorpos. Primeira, menos de 1% da população em geral desenvolve diabetes, apesar de 10% possuírem autoanticorpos anti-ilhotas, e segunda, parentes de primeiro grau e crianças em idade escolar possuem taxas de remissão de 10% a 78% para anticorpos anti-ilhotas.

Fenótipo e História Natural

A perda da reserva de insulina ocorre durante um período que pode variar de alguns poucos até muitos anos. O primeiro sinal de anomalia é o desenvolvimento de autoanticorpos anti-ilhotas quando a concentração sanguínea de glicose, a tolerância à glicose (capacidade de manter níveis sanguíneos normais após a ingestão de açúcares), e a resposta da insulina à glicose estão normais. Esse período é seguido por uma fase de diminuição da tolerância à glicose, mas de uma concentração sanguínea de glicose em jejum normal. Com a perda contínua de células β, finalmente desenvolve-se hiperglicemia em jejum, mas ainda é produzida insulina suficiente para impedir a cetose; durante esse período, os pacientes apresentam o diabetes mellitus não insulino-dependente. Eventualmente, a produção de insulina cai abaixo de um limiar crítico, e os pacientes tronam-se dependentes de um suplemento exógeno de insulina e propensos à cetoacidose. Pacientes jovens geralmente progridem por essas fases mais rapidamente que pacientes mais velhos.

Apesar de as complicações agudas do diabetes poderem ser controladas pela administração de insulina exógena, a perda da produção endógena de insulina causa diversos problemas, incluindo aterosclerose, neuropatia periférica, doença renal, catarata e retinopatia. Aproximadamente 50% dos pacientes finalmente morrem por insuficiência renal. O desenvolvimento e a gravidade dessas complicações se relacionam com o perfil genético e com o grau de controle metabólico. O controle rigoroso da glicose sanguínea reduz o risco de complicações em 35% a 75%.

Tratamento

Apesar de o transplante de pâncreas ou de ilhotas poder curar o DMID a escassez de tecido para transplante e as complicações da imunossupressão limitam esta terapia. O tratamento da maioria dos pacientes enfatiza o controle intensivo dos níveis de glicose sanguínea através da injeção de insulina exógena.

O desenvolvimento de autoanticorpos anti-ilhotas vários anos antes do início do DMID levou ao desenvolvimento de estudos para predizer e prevenir o DMID. A administração de insulina ou nicotinamida parece retardar o desenvolvimento do DMID em alguns pacientes.

RISCO DE HERANÇA

O risco de DMID na população geral é de aproximadamente 1 em cada 300. Com um dos irmãos afetados, o risco sobe para 1 em cada 14 (1 em cada 6 se forem HLA idênticos, e 1 em cada 20 se forem HLA haploidênticos). O risco sobe para 1 em cada 6 com um segundo parente de primeiro grau afetado além do irmão, e para 1 em cada 3 com um gêmeo monozigótico afetado. Filhos de uma mãe afetada têm um risco de 1 em 50 a 1 em 33 de desenvolver o DMID, enquanto os filhos de um pai afetado têm um risco de 1 em 25 a 1 em 16. Esse aumento do risco, relacionado à paternidade, perece ser limitado a pais HLA-DR4.

QUESTÕES PARA DISCUSSÃO EM PEQUENOS GRUPOS

1. Discuta as dificuldades na identificação dos componentes genéticos das doenças poligênicas.
2. Como podem os alelos de suscetibilidade do HLA afetar a suscetibilidade e os alelos de proteção afetar a proteção?
3. Discuta os mecanismos subjacentes para prevenção do DMID através de injeções de insulina exógena.
4. Compare a informação de risco para pais e mães com DMID. Discuta os riscos e mecanismos teratogênicos do diabetes materno.

REFERÊNCIAS

Alemzadeh R, Ali O: Diabetes mellitus. In Kliegman RM, Stanton BF, Geme JW St, et al, editors: *Nelson textbook of pediatrics*, ed 19, Philadelphia, 2011, WB Saunders, pp 1968-1997.

Bluestone JA, Herold K, Eisenbarth G: Genetics, pathogenesis and clinical interventions in type 1 diabetes, *Nature* 464:1293-1300, 2010.

Chiang JL, Kirkman MS, Laffel LM, et al: Type 1 diabetes through the life span: a position statement of the American Diabetes Association, *Diabetes Care* 37:2034-2054, 2014.

CASO 27

RESTRIÇÃO DE CRESCIMENTO INTRA-UTERINO
(Cariótipo Fetal Anormal)
Deleção Cromossômica Espontânea

PRINCÍPIOS

- Diagnóstico pré-natal
- Triagem por ultrassom
- Deleção intersticial
- Análise citogenética e genômica
- Aconselhamento genético
- Opções de tratamento na gravidez

PRINCIPAIS CARACTERÍSTICAS FENOTÍPICAS

- Idade de início: pré-natal
- Restrição de crescimento intra-uterino
- Prega nucal aumentada
- Face dismórfica

HISTÓRIA E EXAME FÍSICO

A.G. é uma mulher caucasiana de 26 anos de idade, gesta 2 para 1, e foi encaminhada para ultrassonografia para exame detalhado da anatomia fetal. A.G. negou consumo de medicamentos, drogas e álcool na gravidez, e ambos os pais estavam com boa saúde. Os parâmetros biométricos obtidos no estudo da anatomia fetal sugeriram um feto de 17,5 semanas. Entretanto, com base na data do ultrassom do primeiro trimestre, e na data do último período menstrual da paciente, o feto deveria estar aproximadamente na 21ª semana de gestação. Essa discrepância sugeriu a restrição simétrica do crescimento fetal intrauterino (RCIU). As avaliações seguintes também revelaram medidas aumentadas da prega nucal de 6,1 a 7,3 mm. O casal foi informado a respeito do alto risco de aneuploidia fetal, e foi realizada uma amniocentese. O resultado dos cromossomos revelou uma deleção intersticial no cromossomo 4p, com cariótipo 46,XX,del(4)(p15.1p15.32). Os cromossomos dos pais eram normais. Após extenso aconselhamento genético, o casal decidiu interromper a gravidez. A autópsia revelou um feto de 19 semanas segundo o tamanho (22,5 semanas segundo a data), com pregas epicânticas bilaterais, orelhas de implantação baixa e rotacionadas posteriormente, septo nasal proeminente e micrognatia. Pele nucal posterior redundante também foi observada.

BASES

Etiologia e Incidência da Doença

A restrição de crescimento intra-uterino (RCIU) é diagnosticada quando um feto ou neonato está abaixo do 10° percentil para o peso (< 2.500 g para um neonato nascido a termo nos Estados Unidos) (Fig. C-27). Um neonato com RCIU deve ser distinguido de um neonato pequeno para a idade gestacional (PIG), que também está abaixo do 10° percentil de peso, porém é pequeno por razões fisiológicas, como, por exemplo, o tamanho dos pais. Aproximadamente 7% das gestações resultam em um feto PIG, dos quais aproximadamente um em cada oito é realmente RCIU.

A RCIU pode resultar de insuficiência uteroplacentária, exposição a álcool ou drogas, infecções congênitas ou limitações genéticas intrínsecas do potencial de crescimento. Fetos com restrição do crescimento, devido a comprometimentos nutricionais, tendem a ter menos atraso do crescimento da cabeça com relação ao resto do corpo. Muitos distúrbios cromossômicos estão associados à RCIU e a descoberta de RCIU precoce ou simétrica aumenta a probabilidade de o feto estar acometido por uma anomalia cromossômica como a trissomia do 18, triploidia ou dissomia uniparental materna para os cromossomos 7 ou 14. Medições de prega nucal de mais de 3 mm no primeiro trimestre são consideradas aumentadas, e estão associadas a um maior risco para a síndrome de Down. Aproximadamente um em cada sete fetos com espessamento nucal no segundo trimestre terá síndrome de Down. Os achados do ultrassom no feto de A.G. aumentaram as suspeitas de aneuploidia, e levaram à identificação da pequena deleção intersticial em 4p, que é a provável explicação para as anomalias do feto.

A etiologia e a incidência de uma deleção assim tão rara não estão completamente entendidas, especialmente à luz dos cromossomos parentais normais. Considera-se que a maioria das deleções *de novo* seja originada durante a meiose, mas elas podem, também, surgir durante a mitose, anterior à meiose na gametogênese, de forma que um dos genitores seja um mosaico gonadal. O mosaicismo gonadal não pode ser excluído com alguma certeza por testes de fibroblastos ou linfoblastos dos pais; consequentemente, o teste pré-natal deve ser oferecido em gestações futuras.

Patogenia

Os pontos de quebra da deleção no braço curto do cromossomo 4 em 46,XX,del(4)(p15.1p15.32) flanqueiam um segmento do

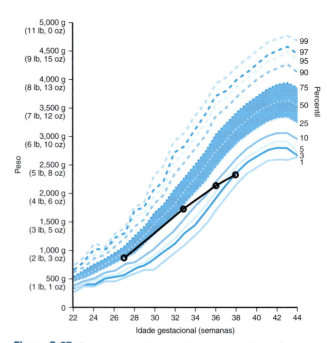

Figura C-27 Curva de crescimento intrauterino de um feto com trissomia do 18 (linha preta), sobreposta em um gráfico padrão de crescimento intrauterino e pós-natal para ambos os sexos na população dos Estados Unidos (mostrado em azul). A curva de crescimento de feto aneuploide se inicia no 30° percentil com 27 semanas de gestação, mas, então, atravessa linhas de percentis, como mostrado, culminando no nascimento na 38ª semana, com peso fetal logo abaixo do terceiro percentil. O peso fetal durante a gestação é estimado por uma fórmula que combina medições no ultrassom da distância entre os ossos parietais do crânio do feto (diâmetro biparietal), da circunferência da cabeça, da circunferência abdominal e do comprimento do fêmur. *Consulte Fontes e Agradecimentos.*

CASO 27 — RESTRIÇÃO DE CRESCIMENTO INTRA-UTERINO

DNA de 14,5 Mb. A análise da sequência do genoma humano nessa região indica a existência de 47 genes codificantes de proteínas conhecidos na região deletada; a haploinsuficiência para um ou mais destes genes é a provável causa do fenótipo. O teste de microarranjo cromossômico permite definir com maior precisão os pontos de quebra nas deleções ou nas duplicações do que o cariótipo pré-natal, determinando assim quais genes estão envolvidos na área deletada. Isto pode acrescentar informações prognósticas mais precisas se o envolvimento de genes críticos está em questão.

Fenótipo e História Natural

Todas as gestações, não importando a história familiar, médica ou de outras gestações, exibem um risco aproximado de 3% a 5% de deficiência no desenvolvimento ou defeitos congênitos no bebê. Embora este casal não tivesse um risco elevado, os achados do ultrassom de rotina do segundo trimestre aumentaram a suspeita de aneuploidia fetal. A descoberta de uma deleção intersticial é a provável explicação para os achados do ultrassom. Apesar de esta exata deleção não ter sido reportada previamente, muitas deleções do braço curto do cromossomo 4 estão associadas a defeitos congênitos. Por exemplo, a síndrome de Wolf-Hirschhorn é devida a uma microdeleção em 4p, resultando em deficiência intelectual severa e anomalias físicas. A análise por FISH deste feto revelou que as sequências para a região crítica de Wolf-Hirschhorn em 4p16.3 estavam presentes em ambas as cópias do cromossomo 4, e que nesse caso a deleção foi mais proximal, na banda p15. Neste caso, como com qualquer outra perda ou ganho substancial de material em um autossomo que não tenha sido previamente descrita em outros pacientes, as consequências provavelmente envolvem tanto prejuízo físico quanto neurológico, cuja gravidade não pode ser predita.

Tratamento

Não há tratamentos curativos disponíveis para anomalias cromossômicas. A pergunta predominante de muitos casais a respeito de sua criança ainda não nascida é se o feto está sob risco de deficiência intelectual ou defeitos congênitos significativos. À luz das anomalias já presentes no ultrassom e da anomalia cromossômica identificada, este feto terá sequelas, cuja extensão não pode ser prevista. Em tais casos, o casal é comunicado em detalhes sobre as limitadas informações e sobre a incapacidade de se concluir com um mínimo grau de certeza qual será o resultado da gestação. As opções incluem a continuação da gravidez com tratamento da gestante, encaminhamento ou não do neonato à adoção, ou a interrupção da gravidez.

O acompanhamento por ultrassom pode avaliar o crescimento e o desenvolvimento fetal. A RCIU progressiva de longo prazo isolada representa um mau prognóstico para o feto. Ao final do segundo trimestre, a maioria das lesões cardíacas que necessitariam de intervenções ao nascimento já podem ser identificadas. Consultas com neonatologistas e especialistas em medicina materno-fetal podem proporcionar informações a respeito do que esperar no nascimento, e os tipos de avaliações pós-natais que deveriam ser considerados. Pode haver vantagens em programar o parto em uma unidade altamente especializada, que ofereça cirurgia e tratamento intensivo neonatal apropriado.

A interrupção da gestação atualmente é legal nos Estados Unidos, porém nem sempre está disponível. No segundo trimestre de gravidez, este procedimento pode ser realizado ou por dilatação e evacuação ou por indução do parto (indução com prostaglandinas). O primeiro método geralmente não é realizado em gestações de mais de 24 semanas. A indução do parto com prostaglandinas proporciona ao casal a opção de uma autópsia, mas com uma grave anomalia cromossômica conhecida, o resultado de uma autópsia não traria novas informações que pudessem afetar o risco recorrente ou as opções de testes pré-natais em futuras gestações. Os benefícios e desvantagens físicos e emocionais de ambos os procedimentos devem ser abordados em detalhes antes da decisão do paciente em realizar o aborto, caso essa opção seja escolhida (Capítulo 17). Na maioria dos estados nos Estados Unidos, a interrupção da gestação não é coberta por planos de saúde privados, mesmo quando a indicação é de sérios defeitos congênitos diagnosticados no pré-natal. Os custos podem atingir milhares de dólares, e o aspecto financeiro deste procedimento pode afetar a tomada de decisão de alguns indivíduos.

Finalmente, a opção de entregar a criança para adoção pode ser oferecida aos pais, caso eles decidam que a interrupção da gestação não é uma opção ou não possam custear o procedimento, ou então devido ao fato de as anomalias terem sido identificadas tardiamente, impossibilitando o término da gravidez.

RISCO DE HERANÇA

As deleções *de novo* possuem um baixo risco de recorrência, devido à chance de mosaicismo gonadal indetectável em um dos pais. O teste pré-natal, como coleta de vilosidades coriônicas ou a amniocentese, estão disponíveis para futuras gestações, apesar do risco de aborto espontâneo com esses procedimentos se comparar ao risco empírico de uma recorrência.

QUESTÕES PARA DISCUSSÃO EM PEQUENOS GRUPOS

1. Qual a diferença entre as expressões "pequeno para a idade gestacional" (PIG) e "restrição de crescimento intrauterino" (RCIU)?
2. Quais seriam as vantagens e desvantagens da realização de uma amniocentese para cariotipagem com 24 semanas de uma gestação sob suspeita de RCIU, mesmo quando as leis locais e a situação familiar da paciente impeçam a interrupção da gestação, caso a amniocentese demonstre uma anomalia cromossômica?

REFERÊNCIAS

Bianchi D, Crombleholme T, D'Alton M, et al: *Fetology: diagnosis and management of the fetal patient*, ed 2, New York, 2010, McGraw Hill.

Gardner RJM, Sutherland GR, Shaffer LG: *Chromosome abnormalities and genetic counseling*, ed 4, Oxford, England, 2012, Oxford University Press.

South ST, Corson VL, McMichael JL, et al: Prenatal detection of an interstitial deletion in 4p15 in a fetus with an increased nuchal skin fold measurement, *Fetal Diagn Ther* 20:58-63, 2005.

CASO 28

SÍNDROME DE QT LONGO (Mutações no Gene do Canal Iônico Cardíaco; MIM 192500)

Autossômica Dominante ou Recessiva

PRINCÍPIOS
- Heterogeneidade de *locus*
- Penetrância incompleta
- Suscetibilidade genética a medicamentos

PRINCIPAIS CARACTERÍSTICAS FENOTÍPICAS
- Prolongamento de QTc (> 470 ms em homens, > 480 ms em mulheres)
- Taquicardias (*torsades de pointes*)
- Episódios de síncope
- Morte súbita

HISTÓRIA E EXAME FÍSICO

A.B. é uma mulher de 30 anos de idade com síndrome de QT longo (LQT) que foi a uma clínica de genética com seu marido, pois estão planejando uma gravidez. O casal gostaria de saber o risco de recorrência desta condição em seus filhos, e as opções de testes genéticos e de diagnóstico pré-natal que podem estar disponíveis para eles. Ela também se preocupa com os potenciais riscos à sua saúde ao enfrentar uma gravidez. A paciente foi diagnosticada com a síndrome de QT longo logo após os 20 anos de idade, quando foi examinada após a morte súbita de seu irmão de 15 anos de idade. De forma geral, ela é uma pessoa saudável com audição normal, sem feições dismórficas, e com as revisões de todos os demais sistemas orgânicos negativas. Ela nunca havia sofrido um episódio de síncope. Posteriormente, os resultados eletrocardiográficos confirmaram o diagnóstico da síndrome em A.B., e em uma de suas tias paternas, mas não em seu pai, que possuía um QT normal. Teste moleculares revelaram uma mutação *missense* em *KCNH2*, a mesma que já havia sido vista em outras famílias com a síndrome de Romano-Ward, tipo LQT2. Inicialmente, foi prescrita uma medicação β-bloqueadores na LQT2 para A.B., que ela está continuando, mas seus cardiologistas decidiram que, como a eficiência dos β-bloqueadores na LQT2 não é total, e como existe um caso letal prévio em seu irmão, o uso de um desfibrilador cardioversor sintomático em A.B. e em seus parentes afetados é justificável. A.B. é a primeira pessoa de sua família a procurar aconselhamento genético para a síndrome de LQT.

BASES

Etiologia e Incidência da Doença

As síndromes do QT longo são um grupo de distúrbios heterogêneos e pan-étnicos classificados como canalopatias, pois são causadas por defeitos em canais iônicos cardíacos. A prevalência de distúrbios LQT é de aproximadamente 1 em cada 5.000 a 7.000 indivíduos.

A genética subjacente às síndromes do LQT é complexa. Primeiro, há heterogeneidade de *locus*. Mutações em, pelo menos, cinco genes conhecidos de canais iônicos cardíacos (*KCNQ1*, *KCNH2*, *SCN5A*, *KCNE1* e *KCNE2*) são responsáveis pela maioria dos casos de LQT; são conhecidas mutações em gene adicionais, mas muito mais raras. Segundo, diferentes alelos mutantes de um mesmo *locus* podem resultar em duas síndromes LQT com diferentes modos de herança, a síndrome autossômica dominante de Romano-Ward, e a síndrome autossômica recessiva de Jervell e Lange-Nielsen (MIM 220400).

Patogenia

A síndrome de LQT é causada por defeitos na repolarização das células cardíacas. A repolarização é um processo controlado que necessita de um equilíbrio entre correntes de entrada de sódio e cálcio e correntes de saída de potássio. O desequilíbrio provoca um aumento ou diminuição da duração do potencial de ação das células, resultando em alongamento ou diminuição do intervalo QT no eletrocardiograma, respectivamente. A maioria dos casos de síndrome QT é causada por mutações de perda de função em genes que codificam subunidades ou proteínas reguladoras dos canais de potássio (aqueles genes, cujos nomes começam com *KCN*). Essas mutações diminuem a corrente de saída na repolarização, e, desse modo, prolongam o potencial de ação da célula e diminuem o limiar para uma próxima despolarização. Em outros pacientes com síndrome de LQT, mutações de ganho de função em um gene de sódio, *SCN5A*, levam a uma corrente de sódio aumentada, resultando em um desvio similar no potencial de ação e nos efeitos de repolarização.

Fenótipo e História Natural

As síndromes de LQT são caracterizadas por intervalos QT aumentados e anomalias na onda T no eletrocardiograma (Fig. C-28), incluindo taquiarritmias e *torsades de pointes*,

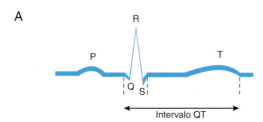

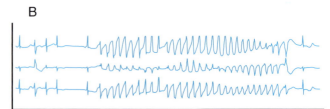

Figura C-28 A, Medida do intervalo QT do eletrocardiograma. O diagrama representa um eletrocardiograma normal, com a onda P representando a ativação atrial, o complexo QRS representando a ativação e o início da contração ventricular, e a onda T representando a repolarização ventricular. O intervalo QT é definido como a distância do início da onda Q até o fim da onda T. Devido à sensibilidade do intervalo QT à frequência cardíaca (como é refletido pelo intervalo RR entre duas batidas consecutivas), gerando QTc QT e QTc podem ser ambos expressos em milissegundos ou segundos. **B,** Início de arritmia na síndrome do QT longo. Três registros eletrocardiográficos de canal, simultâneo (e distintos), de um paciente com prolongamento QT e sucessões de taquicardia ventricular polimórfica continuamente variante (*torsades de pointes*). O *torsades de pointes* pode resolver-se espontaneamente ou progredir para um fibrilação ventricular e parada cardíaca. *Consulte Fontes e Agradecimentos.*

uma taquicardia ventricular caracterizada por mudança na amplitude e distorção do complexo QRS. A *torsades de pointes* está associada a um intervalo QT prolongado e tipicamente cessa espontaneamente, mas pode persistir e evoluir para uma fibrilação ventricular.

Na síndrome de LQT mais comum, a Romano-Ward, o sintoma mais frequente é a síncope devido à arritmia cardíaca; se permanecer sem diagnóstico ou sem tratamento, pode recorrer e ser fatal em 10% a 15% dos casos. Entretanto, 30% a 50% dos indivíduos com a síndrome nunca apresentam sintomas de síncope. Os episódios cardíacos são mais frequentes da pré-adolescência até pouco depois dos 20 anos, com o risco diminuindo ao longo do tempo. Os episódios podem ocorrer em qualquer idade, quando desencadeados por um medicamento que prolongue o intervalo QT (ver lista em *http://www.qtdrugs. org*). Os gatilhos não farmacológicos de eventos cardíacos na síndrome de Romano-Ward diferem de acordo com o gene responsável. Os gatilhos da LQT1 são tipicamente estímulos adrenérgicos, incluindo exercícios e emoções súbitas. Indivíduos com LQT2 estão sob risco com exercícios físicos, ou em repouso e com estímulos auditivos, como alarmes de relógio e telefone. Indivíduos com LQT3 têm episódios com frequências cardíacas mais baixas durante períodos de repouso ou de sono. Além disso, 40% dos casos de LQT1 são sintomáticos antes dos 10 anos de idade; em 10% de LQT2 e raramente em LQT3 os sintomas aparecem antes dessa idade. Existem, pelo menos, 10 genes associados com as síndromes LQT, dos quais, 2 – *KCNQ1* e *KCNH2* – respondem por mais de 80% dos casos.

A síndrome de LQT exibe penetrância reduzida em termos de anomalias eletrocardiográficas e episódios de síncope. Até 30% dos indivíduos afetados podem ter intervalos QT que se sobrepõem à faixa normal. Expressões variáveis do distúrbio podem ocorrer dentro e entre famílias. Devido à penetrância reduzida, a eletrocardiografia do exercício é muitas vezes necessária para um diagnóstico preciso dos membros da família sob risco, mas não é 100% sensível.

As síndromes do LQT podem ser acompanhadas por outros achados no exame físico. Por exemplo, a síndrome de Jervell e Lange-Nielsen (MIM 220400) é caracterizada por perda de audição sensorioneural profunda, congênita, junto com a síndrome do LQT. É um distúrbio autossômico recessivo causado por mutações específicas em um dos dois genes (*KCNQ1* e *KCNE1*), implicados na síndrome autossômica dominante de Romano-Ward. Parentes heterozigotos de pacientes com síndrome de Jervell e Lange-Nielsen não são surdos, mas têm risco de 25% de ter a síndrome de LQT.

Tratamento

O tratamento da síndrome de LQT visa à prevenção de episódios de síncope e de parada cardíaca. O tratamento ideal é influenciado pela identificação do gene responsável em cada caso. Por exemplo, a terapia com β-bloqueadores antes do início dos sintomas é mais eficiente na LQT1 e, em menor extensão, na LQT2, mas sua eficiência na LQT3 é reduzida. A terapia com β-bloqueadores deve ser monitorada rigorosamente para ajustes de dose relacionados à idade, e é imperativo que o paciente não se esqueça de nenhuma dose. Marca-passos podem ser necessários para indivíduos com bradicardia; o acesso a desfibriladores externos pode ser conveniente. Um desfibrilador cardioversor implantável pode ser necessário em indivíduos com LQT3 ou em outros indivíduos com na síndrome de LQT, nos quais a terapia β-bloqueadora é problemática, como pacientes com asma, depressão ou diabetes, e aqueles com história de parada cardíaca. As medicações como antidepressivo amitriptilina e medicamentos de venda livre para resfriados, como fenilefrina e difenidramina, ou os antifúngicos flucozanol e cetoconazol, deveriam ser evitados, devido aos seus efeitos de prolongar o intervalo QT ou causar aumento do tônus simpático. Atividades e esportes associados a atividades físicas intensas, emoções ou estresse também deveriam ser evitados.

RISCO DE HERANÇA

Indivíduos com a síndrome de Romano-Ward têm 50% de chance de ter um filho que herde as mutações genéticas. A maioria dos indivíduos possui um dos genitores afetado (apesar de talvez ser assintomático), uma vez que a taxa de mutações *de novo* é baixa. Uma história familiar detalhada e uma avaliação cardíaca cuidadosa dos membros da família são extremamente importantes e podem salvar vidas. O risco de recorrência em irmãos de pacientes com a síndrome de Jervell e Lange-Nielsen é de 25%, como esperado para uma condição autossômica recessiva. A penetrância da LQT isolada, sem surdez, é de 25% em portadores heterozigotos nas famílias com a síndrome de Jervell e Lange-Nielsen.

QUESTÕES PARA DISCUSSÃO EM PEQUENOS GRUPOS

1. O diagnóstico de algumas síndromes genéticas depende da avaliação clínica, mesmo com a disponibilidade de testes moleculares. No caso da LQT, como você procederia com um paciente suspeito de ter LQT pela história familiar? Por quê?
2. Discuta a ética envolvida no teste de menores de idade para esta condição.
3. Você acaba de diagnosticar um menor de idade com a síndrome de Jervell e Lange-Nielsen. O quê você diria aos responsáveis a respeito do risco de recorrência e do tratamento para o outros membros da família?

REFERÊNCIAS

Alders M, Mannens MMAM: Romano-Ward syndrome. Available from: http://www.ncbi.nlm.nih.gov/books/NBK1129/.

Guidicessi JR, Ackerman MJ: Genotype- and phenotype-guided management of congenital long QT syndrome, *Curr Probl Cardiol* 38:417-455, 2013.

Martin CA, Huang CL, Matthews GD: The role of ion channelopathies in sudden cardiac death: implications for clinical practice, *Ann Med* 45:364-374, 2013.

Tranebjaerg L, Samson RA, Green GE: Jervell and Lange-Nielsen syndrome. Available from: http://www.ncbi.nlm.nih.gov/books/NBK1405/.

CASO 29

SÍNDROME DE LYNCH (Mutações no Gene de Reparo do Mau Pareamento do DNA, MIM 120435)

Autossômica Dominante

PRINCÍPIOS

- Genes de suscetibilidade tumoral
- Carcinogênese em várias etapas
- Mutação somática
- Instabilidade de microssatélites
- Expressividade variável e penetrância incompleta

PRINCIPAIS CARACTERÍSTICAS FENOTÍPICAS

- Idade de início: meio da vida adulta
- Câncer colorretal
- Múltiplos cânceres primários

HISTÓRIA E EXAME FÍSICO

PP, uma bancária de 38 anos de idade e mãe de três filhos, foi encaminhada para a clínica de genética do câncer por seu médico para aconselhamento sobre a sua história familiar de câncer. Seu pai, irmão, sobrinho, sobrinha e tio paterno desenvolveram câncer colorretal, enquanto sua avó paterna tinha sido diagnosticada aos seus anos 40 com câncer de útero. P.P. não tinha um histórico de problemas médicos ou cirúrgicos. Os resultados de seu exame físico foram normais. O geneticista explicou a P.P. que sua história familiar era sugestiva de síndrome de Lynch (também conhecida como câncer de cólon hereditário sem polipose, HNPCC), e que a maneira mais eficiente e efetiva para determinar a causa genética da síndrome de Lynch, em sua família, era através de testes moleculares de um membro afetado da família. Depois de alguma discussão com sua sobrinha, o único membro afetado sobrevivente da família, P.P. e sua sobrinha retornaram à clínica para testes. O teste de uma amostra conservada do tumor seco do cólon da sobrinha identificou uma instabilidade de microssatélites (MSI); o sequenciamento subsequente do DNA a partir de uma amostra de sangue da sobrinha revelou uma mutação germinativa no gene *MLH1*. P.P. não tinha a mutação; assim, o geneticista explicou que seu risco e o risco para seus filhos quanto ao desenvolvimento de câncer são similares aos da população em geral. Seu irmão não afetado era portador da mutação e continuou a ter uma colonoscopia anual.

BASES

Etiologia e Incidência da Doença

Pelo menos 50% dos indivíduos nas populações ocidentais desenvolvem um tumor colorretal por volta dos 70 anos de idade, e aproximadamente 10% destes indivíduos eventualmente desenvolvem câncer colorretal. A síndrome de Lynch (MIM 120435) é uma síndrome autossômica dominante de predisposição ao câncer, geneticamente heterogênea, que muitas vezes é causada por mutações em genes de reparo do DNA. A síndrome de Lynch tem uma prevalência de 2 a 5 em 1.000 e representa cerca de 3% a 8% do câncer colorretal.

Patogenia

Em muitos dos cânceres colorretais, incluindo a polipose adenomatosa familiar, o cariótipo do tumor se torna progressivamente mais aneuploide (Capítulo 15). Aproximadamente 15% dos cânceres colorretais não têm essa instabilidade cromossômica, mas têm mutações de inserção ou deleção em sequências repetitivas (MSI).

A instabilidade de microssatélites ocorre em 85% a 90% dos tumores na síndrome de Lynch. Consistente com esta observação, aproximadamente 70% das famílias com síndrome de Lynch com carcinomas exibindo MSI têm mutações germinativas em um dos quatro genes de reparo de mau pareamento do DNA: *MSH2*, *MSH6*, *MLH1*, ou *PMS2*.

O reparo de mau pareamento do DNA reduz erros na replicação do DNA em 1.000 vezes. Erros na síntese do DNA causam pareamento incorreto e deformidade da dupla hélice do DNA. Um complexo de proteínas de reparo de mau pareamento recruta outras enzimas para excisar o segmento de DNA mau pareado e sintetizá-los novamente.

Como é típico para genes supressores de tumor, os dois alelos de um gene de reparo de mau pareamento do DNA devem perder a função para causar MSI. Essa perda da função somática pode ocorrer por perda de heterozigosidade, mutação intragênica ou hipermetilação do promotor.

Na síndrome de Lynch, um certo número de *loci* de marcadores de microssatélites sofrem mutação durante a progressão de adenoma para carcinoma. A inativação de genes contendo sequências de microssatélites poderia desempenhar um papel-chave na progressão do tumor. Por exemplo, a MSI induz mutações *frameshift* no gene do receptor II do fator de crescimento transformante (*TGFBR2*). As mutações dentro do *TGFBR2* causam a perda de expressão de *TGFβRII*, o que reduz a capacidade de *TGFβ* de inibir o crescimento de células epiteliais do cólon. As mutações no *TGFBR2* ocorrem em lesões precoces na síndrome de Lynch e podem contribuir para o crescimento dos adenomas. A síndrome de Lynch também resulta do silenciamento epigenético de *MSH2* causado pela deleção de exons na extremidade 3' do *EPCAM* e nas regiões intergênicas diretamente a montante do *MSH2*.

Mutações germinativas de *MLH1* e *MSH2* são responsáveis por aproximadamente 90% das mutações na síndrome de Lynch famílias. As mutações em *MSH6* são responsáveis por um adicional de 7% a 10% dos casos, ao passo que mutações em *PMS2* são encontradas em menos do que 5% dos casos.

Fenótipo e História Natural

Embora os pacientes com síndrome de Lynch desenvolvam pólipos semelhantes em número aos da população em geral, os desenvolvem em idades mais jovens. A idade média no momento do diagnóstico com um adenocarcinoma colorretal é anterior aos 50 anos de idade, ou seja, 10 a 15 anos mais jovem do que a população em geral (Fig. C-29). Pacientes com a síndrome de Lynch e uma reconhecida mutação germinativa em *MLH1* ou *MSH2* têm um risco de 80% durante a vida de desenvolver o câncer colorretal; as mutações de *MSH6* e *PMS2* têm penetrância muito menor. 60% a 70% dos adenomas e carcinomas na síndrome de Lynch ocorrerem entre a flexão do baço e junção ileocecal. A título de contraste, cânceres colorretais esporádicos (e câncer na polipose adenomatosa familiar) (Caso 15) ocorrem mais frequentemente no cólon descendente e sigmoide. Os carcinomas na síndrome de Lynch são menos propensos a ter instabilidade cromossômica e aneuploidia, e comportam-se de forma menos agressiva do que no cânceres do cólon esporádicos. Por esta razão, os pacientes com a síndrome de Lynch têm um melhor prognóstico ajustado à idade e ao estágio do que pacientes com polipose adenomatosa familiar ou tumores colorretais com instabilidade cromossômica.

Adicionalmente ao câncer colorretal, os tipos de câncer associados à síndrome de Lynch incluem o câncer do estômago, intestino delgado, pâncreas, rim, do endométrio e ovários; cânceres do pulmão e mama não são associados (Fig. C-29). Os pacientes com síndrome de Lynch e uma mutação germinativa conhecida têm um risco maior do que 90% de desenvolver o câncer colorretal, um dos cânceres associados, ou ambos, durante a vida.

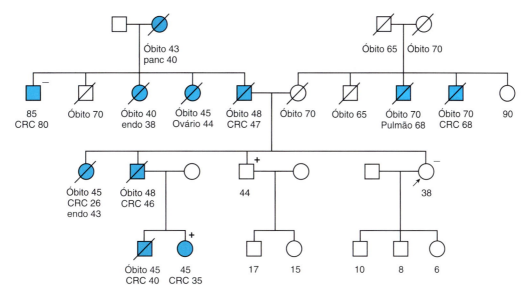

Figura C-29 Família segregando uma mutação em *MLH1*. Note a ocorrência frequente de câncer colorretal, bem como outros tipos de cânceres associada à síndrome de Lynch, como câncer endometrial, cancro do pâncreas e câncer de ovário. Note que um membro da família teve câncer colorretal e de endométrio e que outro tinha câncer de cólon esporádico (deram negativo para a mutação da família). O consulente é indicado por uma seta. Símbolos sombreados indicam um diagnóstico de câncer. As idades são mostradas diretamente abaixo de cada símbolo. Um sinal de + identifica portadores da mutação *MLH1*, e um sinal de – identifica não portadores. Diagnósticos de câncer são seguidos pela idade no momento do diagnóstico. CRC, câncer colorretal; endo, câncer de endométrio; pulmão, câncer pulmonar; ovário, câncer do ovário; panc, câncer de pâncreas. *Consulte Fontes e Agradecimentos.*

Tratamento

Pacientes com a síndrome de Lynch não têm características físicas distintivas. Os critérios mínimos para considerar a síndrome de Lynch são a ocorrência de câncer colorretal ou outro tumor associado à síndrome de Lynch em três membros de uma família, pelo menos, dois dos quais são parentes de primeiro grau, através de duas ou mais gerações, e o desenvolvimento de câncer colorretal em pelo menos um indivíduo afetado antes da idade de 50 anos. Para os pacientes sem história familiar, mas com câncer colorretal de início precoce, o teste genético para a síndrome de Lynch é idealmente feito de forma gradual: avaliação do tecido do tumor para MSI através de testes moleculares MSI e/ou imunohistoquímica das quatro proteínas de reparo de mau pareamento. A presença de MSI no tumor por si só não é suficiente para o diagnóstico da síndrome de Lynch, dado que 10% a 15% dos cânceres colorretais esporádicos exibem MSI, devido à metilação somática do promotor do *MLH1*. Testes de imunohistoquímica ajudam a identificar o gene de reparo de mau pareamento que provavelmente abriga uma mutação germinativa.

O reconhecimento precoce da síndrome de Lynch é necessário para uma intervenção eficaz; colonoscopias de seguimento do cólon proximal começando na idade de 25 anos aumentam a expectativa de vida de 13,5 anos, e a remoção cirúrgica profilática do cólon com a idade de 25 anos aumenta a expectativa de vida de mais de 15 anos. A vigilância através de biópsias do endométrio e o ultrassom por varredura abdominal para o risco em mulheres não têm se mostrado medidas preventivas eficazes para o câncer de ovário ou útero visto nesta condição. Nas famílias com mutações germinativas conhecidas, identificação da mutação do gene de reparo do mau pareamento do DNA pode concentrar a vigilância sobre aqueles pacientes portadores da mutação, mas nas famílias com a síndrome de Lynch sem uma mutação germinativa identificada, a ausência de uma mutação não descarta a necessidade de vigilância frequente.

RISCO DE HERANÇA

O risco empírico na população ocidental para o desenvolvimento do câncer colorretal é de 5% a 6%. Este risco é sensivelmente alterado devido à história familiar. Pacientes com um parente de primeiro grau com câncer colorretal têm um risco relativo de 1,7; este risco relativo aumenta para 2,75 se dois ou mais parentes de primeiro grau têm o câncer colorretal. Se um parente afetado de primeiro grau desenvolve o câncer colorretal antes de 44 anos de idade, o risco relativo aumenta em mais de cinco vezes.

Em contraste, um paciente tem um risco de 50% de ter um filho portador de uma mutação germinativa. Cada criança carregando tal mutação tem um risco de até 90% de desenvolver câncer durante a vida, assumindo que uma penetrância de 80% das mutações em *MLH1* ou *MSH2* seja responsável por um risco de câncer além do risco na população em geral para o câncer do cólon e dos outros tipos de cânceres associados à síndrome de Lynch. O diagnóstico pré-natal é altamente controverso e não é realizado rotineiramente, mas é teoricamente possível se a mutação germinativa foi identificada no pai. Por causa da penetrância incompleta e da expressividade variável, a gravidade e o aparecimento da síndrome de Lynch e da ocorrência de cânceres associados não pode ser previsto.

QUESTÕES PARA DISCUSSÃO EM PEQUENOS GRUPOS

1. Compare os mecanismos de tumorigênese nos distúrbios de reparo de nucleotídeo por excisão, instabilidade cromossômica e instabilidade de microssatélites.
2. Como deve ser instruído um paciente com uma história familiar de síndrome de Lynch se o teste de mutações genéticas nos genes de reparo de mau pareamento do DNA for positivo? E se for negativo?
3. Discutir a ética dos testes para a síndrome de Lynch para menores de idade.

REFERÊNCIAS

Brenner H, Kloor M, Pox CP: Colorectal cancer, *Lancet* 383:1490-1502, 2014.
Kohlmann W, Gruber SB: Lynch syndrome. 2004 [Updated 2014]. In Pagon RA, Bird TD, Dolan CR, et al., editors: GeneReview. Available from: http://www.ncbi.nlm.nih.gov/books/NBK1211/.
Matloff J, Lucas A, Polydorides AD, et al: Molecular tumor testing for Lynch syndrome in patients with colorectal cancer, *J Natl Compr Canc Netw* 11:1380-1385, 2013.

CASO 30

SÍNDROME DE MARFAN (Mutação em *FBN1*, MIM 154700)

Autossômica Dominante

PRINCÍPIOS
- Mutações dominantes negativas
- Expressividade variável

PRINCIPAIS CARACTERÍSTICAS FENOTÍPICAS
- Idade de início: início da infância
- Estatura desproporcionalmente alta
- Anomalias esqueléticas
- *Ectopia lentis*
- Prolapso da válvula mitral
- Dilatação e ruptura da aorta
- Pneumatórax espontâneo
- Ectasia lombossacra dural

HISTÓRIA E EXAME FÍSICO

J.L., um saudável astro de basquete do ensino médio, de 16 anos de idade, foi encaminhado a uma clínica de genética para avaliação quanto à síndrome de Marfan. O seu físico era semelhante ao de seu pai. Seu pai, um homem alto e magro, havia morrido durante uma caminhada matinal; nenhum outro membro da família tinha história de anomalias esqueléticas, morte súbita, perda de visão ou anomalias congênitas. No exame físico, J.L. apresentou hábito astênico com palato altamente arqueado, *pectus carinatum* leve, aracnodactilia, razão envergadura dos braços X altura de 1:1, sopro diastólico e estrias nos seus ombros e coxas. Ele foi encaminhado para ecocardiografia; que mostrou dilatação da raiz da aorta com regurgitação aórtica. Um exame oftalmológico mostrou iridodonese bilateral e um leve deslocamento do cristalino para cima. Com base em seus exames físicos e resultados de testes, o geneticista explicou a J.L. e sua mãe que ele tinha s síndrome de Marfan.

BASES

Etiologia e Incidência da Doença

A síndrome de Marfan (MIM 154700) é um distúrbio do tecido conjuntivo, pan-étnico, autossômico dominante, que resulta de mutação no gene da fibrilina 1 (*FBN1*, MIM 134797). A síndrome de Marfan tem uma incidência de cerca de 1 em 5.000. Aproximadamente 25% a 35% dos pacientes possuem mutações *de novo*. As mutações que levam à síndrome de Marfan estão espalhadas ao longo do gene, e cada uma é normalmente única em uma família.

Patogenia

O *FBN1* codifica a fibrilina 1, uma glicoproteína de matriz extracelular de ampla distribuição. A fibrilina 1 polimeriza-se para formar microfibrilas tanto no tecido elástico quanto não elástico, como a adventícia da aorta, zônulas ciliares e pele.

As mutações afetam a síntese, o processamento, a secreção, a polimerização ou a estabilidade da fibrilina 1. Estudos de deposição da fibrilina 1 e ensaios de expressão em cultura de células sugeriram uma patogenia dominante negativa; ou seja, a produção da fibrilina 1 mutante inibe a formação de microfibrilas normais pela fibrilina 1 normal, ou estimula proteólise inapropriada de microfibrilas extracelulares. Evidências mais recentes obtidas de modelos da síndrome de Marfan em camundongos sugerem que metade da quantidade normal de fibrilina 1 não é suficiente para iniciar uma polimerização microfibrilar eficaz. Portanto, a haploinsuficiência pode, também, colaborar para a patogenia da doença.

Além da síndrome de Marfan, as mutações no *FBN1* podem causar outros sintomas, incluindo a síndrome de Marfan neonatal, características esqueléticas isoladas, *ectopia lentis* autossômica dominante, e o fenótipo MASS (sinais marfonoides incluindo prolapso da válvula *m*itral ou *m*iopia, aumento marginal e não progressivo da *a*orta, e achados não específicos no esqueleto [*s*keletal] e na pele [*s*kin]). Em geral, os fenótipos são razoavelmente consistentes dentro de uma família, apesar da gravidade dos mesmos poder variar consideravelmente. A variabilidade intrafamiliar e interfamiliar sugere que fatores ambientais e epigenéticos tenham papel significativo na determinação do fenótipo.

Evidências recentes de modelos em camundongos sugerem que a fibrilina 1 não seja simplesmente uma proteína estrutural, e que a síndrome de Marfan não seja resultado de fraqueza estrutural dos tecidos. Mais exatamente, microfibrilas de fibrilina 1 normalmente se ligam e reduzem a atividade de fatores de crescimento da superfamília TGFβ. A perda da fibrilina 1 conduz a um aumento na abundância local de TGFβ livres e em locais de ativação de sinalização de TGFβ. Este aumento contribui significativamente para o distúrbio, já que o antagonismo do TGFβ é suficiente para resgatar as alterações pulmonares e valvares observadas em camundongos deficientes em fibrilina 1 (Capítulo 13).

FENÓTIPO E HISTÓRIA NATURAL

A síndrome de Marfan é um distúrbio multissistêmico, com anomalias esqueléticas, oculares, cardiovasculares, pulmonares, de pele e durais. As anomalias esqueléticas incluem estatura

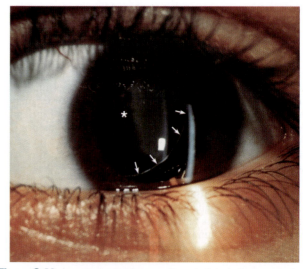

Figura C-30 *Ectopia lentis.* Vista com a lâmpada de fenda do olho esquerdo de um paciente com síndrome de Marfan. O asterisco indica o centro da lente, que está deslocada no sentido superior nasal; normalmente, a lente fica no centro da pupila. As setas indicam as bordas da lente, que são normalmente visíveis na pupila. *Consulte Fontes e Agradecimentos.*

desproporcionalmente alta (razão envergadura dos braços X altura > 1,05; razão do segmento superior para inferior < 0,85 em adultos), aracnodactilia, deformidades no peito, escoliose, flacidez das articulações e palato estreito. As anomalias oculares incluem *ectopia lentis* (Fig. C-30), córneas planas, largura do globo aumentada e íris hipoplásica. As anomalias cardiovasculares incluem prolapso da válvula mitral, regurgitação aórtica e dilatação e dissecção da aorta ascendente. As anomalias pulmonares incluem pneumotórax espontâneo e bolhas apicais. As anomalias da pele incluem estria atrófica e hérnia recorrente. As anomalias durais incluem ectasia lombossacra dural.

Muitas características da síndrome de Marfan se desenvolvem com a idade. Anomalias esqueléticas como deformidade do tórax anterior e escoliose pioram com o crescimento ósseo. A subluxação das lentes está frequentemente presente no início da infância, mas pode progredir através da adolescência. Deslocamento da retina, glaucoma e cataratas se mostram com frequência aumentada na síndrome de Marfan. Complicações cardiovasculares se manifestam em qualquer idade e progridem através da vida.

A maior causa de morte prematura em pacientes com síndrome de Marfan é a insuficiência cardíaca causada por regurgitação valvar ou dissecção e ruptura da aorta (Fig. 13-6). Entretanto, como o tratamento médico e cirúrgico da dilatação da aorta se aperfeiçoou, a sobrevida também melhorou. Entre 1972 e 1993, a previsão de sobrevida em 50% dos pacientes subiu de 49 para 74 nas mulheres, e de 41 para 70 anos nos homens.

Tratamento

A síndrome de Marfan é um diagnóstico clínico baseado no reconhecimento de características nos sistemas ocular, esquelético, e cardiovascular e do tegumento. A dilatação da raiz da aorta e a *ectopia lentis* têm um peso desproporcional nos critérios de diagnóstico, dada as suas especificidades relativas para este distúrbio. Embora a confirmação molecular de uma mutação no *FBN1* não seja um requisito para o diagnóstico, ela pode desempenhar um papel fundamental em crianças com manifestações clínicas emergentes ou em apresentações atipicamente leves da doença. O sequenciamento do gene *FBN1* carece de especificidade total ou sensibilidade para a síndrome de Marfan e, portanto, não pode substituir uma avaliação clínica completa. Pode ser de particular importância, no entanto, para o diagnóstico pré-natal e pré-sintomático e na discriminação da síndrome de Marfan de outras entidades no diagnóstico diferencial, algumas das quais requerem diferentes protocolos de tratamento.

Não há tratamentos curativos para a síndrome de Marfan; portanto, o tratamento é sintomático e preventivo. O tratamento oftalmológico inclui exames frequentes, correção da miopia e, muitas vezes, substituição das lentes. O tratamento ortopédico inclui aparelho de sustentação ou cirurgia para escoliose. O reparo da deformidade no peito é principalmente estético. A fisioterapia ou ortótica pode compensar a instabilidade das articulações. O tratamento cardiovascular inclui uma combinação de terapias médicas e cirúrgicas. A terapia médica tenta impedir ou retardar a progressão da dilatação aórtica por diminuição da frequência cardíaca, pressão arterial e força de ejeção ventricular com bloqueadores β-adrenérgicos. Um trabalho recente usando modelos de camundongos com síndrome de Marfan mostrou uma proteção notável do aneurisma da aorta e dissecção com o uso de bloqueadores dos receptores da angiotensina, tal como losartan, que funciona através de uma combinação de redução de estresse hemodinâmico e antagonismo da cascata de sinalização do fator β do crescimento. Os ensaios clínicos com losartan na síndrome de Marfan estão em curso. A proteção cardiovascular também é alcançada por meio da restrição da participação em esportes de contato, esportes competitivos e exercício isométrico. A substituição profilática da raiz da aorta é recomendada quando a dilatação ou regurgitação aórticas se tornam suficientemente graves. A maioria dos pacientes hoje em dia recebe um dispositivo de substituição da raiz da aorta que poupa a valva, eliminando a necessidade de anticoagulação crônica.

As mudanças hemodinâmicas associadas à gravidez podem precipitar um aumento progressivo e a dissecção da aorta. Acredita-se que as dissecções da aorta sejam secundárias às mudanças hormonais, de volemia e débito cardíaco associadas à gravidez e ao trabalho de parto. Evidências atuais sugerem que haja um risco intolerável para a gravidez, caso a raiz da aorta meça mais de 4 cm. As mulheres podem optar por se submeterem a uma substituição da raiz da aorta que poupe a valva antes da gravidez.

RISCO DE HERANÇA

Pacientes com a síndrome de Marfan possuem um risco de 50% de terem um filho também afetado. Em famílias que segregam a síndrome de Marfan, os indivíduos sob risco podem ser identificados por meio de detecção da mutação (se esta for conhecida na família) ou pela avaliação clínica. O diagnóstico pré-natal está disponível para aquelas famílias nas quais a mutação no *FBN1* tenha sido identificada.

QUESTÕES PARA DISCUSSÃO EM PEQUENOS GRUPOS

1. A homocistinúria possui muitas características em comum com a síndrome de Marfan. Como esses dois distúrbios podem ser distinguidos pela história médica? E por exames físicos? E por testes bioquímicos?
2. O que são mutações dominantes negativas? O que são mutações de ganho de função? Compare as duas. Por que as mutações dominantes negativas são comuns em distúrbios do tecido conjuntivo?
3. Caso alguém quisesse desenvolver um tratamento curativo para o distúrbio causado por mutações dominantes negativas, qual terapia deveria realizar a nível molecular? No que isso difere do tratamento de doenças causadas por mutações de perda de função?

REFERÊNCIAS

Bolar N, Van Laer L, Loeys BL: Marfan syndrome: from gene to therapy, *Curr Opin Pediatr* 24:498-504, 2012.

Cook JR, Ramirez F: Clinical, diagnostic, and therapeutic aspects of the Marfan syndrome, *Adv Exp Med Biol* 802:77-94, 2014.

Dietz HC: Marfan syndrome. 2001 [Updated 2014]. Available from: http://www.ncbi.nlm.nih.gov/books/NBK1335/.

Lacro RV, Guey LT, Dietz HC, et al: Characteristics of children and young adults with Marfan syndrome and aortic root dilation in a randomized trial comparing atenolol and losartan therapy, *Am Heart J* 165:828-835, 2013.

Yim ES: Aortic root disease in athletes: aortic root dilation, anomalous coronary artery, bicuspid aortic valve, and Marfan's syndrome, *Sports Med* 43:721-732, 2013.

CASO 31

DEFICIÊNCIA DA ACIL-COA DESIDROGENASE DE CADEIA MÉDIA (Mutação em *ACADM*, MIM 201450)

Autossômica Recessiva

PRINCÍPIOS

- Mutações de perda de função
- Triagem neonatal
- Prevenção precoce

PRINCIPAIS CARACTERÍSTICAS FENOTÍPICAS

- Idade de início: entre 3 a 24 meses de idade
- Hipoglicemia hipocetótica
- Vômitos
- Letargia
- Encefalopatia hepática

HISTÓRIA E EXAME FÍSICO

A.N., uma menina com 6 meses de idade previamente saudável, foi encaminhada ao departamento de emergência com vômitos e letargia. Os pais são primos de primeiro grau saudáveis e têm um menino de 2 anos de idade saudável. A.N. nasceu em um país sem triagem neonatal. No hospital, a paciente teve uma convulsão e o exame físico mostrou hepatomegalia. A glicose no sangue foi de 32 mg/dL e corpos cetônicos estavam ausentes. A espectrometria de massa em *tandem* de alta resolução ionizante (TMS) mostrou elevações de C10:1, acilcarnitinas C8, C10, e o diagnóstico foi para deficiência da acil-CoA desidrogenase de cadeia média (Fig. C-31). Consistente com sua história clínica, as características físicas e os resultados de TMS, testes subsequentes de DNA identificaram uma mutação Lys304Glu em homozigose no gene *ACADM*, o qual codifica a acil-CoA desidrogenase de cadeia média. Seu irmão assintomático foi testado e também se mostrou homozigotos para a mutação Lys304Glu.

BASES

Etiologia e Incidência da Doença

Os distúrbios da oxidação dos ácidos graxos (FAODs) são um grupo de erros inatos do metabolismo frequentes, com uma incidência estimada em 1 em 9.000. A deficiência da acil-CoA desidrogenase de cadeia média (MCAD) (MIM 201450), o distúrbio mais comum na via da oxidação mitocondrial de ácidos graxos, é um distúrbio autossômico recessivo causado por mutações no gene *ACADM*, o qual codifica a enzima MCAD. Na população caucasiana, a frequência da deficiência MCAD é aproximadamente a mesma descrita para a fenilcetonúria, cerca de 1 em 14.000. Entretanto, a incidência de deficiência de MCAD é mais baixa, 1 em 23.000, entre asiáticos e afro-americanos.

Patogenia

A deficiência da MCAD é causada por mutações homozigotas ou heterozigotas compostas no gene *ACADM*. A mutação pontual c.985A>G, que provoca uma alteração do aminoácido lisina para glutamato no resíduo 304 (Lys304Glu) da proteína madura MCAD, encontra-se em aproximadamente 70% dos alelos mutantes nos pacientes clinicamente diagnosticados, mas a triagem neonatal identificou mais de 90 mutações diferentes de perda de função até a presente data.

A MCAD é uma das enzimas envolvidas na β-oxidação mitocondrial dos ácidos graxos, que estimula a cetogênese hepática,

uma importante fonte de energia uma vez que os estoques de glicogênio hepático se esgotam durante o jejum prolongado e períodos de aumento da energia. A doença está associada com a hipoglicemia e acúmulo hipocetótico característico dos ácidos dicarboxílicos, acilglicinas de cadeia média, e acilcarnitinas no plasma e na urina.

Fenótipo e História Natural

As crianças com deficiência de MCAD são normais no nascimento e parecem saudáveis, mas normalmente ficam doentes durante a infância, quando, por exemplo, uma doença intercorrente de causa viral causa o aumento do estresse metabólico e a diminuição da ingestão de calorias. Embora o distúrbio se apresente normalmente entre as idades de 3 e 24 meses, uma manifestação tardia, mesmo na idade adulta, é possível. A combinação do aumento da demanda de energia e a redução da oferta calórica precipita sintomas agudos de vômito, sonolência ou letargia. Convulsões podem ocorrer. A hepatomegalia e a doença hepática são muitas vezes presentes durante um episódio agudo e pode rapidamente evoluir para o coma e morte. Na primeira apresentação, 25% a 50% dos pacientes morrem durante uma crise metabólica. O prognóstico é excelente, uma vez que o diagnóstico seja estabelecido e sejam instituídas mamadas frequentes para evitar qualquer período prolongado de jejum.

Os estudos bioquímicos revelam uma hipoglicemia hipocetótica. A detecção de elevação de octanoilcarnitine (C8:0) no sangue periférico, através do exame de espectrometria de massas em *tandem* de alta resolução ionizante (TMS), é considerado diagnóstico para a deficiência de MCAD (Fig. C-31).

Tratamento

A descompensação metabólica pode ser fatal em pacientes nos quais o diagnóstico não foi suspeito. No entanto, para aqueles pacientes com suspeita do diagnóstico, a descompensação pode ser impedida, evitando-se o jejum. Entretanto, se um paciente tem um aumentado na procura de energia e reduziu a ingestão oral por causa de uma doença intercorrente ou uma cirurgia, a descompensação pode ser evitada ou tratada, através da administração de glicose por via intravenosa (10% de dextrose mais eletrólitos a cada 1,5 a 2 tempos de manutenção) e carnitina (para promover a excreção eficiente de ácidos dicarboxílicos). O prognóstico é excelente quando o diagnóstico de deficiência de MCAD é estabelecido e são tomadas medidas terapêuticas adequadas.

Dada a frequência da condição e a melhora e êxito clínicos alcançados pelo diagnóstico pré-sintomático e início do tratamento, ficou claro que as FAODs, incluindo a deficiência de MCAD, pertencem à lista de distúrbios apropriados para se realizar a triagem neonatal. Desta forma, a análise de acilcarnitina, por TMS nas amostras de sangue seco colhidos em papel-filtro foi incluída nos programas de triagem neonatal a partir de meados de 1990. Casos falso-negativos foram relatados para a deficiência de MCAD e são possíveis em todas as FAODs, pois os perfis de acilcarnitina podem ser anormais ao nascimento, mas em seguida, darem um resultado normal falso-negativo, uma vez que os bebês são alimentados regularmente. Por esta razão, a medição da atividade da enzima MCAD em leucócitos

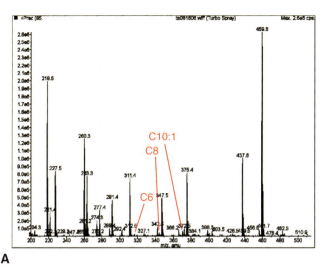
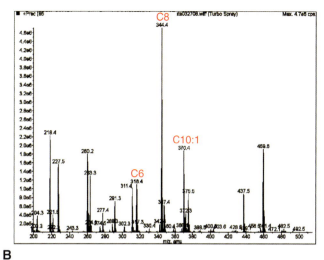

Figura C-31 Perfis plasmáticos de acilcarnitina obtidos por espectrometria de massa em *tandem* de alta resolução ionizante de compostos butilados. As alturas dos picos, medida no eixo y, indicam as quantidades dos vários acilcarnitinas contendo 6 átomos de carbonos (C6), 8 átomos de carbono (C8), ou 10 átomos de carbono com uma ligação insaturada (C10:1), indicados pela razão massa e carga (m/z) medido em unidades de massa atômica (amu) ao longo do eixo x. **A,** Indivíduo normal: os picos C6, C8 e C10:1 são dificilmente detectáveis. **B,** Paciente com deficiência na acil-CoA desidrogenase de cadeia média (MCAD): os picos de C6, C8 e C10:1 são marcadamente elevados, em particular a elevação de C8, o que é característico da deficiência de MCAD. *Consulte Fontes e Agradecimentos.*

ou linfócitos utilizando a fenilpropionil-CoA como um substrato, ou a análise molecular do gene *ACADM*, devem ser realizados de acordo com a primeira triagem positiva de recém-nascido. A triagem neonatal para a deficiência de MCAD tem sido muito bem-sucedia, pois resultou em uma redução de 74% de descompensação metabólica severa e/ou morte dos pacientes.

O essencial no tratamento da deficiência de MCAD é evitar o jejum. O aspecto mais importante do tratamento dos pacientes sintomáticos é a reversão do catabolismo e anabolismo contínuos através do fornecimento de carboidratos simples, por via oral (por exemplo, açúcar ou doces, e bebidas não dietéticas) ou por via intravenosa, caso o doente não possa ou esteja impossibilitado de manter ou alcançar o anabolismo através da ingestão oral de alimentos e líquidos.

RISCO DE HERANÇA

A deficiência de MCAD é herdada de forma autossômica recessiva. No momento da concepção, cada irmão de um indivíduo afetado possui um risco de 25% de ser afetado, 50% de chance de ser um portador assintomático, e 25% de risco de ser um indivíduo normal não portador. Dado o fato que uma correlação genótipo-fenótipo clara não existe para a deficiência de MCAD, e que os indivíduos podem permanecer assintomáticos até a idade adulta tardia, os irmãos aparentemente não afetados de uma criança afetada devem ser testados para a deficiência de MCAD.

O diagnóstico pré-natal em gestações de risco para a deficiência de MCAD e outras FAODs é possível através da análise do DNA extraído de células fetais obtidas por amniocentese ou amostragem das vilosidades coriônicas (CVS) (Capítulo 17). Ambos os alelos causadores da doença em um membro afetado da família devem ser identificados antes que o teste pré-natal possa ser realizado. O diagnóstico pré-natal para as gestações de maior risco também é possível através do ensaio enzimático da atividade de MCAD nas CVS ou cultura de amnióticos. A cultura de amnióticos também pode ser utilizada para a análise de ácidos graxos, como é feito em cultura de fibroblastos. O diagnóstico genético pré-implantação pode estar disponível para os casais, cujas mutações causadoras da doença já foram identificadas. Entretanto, o diagnóstico pré-natal carrega seus próprios riscos inerentes e não oferece vantagem para a quantificação oportuna, no pós-natal, dos níveis plasmáticos de acilglicina e acilcarnitina na urina. São indicados testes imediatamente no pós-natal e uma consulta com um geneticista bioquímico.

QUESTÕES PARA DISCUSSÃO EM PEQUENOS GRUPOS

1. Que outras FAODs estão incluídas em programas de triagem neonatal?
2. Quais são os critérios para a inclusão de uma doença nos programas de triagem neonatal?
3. É possível identificar indivíduos heterozigotos para uma mutação no *ACADM* pela triagem neonatal?
4. Quais são as taxas de falso-positivos e falso-negativos para a deficiência de MCAD pela triagem neonatal?

REFERÊNCIAS

Lindner M, Hoffmann GF, Matern D: Newborn screening for disorders of fatty-acid oxidation: experience and recommendations from an expert meeting, *J Inherit Metab Dis* 33:521-526, 2010.

Matern D, Rinaldo P: Medium-chain acyl-coenzyme A dehydrogenase deficiency. Available from: http://www.ncbi.nlm.nih.gov/books/NBK1424/.

Tein I: Disorders of fatty acid oxidation, *Handb Clin Neurol* 113:1675-1688, 2013.

CASO 32

SÍNDROME DE MILLER-DIEKER
(Deleção Heterozigota em 17p13.3, MIM 247200)
Deleção Cromossômica

PRINCÍPIOS

- Síndrome de microdeleção
- Distúrbio de genes contíguos/distúrbio genômico
- Haploinsuficiência

PRINCIPAIS CARACTERÍSTICAS FENOTÍPICAS

- Idade de início: pré-natal
- Lisencefalia tipo 1 ou tipo 2
- Dismorfismo facial
- Deficiência intelectual global severa
- Convulsões
- Morte prematura

HISTÓRIA E EXAME FÍSICO

B.B., um menino de cinco dias de idade, nascido de 38 semanas de gestação, foi admitido na unidade neonatal de tratamento intensivo por causa de marcante hipotonia e dificuldades de amamentação. Ele foi produto de uma gravidez sem complicações; com o exame de ultrassonografia fetal com 18 semanas de gestação. B.B. nasceu por parto vaginal espontâneo; suas notas no Apgar foram 8 no primeiro minuto e 9 aos 5 minutos. Ele não tinha história familiar de distúrbios genéticos, neurológicos ou congênitos. No exame físico, B.B. apresentou hipotonia e características faciais levemente dismórficas, que incluíram estreitamento bitemporal, septo nasal deprimido, nariz pequeno com narinas antevertidas e micrognatia. No mais, os achados do exame foram normais. Sua avaliação incluiu valores normais de eletrólitos sanguíneos, triagem metabólica normal e resultados normais para o estudo de infecções congênitas. Uma varredura ultrassonográfica de cérebro mostrou um corpo caloso hipoplásico, dilatação ventricular suave e um córtex liso. Além desses estudos, a equipe de aconselhamento genético recomendou uma imagem por ressonância magnética (IRM) do cérebro e um microarranjo cromossômico. A IRM mostrou um córtex cerebral espesso, agiria cerebral completa, heterotopias cerebrais múltiplas, corpo caloso hipoplásico, cerebelo normal e tronco encefálico normal. A *análise* do *microarranjo* cromossômico revelou uma deleção de 1.2 Mb no cromossomo 17p13.3, incluindo o gene *LIS1*. Com base nesses resultados, o geneticista explicou aos pais que B.B. sofria da síndrome de Miller-Dieker. Os pais recusaram a execução de outros testes além dos já realizados, para manter o bebê confortável, e B.B. faleceu aos 2 meses de idade.

BASES

Etiologia e Incidência da Doença

A síndrome de Miller-Dieker (SMD, MIM 247200) é uma síndrome de genes contíguos causada por deleção heterozigota em 17p13.3; o mecanismo subjacente à deleção recorrente em 17p13.3 ainda não foi elucidado, porém pode envolver (como em outras síndromes de microdeleção; Capítulo 6) recombinação entre sequências de DNA repetidas com baixo número de cópias. A SMD é um distúrbio raro com incidência predita de 40 em 1 milhão de nascimentos em todas as populações.

Patogenia

Mais de 50 genes já foram mapeados dentro da região de deleção da SMD em 17p13.3, porém apenas o gene *LIS1* (MIM 601545) foi associado às características fenotípicas da SMD; a heterozigose para *LIS1* causa lisencefalia. O *LIS1* codifica a isoforma cerebral da subunidade β não catalítica da acetil hidrolase do fator de ativação plaquetária (PAFAH). A PAFAH hidrolisa o fator de ativação plaquetária, um inibidor da migração neuronal. Ela também se liga aos microtúbulos e os estabiliza; observações preliminares sugerem que a PAFAH tenha um papel na reorganização dos microtúbulos necessária para a migração neuronal.

Entretanto, apenas a haploinsuficiência da *LIS1* não causa as outras características dismórficas associadas à SMD. Mutações em *LIS1* causam uma sequência isolada de lisencefalia (MIM 607432), ou seja, lisencefalia sem outros dismorfismos. Como os pacientes com SMD apresentam características faciais dismórficas, esse dismorfismo deve ser causado por haploinsuficiência de um ou mais genes diferentes no intervalo da deleção comum da SMD.

FENÓTIPO E HISTÓRIA NATURAL

As características da SMD incluem disgenesia cerebral, hipotonia, atraso no crescimento e desenvolvimento e dismorfismo facial. A disgenesia cerebral é caracterizada por lisencefalia tipo 1 (agiria completa), ou tipo 2 (agiria difusa, com alguns sulcos nos pólos occipital ou frontal), um córtex cerebral com quatro camadas (em vez de seis), heterotopias da massa cinzenta, e substância branca atenuada (Capítulo 14). Alguns pacientes também apresentam malformações cardíacas e onfalocele.

Os traços faciais do paciente e os achados de lisencefalia na IRM frequentemente sugerem um diagnóstico de SMD (Fig. C-32). Entretanto, a confirmação do diagnóstico requer a detecção de uma deleção em 17p13.3 por análise cromossômica, FISH com uma sonda específica para *LIS1* ou microarranjo cromossômico. Aproximadamente 60% dos pacientes possuem uma deleção citogeneticamente visível na região crítica da SMD. Resultados de FISH ou microarranjo normais não excluem o diagnóstico de SMD; alguns pacientes têm uma deleção parcial do gene. Pacientes com ILS podem ter uma mutação no gene *LIS1* e os homens podem ter mutação no gene *DCX* (gene ligado ao X que também está associado a ILS).

Pacientes com SMD crescem e se alimentam pouco. O sorriso, fixação visual breve e respostas motoras não específicas não as únicas habilidades do desenvolvimento que a maioria dos pacientes adquire. Além da deficiência intelectual, os pacientes geralmente sofrem de opistótono, espasmos e convulsões. Quase todos os pacientes morrem aos dois anos de idade.

Tratamento

A SMD é incurável; portanto, a terapia é focada no tratamento dos sintomas e cuidados paliativos. Quase todos os pacientes requerem tratamento farmacológico de suas convulsões. Muitos pacientes ainda recebem alimentação por sonda nasográstrica ou gastrostomia, devido à sua alimentação pobre e aos repetidos episódios de aspiração.

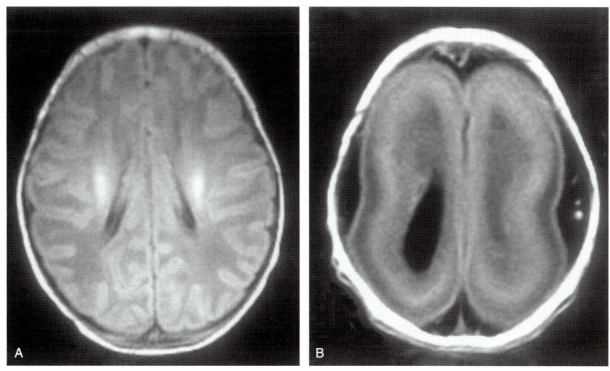

Figura C-32 Imagens cerebrais de ressonância magnética de uma criança com lisencefalia (**A**) e de uma criança com a síndrome de Miller-Dieker (**B**). Observe a superfície cerebral lisa, córtex cerebral espesso e a aparência clássica "em forma de 8" do cérebro do paciente com a síndrome de Miller-Dieker. *Consulte Fontes e Agradecimentos.*

RISCO DE HERANÇA

Oitenta por cento dos pacientes possuem uma microdeleção *de novo* em 17p13.3 e 20% herdam a deleção de um genitor portador de um rearranjo cromossômico balanceado. Devido à frequência com que a deleção é herdada de um dos pais com a translocação balanceada, a análise de cariótipo e a FISH para *LIS1* devem ser realizadas em ambos os pais. Um pai com uma translocação balanceada envolvendo 17p13.3 tem aproximadamente 25% de risco de ter uma criança anormal nativiva (SMD ou dup17p), e aproximadamente 20% de chance de perda da gravidez. Ao contrário, se um paciente apresenta SMD como resultado de uma deleção *de novo*, os pais têm baixo risco de recorrência da SMD em seus futuros filhos (mas este não é zero, devido a possibilidade de mosaicismo gonadal).

Apesar de as malformações cerebrais da SMD resultarem de migração incompleta de neurônios para o córtex cerebral durante o terceiro e o quarto meses de gestação, a lisencefalia não é detectada por IRM fetal ou ultrassonografia até a gestação avançada. O diagnóstico pré-natal da SMD requer a detecção de uma deleção de 17p13.3 nas vilosidades coriônicas fetais ou amniócitos.

QUESTÕES PARA DISCUSSÃO EM PEQUENOS GRUPOS

1. A síndrome de Rubenstein-Taybi é causada ou por deleção 16p13.3, ou por mutação do fator de transcrição *CREBBP*. Compare e contraste a relação do *CREBBP* e a síndrome de Rubenstein-Taybi com a relação de *LIS1* e a SMD. Por que a SMD é uma síndrome de deleção de genes contíguos, enquanto a síndrome de Rubenstein-Taybi não?

2. Mutações em *LIS1* no cromossomo 17 ou em *DCX* no cromossomo X são responsáveis por aproximadamente 75% das sequências lisencefálicas isoladas. Que características da história familiar e da IRM cerebral podem ser usadas para focar o teste no *DCX* em oposição ao *LIS1*?

3. Com 30 semanas de gestação, uma mulher faz ultrassom fetal mostrando lisencefalia fetal. A gravidez ocorreu até então sem complicações, e exames de ultrassom fetal anteriores haviam sido normais. Que informações e avaliações são indicadas? Discuta a abordagem no caso dela, ou de seu esposo, desejarem interromper a gravidez com 32 semanas de gestação.

REFERÊNCIAS

Dobyns WB, Das S: LIS1-Associated lissencephaly/subcortical band heterotopia. Available from: http://www.ncbi.nlm.nih.gov/books/NBK5189/.

Hsieh DT, Jennesson MM, Thiele EA, et al: Brain and spinal manifestations of Miller-Dieker syndrome, *Neurol Clin Pract* 3:82-83, 2013.

Wynshaw-Boris A: Lissencephaly and LIS1: insights into molecular mechanisms of neuronal migration and development, *Clin Genet* 72:296-304, 2007.

CASO 33

EPILEPSIA MIOCLÔNICA COM FIBRAS VERMELHAS ANFRACTUADAS
(Mutação de RNAt^{lis} Mitocondrial, MIM 545000)

Matrilinear, Mitocondrial

PRINCÍPIOS

- Mutações no DNA mitocondrial
- Segregação replicativa
- Limiar de expressão
- Alta taxa de mutação
- Acúmulo de mutações com a idade
- Heteroplasmia

PRINCIPAIS CARACTERÍSTICAS FENOTÍPICAS

- Idade de início: da infância à idade adulta
- Miopatia
- Demência
- Convulsões mioclônicas
- Ataxia
- Surdez

HISTÓRIA E EXAME FÍSICO

R.S., um menino de 15 anos de idade, foi encaminhado para a clínica de neurogenética devido à epilepsia mioclônica; seu eletroencefalograma era caracterizado por explosões de ondas lentas e picos complexos. Antes do desenvolvimento das convulsões, ele havia estado bem e se desenvolvia normalmente. Sua história familiar era extraordinária, pois um tio materno havia morrido de um distúrbio miopático não diagnosticado aos 53 anos; uma tia materna com demência progressiva tinha apresentado ataxia aos 37 anos e uma avó de 80 anos, também materna, com surdez, diabetes e disfunção renal. Nos exames, R.S. apresentou desgaste e fraqueza musculares generalizados, mioclonia e ataxia. Uma avaliação inicial detectou perda sensorioneural da audição, velocidades de condução nervosa diminuídas, e níveis levemente aumentados de lactato no sangue e líquido cefalorraquidiano. Os resultados de uma biópsia muscular subsequente identificaram mitocôndrias anormais, coloração deficiente para citocromo oxidase e fibras vermelhas anfractuadas – fibras musculares com mitocôndrias subsarcolêmicas, que se coram de vermelho com a coloração tricrômica de Gomori. O teste molecular de uma amostra de biópsia de músculo esquelético para mutações no genoma mitocondrial (DNAmt) identificou, em 80% do DNAmt muscular, uma mutação heteroplásmica (8344G>A, gene RNAt^{lis}), uma mutação reconhecidamente associada à epilepsia mioclônica com fibras vermelhas anfractuadas (MERRF). Testes subsequentes de amostras de sangue da mãe também eram heteroplásmicas para esta mutação. Uma revisão da autópsia do tio falecido identificou fibras vermelhas em alguns grupos musculares. O médico informou aos membros da família (irmãos de R.S. e de sua mãe) de que eles eram portadores sintomáticos ou não, de uma mutação deletéria no DNAmt que compromete a fosforilação oxidativa. Nenhum outro membro da família quis ser testado para esta condição.

BASES

Etiologia e Incidência da Doença

A MERRF (MIM 545000) é um distúrbio pan-étnico raro causado por mutações no DNAmt, no gene RNAt^{lis}. Mais de 90% dos pacientes possuem uma das três mutações neste gene: 80% são 8344G>A e 10% são 8356T>C ou 8363G>A (Fig. 12-26).

A doença é herdada maternalmente, pois as mitocôndrias são herdadas quase que exclusivamente da mãe. Os pacientes com MERRF são quase sempre heteroplásmicos para as mitocôndrias mutantes (Capítulos 7 e 12).

Patogenia

As mitocôndrias geram energia para processos celulares por meio da produção de trifosfato de adenosina (ATP) na fosforilação oxidativa. Cinco complexos enzimáticos, I a V, compõem a via de fosforilação oxidativa. Excetuando o complexo II, cada complexo possui alguns componentes codificados no DNAmt e outros no genoma nuclear. O DNAmt codifica 13 dos polipeptídeos dos complexos da fosforilação oxidativa, assim como dois RNArs e 22 RNAts (Fig. 12-26).

Na MERRF, a atividade dos complexos I e IV é, em geral, a mais gravemente reduzida. As mutações do RNAt^{lis} associadas à MERRF reduzem a quantidade de RNAt^{lis} carregado na mitocôndria em 50% a 60%, e desse modo diminuem a eficiência da tradução, de forma que, a cada códon de lisina, há 26% de chance de interrupção. Devido ao fato de os complexos I e IV possuírem a maioria dos componentes sintetizados na mitocôndria, eles são mais gravemente afetados.

Cada mitocôndria contém vários DNAmts, e cada célula contém várias mitocôndrias, portanto uma célula pode conter o DNAmt mutante e o normal em proporções variáveis; dessa forma, a expressão do fenótipo da MERRF em qualquer célula, órgão ou indivíduo depende, em última instância, da redução da capacidade da fosforilação oxidativa. O limiar para expressão de um fenótipo deletério depende do equilíbrio entre suprimento e demanda oxidativos. Esse limiar varia com a idade, e entre indivíduos, sistemas de órgãos e tecidos.

O limiar para a expressão do fenótipo MERRF em um tecido individual heteroplásmico para RNAt^{lis} pode ser excedido, ou por acúmulo de mutações no DNAmt normal, ou por aumento da proporção de DNAmt mutantes. Comparado ao DNA nuclear, o DNAmt possui uma taxa de mutação 10 vezes maior; isto pode resultar da exposição a altas concentrações de radicais livres de oxigênio da fosforilação oxidativa, da falta de histonas protetoras, e de reparo de DNA ineficaz. O DNAmt não possui íntrons, portanto mutações ao acaso normalmente afetam sequências codificantes. De forma compatível com essa taxa de mutação aumentada, a eficiência mitocondrial declina gradualmente ao longo da idade, e com o declínio das reservas de atividade da fosforilação oxidativa, a expressão de defeitos nesta se torna cada vez mais provável.

Aumentos na proporção de DNAmt mutante podem ocorrer por uma combinação de herança, replicação preferencial do DNAmt mutante e seleção. Primeiro, os filhos de mães heteroplásmicas possuem proporções amplamente variáveis de genótipos de DNAmt devido à segregação replicativa, ou seja, a partição aleatória das mitocôndrias durante a expansão da população de ovogônias, especialmente devido ao "gargalo genético" que ocorre durante a ovocitogênese. Segundo, à medida que as células heteroplásmicas de um indivíduo sofrem mitose, a proporção de genótipos de DNAmt em células-filhas se diferencia daquela da célula-mãe por segregação replicativa. Terceiro, devido ao fato de a mudança na proporção de genótipos de DNAmt afetar o fenótipo celular, o DNAmt está sujeito a fortes pressões seletivas; as pressões seletivas variam entre tecidos e resultam em diferentes populações de DNAmt

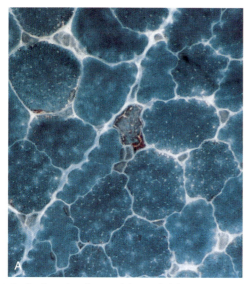 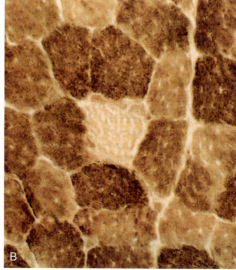

Figura C-33 **Histologia do músculo quadríceps. A,** Coloração tricrômica de Gomori modificada ilustrando fibras vermelhas anfractuadas (525x). **B,** Coloração para citocromo oxidase ilustrando a ausência da citocromo oxidase em uma fibra muscular afetada, compatível com o defeito no DNA mitocondrial (525x). *Consulte Fontes e Agradecimentos.*

nos diferentes tecidos da mesma pessoa. Portanto, tanto as transmissões de DNAmt intercelulares, quanto entre as gerações seguem os princípios da genética populacional.

Fenótipo e História Natural

O fenótipo clássico de MERRF inclui epilepsia mioclônica e miopatia mitocondrial com fibras vermelhas anfractuadas (Fig. C-33). Outros achados associados incluem respostas anormais do tronco encefálico, perda auditiva sensorioneural, ataxia, disfunção renal, diabetes, cardiomiopatia e demência. O início dos sintomas pode ocorrer na infância ou na vida adulta e o curso pode ser lentamente progressivo ou rapidamente descendente.

A genética do DNAmt segue princípios quantitativos e estocásticos, dessa forma as características clínicas de parentes afetados variam em padrão e gravidade e não possuem um curso clínico facilmente definido. A ausência de fibras vermelhas anfractuadas numa amostra de biópsia muscular não exclui a MERRF. Nos heredogramas, os fenótipos geralmente se correlacionam bem com a gravidade do déficit na fosforilação oxidativa, mas uma correlação com a percentagem de DNAmt mutante no músculo requer ajustes para a idade. Em um heredograma, um jovem adulto com 5% de DNAmt normal no músculo esquelético apresentou um grave fenótipo clínico e bioquímico; outros adultos jovens com 15% de DNAmt normal apresentaram fenótipo normal; e um adulto mais velho com 16% de DNAmt normal apresentou um fenótipo grave. Esse padrão de expressão demonstra que os sintomas se acumulam progressivamente com o decaimento da capacidade da fosforilação oxidativa abaixo dos limiares dos órgãos, e que declínios na fosforilação oxidativa relacionados com a idade possuem um papel crítico no aparecimento e progressão dos sintomas.

Tratamento

O tratamento é sintomático e paliativo. Não há terapias específicas atualmente. Na maioria dos pacientes são administrados suplementos de coenzima Q e L-carnitina para melhorar a atividade dos complexos da fosforilação oxidativa.

RISCO DE HERANÇA

O risco de filhos de homens afetados é zero, pois, com apenas uma exceção conhecida, os filhos não herdam o DNAmt paterno. O risco de filhos de mães afetadas ou não com uma mutação MERRF não pode ser estimado com precisão por testes pré-natais, pois os parâmetros críticos que definem a doença em crianças (segregação replicativa, seleção tecidual e mutações somáticas do DNAmt) não podem ser preditos antecipadamente.

De forma semelhante, testes moleculares de amostras de sangue de membros da família sob risco são complicados por dois problemas gerais. Primeiramente, devido à segregação replicativa e à seleção natural, a mutação pode não ser detectável no sangue; portanto, um resultado negativo não exclui um membro da família como portador de uma mutação no DNAmt. Segundo, devido à segregação replicativa, um resultado positivo não prediz nem a proporção de DNAmt mutante em outros tecidos nem a gravidade esperada para a doença.

QUESTÕES PARA DISCUSSÃO EM PEQUENOS GRUPOS

1. Como uma molécula de DNAmt mutante, que surge *de novo* em uma célula com centenas de moléculas normais, se torna uma fração não significativa do total, de modo que a capacidade de geração de energia seja comprometida e os sintomas se desenvolvam?
2. Como as mutações mitocondriais que afetam a fosforilação oxidativa poderiam acelerar a taxa de mutação do DNAmt?
3. Como mutações mitocondriais que afetam a fosforilação oxidativa aceleram o envelhecimento?
4. No feto, a tensão de oxigênio é baixa e a maioria de energia é derivada da glicólise. Como essa observação afeta a expressão pré-natal de mutações deletérias da fosforilação oxidativa?

REFERÊNCIAS

Abbott JA, Francklyn CS, Robey-Bond SM: Transfer RNA and human disease, *Front Genet* 5:158, 2014.
DiMauro S, Hirano M: MERRF. Available from: http://www.ncbi.nlm.nih.gov/books/NBK1520/.
Suzuki T, Nagao A, Suzuki T: Human mitochondrial tRNAs: biogenesis, function, structural aspects and diseases, *Ann Rev Genet* 45:299-329, 2011.

CASO 34

NEUROFIBROMATOSE 1
(Mutação em *NF1*, MIM 162200)

Autossômica Dominante

PRINCÍPIOS

- Expressividade variável
- Pleiotropia extrema
- Gene supressor de tumor
- Mutações de perda de função
- Heterogeneidade alélica
- Mutações *de novo*

PRINCIPAIS CARACTERÍSTICAS FENOTÍPICAS

- Idade de início: pré-natal até o fim da infância
- Manchas café com leite
- Sardas axilares e inguinais
- Neurofibromas cutâneos
- Nódulos de Lisch (hamartomas de íris)
- Neurofibromas plexiformes
- Glioma óptico
- Lesões ósseas específicas

HISTÓRIA E EXAME FÍSICO

L.M. é uma menina de dois anos de idade encaminhada devido a cinco manchas café com leite, três das quais com diâmetro maior que 5 mm. Ela não possuía sardas axilares ou inguinais, malformações ósseas ou neurofibromas. O exame físico de ambos os pais não revelou estigmas de neurofibromatose. O geneticista informou aos pais e ao pediatra que L.M não havia atingido os critérios clínicos para neurofibromatose tipo 1.

L.M. retornou à clínica de genética aos cinco anos de idade. Ela agora possuía nódulos de Lisch em ambos os olhos, e 12 manchas café com leite, oito das quais com pelo menos 5 mm de diâmetro. Ela também possuía sardas axilares bilaterais. Ela foi diagnosticada com neurofibromatose 1; foi dito a seus pais que ela possuía uma mutação *de novo* e o risco de recorrência era, portanto, baixo, mas o mosaicismo gonadal não poderia ser excluído.

Os pais de L.M. se recusaram a fazer o teste molecular em L.M. e o exame pré-natal durante sua gravidez seguinte.

BASES

Etiologia e Incidência da Doença

A neurofibromatose 1 (NF1, MIM 162200) é uma condição pan-étnica autossômica dominante, com sintomas mais frequentemente expressos na pele, olhos, esqueleto e sistema nervoso. A NF1 resulta de mutações no gene da neurofibromina (*NF1*). A doença tem incidência de 1 em cada 3.500 indivíduos, o que torna uma das condições genéticas autossômicas dominantes mais comuns. Aproximadamente metade dos pacientes possui mutações *de novo*; a taxa de mutação do gene *NF1* é uma das mais altas dentre todos os genes humanos conhecidos, de 1 mutação a cada 10.000 nativivos. Aproximadamente 80% das mutações *de novo* são de origem paterna, porém não há evidência de que um efeito da idade paterna aumente a taxa de mutação (Capítulo 4).

Patogenia

O *NF1* é um gene grande (350 kb e 60 éxons) que codifica a neurofibromina, uma proteína expressa em quase todos os tecidos, porém mais abundante no cérebro, medula espinal e sistema nervoso periférico. Acredita-se que a neurofibromina regule diversos processos intracelulares, incluindo a ativação da Ras GTPase, controlando, portanto, a proliferação celular e atuando como supressor de tumor.

Já foram identificadas mais de 500 mutações no gene *NF1*, sendo a maioria única de cada família. As manifestações clínicas resultam de uma perda de função do produto gênico; 80% das mutações geram uma proteína truncada. Uma mutação causadora de doença pode ser identificada em mais de 95% dos indivíduos com NF1.

A NF1 é caracterizada por extrema variabilidade clínica, tanto intrafamiliar quanto interfamiliar. Essa variabilidade é provavelmente causada por uma combinação de fatores genéticos, não genéticos e estocásticos. Não foi reconhecida nenhuma correlação clara entre genótipo e fenótipo, apesar de deleções longas serem mais comuns em pacientes com NF1 que apresentam dificuldades no desenvolvimento neurológico.

Fenótipo e História Natural

A NF1 é um distúrbio multissitêmico, com anomalias neurológicas, musculoesqueléticas, oftalmológicas e dermatológicas, e uma predisposição a neoplasia (Fig. C-34). Um diagnóstico de NF1 pode ser feito se um indivíduo preenche dois ou mais dos seguintes critérios: seis ou mais manchas café com leite medindo pelo menos 5 mm de diâmetro (no caso pré-puberal) ou 15 mm (no caso pós-puberal); dois ou mais neurofibromas de qualquer tipo, ou um neurofibroma plexiforme; sardas axilares ou inguinais; glioma óptico; dois ou mais nódulos de Lisch; um fenótipo ósseo distinto (displasia esfenoide e afinamento do córtex de ossos longos, com ou sem pseudo-artrose); ou um parente de primeiro grau com NF1.

Quase todos os indivíduos com NF1, mas sem história familiar, terão atingido os critérios até os oito anos de idade. Crianças que herdaram a NF1 podem ser identificadas clinicamente durante o primeiro ano de vida, quando é necessária que apenas uma das características da doença esteja presente.

Apesar de a penetrância ser essencialmente completa, as manifestações são extremamente variáveis. Múltiplas manchas café com leite estão presentes em quase todos os indivíduos, e sardas são vistas em 90% dos casos. Muitos indivíduos com NF1 apresentam apenas uma manifestação cutânea da doença e nódulos de Lisch na íris. Numerosos neurofibromas estão normalmente presentes em adultos. Neurofibromas plexiformes são menos comuns. As manifestações oculares incluem gliomas ópticos (que podem levar à cegueira) e nódulos de Lisch na íris. As complicações ósseas mais sérias são escoliose, displasia vertebral, pseudo-artrose e crescimento exacerbado. São, também, frequentes hipertensão e estenose de vasos pulmonares, renais e cerebrais. Os neoplasmas mais comuns em crianças com NF1 (além dos neurofibromas) são gliomas de nervo óptico, tumores cerebrais e distúrbios mieloides malignos. Cerca de metade das crianças com NF1 terá dificuldades de aprendizado e déficit de atenção, que podem persistir até a idade adulta.

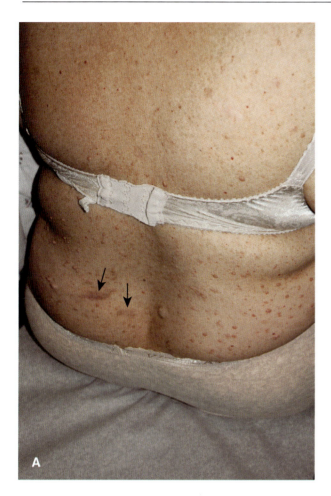

Tratamento

O NF1 é um diagnóstico clínico. Atualmente, a identificação de mutações não é feita rotineiramente devido ao tamanho do gene e da extrema heterogeneidade alélica mas está clinicamente disponível e pode ser útil para pacientes, nos quais o diagnóstico é menos óbvio.

Não há tratamentos curativos disponíveis e, portanto, a terapia é focada no tratamento sintomático. A constante vigilância de um indivíduo com NF1 deve incluir um exame físico anual, conduzido por pessoa familiarizada com a NF1, avaliação oftalmológica anual na infância (menos frequente que no adulto), avaliações regulares do desenvolvimento na infância e medições frequentes da pressão sanguínea.

As deformidades causadas pela NF1 são as manifestações mais incômodas da doença. Discretos neurofibromas cutâneos e subcutâneos podem ser removidos cirurgicamente, caso sejam desfigurantes ou inconvenientemente localizados. Neurofibromas plexiformes causando desfiguração ou invasão podem ser tratados cirurgicamente. Entretanto, a intervenção cirúrgica destes neoplasmas pode ser problemática, tendo em vista que eles estão quase sempre envolvidos de forma íntima com nervos, e possuem a tendência de crescer novamente no local da remoção.

RISCO DE HERANÇA

Indivíduos com NF1 possuem um risco de 50% de ter uma criança afetada pela NF1, apesar das características da doença poderem ser diferentes na criança afetada. O diagnóstico pré-natal está disponível para aquelas famílias em que uma mutação no gene *NF1* causadora da doença tenha sido identificada. Apesar de o diagnóstico pré-natal ser preciso, ele não proporcionará muita informação prognóstica devido à extrema variabilidade fenotípica da doença. Pais de uma criança afetada que não apresentem, eles próprios, sinais da doença, ainda têm um risco um pouco elevado de recorrência na próxima gravidez, devido à possibilidade de mosaicismo de linhagem germinativa, que já foi documentado para a NF1.

QUESTÕES PARA DISCUSSÃO EM PEQUENOS GRUPOS

1. Por que há tanta variabilidade clínica na NF1? Que fatores poderiam influenciar esse fenótipo?
2. Por que uma história familiar positiva para NF1 é um dos principais critérios de diagnóstico para esta condição, e não para outras condições autossômicas dominantes?
3. Revise os principais pontos de discussão com uma família que deseja o teste pré-natal para NF1, com base em uma mutação conhecida em um dos pais.
4. Como um tratamento para NF1 precisa ser direcionado, em nível molecular, para endereçar especificamente a perda de função vista nessa condição? Como isso é diferente de uma doença causada por uma mutação dominante negativa?

REFERÊNCIAS

Friedman JM: Neurofibromatosis 1. Available from: http://www.ncbi.nlm.nih.gov/books/NBK1109/.
Hirbe AC, Gutmann DH: Neurofibromatosis type 1: a multidisciplinary approach to care, *Lancet Neurol* 13:834-843, 2014.
Pasmant E, Vidaud M, Vidaud D, et al: Neurofibromatosis type 1: from genotype to phenotype, *J Med Genet* 49:483-489, 2012.

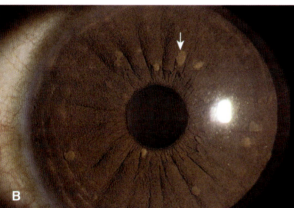

Figura C-34 **A,** Manifestações cutâneas da NF1, incluindo centenas de pequenos a médios neurofibromas papulares avermelhados e duas grandes manchas café com leite (*setas*). **B,** Íris mostrando numerosos módulos de Lisch (um nódulo típico é indicado pela seta). *Consulte Fontes e Agradecimentos.*

Indivíduos com características da NF1 limitadas a uma região do corpo, que têm pais não afetados, podem ser diagnosticados com NF1 segmentar (ou regional). A NF1 segmentar pode apresentar uma distribuição incomum das características físicas ao acaso ou por mosaicismo somático para uma mutação do gene *NF1*.

CASO 35

DIABETES MELLITUS NÃO INSULINO-DEPENDENTE (TIPO 2)
(Deficiência e Resistência à Insulina, MIM 125853)

Multifatorial

PRINCÍPIOS

- Doença poligênica
- Modificadores ambientais

PRINCIPAIS CARACTERÍSTICAS FENOTÍPICAS

- Idade de início: da infância à idade adulta
- Hiperglicemia
- Relativa deficiência de insulina
- Resistência à insulina
- Obesidade
- Acantose *nigricans*

HISTÓRIA E EXAME FÍSICO

M.P. é um homem de 38 anos de idade, saudável, membro da tribo indígena Pima, que solicitou informações sobre seu risco de desenvolver diabetes mellitus não insulino-dependente (DMNID ou T2D). Ambos os seus pais haviam tido T2D; seu pai faleceu aos 60 anos de um infarto do miocárdio, e sua mãe, aos 55 anos, de insuficiência renal. Seus avós paternos e uma irmã mais velha também tinham T2D, embora ele e seus quatro irmãos mais novos não apresentassem a doença. Os resultados do exame físico de M.P. foram normais, exceto por uma leve obesidade; ele possuía uma glicose sanguínea normal em jejum, mas um nível elevado de insulina sanguínea e níveis anormalmente altos de glicose sanguínea após uma sobrecarga oral de glicose. Esses resultados foram compatíveis com manifestações precoces de um estado metabólico provável de levar à T2D. Seu médico orientou M.P. a mudar seu estilo de vida, de forma que ele perdesse peso e aumentasse a atividade física. M.P. reduziu drasticamente seu consumo de gordura, começou a ir diariamente de bicicleta para o trabalho, e corria três vezes por semana; seu peso diminuiu 10 kg, e sua tolerância à glicose e nível sanguíneo de insulina se normalizaram.

BASES

Etiologia e Incidência da Doença

O diabetes mellitus (DM) é uma doença heterogênea, composta do tipo 1 (chamado de DM insulino-dependente, DMID ou T1D) (Caso 26) e do tipo 2 (chamado de DM não insulino-dependente, DMNID ou T2D) (Tabela). O DMNIDT2D (MIM 125853) responde por 80% a 90% de todos os casos de diabetes mellitus e possui uma prevalência de 6% a 7% entre os adultos nos Estados Unidos. Por razões até hoje desconhecidas, há um drástico aumento da prevalência da doença entre nativos americanos da tribo Pima no Arizona, na qual a prevalência de T2D é 50% na idade de 35 a 40 anos. Aproximadamente 5% a 10% dos pacientes com T2D possuem o diabetes mellitus da maturidade no jovem (MODY, MIM 606391); e os 70% a 85% restantes possuem "T2D típica", uma forma de diabetes mellitus tipo 2 caracterizada por relativa deficiência e resistência à insulina. Apesar do grande esforço para identificar os genes que influenciam os riscos de T2D (Capítulo 10), as bases genéticas e moleculares da T2D típica permanecem mal definidas.

Patogenia

A T2D resulta de um desarranjo da secreção de insulina e da resistência à sua ação. Normalmente, a secreção basal de insulina segue um padrão rítmico, interrompido por resposta às sobrecargas de glicose. Em pacientes com T2D, a liberação basal rítmica de insulina está desorganizada de forma marcante, as respostas às sobrecargas de glicose são inadequadas, e os níveis basais de insulina estão elevados, apesar de baixos com relação à hiperglicemias destes pacientes.

Hiperglicemia e hiperinsulinemais persistentes se desenvolvem antes da T2D e iniciam um ciclo que leva à T2D. A hiperglicemia persistente dessensibiliza as células β das ilhotas de forma que menos insulina é liberada para um dado nível plasmático de glicose. De modo semelhante, os níveis basais de insulina cronicamente elevados regulam negativamente (*down-regulate*) os receptores desse hormônio, aumentando, assim, a resistência à insulina. Além disso, com o declínio da sensibilidade à insulina, o glucagon não é contido e sua secreção aumenta; como consequência do excesso de glucagon, aumenta a liberação de glicose pelo fígado, agravando a hiperglicemia. Por fim, esse ciclo leva à T2D.

A T2D típica resulta de uma combinação de suscetibilidade genética e fatores ambientais. Observações que sustentam uma predisposição genética incluem diferenças de concordância entre gêmeos monozigóticos e dizigóticos, agrupamento familiar e diferentes prevalências entre populações. Enquanto os padrões de herança humana sugerem uma herança complexa, a identificação dos genes relevantes em humanos, apesar de ser dificultada por efeitos da idade, sexo, etnia, porte físico, dieta, tabagismo, obesidade e distribuição de gordura, foi alcançada com grande sucesso. Triagens e análises de genoma amplas mostraram que um alelo de um polimorfismo de uma pequena repetição em *tandem* no íntron de um gene para um fator de transcrição, *TCF7L2*, está associado, de forma significativa, à T2D na população islandesa. Heterozigotos (38% da população) e homozigotos (7% da população) possuem um risco relativo aumentado para T2D, aproximadamente 1,5 e 2,5 vezes maior, respectivamente, em relação aos não portadores. O risco aumentado devido à

Comparação entre os Tipos 1 e 2 de Diabetes Mellitus

Característica	Tipo 1 (DMID)	Tipo 2 (DMNID)
Sexo	Mulheres = homens	Mulheres > homens
Idade de início	Infância e adolescência	Da adolescência até a idade adulta
Predominância étnica	Caucasianos	Afro-americanos, mexicanos-americanos, nativos americanos
Concordância		
Entre gêmeos monozigóticos	33% - 50%	69% - 90%
Entre gêmeos dizigóticos	1% - 14%	24% - 40%
História familiar	Incomum	Comum
Autoimunidade	Comum	Incomum
Constituição corpórea	Normal a magro	Obeso
Acantose *nigricans*	Incomum	Comum
Insulina plasmática	Baixa a ausente	Normal a alta
Glucagon plasmático	Alto, supressível	Alto, resistente
Complicação aguda	Cetoacidose	Coma hiperosmolar
Terapia com insulina	Responsivo	Resistente ou responsivo
Terapia hipoglicemiante oral	Não-responsivo	Responsivo

variante *TCF7L2* foi reproduzido em outras coortes, incluindo os Estados Unidos. O risco de T2D atribuível a esse alelo é de 21%. O *TCF7L2* codifica um fator de transcrição envolvido na expressão do hormônio glucagon, que aumenta a concentração sanguínea de glicose, e, portanto, trabalha em oposição à ação da insulina de diminuir a concentração sanguínea de glicose.

Triagens de grupos finlandeses e mexicano-americanos identificaram outra variante de predisposição, uma mutação Pro12Ala no *PPARG*, que é aparentemente específica para aquelas populações, e pode responder por até 25% do risco de T2D atribuído à população, nessas populações. O alelo da prolina mais comum possui frequência de 85% e causa um aumento modesto no risco (1,25 vez) de diabetes. PPARG é um membro da família de receptores nucleares e é importante na regulação da função e diferenciação de adipócitos.

As evidências de um componente ambiental incluem uma concordância de menos de 100% em gêmeos monozigóticos; diferenças de prevalência em populações geneticamente semelhantes; e associações a estilo de vida, dieta, obesidade, gravidez e estresse. O corpo de evidências experimentais sugere que, apesar de a suscetibilidade genética ser um pré-requisito para a T2D, é provável que a expressão clínica da T2D seja fortemente influenciada por fatores ambientais.

Fenótipo e História Natural

A T2D afeta geralmente indivíduos obesos na meia idade ou acima, apesar de um número crescente de crianças e jovens ser afetado, à medida que se tornam mais obesos e sedentários. Dependendo da gravidade aparente da suscetibilidade genética, alguns pacientes com DT2 são apenas moderadamente obesos ou nada obesos.

T2D tem um início insidioso e é normalmente diagnosticado por um nível elevado de glicose nos exames de rotina. Ao contrário dos pacientes com T1D, os pacientes com T2D normalmente não desenvolvem cetoacidose. Em geral, o desenvolvimento de T2D é dividido em três fases clínicas. Primeira, a concentração plasmática de glicose permanece normal apesar dos elevados níveis plasmáticos de insulina, o que indica que os tecidos alvo para a ação da insulina parecem estar relativamente resistentes aos efeitos do hormônio. Segunda, a hiperglicemia pós-prandial se desenvolve a despeito das concentrações elevadas de insulina. Terceiro, a secreção de insulina decrescente causa hiperglicemia, em jejum, e o diabetes se manifesta.

Além da hiperglicemia, a desregulação metabólica resultante da disfunção das células β das ilhotas e a resistência à insulina causam aterosclerose, neuropatia periférica, doença renal, catarata e retinopatia (Fig. C-35). Um em cada seis pacientes com T2D desenvolverá doença renal terminal ou necessitará de amputação de extremidade inferior devido à doença vascular grave; um em cada cinco se tornará cego devido à retinopatia. O desenvolvimento dessas complicações está relacionado ao perfil genético e ao grau de controle metabólico. A hiperglicemia crônica pode ser monitorada por meio de dosagens do percentual de hemoglobina que se tornou modificada por glicosilação, chamado A1c (HbA1c). O controle rigoroso dos níveis sanguíneos de glicose, como determinado por um nível de HbA1c tão perto do normal quanto possível (< 7%), reduz o risco de complicações em 35% a 75%, e pode estender em alguns anos a expectativa média de vida, que agora está em torno de 17 anos após o diagnóstico.

Tratamento

Perda de peso, aumento das atividades físicas e mudanças dietéticas ajudam muitos pacientes com T2D, aumentando de modo significativo a sensibilidade e o controle da insulina. Infelizmente, muitos pacientes são incapazes ou indispostos a mudar seu estilo de vida de forma suficiente para alcançar esse controle, e

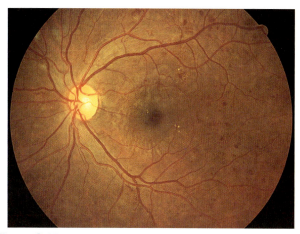

Figura C-35 Retinopatia diabética não proliferativa em um paciente com diabetes tipo 2. Observe as múltiplas hemorragias *dot and blot*, as manchas espalhadas de exsudato intra-retiniano em "miolo de pão" e algumas manchas em "lã de algodão": supranasais. *Consulte Fontes e Agradecimentos.*

necessitam de tratamento com agentes hiploglicemiantes orais, como as sulfoniréias e biguanidas. Uma terceira classe de agentes, as tiazolidinedionas, reduz a resistência à insulina através da ligação ao PPARG. Uma quarta categoria de medicamentos, inibidores da α-glicosidase, que atuam de forma a retardar a absorção intestinal de glicose, também pode ser usada. Cada uma destas classes de fármacos foi aprovada para o uso em monoterapia da T2D. Caso eles falhem com o progresso da doença, pode ser adicionado um agente de outra classe. Hipoglicemiantes orais não são eficazes como perda de peso, atividade física aumentada e mudanças dietéticas para adquirir o controle glicêmico. Para atingir o controle glicêmico e, possivelmente, reduzir os riscos das complicações do diabetes, alguns pacientes necessitam de tratamento com insulina exógena; entretanto, a terapia com insulina acentua a resistência à insulina por meio do aumento da hiperinsulinemia e obesidade.

RISCO DE HERANÇA

O risco da população para a T2D é altamente dependente na população em questão; na maioria delas o risco é de 1% a 5%, apesar de ser de 6% a 7% nos Estados Unidos. Se um paciente possui um irmão afetado, o risco aumenta para 10%; se possui, além do irmão, mais outro parente de primeiro grau também afetado, o risco é de 20%; e caso possua um gêmeo monozigótico afetado, o risco é de 50% a 100%. Além disso, devido ao fato de algumas formas de T2D serem antecedentes ao T1D (Caso 26), filhos de pais com T2D possuem um risco empírico de 1 em 10 para o desenvolvimento de T1D.

QUESTÕES PARA DISCUSSÃO EM PEQUENOS GRUPOS

1. Como a engenharia civil poderia causar um impacto importante no tratamento de pacientes com T2D?
2. Que informações deveriam ser dadas aos membros, inclusive crianças, de uma família com T2D?
3. Que fatores contribuem para a crescente prevalência de T2D?

REFERÊNCIAS

Bonnefond A, Froguel P, Vaxillaire M: The emerging genetics of type 2 diabetes, Trends, *Mol Med* 16:407-416, 2010.

Diabetes Genetics Replication and Meta-analysis Consortium, et al: Genome-wide trans-ancestry meta-analysis provides insight into the genetic architecture of type 2 diabetes susceptibility, *Nat Genet* 46:234-244, 2014.

Thomsen SK, Gloyn AL: The pancreatic β cell: recent insights from human genetics, *Trends Endocrinol Metab*:S1043-S2760, 2014.

CASO 36

DEFICIÊNCIA DE ORNITINA TRANSCARBAMILASE
(Mutação em *OTC*, MIM 311250)

Ligada ao X

PRINCÍPIOS
- Erro inato do metabolismo
- Inativação do cromossomo X
- Heterozigotos manifestantes
- Portadores assintomáticos
- Taxa de mutação germinativa muito maior na espermatogênese do que na ovocitogênese

PRINCIPAIS CARACTERÍSTICAS FENOTÍPICAS
- Idade de início: homem hemizigoto com mutação nula – neonatal; mulher heterozigota – com doenças intercorrentes graves, pós-parto, ou nunca
- Hiperamonemia
- Coma

HISTÓRIA E EXAME FÍSICO

J.S. é um menino de 4 dias de idade, trazido para a emergência porque não pôde ser despertado. Os pais relataram uma história de 24 horas de ingestão diminuída, vômitos e letargia crescente. Ele nasceu com 3 kg, de uma gravidez a termo que transcorreu sem complicações, de uma mãe primípara saudável de 26 anos de idade. O exame físico mostrou um neonato comatoso, hiperpnéico e não dismórfico. Uma avaliação laboratorial inicial revelou uma concentração sanguínea de amônio de 900 µM (o normal em um neonato é de 75), e elevado pH venoso de 7,48, concentração de bicarbonato e diferença de ânions normais. Suspeitou-se de um distúrbio no ciclo da ureia, então os níveis plasmáticos de aminoácidos foram determinados em caráter emergencial. A glutinina estava elevada em 1.700 µM (normal < 700), e a citrulina estava indetectável (o normal é de 7 a 34) (Fig. C-36). A análise da urina para ácidos orgânicos foi normal; o ácido orótico urinário estava extremamente elevado. Ácido orótico elevado com citrulina baixa indica um diagnóstico de deficiência na ornitina transcarbamilase, que pode ser confirmado por análise de mutação.

Um entrevista posterior da mãe de J.S. revelou que por toda vida ela havia tido aversão a proteínas, e ela tinha um irmão que morrera na primeira semana de vida por causas desconhecidas. J.S. iniciou o benzoato de sódio intravenoso e suplementação com fenilacetato de sódio (Ammonul®) e cloridrato de arginina. A criança foi transferida por via aérea para um centro de tratamento terciário equipado para hemodiálise neonatal. No momento da chegada, seu amônio plasmático havia caído para 700 µM. Os pais foram informados sobre o alto risco de dano cerebral com este grau de hiperamonemia. Eles decidiram proceder à hemodiálise, que foi bem tolerada e resultou em um declínio do amônio sanguíneo para menos de 200 µM após 4 horas. A criança foi mantida com Ammonul e alta quantidade de calorias com dextrose intravenosa e intralipídicos até que o nível fosse normal, quando foi, então, iniciada lentamente uma dieta de restrição proteica, e monitorada para hiperamonemia, especialmente durante doenças intercorrentes. Seu prognóstico permanece cauteloso.

BASES

Etiologia e Incidência da Doença

A deficiência da ornitinina transcarbamilase (OTC) (MIM 311250) é um distúrbio do metabolismo do ciclo da ureia, pan-étnico e ligado ao cromossomo X, causado por uma mutação no gene que codifica a ornitinina transcarbamilase (*OTC*). Ela possui uma incidência de 1 em cada 30.000 homens. A incidência exata de mulheres manifestantes é desconhecida.

Patogenia

A ornitinina transcarbamilase é uma enzima do ciclo da ureia (Fig. C-36). O ciclo da ureia é o mecanismo pelo qual o nitrogênio é destoxificado e excretado. A completa deficiência de qualquer enzima participante do ciclo (exceto a arginase) leva a uma grave hiperamonemia no período neonatal. A arginina se torna um aminoácido essencial para pacientes com defeitos no ciclo da ureia (Fig. C-36). No útero, o excesso de nitrogênio é metabolizado pela mãe. O acúmulo pós-natal de nitrogênio residual no período extremamente catabólico após o nascimento leva à elevação da glutamina e alanina, os reservatórios de nitrogênio naturais do corpo, e, por fim, a níveis elevados do íon amônio. Níveis plasmáticos de amônio acima de 200 µM podem causar dano cerebral; o grau do dano cerebral está relacionado com o grau de elevação das concentrações de amônio e glutamina no sangue, e por quanto tempo essas elevações persistem. Portanto, a detecção e o tratamento precoces são críticos para os resultados.

Homens são hemizogotos para o gene *OTC*, e, portanto, mais gravemente afetados por mutações nesse gene. Devido ao fato de *OTC* sofrer inativação aleatória do cromossomo X (Capítulo 6), as mulheres são mosaicos para a expressão da mutação e podem demonstrar um amplo espectro de função enzimática e gravidade clínica. Mulheres heterozigotas podem ser completamente assintomáticas e ser capazes de ingerir quanta proteína desejarem. Alternativamente, se sua perda de atividade da OTC for mais significativa, elas podem estar sujeitas a hiperanemias sintomáticas recorrentes, mesmo evitando proteínas na dieta.

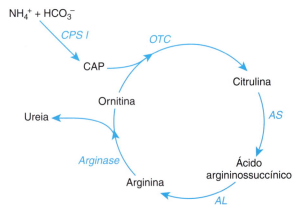

Figura C-36 O ciclo da ureia. AL, argininossuccinato liase; AS, argininossuccinato sintetase; CAP, carbamoil fosfato; CPS I, carbamoil fosfato sintetase; OTC, ornitina transcarbamilase.

Fenótipo e História Natural

Os bebês do sexo masculino com deficiência completa da OTC nascem normais, mas começam a vomitar, se tornam letárgicos, e por fim entram em coma entre 48 a 72 horas de vida. Normalmente, eles também estão desidratados devido aos vômitos. Meninos com mutação nula que não são tratados morrem na primeira semana de vida. Mesmo se o paciente com deficiência de OTC é tratado prontamente e com sucesso no período neonatal, o risco permanece alto para surtos recorrentes de hiperamonemia, especialmente durante doenças intercorrentes. Isso ocorre porque o controle completo da deficiência grave de OTC é difícil, mesmo com restrição proteica na dieta e medicamentos que desviam a amônia para vias não tóxicas (Capítulo 13). A cada episódio de hiperamonemia, o paciente pode sofrer danos cerebrais ou morrer em questão de apenas algumas horas após o início da descompensação metabólica.

Meninas (ou meninos com deficiência parcial da OTC) são normalmente assintomáticas no período neonatal, mas desenvolvem hiperamonemia durante doenças febris intercorrentes, como gripe, ou com ingestão excessiva de proteínas na dieta. Outros estresses catabólicos, como uma cirurgia ou fratura de ossos longos, podem, também, precipitar a hiperamonemia. Assim como os homens afetados, as mulheres afetadas estão em risco de danos cerebrais e deficiência intelectual, mas estas complicações graves geralmente podem ser evitadas, antecipando-as e instituindo intervenções agressivas para evitar o catabolismo.

A deficiência da OTC e da carbamoil fosfato sintetase (Fig. C-36) não pode ser detectada por triagem do recém-nascido. Metabólitos anormais que ocorrem em outras deficiências enzimáticas dentro do ciclo da ureia, entretanto, podem ser detectados por espectrometria de massa em *tandem* dos aminoácidos séricos (Capítulo 18).

Tratamento

A concentração plasmática de amônio deveria ser medida em todos os neonatos doentes. Para a maioria dos defeitos no ciclo da ureia, o padrão de anomalias na determinação quantitativa de aminoácidos é diagnóstico. Para distinguir entre deficiência da OTC e da carbamoil fosfato sintetase, ambas as quais são caracterizadas por citrulina muito baixa ou ausente, é necessário medir o ácido orótico urinário, que está elevado na deficiência da OTC. A determinação de ácidos orgânicos na urina também é importante para excluir uma acidúria orgânica, que também pode se apresentar com hiperamonemia no período neonatal. Testes moleculares estão disponíveis para confirmar o diagnóstico.

Pacientes com hiperamonemia aguda devem ser tratados com uma abordagem de quatro pontos: (1) dextrose a 10% ao dobro da taxa de manutenção, para fornecer calorias na forma de açúcar para a gliconeogênese e, assim, reduzir o catabolismo de proteínas endógenas e eliminação da ingestão dietética de proteínas; (2) Ammonul intravenoso, uma solução de benzoato de sódio e de fenilacetato de sódio e de fenilacetato de sódio, ambos os quais proporcionam uma terapia de desvio, por conduzir a excreção de nitrogênio independentemente do ciclo da ureia (Capítulo 13); (3) cloridrato de arginina intravenoso para fornecer quantidades adequadas de arginina, um aminoácido essencial, e para conduzir qualquer atividade enzimática residual, fornecendo substrato adequado para o ciclo da ureia; e (4) hemodiálise, se um paciente não responde ao pulso inicial destes medicamentos.

O tratamento crônico engloba controle cuidadoso das calorias dietéticas, assim como fenilbutirato por via oral. A manutenção de uma alta ingestão de carboidratos poupa as proteínas endógenas de serem catabolizadas para a gliconeogênese; a restrição dietética de proteínas reduz a carga de amônia que necessita de destoxificação pelo ciclo da ureia. O fenilbutirato é prontamente convertido a fenilacetato, que promove a excreção de nitrogênio independente do ciclo da ureia. A família deve ser cuidadosamente treinada para estar atenta aos primeiros sinais de hiperamonemia, como irritabilidade, vômitos e sonolência, de modo que o paciente possa ser levado prontamente ao hospital para tratamento intravenoso.

Devido à grande dificuldade no controle metabólico e ao substancial risco de dano cerebral ou morte dentro de horas após o início da descompensação metabólica, recomenda-se o transplante de fígado para proporcionar um ciclo da ureia funcional assim que o paciente tenha crescido o suficiente para tolerar o procedimento (> 10 Kg).

RISCO DE HERANÇA

A deficiência de OTC é herdada como um traço ligado ao X. Como a deficiência da OTC é quase sempre uma doença genética letal, seria de se esperar que aproximadamente 67% das mães de crianças afetadas fossem portadoras, como discutido no Capítulos 7 e 16. Surpreendentemente, estudos em famílias com deficiência da OTC indicam, de fato, que 90% das mães de crianças afetadas são portadoras. A razão para essa discrepância entre as taxas reais e teóricas de portadores é que a presunção subjacente de taxas iguais de mutação para homens e mulheres usadas para cálculos teóricos é incorreta. Na verdade, as mutações no gene *OTC* são muito mais frequentes (~ 50 vezes) na linhagem germinativa masculina do que na linhagem feminina. A maioria das mães de um menino isolado com deficiência da OTC é portadora, como resultado de uma mutação nova herdada no cromossomo X que receberam de seus pais.

Em uma mulher que é portadora de um alelo mutante da deficiência da OTC, seus filhos que receberam o alelo mutante serão afetados, e suas filhas serão portadoras, que poderão ou não ser sintomáticas, dependendo da inativação aleatória de X no fígado. Homens com deficiência da OTC parcial que se reproduzem terão todas as filhas portadoras e nenhum filho afetado. Quando a mutação na família é conhecida, o teste pré-natal por exame do gene está disponível. O diagnóstico pré-natal por ensaio da enzima OTC não é prático porque a enzima não é expressa na vilosidades coriônicas ou nas células do líquido amniótico.

QUESTÕES PARA DISCUSSÃO EM PEQUENOS GRUPOS

1. Discuta a hipótese de Lyon e explique a variabilidade das manifestações da doença em mulheres.
2. Por que a arginina é um aminoácido essencial neste distúrbio? A arginina não é normalmente um aminoácido essencial em humanos.
3. Que acidúrias orgânicas causam hiperamonemia?
4. Quais são algumas das razões a favor e contra a realização de um transplante de fígado para a deficiência da OTC? O transplante de fígado é mais ou menos útil para a deficiência da OTC do que para outros erros inatos do metabolismo?

REFERÊNCIAS

Lichter-Konecki U, Caldovic L, Morizono H, et al. Ornithine transcarbamylase deficiency. Available from: http://www.ncbi.nlm.nih.gov/books/NBK154378/.

CASO 37

DOENÇA DO RIM POLICÍSTICO (Mutações em *PKD1*, MIM 173900 e em *PKD2*, MIM 613095)

Autossômica Dominante

PRINCÍPIOS
- Expressividade variável
- Heterogeneidade genética
- Hipóteses de dois eventos

PRINCIPAIS CARACTERÍSTICAS FENOTÍPICAS
- Idade de início: da infância à idade adulta
- Insuficiência renal progressiva
- Cistos renais e hepáticos
- Aneurismas saculares intracranianos
- Prolapso da válvula mitral
- Divertículos colônicos

HISTÓRIA E EXAME FÍSICO

Há quatro meses, P.J., um homem de 35 anos de idade com uma história de prolapso da válvula mitral, desenvolveu uma dor intermitente entre a pelve e as costelas, na parte lateral. Ele finalmente compareceu à emergência local com dores fortes e hematúria. Um ultrassom renal mostrou nefrolitíase e rins policísticos, compatível com a doença de rim policísticos. Os achados de seu exame físico foram normais, exceto por um sopro sistólico compatível com o prolapso da válvula mitral, hipertensão branda e uma ligeira elevação na concentração de creatinina sérica. Seu pai e sua irmã tinham morrido devido a aneurismas intracranianos rotos, e o filho de P.J. morreu quando tinha um ano de idade devido à doença do rim policístico. Na época da morte do filho, os médicos sugeriram que J.P. e sua mulher deveriam ser submetidos a uma avaliação para saber se um dos dois tinham a doença do rim policístico; no entanto, os pais decidiram não fazer a avaliação devido à culpa e ao luto pela morte do filho. P.J. foi internado para o tratamento de sua nefrolitíase. Durante esta internação, os nefrologistas disseram a P.J. que ele tinha a doença do rim policístico autossômica dominante.

BASES

Etiologia e Incidência da Doença

A doença do rim policístico autossômica dominante (ADPKD, MIM 173900) é geneticamente heterogênea. Aproximadamente 85% dos pacientes têm ADPKD1 causada por mutação no gene *PKD1*; dentre os demais pacientes, a maior parte tem a ADPKD2 (MIM 613095) devido a mutações em *PKD2*. Poucas famílias não mostraram ligação a nenhum deste *loci*, sugerindo que há no mínimo um *locus* adicional, ainda não identificado.

A ADPKD é um dos distúrbios genéticos mais comuns e tem uma prevalência de 1 em 300 a 1 em 1.000 em todos os grupos étnicos estudados. Nos Estados Unidos, esta doença responde por 8% a 10% das doenças renais terminais.

Patogenia

O *PKD1* codifica a policistina 1, uma proteína tipo receptor transmembrana de função desconhecida. O *PKD2* codifica a policistina 2, uma proteína integral da membrana com homologia aos canais α_1 de sódio e cálcio ativados por voltagem. A policistina 1 e a policistina 2 interagem como parte de um complexo heteromultimérico.

A formação do cisto na ADPKD parece seguir um mecanismo de "dois eventos" de modo semelhante ao observado com os genes supressores de tumor e neoplasia (Capítulo 15); ou seja, os dois alelos do *PKD1* ou do *PKD2* devem perder a função para os cistos se formarem. A policistina 1 e a policistina 2 contribuem para o fluxo do fluído através do cílio primário no epitélio renal da mesma via mecanotransdutora. O mecanismo pelo qual a perda de função da policistina 1 ou da policistina 2 causa a formação do cisto não foi definido, mas envolve a localização incorreta das proteínas de superfície celular que são normalmente restritas às superfícies basolaterais ou epiteliais das células tubulares renais em desenvolvimento (Capítulo 14).

Fenótipo e História Natural

A ADPKD pode manifestar-se em qualquer idade, mas os sintomas aparecem mais frequentemente na terceira ou quarta década de vida. Os pacientes apresentam infecções no trato urinário, hematúria, obstrução do trato urinário (coágulos ou nefrolitíase), noctúria, hemorragia do cisto renal ou queixas de dor na altura da costela, efeito do aumento dos rins (Fig. C-37). A hipertensão afeta 20% a 30% das crianças e quase 75% dos adultos com ADPKD. A hipertensão é um efeito secundário da isquemia intra renal e da ativação do sistema renina-angiotensina. Quase metade dos pacientes apresentam insuficiência renal terminal aos 60 anos de idade. A hipertensão, as infecções do trato urinário recorrentes, o sexo masculino, e o início clínico precoce são os pontos mais prognósticos de insuficiência renal precoce. Aproximadamente 43% dos pacientes que apresentam a ADPKD antes ou logo depois do nascimento morrem de insuficiência renal durante o primeiro ano de vida; a insuficiência renal terminal, a hipertensão ou

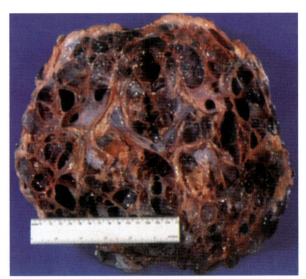

Figura C-37 Corte transversal de um rim de um paciente com a doença do rim policístico autossômica dominante mostrando grandes cistos e destruição amplamente disseminada do parênquima renal normal. *Consulte Fontes e Agradecimentos.*

ambos, se desenvolvem nos sobreviventes por volta dos 30 anos de idade.

A ADPKD mostra variações tanto interfamiliares quanto intrafamiliares na idade de início e na gravidade da doença. Parte da variação interfamiliar é secundária à heterogeneidade de *locus*, uma vez que pacientes com ADPKD2 manifestam a doença de forma mais branda que pacientes com ADPKD1. A variação intrafamiliar parece ser resultado de uma combinação de fatores ambientais e genéticos, pois a variabilidade é mais acentuada entre gerações do que entre irmãos.

Além dos cistos renais, os pacientes com ADPKD desenvolvem cistos hepáticos, pancreáticos, ovarianos e esplênicos, bem como aneurismas intracranianos, prolapso da válvula mitral e divertículos colônicos. Cistos hepáticos são comuns tanto na ADPKD1 quanto na ADPKD2, enquanto os cistos pancreáticos são observados geralmente na ADPKD1. Aneurismas saculares intracranianos se desenvolvem em 5% a 10% dos pacientes com ADPKD; no entanto, nem todos os pacientes têm risco igual de desenvolver aneurismas porque eles exibem agrupamento familiar. Os pacientes com ADPKD têm um risco aumentado de insuficiência valvar aórtica e tricúspide, e aproximadamente 25% deles desenvolvem prolapso da válvula mitral. Os divertículos colônicos são as anomalias extrarrenal mais comuns. Os divertículos, quando associados com a ADPKD, têm mais chances de perfurar do que os observados na população em geral.

Tratamento

Em geral, a ADPKD é diagnosticada pela história familiar e por meio de ultrassom. A possibilidade de detecção de cistos renais pelo exame de ultrassom aumenta com a idade, de modo que 80% a 90% dos pacientes têm cistos detectáveis por volta dos 20 anos de idade, e quase 100% por volta dos 30 anos de idade. Se necessário para o diagnóstico pré-natal ou para a identificação de um doador de rim aparentado, o diagnóstico pode ser confirmado pela detecção de mutação na maioria das famílias.

O controle e o tratamento de pacientes com ADPKD enfocam o retardo da progressão da doença renal e a minimização dos sintomas. A hipertensão e as infecções do trato urinário são tratadas agressivamente para preservar a função renal. A dor resultante da massa provocada pelo aumento dos rins é controlada por meio de drenagem e esclerose dos cistos.

RISCO DE HERANÇA

Aproximadamente 90% dos pacientes têm história familiar de ADPKD, somente 10% da ADPKD resultam de mutações *de novo* em *PKD1* ou *PKD2*. Pais com ADPKD têm um risco de 50% de ter um filhos afetado em cada gravidez. Se os pais já tiverem tido um filho com início da doença ainda no útero, o risco de ter outro filho gravemente afetado é de aproximadamente 25%. Em geral, no entanto, a gravidade da doença não pode ser prevista devido à sua expressividade variável. Para as famílias, nas quais a mutação é conhecida, o risco de recorrência pode ser modificado pela análise do DNA fetal.

Irmãos e pais de pacientes com ADPKD também têm um risco aumentado de ter a doença. A ultrassonografia renal é o método recomendado para a triagem dos membros da família.

QUESTÕES PARA DISCUSSÃO EM PEQUENOS GRUPOS

1. Compare o mecanismo molecular do desenvolvimento de cisto na ADPKD com o desenvolvimento de neurofibromas na neurofibromatose tipo 1.
2. Muitas doenças mendelianas têm expressividade variável que pode ocorrer em função de *loci* modificadores. Como se identificam esse *loci*?
3. Por que a ADPKD está frequentemente associada com a esclerose tuberose? Como isto poderia ilustrar um síndrome de deleção de genes contíguos?
4. Como a ADPKD pode ser distinguida da doença do rim policístico autossômica recessiva?
5. A análise de ligação em famílias que segregam a ADPKD requer a participação de membros da família, além do próprio paciente. O que deve ser feito se indivíduos cruciais para o estudo não quiserem participar?

REFERÊNCIAS

Chang MY, Ong AC: New treatments for autosomal dominant polycystic kidney disease, *Br J Clin Pharmacol* 76:524-535, 2013.

Eccles MR, Stayner CA: Polycystic kidney disease—where gene dosage counts, *F1000Prime Rep* 6:24, 2014.

Harris PC, Torres VE: Polycystic kidney disease, autosomal dominant. Available from: http://www.ncbi.nlm.nih.gov/books/NBK1246/.

CASO 38

SÍNDROME DE PRADER-WILLI
(Ausência de 15q11-q13 de Origem Paterna, MIM 176270)

Deleção Cromossômica, Dissomia Uniparental

PRINCÍPIOS

- *Imprinting*
- Dissomia uniparental
- Microdeleção
- Recombinação entre sequências repetidas de DNA

PRINCIPAIS CARACTERÍSTICAS FENOTÍPICAS

- Idade de início: infância
- Dificuldade de alimentação na lactância
- Hiperfagia e obesidade
- Hipotonia
- Prejuízo cognitivo
- Esterilidade
- Dismorfismo

HISTÓRIA E EXAME FÍSICO

J.T. nasceu na 38ª semana de gestação após uma gravidez e parto sem complicações. Ele foi o segundo filho de pais não consanguíneos. Logo após o nascimento, seus pais e as enfermeiras observaram que ele estava hipotônico e se alimentava pouco. Seus pais e a irmã mais velha gozavam de boa saúde; ele não tinha uma história familiar de distúrbios neuromusculares, de desenvolvimento, genético ou de alimentação. A revisão dos registros médicos não revelou uma história de convulsão manifesta, danos hipóxicos, infecção, anomalias cardíacas ou anomalias de glicose ou de eletrólitos sanguíneos. Ao exame, J.T. não tinha angústia respiratória ou características dismórficas, exceto por uma bolsa escrotal hipoplásica e criptorquidia; seu peso e comprimento eram adequados para a idade gestacional; ele era gravemente hipotônico com letargia, choro fraco, reflexos diminuídos e uma sucção fraca. A avaliação subsequente incluiu testes para infecções congênitas e hipotireoidismo congênito, imagens cerebrais por ressonância magnética, dosagem de amônio sanguíneo, aminoácidos plasmáticos e ácidos orgânicos na urina, microarranjo cromossômico e teste de metilação para Prader-Willi/Angelman em 15q11-q13 (Capítulo 6). Os resultados do teste de metilação mostraram um perfil de metilação paterno anormal consistente com a síndrome de Prader-Willi (uma cópia hipermetilada do gene *SNRPN*) e o microarranjo cromossômico revelou uma deleção no cromossomo 15q11-q13. O geneticista explicou aos pais que J.T. tinha síndrome de Prader-Willi. Após muita discussão e consideração, os pais de J.T. decidiram que eles eram incapazes de cuidar de uma criança incapacitada e o entregaram para a adoção.

BASES

Etiologia e Incidência da Doença

A síndrome de Prader-Willi (SPW, MIM 176270) é um distúrbio pan-étnico de desenvolvimento causado pela perda de expressão de genes do cromossomo 15q11-q13 de origem paterna. Essa perda de expressão pode surgir por vários mecanismos; aproximadamente 70% dos pacientes têm uma deleção de 15q11-q13, 25% têm dissomia uniparental materna, menos de 5% têm mutações dentro do elemento de controle de *imprinting* e menos

de 1% tem anomalia cromossômica (Capítulo 6). A SPW tem uma incidência de 1 em 10.000 a 1 em 15.00 nativivos.

Patogenia

Muitos genes dentro da região 15q11-q13 são expressos diferencialmente, dependendo de se a região é herdada do pai ou da mãe. Em outras palavras, muitos genes expressos pelo 15q11-q13 paterno não são expressos pelo 15q11-q13 materno, e muitos genes expressos pelo 15q11-q13 materno não são expressos pelo 15q11-q13 paterno. Esse fenômeno de expressão diferencial de um gene que depende de ser herdado do pai ou da mãe é conhecido como *imprinting* (Capítulos 3 e 6). A manutenção correta de genes imprintados requer a remoção do *imprint* na passagem pela linhagem germinativa; ou seja, os *imprints* são desligados nas células gonadais e os *imprints* maternos são então ativados nas células dos ovócitos, enquanto os *imprints* paternos são ativados nos espermatozoides. A remoção do *imprinting* na passagem pela linhagem germinativa é regulada por um elemento de controle de *imprinting* e refletida por alterações epigenéticas na metilação do DNA e na cromatina que regulam a expressão gênica.

A deleção de 15q11-q13 durante a meiose masculina origina crianças com SPW porque as crianças formadas a partir de um espermatozoide com a deleção perderão genes que são ativos somente no 15q11-q13 de origem paterna. O mecanismo subjacente desta deleção recorrente é uma recombinação incorreta entre sequências repetidas com baixo número de cópias flanqueando o intervalo da deleção (Capítulo 6). Menos comumente, a herança de uma deleção envolvendo esta região ocorre se um paciente herda um cariótipo desbalanceado de um dos pais que possui uma translocação balanceada.

A falha na mudança de *imprints* maternos para paternos durante a meiose masculina dá origem a crianças com SPW porque as crianças formadas de um espermatozoide com um 15q11-q13 maternalmente imprintado não serão capazes de expressar genes ativos somente no 15q11-q13 paternalmente imprintado. A falha de *imprinting* surge de mutações dentro do elemento de controle do *imprinting*.

A dissomia uniparental materna também origina SPW porque a criança tem dois cromossomos 15 maternos e nenhum cromossomo 15 paterno. Acredita-se que a dissomia uniparental se desenvolve secundariamente ao resgate da trissomia, ou seja, a perda do cromossomo 15 paterno pelo concepto com trissomia do cromossomo 15 secundária à não disjunção materna.

A despeito das observações de que a perda de 15q11-q13 paterno imprintado origina SPW e a despeito da identificação de muitos genes imprintados dentro desta região, a causa precisa da SPW é até agora desconhecida. Ainda não foi demonstrado que a SPW resulta da mutação de nenhum gene específico.

Fenótipo e História Natural

No início da lactância, a SPW é caracterizada pela hipotonia grave, dificuldades de alimentação e hipogonadismo com criporquidia. A hipotonia melhora com o tempo, embora os adultos ainda se mantenham levemente hipotônicos. O hipogonadismo, que é de origem hipotalâmica, não melhora com o tempo e geralmente causa desenvolvimento puberal atrasado e incompleto, assim como infertilidade. As dificuldades de alimentação geralmente se resolvem no primeiro ano de vida

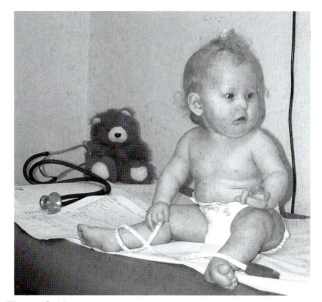

Figura C-38 Uma menina de 12 meses de idade com síndrome de Prader-Willi. Observe sua cor clara, diâmetro bifrontal estreito, olhos amendoados e a boca arqueada para baixo. A hiperfagia, com a obesidade central resultante, geralmente não começa até os 2 a 6 anos de idade. *Consulte Fontes e Agradecimentos.*

e entre 1 e 6 anos o paciente desenvolve hiperfagia extrema e comportamento de busca por alimento (estocar, pilhar, furtar). Esse comportamento e uma taxa metabólica baixa causam uma obesidade acentuada. A obesidade é a principal causa de morbidade, principalmente devido à doença cardiopulmonar e diabetes mellitus não insulino-dependente (tipo 2). A longevidade pode ser próxima do normal se a obesidade for evitada.

A maioria das crianças com SPW tem deficiência motora e do desenvolvimento da linguagem, assim como deficiência intelectual leve (QI médio de 60 a 80). Apresentam também problemas comportamentais incluindo crises temperamentais, distúrbios obsessivo-compulsivos e baixa adaptação a mudanças de rotina. Estes problemas comportamentais continuam na idade adulta e se tornam incapacitantes. Aproximadamente 5% a 10% dos pacientes desenvolvem também psicoses durante o início da vida adulta.

Outras anomalias associadas com a SPW incluem baixa estatura, escoliose, osteoporose e dismorfismo. As características dismórficas incluem um diâmetro bifrontal estreito, olhos amendoados, boca triangular e pés e mãos pequenos (Fig. C-38). Muitos pacientes apresentam também hipopgmentação dos cabelos, olhos e pele.

Tratamento

Embora a suspeita seja com frequência baseada na história e características físicas, o diagnóstico de SPW é definido pela ausência de um 15q11-q13 paterno imprintado. A perda do *imprint* paterno é detectada pela análise do DNA, mostrando que os genes imprintados têm somente um padrão de metilação materna. Se o estudo do DNA confirma SPW, o aconselhamento genético requer subsequentemente um cariótipo e FISH para 15q11-q13, para determinar se a SPW surgiu da herança de uma translocação cromossômica.

Atualmente, nenhuma medicação está disponível para tratar a hiperfagia; uma dieta de baixa caloria e restritiva e os exercícios continuam sendo os principais meios para controlar a obesidade. A reposição do hormônio do crescimento pode normalizar a altura e melhorar a massa muscular magra. A reposição dos hormônios sexuais promove as características sexuais secundárias, mas frequentemente piora os problemas comportamentais nos homens e aumenta o risco de derrame nas mulheres. O tratamento comportamental e os inibidores da recaptação de serotonina são as terapias mais eficientes disponíveis atualmente para os distúrbios de comportamento. Os pacientes adultos geralmente têm melhor desempenho em abrigos (lares coletivos) e ambientes de trabalho.

RISCO DE HERANÇA

Os risco de SPW recorrente nos próximos filhos está relacionado com a causa molecular. Para defeitos de *imprinting*, o risco pode ser de até 50%, enquanto para a deleção de 15q11-q13 ou dissomia uniparental materna, o risco de recorrência é menor que 1%. O risco de recorrência se um genitor possui uma translocação balanceada depende da natureza da translocação, mas pode ser tão alto como 25%; em contraste, todos os pacientes de SPW relatados com uma translocação desbalanceada tiveram um rearranjo cromossômico *de novo*.

QUESTÕES PARA DISCUSSÃO EM PEQUENOS GRUPOS

1. A síndrome de Angelman também surge de defeitos de *imprinting* em 15q11-q13. Compare e contraste os fenótipos e os mecanismos moleculares causadores da síndrome de Prader-Willi e da síndrome de Angelman.
2. Como o *imprinting* pode explicar os fenótipos associados com a triploidia?
3. A síndrome de Beckwith-Wiedemann e a síndrome de Russell-Silver também parecem ser causadas pela expressão anormal de genes imprintados. Explique.
4. Os genitores de J.T. o entregaram para adoção. A informação genética deveria ter sido dada de maneira diferente? O que é aconselhamento genético não diretivo?

REFERÊNCIAS

Cassidy SB, Schwartz S, Miller JL, et al: Prader-Willi syndrome, *Genet Med* 14:10-26, 2012.

Driscoll DJ, Miller JL, Schwartz S, et al. Prader-Willi syndrome. Available from: http://www.ncbi.nlm.nih.gov/books/NBK1330/.

CASO 39

RETINOBLASTOMA (Mutação em *RB1*, MIM 180200)
Autossômica Dominante

PRINCÍPIOS
- Gene supressor de tumor
- Hipótese de dois eventos
- Mutação somática
- Predisposição ao tumor
- Regulação do ciclo celular
- Expressividade variável

PRINCIPAIS CARACTERÍSTICAS FENOTÍPICAS
- Idade de início: infância
- Leucocoria
- Estrabismo
- Deterioração visual
- Conjuntivite

HISTÓRIA E EXAME FÍSICO

J.V., uma menina de um ano, foi encaminhada por seu pediatra para avaliação de estrabismo direito e leucocoria, um reflexo de uma massa branca dentro do olho dando aparência de pupila branca (Fig. 15-7). Sua mãe relatou que ela desenvolveu esotropia direita progressiva no mês anterior à visita ao pediatra. Ela não reclamava de dor, tumefação ou vermelhidão no olho direito e era saudável nos outros aspectos. Ela tinha pais e uma irmã de quatro meses de idade saudáveis; nenhum outro membro da família havia tido doença ocular. Exceto pela leucocoria e estrabismo, os achados de seu exame físico eram normais. Seu exame oftalmológico definiu um tumor retiniano único com diâmetro de disco 8 surgindo próximo à mácula. A imagem de ressonância magnética da cabeça não mostrou extensão do tumor para fora do globo e nenhuma evidência para um tumor primário independente envolvendo a glândula pineal, o que é referido como doença trilateral. Ela recebeu quimioterapia combinada com irradiação focal. A análise do DNA mostrou que ela teve uma mutação *nonsense* na linhagem germinativa (transição de C para T) em um alelo do seu gene de retinoblastoma (*RB1*).

BASES

Etiologia e Incidência da Doença

O retinoblastoma (MIM 180200) é uma neoplasia embrionária rara de origem retiniana (Fig. C-39) que resulta de mutações germinativas ou somáticas, ou ambas, nos dois alelos do gene *RB1*. Ocorre em todo o mundo com uma incidência de 1 em 18.000 a 30.000.

Patogenia

A proteína do retinoblastoma (Rb) é uma supressora tumoral que desempenha um importante papel na progressão de células proliferativas ao longo do ciclo celular e na saída de células diferenciadas a partir do mesmo. A Rb afeta estas duas funções ao sequestrar outros fatores de transcrição e ao promover a desacetilação de histonas, uma modificação de cromatina associada com o silenciamento gênico.

As mutações de *RB1* associadas ao retinoblastoma ocorrem em toda a região codificante e promotora do gene. As mutações dentro da região de codificação do gene tanto desestabilizam a Rb quanto comprometem sua associação com enzimas necessárias para a desacetilação da histona. As mutações dentro do promotor reduzem a expressão da Rb normal. Ambos os tipos de mutação resultam na perda de Rb funcional.

Uma mutação germinativa de *RB1* é encontrada em 40% dos pacientes com retinoblastoma, mas somente 10% a 15% de todos os pacientes têm uma história familiar de outros membros da família afetados. Mutações em *RB1* incluem anomalias citogenéticas no cromossomo 13q14, substituições de uma só base e pequenas inserções ou deleções. Algumas evidências sugerem que a maioria das mutações germinativas novas surgem do alelo paterno, enquanto mutações somáticas surgem do alelo materno e paterno com igual frequência. Quase metade das mutações ocorre em dinucleotídeos CpG. Após a herança de um alelo, o outro alelo *RB1* deve também perder a função (o segundo "evento" da hipótese de dois eventos; Capítulo 15) para que uma célula se prolifere descontroladamente e se desenvolva em retinoblastoma. A perda do segundo alelo funcional ocorre por uma mutação nova, perda da heterozigose ou hipermetilação de ilhas de CpG do promotor; a deleção ou desenvolvimento de isodissomia ocorrem mais frequentemente, e a hipermetilação do promotor ocorre com menos frequência.

O retinoblastoma geralmente segrega como um distúrbio autossômico dominante com penetrância total, embora algumas famílias tenham sido descritas com penetrância reduzida. As mutações em *RB1* identificadas nestas famílias incluem mutações *missense*, deleções *in-frame* e mutações no promotor. Ao contrário dos alelos *RB1* nulos mais comuns, acredita-se que estas mutações representem alelos com alguma função residual.

Fenótipo e História Natural

Os pacientes com retinoblastoma bilateral geralmente o apresentam durante o primeiro ano de vida, enquanto aqueles com doença unilateral a apresentam um pouco mais tarde, com maior incidência entre 24 e 30 meses. Aproximadamente 70% dos pacientes têm retinoblastoma unilateral e 30% bilateral. Todos os pacientes com a doença bilateral têm mutações germinativas

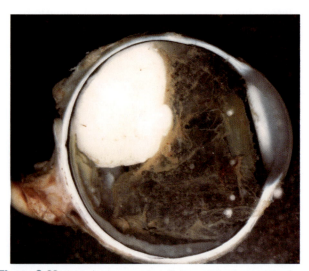

Figura C-39 Corte transversal na linha média de um olho enucleado de um paciente com retinoblastoma. Observe o grande tumor primário no terço posterior do globo e alguns pontos vítreos brancos. (A descoloração marrom do vítreo é um artefato de fixação). *Consulte Fontes e Agradecimentos.*

CASO 39 — RETINOBLASTOMA 469

em *RB1*, mas nem todos os pacientes com mutações germinativas desenvolvem a doença bilateral. A doença é diagnosticada antes dos cinco anos de idade em 80% a 95% dos pacientes. O retinoblastoma é uniformemente fatal se não tratado; com terapia apropriada, entretanto, mais de 80% a 90% dos pacientes ficam livres da doença cinco anos após o diagnóstico.

Como se poderia esperar de uma mutação de um regulador-chave do ciclo celular, os pacientes com mutações germinativas em *RB1* têm risco acentuadamente maior de neoplasias secundárias; esse risco é aumentado por fatores ambientais, como o tratamento do retinoblastoma inicial com radioterapia. As neoplasias secundárias mais comuns são os osteossarcomas, sarcomas de tecidos mole e melanomas. Não existe aumento de malignidade nas neoplasias secundárias com retinoblastomas não hereditário.

Tratamento

A detecção precoce e o tratamento são essenciais para um resultado ótimo. Os objetivos da terapia são curar a doença e preservar o máximo possível da visão. O tratamento é ajustado ao tamanho do tumor e ao envolvimento dos tecidos adjacentes. As opções de tratamento para retinoblastoma intraocular incluem enucleação, vários modos de radioterapia, crioterapia, fotocoagulação e quimioterapia, incluindo infusão arterial direta.

Se a doença for unilateral na época da apresentação do paciente, ele precisará de exames frequentes para detectar qualquer novo retinoblastoma no olho não afetado, pois 30% dos casos aparentemente esporádicos são causados pela herança de uma mutação germinativa. Estes exames frequentes geralmente continuam até pelo menos os sete anos de idade.

Para direcionar o acompanhamento de modo eficiente, os pacientes devem se submeter a testes moleculares para identificar mutações no gene *RB1*. O ideal é que uma amostra do tumor seja examinada primeiramente, e então outro tecido, como o sangue, é analisado para determinar se uma das mutações é uma mutação germinativa. Se não houver nenhuma mutação germinativa, o paciente não necessita de um acompanhamento tão frequentemente.

RISCO DE HERANÇA

Se um paciente teve um retinoblastoma bilateral e, portanto, provavelmente é portador de uma mutação germinativa, o risco empírico de um filho afetado é de 45%; isto reflete a alta probabilidade de uma segunda mutação somática ("evento") no segundo alelo de *RB1* da criança. Por outro lado, se o pai teve a doença unilateralmente, o risco empírico de um filho afetado é de 7% a 15%; isto reflete a proporção relativa da mutação germinativa contra mutações somáticas em pacientes com a doença unilateral. Quase 90% das crianças que desenvolvem retinoblastoma correspondem ao primeiro indivíduo afetado em suas famílias. É interessante observar que 1% de pais não afetados de um filho afetado possui, no exame de retina, a evidência de um retinoblastoma resolvido espontaneamente; para estas famílias, entretanto, o risco de um filho afetado é de 45%. Exceto pela rara situação na qual um dos pais seja portador não penetrante de *RB1*, as famílias em que nenhum dos pais tem retinoblastoma têm risco de recorrência equivalente ao da população em geral.

QUESTÕES PARA DISCUSSÃO EM PEQUENOS GRUPOS

1. Que outras doenças se desenvolvem como resultado de uma alta frequência de mutações nos dinucleotídeos CpG? Qual é o mecanismo da mutação nos dinucleotídeos CpG? O que pode explicar a frequência aumentada das mutações nos dinucleotídeos CpG com o aumento da idade paterna?
2. Compare e contraste o tipo e a frequência de tumores observados na síndrome de Li-Fraumeni com aqueles observados no retinoblastoma. Ambos, Rb e p53, são supressores de tumor; por que as mutações em *TP53* estão associadas com um fenótipo diferente das mutações em *RB1*?
3. Discuta quatro doenças que surgem como resultado de mutações somáticas. A recombinação cromossômica, perda de heterozigose, amplificação gênica e acúmulo de mutações de ponto devem ser ilustrados com exemplos.
4. Tanto o SRY (Capítulo 6) quanto o Rb regulam o desenvolvimento modulando a expressão gênica por meio da modificação da estrutura da cromatina. Compare e contraste os dois diferentes mecanismos que cada um usa para modificar a estrutura da cromatina.

REFERÊNCIAS

Retinoblastoma. Available from: http://www.ncbi.nlm.nih.gov/books/NBK1452/.
Villegas VM, Hess DJ, Wildner A, et al: Retinoblastoma, *Curr Opin Ophthalmol* 24:581-588, 2013.

CASO 40

SÍNDROME DE RETT (Mutações em *MEPC2*, MIM 312750)

Ligada ao X Dominante

PRINCÍPIOS

- Mutações de perda de função
- Expressividade variável
- Fenótipo dependente do sexo

PRINCIPAIS CARACTERÍSTICAS FENOTÍPICAS

- Idade de início: neonatal ou primeira infância
- Microcefalia adquirida
- Regressão no desenvolvimento neurológico
- Movimentos repetitivos estereotipados das mãos

HISTÓRIA E EXAME FÍSICO

P.J. teve crescimento e desenvolvimento normais até os 18 meses de idade. Aos 24 meses, ela começou a apresentar desaceleração do crescimento da cabeça e perda progressiva das habilidades motora e de linguagem. Ela teve perda de movimentos voluntários das mãos e desenvolveu a contração repetitiva das mãos em torno dos 30 meses. Apresentou também microcefalia leve, ataxia troncular, marcha apráxica e linguagem receptiva e expressiva gravemente prejudicada. Nenhum outro membro da família tinha doenças neurológicas. Como base nestes achados, o neurologista sugeriu que P.J. tinha síndrome de Rett. O médico explicou que a síndrome de Rett é resultante de mutações no gene da proteína de ligação ao metil-CpG (*MECP2*) na maioria dos pacientes, e que um teste para esta mutação poderia ajudar na confirmação do diagnóstico. O teste subsequente do DNA de P.J. identificou uma mutação heterozigota em *MECP2*; ela tinha a transição 763C>T, que causa Arg255Ter. Nenhum dos genitores era portador da mutação.

BASES

Etiologia e Incidência da Doença

A síndrome de Rett (MIM 312750) é um distúrbio pan-étnico ligado ao X com prevalência feminina de 1 em 10.000 a 15.000. Ela é causada por mutações de perda de função no gene *MECP2*. Com o advento da tecnologia de hibridização genômica comparativa (*array* CGH), foram encontrados homens com duplicações do cromossomo X na região de *MECP2*; esses homens geralmente têm deficiência intelectual severa. Homens com uma mutação em *MECP2* e 47,XXY também pode ter a síndrome de Rett com um fenótipo semelhante às mulheres. Dois outros genes, *CDKL5* e *FOXG1*, podem levar a fenótipos parecidos com a síndrome de Rett. O *CDKL5* é um gene ligado ao X que codifica uma serina/treonina quinase que regula a proliferação e a diferenciação neuronal, e mutações neste gene causam microcefalia, convulsões e deficiência intelectual severa. Mutações no *FOXG1* causam uma doença autossômica dominante, com características semelhantes, incluindo anomalias cerebrais, tais como oligogiria e defeitos no corpo caloso.

Patogenia

O *MECP2* codifica uma proteína nuclear que se liga ao DNA metilado e recruta histona desacetilases para regiões de DNA metilado. A função precisa de MeCP2 ainda não foi completamente definida, mas existe a hipótese de mediar o silenciamento transicional e a regulação epigenética de genes nestas regiões de DNA metilado. Do mesmo modo, a disfunção ou perda de MeCP2, como observada na síndrome de Rett, deveria previsivelmente causar ativação inapropriada de genes-alvo.

Os cérebros dos pacientes com síndrome de Rett são pequenos e têm atrofia cortical e cerebelar sem perda neuronal; a síndrome de Rett não é, portanto, uma doença neurodegenerativa típica. Na maior parte do córtex e do hipocampo, os neurônios de pacientes com a síndrome de Rett são menores e mais densamente comprimidos do que o normal e têm um padrão de ramificação dendrítica simplificado. Essas observações sugerem que a MeCP2 é importante para o estabelecimento e manutenção das interações neuronais, mais do que para proliferação do precursor neuronal ou determinação neuronal.

Fenótipo e História Natural

A síndrome de Rett clássica é um distúrbio do desenvolvimento neurológico progressivo que ocorre quase que exclusivamente em meninas (Fig. C-40). Após um desenvolvimento aparentemente normal até 6 a 18 meses de idade, as pacientes entram num curto período de lentidão e estagnação do desenvolvimento, com desaceleração do crescimento da cabeça. Subsequentemente, elas perdem rapidamente a fala e as habilidades motoras já adquiridas, particularmente o uso voluntário das mãos. Com a progressão continuada da doença, elas desenvolvem movimentos estereotipados das mãos, irregularidade respiratória, ataxia e convulsão. Após um breve período de pseudoestabilização, geralmente durante os anos entre a pré-escola e os primeiros anos na escola, as pacientes deterioram até se tornarem gravemente retardadas mentalmente e desenvolvem espasticidade progressiva, rigidez e escoliose. As pacientes geralmente vivem até a idade adulta, mas suas expectativas de vida são curtas, devido a uma incidência aumentada de morte súbita inexplicável.

Além da síndrome de Rett, as mutações em *MECP2* causam uma vasta gama de doenças que afeta meninos e meninas. Entre as meninas, esta faixa se estende de pacientes severamente afetados que nunca aprendem a falar, se virar, sentar ou andar e desenvolvem epilepsia grave, até pacientes levemente afetadas que falam e têm boa função motora grossa, assim como a função das mãos relativamente bem preservada. Entre os meninos, esta faixa de fenótipos abrange a morte intrauterina, encefalopatia congênita, deficiência intelectual com vários sintomas neurológicos e somente uma leve deficiência intelectual.

Tratamento

Suspeitado com base em características clínicas, o diagnóstico de síndrome de Rett geralmente é confirmado pelo teste do DNA; entretanto, atualmente este teste detecta mutações em *MECP2* somente em 80% a 90% do pacientes com síndrome de Rett típica. Os critérios para o diagnóstico clínico dessa síndrome incluem períodos pré-natal e perinatal normais, circunferência da cabeça normal ao nascimento, desenvolvimento relativamente normal até os seis meses de idade, desaceleração do crescimento da cabeça entre os 6 e os 48 meses de idade, perda da habilidade manual adquirida e perda dos movimentos voluntários das mãos entre 5 e 30 meses de idade e o subsequente desenvolvimento de movimentos estereotipados das mãos, linguagem expressiva e receptiva prejudicadas, retardamento psicomotor grave e desenvolvimento de marcha apráxica e ataxia troncular entre 12 e 48 meses de idade.

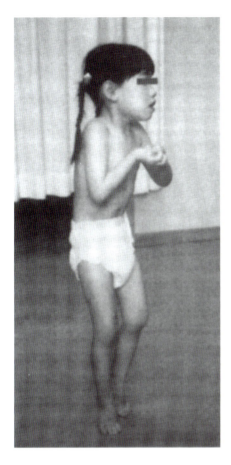 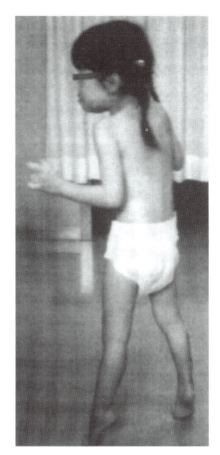

Figura C-40 Uma menina de 5 anos e 3 meses de idade com síndrome de Rett demonstrando o caminhar nas pontas dos pés. *Consulte Fontes e Agradecimentos.*

Atualmente, não existem tratamentos curativos da síndrome de Rett e o tratamento enfoca a terapia sintomática e de apoio. As terapias médicas atuais incluem anticonvulsivantes para as convulsões, inibidores de recaptação da serotonina para a agitação, carbidopa ou levodopa para a rigidez, e melatonina para melhora dos distúrbios do sono. As famílias frequentemente têm problemas com o suporte e o ajuste social e deveriam, portanto, ser proporcionada a elas a oportunidade de interagir com famílias igualmente afetadas por meio de grupos de apoio e encaminhadas para atendimento de acordo com a necessidade.

RISCO DE HERANÇA

Aproximadamente 99% dos casos de síndrome de Rett são esporádicos; a maioria das mutações de *MECP2* é *de novo*, embora em casos raros elas possam ser herdadas de uma mãe não afetada com um desvio na inativação do cromossomo X. Pelo menos 70% das mutações *de novo* surgem na linhagem germinativa paterna.

Se um casal tem uma criança afetada, mas uma mutação em *MECP2*, *CDKL5* ou *FOXG* não é identificada em nenhum dos dois genitores, o risco para os futuros irmãos é baixo, embora seja maior do que entre a população em geral, devido à possibilidade de mosaicismo germinativo não detectado. Ao contrário, se uma mãe é portadora de uma mutação causadora da doença, cada filho ou filha tem 50% de risco de herdar a mutação. Entretanto, a fraca correlação genótipo-fenótipo entre pacientes com mutações em *MECP2* geralmente impede uma previsão de um feto feminino com uma mutação em *MECP2* desenvolverá a síndrome de Rett clássica ou outra doença associada a *MECP2*; da mesma forma, a identificação de uma mutação em *MECP2* em um feto masculino não prognostica morte intrauterina, o desenvolvimento de encefalopatia congênita ou outra doença associada ao *MECP2*.

QUESTÕES PARA DISCUSSÃO EM PEQUENOS GRUPOS

1. O *MECP2* está no cromossomo X. Discuta como isso afetaria a variabilidade fenotípica observada entre meninas com mutações em *MECP2*. Discuta como isto poderia contribuir para o número reduzido de meninos com mutações em *MECP2* e as diferenças na gravidade da doença observada entre meninos e meninas.
2. Dado que a MeCP2 é uma mediadora epigenética da expressão gênica, discuta os possíveis mecanismos moleculares pelos quais o perfil genético, o ambiente e os fatores estocásticos poderiam causar a variabilidade fenotípica observada entre meninos com mutações em *MECP2*.
3. A síndrome de Rett é um distúrbio de desenvolvimento sem degeneração neurológica. Por que a ausência de degeneração neurológica faria esta doença mais receptiva ao tratamento do que a doença de Alzheimer ou a doença de Parkinson? Por que é menos tratável? Neste contexto, discuta também os mecanismos moleculares possíveis para a regressão do desenvolvimento neurológico observada na síndrome de Rett.
4. O que define uma doença, a mutação molecular ou o fenótipo clínico?

REFERÊNCIAS

Ausio J, Paz AM, Esteller M: MeCP2: the long trip from a chromatin protein to neurological disorders, *Trends Mol Med* 20(9):487-498, 2014.

Christodoulou J, Ho G: *MECP2*-related disorders. Available from: http://www.ncbi.nlm.nih.gov/books/NBK1497/.

Neul JL: The relationship of Rett syndrome and MeCP2 disorders to autism, *Dialogues, Clin Neurosci* 14:253-262, 2012.

CASO 41

DISTÚRBIO DO DESENVOLVIMENTO SEXUAL
(Homem 46,XX) (Translocação do SRY, MIM 400045)
Ligado ao Y ou Cromossômico

PRINCÍPIOS

- Distúrbio do desenvolvimento sexual
- Gene regulador do desenvolvimento
- Regiões pseudoautossômicas dos cromossomos X e Y
- Recombinação ilegítima
- Penetrância incompleta
- *Loci* de fertilidade

PRINCIPAIS CARACTERÍSTICAS FENOTÍPICAS

- Idade de início: pré-natal
- Esterilidade
- Características sexuais secundárias reduzidas
- Genitália não ambígua incompatível com sexo cromossômico

HISTÓRIA E EXAME FÍSICO

A Sra. R., uma executiva de 37 anos de idade, estava grávida de seu primeiro filho. Devido ao seu risco relacionado com a idade de ter uma criança com uma anomalia cromossômica, ela optou por uma amniocentese para avaliar o cariótipo fetal; o cariótipo foi normal, 46,XX. Entretanto, na 18ª semana de gestação um ultrassom revelou um feto masculino normal; um ultrassom detalhado subsequente confirmou o sexo masculino. A Sra. R. tinha boa saúde antes e durante a gestação, sem nenhuma infecção ou exposição a drogas durante a gestação. Nem ela nem seu marido tinham uma história familiar de genitália ambígua, esterilidade ou anomalias congênitas. A reavaliação da análise cromossômica confirmou o cariótipo normal 46,XX, mas a hibridização *in situ* por fluorescência identificou um sinal do gene da região Y determinante do sexo (*SRY*) em um cromossomo X (Fig. C-41). Com 38 semanas de gestação, a Sra. R. teve um parto normal espontâneo de uma criança do sexo masculino fenotipicamente normal.

BASES

Etiologia e Incidência da Doença

Os distúrbios do desenvolvimento sexual (DDSs) são pan-étnicos e geneticamente heterogêneos. Em pacientes com disgenesia gonadal completa, mutações de ponto, deleções ou translocações de *SRY* são as causas mais comuns desses distúrbios (Capítulo 6). Aproximadamente 80% dos homens 46,XX com disgenesia gonadal completa têm mutação ou deleção do gene *SRY*. A incidência de homens 46,XX com DDS testicular e mulheres 46,XY com disgenesia gonadal completa é de cerca de 1 em cada 20.000.

Patogenia

A SRY é uma proteína de ligação ao DNA que altera a estrutura da cromatina ao helicoidizar o DNA. Estas propriedades de ligação e de helicoidização do DNA sugerem que a SRY regula a expressão gênica. Durante o desenvolvimento humano normal, a SRY é necessária para a formação da genitália masculina, e sua ausência é o que permite a formação da genitália feminina. O mecanismo preciso através do qual a SRY afeta o desenvolvimento da genitália masculina é indefinido, embora algumas observações sugiram que a SRY, juntamente com outros fatores de transcrição relacionados codificados por genes autossômicos ou ligados ao X, sejam parte de uma rede criticamente equilibrada de repressores e ativadores das vias de desenvolvimento que levam ao desenvolvimento de testículos ou ovários normais (Capítulo 6).

As mutações em *SRY* identificadas em mulheres com cariótipo 46,XY causam a perda de função de SRY. Aproximadamente 10% de mulheres XY têm uma deleção de *SRY* (mulheres XY SRY⁻ [MIM 400044]), e outras 10% têm mutações de ponto dentro do *SRY*. Essas mutações de ponto em *SRY* prejudicam tanto a ligação ao DNA quanto a helicoidização deste.

A alteração de *SRY* observada em homens com cariótipo 46,XX é uma translocação de *SRY* do Yp para Xp (homens XX SRY⁺ [MIM 400045]; Fig. C-41). Durante a meiose masculina, um *crossing over* obrigatório ocorre entre as regiões pseudoautossômicas de Xp e Yp; esta recombinação assegura a segregação adequada dos cromossomos e mantém a identidade das sequências entre as regiões pseudoautossômicas de X e Y. Ocasionalmente, entretanto, ocorre recombinação centromérica à região pseudoautossômica, resultando na transferência de sequências específicas de Yp, incluindo *SRY*, para Xp (Capítulo 6).

Além do *SRY*, o cromossomo Y contém pelo menos três *loci* (*loci* de fatores azoospérmicos AZFa, AZFb e AZFc) necessários para o desenvolvimento de espermatozoides normais. A ausência destes *loci* explica pelo menos parcialmente a infertilidade de homens com 46,XX e DDS testicular.

O cromossomo X também contém diversos *loci* necessários para a manutenção ovariana e a fertilidade feminina. O desen-

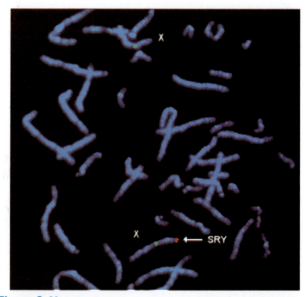

Figura C-41 Hibridização *in situ* por fluorescência (FISH) para a detecção da translocação t(X;Y)(p22.3;p11.2) em um homem XX *SRY*⁺. Os cromossomos são contra corados com DAPI. A sonda para *SRY* é uma mistura de sequências *locus*-específicas (vermelho). Cromossomos X são detectados com sequências que mapeiam o DNA centromérico (verde). Em células normais, o sinal vermelho é observado somente no cromossomo Y. Em células com a translocação t(X;Y)(p22.3;p11.2), um sinal vermelho é observado no cromossomo X anormal e um sinal verde em ambos os cromossomos X. *Consulte Fontes e Agradecimentos.*

CASO 41 — DISTÚRBIO DO DESENVOLVIMENTO SEXUAL

volvimento do ovócito requer um único cromossomo X, mas a manutenção destes ovócitos requer dois cromossomos X. Compatível com essas observações, fetos femininos com 46,XY com disgenesia gonadal completa desenvolvem ovócitos, mas seus folículos ovarianos degeneram ao nascimento ou logo depois. A ausência de um segundo cromossomo X explica, portanto, a infertilidade dessas mulheres (Capítulo 6).

Fenótipo e História Natural

Os homens com 46,XX e DDS testicular têm muitas características da síndrome de Klinefelter (47,XXY), incluindo hipogonadismo, azoospermia, hialunização dos túbulos seminíferos e ginecomastia. Apesar da produção reduzida de testosterona, a maioria dos pacientes entra na puberdade espontaneamente, embora possam precisar de suplementação de testosterona para atingir a virilização total. Em contraste com os pacientes com a síndrome de Klinefelter, a maioria dos homens 46,XX tem estatura normal ou baixa, proporções esqueléticas normais, inteligência normal e poucos problemas psicossociais. Pacientes com uma porção extensa de Yp em um cromossomo X se parecem mais com pacientes com síndrome de Klinefelter.

Mulheres com cariótipo 46,XY têm disgenesia gonadal completa e são mais altas que a média para as mulheres normais. Estas pacientes têm características físicas da síndrome de Turner somente quando a deleção de *SRY* está associada à deleção extensa de Yp. Devido ao fato de estas pacientes possuírem somente vestígios das gônadas, elas não entram na puberdade espontaneamente.

Ao contrário da penetrância completa e da expressividade relativamente uniforme observadas com a translocação ou deleção de *SRY*, as mutações de ponto em *SRY* apresentam tanto penetrância incompleta quanto expressividade variável. Pacientes com mutações de ponto em *SRY* geralmente têm disgenesia gonadal completa, são mais altas que a média para as mulheres normais e não desenvolvem espontaneamente as características sexuais secundárias. Algumas poucas mutações de ponto em *SRY*, entretanto, têm sido associadas tanto a um fenótipo de mulher infértil (disgenesia gonadal completa), quanto com um fenótipo de homem fértil dentro da mesma família.

Tratamento

Em pacientes com disgenesia gonadal completa, o diagnóstico de DDS geralmente surge ou devido à discordância entre o ultrassom e o cariótipo fetais ou devido ao desenvolvimento sexual secundário ausente ou incompleto e infertilidade. A confirmação de que a DDS é secundária a uma anomalia na expressão de *SRY* requer a demonstração da alteração de *SRY* pertinente.

Para homens com 46,XX e DDS testicular, a suplementação androgênica geralmente é eficaz para a virilização, mas o tratamento da azoospermia não é possível atualmente. A administração suplementar de andrógenos não previne a ginecomastia. Os pacientes precisam de tratamento cirúrgico se a ginecomastia se torna suficientemente embaraçosa ou grave.

Para as mulheres 46,XY com disgenesia gonadal completa, a terapia com estrogênio é geralmente iniciada em torno de 14 ou 15 anos de idade para promover o desenvolvimento das características sexuais secundárias. A terapia com progesterona é adicionada ao protocolo para induzir a menstruação tanto na época do primeiro sangramento vaginal quanto no segundo ano da terapia com estrogênio. Além disso, devido ao risco de desenvolvimento de gonadoblastoma, recomenda-se que as gônadas disgênicas sejam removidas assim que o crescimento esquelético se complete.

Como todas as doenças de ambiguidade genital ou de discordância entre o sexo genético e o sexo fenotípico, o tratamento psicossocial e a orientação à família e ao paciente são extremamente importantes. Muitas famílias e pacientes têm dificuldades de entender os dados médicos e fazer os ajustes psicossociais adequados.

RISCO DE HERANÇA

A recombinação ilegítima *de novo* é a causa mais comum de DDSs envolvendo translocação ou mutação de ponto do *SRY*; portanto, a maioria dos casais com um filho afetado tem um baixo risco de recorrência em futuros filhos. Raramente, entretanto, casos aparecem como resultado de herança de uma deleção ou translocação de *SRY* de um pai com uma translocação balanceada entre Xp e Yp. Se o pai for um portador de translocação, todos os filhos serão meninos XX *SRY*[+] ou meninas XY *SRY*[−]. Como esses pacientes são invariavelmente estéreis eles não correm o risco de transmitir o distúrbio.

A maioria das mulheres 46,XY com disgenesia gonadal completa com mutação de ponto em *SRY* tem mutações *de novo*. Os genitores de uma criança afetada, portanto, geralmente têm um baixo risco de recorrência em futuros filhos; contudo, como algumas mutações em *SRY* têm penetrância incompleta, pais férteis normais podem ter mutações em *SRY* que podem ou não causar DDS entre seus filhos XY.

QUESTÕES PARA DISCUSSÃO EM PEQUENOS GRUPOS

1. Mutações de outros genes, tais como *WT1*, *SOX9*, *NR5A1* e *DAX1* podem, também, resultar em DDS. Compare e contraste os fenótipos observados com mutações nestes genes com aqueles observados nas mutações em *SRY*.

2. A associação de mutações de ponto em *SRY* com um fenótipo de mulher infértil e um fenótipo de homem fértil na mesma família sugere ou variação estocástica dependente da atividade reduzida de SRY ou segregação de outro *locus* que interage com *SRY*. Por quê? Como isso poderia ser resolvido?

3. As mutações que afetam a síntese de esteroide ou a resposta ao mesmo estão normalmente associadas à genitália ambígua, enquanto as mutações em *SRY* estão geralmente associadas a genitália que, embora incompatível com o sexo cromossômico, são inequivocamente homens ou mulheres. Discuta as razões para essa generalização.

4. Discuta sexo cromossômico, gonadal, fenotípico e psicológico e a importância de cada um no aconselhamento genético.

REFERÊNCIAS

Ono M, Harley VR: Disorders of sex development: new genes, new concepts, *Nat Rev Endocrinol* 9:79-91, 2013.

Ostrer H: 46,XY disorder of sex development and 46,XY complete gonadal dysgenesis. Available from: http://www.ncbi.nlm.nih.gov/books/NBK1547/.

Ostrer H: Disorders of sex development: an update, *J Clin Endocrin Metab* 99:1503-1509, 2014.

Vilain EJ: 46,XX testicular disorder of sex development. Available from: http://www.ncbi.nlm.nih.gov/books/NBK1416/.

CASO 42

ANEMIA FALCIFORME (Mutação Glu6Val na β-globina, MIM 603903)

Autossômica Recessiva

PRINCÍPIOS

- Vantagem do heterozigoto
- Mutação com propriedade nova
- Composto genético
- Variação étnica nas frequências alélicas

PRINCIPAIS CARACTERÍSTICAS FENOTÍPICAS

- Idade de início: infância
- Anemia
- Infarto
- Asplenia

HISTÓRIA E EXAME FÍSICO

Pela segunda vez em seis meses, um casal caribenho trouxe sua filha de 24 meses de idade, C.W., ao departamento de emergência porque ela não conseguia sustentar seu peso sobre os próprios pés. Não havia história de febre, infecção ou trauma e sua história médica era, quanto aos demais aspectos, normal. Os achados de vista prévia foram normais, exceto por um nível baixo de hemoglobina e o baço levemente aumentado. Os achados no exame físico eram normais, exceto pela ponta do baço palpável e pés inchados. Seus pés eram muito sensíveis à palpação e ela não conseguia ficar de pé. Ambos os genitores tinham irmãos que haviam morrido de infecção na infância, e outros que podiam ter tido anemias falciforme. Diante desta história e da recorrência do inchaço doloroso nos pés, sua médica realizou um teste para anemia falciforme pela eletroforese de hemoglobina. O resultado deste teste documentou a hemoglobina falcêmica. Hb S, em C.W.

BASES

Etiologia e Incidência da Doença

A anemia falciforme (MIM 603903) é um distúrbio autossômico recessivo da hemoglobina, no qual os genes da subunidade β têm uma mutação *missense* que substitui o ácido glutâmico por valina no aminoácido 6. A doença se deve mais comumente à homozigose para a mutação falcêmica, embora a heterozigose composta para o alelo falcêmico e a hemoglobina C ou o alelo da β-talassemia possam também causar anemia falciforme (Capítulo 11). A prevalência da anemia falciforme varia muito entre as populações em proporção à exposição passada e presente à malária (Tabela). A mutação falcêmica parece conferir certa resistência à malária e, portanto, uma vantagem para a sobrevivência de indivíduos heterozigotos para a mutação.

Patogenia

A hemoglobina é composta por quatro subunidades. Duas subunidades α, codificadas por *HBA* no cromossomo 16 e duas subunidades β codificadas pelo gene *HBB* no cromossomo 11 (Capítulo 11). A mutação Glu6Val na β-globina diminui a solubilidade da hemoglobina desoxigenada e a leva a formar uma rede gelatinosa de polímeros fibrosos espessos que distorcem

a hemácia conferindo-lhe uma aparência de foice (Fig. 11-5). Esses eritrócitos falciformes ocluem capilares causando infartos. Inicialmente, a oxigenação leva à solubilização desses polímeros e o eritrócito recupera sua forma normal; entretanto, o afoiçamento e o retorno ao normal, repetidas vezes, levam a células irreversivelmente falcêmicas que são removidas da circulação pelo baço. A taxa de remoção dos eritrócitos da circulação é maior que a capacidade de produção da medula óssea, o que causa a anemia hemolítica.

Como discutido no Capítulo 11, a heterogeneidade alélica é comum na maioria dos distúrbios mendelianos, particularmente quando o alelo mutante causa perda de função. A anemia falciforme é uma exceção importante a esta regra porque uma mutação específica é responsável pelas novas propriedades únicas de Hb S. A Hb C também é menos solúvel que Hb A e tende a se cristalizar nas hemácias, diminuindo sua deformabilidade em capilares e causando hemólise moderada, mas Hb C não forma os polímeros de Hb S em forma de bastão.

Fenótipo e História Natural

Os pacientes com anemia falciforme geralmente apresentam nos primeiros dois anos de vida anemia, atraso no crescimento e desenvolvimento, esplenomegalia, infecções repetidas e dactilite (tumefação dolorosa das mãos ou pés pela oclusão dos capilares nos pequenos ossos, como vista na paciente C.W.; Fig. C-42). Infartos vasoclusivos ocorrem em muitos tecidos, causando derrames, síndrome torácica aguda, necrose papilar renal, autoesplenectomia, úlceras nas pernas, priapismo, necrose óssea asséptica e perda visual. A vaso-oclusão óssea causa "crises" dolorosas e, se não tratada, esses episódios podem persistir por dias ou semanas. A asplenia funcional, a partir do infarto ou de outros fatores pouco compreendidos, aumenta a suscetibilidade a infecções bacterianas, como sepse pneumocócica e osteomielite por *Salmonella osteomyelitis*. A infecção é a maior causa de morte em todas as idades, embora a insuficiência renal progressiva e a insuficiência pulmonar sejam, também, causas comuns de morte na quarta e quinta décadas de vida. Os pacientes têm também um alto risco de desenvolver anemia aplásica com risco de morte após a infecção por parvovírus, pois essa infecção causa uma cessação temporária da produção de eritrócitos.

Os heterozigotos para a mutação (ditos portadores do traço falcêmico) não têm anemia e são geralmente normais clinicamente. Sob condições de hipoxia grave, entretanto, como na subida a altitudes elevadas, os eritrócitos de pacientes com traço falcêmico podem ficar falcêmicos e provocar sintomas

Frequências da Mutação Falcêmica entre Recém-Nascidos na Califórnia

Etnia	Hb SS (Homozigose)	Hb AS (Heterozigose)
Afro-americanos	1/700	1/14
Índios asiáticos	0/1.600	1/700
Hispânicos	1/46.000	1/180
Oriente Médio	0/22.000	1/360
Nativos americanos	1/17.000	1/180
Norte-europeus	1/160.000	1/600
Asiáticos	0/200.000	1/1.300

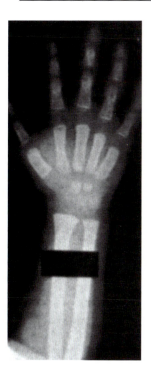
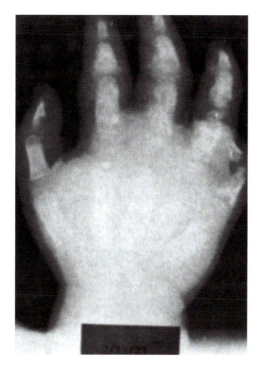

Figura C-42 **Dactilite aguda em uma criança com anemia falciforme.** Radiografias da mão de uma criança (à esquerda) e duas semanas depois (à direita) de um ataque de dactilite. Observe o desenvolvimento de lesões ósseas destrutivas. *Consulte Fontes e Agradecimentos.*

semelhantes aos observados na doença clássica. O risco de rabdomiólise em heterozigotos falciformes aumenta quando em situação de esforço e desidratação extremas.

Tratamento

Em um determinado paciente com anemia falciforme, não existe um prognóstico preciso para a gravidade do curso da doença. Embora a base molecular da doença seja conhecida há mais tempo do que qualquer outro defeito monogênico, o tratamento atual é somente de apoio. Nenhuma terapia que previna ou reverta o processo de afoiçoamento *in vivo* foi identificada. A persistência da hemoglobina fetal melhora enormemente a gravidade da doença. Várias intervenções farmacológicas objetivando um aumento das concentrações de hemoglobina fetal estão sob investigação (Capítulo 13), e a hidroxiureia foi aprovada com esta indicação. Embora a terapia gênica tenha o potencial de melhorar e curar esta doença, a transferência eficiente do gene da β-globina foi alcançada em apenas um paciente (Capítulo 13). O transplante alogênico de medula óssea é o único tratamento disponível atualmente que pode curar a anemia falciforme.

Devido aos 11% de mortalidade por sepse nos primeiros seis meses de vida, a maioria dos estados nos Estados Unidos oferece a triagem de recém-nascidos para a anemia falciforme para iniciar a profilaxia com antibióticos, a qual é mantida até os cinco anos de idade (Capítulo 18).

RISCO DE HERANÇA

Pelo fato de a anemia falciforme ser um distúrbio autossômico recessivo, os futuros irmãos de uma criança afetada têm um risco de 25% de ter anemia falciforme e risco de 50% de ter o traço falcêmico. Com o uso do DNA fetal originado das vilosidades coriônicas ou amniócitos, o diagnóstico pré-natal está disponível por análise molecular da mutação falcêmica.

QUESTÕES PARA DISCUSSÃO EM PEQUENOS GRUPOS

1. Quais são as dificuldades com a terapia gênica para este distúrbio?
2. Cite duas outras doenças que podem ter se tornado prevalentes devido à vantagem de sobrevida do heterozigoto. Qual é a justificativa para a hipótese da vantagem do heterozigoto para estas doenças?
3. Embora seja sempre uma doença grave, a gravidade da anemia falciforme é determinada parcialmente pelo haplótipo no qual a mutação ocorre. Como pode o haplótipo afetar a gravidade da doença?
4. Usando os dados de incidência na Tabela, qual é o risco que uma mulher e um homem afro-americanos não aparentados têm de ter um filho afetado com a anemia falciforme? E com o traço falcêmico?

REFERÊNCIAS

Bender MA, Hobbs W: Sickle cell disease. Available from: http://www.ncbi.nlm.nih.gov/books/NBK1377/.
Kanter J, Kruse-Jarres R: Management of sickle cell disease from childhood through adulthood, *Blood Rev* 27:279-287, 2013.
McGann PT, Nero AC, Ware RE: Current management of sickle cell anemia, *Cold Spring Harb Perspect Med* 3:a011817, 2013.
Serjeant GR: The natural history of sickle cell disease, *Cold Spring Harb Perspect Med* 3:a011783, 2013.

CASO 43

DOENÇA DE TAY-SACHS (Mutação em *HEXA*, MIM 272800)

Autossômica Recessiva

PRINCÍPIOS

- Doença de armazenamento lisossômico
- Variação étnica nas frequências alélicas
- Deriva genética
- Pseudodeficiência
- Triagem populacional

PRINCIPAIS CARACTERÍSTICAS FENOTÍPICAS

- Idade de início: da lactância até a idade adulta
- Neurodegeneração
- Ponto vermelho-cereja na retina
- Psicose

HISTÓRIA E EXAME FÍSICO

R.T. e S.T., um casal de judeus asquenazes, foram encaminhados à clínica para avaliação de seu risco de ter um filho com a doença de Tay-Sachs. S.T. tinha uma irmã que morreu da doença de Tay-Sachs quando criança. R.T. tinha um tio paterno que vivia em uma instituição psiquiátrica, porém ele desconhecia a doença da qual seu tio sofria. Tanto R.T. quanto S.T. haviam se recusado a fazer uma triagem para a condição de portador de Tay-Sachs quando eram adolescentes. O teste enzimático para portador mostrou que ambos apresentavam a atividade da hexosaminidase A extremamente diminuída. Análises moleculares subsequentes para mutações em *HEXA* predominantes em judeus asquenazes confirmaram que S.T. tinha uma mutação causadora da doença, enquanto R.T. possuía apenas um alelo de pseudodeficiência, mas não a mutação causadora da doença.

BASES

Etiologia e Incidência da Doença

A doença de Tay-Sachs (MIM 272800), uma gangliosidose GM_2 infantil, é um distúrbio autossômico recessivo pan-étnico do catabolismo de gangliosídeos, que é causado por uma deficiência da hexosaminidase A (Capítulo 12). Além da doença grave de início na infância, a deficiência da hexosaminidase A causa doenças mais brandas de início juvenil ou na idade adulta.

A incidência da deficiência da hexosaminidase A varia enormemente entre diferentes populações; a incidência da doença de Tay-Sachs varia de 1 em cada 3.600 nascimentos de judeus asquenazes a 1 em cada 360.000 nascimentos de judeus norte-americanos não asquenazes. Os franco-canadenses, os cajuns da Louisiana, e os amish da Pensilvânia possuem uma incidência da doença de Tay-Sachs semelhante à dos judeus asquenazes. A frequência aumentada de portadores nessas quatro populações parece ser resultado de deriva genética, apesar de a vantagem do heterozigoto não poder ser excluída (Capítulo 9).

Patogenia

Gangliosídeos são oligossacarídeos de ceramida presentes em todas as membranas de superfície, porém sendo mais abundantes no cérebro. Os gangliosídeos estão concentrados na superfície de membranas neuronais, particularmente nos terminais axônicos e dendríticos. Eles funcionam como receptores de vários hormônios glicoproteicos e toxinas bacterianas, e estão envolvidos na diferenciação celular e na interação célula-célula.

A hexosaminidase A é uma enzima lisossômica composta de duas subunidades. A subunidade α é codificada pelo gene *HEXA* no cromossomo 15, e a subunidade β é codificada pelo gene *HEXB* no cromossomo 5. Na presença de uma proteína ativadora, a hexosaminidase A remove N-acetilgalactosamina terminal do gangliosídeo GM_2. Mutações na subunidade α da proteína ativadora causam acúmulo de GM_2 no lisossomo, e assim a doença de Tay-Sachs do tipo infantil, juvenil ou adulto. (Mutação na subunidade β causa a doença de Sandhoff [MIM 268800]). O mecanismo pelo qual o acúmulo do gangliosídeo GM_2 causa morte neuronal não foi totalmente definido, apesar de, por analogia com a doença de Gaucher (Capítulo 12), subprodutos tóxicos do gangliosídeo GM_2 poderem causar neuropatias.

O nível de atividade residual da hexosaminidase A se correlaciona inversamente com a gravidade da doença. Pacientes com gangliosidose GM_2 de início infantil possuem dois alelos nulos, ou seja, nenhuma atividade enzimática da hexosaminidase A. Pacientes com as formas de início juvenil ou na idade adulta da gangliosidose GM_2 são normalmente heterozigotos compostos para o alelo *HEXA* nulo e um alelo com baixa atividade residual da hexosaminidase A.

Fenótipo e História Natural

A gangliosidose GM_2 de início infantil é caracterizada por deterioração neuronal, começando dos 3 aos 6 meses de vida, e progredindo até a morte entre os 2 e os 4 anos. O desenvolvimento motor normalmente torna-se estagnado, ou começa a regredir, em torno dos 8 aos 10 meses, e progride para perda dos movimentos voluntários dentro do segundo ano de vida. A perda visual começa no primeiro ano e progride rapidamente; está quase uniformemente associada com um "ponto vermelho-cereja" no exame fundoscópico (Fig. C-43). As convulsões normalmente se iniciam perto do fim do primeiro ano e pioram progressivamente. Deteriorações adicionais no segundo ano de vida resultam em postura descerebrada, dificuldades para deglutir, piora das convulsões e finalmente em um estado vegetativo sem respostas.

A gangliosidose GM_2 de início juvenil se manifesta entre os 2 e os 4 anos, e é caracterizada por deterioração neurológica, começando por ataxia e descoordenação. Ao final da primeira década, a maioria dos pacientes apresenta espasmos e convulsões; por volta dos 10 aos 15 anos, a maioria desenvolve rigidez descerebrada e entra em estado vegetativo com morte geralmente na segunda década. Ocorre perda de visão, porém pode não haver um ponto vermelho-cereja; frequentemente ocorre atrofia óptica e retinite pigmentosa mais tarde no curso da doença.

A gangliosidose GM_2 de início adulto exibe uma marcante variabilidade clínica (distonia progressiva, degeneração espinocerebelar, doença dos neurônios motores ou anormalidades psiquiátricas). Até 40% dos pacientes têm manifestações psiquiátricas progressivas sem demência. A visão é raramente afetada e o exame oftalmológico é geralmente normal.

Tratamento

O diagnóstico da gangliosidose GM_2 baseia-se na demonstração, tanto da atividade ausente ou quase ausente da hexosaminidase A no soro ou nos leucócitos, quanto na atividade

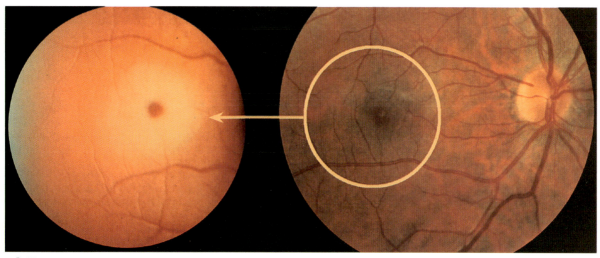

Figura C-43 **Ponto vermelho-cereja na doença de Tay-Sachs.** *Direita*, retina normal. O círculo envolve a mácula, lateral ao nervo óptico. *Esquerda*, mácula de uma criança com doença de Tay-Sachs. O centro vermelho-cereja é a retina normal da fóvea no centro da mácula, que está envolta por retina macular que se tornou branca pelo armazenamento anormal de GM$_2$ nos neurônios da retina. *Consulte Fontes e Agradecimentos.*

normal a elevada da hexosaminidase B. A análise de mutações do gene *HEXA* também pode ser usada para o diagnóstico, mas geralmente fica restrita somente para esclarecer o estado de portador e para testes pré-natais.

A doença de Tay-Sachs é atualmente um distúrbio incurável; portanto, o tratamento é focado no controle dos sintomas e nos cuidados paliativos. Quase todos os pacientes necessitam de tratamento farmacológico de suas convulsões. As manifestações psiquiátricas de pacientes com gangliosidose GM$_2$ de início na idade adulta geralmente não respondem às medicações antipsicóticas e antidepressivas convencionais; o lítio e a terapia eletroconvulsiva são mais eficazes.

RISCO DE HERANÇA

Para casais sem uma história familiar de gangliosidose GM$_2$, o risco empírico de ter um filho afetado pela doença depende da frequência da mesma em seu grupo étnico. Para a maioria dos norte-americanos, o risco empírico de ser um portador é aproximadamente de 1 em cada 250 a 1 em cada 300, enquanto para indivíduos judeus asquenazes o risco empírico de ser portador é de aproximadamente 1 em cada 30. Para casais em que ambos são portadores, o risco de ter uma criança com gangliosidose GM$_2$ é de 25%.

O diagnóstico pré-natal baseia-se na identificação das mutações em *HEXA* ou na deficiência de hexosaminidase em tecido fetal como as vilosidades coriônicas ou os amniócitos. A identificação precisa de fetos afetados por meio da análise de mutações em *HEXA* normalmente requer que as mutações responsáveis pela gangliosidose GM$_2$ em uma família já tenham sido identificadas.

A triagem para portadores nas populações de alto risco e a subsequente prevenção reduziram em quase 90% a incidência da doença de Tay-Sachs entre judeus asquenazes (Capítulos 12 e 18). Essa triagem é tradicionalmente realizada determinando-se a atividade sérica da hexosaminidase A com um substrato artificial. Entretanto, esse ensaio de sensibilidade não consegue distinguir as mutações patológicas das pseudodeficiências (catabolismo reduzido do substrato artificial, mas catabolismo normal do substrato natural); portanto, o estado de portador é geralmente confirmado pela análise molecular de *HEXA*. Dois alelos de pseudodeficiência e mais de 70 mutações patológicas foram identificados no gene *HEXA*. Entre os judeus asquenazes que são positivos na triagem enzimática de portadores, 2% são heterozigotos para um alelo de pseudodeficiência, e 95% a 98% são heterozigotos para 1 de 3 mutações patológicas, duas causando o início na infância, e uma causando o início da gangliosidose GM$_2$ na idade adulta (Capítulo 12). Em contraste, entre norte-americanos não judeus que são positivos pela triagem enzimática de portadores, 35% são heterozigotos para um alelo de pseudodeficiência.

QUESTÕES PARA DISCUSSÃO EM PEQUENOS GRUPOS

1. A triagem de quais doenças é complicada pela "pseudodeficiência"?
2. O que é deriva genética? Quais são as causas da deriva genética? Cite duas outras doenças que exibem deriva genética.
3. A triagem populacional deveria ser instituída para identificar portadores de outras doenças?
4. Que doenças são genocópias da deficiência de hexosaminidase A de início adulto? Considere os distúrbios psiquiátricos e a lipofuccinose ceroide neuronal da deficiência da hexosaminidase A de início adulto. Que doenças são genocópias da deficiência da hexosaminidase A de início infantil? Como você distinguiria entre uma genocópia e uma deficiência de hexosaminidase A?

REFERÊNCIAS

Bley AE, Giannikopoulos OA, Hayden D, et al: Natural history of infantile GM$_2$ gangliosidosis, *Pediatrics* 128:e1233-e1241, 2011.
Kaback MM, Desnick RJ: Hexosaminidase A deficiency. Available from: http://www.ncbi.nlm.nih.gov/books/NBK1218/.

CASO 44

TALASSEMIA (Deficiência de α ou β-globina, MIM 141800 e MIM 613985)

Autossômica Recessiva

PRINCÍPIOS

- Vantagem do heterozigoto
- Variação étnica nas frequências alélicas
- Dosagem gênica
- Heterozigoto composto

PRINCIPAIS CARACTERÍSTICAS FENOTÍPICAS

- Idade de início: Infância
- Anemia microcítica hipocrômica
- Hepatoesplenomegalia
- Hematopoiese extramedular

HISTÓRIA E EXAME FÍSICO

J.Z., uma mulher canadense de 25 anos de idade, apresentou-se ao seu obstetra para cuidados pré-natais rotineiros. Os resultados de seu hemograma completo mostraram uma leve anemia cicrocítica (hemoglobina, 98 g/L; volume corpuscular médio, 75 μm³). Ela era de origem vietnamita, e seu marido, T.Z., era de origem grega. J.Z. não estava ciente de qualquer distúrbio sanguíneo em sua família ou na de T.Z. Entretanto, a eletroforese de hemoglobina (Hb) mostrou uma Hb A_2 ($\alpha_2\delta_2$) e uma Hb F ($\alpha_2\gamma_2$) levemente alteradas, sugerindo que J.Z. tinha o traço da β-talassemia; testes moleculares detectaram uma mutação *nonsense* em um alelo da β-globina, e nenhuma deleção na α-globina. Após encaminhamento para a clínica de genética, o geneticista explicou a J.Z. e T.Z. que seu risco de ter um filho com β-talassemia *major* era de 25%. Após discussão do diagnóstico pré-natal, J.Z. e T.Z. optaram por levar a gestação a termo sem outras investigações.

BASES

Etiologia e Incidência da Doença

As talassemias são anemias autossômicas recessivas causadas pela síntese deficiente da α-globina ou da β-globina. Uma deficiência relativa da α-globina causa a α-talassemia, e uma deficiência relativa da β-globina causa β-talassemia (MIM 613985) (Capítulo 11).

A talassemia é mais comum entre pessoas de descendência mediterrânea, africana, do Oriente Médio, indiana, chinesa ou do sudeste asiático. As talassemias parecem ter evoluído porque elas conferem vantagem ao heterozigoto, proporcionando alguma resistência à malária (Capítulo 9); a prevalência da talassemia em um grupo étnico, portanto, reflete exposições passadas ou presentes de uma população à malária. A prevalência do traço da α-talassemia varia de menos de 0,01% em nativos de áreas onde não há malária como no Reino Unido, Islândia e Japão, a aproximadamente 49% entre nativos de algumas ilhas do sudoeste do Pacífico; a doença de Hb H e hidropsia fetal (Tabela) são restritas ao Mediterrâneo e ao sudeste asiático. A incidência do traço da β-talassemia varia de aproximadamente 1% a 2% entre africanos e afro americanos a 30% em algumas vilas da Sardenha.

Patogenia

A talassemia surge da produção inadequada da hemoglobina e do acúmulo desequilibrado de subunidades de globina.

A produção inadequada de hemoglobina causa hipocromia e microcitose. O acúmulo desequilibrado de globina causa eritropoiese ineficiente e anemia hemolítica. A gravidade da talassemia é proporcional à gravidade do desequilíbrio entre a produção de α-globina e β-globina.

Mais de 200 mutações diferentes foram associadas à talassemia, apesar de apenas poucas mutações contribuírem para a maioria dos casos da doença. A deleção dos genes da α-globina é responsável por 80% a 85% das α-talassemias, e aproximadamente 15 mutações contribuem para mais de 90% das β-talassemias. Estudos moleculares de mutações tanto de α-globina quanto de β-globina sugerem fortemente que as várias mutações surgiram independentemente em diferentes populações, e depois atingiram suas altas frequências por seleção.

Fenótipo e História Natural

As mutações da α-globina são separadas em quatro grupos clínicos que refletem o dano em sua produção (Tabela 11-4).

Os fenótipos observados em uma população refletem a natureza das mutações da α-globina naquela população. Cromossomos com deleções de ambos os genes da α-globina são observados no sudeste asiático e na bacia do Mediterrâneo; portanto, a doença Hb H e a hidropsia fetal geralmente ocorrem nessas populações, e não em africanos, que normalmente possuem cromossomos com deleção de apenas um gene da α-globina em um cromossomo.

As mutações da β-globina também são divididas em grupos clínicos, refletindo o dano à produção de β-globina. O traço da β-talassemia está associado a uma mutação em um alelo da β-globina, e a β-talassemia *major* com mutações em ambos os alelos da β-globina. Em geral, pacientes com o traço da β-talassemia possuem uma leve anemia microcítica hipocrômica, uma leve hiperplasia eritroide da medula óssea, e, ocasionalmente, hepatoesplenomegalia; eles são geralmente assintomáticos. Pacientes com a β-talassemia *major* apresentam anemia hemolítica grave quando a produção pós-natal de Hb F se reduz. A anemia e a eritropoiese ineficaz causam atraso no crescimento, icterícia, hepatoesplenomegalia (eritropoiese extramedular) e expansão da medula óssea (Fig. C-44). Aproximadamente 80% dos pacientes não tratados morrem ao redor dos cinco anos. Pacientes que recebem terapia transfusional isolada morrem antes dos 30, de infecção ou hemocromatose, enquanto pacientes que recebem a terapia transfusional e a terapia de quelação do ferro combinadas normalmente sobrevivem além da terceira década. A sobrecarga de ferro de repetidas transfusões e da absorção intestinal aumentada causa complicações cardíacas, hepáticas e endócrinas.

Tratamento

A triagem inicial para o traço da α ou β-talassemia é feito geralmente por determinação dos índices de eritrócitos. Para pacientes sem anemia por deficiência de ferro, o diagnóstico do traço da β-talassemia é normalmente confirmado pelo achado de níveis aumentados de Hb A_2 ($\alpha_2\delta_2$) e Hb F ($\alpha_2\gamma_2$) (que contém outras cadeias de globina tipo β do grupo da β-globina), ou pela análise de mutações no DNA, ou por ambos. Em contraste, o traço de α-talassemia não está associado à Hb A_2 ou Hb F, e é confirmado por análise de mutações do DNA ou demonstração de uma alta relação β-globina/α-globina.

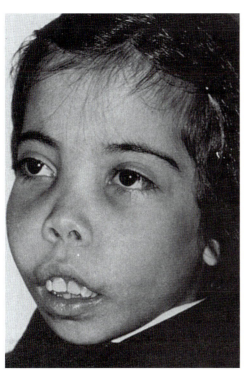

Figura C-44 A aparência facial de uma criança com β-talassemia não tratada. Observe os ossos malares proeminentes e a protusão da mandíbula superior, que resulta da expansão da cavidade medular nos ossos do crânio e da face. *Consulte Fontes e Agradecimentos.*

O tratamento de doença da Hb H é essencialmente de apoio. A terapia inclui suplementação de folato, evitar fármacos oxidantes e ferro, pronto tratamento de infecções e transfusões criteriosas. A esplenectomia raramente é necessária.

O tratamento da β-talassemia inclui transfusões sanguíneas, quelação do ferro, pronto tratamento de infecções e quase sempre, esplenectomia. O transplante de medula óssea é a única cura disponível atualmente. Estão sendo feitos ensaios clínicos de fármacos que aumentarão a expressão da hemoglobina fetal, o que deve amenizar a β-talassemia (mas não a α-talassemia) (Capítulo 13).

RISCO DE HERANÇA

Se cada um dos pais possui o traço da β-talassemia, o casal tem 25% de risco de ter um filho com a β-talassemia *major*, e um risco de 50% de ter um filho com o traço da β-talassemia.

Se um dos pais possui o traço da β-talassemia, e o outro uma triplicação do gene da α-globina, esse casal também tem um risco de 25% de ter uma criança com β-talassemia *major*.

Para pais com traço da α-talassemia, seu risco de ter um filho com a doença Hb H ou hidropsia fetal depende da natureza de suas mutações na α-globina. Pais com traço da α-talassemia podem ter genótipo $-\alpha/-\alpha$, ou genótipo $--/\alpha\alpha$; portanto, dependendo do seu genótipo, todos os seus filhos terão o traço da α-talassemia ($-\alpha/-\alpha$), ou eles poderão ter um risco de 25% de ter um filho com a doença de Hb H ($-\alpha/--$) ou hidropsia fetal ($--/--$).

Tanto para a α-talassemia quanto para a β-talassemia, o diagnóstico pré-natal é possível por análise molecular do DNA fetal das vilosidades coriônicas ou dos amniócitos. O diagnóstico molecular pré-natal da talassemia é mais eficiente, caso as mutações já tenham sido identificadas nos pais portadores. O diagnóstico pré-implantação foi conseguido, mas é necessário ter conhecimento das mutações esperadas.

QUESTÕES PARA DISCUSSÃO EM PEQUENOS GRUPOS

1. Um pai possui o genótipo $\alpha\alpha\alpha/\alpha-$, β/β e a mãe $\alpha\alpha/\alpha\alpha$, β/ $-$. Se o filho deles possuir o genótipo $\alpha-/\alpha\alpha$, β/ $-$, qual seria o fenótipo mais provável? Por quê? Se o genótipo da criança for $\alpha\alpha\alpha/\alpha\alpha$, β/ $-$, qual seria o fenótipo mais provável? Por quê?
2. Quais são os mecanismos moleculares de deleção do gene da α-globina? E de uma triplicação do gene da α-globina?
3. Como a expressão de γ-globina protege contra a β-talassemia?
4. Descreva a triagem de portadores da talassemia. A que grupo étnicos deveria ser aplicada essa triagem? Indivíduos de grupos étnicos classicamente de baixo risco deveriam ser testados, caso seu parceiro possua traço da α ou β-talassemia? Considere a miscigenação de populações.
5. A α-talassemia é o distúrbio monogênico mais comum no mundo. Três mecanismos podem aumentar a frequência de uma mutação em uma população: seleção, deriva genética e efeitos fundadores. Descreva cada mecanismo e a razão pela qual a seleção provavelmente responde pela alta frequência da α-talassemia.

REFERÊNCIAS

Cao A, Galanello R, Origa R: Beta-talassemia. Available from: http://www.ncbi.nlm.nih.gov/books/NBK1426/.
Cao A, Kan YW: The prevention of talassemia, *Cold Spring Harbor Perspect Med* 3:a011775, 2013.
Origa R, Moi P, Galanello R, et al. Alpha-talassemia. Available from: http://www.ncbi.nlm.nih.gov/books/NBK1435/.

CASO 45

DEFICIÊNCIA DE TIOPURINA S-METILTRANSFERASE
(Polimorfismos em *TPMT*, MIM 610460)

Autossômica Semidominante

PRINCÍPIOS

- Farmacogenética
- Medicina personalizada
- Quimioterapia para câncer e imunossupressão
- Variação étnica

PRINCIPAIS CARACTERÍSTICAS FENOTÍPICAS

- Idade de início: a deficiência está presente ao nascimento, a manifestação requer exposição a fármacos
- Mielossupressão
- Risco aumentado de tumor cerebral em pacientes deficiente de TPMT com leucemia linfoblástica aguda, que recebem irradiação cerebral

HISTÓRIA E EXAME FÍSICO

J.B. é um homem de 19 anos de idade com colite ulcerativa de longa data. Por ter sido refratário ao tratamento com esteroides, seu médico prescreveu azatioprina em uma dose padrão de 2,5 mg/Kg/dia. Após algumas semanas, J.B. desenvolveu uma grave leucopenia. O médico mediu a atividade da TPMT nas hemácias, que se apresentou normal. O médico lembrou-se que J.B. havia recebido uma transfusão de hemácias três semanas antes, e decidiu determinar seu genótipo do *TPMT*. Descobriu-se que J.B. era heterozigoto composto para os alelos *TPMT**2 e -*3A. Consequentemente, ele deveria ter sido tratado com 6% a 10% da dose padrão de azatioprina.

BASES

Etiologia e Incidência da Doença

A tiopurina metiltransferase (TPMT) é a enzima responsável pelo metabolismo de fase II da 6-mercaptopurina (6-MP) e da 6-tioguanina, catalisando a S-metilação, e assim a inativação dessas substâncias (Capítulo 18). A azatioprina, imunossupressor comumente usado, é ativada pela conversão a 6-mercaptopurina, e assim seu metabolismo também é afetado pela atividade da TPMT. Esses agentes são usados como imunossupressores em várias doenças inflamatórias sistêmicas, como a doença inflamatória intestinal e o lúpus, e também para prevenir a rejeição de transplantes de órgãos sólidos. A 6-MP é um componente do tratamento padrão da leucemia linfoblástica aguda. Cerca de 10% dos caucasianos são portadores de pelo menos uma variante de metabolizador lento, que causa o acúmulo de altos níveis de metabólitos tóxicos, os quais podem causar toxicidade hematopoiética fatal (Fig. C-45). Um em cada 300 caucasianos é homozigoto para um alelo que causa deficiência completa da atividade da TPMT (MIM 610460). Essa deficiência é muito menos comum em outros grupos étnicos.

Fenótipo e História Natural

A toxicidade das tiopurinas foi primeiramente reconhecida em pacientes que receberam 6-MP para leucemia linfoblástica aguda. Embora os pacientes com toxicidade por 6-MP tivessem risco de apresentar leucopenia potencialmente fatal, observou-se que aqueles que sobreviveram tinham passado por períodos maiores de sobrevida livre de leucemia. Entre pacientes deficientes pata TPMT com leucemia linfoblástica aguda, os riscos de tumores cerebrais induzidos por radiação e de leucemia mieloide aguda induzida por quimioterapia foram maiores. Quinze mutações diferentes no gene *TPMT* foram associadas à atividade diminuída em ensaio com eritrócitos. O alelo selvagem é o TPMT *1. O TPMT*2 é uma mutação *missense* que resulta em uma substituição de alanina por prolina no códon 80 (Ala80Pro), o qual somente tem sido encontrado em caucasianos. Aproximadamente 75% de caucasianos afetados possuem o alelo TPMT *3A, o qual possui duas mutações em cis: Tyr240Cys e Ala154Thr. O alelo TPMT *3C possui apenas a mutação Tyr240Cys, e é encontrado em 14,8% dos ganenses, e 2% dos chineses, coreanos e japoneses. A mutação Ala154Thr não foi vista isoladamente e presumidamente ocorre em um cromossomo que já carregava o alelo Tyr240Cys após a migração europeia.

O teste de reação em cadeia da polimerase para mutações em *TPMT* não é caro, é preciso e pode prevenir a toxicidade da azatioprina, permitindo o ajuste de dose antes do início da terapia. O teste da TPMT é o cuidado padrão para leucemia linfoblástica aguda, e possui uma análise custo-benefício favorável para doença inflamatória intestinal. Resultados falso-negativos são comuns em pacientes que receberam transfusão até três meses antes devido ao fato de a atividade da TPMT ser medida nas hemácias; portanto, a genotipagem do DNA é preferível.

Tratamento

Pacientes com deficiência completa de TPMT devem receber 6% a 10% da dose padrão de medicamentos tiopurínicos. Pacientes heterozigotos podem iniciar com a dose completa, mas devem sofrer uma redução da dose pela metade em seis meses, ou quando for observada qualquer imunossupressão. O exemplo do polimorfismo do *TPMT* é instrutivo da importância clínica da farmacogenética na medicina personalizada (Capítulo 18).

RISCO DE HERANÇA

O risco *a priori* de um indivíduo caucasiano ser portador no alelo *TPMT* de deficiência é cerca de 10%. Entre outros grupos étnicos, o mesmo é de 2% a 5%. Pelo fato de esse ser um traço semidominante simples, irmãos de indivíduos heterozigotos possuem 50% de chance de serem heterozigotos. Irmãos de um indivíduo deficiente possuem 25% de chance de serem deficientes e 50% de chance de serem heterozigotos. Os filhos de portadores heterozigotos têm 25% de chance de serem deficientes, e todos os filhos de indivíduos com deficiência serão portadores heterozigotos se o outro progenitor for homozigoto *1*1.

CASO 45 — DEFICIÊNCIA DE TIOPURINA S-METILTRANSFERASE

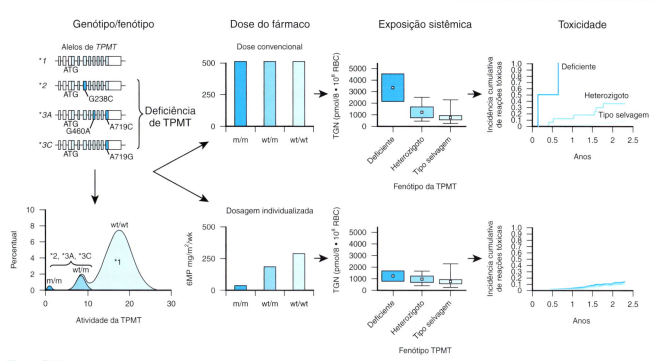

Figura C-45 Polimorfismo genético da tiopurina S-metiltransferase (TPMT) e seu papel na determinação da resposta a medicamentos tiopurínicos (Azatioprina, mercaptopurina e tioguanina). Os painéis à esquerda representam os alelos *TPMT* mutantes predominantes que causam herança autossômica semidominante da atividade TPMT em humanos. Como representado nos três painéis adjacentes superiores, quando dosagens uniformes (convencionais) de medicamentos tiopurínicos são dadas aos pacientes, os pacientes mutantes homozigotos para TPMT acumulam concentrações celulares 10 vezes maiores de nucleotídeos ativos tioguanina (TGN); pacientes heterozigotos acumulam concentrações de TGN cerca de duas vezes maiores. Essas diferenças se traduzem em uma frequência significativamente maior de toxicidade (painéis no canto direito). Como demonstrado nos três painéis inferiores, quando são usadas dosagens ajustadas ao genótipo, concentrações celulares de TGN semelhantes são alcançadas, e todos os três fenótipos de TPMT podem ser tratados sem toxicidade aguda. 6-MP, 6-Mercaptopurina; RBC, hemácias. *Consulte Fontes e Agradecimentos.*

QUESTÕES PARA DISCUSSÃO EM PEQUENOS GRUPOS

1. Polimorfismos em *VKORC1* são responsáveis por variações significativas no metabolismo da varfarina. Cite algumas condições onde a terapia com varfarina é comumente utilizada.
2. As enzimas P450 codificadas pelos genes *CYP* são importantes para o metabolismo da fármacos. Que genes *CYP* metabolizam os inibidores seletivos da recaptação de serotonina? Isto resulta em toxicidade ou diminuição do efeito?
3. Por que os humanos possuem genes para o metabolismo de fármacos?
4. Sugira razões para a variação étnica nestes genes.

REFERÊNCIAS

Relling MV, Gardner EE, Sandborn WJ, et al: Clinical pharmacogenetics implementation consortium guidelines for thiopurine methyltransferase genotype and thiopurine dosing, *Clin Pharmacol Ther* 89:387-391, 2011.

Scott SA: Personalizing medicine with clinical pharmacogenetics, *Genet Med* 13:987-995, 2011.

CASO 46

TROMBOFILIA (Mutações em *FV* e *PROC*, MIM 188055 e MIM 176860)

Autossômica Dominante

PRINCÍPIOS

- Mutações de ganho de função (Fator V de Leiden)
- Mutação de perda de função (Mutações da proteína C)
- Penetrância incompleta
- Modificadores genéticos
- Modificadores ambientais
- Vantagem do heterozigoto
- Efeito fundador

PRINCIPAIS CARACTERÍSTICAS FENOTÍPICAS

- Idade de início: idade adulta
- Trombose venosa profunda

HISTÓRIA E EXAME FÍSICO

J.J., um empresário de 45 anos de idade, de descendência francesa e sueca, um dia depois de um voo transoceânico pelo Pacífico desenvolveu subitamente falta de ar. Sua perna direita estava inchada e quente. Estudos subsequentes identificaram um trombo nas veias poplítea e ilíaca e uma embolia pulmonar. Seus pais haviam tido tromboses venosas nas pernas e sua irmã havia morrido de uma embolia pulmonar durante uma gravidez. Com base em sua idade e história familiar, acreditou-se que J.J. havia herdado uma predisposição à trombofilia. A triagem para causas hereditárias de trombofilia identificou que J.J. era portador do fator V de Leiden. Estudos subsequentes de outros membros da família identificaram a mesma mutação heterozigota no pai de J.J., em uma irmã falecida e em um irmão mais velho não afetado. Identificou-se ainda que J.J. e sua mãe, uma irmã falecida e uma irmã mais velha não afetada eram heterozigotos para uma mutação *frameshift* (336insC) em *PROC*, o gene que codifica a proteína C. Assim, J.J. é um duplo heterozigoto para duas variantes, em dois genes não ligados, que predispõem à trombose.

BASES

Etiologia e Incidência da Doença

A trombose venosa (MIM 188050) é um distúrbio pan-étnico multifatorial (Capítulo 8); sua incidência aumenta com a idade e varia entre raças. A incidência é baixa entre asiáticos e africanos, e mais alta entre os caucasianos. As principais influências de predisposição são estase, dano endotelial e hipercoagulabilidade. Os fatores genéticos identificáveis, presentes em 25% de pacientes não selecionados, incluem defeitos na inibição do fator de coagulação, e um comprometimento da lise do coágulo. O fator V de Leiden ocorre em 12% a 14%, mutações na protrombina em 6% a 18% e deficiência de antitrombina III ou proteína C ou S em 5% a 15% dos pacientes com tromboses venosas.

O fator V de Leiden, uma mutação Arg506Gln no gene *FV*, possui uma prevalência de 2% a 15% entre populações europeias saudáveis; ela é mais alta em suecos e gregos, e rara em asiáticos e africanos. O fator V de Leiden aparentemente surgiu de uma mutação em um fundador caucasiano após a divergência dos africanos e asiáticos.

A deficiência de proteína C (MIM 176860) é um distúrbio pan-étnico com uma prevalência de 0,2% a 0,4%. As mutações de *PROC* geralmente estão associadas a níveis de atividade de menos de 55% do normal.

Patogenia

O sistema de coagulação mantém um equilíbrio delicado de formação e inibição dos coágulos; todavia, quando a coagulação se sobrepõe aos sistemas anticoagulante e fibrinolítico, surgem trombos venosos. As proteases e cofatores proteicos da cascata de coagulação devem ser ativados no local da lesão para formar um coagulo de fibrina, e depois inativados para impedir a coagulação disseminada (Fig. 8-8). O fator V ativado e um cofator X ativado acelera a conversão de protrombina em trombina. O fator V é inativado pela proteína C ativada que cliva o fator V em três sítios (Arg306, Arg506 e Arg679). A clivagem em Arg506 ocorre primeiro e acelera a clivagem nos outros dois sítios; a clivagem em Arg506 reduz a função do fator V ativado, enquanto a clivagem em Arg306 abole sua função. A proteína S, um cofator para a proteína C, acelera a inativação do fator V ativado pela proteína C, e acentua a clivagem em Arg306.

A mutação do fator V de Leiden remove o sítio preferencial para o proteólise do fator V ativado pela proteína C, retardando, assim, a inativação do fator V ativado e predispondo os pacientes à trombofilia. O risco de trombofilia é mais alto para pacientes homozigotos para o fator V de Leiden; os riscos de trombose venosa durante toda a vida para heterozigose e a homozigose para o fator V de Leiden são de aproximadamente 10% e 80%, respectivamente.

A deficiência herdada da proteína C surge de mutações nas sequências codificantes e regulatórias de *PROC*. Muitas mutações são esporádicas, apesar de algumas, como a mutação franco-canadense 336insC, terem entrado nas populações por meio de um fundador. Ao contrário da mutação de ganho de função do fator V de Leiden, as mutações de *PROC* comprometem a função da proteína C, retardando dessa forma a inativação de fatores da coagulação V e VIII ativados, e predispondo à formação do trombo. A herança de dois alelos mutantes de *PROC* normalmente resulta na púrpura fulminante, uma forma de coagulação intravascular disseminada que é frequentemente fatal se não for tratada prontamente. Mutações heterozigotas da proteína C predispõem à trombofilia, e carregam um risco vitalício de 20% a 75% para trombose venosa.

Em geral, para pacientes heterozigotos para o polimorfismo do fator V de Leiden ou uma mutação em *PROC*, a progressão de um estado hipercoagulável para trombose venosa requer fatores genéticos ou ambientais coexistentes. Fatores não genéticos associados incluem gravidez, uso de contraceptivos orais, cirurgia, idade avançada, neoplasia, imobilidade e doença cardíaca. O uso de tabaco e de contraceptivos orais age sinergicamente e aumenta o risco de 8,8 vezes em relação àqueles que não fazem uso. Anomalias genéticas associadas incluem outros distúrbios da inibição dos fatores da coagulação e comprometimento da lise do coágulo.

Fenótipo e História Natural

Apesar de trombos poderem se desenvolver em qualquer veia, a maioria surge em locais de lesões, nos grandes seios venosos ou nas bolsas das válvulas cúspides das pernas. Os trombos das pernas normalmente se confiam às veias da panturrilha, mas aproximadamente 20% se estendem para veias proximais. A obstrução das veias profundas da perna pode causar incha-ço, calor, eritema, sensibilidade ao toque, distensão das veias superficiais e colaterais venosos proeminentes, embora muitos pacientes sejam assintomáticos (Fig. C-46).

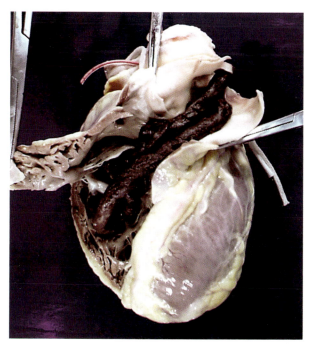

Figura C-46 Imagem da autópsia do ventrículo cardíaco direito de um homem de 58 anos de idade que havia se submetido a uma laminectomia cervical e descompressão. Ele se queixou de dor na panturrilha direita 33 dias após a cirurgia e o sinal de Homans estava presente. A ultrassonografia venosa detectou um trombo se estendendo das veias tibial posterior e poplítea até a veia femural. Apesar da anticoagulação com heparina, o paciente tornou-se não responsivo dois dias depois e com uma baixa saturação de oxigênio; ele não respondeu à reanimação cardiopulmonar e faleceu. A autópsia mostrou uma tromboembolia no ventrículo direito ocluindo a artéria pulmonar. *Consulte Fontes e Agradecimentos.*

Uma vez formado, um trombo venoso pode propagar-se ao longo da veia e por fim obstruir outras veias, dar início a um embolo, ser removido por fibrinólise, ou ser organizado e possivelmente recanalizado. A embolia é séria e pode ser agudamente fatal caso obstrua o sistema arterial pulmonar; a embolia pulmonar ocorre em 5% a 20% dos pacientes que apresentam, inicialmente, trombose venosa profunda na panturrilha. Em contraste, a organização de trombos das veias proximais impede de forma crônica o retorno venoso e causa a síndrome pós-trombótica caracterizada por dor na perna, edema e frequentes ulcerações na pele.

Com a possível exceção de um risco aumentado de recorrência, os sintomas, curso e consequências de pacientes com mutações de *PROC* e fator V de Leiden são semelhantes àqueles de outros pacientes com trombofilia. Em geral, pacientes com trombose de veia proximal não tratados possuem um risco de 40% de trombose venosa recorrente.

Tratamento

O diagnóstico de trombose venosa profunda na panturrilha é difícil porque os pacientes são muitas vezes assintomáticos, e a maioria dos testes é relativamente insensível até que o trombo se estenda proximalmente para as veias profundas da panturrilha. A ultrassonografia duplex venosa é usada com maior frequência para diagnosticar trombose venosa profunda; o trombo é detectado ou por visualização direta ou por inferência, quando a veia não colapsa com manobras compressivas. A ultrassonografia com Doppler detecta anomalias do fluxo dentro das veias.

O fator V de Leiden pode ser diagnosticado diretamente por análise do DNA, ou pode ser suspeitado com base na resistência à proteína C ativada. A deficiência da proteína C é diagnosticada por medida da atividade da proteína C; mutações em *PROC* são identificadas por análise do gene *PROC*.

O tratamento agudo se concentra em minimizar a propagação do trombo e as complicações associadas, especialmente a embolia pulmonar; ele normalmente envolve anticoagulação e elevação da extremidade afetada. A terapia subsequente é focada na prevenção de tromboses venosas recorrentes, identificando e procurando evitar ou contornar as fatores de predisposição, e fazendo profilaxia com anticoagulante. As recomendações de tratamento para pacientes com deficiência da proteína C e fator V de Leiden ainda estão evoluindo. Todos os pacientes deveriam receber a terapia inicial padrão, seguida de pelo menos três meses de terapia anticoagulante. Não está claro quais pacientes com um único alelo mutante deveriam receber anticoagulação prolongada, talvez vitalícia, mas a anticoagulação de longo prazo é geralmente reservada para pacientes com um segundo episódio de trombose venosa profunda. Em contraste, pacientes homozigotos para o fator V de Leiden, assim como aqueles homozigotos para outras mutações ou portadores combinados (como J.J.), são colocados em anticoagulação de longo prazo após seu episódio inicial.

RISCO DE HERANÇA

Cada filho de um casal no qual um dos pais seja heterozigoto para o fator V de Leiden possui um risco de 50% de herdar o alelo mutante. Supondo 10% de penetrância, cada criança possui um risco vitalício de 5% de desenvolver uma trombose venosa.

Cada filho de um casal, no qual um dos pais seja heterozigoto para uma mutação de *PROC*, também possui 50% de chance de herdar um alelo mutante. As estimativas de penetrância para a deficiência da proteína C variam de 20% a 75%; portanto, cada criança possui risco vitalício de 10% a 38% de desenvolver uma trombose venosa.

Devido a penetrância incompleta e disponibilidade de terapia eficaz para o fator V de Leiden e mutações heterozigotas de *PROC*, o teste diagnóstico pré-natal não é rotineiramente usado, exceto para detecção de homozigose ou heterozigose composta de mutações de *PROC*. A detecção pré-natal dessas mutações é útil devido à gravidade da doença e à necessidade de pronto tratamento neonatal.

QUESTÕES PARA DISCUSSÃO EM PEQUENOS GRUPOS

1. Alguns estudos de contraceptivos orais sugerem que tais fármacos diminuem os níveis sanguíneos de proteína S. Como isso predisporia à trombose? Em um nível molecular, por que se esperaria que isso aumentasse o desenvolvimento de tromboses venosa em mulheres com a mutação do fator V de Leiden? Tais mulheres deveriam evitar o uso de contraceptivos orais? As mulheres deveriam ser testadas para o fator V de Leiden antes de usar contraceptivos orais?
2. O teste para a mutação do fator V de Leiden em parentes assintomáticos é controverso. Para que isto tivesse uma utilidade clara, o que deveriam permitir os testes pré-sintomáticos?
3. Sinergismo é a multiplicação do risco com a co-ocorrência de fatores de risco. Ilustre isto com o fator V de Leiden e a deficiência da proteína C (a família de J.J. é um exemplo), fator V de Leiden e uso de contraceptivos orais, e fator V de Leiden e hiper-homocistinemia.
4. Acredita-se que o fator V de Leiden reduza o sangramento intraparto. Como isto levaria a uma vantagem do heterozigoto e à manutenção de uma alta frequência alélica na população?

REFERÊNCIAS

Kujovich JL: Factor V Leiden thrombophilia. Available from: http://www.ncbi.nlm.nih.gov/books/NBK1368/.

Varga EA, Kujovich JL: Management of inherited thrombophilia: guide for genetics professionals, *Clin Genet* 81:7-17, 2012.

CASO 47

SÍNDROME DE TURNER (Monossomia do X na Mulher)

Cromossômica

PRINCÍPIOS

- Não disjunção
- Seleção pré-natal
- Haploinsuficiência

PRINCIPAIS CARACTERÍSTICAS FENOTÍPICAS

- Idade de início: pré-natal
- Baixa estatura
- Disgenesia ovariana
- Imaturidade sexual

HISTÓRIA E EXAME FÍSICO

L.W., uma menina de 14 anos de idade, foi encaminhada à clínica de endocrinologia para avaliação da ausência de características sexuais secundárias (menstruação e desenvolvimento das mamas). Apesar de nascida pequena para a idade gestacional, ela sempre teve boa saúde e possuía intelecto normal. Nenhum outro membro da família tinha problemas semelhantes. Seu exame foi normal, exceto por baixa estatura, desenvolvimento sexual de estágio I de Tanner e tórax largo com mamilos amplamente espaçados. Após discutir brevemente as causas da baixa estatura e do desenvolvimento sexual atrasado ou ausente, seu médico solicitou dosagem do hormônio folículo-estimulante (FSH), do hormônio do crescimento (GH), estudo de idade óssea e análise cromossômica. Esses testes mostraram um nível normal de GH, um nível aumentado de FSH e um cariótipo anormal (45,X). O médico explicou que L.W. tinha a síndrome de Turner. L.W. foi tratada com suplementos do hormônio do crescimento para maximizar seu crescimento linear; um ano depois, ela iniciou terapia com estrogênio e progesterona para induzir o desenvolvimento das características sexuais secundárias.

BASES

Etiologia e Incidência da Doença

A síndrome de Turner (ST) é um distúrbio pan-étnico causado por ausência completa ou parcial de um segundo cromossomo X em mulheres. Ela tem uma incidência entre 1 em cada 2.000 e 1 em cada 5.000 meninas nativivas. Cerca de 50% dos casos de ST estão associados a um cariótipo 45,X, 25% com uma anomalia estrutural do cromossomo X, e 25% com mosaicismo 45,X (Capítulo 6).

A monossomia do cromossomo X pode surgir ou pela falha na transmissão de um cromossomo sexual por um dos gametas, ou por perda de um cromossomo sexual do zigoto ou embrião inicial. A falha na transmissão de um cromossomo sexual paterno para um gameta é a causa mais comum do cariótipo 45,X; 70% a 80% das pacientes com um cariótipo 45,X são concebidas de um espermatozoide no qual falta um cromossomo sexual. A perda de um cromossomo sexual de uma célula no embrião inicial é a provável causa do mosaicismo 45,X.

Patogenia

O mecanismo pelo qual a monossomia do cromossomo X causa a ST em meninas é pouco conhecido. O cromossomo X contém muitos *loci* que não sofrem inativação completa do X (Capítulo 6), muitos dos quais parecem ser necessários para a manutenção ovariana e fertilidade feminina. Apesar do desenvolvimento do ovócito necessitar de apenas um cromossomo X, sua manutenção requer os dois. Na ausência de um segmento do cromossomo X, portanto, os ovócitos em fetos e neonatos com ST se degeneram, e seus ovários se atrofiam em estrias de tecido fibroso. As bases genéticas para as outras características da ST, como o higroma cístico, linfedema, tórax largo, anomalias cardíacas, anomalias renais e déficit auditivo sensorioneural ainda não foram definidas, mas presumivelmente refletem haploinsuficiência de um ou mais genes ligados ao X, que normalmente não sofrem inativação na mulher.

Fenótipo e História Natural

Apesar de os conceptos 45,X corresponderem a 1% a 2% de todas as gestações, menos de 1% deles resulta em uma criança nativiva. Considerando o fenótipo brando observado em pacientes com ST, essa alta taxa de abortos espontâneos é marcante e sugere que um segundo cromossomo sexual seja geralmente necessário para a sobrevivência intrauterina, particularmente no início do segundo trimestre.

Todas as pacientes com ST possuem baixa estatura e mais de 90% têm disgenesia ovariana. A disgenesia ovariana é suficientemente grave ao ponto de apenas 10% a 20% das pacientes apresentarem desenvolvimento puberal espontâneo (crescimento das mamas e dos pelos pubianos), e apenas 2% a 5% apresentam menstruações espontâneas. Muitos indivíduos também possuem anomalias físicas, como pescoço alado, implantação baixa dos cabelos, tórax largo, anomalias cardíacas, anomalias renais, déficit auditivo sensorioneural, edema dos pés e das mãos e unhas displásicas. Quase 50% das pacientes possuem uma válvula aórtica bicúspide e, portanto, um risco aumentado de dilatação e dissecção da raiz aórtica; quase 60% possuem anomalias renais e um risco aumentado de disfunção renal.

A maioria das pacientes tem desenvolvimento intelectual normal. Aquelas com comprometimento intelectual normalmente possuem uma anomalia estrutural do cromossomo X. Socialmente, indivíduos com ST tendem a ser tímidos e reservados (Capítulo 6).

Somado às complicações resultantes de suas anomalias congênitas, as mulheres com ST possuem uma incidência aumentada de fraturas osteoporóticas, tireoidites, diabetes mellitus tipo 1 e do tipo 2, doença inflamatória intestinal e doença cardiovascular. As causas do diabetes mellitus distúrbios na tireoide e doença inflamatória intestinal não estão claras. A deficiência de estrogênio é provavelmente a maior responsável pela osteoporose e pela incidência aumentada de aterosclerose, doença isquêmica do coração e derrame, apesar de o diabetes mellitus provavelmente acentuar os efeitos cardiovasculares da deficiência de estrogênio.

Tratamento

Quando a estatura de uma paciente com ST cai abaixo do quinto percentil, ela é normalmente tratada com suplementos de GH até que sua idade óssea atinja 15 anos (Fig. C-47). Em média, esse tratamento resulta em um ganho de 10 cm na altura

CASO 47 — SÍNDROME DE TURNER

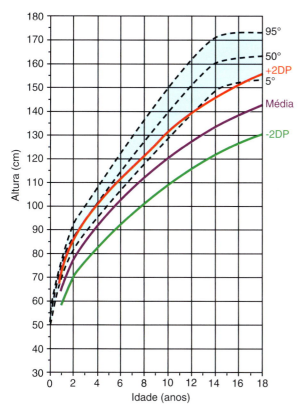

Figura C-47 Curva de crescimento para meninas normais (linhas tracejadas sombreadas) e aproximadamente 350 meninas com síndrome de Turner (linhas sólidas). Nenhuma delas recebeu tratamento hormonal. *Consulte Fontes e Agradecimentos.*

prevista; a melhora na altura final será menor, quanto mais tarde se inicia a terapia com GH. A terapia concorrente com estrogênio diminui a eficácia de GH.

A terapia com estrogênio é normalmente iniciada entre os 14 e 15 anos de idade para promover o desenvolvimento das características secundárias e reduzir o risco de osteoporose. A terapia com progesterona é adicionada ao protocolo para induzir menstruações, ou na época do primeiro sangramento vaginal, ou no segundo ano de terapia com estrogênio. Ambos estão associados com um risco aumentado de trombose, e relatos de casos indicam que pode haver um risco aumentado em pacientes com ST maior do que na população geral dentre os utilizadores de terapia hormonal.

Além disso, o controle médico geralmente inclui ecocardiograma para avaliar a dilatação da raiz aórtica e a doença valvar cardíaca, ultrassonografia renal para detectar anomalias renais congênitas, e um teste de tolerância à glicose para detectar o diabetes mellitus.

Pacientes que têm disgenesia ovariana completa não ovulam espontaneamente ou concebem bebês. Entretanto, caso possuam funções cardíaca e renal adequadas, mulheres com ST podem ter filhos por fertilização *in vitro* e doação de óvulos. Entretanto, elas têm um risco significativamente aumentado de dissecção e ruptura da aorta com a gravidez.

RISCO DE HERANÇA

A ST não está associada à idade avançada materna ou paterna. Embora tenha havido algumas recorrências familiares, a ST é normalmente esporádica, e o risco empírico de recorrência para futuras gestações não é maior do que aquele da população em geral. Se a ST é suspeitada com base em achados de ultrassom fetal, como um higroma cístico, o diagnóstico deve ser confirmado por cariotipagem das vilosidades coriônicas ou amniócitos.

Apenas algumas gestações foram registradas entre pacientes com ST que menstruaram espontaneamente. Entre as proles resultantes, apenas uma em três teve anomalias congênitas, como doença cardíaca congênita, síndrome de Down e espinha bífida. O risco aparentemente aumentado de anomalias congênitas pode ser devido a um viés de averiguação no relato, já que a gravidez é incomum na ST. Se o risco aumentado for um achado real, a causa é desconhecida.

QUESTÕES PARA DISCUSSÃO EM PEQUENOS GRUPOS

1. Algumas observações sugeriram que pacientes com a síndrome de Turner que herdaram um cromossomo X paterno são mais extrovertidas e possuem melhor adaptação social do que aquelas que herdaram o cromossomo X materno. Que mecanismos moleculares poderiam explicar isso?
2. A monossomia do cromossomo X é a única monossomia humana viável (com exceção do Y em homens). Discuta possíveis razões.
3. Discuta possíveis razões para a alta taxa de defeitos congênitos entre crianças de mulheres com síndrome de Turner.
4. A não disjunção meiótica materna dá origem mais frequentemente à síndrome de Down, e não disjunção meiótica paterna, à síndrome de Turner. Discuta possíveis razões.
5. Discuta o apoio psicossocial e a informação que são apropriados e necessários para pacientes com a síndrome de Turner.

REFERÊNCIAS

Gonzalez L, Witchel SF: The patient with Turner syndrome: puberty and medical management concerns, *Fertil Steril* 98:780-786, 2012.

Hong DS, Reiss AL: Cognitive and neurological aspects of sex chromosome aneuploidies, *Lancet Neurol* 13:306-318, 2014.

Hook EB, Warburton D: Turner syndrome revisited: review of new data supports the hypothesis that all viable 45,X cases are cryptic mosaics with a rescue cell line, implying an origin by mitotic loss, *Hum Genet* 133:417-424, 2014.

Legro RS: Turner syndrome: new insights into an old disorder, *Fertil Steril* 98:773-774, 2012.

CASO 48

XERODERMA PIGMENTOSO (Defeito no Reparo por Excisão de Nucleotídeo)

Autossômico Recessivo

PRINCÍPIOS

- Expressividade variável
- Heterogeneidade genética
- Complementação genética
- Genes supressores de tumor *caretaker*

PRINCIPAIS CARACTERÍSTICAS FENOTÍPICAS

- Idade de início: infância
- Sensibilidade à luz ultravioleta
- Câncer de pele
- Disfunção neurológica

HISTÓRIA E EXAME FÍSICO

W.S., um menino de três anos de idade, foi encaminhado à clínica de dermatologia para avaliação de grave sensibilidade ao sol e sardas. No exame físico ele estava fotofóbico e apresentou conjuntivite e sardas hiperpigmentadas proeminentes nas áreas expostas ao sol; seu desenvolvimento e exame físico eram normais quanto aos demais aspectos. W.S. era filho de pais japoneses não consanguíneos; nenhuma outra pessoa na família era afetada de maneira semelhante. O dermatologista explicou que W.S. tinha as características clássicas do xeroderma pigmentoso, ou seja, "pele pigmentada tipo pergaminho". Para confirmar o diagnóstico, W.S. fez uma biópsia cutânea para avaliar o reparo do DNA e a sensibilidade à radiação ultravioleta (UV) de seus fibroblastos cutâneos. Os resultados dessa análise confirmaram o diagnóstico de xeroderma pigmentoso. Apesar das medidas preventivas apropriadas, W.S. desenvolveu melanoma metastático aos 15 anos de idade, e morreu dois anos depois. Seus pais tinham dois outros filhos; nenhum era afetado com o xeroderma pigmentoso.

BASES

Etiologia e Incidência da Doença

O xeroderma pigmentoso (XP) é um distúrbio autossômico recessivo do reparo do DNA, geneticamente heterogêneo, pan--étnico, e que causa uma acentuada sensibilidade à radiação UV (Tabela). Nos Estados Unidos e na Europa, a prevalência é de aproximadamente 1 em 1 milhão, mas no Japão, a prevalência é de 1 em 100.000.

Patogenia

O reparo do DNA danificado por irradiação UV ocorre por três mecanismos: reparo por excisão, reparo pós-replicação e fotorreativação. O reparo por excisão conserta o dano ao DNA através da excisão de nucleotídeos ou de bases. O reparo pós--replicação é um mecanismo de tolerância ao dano que permite a replicação do DNA sobre um molde danificado. A fotorreati-vação reverte o DNA danificado para o estado químico normal, sem remoção ou troca de qualquer material genético.

O reparo por excisão de nucleotídeo é um processo complexo, porém versátil, envolvendo pelo menos 30 proteínas. O princípio básico é a remoção de um pequeno segmento de DNA de fira simples contendo a lesão, por incisão nos dois lados do segmento danificado, e a subsequente síntese de reparo para cobrir a lacuna, com o uso da fita complementar intacta como molde. Entre os genes transcritos, o dano ao DNA bloqueia a progressão da RNA polime-

rase II. A RNA polimerase II parada inicia o reparo por excisão de nucleotídeo (reparo acoplado à transcrição). No resto do genoma e em filamentos de genes não transcritos, um complexo de reparo por excisão de nucleotídeos identifica o dano ao DNA por detecção de distorções da hélice no DNA (reparo global do genoma).

Ocasionalmente, o reparo por excisão de nucleotídeo não terá reparado uma lesão antes da replicação do DNA. Como essas lesões inibem a progressão da replicação do DNA, o repa-ro pós-replicação ultrapassa a lesão, permitindo que a síntese de DNA continue. A DNA polimerase η medeia a síntese de DNA translesional; ela catalisa eficiente e precisamente a síntese de lesões anteriores de ditimidinas.

O XP é causado por mutações que afetam a subvia de reparo global do genoma por excisão de nucleotídeos, ou por mutações que afetam o reparo pós-replicação. Em contraste, a síndrome de Cockayne, um distúrbio relacionado, é causada por mutações que afetam a subvia de reparo acoplado à transcrição do reparo por excisão de nucleotídeos. O XP e a síndrome de Cockayne foram separados em 10 grupos de complementação bioquímica; cada grupo reflete uma mutação de um componente diferente do reparo por excisão de nucleotídeos ou reparo pós-replicação (Tabela).

A capacidade reduzida ou ausente de reparo global do genoma ou reparo pós-replicação representa a perda das fun-ções *caretaker* necessárias para a manutenção da integridade do genoma, e resulta em acúmulo de mutações oncogênicas (Capítulo 15). As neoplasias cutâneas de pacientes com XP possuem um nível mais alto de mutações de oncogenes e genes supressores de tumor do que os tumores da população normal, e tais mutações parecem ser altamente específicas do UV.

Fenótipo e História Natural

Pacientes com XP desenvolvem sintomas em uma média de 1 a 2 anos apesar do início após os 14 anos ser visto em aproxima-damente 5% dos casos. Os sintomas iniciais incluem comumente facilidade para queimaduras de sol, fotossensibilidade aguda, sar-das e fotofobia. O dano cutâneo continuado causa envelhecimen-to precoce da pele (afinamento, enrugamento, lentigos solares, telangiectasias), queratoses actínicas pré-malignas, e neoplasias benignas e malignas (Fig. C-48). Quase 45% dos pacientes desen-volvem carcinoma das células basais ou escamosas, ou ambos, e aproximadamente 5% desenvolvem melanomas. Cerca de 90% dos carcinomas ocorrem em sítios de maior exposição ao UV – face, pescoço, cabeça e ponta da língua. Antes da introdução de medidas preventivas, a idade média para o desenvolvimento de neoplasias cutâneas era oito anos, 50 anos a menos do que na população em geral, e a frequência de tais neoplasias era mais de 1.000 vezes maior do que aquela da população em geral.

Além dos sintomas cutâneos, 60% a 90% dos pacientes sofrem anomalias oculares, incluindo fotofobia, conjuntivite, blefarite, ectrópico e neoplasia. Mais uma vez, a distribuição do dano ocular e das neoplasias corresponde aos sítios de maior exposição ao UV.

Aproximadamente 18% dos pacientes sofrem degeneração neuronal progressiva. As características incluem surdez senso-rioneuronal, deficiência intelectual, espasticidade, hiporreflexia ou arreflexia, desmielinização segmentar, ataxia, coreoatetose e oftalmoplegia supranuclear. A gravidade dos sintomas neuro-lógicos é normalmente proporcional à gravidade do déficit no reparo por excisão de nucleotídeos. A neurodegeneração pode resultar de uma incapacidade de reparar o DNA danificado por radicais livres de oxigênio gerados endogenamente.

Grupos de Complementação no XP e em Distúrbios Relacionados

Grupo de Complementação	MIM	Gene	Processo Afetado	Fenótipo
XPA	278700	XPA	Reconhecimento do dano ao DNA	XP
XPB	133510	ERCC3	Deselicoidização do DNA	XP-CS, TTD
XPC	2788720	XPC	Reconhecimento do dano ao DNA	XP
XPD	278730	ERCC2	Deselicoidização do DNA	XP, TTD, XP-CS
XPE	278740	DDB2	Reconhecimento do dano ao DNA	XP
XPF	278760	ERCC4	Endonuclease	XP
XPG	278780	ERCC5	Endonuclease	XP, XP-CS
XPV	278750	POLH	Síntese translesional de DNA	XP
CSA	216400	ERCC8	Reparo acoplado à transcrição	CS
CSB	133540	ERCC6	Reparo acoplado à transcrição	CS

CS, síndrome de Cockayne; TDD, tricotiodistrofia; XP-CS, fenótipo combinado de XP e síndrome de Cockayne.

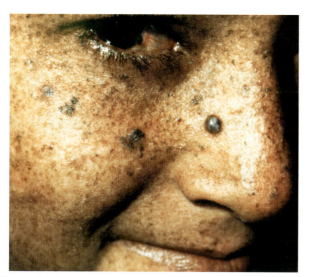

Figura C-48 Achados cutâneos e oculares do xeroderma pigmentoso. Observe a hiperpigmentação por sardas, as lesões papilomatosas e verrucosas na pele, e a conjuntivite. *Consulte Fontes e Agradecimentos.*

O reparo por excisão de nucleotídeos também corrige o dano do DNA por muitos carcinógenos químicos, como a fumaça de cigarro, comida defumada e cisplatina. Consequentemente, os pacientes possuem um aumento de 10 a 20 vezes na incidência de neoplasias internas, como tumores cerebrais, leucemia, tumores pulmonares e carcinomas gástricos.

Os pacientes com XP possuem uma expectativa de vida diminuída; sem proteção preventiva, sua expectativa de vida é cerca de 30 anos a menos do que aquela de indivíduos sem XP. Melanoma metastático e carcinoma das células escamosas da pele são as causas mais comuns de morte.

Dois distúrbios relacionados, a síndrome de Cockayne e a tricotiodistrofia, também são causados por defeitos em outros componentes do mecanismo celular de reparo do dano ao DNA induzido por UV. Ambos são caracterizados por um crescimento pós-natal prejudicado, tecido subcutâneo diminuído, contraturas nas articulações, pele fina como papel com fotossensibilidade, deficiência intelectual e deterioração neurológica. Crianças com a síndrome de Cockayne também possuem degeneração retiniana e surdez; crianças com tricotiodistrofia possuem ictiose e cabelos e unhas quebradiços. Em ambas as síndromes, os pacientes afetados raramente vivem além da segunda década. De forma curiosa, nenhuma das síndromes mostra aumento na frequência de cânceres de pele. Todavia, defeitos em alguns genes de reparo (*ERCC2, ERCC3,* e *ERCC5*) produzem fenótipos que combinam características do XP e da síndrome de Cockayne, ou de ambas da síndrome de Cockayne e da tricotiodistrofia (Tabela).

Tratamento

A confirmação do diagnóstico do XP baseia-se em análises funcionais do reparo do DNA e sensibilidade à UV; tais análises são normalmente realizadas em culturas de fibroblastos da pele. A confirmação do diagnóstico através da identificação de mutações num gene associado ao XP está clinicamente disponível para alguns dos genes associados com a condição. No entanto, a incapacidade de identificar uma mutação causadora em um desses genes não exclui XP como um diagnóstico clínico.

O tratamento de pacientes com XP inclui evitar a exposição solar, usar roupas protetoras, protetores solares físicos e químicos, e vigilância cuidadosa para neoplasias cutâneas malignas, e sua excisão. Nenhum tratamento curativo está disponível atualmente.

RISCO DE HERANÇA

Por se tratar de uma doença autossômica recessiva, muitos pacientes não possuem história familiar da doença. Para pais que já têm um filho afetado com XP, o risco de filhos futuros terem XP é de 25%. O diagnóstico pré-natal é possível por análise funcional do reparo do DNA e sensibilidade à UV em culturas de amniócitos ou vilosidades coriônicas.

QUESTÕES PARA DISCUSSÃO EM PEQUENOS GRUPOS

1. Defina grupos de complementação e explique seu uso para definir as bases bioquímicas da doença.
2. Compare e contraste o XP e a síndrome de Cockayne. Por que a síndrome de Cockayne não está associada a risco aumentado de neoplasias?
3. Pacientes com XP possuem um defeito de imunidade nas células cutâneas. Como a sensibilidade à irradiação UV dos pacientes com XP poderia explicar essa imunodeficiência? Como essa imunodeficiência poderia contribuir para a suscetibilidade ao câncer?
4. Síndrome de Werner, síndrome de Bloom, XP, ataxia telangiectasia e anemias de Fanconi são doenças hereditárias de instabilidade genômica. Quais os mecanismos moleculares subjacentes a cada um desses distúrbios? Que tipos de instabilidades genômicas estão associadas a cada um deles?

REFERÊNCIAS

DiGiovanna JJ, Kraemer KH: Shining a light on xeroderma pigmentosum, *J Invest Dermatol* 132:785-796, 2012.

Kraemer KH, DiGiovanna JJ: Xeroderma pigmentosum. Available from: http://www.ncbi.nlm.nih.gov/books/NBK1397/.

Menck CF, Munford V: DNA repair diseases: what do they tell us about cancer and aging? *Genet Mol Biol* 37:220-233, 2014.

Glossário

Acasalamento ao acaso Situação sem seleção onde o acasalamento ocorre sem levar em conta o genótipo do par. Em uma população de acasalamento casual, as frequências dos diversos tipos de acasalamentos são determinadas exclusivamente pelas frequências dos alelos presentes.

Acasalamento preferencial Acasalamento não aleatório, ou seja, a seleção de um parceiro com preferência por um genótipo particular. Geralmente é considerado positivo quando há preferência por um parceiro do mesmo genótipo. Menos frequentemente, ocorre acasalamento preferencial negativo, onde a preferência é por um parceiro de genótipo diferente.

Acentuador Uma sequência de DNA que atua em *cis* (isto é, no mesmo cromossomo) para aumentar a transcrição de um gene. O acentuador pode estar a montante ou a jusante do gene, e pode figurar na mesma orientação do gene ou em orientação inversa. Contraste com silenciador.

Ácido desoxirribonucleico Ver DNA.

Ácido ribonucleico Veja RNA.

Aconselhamento genético É o provimento de informações e assistência aos indivíduos afetados e seus familiares sob risco de uma doença que pode ser genética, no que concerne às consequências da doença, à probabilidade de desenvolvê-la e transmiti-la, e às maneiras pelas quais ela pode ser prevenida ou melhorada.

Acoplamento Descreve a fase de dois alelos em dois *loci* diferentes, mas sintênicos, em que um alelo em um dos *loci* está no mesmo cromossomo que o alelo no segundo *locus*. Veja *fase* e *repulsão*.

Acrocêntrico Um tipo de cromossomo com o centrômero próximo a uma das extremidades. Os cromossomos humanos acrocêntricos (13, 14, 15, 21 e 22) possuem satélites nos braços curtos que carregam genes para RNA ribossômico.

Alelo Uma das versões alternativas de um gene ou sequência de DNA de um determinado *locus*.

Alelo nulo Um alelo que resulta ou da ausência total do produto gênico ou da perda total da função do produto.

Alfa-fetoproteína (AFP) Uma glicoproteína fetal excretada no fluido amniótico que atinge concentração anormalmente alta no líquido amniótico (e no soro materno), quando o feto apresenta certas anomalias, especialmente um defeito de tubo neural aberto.

Alogênico Nos transplantes, denotam indivíduos (ou tecidos), que são da mesma espécie, porém possuem antígenos diferentes (nome alternativo: alogenético).

Amniocentese Um procedimento utilizado no diagnóstico pré-natal para obtenção de líquido amniótico contendo células de origem fetal que podem ser cultivadas para análise. O líquido amniótico é coletado do saco amniótico através de uma seringa, após a inserção de uma agulha no âmnio através das paredes abdominal e uterina.

Amostra de vilosidade coriônica (CVS) Um procedimento utilizado para se realizar o diagnóstico pré-natal entre a 8ª a 10ª semanas de gestação. O tecido fetal para análise é retirado via transcervical ou transabdominal da área vilosa do corion, guiado por ultrassom.

Amplificação multíplex de sondas dependente de ligação (MLPA) A técnica de laboratório que permite a medição simultânea do número de cópias de vários segmentos de um gene através de ciclos repetidos de reação de ligação e reação em cadeia da polimerase (PCR). Utilizada para detectar deleções e duplicações nos genes.

Anáfase Estágio na mitose, quando os cromossomos se separam no centrômero e as cromátides irmãs tornam-se cromossomos filhos independentes, que se movem para polos opostos da célula em divisão. Segue imediatamente após a metáfase.

Análise Bayesiana Um método matemático amplamente utilizado no aconselhamento genético para calcular os riscos de recorrência. O método combina informações de várias fontes (genética, informação dos heredogramas e resultados de testes) para determinar a probabilidade de um indivíduo específico desenvolver ou transmitir um certo distúrbio.

Análise de ligação Um método estatístico no qual os genótipos e fenótipos dos pais e da prole em famílias são estudados para determinar se dois ou mais *loci* segregam de forma independente ou apresentam ligação durante a meiose.

Aneuploidia Qualquer número de cromossomos que não seja um múltiplo exato do número haploide. As formas comuns de aneuploidia em humanos são a trissomia (presença de um cromossomo extra) e monossomia (a ausência de um único cromossomo).

Aneussomia segmentar Perda ou ganho de um pequeno segmento de um cromossomo do par, resultando tanto em hemizigose como em trissomia parcial de genes naquele segmento no cromossomo homólogo.

Anomalias Defeitos congênitos resultantes de malformações, deformações ou disrupções.

Antecipação Início progressivamente mais precoce e aumento da severidade de certas doenças em uma família em gerações sucessivas. A antecipação é causada pela expansão do número de repetições que constituem uma mutação dinâmica dentro do gene responsável pela doença.

Anticódon um segmento de três bases do RNA de transferência (RNAt) complementar a um códon no RNA mensageiro (RNAm).

Antígeno leucocitário humano (HLA) Veja *complexo principal de histocompatibilidade*.

Apoenzima Componente proteico de uma enzima que também requer um cofator para se tornar ativa. A apoenzima com o cofator é denominada de *holoenzima*.

489

490 GLOSSÁRIO

Apoptose Morte celular programada, caracterizada por um padrão estereotipado de desagregação mitocondrial e degradação da cromatina.

Valor adaptativo ou *fitness* (f) A probabilidade de se transmitir seus genes para a próxima geração em comparação com a probabilidade média para a população.

Associação 1. Na genética epidemiológica, é descrita uma situação na qual um alelo em particular é encontrado significativamente mais ou significativamente menos em um grupo de indivíduos afetados do que seria esperado da frequência do alelo na população geral da qual os indivíduos afetados foram amostrados. Não confundir com ligação 2. Na dismorfologia, um grupo de anormalidades de etiologia e patogenia desconhecidas que são observados conjuntamente com mais frequência do que seria esperado pelo acaso.

Atlas do genoma do câncer (TCGA) Ampla base de dados, pública, das mutações, modificações epigenômicas e perfis de expressão gênica anormais encontrados numa ampla variedade de cânceres.

Autólogo Refere-se a transplantes no mesmo animal de uma parte para outra, ou para células malignas e para células do indivíduo em que surgiram.

Autossomos Qualquer cromossomo nuclear diferente dos cromossomos sexuais; 22 pares no cariótipo humano. Uma doença causada por mutação em um gene ou par de genes autossômicos mostra herança autossômica.

Bandas G (coloração Giemsa) Método de coloração de cromossomos para gerar bandas claras e escuras alternadas consistentes.

Beneficência O princípio ético de se comportar de uma forma que promova o bem-estar dos outros. Veja *maleficência*.

Biblioteca química Uma coleção anotada de centenas a dezenas de milhares de moléculas pequenas, que são cada vez mais utilizadas na descoberta de medicamentos. Um rastreamento de alta resolução contra um alvo de medicamentos pode identificar um composto que interaja com o alvo, por exemplo, para restaurar a atividade de uma proteína mutante. Esses produtos químicos, ou seus derivados, podem ser, então, utilizados no desenvolvimento de novos medicamentos.

Bioinformática Análise computacional e armazenamento de dados biológicos e experimentais, amplamente aplicados a estudos de genômica e proteômica.

Bivalente Um par de cromossomos homólogos em associação, como visto na metáfase da primeira divisão meiótica. Par de cromossomos homólogos, em associação, como visto na metáfase da primeira divisão meiótica.

Blastocisto Estágio da embriogênese precoce, em que o grupo inicial de células derivadas do ovócito fertilizado (a mórula) secreta fluídos e forma uma cavidade central preenchida por fluido dentro da qual está um grupo separado de células, a *massa celular interna*.

Bloco de desequilíbrio de ligação (LD *block*) Conjunto de marcadores polimórficos que formam um haplótipo, cujos alelos apresentam forte desequilíbrio de ligação um com o outro. Normalmente, ocupam uma região do genoma que vão de algumas quilobases até algumas dezenas de quilobases de comprimento.

Braço cromossômico Porção do cromossomo que se inicia no centrômero indo até o telômero. Cada cromossomo tem dois braços de tamanhos variados. Ver *p* e *q*.

Camada germinativa Cada uma das três camadas celulares distintas que surgem no interior da massa celular interna, a ectoderme, mesoderme e endoderme, as quais se desenvolverão nos diferentes tecidos no embrião.

Característica influenciada pelo sexo Característica que não está ligada ao cromossomo X em seu padrão de herança, mas é expressa de forma diferente, seja em grau ou em frequência nos homens e nas mulheres.

Característica ligada ao sexo É um termo geral que se refere à ligação com um dos cromossomos sexuais. Em genética humana e médica, o termo normalmente não é usado e é substituído por ligação ao X ou ligação ao Y.

Característica limitada ao sexo Característica que é expressa em apenas um dos sexos, apesar de o gene que a determina não estar ligado ao cromossomo X.

Característica qualitativa É quando um indivíduo apresenta ou não uma dada característica. Contrastante com *características quantitativas*.

Característica quantitativa É quando uma quantidade mensurável de uma característica difere entre vários indivíduos diferentes, seguindo uma distribuição normal na população. Contrastante com *característica qualitativa*.

Características dismórficas O desenvolvimento de anormalidades morfológicas, como observado em muitas síndromes de origem genética ou ambiental.

Carga genética É a soma total das mortes e doenças causadas por genes mutantes.

Cariótipo A constituição cromossômica de um indivíduo. O termo é também usado para fotomicrografia dos cromossomos de um indivíduo sistematicamente organizados, bem como para descrever o processo de preparação de tal fotomicrografia.

Caso índice O membro da família afetado com um distúrbio genético que primeiramente chama a atenção em um pedigree. Mesmo que **probando**.

Caso isolado Único membro entre seus parentes afetado por uma doença genética, seja por acaso ou por uma mutação nova. Ver também *esporádica*.

CAP 5' Nucleotídeo modificado adicionado à extremidade 5' do RNAm da cadeia em crescimento, necessário para o processamento normal, a estabilidade e a tradução de RNAm.

DNAc O mesmo que *DNA complementar*.

Célula receptora de antígenos T (TCR) Receptor na superfície de linfócitos T geneticamente codificado que reconhece especificamente moléculas de antígenos.

Células fetais Células obtidas da placenta por biópsia das *vilosidades coriônicas* ou cutâneas, respiratórias, e de células do trato urinário, obtidas a partir do líquido amniótico pela *amniocentese* ou, ainda células obtidas do sangue fetal por *cordocentese*.

Células linfoblastoides Linfócitos B imortalizadas em cultura através de infecção com o vírus de Epstein-Barr.

Células somáticas Todas as células que contribuem para o corpo, com exceção das células da linhagem germinativa.

Células tronco Tipo de célula capaz tanto de autorrenovação como de realizar proliferação e diferenciação.

Células tronco embrionárias São células derivadas da massa celular interna que têm a capacidade de autorrenovação em cultura. Quando reintroduzidas na massa interna do blastocisto podem repovoar todos os tecidos do embrião.

Células tronco pluripotentes induzidas Células tronco pluripotentes não obtidas de células embrionárias, mas a partir de células somáticas adultas diferenciadas que foram induzidas a perder o seu estado diferenciado e reverter para pluripotência expressando artificialmente um pequeno número de fatores de transcrição específicos nessas células. Células iPS.

Centimorgan (cM) Unidade de distância entre genes ao longo dos cromossomos, conforme denominado por Thomas Hunt Morgan. Para dois *loci* com 1 cM de distância, significa que a recombinação foi detectada em 1% das meioses analisadas.

Centro de cromatina ativa Domínio nuclear, no qual as proteínas se ligam à região de controle de *locus* e ao *locus* da β-globina para permitir a expressão gênica da globina.

Centro de *imprinting* Segmento de DNA localizado dentro e em torno de genes marcados que regulam o *imprinting* genômico; faz que o gene marcado de um cromossomo herdado de um sexo de um dos pais possa exibir a marcação apropriada na linhagem germinativa de uma criança do sexo oposto.

Centrômero Constrição primária dos cromossomos, sendo a região em que as cromátides irmãs são mantidas unidas pelo cinetócoro formado. Estrutura necessária para a segregação normal em mitose e meiose.

Centrossomos Par de centríolos que organizam o crescimento dos microtúbulos do fuso mitótico, visível nos polos da célula em divisão no final da prófase.

CGH Mesmo que hibridização genômica comparativa.

array-CGH Hibridização genômica comparativa realizada por hibridização com uma lâmina ("chip") feita de vidro, plástico, ou de silício sobre a qual são adicionados e fixados um grande número de diferentes ácidos nucleicos marcados individualmente num padrão de matriz. Veja microarranjo.

Chip Miniaturizado de Microarranjo Chips feitos de vidro, plástico ou silicone nos quais um grande número de ácidos nucleicos diferentes são plotados individualmente. Ver também *hibridização genômica comparativa*, *perfil de expressão*.

Ciclo celular As etapas entre duas mitoses sucessivas nas células somáticas. Consiste nas fases G_1, S, G_2 e M.

Cinetócoro Uma estrutura no centrômero, à qual as fibras do fuso estão ligadas.

Cis Refere-se à relação entre duas sequências que estão no mesmo cromossomo, que significa literalmente "estar no lado mais próximo do". Contrasta com o termo *trans*.

Citocinese Clivagem do citoplasma ao final da mitose, que resulta em duas células separadas, cada uma com um complemento total de 46 cromossomos.

Citogenética É o estudo dos cromossomos.

Citotrofoblasto Células fetais da vilosidade coriônica que são colhidas para cariotipagem e análise de DNA.

Clone 1. Linhagem celular derivada a partir de uma única célula ancestral diploide, por sucessivas mitoses. Em embriologia, correspondem a uma linhagem de células que permaneceram geograficamente próximas umas das outras. **2.** Em biologia molecular, é a molécula de DNA recombinante que contém um gene ou outra sequência de DNA de interesse. Apresenta, ainda, o ato de gerar uma linhagem celular ou clone propriamente dito.

Código degenerado O código genético é considerado como degenerado porque a maioria dos 20 aminoácidos é especificada por mais do que um dos 64 códons.

Código genético São as 64 trincas de bases que especificam os 20 aminoácidos encontrados nas proteínas (veja Tabela 3-1).

Codominante Quando ambos os alelos de um par são expressos no estado heterozigoto, então os alelos (ou os traços determinados por eles, ou de ambos) são codominantes.

Códon Trinca de bases de uma molécula de DNA ou RNA que especifica um único aminoácido.

Códon de parada Veja *códon de término*.

Códon de término Um dos três códons (UAG, UAA e UGA) que terminam a síntese de um polipeptídeo. Também chamado de códon de parada ou códon de terminação de cadeia.

Códon de início Refere-se ao códon para metionina (AUG) que indica o local de início da tradução em um RNAm. Veja *RNA mensageiro*.

Códon sinônimo Descreve uma variante de um único nucleotídeo (SNV) que não altera um códon e, portanto, não altera a sequência de aminoácidos resultante do peptídeo codificado.

Coeficiente de consanguinidade (F) Probabilidade de uma criança filha de casamento consanguíneo ser homozigota para um determinado alelo em um *locus* que cada um dos seus progenitores herdou do seu ancestral comum.

Colinearidade É a relação paralela entre a sequência de bases do DNA de um gene (ou o RNA transcrito a partir dele) e a sequência de aminoácidos do polipeptídeo correspondente.

Compensação de dose Como consequência da inativação do cromossomo X, a quantidade de produto formado por duas cópias de um gene ligado ao X no sexo feminino é equivalente à quantidade formada pelo único gene no sexo masculino. Veja inativação do X.

Complementaridade A natureza de emparelhamento complementar das bases do DNA.

Complexo principal de histocompatibilidade (MHC) *Locus* complexo no cromossomo 6p com genes altamente polimórficos do antígeno leucocitário humano (HLA).

Complexo sinaptonêmico Complexo proteico que se forma nos locais de recombinação meiótica e medeia a recombinação durante sinapse na meiose I.

Comprometimento celular A transição de uma célula embrionária pluripotente ao seu destino de especialização particular.

492 GLOSSÁRIO

Comutação da hemoglobina Mudança na expressão dos vários genes da globina na hematopoese durante o desenvolvimento.

Concordância Refere-se a parentes em que (1) dois membros têm certa característica qualitativa ou (2) ambos os membros têm valores de uma característica quantitativa que são semelhantes em magnitude. Veja discordância. Probabilidade condicional **1.** Na análise Bayesiana, esta é a oportunidade de um resultado observado de um dado consulente tenha um genótipo específico. O produto das probabilidades anteriores e condicionais é a probabilidade conjunta. **2.** De modo mais geral, sinônimo para análise Bayesiana.

Congênita Presente ao nascimento, porém não necessariamente genética.

Consanguinidade Relacionado pela descendência de um ancestral comum (o adjetivo é consanguíneo).

Constrição primária Veja centrômero

Consulente No aconselhamento genético, alguém que consulta um aconselhador genético em busca de informações genéticas.

Cordocentese Um procedimento utilizado no diagnóstico pré-natal para se obter uma amostra de sangue fetal diretamente do cordão umbilical.

Corpúsculo de Barr A cromatina sexual como visto em células somáticas do sexo feminino, o que representa um cromossomo X inativo.

Corpúsculos polares É uma célula resultante da meiose I e outra célula resultante da meiose II durante a ovocitogênese, e que recebem muito pouco citoplasma e não são óvulos funcionais.

Correlação Teste estatístico aplicado a um conjunto de medidas pareadas. Existe uma correlação positiva quando, em medição do par, a segunda medição do par é maior do que a primeira e quanto maior forem as próximas medidas. Uma correlação negativa é a oposta, isto é, quanto maior for a primeira medição, em relação às posteriores, esta correlação será negativa. A correlação é medida pelo coeficiente de correlação r.

Cromátides As duas cadeias paralelas da cromatina (*cromátides irmãs*), ligadas ao centrômero, que constituem um cromossomo após a replicação do DNA.

Cromatina Complexo de DNA e proteínas que formam os cromossomos. Veja também *nucleossomo*.

Cromatina sexual Veja *corpúsculo de Barr*.

Cromossomo Unidade das estruturas filiformes no núcleo da célula que formam a cromatina. Cada cromossomo contém uma única molécula de DNA no núcleo interfásico.

Cromossomo dicêntrico Cromossomo estruturalmente anormal com dois centrômeros. Se um cromossomo dicêntrico segregar como se tivesse apenas um centrômero, é denominado *pseudodicêntrico*.

Cromossomo em anel Alteração cromossômica estrutural no qual o telômero de cada braço cromossomo foi deletada e os braços quebrados se reuniram na formação do anel.

Cromossomo Filadélfia (Ph 1) Cromossomo 22 estruturalmente anormal que ocorre tipicamente numa proporção das células da medula óssea na maioria dos pacientes com leucemia mieloide crônica. A anomalia é uma translocação recíproca entre a porção distal de 22q e a porção distal de 9q que funde a região de BCR em 9 com o oncogene ABL1 em 22.

Cromossomo marcador Pequeno cromossomo não identificado visto numa preparação cromossômica. Também referido como um cromossomo supranumerário ou cromossomo extra estruturalmente anormal.

Cromossomo recombinante O cromossomo resultante da troca de segmentos recíprocos devido ao *crossing over* entre um par de cromossomos homólogos durante a meiose das células gaméticas de um dos pais.

Cromossomo X É o maior dos dois cromossomos sexuais, normalmente presentes em dois exemplares no sexo feminino e uma cópia no sexo masculino.

Cromossomo Y O menor dos dois cromossomos sexuais, normalmente presente em cópia única apenas nos homens.

Cromossomos filhos São os dois cromossomos individuais oriundos de um único cromossomo composto de cromátides emparelhadas que se separam no centrômero durante a anáfase na divisão celular.

Cromossomos sexuais São os cromossomos X e Y.

Crossover, crossing over O intercâmbio recíproco de segmentos entre as cromátides de cromossomos homólogos, no decorrer da prófase da primeira divisão meiótica. Ver também **recombinação**. Quando o *crossover* desigual ocorre entre cromátides desalinhados, há a possibilidade de se levar à duplicação do segmento envolvido em uma cromátide e à eliminação do outro na outra, sendo causa frequente de mutações.

Decaimento do mRNA mediado por mutações sem sentido (nonsense) Mecanismo de controle de qualidade de RNAms que reconhece e degrada os RNAms que têm códons mutantes para término prematuro da tradução (sem sentido), evitando assim a tradução de proteínas truncadas.

Defeito congênito Anormalidade presente ao nascimento, não é necessariamente relacionado à genética.

Deleção *in-frame* Deleção que não destrói a matriz normal de leitura de um gene.

Deleção A perda de uma sequência de DNA de um cromossomo. O DNA pode ser excluído em qualquer comprimento, sendo desde uma única base até grande parte do cromossomo. Uma deleção cromossômica pode ocorrer no final de um cromossomo (**deleção terminal**) ou dentro de um braço cromossomo (**deleção intersticial**).

Deriva Genética Flutuação casual da frequência de um alelo em pequenas populações.

Desenvolvimento em mosaico Desenvolvimento embriológico em que diferentes regiões do embrião se desenvolvem independentemente das regiões circundantes. Veja *regulador do desenvolvimento*.

Desenvolvimento programado Processo em que as células embrionárias atingem o seu destino programado.

Desenvolvimento regulador Estágios do desenvolvimento durante os quais a remoção ou a destruição de uma região particular do embrião é compensada por outras regiões embrionárias, permitindo assim o desenvolvimento normal.

Desequilíbrio alélico Expressão desigual dos dois alelos de um gene. O exemplo mais extremo é a expressão monoalélica, que pode ser aleatória, como na inativação do cromossomo X, ou determinada pela origem materna do alelo (impressão genômica).

Desequilíbrio de ligação (LD) A ocorrência de combinações específicas de alelos em fase de acoplamento em dois ou mais *loci* ligados (haplótipos) mais frequentes do que o esperado casualmente a partir da frequência dos alelos na população. Oposto a equilíbrio de ligação.

Destino celular Destino final para uma célula que percorreu o seu caminho de desenvolvimento. O mapa do destino embrionário é a descrição completa de todos os destinos celulares para todas as diferentes partes do embrião.

Desvio (D) Extensão com que as frequências de haplótipos divergem do esperado com base nas frequências alélicas. Uma medida de desequilíbrio de ligação, geralmente normalizada com frequências alélicas utilizando a métrica D'.

Determinação embriológica Durante o desenvolvimento é a segunda fase de comprometimento celular em que uma célula segue o seu programa intrínseco de desenvolvimento, independentemente do fato de ser transplantado para uma região diferente do embrião.

Diagnóstico pré-implantação Tipo de diagnóstico pré-natal, em que uma ou mais células são removidas, quer na fase de blastocisto ou dos blastômeros, a partir de um embrião multicelular, geradas por fertilização "in vitro" e testadas para a presença de uma mutação causal de alguma doença. Um embrião não afetado pode, então, ser implantado no útero para estabelecer uma gravidez. O procedimento pode evitar a necessidade de realização do aborto de um feto afetado como ocorre com a biópsia de vilosidades coriônicas ou a amniocentese.

Dictióteno Estágio da primeira divisão meiótica em que um ovócito humano continua a ser da vida fetal tardia até a ovulação.

Diferenciação O processo pelo qual uma célula adquire um padrão de expressão tecido específico de genes e proteínas e um fenótipo característico.

Diploide É o número de cromossomos na maioria das células somáticas, sendo o dobro do número encontrado nos gametas. Nos seres humanos, o número de cromossomos diploide é 46.

Discordância Situação em que (1) um membro do par tem uma determinada característica qualitativa e o outro não, ou (2) os valores de parentes têm uma característica quantitativa que estão em extremidades opostas da distribuição. Veja *concordância*.

Disgenesia gonadal Distúrbio em que os sexos cromossômico e o fenotípico não correspondem e gônadas normais não conseguem se desenvolver. Na disgenesia gonadal completa a genitália externa é normal, enquanto na disgenesia gonadal incompleta a genitália externa apresenta-se ambígua. A disgenesia gonadal mista tem uma gama de fenótipos que vão do masculino até a síndrome de Turner como resultado do mosaicismo 45,X/46,XY.

Disjunção Veja *não disjunção*.

Disrupção Defeito morfológico congênito provocado pela destruição do tecido. A causa da disrupção pode ser por uma oclusão vascular, um agente teratogênico ou ruptura do saco amniótico com sua retenção.

Dissomia Veja *dissomia uniparental*.

Dissomia uniparental Cariótipo que apresenta duas cópias de um cromossomo específico, herdado de um dos progenitores, sem nenhum cromossomo representante do outro progenitor. Se o par parental de homólogos estiver presente, a situação é heterodissomia e se um homólogo parental estiver presente em duplicata, a situação é *isodissomia*. Veja *síndrome de Prader-Willi* e *síndrome de Angelman* no texto.

Distribuição independente Distribuição aleatória de diferentes combinações dos cromossomos parentais para os gametas. Genes não alelos são distribuídos de maneira independente, a menos que estejam ligados.

Distribuição normal Curva de uma amostra que tem a forma de um sino simétrico descrevendo a frequência de valores em particular como quantidade mensurada de uma população.

Distúrbio monogênico distúrbio devido a um ou par de alelos mutantes em um único *locus*.

Distúrbios por expansão de repetições Veja *mutação dinâmica*.

Divisão reducional É a primeira divisão meiótica, assim chamada porque nesta fase, o número de cromossomos da célula é reduzido de diploide a haploide.

DNA (ácido desoxirribonucleico) Macromolécula que codifica os genes responsáveis pela estrutura e função dos organismos vivos e permite a transmissão de informação genética de geração em geração.

DNA complementar (DNAc) DNA sintetizado a partir de um molde de RNAm, através da ação da enzima transcriptase reversa. Veja *DNA genômico* para comparação.

DNA de cópia única DNA cuja ordem linear de nucleotídeos específicos é representada apenas uma vez (ou, no máximo, poucas vezes) em todo o genoma. O tipo de DNA que constitui a maior parte do genoma.

DNA genômico Sequência de DNA cromossômico, de um gene ou segmento de um gene que inclua a sequência de DNA codificante e não codificante. Também o DNA que foi isolado diretamente de células ou cromossomos ou as cópias clonadas do todo o DNA ou parte desse.

DNA intergênico DNA não transcrito que compreende a maior parte do genoma e que em relação ao DNA total apresenta função em sua maioria desconhecida.

DNA livre de células DNA detectável em fluidos corporais que não está empacotado em cromatina dentro do núcleo de alguma célula.

DNA mitocondrial (DNAmt) Trata-se do DNA no cromossomo circular das mitocôndrias. O DNA mitocondrial está presente em várias cópias por célula, sendo herdado maternalmente, e desenvolve-se de 5 a 10 vezes mais rápido que o DNA genômico.

DNA polimerase Enzima que sintetiza uma nova fita de DNA utilizando uma fita de DNA de molde.

DNA repetitivo Sequências de DNA que estão presentes em múltiplas cópias no genoma.

DNA satélite DNA contendo muitas repetições em série de uma unidade de repetição curta. Não deve ser confundido com *satélite cromossômico*. É a cromatina da extremidade distal do braço curto dos cromossomos acrocêntricos.

Doença cromossômica Uma condição clínica causada por uma constituição cromossômica anormal, na qual pode haver duplicação, perda ou rearranjo do material cromossômico.

Doença genética Uma doença causada, total ou parcialmente, por uma anomalia gênica.

Doença multifatorial Distúrbios resultantes da combinação de vários fatores, genéticos e ambientais. Demonstram herança complexa em vez dos padrões de herança mendeliana.

Doenças raras A doença é considerada como uma doença rara ou órfã se afeta menos de 200.000 americanos ou menos de 1 em 2000 pessoas na Europa. A maioria das doenças genéticas orfãs são monogênicas.

Dominante A característica é considerada dominante se estiver fenotipicamente expressa em heterozigotos. Se os heterozigotos e homozigotos para o alelo variante tiverem o mesmo fenótipo, a doença é dominante pura (raro em genética humana). Se homozigotos têm um fenótipo mais grave do que os heterozigotos, o distúrbio é denominado semidominante ou incompletamente dominante.

Dominante incompleto Característica que é herdada de forma dominante, em que o indivíduo homozigoto apresenta mais gravidade do problema quando comparado a um heterozigoto (Sinônimo: semidominantes).

Dominante negativo Alelo causador da doença, ou o efeito de um alelo, que interrompe a função de um alelo selvagem na mesma célula.

Dosagem gênica É o número de copias de um determinado gene de um genoma.

Duplos diminutos Uma forma de amplificação do gene que são como cromossomos acessórios muito pequenos.

Duplicação segmental Blocos de sequências homólogas distribuídas através de uma região do genoma que medeiam a duplicação e a eliminação dos segmentos de DNA localizado entre eles.

Duplo heterozigoto O indivíduo que é heterozigoto para cada um dos dois *loci* diferentes. Contraste com *heterozigoto composto*.

Duto mesonéfrico Estrutura derivada das cristas genitais do embrião inicial e que no sexo masculino se desenvolverá nos órgãos sexuais internos (ductos eferentes). Também chamado de *dutos Wolffianos*.

Duto paramesonéfrico Estrutura derivada das cristas genitais do embrião inicial que se desenvolverá nos órgãos sexuais internos do sexo feminino. Também chamado de *ducto mülleriano*.

Ectoderme Uma das três *camadas germinativas* primárias do embrião inicial. Inicia-se como a camada mais distante do saco vitelino e, finalmente, dá origem ao sistema nervoso, a pele, e derivados da crista neural, tais como estruturas craniofaciais e melanócitos.

Edição do RNA Modificação pós-transcricional de RNA transcritos, que modificam certos códons do RNAm para que difiram do códon especificado no molde de DNA original. Ocorre mais frequentemente por meio da desaminação de adenina para gerar uma inosina, que é lida pela maquinaria de tradução como uma guanina.

Edição genômica Tecnologia que utiliza proteínas adaptadas a partir de bactérias ou plantas (Ex. CRISPR/Cas9) para atingir com precisão um alvo do genoma de uma célula específica com muita eficiência e especificidade. Deste modo, o alvo pode ser mutado, ser reparado se houver mutação pré-existente, ou sofrer alguma alteração de uma marca epigenética.

Efeito fundador Elevada frequência de um alelo mutante numa população e oriundo de um pequeno grupo ancestral em que um ou mais dos fundadores era portador do alelo mutante.

Elemento regulador Segmento de DNA, que pode ser um promotor, insulador, acentuador, ou região de controle de *locus*, dentro ou próximo de um gene que regula a expressão do gene.

Endoderme Uma das três camadas germinativas do embrião em estágio inicial. Dará origem ao sistema digestório, como o intestino e fígado, e a porções do sistema urogenital e respiratório.

Endofenótipo Característica biológica quantitativa hereditária que funciona como um marcador de risco para um distúrbio genético complexo. O conceito é muito usado em genética psiquiátrica, mas é amplamente utilizado na genética epidemiológica.

Endogamia Casamento entre indivíduos aparentados. A progênie de indivíduos aparentados é dita endogâmica (observe que alguns consideram o termo endogamia como pejorativo quando aplicado às populações humanas).

Enzimopatia Doença metabólica, resultante de deficiência ou anomalia de uma enzima específica.

Epigenética O termo se refere a fatores que podem afetar a função de um gene sem alterar o genótipo. Alguns fatores epigenéticos típicos envolvem alterações como metilação do DNA, estrutura da cromatina, modificações de histonas e aspectos de ligação a fatores de transcrição que alteram a estrutura do genoma e a expressão gênica, sem alterar a sequência primária do DNA.

Epissomo DNA que pode existir como uma sequência de replicação autônoma no citoplasma ou pode se integrar no DNA cromossômico. Alguns vetores virais adenoassociados, utilizados na terapia gênica, são epissomos que existem no citoplasma por longos períodos e podem ser, raramente, inseridos no genoma nuclear.

Pareamento incorreto por deslize Mecanismo mutacional que ocorre durante a replicação de DNA de sequências com repetições de um ou mais nucleotídeos, na qual a repetição em uma fita pareia de forma incorreta com a repetição similar na fita complementar, gerando uma deleção ou expansão do número de repetições.

Erros inatos do metabolismo Distúrbio bioquímico determinado geneticamente em que uma proteína defeituosa específica não cumpre seu papel numa via metabólica com consequências patológicas.

LOD *score* Método estatístico que testa marcadores genéticos em dados familiares para determinar se dois *loci* estão ligados. O LOD *score* representa o logaritmo das probabilidades em favor da ligação. Por convenção um LOD *score* de 3 (probabilidade de 1000:1 a favor) é aceito como prova de ligação e um LOD *score* de - 2 (100:1 contra) conta como prova de que os *loci* estão desvinculados.

Espalhamento cromossômico Processo em que os cromossomos de uma célula em divisão são observados sob o microscópio em metáfase ou prometáfase.

Especificação É a primeira fase do comprometimento de uma célula que seguirá o seu programa de desenvolvimento se for explantada. No entanto, a célula poderá ser reprogramada para um destino distinto, se for transplantada para uma parte diferente do embrião.

Especificidade Em testes de diagnóstico, a frequência com que um resultado do exame é negativo quando a doença está ausente. Não confundir com *valor preditivo negativo*.

Espermatogônias Células diploides derivadas das células germinativas iniciais do sexo masculino que dividem tanto para reconstituir a sua população e na puberdade, passam por uma série de etapas do desenvolvimento, incluindo a meiose, levando à diferenciação em espermatozoides maduros.

Esporádica Em genética médica é uma doença que não é causada por um alelo herdado de um dos pais. Muitas vezes resulta de uma mutação nova em uma linhagem germinativa ou somática.

Esqueleto Estrutura não histônica observada experimentalmente quando as histonas são removidas do cromossomo. Acredita-se que seja um componente estrutural do núcleo e dos cromossomos.

Estratificação Situação em que uma população contém subgrupos, cujos membros não têm formas de acasalamentos aleatórios com os membros de outros subgrupos.

Estrutura terciária Configuração tridimensional de uma molécula.

Estudo caso-controle Método epidemiológico em que pacientes com uma doença (casos) são comparados com indivíduos que não apresentam a doença (controles) em relação à frequência relativa de vários fatores de risco que pareçam relacionados.

Estudo de coorte Uma amostra aleatória de toda a população é analisada para saber se indivíduos atualmente têm ou desenvolvem uma doença particular ao longo de um tempo de acompanhamento.

Estudos de associação genômica ampla (GWAS) Um estudo de associação genética usando milhares a milhões de variantes polimórficas distribuídos por todo o genoma.

Eucarioto Organismos unicelulares ou pluricelulares em que o núcleo apresenta membrana nuclear e outras características especializadas.

Eucromatina É o principal componente da cromatina. Ela adquire uma coloração fraca no bandeamento e G, descondensando-se e tornando-se de coloração fraca durante a intérfase. Contrasta-se com heterocromatina.

Eugenia Refere-se ao aumento da prevalência de características desejáveis em uma população, diminuindo a frequência de alelos deletérios em *loci* relevantes por meio de reprodução seletiva. Termo oposto é disgenia.

Euploidias Refere-se ao número de cromossomos que é um múltiplo exato do número em um gameta haploide (n). A maioria das células somáticas são diploides (2n). Contraste com *aneuploidia*.

Evolução clonal Processo de alterações genéticas que ocorre em várias etapas sucessivas numa população de células de um tumor em desenvolvimento.

Exon Região transcrita de um gene que está presente no RNA mensageiro.

Expansão binomial Quando existem duas classes alternativas, uma com probabilidade p e a outra com probabilidade 1-p = q, as frequências das combinações possíveis de p e q em uma série de ensaios n é $(p + q)^n$.

Expressão ectópica Expressão de um gene em locais onde normalmente não seria expresso.

Expressividade É o quanto um defeito genético pode ser expresso. Se houver expressividade variável, a caraterística pode variar na expressão de leve a grave, mas sempre se expressa nos indivíduos que têm o genótipo correspondente, portanto varia entre os indivíduos. Contraste com *penetrância*.

Falha ovariana prematura É a diminuição da função ovariana antes dos 40 anos de idade.

Família Alu de DNA repetitivo No genoma humano, aproximadamente 10% do DNA é composto por um conjunto de cerca de 1.000.000 sequências dispersas e relacionadas, cada uma com aproximadamente 300 pares de bases de comprimento. Têm esta denominação porque são clivadas pela enzima de restrição *Alu*I.

Família gênica Conjunto de genes que contêm exons de tamanho semelhantes e que contenham sequências de DNA muito semelhantes, indicando que os genes evoluíram de um gene ancestral comum por duplicação e divergência posterior.

Família gênica PAX Família de fatores de transcrição que partilham um motivo de ligação ao DNA originalmente descrito em *Drosophila* "gene pareado".

Familiar Qualquer característica que seja mais comum em familiares de um indivíduo afetado do que na população em geral, seja a causa genética, ambiental ou ambos.

Farmacocinética Taxa de absorção, transporte, metabolismo, ou excreção de um fármaco ou os seus metabolitos pelo corpo.

Farmacodinâmica Os efeitos de um fármaco ou os seus metabolitos sobre a função fisiológica e as vias metabólicas.

Farmacogenética Área de genética bioquímica que estuda o impacto da variação genética em resposta às drogas e ao metabolismo.

Farmacogenômica Aplicação das informações genômicas ou métodos para problemas de farmacogenética.

Fase fetal Estágio do desenvolvimento intrauterino que compreende da 9ª até 40ª semana de gestação.

Fase Designação dada ao alelo do primeiro *locus* que ocupa do mesmo *locus* do segundo cromossomo num indivíduo heterozigoto que apresenta sintenia para os dois *loci*. Não deve ser confundida com as fases do ciclo celular. Veja acoplamento e repulsão.

Fatores transcricionais Grande classe de proteínas que regulam a transcrição através da formação de grandes complexos com outros fatores de transcrição e a RNA polimerase. Estes complexos se ligam a regiões reguladoras de genes e promovem ou inibem a transcrição.

Fenocópia É a um fenótipo mimético que, geralmente, é determinado por um genótipo específico, resultante da interação de alguns fatores ambientais com um genótipo normal.

Fenótipo São as características bioquímicas, fisiológicas e morfológicas observadas em um indivíduo, tal como determinado pela interação da expressão do seu genótipo e o ambiente. Também, num sentido mais limitado, as anormalidades resultantes de uma mutação particular de um gene.

Fertilização *in vitro* Tecnologia reprodutiva que favorece o espermatozoide a fertilizar um ovócito *in vitro*. Os ovócitos fertilizados são então introduzidos no útero para permitir a implantação.

Fibroblastos Células normais derivadas de tecido subcutâneo obtidas a partir de uma amostra da biópsia da pele e que podem ser cultivadas durante muitas gerações.

FISH Abreviatura de "*Fluorescence in situ Hybridization*". Veja a *hibridização in situ*.

Fita antisenso de DNA Fita de DNA não codificante, que é complementar ao RNAm e serve como molde para a síntese do mesmo. Também chamada de *fita transcrita*.

Fita codificante DNA de cadeia dupla em que a fita 5' para 3' que possui o mesmo sentido do RNAm (exceto que na sequência do RNAm, substitui-se T por U). A fita codificante é a fita que não é transcrita pela RNA-polimerase. Também é chamada de *fita senso*.

Fita não codificante Fita antisenso do DNA.

Fita senso Veja *fita codificante*.

Fluxo gênico Difusão gradual dos genes alelos de uma população para outra ao cruzar alguma barreira. A barreira pode ser física ou cultural, e pode ser vencida por migração ou miscigenação.

Fração de recombinação (θ) Fração da prole de um progenitor heterozigoto para dois *loci* que herdou um cromossomo carregando uma recombinação entre os *loci*. Normalmente, simbolizado pela letra grega θ.

Estilhaçamento cromossômica Fenômeno observado em algumas células cancerosas em que novos e complexos rearranjos cromossômicos ocorrem, devido aos cromossomos quebrarem inúmeras vezes e fazerem diversos rearranjos. O mecanismo é desconhecido.

Fuso mitótico Estrutura microtubular dentro da célula mitótica em que os centrômeros se ligam. Orienta a separação de cromátides irmãs para polos opostos durante a anáfase da mitose.

Gameta É a célula reprodutiva madura (ovócito ou espermatozoide) com número de cromossomos haploide.

Gargalo mitocondrial Etapa da ovocitogênese em que apenas uma pequena amostra do número total de mitocôndrias em um precursor do ovócito é passado para as células filhas, permitindo desse modo uma variação significativa nas proporções de mitocôndrias mutantes e de tipo selvagem herdadas pelas células filhas.

Gêmeos dizigóticos (DZ) Gêmeos produzidos por dois ovócitos separados. Também chamado de gêmeos fraternos.

Gêmeos monozigóticos (MZ) Gêmeos derivados de um único zigoto que são geneticamente idênticos. Também denominado *gêmeos idênticos*.

Gene É a unidade hereditária. Em termos moleculares é uma sequência do DNA cromossômico necessária para produzir um produto funcional.

Gene estrutural Gene codificante de algum RNA ou proteína.

Gene homeobox Gene que contém uma sequência de 180 pares de bases (genes homeóticos) altamente conservada na sua região codificante, que codifica um motivo de proteína conhecido como homeodomínio. Os 60 resíduos de ácidos aminados da homeodomínio são um motivo de ligação a DNA, o que é consistente com o papel de proteínas de regulação da transcrição em homeodomínio de genes envolvidos no desenvolvimento.

Gene letal Gene com um alelo mutante ou característica determinada geneticamente que leva ao fracasso de reproduzir, porém não necessariamente leva à morte antes de reprodução.

Gene modificador Um gene cujos alelos alteram o fenótipo associado com mutações em outro gene não alélico. Muitas vezes se aplica para explicar o efeito sobre a expressividade dos distúrbios causados por variantes de outros *loci*.

Gene condutor Gene que é encontrado repetidamente por carregar mutações somáticas em muitas amostras de portadores com um mesmo tipo de câncer ou mesmo em vários tipos diferentes de cânceres. As mutações são muito frequentes para serem simplesmente o produto de eventos aleatórios. Presume-se que estes genes estejam envolvidos no desenvolvimento ou progressão do câncer em si. Veja mutação do gene passageiro.

Genes de manutenção Genes expressos na maioria ou em todas as células porque os seus produtos oferecem as funções básicas.

Gene não codificante Veja RNA não codificante.

Gene regulador Gene que codifica uma molécula de RNA ou proteína que regula a expressão de outros genes.

Genes protetores Genes supressores tumorais que estão indiretamente envolvidos no controle da proliferação celular por fazerem o reparo dos danos do DNA e manutenção da integridade genômica. Assim, protegem os proto-oncogenes e outros genes supressores das mutações que podem levar ao câncer.

Genes supressores tumorais Um gene normal envolvido na regulação da proliferação celular. A perda de função devido a mutações ocorridas em ambos os alelos pode levar ao desenvolvimento de tumores, como no caso do gene do retinoblastoma ou do gene *TP53*. Contraste com *oncogene*.

Genética bioquímica Estudo genético dos fenótipos ao nível das proteínas, vias bioquímicas e metabolismo.

Genética de populações Estudo quantitativo das frequências das variantes genéticas presentes nas populações e de como estas frequências mudam ao longo do tempo, tanto intra como entre populações.

Genética epidemiológica Ramo de pesquisa em saúde pública preocupado com a caracterização e quantificação da influência da variação genética sobre a incidência, prevalência e causa da doença na população.

Genético Determinado pelos genes. Não deve ser confundido com congênito.

Genocópia Um genótipo que determina um fenótipo muito semelhante ao que foi determinado por outro genótipo.

Genoma É a sequência de toda a informação genética contida no DNA em um gameta, um indivíduo, uma população ou de uma espécie.

Genômica Campo da genética que realiza estudos estruturais e funcionais do genoma.

Genótipo 1. Constituição genética de um indivíduo que se expressa como o fenótipo. 2. Mais especificamente, os alelos presentes em um ou mais *loci*.

Gráfico de Manhattan Gráfico que representa todos os valores P para uma associação entre uma característica e todos os polimorfismos de nucleotídeo único (SNPs) utilizados num estudo de associação genômica ampla (GWAS). Os SNPs são colocados no eixo dos X com base na sua localização no genoma, iniciando da ponta do cromossomo 1p à esquerda e plotando no caminho cada braço dos 22 autossomos. Os valores de *P* são dados como - $\log_{10}$ no eixo-y, de modo que mais significante a relação, maior o valor. Ele é chamado de gráfico de Manhattan porque os picos que mostram forte associação lembram as pontas dos arranha-céus vistos no horizonte de Manhattan (Ex. Fig. 10-11).

Grau de parentesco É a distância entre dois indivíduos em uma linhagem familiar. Parentes de primeiro grau incluem pais, irmãos e filhos. Parentes de segundo grau são tias e tios, sobrinhos e sobrinhas, avós e netos.

Grupo sanguíneo O fenótipo e resultado da expressão, dos antígenos de superfície das hemácias, determinados geneticamente. Os antígenos são formados por um conjunto de genes alélicos que compõem um sistema ou grupo sanguíneo.

Holoenzima Composto funcional formado pela ligação de uma apoenzima e a coenzima própria.

Haploide O número normal de cromossomos presentes num gameta com somente um membro de cada par dos cromossomos. Em humanos, o número haploide é 23.

Haploinsuficiência Doença genética decorrente da contribuição de um alelo normal ser insuficiente para prevenir a doença devido a uma mutação que leva à perda de função no outro alelo.

Haplótipo Grupo de alelos em *loci* em acoplamento intimamente ligados, normalmente herdado como uma unidade.

Haplótipo parental Um dado haplótipo do gameta que também está presente nos pais, isto é, durante a meiose não ocorreu o *crossing over* na gametogênese para desfazer o haplótipo. Também referido como um *haplótipo não recombinante*. O oposto é um haplótipo não parental ou recombinante.

Hemizigoto Termo para o genótipo de um indivíduo com apenas um representante de um segmento de cromossomo ou cromossomos, em vez dos dois habituais; refere-se especialmente aos genes ligados ao cromossomo X no sexo masculino, mas também se aplica aos genes em qualquer segmento de cromossomo que é eliminado no cromossomo homólogo.

Herança complexa Padrão de herança não mendeliano. Alguma característica ou doença com herança complexa, geralmente, resulta da interação de alelos de mais um *locus* com fatores ambientais.

Herança materna Transmissão da informação genética apenas por via materna.

Herança mitocondrial É a herança de uma característica codificada a partir do genoma mitocondrial. Como o genoma mitocondrial é estritamente herdado da mãe, a herança mitocondrial ocorre exclusivamente por meio da linhagem materna.

Herança poligênica Herança determinada por muitos genes que ocupam *loci* diferentes e com efeitos aditivos pequenos. Deve-se distingui-la da herança complexa vista em doenças multifatoriais, nas quais os fatores ambientais, bem como os genéticos podem estar envolvidos.

Herdabilidade (h^2) Fração da variância fenotípica total de uma característica quantitativa que é devida às diferenças genotípicas. Pode ser vista como uma estimativa estatística da contribuição da hereditariedade para uma característica quantitativa.

Heredograma Em genética médica, trata-se da história familiar de uma condição hereditária, ou do diagrama de uma história familiar indicando os membros da família, a sua relação com o probando e o seu estado em relação a uma condição hereditária particular.

Heterocromatina Cromatina que se cora bem escura ao longo do ciclo celular, mesmo durante a intérfase. Geralmente representa uma replicação tardia e inativa geneticamente.

Heterodissomia Veja dissomia uniparental.

Heterogeneidade Veja heterogeneidade alélica, heterogeneidade clínica, heterogeneidade genética, heterogeneidade de *locus*.

Heterogeneidade alélica Numa população, pode haver vários alelos mutantes diferentes para um único *locus*. Em um indivíduo fenótipos iguais ou semelhantes podem ser causados por diferentes alelos mutantes, em vez de alelos idênticos em um *locus*.

Heterogeneidade clínica O termo descreve a ocorrência de fenótipos clinicamente diferentes, devido a mutações presentes no mesmo gene.

Heterogeneidade de *locus* É a produção de fenótipos idênticos, devido a mutações em dois ou mais *loci* diferentes.

Heterogeneidade genética É a produção de fenótipos iguais ou semelhantes por mecanismos genéticos diferentes. Veja heterogeneidade alélica, heterogeneidade clínica, heterogeneidade de *locus*.

Heteroplasmia A presença de mais do que um tipo de DNA mitocondrial na mitocôndria de um único indivíduo. Contraste com *homoplasmia*.

Heteroploidia Qualquer número de cromossomos diferente do normal.

Heterozigota manifestante Mulher heterozigota para uma doença ligada ao cromossomo X a qual, devido à inativação do X não aleatória expressa clinicamente o traço

498 GLOSSÁRIO

da doença, apesar de normalmente não no mesmo grau de gravidade que homens afetados hemizigotos.

Heterozigoto Indivíduo ou genótipo com dois alelos diferentes, onde um é do tipo selvagem, ocupando um *locus* num par de cromossomos homólogos. Veja *heterozigoto composto*.

Heterozigoto composto Indivíduo, ou genótipo, com dois alelos mutantes diferentes no mesmo *locus*. Não deve ser confundido com homozigoto, em que os dois alelos mutantes são idênticos.

Heterozigoto obrigatório Estado em que um indivíduo pode ser clinicamente afetado, mas com base na análise do heredograma deve possuir um alelo mutante específico.

Hibridização Em biologia molecular refere-se à ligação de duas moléculas de ácidos nucleicos de cadeia simples complementares de acordo à regra de complementariedade das bases. Veja *hibridização genoma comparativa* e *hibridização in situ por fluorescência*.

Hibridização genômica comparativa (CGH) Técnica de hibridização com fluorescência utilizada para comparar duas amostras diferentes de DNA em relação ao conteúdo relativo de uma dada amostra de DNA. CGH pode ser usado com hibridização *in situ* por fluorescência (FISH) de cromossomos em metáfase ou com a hibridização de um grande número de fragmentos de DNA fixados num suporte sólido (array-CGH).

Hibridização *in situ* O mapeamento de um gene ou segmento de DNA por hibridização molecular em um cromossomo em análise ou o núcleo da célula numa lâmina com a utilização de uma sequência de DNA marcado que funciona como uma sonda correspondente ao gene ou segmento de DNA a ser mapeado. Geralmente envolve sondas tem marcação fluorescente, o que é referido como hibridização *in situ* por fluorescência (FISH).

Histocompatibilidade Hospedeiro que aceita um enxerto especial somente se for histocompatível, isto é, se o enxerto não contiver antígenos que o hospedeiro não tenha.

Histonas Proteínas associadas com o DNA nos cromossomos, ricas em aminoácidos básicos (lisina ou arginina) e praticamente em variação ao longo da evolução eucariótica. Ligações covalentes das histonas são importantes reguladores epigenéticos da expressão gênica. O padrão de histonas e suas modificações constituem o "código epigenético de histonas".

Homologia Termo comumente utilizado em genética, mas com significados diferentes em contextos diferentes. 1. Em bioinformática, sequências homólogas são sequências de DNA ou de proteínas que possuem sequências nucleotídicas ou de aminoácidos semelhantes, como pode ser visto entre genes ortólogos ou parálogos. 2. Na citogenética, cromossomos homólogos são um par de cromossomos em que um é herdado paternalmente e o outro é de origem materna. Geralmente têm tamanho e formatos semelhantes, quando vistos sob o microscópio, e contêm os mesmos *loci*, exceto os dois cromossomos sexuais (X e Y) nos homens, que são parcialmente homólogos. Cromossomos homólogos se emparelham durante a meiose I e sofrem o *"crossing over"*, sendo separados na anáfase I da meiose. 3. Na evolução, estruturas em diferentes organismos são denominadas homólogas se evoluíram de uma estrutura presente em um ancestral comum.

Homoplasmia A presença de um único tipo de DNA mitocondrial na mitocôndria de um único indivíduo. Contrário de heteroplasmia.

Homozigoto Indivíduo ou genótipo com alelos idênticos para um *locus* determinado num par de cromossomos homólogos.

Ilhas CpG Segmentos de DNA genômico, que são particularmente ricos em dinucleotídeos 5'-CG-3' e são encontrados nos promotores de muitos genes de manutenção. O "p" em CpG refere-se ao fosfato da estrutura do DNA que liga aos nucleosídeos de citidina e de guanidina.

Impressão digital do DNA (DNA fingerprint) Conjunto de genótipos com número suficiente de *loci* (Ex. em 13 *loci* STRP do *Combined DNA Index* System *(CODIS)* utilizado pelo Federal Bureau of Investigation (FBI) nos EUA para identificar de maneira inequívoca e exclusiva um indivíduo com base no DNA obtido (exceto para gêmeos monozigóticos).

***Imprinting* genômico** Expressão monoalélica de um gene em que o alelo a ser expresso é determinado pela sua origem parental (materna ou paterna). (Ex. Síndrome de Prader-Willi e Síndrome de Angelman).

Inativação desbalanceada do X Situação em que os dois cromossomos X de uma mulher não são inativados igualmente, levando a um desvio significativo da chance esperada de 50% de cada cromossomo X permanecer ativo. Também chamada desvio de inativação com desvio.

Inativação do X É a inativação de genes do cromossomo X nas células somáticas das fêmeas dos mamíferos, ocorre no início da vida embrionária, próximo ao período da implantação do embrião. O centro de inativação do X é um segmento do cromossomo X que determina qual dos cromossomos X será inativado e contém o RNAnc *XIST*. Veja a lei de Lyon (hipótese).

Indel Polimorfismo definido pela presença ou ausência de um segmento de DNA, que varia desde uma base para algumas centenas de pares de bases. Inclui indels simples, microssatélites e polimorfismos de minissatélites. Abreviado in/del.

Índice de massa corporal (IMC) Medida utilizada para classificar o peso dos indivíduos como abaixo do peso, apropriados para o peso, sobrepeso ou obesos que é corrigido para a altura. Expressa como o peso dividido pelo quadrado da altura (kg/m^2).

Individualidade química Denominação dada por Archibald Garrod para descrever as diferenças ocorridas naturalmente na composição genética e bioquímica de cada indivíduo.

Indução A determinação do destino de uma região de um embrião, devido aos sinais extracelulares advindos, normalmente, da célula ou região vizinha.

Inserção Anormalidade cromossômica na qual um segmento de DNA é inserido em outro cromossomo ou uma fonte exógena tal como um retrovírus.

Instabilidade de microssatélites (MSI) Células de câncer que seus genes de reparo perdem sua função causando erros devido ao pareamento incorreto que não são reparados quando as sequências dos microssatélites são replicadas. Estes erros levam a mosaicismo tecidual de modo que o câncer parece conter mais de dois alelos em muitos *loci* polimórficos com repetições curtas em *tandem*.

Intérfase Fase do ciclo celular que fica entre duas mitoses sucessivas.

Intron Segmento de um gene inicialmente transcrito, mas removido em seguida do transcrito primário de RNA, devido à união das sequências (exons) em ambos os lados do mesmo.

Inversão Rearranjo cromossômico onde um segmento de um cromossomo é invertido. Se no segmento invertido o centrômero estiver incluído a inversão é dita *pericêntrica*, caso não se denomina *paracêntrica*.

Irmandade Todos os irmãos de uma família.

Isocromossomo Refere-se a um cromossomo anormal, no qual um braço está duplicado (formando dois braços de comprimento igual, com os mesmos *loci* em sequência inversa) e o outro braço está ausente.

Isodissomia Veja *dissomia uniparental*.

Isolamento reprodutivo Situação em que os casamentos ocorrem exclusivamente ou geralmente com outros membros de uma mesma subpopulação.

kb (**quilobases ou pares quilobases**) É a unidade de 1000 bases da sequência do DNA ou RNA.

Lei de Hardy-Weinberg Lei que relaciona as frequências alélicas com as frequências genotípicas, usada em genética de populações para determinar as frequências alélicas e de heterozigotos, quando a incidência de uma doença é conhecida.

Lei (ou hipótese) de Lyon características básicas do fenômeno da inativação do X, que foi descrita pela primeira vez pela geneticista britânica Mary Lyon. Originalmente chamada hipótese de Lyon, mas atualizada para uma lei no 50° aniversário de sua descoberta. O silenciamento de expressão do gene é por vezes referido como lionização. Veja *inativação do X*.

Ligação Genes *locus* no mesmo cromossomo estão ligados se são transmitidos juntos na meiose com mais frequência do que o acaso permitiria. Comparar com *sintenia*.

Ligação ao X O padrão distinto de herança de alelos em *loci* do cromossomo X que não sofrem recombinação (*crossing over*) durante a meiose masculina. Genes do cromossomo X ou características determinadas por esses genes que são ligados ao cromossomo X.

Ligação ao Y Genes do cromossomo Y ou características (por exemplo, do sexo masculino) determinadas por tais genes são ligadas ao cromossomo Y.

Limiar fenotípico Na genética mitocondrial representa o nível de heteroplasmia para um genoma mitocondrial mutante em que ocorre a expressão fenotípica ou a doença.

Linhagem Em geral se refere à progênie de uma célula, determinada experimentalmente com alguma marcação de forma que todos os seus descendentes possam ser identificados. Veja *clone*.

Linhagem germinativa A linhagem de células da qual os gametas são derivados.

RNAlnc Veja *RNA não codificante*.

Locus Posição ocupada pelo gene no cromossomo. Formas diferentes de genes (alelos) podem ocupar o *locus*.

Loops (**laços**) arranjo tridimensional de cromatina, embalados como solenoides, ligado a estrutura do cromossomo. É visto como uma unidade funcional ou estrutural dos cromossomos.

Maleficência Comportamento que prejudica os outros. Evitar maleficência é um dos princípios fundamentais da ética. Veja beneficência.

Mapa de distância Conceito teórico baseado no número de vezes em que ocorre a recombinação entre os *loci* em estudo. Medida em unidades de centimorgans, definido como a taxa de recombinação genética ocorrida entre 1% das meioses analisadas.

Mapa de ligação Mapa cromossômico que mostra as posições relativas de genes e outros marcadores de DNA ao longo dos cromossomos, como determinada pela análise de ligação.

Mapa genético São as posições relativas dos genes ao longo dos cromossomos, como mostrado pela análise de ligação.

Marcador genético *Locus* que apresenta alelos facilmente classificáveis e podem ser utilizados em estudos genéticos. Pode, ainda, ser uma variante genética ou polimorfismo de nucleotídeo único (SNP) ou polimorfismo de repetição curta em *tandem* (STRP) ou qualquer outra característica do DNA que permita que diferentes versões de um *locus* (ou o seu produto) sejam distintos uns dos outros e seguido em estudos familiares. Veja *polimorfismo*.

Marcadores informativos de ancestralidade *Loci* com alelos que mostram grandes diferenças de frequência entre populações originárias de diferentes partes do mundo.

Massa celular interna Pequeno grupo de células no interior do embrião em pré-implantação dos mamíferos que se tornará a ectoderme primitiva (ou epiblasto) após a implantação, dando origem ao embrião propriamente dito e não à placenta.

Matriz (ou quadro) de leitura É uma das três formas possíveis de leitura de uma sequência de nucleotídeos de uma série de trincas. Uma matriz aberta de leitura não contém códons de término e, portanto, é potencialmente traduzível em proteína. Compreende o intervalo entre o códon de início e de terminação da sequência nucleotídica que codifica uma proteína.

Mb (megabase ou par de megabase) É a unidade de 1.000.000 bases ou pares de bases de DNA genômico.

Medicina genômica Prática da medicina baseada na informação genômica em larga escala, tais como sequenciamento de grandes painéis de genes, exomas, ou genomas inteiros. Usado para traçar perfil de expressão de genes para caracterizar tumores ou definir o prognóstico de alguns cânceres. Realização de genotipagem de variantes de genes envolvidos no metabolismo de drogas ou para determinar a dosagem terapêutica correta de um indivíduo ou análise de vários biomarcadores de proteína para monitorar a terapia ou de fornecer informações preditivas em indivíduos pré-sintomáticos.

500 GLOSSÁRIO

Meiose Tipo de divisão celular que ocorre nas células germinativas onde os gametas contendo o número de cromossomos haploides são produzidos a partir de células diploides. Duas divisões meióticas ocorrem: a meiose I e a meiose II. A redução no número de cromossomos acontece durante a meiose I.

Mendeliano Padrões de herança que seguem as leis clássicas de Mendel:autossômica dominante, autossômica recessiva e ligada ao X. Veja *distúrbios monogênicos.*

Mesoderme É a camada germinativa central do embrião inicial. Suas células darão origem aos ossos, músculos, tecido conjuntivo, coração, sistema hematopoiético, rins e outros órgãos.

Metacêntrico Cromossomo que apresenta o centrômero central e braços de tamanho, aparentemente, igual no comprimento.

Metáfase É a fase da mitose ou meiose, em que os cromossomos atingiram sua máxima condensação e estão alinhados no plano equatorial da célula, ligados às fibras do fuso. Esta é a fase em que os cromossomos são mais facilmente examinados. Ocorre imediatamente após a prometáfase.

Meta-hemoglobina Hemoglobina em sua forma oxidada contendo ferro férrico em vez do estado ferroso incapaz de se ligar ao oxigênio.

Metástase Trata-se da disseminação de células malignas para outras partes do corpo.

Metilação do DNA Em eucariotos, a adição de um radical metil na posição 5' do anel de pirimidina de uma base de citosina no DNA para formar 5-metilcitosina.

Microdeleção Deleção cromossômica muito pequena para ser vista ao microscópio ótico. Veja também *síndrome dos genes contíguos.*

MicroRNAs Classe de milhares de pequenos RNAs de cadeia simples com cerca de 22 bases, que constituem uma das classes mais abundantes de moléculas reguladoras de genes. Eles suprimem a expressão gênica pós-transcricional ao serem direcionados para RNAms específicos por clivagem ou pela supressão da tradução do RNAm.

Microssatélite Ver polimorfismo de repetição curta em *tandem* (STRP).

Minissatélite Veja *VNTR*.

Miscigenação gênica Fusão de um conjunto de genes de uma população imigrante que apresenta diferentes frequências alélicas com uma população pré-existente. Se houver acasalamento ao acaso, resulta em novas frequências alélicas que refletem a fusão das duas populações.

Mitose Processo de divisão celular normal que resulta na formação de duas células filhas geneticamente idênticas à célula parental.

Modelo dos dois eventos (*two-hit model*) A hipótese de que algumas formas de câncer podem ser iniciadas quando ambos os alelos de um gene supressor tumoral são inativados na mesma célula.

Mola hidatiforme É uma anormalidade da placenta em que se assemelham a um cisto hidático ou cachos de uvas. Está associada com o desenvolvimento fetal muito anormal. Na *mola hidatiforme completa*, o cariótipo é geralmente 46,XX, mas pode ser 46,XY, que representa os cromossomos do espermatozoide sem contribuição materna. Uma *mola parcial* é triploide, geralmente com um conjunto cromossomo extrapaternal.

Monossomia parcial Mutação subcromossômica, devido à perda de uma cópia de um segmento de um cromossomo.

Monossomia Constituição cromossômica onde um membro de um par de cromossomos está ausente, como em 45,X, a síndrome de Turner.

Morfogênese Processo pelo qual alterações na forma da célula, a adesão, o movimento e o número a conduzirão a uma estrutura tridimensional

Morfógeno Substância produzida durante o desenvolvimento embrionário de uma determinada região do organismo, que se difunde para formar um gradiente de concentração que direciona as células para duas ou mais vias de desenvolvimento específicas, dependendo da sua concentração.

Mosaicismo de linhagem germinativa Em um indivíduo refere-se à presença de duas ou mais células geneticamente diferentes da linha germinativa, resultante de mutação durante a proliferação ou diferenciação da linhagem germinativa.

Mosaicismo confinado à placenta Mosaicismo de uma amostragem de vilosidades coriónicas (CVS) obtida a partir da placenta que não está presente no próprio feto.

Mosaicismo Refere-se ao indivíduo ou tecido que apresenta pelo menos duas linhagens celulares que diferem no seu genótipo ou cariótipo, desde que sejam derivadas de um único zigoto. Não se deve confundir com quimera que são de zigotos diferentes.

Mutação Refere-se a qualquer alteração hereditária permanente na sequência de DNA genômico. Veja *variante*.

Mutação com ganho de função Mutação associada com o aumento em uma ou mais funções de uma proteína normal. Diferente de uma mutação de propriedade nova.

Mutação com propriedade nova Mutação que confere uma nova propriedade à proteína.

Mutação com perda de função Ocorrência de mutação associada a uma redução ou uma perda completa de uma ou mais das funções normais de uma proteína.

Mutação cromossômica A mutação que deixa um cromossomo intacto, mas muda o número de cromossomos de uma célula.

Mutação de ponto Veja *SNV*.

Mutação de sentido trocado (*missense*) Mutação que altera um códon específico para um aminoácido trocando-o por um outro aminoácido.

Mutação dinâmica Mutações causadas pela amplificação de uma sequência de repetição de nucleotídeos simples. Estas sequências repetidas tendem a aumentar em tamanho de uma geração para a seguinte, assim, o termo *dinâmico*. Mais comumente, a unidade de nucleotídeos envolvidos na expansão contém três nucleotídeos (*trinca de expansão de repetição*), como o CAG na doença de Huntington ou o CGG na síndrome do X frágil.

Mutação de término de cadeia Veja códon de término.

Mutação *frameshift* Mutação que envolve uma deleção ou inserção de base que não seja um múltiplo exato de três pares de bases, alterando a matriz de leitura do gene a jusante da mutação.

Mutação genética Alteração da sequência de DNA envolvendo de um nucleotídeo até limite arbitrário de 100 quilobases.

Mutação gênica passageira Refere-se a grande maioria das mutações somáticas dos cânceres que parecem ser aleatórias. Essas mutações não são recorrentes em determinados tipos de câncer e provavelmente ocorreram no desenvolvimento do câncer em vez de causar diretamente o câncer que se desenvolvia ou progredia. Compare com *gene condutor*.

Mutação sem sentido (*nonsense*) Substituição de uma única base de DNA, resultando em um *códon de término*.

Mutação somática Mutação de ocorrência numa célula somática, em vez de células da linhagem germinativa.

Mutação subcromossômica Mutações que alteram apenas parte de um cromossomo. Levando à trissomia parcial ou monossomia parcial da porção cromossômica.

Mutagênico Um agente que aumenta a taxa de mutação espontânea, causando alterações no DNA.

Mutante Gene modificado por mutação. Também se pode referir a um organismo não humano portador de um gene mutante.

Não disjunção A falha de separação entre os dois membros de um par de cromossomos durante a meiose I, ou de duas cromátides cromossômicas durante a meiose II ou mitose, de modo que ambos passam para uma das células filha e a outra célula filha nem recebe. Também chamado erro de segregação cromossômica.

Neoplasia Crescimento celular anormal produzido pelo desequilíbrio entre a proliferação celular normal e desgaste celular normal. Podendo ser benignos ou malignos (câncer).

Nucleosídeo Estrutura da base nitrogenada mais a pentose. As bases podem ser adenosina, citosina, guanosina, timidina (no DNA) ou uridina (no RNA).

Nucleossomo Unidade estrutural primária de cromatina, que consiste em 146 pares de bases de DNA envolvendo o núcleo de oito moléculas de histonas com duas voltas.

Nucleotídeo Estrutura da base nitrogenada mais a pentose (nucleosídeo) ligadas ao grupo fosfato da extremidade 5' do carbono da molécula da pentose. Um ácido nucleico é um polímero de muitos nucleotídeos.

Odds Trata-se da razão de probabilidades ou riscos. Muitas vezes, calculado como a razão da probabilidade de que eventos ocorram contra a probabilidade de o evento não ocorrer, como uma forma de avaliar a probabilidade relativa do evento. As oportunidades podem variar em valor de 0 até ao infinito.

Odds ratio A comparação entre as chances que os indivíduos têm de compartilhar uma característica ou um fator específico (por exemplo, um genótipo, uma exposição ambiental, ou um medicamento) poderão ter uma doença ou uma característica contra as chances dos indivíduos que não têm o fator.

	Afetado	Não afetado	Total
Fator presente	a	b	a + b
Fator ausente	c	d	c + d
Total	a + c	b + d	a + b + c + d

Entre os indivíduos, nos quais o fator está presente, as chances de ser afetado = (a/b). Entre os indivíduos nos quais o fator está ausente, as chances de ser afetado = (c/d), e as razões de chances = (a/b)/(c/d) = ad/bc. [Estritamente, essa definição de razões de chance é a razão das chances de ocorrer a **doença**. As taxas de chances mais tradicionais utilizadas em epidemiologia expressam a razão das chances de **exposição**, que é a comparação das chances na qual os indivíduos afetados com uma doença em particular foram expostos, quando comparado com as chances de serem expostos a um fator determinado = (a/c) *versus* a chance de os indivíduos não afetados serem expostos = (b/d), obtendo a razão de chances de (a/c)/(b/d). Note que ambas as fórmulas resultam na mesma proporção = ad/bc. Usar uma fórmula da razão de chances de uma doença torna mais fácil mostrar que aritmeticamente a razão de chances de ocorrer a doença se aproxima da taxa de risco relativo quando a doença é rara (c « d e a « b)]. Veja *risco relativo*.

Oligonucleotídeo Molécula curta de DNA (normalmente de 8 a 50 pares de bases) sintetizada para uso em hibridização ou para reação em cadeia da polimerase (PCR).

Oligonucleotídeo alelo específico (ASO) Uma sonda de oligonucleotídica sintetizada para se ligar precisamente a uma sequência de DNA específica, permitindo a discriminação de alelos que diferem em apenas uma única base.

Oligonucleotídeos antisenso (ASOs) Moléculas sintéticas curtas e de cadeia simples (geralmente de 12 a 35 nucleotídeos) que podem hibridizar com sequências correspondentes alvo específicas como pré-RNAm ou microRNA, provocando a sua degradação, inibindo a sua tradução, ou modulando seu *splicing*.

Oncogene Um gene de ação dominante responsável pelo desenvolvimento de tumores. Quando ativado por mutação, a superexpressão ou amplificação dos oncogenes podem levar à transformação neoplásica em células somáticas. Contraste com proto-oncogene, gene condutor e gene de supressão tumoral.

Origem de replicação São encontrados milhares de sítios ao longo de cada cromossomo onde começa replicação do DNA durante a fase S do ciclo celular.

Ortólogos Refere-se a genes encontrados em diferentes espécies que são semelhantes na sequência de DNA e também codificam proteínas que têm a mesma função, pelo menos no nível bioquímico de cada espécie. Genes ortólogos se originam a partir do mesmo gene em um ancestral comum. Contraste com *parálogos*.

Ovogônias Células derivadas das células germinativas primordiais em mulheres e que se desenvolvem nos ovócitos primários no final do terceiro mês de vida fetal. Ovócitos primários entram na prófase da meiose I e estacionam.

A meiose somente completará a sua diferenciação em óvulos (ovócitos) maduros no momento da ovulação e fertilização.

p 1. Em citogenética, refere-se ao braço curto do cromossomo (originário do francês *"petit"* = pequeno). 2. Em genética populacional, representa a frequência do alelo mais comum de um par. 3. Na bioquímica, é a abreviatura de proteína (por exemplo, p53 é uma proteína de 53-kD).

Paquíteno Estagio da meiose I que segue a sinapse quando ocorre a recombinação meiótica.

Par de bases (pb) Um par de bases de nucleotídeos complementares na cadeia dupla de DNA. Usado como a unidade de medida do comprimento de uma sequência de DNA.

Parálogos Refere-se a dois ou mais genes presentes em uma mesma espécie e que são semelhantes em suas sequências de DNA e que provavelmente codificam proteínas com funções similares, talvez sobrepostas, mas não idênticas. Genes parálogos provavelmente devem ter se originado a partir de um gene ancestral comum. Exemplos são os genes da α e β-globinas.

Parentes Família extensa ou aparentados.

pb O mesmo que *par de base.*

VNC Mesmo que *variação do número de cópias.*

PCR Veja *reação em cadeia da polimerase.*

Penetrância A fração dos indivíduos com genótipo conhecido como causador de uma doença que não apresenta sinais ou sintomas da própria doença. Contraste com *expressividade.*

Pequenos (ou curtos) RNAs de interferência (siRNAs) Tipo de RNA de cadeia dupla que naturalmente ocorre ou pode ser sintetizado com tamanho de 20 a 25 nucleotídeos que regulam a expressão de um gene pela indução da degradação de RNAm complementares por um processo natural de interferência do RNA. Têm alto potencial terapêutico contra alvos que não podem ser tratados por medicamentos ou de outra maneira.

Perda de heterozigosidade (LOH) Perda de um alelo normal de uma região de par um cromossômico, que permite que um alelo defeituoso no cromossomo homólogo se manifeste clinicamente. Ocorre em muitos casos de retinoblastoma, câncer da mama e outros tumores, devido a uma mutação em um gene de supressão tumoral.

Perfil de expressão É a avaliação quantitativa dos RNAms presentes num tipo de célula, tecido ou tumor. Frequentemente utilizado para caracterizar uma célula, tecido ou tumor, em comparação com o perfil de expressão de outra célula, tecido ou tumor.

Pirimidina Trata-se dos dois tipos de bases contendo nitrogênio no DNA e RNA (citosina e timina no DNA e citosina e uracila no RNA) (o outro tipo de base é purina).

Pleiotropia Efeitos fenotípicos diversos, devido a um único alelo ou a um par de alelos. O termo é utilizado particularmente quando os efeitos não são obviamente relacionados.

Pluripotente Capacidade de uma célula embrionária de dar origem a diferentes tipos de tecidos ou estruturas diferenciadas, dependendo da sua localização e influências ambientais.

Polimorfismo Refere-se à ocorrência conjunta numa população de dois ou mais genótipos alternativos, cada uma das frequências maiores pode ser mantida apenas por mutação recorrente. Um *locus* é arbitrariamente considerado como sendo polimórfico se o alelo mais raro tiver uma frequência de pelo menos 0,01, de maneira que a frequência do heterozigoto será menor do que 0,02. Por convenção, qualquer alelo mais raro do que isto é uma variante rara.

Polimorfismo balanceado Polimorfismo genético mantido na população devido à vantagem do heterozigoto, permitindo que um alelo permaneça numa frequência relativamente alta na população, mesmo que seja deletério em homozigose.

Polimorfismo de repetição curta em *tandem* (STRP) *Locus* polimórfico constituído por um número variável de dinucleotídeos, trinucleotídeos, ou unidades de tetranucleotídeos repetidos em *tandem* tais como $(TG)_n$, $(CAA)_n$, ou $(GATA)_n$. Diferentes números de unidades constituem os diferentes alelos. Também denominado de *marcador de microssatélite.*

Ponto de checagem Posições do ciclo celular, geralmente, entre as fases G_1 e S ou G_2 e M, em que se verifica se a célula tem condições de prosseguir para a fase seguinte do ciclo.

***Pool* gênico** São todos os alelos existentes de um determinado *locus* ou mais amplamente, de todos os *loci* de uma população.

Portador Indivíduo heterozigoto para um alelo mutante particular. Utiliza-se o termo para os indivíduos heterozigotos de alelos autossômicos recessivos, para mulheres heterozigotas para os alelos ligados ao cromossomo X ou, mais raramente, para um indivíduo heterozigoto de um alelo autossômico dominante, mas não o expressa (Ex. um indivíduo heterozigoto para o alelo da doença de Huntington em estágio pré-sintomático).

Pré-mutação Nas doenças ocasionadas por conta de repetições instáveis (ex. síndrome do X-frágil), representa uma expansão moderada do número de repetições que está sob risco aumentado de sofrer uma expansão adicional durante a meiose e causar o distúrbio completo na prole. Prémutações podem ser assintomáticas, como na doença de Huntington, ou podem estar associadas a uma síndrome distinta, como a síndrome de tremor e ataxia associada ao X-frágil em indivíduos com expansões de trincas repetidas em seu gene *FMR1* na faixa de pré-mutação.

Probando O membro afetado de uma família por meio do qual a família é estudada. Também chamado de *propósito* ou *caso índice.*

Prófase Trata-se da primeira fase de divisão celular, durante a qual os cromossomos se tornam visíveis como estruturas discretas e subsequentemente engrossam e encurtam. A prófase da primeira divisão meiótica é ainda caracterizada pelo pareamento (sinapse) dos cromossomos homólogos.

Projeto ENCODE Sigla para Enciclopédia de Elementos de DNA, um esforço em larga escala para identificar e mapear todos os elementos regulatórios e reguladores epigenéticos da expressão gênica em um amplo espectro de tipos celulares e tecidos.

Projeto Genoma Humano Grande projeto de pesquisa, de abrangência internacional, que ocorreu entre 1990 e 2003, e resultou no sequenciamento e na reunião de um genoma humano representativo e dos genomas de muitos organismos modelo.

Prometáfase O estágio da mitose em que membranas nucleares são dissolvidas e os cromossomos se ligam ao fuso mitótico. Segue-se imediatamente à prófase.

Promotor Sequência de DNA localizada na extremidade 5' de um gene, a partir da qual a transcrição é iniciada.

Pró-núcleos São os cromossomos do espermatozoide e do óvulo envoltos em suas respectivas membranas nucleares ainda separadas, imediatamente após a fertilização. Na primeira divisão celular mitótica, os dois conjuntos de cromossomos se juntam numa única membrana.

Propósito Veja *probando*.

Proteína estrutural Proteína que desempenha um papel estrutural no corpo, como o colágeno.

Proteínas especiais Proteínas, expressas em apenas uma célula ou em um número limitado de tipos celulares, que têm funções únicas e contribuem para a individualidade das células em que são expressas. Contraste com *proteínas de manutenção*.

Proteínas de manutenção Proteínas expressas em praticamente todas as células que tenham papéis fundamentais na manutenção da estrutura e função celular (*versus proteínas especializadas*).

Proteoma Coleção de todas as proteínas presentes numa célula, tecido ou organismo num determinado tempo. Contraste com transcriptoma, que é a coleção de todos os transcritos de RNA, e com genoma, que é a coleção de todas as sequências de DNA.

Proteômica Campo da bioquímica que engloba a análise e a catalogação da estrutura e função de todas as proteínas presentes numa determinada célula ou tecido (ver *proteoma*). Paralelo à *genômica*, seria uma abordagem semelhante para a análise de sequências de DNA e de expressão de RNAm.

Proto-oncogene Um gene normal envolvido na divisão ou na proliferação celular que pode se alterar por mutação ou por algum outro mecanismo e se tornar um oncogene.

Pseudodeficiência alélica Ação clinicamente benigna de um alelo, ocasionada devido a uma redução da atividade funcional detectada por ensaios *in vitro*, mas que possui atividade *in vivo* suficiente para evitar haploinsuficiência.

Pseudogene 1. Trata-se de um gene inativo dentro de certa família de genes, derivado por mutação de um gene ancestral ativo e frequentemente está localizado na mesma região do cromossomo que o seu homólogo funcional (*pseudogene não processado*). **2.** Quando uma cópia de DNA de um RNAm, criado por retrotransposição é inserido aleatoriamente no genoma (*pseudogene processado*). Pseudogenes processados, provavelmente, jamais serão funcionais.

Pseudomosaicismo É a ocorrência de uma célula citogeneticamente anormal que surge após a colocação de um

tecido em cultura. Geralmente é considerada como artefato de técnica, sendo destituída de significado clínico.

Purinas Um dos dois tipos de bases contendo nitrogênio (o outro tipo de base é a pirimidina) no DNA e RNA (adenina e guanina).

q 1. Na citogenética, trata-se do braço longo do cromossomo. **2.** Na genética de populações, refere-se à frequência do alelo menos comum de um par. Compare com *p*.

Quadrivalente É o complexo formado por quatro cromossomos com uma translocação equilibrada que se forma na meiose I de uma célula. A sinapse vista consiste dos dois cromossomos translocados emparelhados com os dois cromossomos normais correspondentes aos cromossomos envolvidos na translocação.

Quimera Indivíduo composto por células derivadas de dois zigotos geneticamente diferentes. Nos seres humanos, quimeras de grupo sanguíneo resultam da troca de células hematopoiéticas de gêmeos dizigóticos no útero. Quimeras dispérmicas são raras, resultando da fusão de dois zigotos em um único indivíduo. O quimerismo também é resultado inevitável do transplante.

Razão do risco relativo (λr) No caso de doenças complexas seria o risco de uma doença ocorrer em um parente de uma pessoa afetada em comparação ao risco aleatório da doença para qualquer pessoa da população em geral.

Reação em cadeia da polimerase (PCR) Técnica de genética molecular pela qual uma sequência de DNA ou RNA curta é amplificada por meio de dois oligonucleotídeos flanqueadores iniciadores que são usados em ciclos repetidos de extensão dos oligonucleotídeos e a síntese do DNA com a DNA polimerase.

Rearranjo cromossômico Trata-se das quebras cromossômicas, seguidas de uma reconstituição anormal. Se desequilibrado, o rearranjo pode produzir um fenótipo anormal.

Rearranjo somático Rearranjo na sequência do DNA nos cromossomos das células precursoras de linfócitos, gerando a diversidade do anticorpo e receptor de célula T.

Rearranjos estruturais Rearranjos de um ou mais cromossomos, que podem estar equilibrados se não houver nenhuma mudança de conteúdo genômico normal, ou desequilibrado, se o conteúdo genômico for anormal.

Recessivo Uma característica que se expressa somente em homozigotos, heterozigotos compostos, ou hemizigotos.

Recombinação É a formação de novas combinações de alelos em acoplamento por *crossing over* entre seus *loci*.

Recombinante Um indivíduo que tem uma nova combinação de alelos em um haplótipo não presente em qualquer um dos pais.

Redundância A situação em que os genes (muitas vezes parálogos) têm funções sobrepostas.

Região de controle de *locus* (LCR) Um domínio do DNA, situado fora do conjunto de genes estruturais, responsáveis pela expressão apropriada de genes no interior do *cluster*.

Região não traduzida (UTR) Segmentos de um RNAm que precede o códon de início (5'-UTR) ou segue o códon de término (3'-UTR).

504 GLOSSÁRIO

Região pseudoautossômica É o segmento do cromossomo X e Y, localizado na porção mais distal dos seus respectivos braços p e q, em que ocorre o *crossing-over* durante a meiose masculina. Assim, as características devido a alelos dos *loci* da região pseudoautossômica parecem ser herdadas de forma autossômica apesar de a localização física desses *loci* estar nos cromossomos sexuais.

Regiões de coloração homogênea (HSRs) Regiões cromossômicas que se coram de maneira uniforme e representam cópias amplificadas de um segmento de DNA.

Remodelagem da cromatina O DNA empacotado em nucleossomos está sujeito à remodelagem da cromatina, conforme sua atividade pela ação dos complexos enzimáticos de remodelagem da cromatina. O DNA empacotado pode, assim, ser acessado para facilitar a regulação da transcrição, reparo, recombinação e replicação do DNA.

Repetições em *tandem* Quando duas ou mais cópias da mesma (ou semelhante) sequência de DNA estão dispostas sucessivamente ao longo de um cromossomo.

Repulsão Descreve a fase em que dois alelos de dois *loci* diferentes, mas em sintenia, no qual um alelo de um dos *loci* não está no mesmo cromossomo do alelo no segundo *locus*. Veja *fase* e *acoplamento*.

Retroposição Processo pelo qual, muitas vezes, uma molécula de RNA, derivada da transcrição de um elemento repetitivo como Alu ou LINE, é transcrita pela transcriptase reversa, numa molécula de DNA, que é posteriormente inserida em outro local no genoma.

Retrovírus Vírus, com um genoma de RNA, que se propaga através da conversão do RNA em DNA pela enzima transcriptase reversa.

Revisão do DNA (DNA *proofreading*) Reconhecimento e retirada de uma base de DNA não complementar inserida durante a replicação, seguindo-se de sua substituição pela base complementar correta.

Ribossomo Organela citoplasmática composta de RNA ribossômico e proteínas, onde os polipeptídeos são sintetizados com base nas sequências do RNA mensageiro.

Risco É a probabilidade de ocorrência de um evento. Calculado como o número de vezes em que um evento ocorre, dividido pelo número total das oportunidades de não ocorrência do caso. Como acontece com todas as probabilidades, o risco varia de 0 a 1.

Risco de recorrência Probabilidade de que uma doença genética presente em um ou mais membros de uma família se repita em outro membro na mesma geração ou em gerações subsequentes.

Risco empírico Em genética humana, é a probabilidade de que uma característica familiar irá ocorrer em um membro da família. É obtida com base no número observado de indivíduos afetados e não afetados em estudos familiares em vez do conhecimento do mecanismo causador.

Risco relativo Uma comparação do *risco* para uma doença ou trato em indivíduos que compartilham um fator em particular (ex. genótipo, uma exposição ambiental, uma droga) *versus* o *risco* entre indivíduos que não apresentam o fator.

	Afetado	Não afetado	Total
Fator presente	a	b	a + b
Fator ausente	c	d	c + d
Total	a + c	b + d	a + b + c + d

O risco de indivíduos que têm o fator = (a/a +b) serem afetados, o risco de serem afetados quando o fator está ausente é = (c/c + d), e o risco relativo = (a/a + b)/(c/c + d) = a (c + d)/c(a + b). Note que o risco relativo ≈ ad/bc, a *odds ratio*, quando a doença é relativamente rara será (c «d e a « b). Veja *odds ratio*.

RNA (ácido ribonucleico) Ácido nucleico formado a partir de um molde de DNA, contendo ribose em vez de desoxirribose. O RNA mensageiro (RNAm) é o molde a partir do qual os polipeptídeos são sintetizados. O RNA de transferência (também chamado transportador) (RNAt), em cooperação com os ribossomos, traz aminoácidos ativados que serão ligados conforme a matriz de mRNA. O RNA ribossômico (RNAr) é um componente dos ribossomos e funciona como um sítio de síntese não específico de polipeptídeo. Os RNAs não codificantes (RNAncs) são moléculas transcritas de RNA que não codificam proteínas ou realizam a tradução diretamente, como o tRNA e o rRNA, mas que têm uma variedade de papéis na regulação da expressão gênica. Alguns ncRNAs são muito longos (tal como o produto do gene *XIST* envolvido na inativação do cromossomo X) e são referidos como RNAnc longos ou RNAlnc.

RNA de interferência Sistema de regulação da expressão gênica em que segmentos curtos de RNA com cerca de 22 bases formam estruturas de cadeia dupla com um RNAm ou outro alvo para destruir ou bloquear a sua tradução (veja microRNA). Os cientistas têm aproveitado este sistema endógeno normal de regulação gênica para projetar novas e poderosas tecnologias para o silenciamento de genes através da utilização de sequências de iRNA fornecidos exogenamente.

RNA de transferência Veja *RNA*.

RNA mensageiro (RNAm) É o RNA transcrito a partir de um gene do DNA que codifica a sequência de aminoácidos do polipeptídeo a ser traduzido. Contraste com *RNA não codificante*.

RNA não codificante (RNAnc) Após a transcrição, um produto de RNA que não irá ser traduzido para um produto proteico o RNAnc. Contraste com *RNA mensageiro*. Para não confundir com RNAncs curtos, como miRNAs ou siRNAs, pode ser referido como longos RNAs não codificante ou RNAlncs. Veja *RNA XIST* em *inativação do cromossomo X*.

RNA polimerase Enzima que sintetiza RNA a partir de um molde de DNA. Diferentes polimerases RNA sintetizam moléculas de RNA diferentes. Por exemplo, os RNAms são transcritos pela RNA polimerase II.

Salto de exon (*exon skipping*) O uso de ferramentas moleculares para excluir o exon de um pré-mRNA que codifica uma mutação perturbadora da matriz de leitura, salvando assim a expressão do gene mutante.

GLOSSÁRIO

Satélite cromossômico Pequena massa de cromatina contendo genes para RNAr, na extremidade do braço curto de cada uma das cromátides dos cromossomos acrocêntricos. Não confundir com o *DNA satélite*.

Segregação Em genética, significa a distribuição de material genético para as células filhas. Para cromossomos, é a disjunção ordenada do conjunto haploide dos cromossomos homólogos na meiose I ou das cromátides irmãs na meiose II. Em mitocôndrias, refere-se à distribuição das mitocôndrias recém-formadas para as células filhas durante a mitose. Ver *não disjunção* e *segregação replicativa*.

Segregação adjacente Padrão de segregação cromossômica em uma célula com translocação recíproca balanceada que na sinapse forma um *quadrivalente* em que são formados gametas *desbalanceados*. Estes têm apenas uma cópia de cada um dos centrômeros dos cromossomos translocados (adjacente-1) ou têm duas cópias de um ou outro dos cromossomos translocados, mas não ambos (adjacente-2) (veja a Fig. 5-12)

Segregação alternada Padrão de segregação dos cromossomos de uma célula com translocação recíproca balanceada que, na sinapse, formam um quadrivalente quando os gametas balanceados são formados. Os gametas têm complementos cromossômicos normais ou contêm complementos cromossômicos com os dois cromossomos translocados balanceados.

Segregação cromossômica Separação dos cromossomos ou cromátides durante a divisão celular, de modo que cada célula filha recebe um número igual de cromossomos.

Segregação replicativa Distribuição aleatória das mitocôndrias para as células-filhas.

Seleção Em genética de populações, refere-se ao funcionamento das forças que determinam a aptidão relativa de um genótipo na população, afetando assim a frequência de determinados alelos. O coeficiente de seleção s é uma medida da proporção dos alelos mutantes num determinado *locus*, que *não* são passados para a próxima geração, sendo dada por 1-f, onde f é o *coeficiente do valor adaptativo*.

Seleção Adversa Um termo usado pelas seguradoras para descrever a situação em que os indivíduos que têm conhecimento privado de risco aumentado para uma doença, invalidez ou morte tem que ter uma cobertura de seguro desproporcionalmente maior do que indivíduos com risco menor para tal doença. Como resultado, os prêmios dos seguros baseados no risco médio da população, tornam-se insuficientes para cobrir reinvidicações futuras.

Sensibilidade Em testes de diagnóstico trata-se da frequência em que o resultado do teste é positivo, quando a doença está presente. Não deve ser confundido com *valor preditivo positivo*.

Sequência 1. Em genômica e genética molecular, é a ordem dos nucleotídeos num segmento de DNA ou RNA. 2. Em genética clínica, é um padrão reconhecível de características dismórficas, devido a uma série de causas diferentes. Distinguível de *síndrome de malformação*.

Sequência consenso Genes ou proteínas ou resíduo de aminoácido em que cada base representa a ordem mais frequentemente encontrada quando sequências são comparadas numa posição. Por exemplo, as sequências consenso para o *splicing* ou sítios aceptores.

Sequência flanqueadora Região de DNA anterior ou posterior a um transcrito ou, mais geralmente, anterior ou posterior a qualquer segmento de DNA ou de um cromossomo.

Sequência interveniente Veja *intron*.

Sequenciamento de exoma completo (WES) Refere-se ao uso de métodos de sequenciamento de alto rendimento para sequenciar aproximadamente 2% do genoma que contém apenas os exons de genes codificantes de proteínas do indivíduo. Veja *sequenciamento de genoma completo*.

Sequenciamento de genoma completo (WGS) Uso de métodos de sequenciamento de alto rendimento para sequenciar o genoma completo de um indivíduo (menos o pequeno percentual que as atuais tecnologias não são capazes de sequenciar). Veja *sequenciamento de exoma completo*.

Sequências LINE Classe de DNA repetitivo constituído por segmentos de DNA longos e intercaladas com até 6 kb de comprimento. Existem milhares de cópias no genoma (também chamada *família L1*).

Silenciador Sequência de DNA que atua em *cis* (no mesmo cromossomo) para diminuir a transcrição de um gene próximo. O silenciador pode estar a montante ou a jusante do gene e pode estar na mesma orientação ou inversa (contraste com *acentuador*).

Sinapse Pareamento dos cromossomos homólogos na prófase da primeira divisão meiótica.

Síndrome de instabilidade cromossômica Condição hereditária que predispõe uma alta frequência de quebras cromossômicas e rearranjos. Muitas vezes é associada com um risco acentuadamente aumentado para uma variedade de cânceres.

Síndrome deformativa Síndrome com um padrão reconhecível de características dismórficas causadas por fatores extrínsecos que afetam o feto no útero.

Síndrome de genes contíguos Síndrome resultante de uma microdeleção do DNA cromossômico que se estende ao longo de dois ou mais *loci* contíguos. Também chamada de *aneussomia segmentar*.

Síndrome malformativa Um padrão reconhecível de características dismórficas de causa única, seja genética ou ambiental.

Síndrome Um padrão característico de anomalias, que se presume ser causalmente relacionado.

Sinpolidactilia Defeito congênito dos pés e mãos, caracterizado por dedos extras e a fusão de dígitos adjacentes. Mesmo que *sindactilia*.

Sintenia Presença física em um mesmo cromossomo de dois ou mais *loci*, independente do fato de eles estarem ou não perto o suficiente para se demostrar a ligação gênica (o adjetivo é *sintênico*).

Sítio aceptor de *splice* Limite entre a extremidade 3' do intron e a extremidade 5' do exon seguinte. Também chamado de *sítio de splice* 3'.

Sítio crítico de *splice* Sequência de DNA semelhante ao local consenso de *splicing*, mas normalmente não utilizada. É usado quando o local de *splicing* normal é alterado por mutação ou quando uma mutação no local crítico aumenta a sua utilização pelo aparato de *splicing*. Pode estar localizado numa sequência codificante ou não codificante.

Sítio de poliadenilação Na síntese de RNAm maduro é o local em que uma sequência de 20 a 200 resíduos de adenosina (Cauda poliA) é adicionada a extremidade 3' do RNA transcrito, auxiliando o seu transporte para fora do núcleo e, geralmente, a sua estabilidade.

Sítio doador do *splice* Limite entre a extremidade 3' de um exon e a extremidade 5' do próximo intron. Também chamado *local de união 5'*.

Sítio frágil Refere-se a um intervalo descorado da cromatina de um cromossomo metafásico, como o sítio frágil em Xq27 na síndrome do X frágil.

SNP Veja *variação de nucleotídeo único*.

SNP-array Um tipo de microarranjo que utiliza oligonucleotídeos correspondentes a SNPs de alta frequência presentes no genoma para verificar se existe uma deleção ou duplicação cromossômica ou subcromossômica. Fornece uma abordagem alternativa para a detecção de VNCs frente à hibridização genômicacomparativa.

Solenoide Fibra composta de cadeias compactadas de nucleossomos, que constituem a unidade fundamental da organização da cromatina.

Southern blotting Técnica concebida pelo bioquímico britânico Ed Southern. Na técnica, o DNA é transferido para um filtro preparado após digestão com enzimas de restrição e realização de eletroforese em gel para separar as moléculas do DNA através do seu tamanho. O tamanho específico das moléculas do DNA pode então ser determinado no filtro pela sua hibridização com sequências de DNA complementares marcadas com as sequências que se deseja visualizar.

Spliceopatia Distúrbio caracterizado por distrofia miotônica em que mRNAs contendo extensas expansões de uma mutação repetida instável e não traduzida age como sequestradora de fatores de *splicing*, privando a célula das proteínas necessárias para realizar normalmente o *splicing* de outros RNAms.

Splicing Veja *splicing de RNA*.

***Splicing* de RNA** A excisão de introns de transcritos de RNA primário e união do conjunto de exons do RNAm maduro oriundos do transcrito primário.

Submetacêntrico Tipo de cromossomo com os braços com tamanhos diferentes.

Superfamília de genes da imunoglobulina Família de genes relacionados evolutivamente composta pelos genes dos antígenos de leucócitos humanos (HLA), genes das imunoglobulinas de classe I e II, genes de receptores de células T e outros genes que codificam moléculas de superfície celular.

TATA box Sequência consenso na região promotora de alguns genes que está localizada a aproximadamente 25 pares de bases a montante do local de início da transcrição e que determina o local de início.

Taxa de mutação (μ) É a frequencia de mutação num dado *locus*, expressa como mutações por *locus* por gameta (ou por geração).

Taxa padronizada de incidência (SIR) Proporção da incidência de casos de câncer durante um determinado período de tempo em familiares de um probando dividido pelo número esperado a partir da incidência ao longo do mesmo período de tempo em um grupo de idade semelhante na população em geral.

Telocêntrico Um tipo de cromossomo em que o centrômero está na extremidade e existe apenas um único braço. Cromossomos telocêntricos não ocorrem em cariótipos humanos normais, mas ocorrem, ocasionalmente, em rearranjos cromossômicos.

Telófase Fase de divisão celular que começa quando os cromossomos filhos alcançam os polos da célula em divisão e até que as duas células filhas tenham a forma das células de intérfase.

Telomerase Ribonucleoproteína tipo transcriptase reversa que contém sua própria molécula de RNA para utilizar como modelo para sintetizar hexâmeros específicos da espécie (p. ex. em seres humanos TTAGGG) e adicioná-los às extremidades de telômeros.

Telômero É a extremidade de cada braço de cromossomo. Telômeros humanos têm cópias em *tandem* da sequência (TTAGGG)$_n$ necessária para a replicação adequada de extremidades do cromossomo.

Tendência de transmissão parental Fenômeno visto com a herança de mutações por expansão da repetição instável, nas quais as expansões de repetição ocorrem, preferencialmente, quando a mutação é transmitida por um dos pais.

Terapia de transferência de genes (terapia gênica) Tratamento de uma doença através da introdução de sequências de DNA num receptor que vai obter um benefício terapêutico.

Teratógeno Um agente que induz malformações congênitas ou aumenta a sua incidência.

Testes de comparação de múltiplas hipóteses É a causa de testes falso-positivos estatisticamente significativos quando uma hipótese entre muitas está sendo testada e mostrando significância estatística apenas por acaso e não porque o resultado é verdadeiramente significativo.

Tetraploide Uma célula com quatro (4n) cópias de cada cromossomo, ou indivíduo, cujas células estão alteradas.

Tipo selvagem Termo que indica o alelo normal (simbolizado +) ou o fenótipo normal.

Tradução Processo de síntese de um polipeptídeo a partir da sua matriz no RNAm.

Trans Refere-se à relação entre duas sequências localizadas diante uma da outra nos dois cromossomos homólogos, ou para interações entre uma proteína e um *locus* no cromossomo. Literalmente significa "em frente." Contraste com *cis*.

Transcrição Processo de síntese de uma única molécula de RNA de fita simples a partir de um molde de DNA no núcleo celular, catalisado pela RNA polimerase.

Transcriptase reversa Enzima DNA polimerase dependente de RNA que catalisa a síntese de DNA a partir de um molde de RNA.

Transcriptoma Coleção de todos os transcritos de RNA produzidos na célula.

Transcrito primário Trata-se do RNA inicial transcrito e não processado de um gene colinear com o DNA genômico, contendo introns, bem como exons.

Transformação O processo *in vivo* por meio do qual uma célula normal de um tecido torna-se uma célula cancerosa.

Translocação A troca de um segmento de um cromossomo com outro cromossomo. Se dois cromossomos não homólogos trocarem partes a translocação é dita recíproca. Veja também *translocação Robertsoniana*.

Translocação entre autossomo e cromossomo X Translocação recíproca entre o cromossomo X e um cromossomo autossômico.

Translocação Robertsoniana Translocação entre dois cromossomos acrocêntricos pela fusão nos centrômeros, ou próximo a eles, com perda dos braços curtos.

Translucência nucal Observação ultrassonográfica de um espaço livre de eco entre a linha da pele e do tecido mole que recobre a coluna cervical no tecido subcutâneo do pescoço fetal. Associado com aneuploidias fetais.

Transmissão de pai para filho Padrão de herança de uma característica de um pai para todos os seus filhos e nenhuma de suas filhas (também referida como herança holândrica).

Transtorno do desenvolvimento sexual Fenótipo que mostra incompatibilidade entre os sexos cromossômico e fenotípico.

Transtorno ecogenético Distúrbio resultante da interação de uma predisposição genética com um fator ambiental.

Transtornos do desenvolvimento Transtornos resultantes da interrupção do desenvolvimento normal programado. Normalmente são de início pré-natal, mas pode ocorrer no pós-natal.

Triagem de soro materno Trata-se de um teste laboratorial que se baseia na medição dos níveis de substâncias específicas, como alfa-fetoproteína, gonadotrofina coriônica humana e estriol não conjugado, no sangue de uma mulher grávida para triagem de fetos afetados com certas trissomias ou com defeitos do tubo neural.

Triagem genética Teste dos membros da família de um probando afetado ou na população em geral para identificar os indivíduos que apresentam o risco de desenvolver ou transmitir uma doença genética específica.

Triagem pré-natal não invasiva (TPNI) Metodologia que utiliza DNA livre de células de origem fetal, separando-as do sangue materno para o rastreio de aneuploidias fetais.

Triploide Célula com três copias de cada cromossomo (3n) ou indivíduo com estas células.

Trissomia Estado para um dado cromossomo, quando um indivíduo (organismo) apresenta três representantes do par habitual de cromossomos, como na trissomia do cromossomo 21 (síndrome de Down).

Trissomia parcial Mutação subcromossômica, devido ao ganho de uma terceira cópia de um segmento de um cromossomo.

RNAt RNA de transferência. Veja RNA.

Ultrassonografia Técnica em que ondas sonoras de alta frequência são utilizadas para examinar as estruturas internas do corpo. Utilizada no diagnóstico pré-natal.

Utilidade clínica Referência à capacidade de um teste laboratorial em melhorar os cuidados médicos que um indivíduo recebe.

Validade analítica Teste clínico laboratorial de referência, onde o teste em si tem a capacidade de avaliar o desempenho do próprio teste no laboratório e sua correta execução, ou seja, mensurar o que é projetado para mensurar.

Validade clínica Referência à capacidade de detecção de uma dada doença para a qual um teste foi concebido para detectá-la.

Valor preditivo negativo No que diz respeito a um teste clínico para uma doença na medida em que o teste negativo indica que alguém não tem ou não desenvolverá a doença.

Valor preditivo positivo Num teste clínico para uma doença, seria a extensão em que um teste positivo indica se alguém tem ou terá a doença.

Vantagem do heterozigoto Situação em que os heterozigotos para algumas doenças mendelianas têm maior valor adaptativo não só sobre homozigotos para o alelo mutante, mas até mesmo sobre homozigotos para o alelo normal. Veja *polimorfismo equilibrado*.

Variação de nucleotídeo único (SNV) Mudança na sequência de DNA em um único par de bases no DNA. Se o SNV for frequente o suficiente para ser um polimorfismo, será um polimorfismo de nucleotídeo único (SNP).

Variação no número de cópias (VNC) Variação na sequência de DNA definida pela presença ou ausência de algum segmento de DNA, que varia em cerca de 200 pb até 2 MB. Variações do número de cópias também podem ter alelos que são duplicações em tandem de dois, três, quatro ou mais cópias de um segmento de DNA. Se uma variante tem uma frequência alélica superior a 1% é denominada como um polimorfismo de um número de cópias (VNP).

Variante alélica Alelos que são diferentes do alelo selvagem.

Variante de significado desconhecido (VUS) Na análise diagnóstica, é uma diferença entre uma sequência individual e uma sequência arbitrária de referência, mas cujo significado patogênico é desconhecido. Mutações sem sentido são VUSs frequentes na sequência de exoma completo ou na sequência de genoma completo, apesar de apresentarem importância duvidosa.

Verificação Método de seleção de indivíduos para inclusão em um estudo genético.

Vetor Na terapia gênica, um vírus cujo genoma tenha sido modificado para conter e expressar uma sequência de DNA terapêutico de interesse. O vírus é utilizado para carregar a sequência de DNA até a célula.

Viés de verificação Diferença na probabilidade de identificação de parentes afetados de indivíduos afetados em comparação com parentes controles afetados semelhantemente. Possível fonte de erro em estudos familiares.

VNTR (número variável de repetições em *tandem*) Tipo de polimorfismo de DNA criado por arranjos em *tandem* de número variável de cópias de sequências curtas de DNA. São altamente polimórficos e utilizados em estudos de ligação e no DNA "*fingerprinting*" para testes de paternidade e medicina legal.

Zigosidade O número de origem dos zigotos no nascimento de múltiplos. Por exemplo, gêmeos podem ser monozigóticos (MZ) ou dizigóticos (DZ). Para determinar se um determinado par de gêmeos é MZ ou DZ, determina-se a sua zigosidade.

Zigóteno Estágio da meiose I quando os cromossomos homólogos alinham-se ao longo de todo o seu comprimento para permitir a ocorrência da sinapse.

Zigoto É o óvulo fertilizado.

Zona de atividade polarizadora Região do broto do membro em desenvolvimento que segrega morfógenos como a proteína "*sonic hedgehog*" para estabelecer um gradiente que especifica o lado posterior do broto de membros em desenvolvimento.

Fontes e Agradecimentos

CAPÍTULO 2

Figura 2-1 Baseada em Brown TA: *Genomes*, ed 2, New York, 2002, Wiley-Liss. Figura de Paulson JR, Laemmli UK: The structure of histone-depleted metaphase chromosomes. *Cell* 12:817-828, 1977. Reimpressa com a autorização dos autores e da Cell Press.

Figura 2-3 Baseada em Watson JD, Crick FHC: Molecular structure of nucleic acids: a structure for deoxyribose nucleic acid. *Nature* 171:737-738, 1953.

Figura 2-7 Baseada em dados do European Bioinformatics Institute e Wellcome Trust Sanger Institute: *Ensembl release* 70, janeiro de 2013. Disponível em http://www.ensembl.org, v37.

Figura 2-10 Cortesia de Stuart Schwartz, University Hospitals of Cleveland, Ohio.

Figura 2-11 Cortesia de Stuart Schwartz, University Hospitals of Cleveland, Ohio.

Figura 2-16 Modificada de Moore KL, Persaud TVN: *The developing human: clinically oriented embryology*, ed 6, Philadelfia, 1998, WB Saunders.

CAPÍTULO 3

Figura 3-2 Dados do European Bioinformatics Institute e Wellcome Trust Sanger Institute: *Ensembl release 70*, janeiro de 2013. Disponível em http://www.ensembl.org.

Figura 3-7 Dados originais de Lawn RM, Efstratiadis A, O'Connell C, et al: The nucleotide sequence of the human β-globin gene. *Cell* 21:647-651, 1980.

CAPÍTULO 5

Figura 5-2 Redesenhada do ISCN 2013.

Figura 5-3 Redesenhada do ISCN 2013.

Figura 5-4 Ideogramas redesenhados do ISCN 2013; fotomicrografias cortesias do Departamento de Genética, The Hospital for Sick Children, Toronto, Canada.

Figura 5-5 Imagens cortesias de M. Katharine Rudd, Emory Genetics Laboratory, Atlanta, Georgia.

Figura 5-6 A e **B** Reimpressas de Lee. C: Structural genomic variation in the human genome. In Ginsburg GS, Willard HF, editors: Genomic *and personalized medicine*, ed 2, New York, 2013, Elsevier, pp. 123-132. **C** cortesia de M. Katharine Rudd, Emory Genetics Laboratory, Atlanta, Georgia.

Figura 5-8 Dados resumidos de Hsu LYF: Prenatal diagnosis of chromossomal abnormalities through amniocentesis. In Milunsky A, editor: *Genetic disorders and the fetus*, Baltimore, 1998, Johns Hopkins University Press, pp 179-248.

Figura 5-9 A Cortesia do Center for Human Genetics Laboratory, University Hospitals of Cleveland. **B** Cortesia de M. Katharine Rudd, Emory Genetics Laboratory. **C** Cortesia de Daynna J. Wolff, Medical University of South Caroline. **D** dados originais de Dan S, Chen F, Choy KW, et al: Prenatal detection of aneuploidy and imbalanced chromosomal arrangements by massively parallel sequencing. *PLoS One* 7e27835, 2012.

CAPÍTULO 6

Figura 6-1 Dados de Hook EB, Cross OK, Schreinemachers DM: Chromosomal abnormality rates at amniocentesis and in live-born infants. *JAMA* 249:2034-2038, 1983.

Figura 6-2 De Jones KL, Jones MC, Del Campo M: *Smith's recognizable patterns of human malformation*, ed 7, Philadelphia, 2013, WB Saunders.

Figura 6-5 C Imagem de hibridização *in situ* por fluorescência cortesia de Hutton Kearney, Duke University Medical Center.

Figura 6-6 B e **C** De Jones KL, Jones MC, Del Campo M: *Smith's recognizable patterns of human malformation*, ed 7, Philadelphia, 2013, WB Saunders. **D** baseada em dados de Zhang X, Snijders A, Segraves R, et al: High-resolution mapping of genotype-phenotype relationships in cri Du chat syndrome using array comparative genome hybridization. *Am J Hum Genet* 76:312-326, 2005. **E** cortesia de M. Katharine Rudd, Emory Genetics Laboratory, Atlanta, Georgia.

Figura 6-7 A De Jones KL, Jones MC, Del Campo M: *Smith's recognizable patterns of human malformation*, ed 7, Philadelphia, 2013, WB Saunders, p 173. **B** Cortesia de Jan Friedman, University of British Columbia. De Magenis RE, Toth-Fejel S, Allen LJ, et al: Comparison of the 15q deletions in Prader-Willi and Angelman syndromes: specific regions, extent of deletions, parental origin, and clinical consequences. *Am J Med Genet* 35:333-349, 1990. Direitos autorais © 1990, Wiley-Liss, Inc. Reimpressa com a permissão da John Wiley and Sons, Inc. **C** Cortesia de M. Katharine Rudd, Emory Genetics Laboratory, Atlanta, Georgia. **D** Modificada de *GeneReviews*. Disponível em www.ncbi.nlm.nih/gov/books/NBK1116/. Direitos autorais © University of Washington.

Figura 6-13 B Dados de Amos-Landfraf JM, Cottle A, Plenge RM, et al: X chromosome inactivation patterns of 1005 phenotypically unaffected females. *Am J Hum Genet* 79:439-499, 2006.

Figura 6-15 A De Jones KL, Jones MC, Del Campo M: *Smith's recognizable patterns of human malformation*, ed 7, Philadelphia, 2013, WB Saunders.

Figura 6-18 Cortesia de L. Pinsky, McGill University, Montreal, Canada.

Figura 6-19 Modificada de Moreno-de-Luca A, Myers SM, Challman TD, et al: Developmental brain dysfunction: revival and expansion of old concepts based on new genetic evidence. *Lancet Neurol* 12:406-414, 2013, com permissão.

CAPÍTULO 7

Figura 7-9 De Kelikian H: *Congenital deformities of the hand and forearm*, Philadelphia, 1974, WB Saunders.

Figura 7-11 Imagens decortesia de K. Arahata, National Institute of Neuroscience, Tokyo.

Figura 7-16 De Shears DJ, Vassal HJ, Goodman FR, et al: Mutation and deletion of the pseudoautosomal gene SHOX cause Leri-Weill dyschondrosteosis. *Nat Genet* 19:70-73, 1998.

Figura 7-20 Dados de cortesia de Dr. M. Macdonald, Massachusetts General Hospital, Boston.

Figura 7-21 Dados de cortesia de Dr. Bem Roa, Baylor College of Medicine, Houston, Texas.

Figura 7-22 Cortesia de Peter Ray, The Hospital for Sick Children, Toronto, Canada.

Figura 7-23 De Nolin SL: Familial transmission of the FMR1 CGG repeat. *Am J Hum Genet* 59:1252-1261, 1996. The University of Chicago Press.

CAPÍTULO 8

Figura 8-1 B Dados de Sive OH, Medalie JH, Kahn HA, et al. Distribution and multiple regression analysis of blood pressure in 10,000 Israeli men. *Am J Epidemiol* 93:317-327, 1971.

Figura 8-3 Dados de Johnson BC, Epstein FH, Kjelsberg MO: Distributions and familial studies of blood pressure and serum cholesterol levels in a total community – Tecumseh, Michigan. *J Chronic Dis* 18:147-160, 1965.

Figura 8-4 Cortesia de Sir Alec Jeffreys, University of Leiscester, United Kingdom.

Figura 8-6 Modificada de uma figura original, cortesia de Larry Almonte, com permissão.

Figura 8-7 Redesenhada de Kajiwara K, Berson EL, Dryja TP: Digenic retinitis pigmentosa due to mutations at the unlinked peripherin/RDS and ROM1 loci. *Science* 264:1604-1608, 1994.

Figura 8-9 Dados originais disponibilizados por A. Chakravarti, Johns Hopkins University, Baltimore, Maryland.

Figura 8-10 Modificada de Trowsdale J, Knight JC: Major histocompatibility complex genomics and human disease. *Annu Ver Genomics Hum Genet* 14:301-323, 2013.

Figura 8-11 Modificada de Roberts JS, Cupples LA, Relkin NR, et al: *J Geriatr Psychiatry Neurol* 2005 18:250-255.

CAPÍTULO 9

Figura 9-1 De Novembre J, Galvani AP, Slatkin M: The geographic spread of the CCR5 Δ32 HIV-resistance allele. *PLoS Biol* 3:e339, 2005.

Figura 9-2 De Levran O, Awolesi O, Shen PH, et al: Estimating ancestral proportions in a multi-ethnic US sample: implications for studies of admixed population. *Hum Genomics* 6:2, 2012.

Figura 9-3 De Paschou P, Ziv E, Burchard EG, et al: PCA-correlated SNPs for structure identification in worldwide human populations. *PLoS Genet* 3:1672-1686, 2007.

CAPÍTULO 10

Figura 10-8 Modificada de figuras originais de Thomas Hudson, McGill University, Canadá.

Figura 10-9 Baseada em dados e diagramas disponibilizados por Thomas Hudson, Quebec Genome Center, Montreal, Canada.

Figura 10-11 De Fritsche LG, Chen W, Schu M, et al: Seven new loci associated with age-related macular degeneration. *Nature Genet* 17:1783-1786, *2013*.

CAPÍTULO 11

Figura 11-3 A Redesenhada de Stamatoyannopoulos G, Nienhuis AW: Hemoglobin switching. In Stamatoyannopoulos G, Nienhuis AW, Leder P, Majerus PW, editors: *The molecular basis of blood diseases*, Philadelphia, 1987, WB Saunders. **B** Redesenhada de Wood WG: Haemoglobin synthesis during fetal development. *Br Med Bull* 32:282-287, 1976.

Figura 11-4 Redesenhada de Kazazaian HH Jr, Antonarakis, S: Molecular genetics of the globin genes. In Sing M, Berg P, editors: *Exploring genetic mechanisms*, Sausalito, CA, 1997, University Science Books.

Figura 11-5 De Kaul DK, Fabry ME, Windisch P, et al: Erythrocytes in sickle cell anemia are heterogeneous in their rheological and hemodynamic characteristics. *J Clin Invest* 72:22, *1983*.

Figura 11-6 Redesenhada de Ingram V: Sickle cell disease: molecular and cellular pathogenesis. In Bunn HF, Forget BG, editors: *Hemoglobin: molecular, genetic and clinical aspects*, Philadelphia, 1986, WB Saunders.

Figura 11-7 Redesenhada de Orkin SH: Disorders of hemoglobin synthesis: the thalassemias. In Stamatoyannopoulos G, Nienhuis AW, Leder P, Majerus PW, editors: *The molecular basis of blood diseases*, Philadelphia, 1987, WB Saunders, pp. 106-126.

Figura 11-8 De Hoffman R, Furie B, McGlave P, et al: *Hematology*: basic principles and practice, ed 5, 2008, Elsevier.

Figura 11-9 Redesenhada de Kazanian HH: The thalassemia syndromes: molecular basis and prenatal diagnosis in 1990. *Semin Hematol* 27:209-228, 1990.

Figura 11-11 Modificada de Stamatoyannopoulos, G, Grosveld F: Hemoglobin switching. In Stamatoyannopoulos G, Majerus PW, Perlmutter RM, Varmus H, editors: *The molecular basis of blood diseases,* ed 3, Philadelphia, 2001, WB Saunders.

CAPÍTULO 12

Figura 12-4 Derivada de Nowacki PM, Byck S, Prevost L, Scriver CR: PAH mutation analysis consortium database. *Nucl Acids Res* 26:220-225, 1998, com a permissão de Oxford University Press.

Figura 12-5 Modificada de Sandhoff K, Conzelmann E, Neufeld EF, et al: The GM_2 gangliosidoses. In Scriver CR, Beaudet AL, Sly WS, Valle D, editors: *The metabolic bases of inherited disease,* ed 6, New York, 1989, McGraw-Hill, pp 1807-1839.

Figura 12-7 De McIntosh N, Helms P, Smyth R, Logan S: Inborn errors of metabolism. In *Forfar and Arneil's textbook of pediatrics.* Edinburgh, 2008, Churchill Livingstone.

Figura 12-9 Redesenhada de Larson C: Natural history and life expectancy in severe α_1-Antitrypsin deficiency, Pi Z. *Acta Med Scand* 204:345-351, 1978.

Figura 12-10 De Stoller JK, Aboussouan LS: α_1-Antitrypsin deficiency. *Lancet* 365:2225-2236, 2005.

Figura 12-11 Redesenhada de Kappas A, Sassa S, Galbraith RA, Nordmann Y: The porphyrias. In Scriver CR, Beaudet AL, Sly WS, Valle D, editors: *The metabolic bases of inherited disease,* ed 6 New York, 1989, McGraw-Hill, pp-1305-1365.

Figura 12-13 Redesenhada de Goldstein JL, Brown MS: Familial hypercholesterolemia. In Scriver CR, Beaudet AL, Sly WS, Valle D, editores: *The metabolic bases of inherited disease,* ed 6 New York, 1989, McGraw-Hill, pp-1215-1250.

Figura 12-14 Modificada de Brown MS, Goldstein JL: The LDL receptor and HMG-CoA reductase – two membrane molecules that regulate cholesterol homeostasis. *Curr Top Cell Regul* 26:3-15, 1985.

Figura 12-15 Baseada em Zielinski J: Genotype and phenotype in cystic fibrosis. *Respiration* 67:117-133, 2000.

Figura 12-16 Cortesia de R.H.A. Haslam, The Hospital for Sick Children, Toronto.

Figura 12-17 Cortesia de K. Arahata, National Institute of Neuroscience, Tokyo.

Figura 12-20 Cortesia de P.N. Ray, The Hospital for Sick Children, Toronto.

Figura 12-21 Cortesia de T. Costa, The Hospital for Sick Children, Toronto.

Figura 12-22 Redesenhada de Byers PH: Disorders of collagen biosynthesis and structure. In Scriver CR, Beaudet AL, Sly WS, Valle D, editors: *The metabolic bases of inherited disease,* ed 6, New York, 1989, McGraw-Hill, pp 2805-2842.

Figura 12-24 Reproduzida com permissão de Nussbaum RL, Ellis CE: Alzheimer's disease and Parkinson's disease. *N Engl J Med* 348:1356-1364, 2003.

Figura 12-25 Reproduzida com permissão de Nussbaum RL, Ellis CE: Alzheimer's disease and Parkinson's disease. *N Engl J Med* 348:1356-1364, 2003.

Figura 12-26 Parcialmente modificada de Shoffner JM, Wallace DC: Oxidative phosphorylation disease. In Scriver CR, Beaudet AL, Sly WS, Valle D, editors: *The metabolis bases of inherited disease,* ed 7, New York, 1995, McGraw-Hill. A localização de alguns distúrbios foi retirada de DiMauro S, Schon EA: Mitochondrial respiratory-chain diseases. *N Engl J Med* 348:2656-2668, 2003.

Figura 12-27 Modificada de Chinnery PF, Turnbull DM: Mitochondrial DNA and disease. *Lancet* 354:SI17-SI21, 1999.

Figura 12-28 Parcialmente baseada em figura não publicada, cortesia de John A. Phillips III, Vanderbilt University Nashville.

CAPÍTULO 13

Figura 13-1 Modificada de Valle D: Genetic disease: an overview of current therapy. *Hosp Pract* 22: 167-182, 1987.

Figura 13-2 De Campeau PM, Scriver CR, Mitchell JJ: A 25-year longitudinal analysis of treatment efficacy in inborn errors of metabolism. *Mol Genet Metab* 95:11-16, 2008.

Figura 13-3 De Campeau PM, Scriver CR, Mitchell JJ: A 25-year longitudinal analysis of treatment efficacy in inborn errors of metabolism. *Mol Genet Metab* 95:11-16, 2008.

Figura 13-5 De Brown MS, Goldstein JL: A receptor mediated pathway for cholesterol homeostasis. *Science* 232:4, 1986. Direitos autorais da Nobel Foundation.

Figura 13-6 De Goya M, Alvarez M, Teixido-Tura G, et al: Abnormal aortic dilatation during pregnancy in Marfan syndrome. *Ver Esp Cardiol* (Engl Ed) 65:288-289, 2012.

Figura 13-8 De Ramsey BM, Davies J, McElvaney NG, et al: A CFTR potentiator in patients with cystic fibrosis and the G551D mutation. *N Engl J Med* 365:1663-1672, 2011.

Figura 13-9 Redesenhada de Valle D: Genetic disease: an overview of current therapy. *Hosp Pract* 22:167-182, 1987.

Figura 13-11 Redesenhada de Barton NW, Furbish FS, Murray GJ, et al: Therapeutic response to intravenous infusions of glucocerebrosidase in a patient with Gaucher disease. *Proc Natl Acad Sci* U S A 87:1913-1916, 1990.

Figura 13-12 Modificada de Sauntharajah Y, Lavelle D, De Simone J: DNA hypomethylating reagent and sickle cell disease. *Br J Haematol* 126:629-636, 2004.

Figura 13-13 De van Deutekom JC, Janson AA, Ginjaar IB, et al: Local dystrophin restoration with antisense oligonucleotide PRO051. *N Engl J Med* 357:2677-2686, 2007.

512 FONTES E AGRADECIMENTOS

Figura 13-15 De Staba SL, Escolar ML, Poe M, et al: Cord blood transplantation from unrelated donors in patients with Hurler's syndrome. *N Engl J Med* 350:1960-1969, 2004.

Figura 13-17 De Biffi A, Montini E, Lorioli L, et al: Lentiviral hematopoietic stem cell gene therapy benefits metachromatic leukodystrophy. *Science* 341:1233158, 2013.

CAPÍTULO 14

Figura 14-1 Imagens de cortesia de Dr. Leslie Biesecker, Bethesda, Maryland.

Figura 14-2 Imagens de cortesia de Dr. Judith Hall, University of British Columbia, Vancouver, Canada.

Figura 14-3 Imagens de cortesia de Dr. Mason Barr, Jr. University of Michigan, Ann Arbor, Michigan.

Figura 14-5 Reimpressa com a permissão de Jones KL, Jones MC, Del Campo M: *Smith's recognizable patterns of human malformation,* ed 7, Philadelphia, 2013, WB Saunders.

Figura 14-6 A-C Adaptadas com forma modificada de Wolpert L: *Principles of development,* New York, 2002, Oxford University Press. **D** de Pooh RK, Kurjak A: Recent advances in 3D assessment of various fetal anomalies. *J Ultrasound Obstet Gynecol* 3:1-23, 2009.

Figura 14-7 Redesenhada de Hauk R: *Frequently asked questions about bats,* 2011, Western National Parks Association. Disponível em http://www.batsrule.info/batsrule-helpsavewildlife/2013/7/7/bat-wings-have-evolved-to-be-different-yet-similar-to-other-species.

Figura 14-8 Reimpressa com permissão de Ogilvie CM, Braude PR, Scriven PN: Preimplantation diagnosis — an overview. *J Histochem Cytochem* 53:255-260, 2005.

Figura 14-9 Reimpressa com permissão de Jones KL: *Smith's recognizable patterns of human malformation,* ed 6, Philadelphia, 2005, WB Saunders.

Figura 14-10 Reimpressa com permissão de Moore KL, Persaud TVN: *The developing human: clinically oriented embryology,* ed 6, Philadelphia, 1998, WB Saunders.

Figura 14-11 Reimpressa com permissão de Stamatoyannopoulos G, Nienhuis AW, Majerus PW, Varmus H: *The molecular basis of blood diseases,* ed 2, Philadelphia, 1994, WB Saunders.

Figura 14-13 Reimpressa com permissão de Ogilvie CM, Braude PR, Scriven PN: Preimplantation diagnosis — an overview. *J Histochem Cytochem* 53:255-260, 2005.

Figura 14-15 De Wolpert L, Beddington R, Brockes J, et al: *Principles of development,* New York, 1998, Oxford University Press. Direitos Autorais 1998, Oxford University Press.

Figura 14-16 Redesenhada de Tijan R: Molecular machines that control genes. *Sci Am* 272:54-61, 1995.

Figura 14-17 Reimpressa com a permissão de Muragaki Y, Mundlos S, Upton J, et al: Altered growth and branching patterns in synpolydactyly caused by mutations in HOXD13. *Science* 272:548-551, 1996.

Figura 14-18 A De Lumsden A, Graham A: Neural patterning: a forward role for hedgehog. *Curr Biol* 5:13471350, 1995. Direitos autorais 1995, Elsevier Science. **B** De Wolpert L, Beddington R, Brockes J, et al: *Principles of development,* New York, 1998, Oxford University Press.

Figura 14-19 De Roessler E, Belloni E, Gaudenz K, et al: Mutations in the human Sonic Hedgehog gene cause holoprosencephaly. *Nat Genet* 14:357-360, 1996.

Figura 14-20 Modificada de Wilson PD: Polycystic kidney disease. *N Engl J Med* 350:151-164, 2004. Direitos autorais 2004, Massachusetts Medical Society.

Figura 14-21 Diagrama modificado de Gupta A, Tsai L-H, Wynshaw-Boris A: Life is a journey: a genetic look at neocortical development. *Nat Rev Genet* 3:342-355, 2002.

Figura 14-22 A De Partington MW: An English family with Waardenburg's syndrome. *Arch Dis Child* 34:154-157, 1959. **B** De DiGeorge AM, Olmsted RW, Harley RD: Waardenburg's syndrome. A syndrome of heterochromia of the irides, lateral displacement of the medial canthi and lacrimal puncta, congenital deafness, and other characteristic associated defects. *J Pediatr* 57:649-669, 1960. **C** De Jones KL: *Smith's recognizable patterns of human malformation,* ed 6, Philadelphia, 2005, WB Saunders.

Figura 14-23 De Carlson BM: *Human embryology and developmental biology,* ed 3, Philadelphia, 2004, Mosby.

Figura 14-24 Modificada de Gilbert SF: *Developmental biology,* ed 7, Sunderland, Massachusetts, 2003, Sinauer Associates.

CAPÍTULO 15

Figura 15-7 Fotografia de cortesia de B.L. Gallie, The Hospital for Sick Children, Toronto.

Figura 15-10 Adaptada de Hemminki K, Sundquist J, Lorenzo Bermejo J: Familial risks for cancer as the basis for evidence-based clinical referral and counseling. *Oncologist* 13:239-247, 2008.

Figura 15-13 Adaptada de Reis-Filho J, Pusztai L: Gene expression profiling in breast cancer: classification, prognostication, and prediction. *Lancet* 378:1812-1823, 2011.

CAPÍTULO 17

Figura 17-2 De Moore KL: *The developing human: clinically oriented embryology,* ed 4, Philadelphia, 1988, WB Saunders.

Figura 17-3 Imagens de cortesia de A. Toi, Toronto General Hospital, Toronto, Canada.

Figura 17-4 Imagens de cortesia de A. Toi, Toronto General Hospital, Toronto, Canada.

Figura 17-5 Redesenhada de Wald NJ, Cuckle HS: Recent advances in screening for neural tube defects and Down syndrome. In Rodeck C, editor: *Prenatal diagnosis,* London, 1987, Bailliére Tindall, pp 649-676.

Figura 17-6 Cortesia de Mary Norton, University of California, San Francisco.

Figura 17-9 Modificada de Kalousek DK: Current topic: confined placental mosaicism and intrauterine fetal development. *Placenta* 15:219-230, 1994.

CAPÍTULO 18

Figura 18-1 Dados de Fuchs CS, Giovannucci EL, Colditz GA, et al: A prospective study of family history and the risk of colorectal cancer. *N Engl J Med* 331:1669-1674. 1994.

Figura 18-2 Modificada com a permissão de Guengerich F: Cytochrome P450s and other enzymes in drug metabolism and toxicity. *AAPS J* 8:E101-E111, 2006.

ESTUDOS DE CASO

Figura C-1 A De French LE, Prins C: Erythema multiforme, Stevens-Johnson syndrome and toxic epidermal necrolysis. In Bolognia JL, Jorizzo JL, Schaffer JV, editors: *Dermatology,* ed 3, Philadelphia, 2012, Elsevier, pp 319-333. © 2012, Elsevier Limited. Todos os direitos reservados. **B** De Armstrong AW: Erythema multivorme, Stevens-Johnson syndrome, and toxic epidermal necrolysis. In Schwarzenberger K, Werchniak AE, Ko CJ: *General dermatology,* Philadelphia, 2009, Elsevier, pp 23-28. © 2009, Elsevier Limited. Todos os direitos reservados.

Figura C-2 Cortesia de S. Unger, R.S. Lachman, e D.L. Rimoin, Cedars-Sinai Medical Center, Los Angeles.

Figura C-3 Cortesia de Alan Bird, Moorfields Eye Hospital, London.

Figura C-4 Cortesia de D. Armstrong, Baylor College of Medicine e Texas Children's Hospital, Houston.

Figura C-5 Cortesia de Christa Lese Martin, Autism and Developmental Medicine Institute, Geisinger Health System, Danville, Pennsylvania.

Figura C-6 Cortesia de Rosanna Weksberg e Cheryl Schuman, Hospital for Sick Children, Toronto, Canadá.

Figura C-7 Cortesia de A. Liede e S. Narod, Women's College Hospital and University of Toronto, Canada.

Figura C-8 Cortesia de J.R. Lupski, Department of Molecular and Human Genetics, Baylor College of Medicine, Houston, e C. Garcia, Department of Neurology, Tulane University, New Orleans.

Figura C-9 De Jones K: *Smith's recognizable patterns of human malformation,* ed 6, Philadelphia, 2005, Elsevier.

Figura C-10 Cortesia de M. M. LeBeau e H.T. Abelson, University of Chicago.

Figura C-11 Cortesia de Harris Yfantis e Raymond Cross, University of Maryland e Veterand Administration Medical Center, Baltimore.

Figura C-12 Cortesia de J. Rutledge, University of Washington e Children's Hospital and Medical Center, Seattle.

Figura C-13 Audiograma cortesia de Virginia W. Norris, Gallaudet University.

Figura C-14 De Gowers WR: Pseudohypertrophic muscular paralysis. A clinical lecture. London, 1879, J. and A. Churchill.

Figura C-15 Cortesia de J. Rutledge, University of Washington e Children's Hospital and Medical Center, Seattle.

Figura C-16 Cortesia de M.L. Levy, Department of Dermatology, Baylor College of Medicine, Houston.

Figura C-17 Cortesia de Lori Bean e Katie Rudd, Emory Genetics Laboratory, Emory University, Atlanta, Georgia.

Figura C-18 De Helms CA, Major NM, Anderson MW, et al: *Musculoskeletal MRI,* ed 2, Philadelphia, 2009, WB Saunders, pp. 20-49.

Figura C-19 Redesenhada de WHO Working Group: Glucose-6-phosphate dehydrogenase deficiency. *Bull World Health Organ* 67:601, 1989, com permissão.

Figura C-20 Cortesia de Victor Gordeuk, Howard University, Washington, DC.

Figura C-21 Modificada de Stefanini M, Dameshek W: *The hemorrhagic disorders: a clinical and therapeutic approach,* New York, 1962, Grune & Stratton, p 252, com permissão. Restauração fotográfica é cortesia de B. Moseley-Fernandini.

Figura C-22 A Cortesia de D. Goodman e S. Sargeant, Dartmouth University, Hannover, New Hampshire. **B e C** cortesias de Raj Kapur, University of Washington, Seattle.

Figura C-23 Cortesia de M. Muenke, National Human Genome Research Institute, National Institutes of Health, Bethesda, Maryland. Modified by permission de Nanni L, Ming JE, Bocian M, et al: The mutational spectrum of the sonic hedgehog gene in holoprosencephaly: SHH mutations cause a significant proportion of autosomal dominant holoprosencephaly. *Hum Mol Genet* 8:2479-2488, 1999.

Figura C-24 Cortesia de M.R. Hayden, University of British Columbia, Vancouver, Canada.

Figura C-25 A e B De Schoen FJ: The Heart. In Kumar V, Abbas AK, Aster JC: *Robbins and Cotran pathologic basis of disease,* Philadelphia, 2015, WB Saunders, pp 523-578. **C** de Issa ZF, Miller JM, Zipes DP: *Clinical arrhythmology and electrophysiology: a companion to Braynwald's heart disease,* Philadelphia, 2012, WB Saunders, pp. 618-624.

Figura C-26 Modificada de Oakley WG, Pyke DA, Taylor KW: *Clinical diabetes and its biochemical basis.* Oxford, 1968, Blackwell Scientifica Publications, p 258, com permissão. Restauração fotográfica é cortesia de B. Moseley-Fernandini.

Figura C-27 Reproduzida com permissão de Peleg D, Kennedy CM, Hunter SK: Intrauterine growth restriction: identification and management. *Am Fam Physician* 58:453-460, 466-467, 1998.

Figura C-28 A Modificada com permissão de Liu BA, Juurlink DN: Drugs and the QT itnerval-caveat doctor. *N Engl J Med* 351:1053-1056, 2004. **B** modificada de Chiang C, Roden DM: The long QT syndromes: genetic basis and clinical implications. *J Am Coll Cardiol* 36:1-12, 2000.

Figura C-29 Cortesia de T. Pal e S. Narod, Women's College Hospital e Universidade of Toronto, Canada.

Figura C-30 Cortesia de A. V. Levin, The Hospital For Sick Children e University of Toronto, Canada.

Figura C-31 Cortesia de Tina Cowan, Stanford School of Medicine.

Figura C-32 Cortesia de D. Chitayat, The Hospital for Sich Children e University of Toronto, Canada.

Figura C-33 Cortesia de Annette Feigenbaum, The Hospital for Sick Children, Toronto, Canada.

Figura C-34 Cortesia de K. Yohay, Johns Hopkins School of Medicine, Baltimore, Maryland.

Figura C-35 Cortesia de R. A. Lewis, Baylor College of Medicine, Houston.

Figura C-37 Cortesia de J. Rutledge, Department of Pathology, University of Washington, Seattle.

Figura C-38 Cortesia de S. Heeger, University Hospitals of Cleveland.

Figura C-39 Cortesia de R. A. Lewis, Baylor College of Medicine, Houston.

Figura C-40 Cortesia de M. Segawa, Segawa Neurological Clinic for Children, Tokyo. Modificada de Segawa M: Pathophysiology of Rett syndrome from the stand point of clinical characteristics. *Brain Dev* 23:S94-S98, 2001.

Figura C-41 Cortesia de B. Bejjani e L Shaffer, Baylor College of Medicine, Houston.

Figura C-42 De Nathan DG, Oski FA: *Hematology of infancy and childood*, Philadelphia, 1981, WB Saunders.

Figura C-43 Cortesia de A. Levin, The Hospital for Sick Children e University of Toronto, Canada.

Figura C-44 Cortesia de N. Olivieri, The Hospital for Sick Children e University of Toronto, Canada.

Figura C-45 De Eichelbaum M, Ingelman-Sundberg M, Evans WE: Pharmacogenomics and individualized drug therapy. *Annu Rev Med* 57:119-137, 2006.

Figura C-46 Cortesia de H. Meyerson e Robert Hoffman, case Western Reserve University, Cleveland, Ohio.

Figura C-47 Modificada de Lyon AJ, Preece MA, Grant DB: Growth curve for girls with Turner syndrome. *Arch Dis Child* 60:932, 1985, com permissão.

Figura C-48 Cortesia de M. L. Levy, Baylor College of Medicine e Texas Children's Hospital, Houston.

Respostas dos Problemas

CAPÍTULO 2   *Introdução ao Genoma Humano*

1. (a) *A* ou *a*.
   (b) i. Na meiose I. ii. Na meiose II.
2. Não disjunção meiótica.
3. $(\frac{1}{2})^{23} \times (\frac{1}{2})^{23}$; você seria uma mulher.
4. (a) 23; 46.
   (b) 23; 23.
   (c) Na fertilização; na fase S do próximo ciclo celular.
5. Cromossomo 1, ≈ 9 genes/Mb; cromossomo 13, ≈ 3-4 genes/Mb; cromossomo 18, ≈ 4 genes/Mb; cromossomo 19, ≈ 19 genes/Mb; cromossomo 21, ≈ 5 genes/Mb; cromossomo 22, ≈ 10 genes/Mb. Em função da maior densidade de genes, seria de se esperar que anomalias no cromossomo 19 tivessem maior impacto no fenótipo do que anomalias no cromossomo 18. Similarmente, é de se esperar que defeitos no cromossomo 22 sejam mais deletérios do que aqueles do cromossomo 21.

CAPÍTULO 3   *O Genoma Humano: Estrutura e Função Gênicas*

1. Há várias sequências possíveis, em virtude da degeneração do código genético. Uma sequência possível para a fita dupla de DNA é
   5 ′ AAA AGA CAT CAT TAT CTA 3 ′
   3 ′ TTT TCT GTA GTA ATA GAT 5 ′
   A RNA polimerase "lê" a fita inferior (3′ à 5′). A sequência de RNAm resultante seria 5′ AAA AGA CAU CAU UAU CUA 3′.
   Os mutantes representam os seguintes tipos de mutações:
   Mutante 1: substituição de um único nucleotídeo no quinto códon; por exemplo, UAU → UGU.
   Mutante 2: mutação *frameshift*, deleção no primeiro nucleotídeo do terceiro códon.
   Mutante 3: mutação *frameshift*, inserção de G entre primeiro e segundo códons.
   Mutante 4: deleção *in frame* de três códons (nove nucleotídeos), iniciando na terceira base.
2. A sequência do genoma humano haploide consiste em cerca de 3 bilhões de nucleotídeos, organizados em 24 tipos de cromossomos. Os cromossomos contêm cromatina, consistindo em nucleossomos. Os cromossomos contêm bandas G que possuem diversos milhares de pares de quilobase de DNA (ou diversos milhões de pares de bases) e centenas de genes, cada um contendo (geralmente) tanto íntrons quanto éxons. Os éxons são uma série de códons, cada um com três pares de base de comprimento. Cada gene contém um promotor em sua extremidade 5′que direciona a transcrição do gene sob condições adequadas.

3. Uma mutação em um promotor poderia interferir ou eliminar a transcrição de um gene. A mutação do códon de início pode impedir a tradução normal. Mutações em sítios de *splicing* podem interferir no processo normal de *splicing* do RNA, levando à formação de RNAms anormais. A deleção de um par de bases em uma sequência codificante poderia levar à mutação *frameshift*, consequentemente mudando a forma na qual o código genético é lido; isso alteraria a codificação de aminoácidos e mudaria a sequência da proteína. (Exemplos no Capítulo 11). Uma mutação no códon de término permitiria que a tradução continuasse além de seu ponto normal de término, o que acrescentaria aminoácidos novos e incorretos ao final da proteína codificada.
4. Mutações em íntrons podem influenciar o *splicing* do RNA, levando a um RNAm anormal (Cap. 11). Sequências *Alu* ou L1 podem estar envolvidas nos eventos de recombinação anormal entre diferentes cópias de repetições, o que deletaria ou rearranjaria genes. Repetições L1 podem também ser transpostas ativamente no genoma, potencialmente se inserindo em genes funcionais e interrompendo seu funcionamento normal. As regiões de controle de *locus* influenciam a expressão apropriada de genes no tempo e espaço; a deleção de uma destas regiões pode, portanto, interferir na expressão normal de um gene (Cap. 11). Os pseudogenes são, geralmente, cópias não funcionais de genes; assim, na maioria dos casos, não se espera que mutações em um pseudogene possam levar a doenças, embora existam algumas raras exceções.
5. O *splicing* do RNA gera um RNA maduro a partir do transcrito primário de RNA, combinando segmentos de éxons e eliminando os íntrons. O *splicing* do RNA é um passo crítico na expressão gênica normal em todos os tecidos do corpo e atua em nível do RNA. Deste modo, o DNA genômico se mantém inalterado. Por outro lado, no rearranjo somático, segmentos de DNA genômico são rearranjados para eliminar algumas sequências e gerar genes maduros durante o desenvolvimento de células precursoras de linfócitos, como parte do processo normal de geração de imunoglobulinas e da diversidade de receptores de células-T. O rearranjo somático é um processo altamente especializado, especial apenas a estes genes e a tipos celulares específicos.
6. Variação em modificações epigenéticas podem levar à superexpressão ou sub-expressão de um gene ou genes. A metilação do DNA pode levar ao silenciamento

515

516 RESPOSTAS DOS PROBLEMAS

epigenético de um gene. Os miRNAs podem estar envolvidos na regulação da expressão de outros genes, e pode se esperar que mutações em um destes miRNA altere os padrões de expressão gênica. O produto dos genes de RNAlnc são RNAs que podem estar envolvidos na regulação epigenética ou outras vias reguladoras; a deleção ou expressão imprópria de um destes miRNA pode, portanto, levar a anormalidades nas vias de desenvolvimento.

7. O *imprinting* genômico envolve silenciamento epigenético de um alelo (ou alelos em determinados genes localizados em proximidade), baseado apenas na origem parental em função de marcas epigenéticas herdadas pela linhagem germinativa. A inativação do X envolve o silenciamento epigenético de alelos ao longo de um cromossomo quase inteiro com base não na origem parental, mas, preferivelmente, em uma escolha randômica por um ou outro dos cromossomos X no momento inicial do processo durante o começo do desenvolvimento embrionário.

CAPÍTULO 4 *Diversidade Genética Humana: Mutação e Polimorfismo*

1. (a) VNC.
   (b) Indel.
   (c) Uma mutação em um sítio de *splicing*.
   (d) Uma inversão.
   (e) Um SNP (ou in/del) em uma região não codificante ou íntron, ou um SNP que leva a uma substituição sinônima.
2. Assumindo que 20 anos representem uma geração, 41 mutações/9 milhões de alelos/2 gerações = $\approx$ $2.3 \times 10 - 6$ mutações/gerações no *locus* da aniridia. A estimativa é baseada na hipótese de que casos apurados resultam de mutação nova, de que a doença é totalmente penetrante, que todos os novos mutantes são nativivos (e averiguados), e que só há um único *locus* no qual mutações levam à aniridia. Se há múltiplos *loci*, a taxa estimada é muito alta. Se algumas mutações não são determinadas (em função da falta de penetrância ou morte no útero), a taxa estimada pode ser muito baixa.
3. Um polimorfismo de microssatélite, porque polimorfismos de microssatélites tipicamente têm mais alelos, o que proporciona maior capacidade para distinguir genomas. Um único SNP ou indel só teria dois alelos.
4. Com base nas informações deste capítulo, cada divisão celular leva a menos de uma mutação de ponto nova por genoma. Arredondando um pouco para cima, para uma mutação por divisão celular, esperaria-se no máximo 100 diferenças causadas por mutações de ponto entre células ao final de cada duas linhagens citadas. A taxa de mudanças VNCs *de novo* é bem mais alta, e por isso esperar-se-ia muitas e muitas dessas diferenças entre as duas linhagens. Melhorias tecnológicas agora permitem o sequenciamento de genoma de uma única célula (i.e., em vez de sequenciar DNA de uma coleção de milhões de células). Assim, será possível agora determinar a resposta a esta pergunta de forma experimental, ao invés de apenas teoricamente.

5. Tipos diferentes de mutações são sensíveis à idade materna ou paterna. Ambas, as mutações de ponto e as VNCs mostram um aumento de frequência com um aumento da idade do pai. Por outro lado, as não disjunções meióticas para muitos cromossomos (incluindo o cromossomo 21) mostram um crescimento diante do aumento de idade da mãe. A taxa de mutação (por par de base) varia muito em pontos diferentes do genoma; os *hotspots* de mutações mostram taxas maiores, embora as bases para tanto sejam pouco entendidas. A Recombinação homóloga intracromossômica pode levar à variação no número de cópias em famílias gênicas ou à deleção/duplicações para regiões flanqueadas por sequências homólogas (p. ex., duplicações segmentais). De uma maneira geral, a taxa de mutação pode ser influenciada também por variação genética, tanto em nível de população quanto em genomas parentais específicos. Em qualquer genoma individual, isso pode influenciar quando se cai no âmbito observado em genomas típicos, como resumido no Quadro da página 55.

CAPÍTULO 5 *Princípios de Citogenética Clínica e da Análise Genômica*

1. (a) Quarenta e seis cromossomos, sexo masculino; um dos cromossomos 18 tem um braço longo mais curto que o normal.
   (b) Para determinar se a anomalia é *de novo* ou herdada de um genitor portador balanceado.
   (c) Quarenta e seis cromossomos, indivíduo do sexo masculino, apenas um cromossomo 7 normal e um cromossomo 18 normal, além de uma translocação recíproca entre os cromossomos 7 e 18. Esse é um cariótipo balanceado. Para o pareamento meiótico e a segregação, veja texto, em particular a Figura 5-12.
   (d) O cromossomo del(18q) é o cromossomo der(18) translocado, 18pter → 18q12::7q35 → 7qter. O cariótipo do menino não é balanceado; ele é monossômico para a porção distal do braço longo do cromossomo 18 e trissômico para a porção distal do braço longo do cromossomo 7. Dado o número de genes nos cromossomos 7 e 18 (Fig. 2-7), seria possível prever que o menino é monossômico para aproximadamente 100 genes do cromossomo 18 e trissômico para aproximadamente 100 genes do cromossomo 7.
2. (a) Aproximadamente 95%.
   (b) Não há aumento de risco, mas um diagnóstico pré-natal pode ser oferecido.
3. Não disjunção pós-zigótica, em uma divisão mitótica precoce. Embora o curso clínico não possa ser previsto com total acurácia, é provável que ela seja de certa forma menos afetada do que seria uma criança com trissomia do cromossomo 21 sem mosaicismo.
4. (a) Fenótipo anormal, a não ser que o marcador seja excepcionalmente pequeno e restrito apenas às próprias sequências centroméricas. Os gametas podem ser normais ou anormais; um diagnóstico pré-natal é recomendado.
   (b) Fenótipo anormal (trissomia do 13; Cap. 6); não se reproduzirá.

RESPOSTAS DOS PROBLEMAS **517**

(c) Fenótipo anormal no probando e em aproximadamente 50% da prole.

(d) Fenótipo normal, mas com risco de prole não balanceada (ver texto).

(e) Fenótipo normal, mas com risco de prole não balanceada, dependendo do tamanho do segmento invertido (ver texto).

5. (a) Não indicado.

(b) Uma cariotipagem fetal é indicada; risco de trissomia do 21, em particular.

(c) O cariótipo é indicado para a criança para se determinar se ela possui síndrome de Down por trissomia do 21 ou por translocação. Se for por translocação, a cariotipagem dos pais é recomendada.

(d) Não indicada, a não ser que outros achados clínicos possam sugerir uma síndrome de genes contíguos (Cap. 6).

(e) O cariótipo é recomendado para os meninos para descartar deleção ou outra anomalia cromossômica. Se os achados clínicos indicam a possibilidade de síndrome do X frágil, um teste diagnóstico de DNA específico poderia ser indicado.

6. (a) Inversão paracêntrica do cromossomo X, entre as bandas Xq21 e Xq26, determinada pela cariotipagem.

(b) Deleção terminal de 1p em indivíduo do sexo feminino, determinada pela cariotipagem.

(c) Indivíduo do sexo feminino com deleção na banda q11.2 do cromossomo 15, determinada por hibridização *in situ* com sondas para o gene *SNRPN* e o *locus* D15S10.

(d) Indivíduo do sexo feminino com deleção intersticial do cromossomo 15, entre as bandas q11 e q13, determinada pela cariotipagem. A análise por hibridização *in situ* confirmou a deleção de sequências em 15q11.2, com uso de sonda para o gene *SNRPN* e o *locus* D15S10.

(e) Indivíduo do sexo feminino com deleção de sequências na banda 1q36.3, determinada por *array*-CGH com as três sondas BAC indicadas.

(f) Indivíduo do sexo masculino com um cromossomo marcador extra, determinado por cariotipagem. O marcador foi identificado como um cromossomo r(8) por hibridização *in situ* com uma sonda para D8Z1 no centrômero.

(g) Indivíduo do sexo feminino com síndrome de Down, com uma translocação Robertsoniana 13q;21q adicionalmente a dois cromossomos 21 normais, determinada pela cariotipagem.

(h) Indivíduo do sexo masculino presumidamente normal portador de uma translocação Robertsoniana 13q;21q, adicionalmente a um único cromossomo 21 normal (e um único cromossomo 13 normal), como determinado pela cariotipagem.

7. (a) Para a Figura 5-6C: 46,XY,dup(X)(q28). A razão aumentada de sequências em Xq28 indica a duplicação.

(b) Para a Figura 5-9C: 47,XX,+ 21. O indivíduo é do sexo feminino, uma vez que as intensidades de sequências no X são equivalentes a todas as dos

autossomos (além do 21). (A dispersão de sinais de intensidade muito baixa das sequências de Y é apenas ruído de fundo.)

CAPÍTULO 6 *Base Cromossômica e Genética das Doenças: Distúrbios dos Autossomos e dos Cromossomos Sexuais*

1. Teoricamente, gametas X e XX em iguais proporções; prole esperada XX, XY, XXX, e XXY (25% cada). Na realidade, mulheres XXX têm, virtualmente, toda a prole cromossomicamente normal, XX e XY, implicando que gametas XX estão em desvantagem significativa ou foram perdidos.

2. É possível que a região relevante do cromossomo 9 tenha muito poucos genes e que a inversão não interfira com a estrutura e função gênica. Os portadores não são geneticamente desbalanceados. Seu risco potencial pode ser para a prole, como visto em outras inversões pericêntricas. No entanto, as regiões marginais de 9p e 9q são tão grandes (i.e., a maior parte dos braços destes cromossomos) que uma duplicação ou uma deleção resultante de *crossing over* meiótico possa ser incompatível com a vida. Alternativamente, as regiões centroméricas dos cromossomos são relativamente pobres em recombinações e, portanto, podem ocorrer muito poucos *crossovers* nesta região, e a inv(9) pode passar para a próxima geração sem alterações.

3. Não. XYY pode resultar apenas de uma não disjunção na meiose II masculina, enquanto XXY pode resultar de uma não disjunção na meiose I masculina ou em qualquer uma das divisões em indivíduos do sexo feminino.

4. Translocação de material do cromossomo Y contendo a região determinante do sexo (e o gene *SRY*) para um cromossomo X ou para um autossomo.

5. O pequeno r(X) pode conter genes que normalmente seriam submetidos à inativação de X, mas falharam em fazê-lo neste cromossomo anormal que carece do centro de inativação do X. Esses genes mostrariam expressão bialélica e seriam expressos em altos níveis em relação aos encontrados em homens típicos (um X) ou mulheres típicas (um X ativo e um X inativo). Essa expressão gênica anormal pode embasar a deficiência intelectual.

Na segunda família, o r(X) maior contém o centro de inativação do X. Assim, é possível prever que a inativação do X deve proceder normalmente e que o r(X) será o X inativo em todas as células (em função da seleção secundária das células; Fig. 6-13B). O fenótipo é, no entanto, de certa forma incerto, pois neste indivíduo podem estar ausentes genes que normalmente escapariam à inativação do X e que seriam expressos de forma bialélica; algumas características da síndrome de Turner podem, portanto, estar presentes.

6. 46,XX; autossômico recessivo; o diagnóstico pré-natal é possível; é necessária atenção clínica no período neonatal para determinar o sexo e para prevenir crises de perda de sal.

518 RESPOSTAS DOS PROBLEMAS

7. (a) Nenhuma; acredita-se que os braços curtos de todos os cromossomos acrocêntricos sejam idênticos e contenham múltiplas cópias dos genes de RNAr.

(b) Nenhuma destas deleções envolve apenas heterocromatina (Yq12). Uma deleção mais proximal pode deletar genes importantes na espermatogênese (Fig. 6-9).

(c) A síndrome do *cri du chat*, a gravidade depende da quantidade de DNA deletada (Fig. 6-6).

(d) Algumas características da síndrome de Turner, mas com estatura normal; o cromossomo Xq é, preferencialmente, inativado em todas as células (desde que o centro de inativação do X não tenha sido deletado), reduzindo assim a potencial gravidade desta deleção.

   Partes diferentes do genoma contêm diferentes densidades de genes. Portanto, a deleção da mesma quantidade de DNA em diferentes cromossomos pode deletar um número bem diferente de genes, levando consequentemente à expectativa de diferentes fenótipos (Fig. 2-7).

8. Questão para discussão. Veja o texto para possíveis explicações.

9. (a) Um risco de 1% é muitas vezes citado, mas o risco, provavelmente, não é maior do que o risco na população relacionado com a idade.

(b) O risco relacionado com a idade é maior que 1%.

(c) Não há aumento de risco se a sobrinha com síndrome de Down tem trissomia do 21, mas se ela é portadora de uma translocação Robertsoniana, o consulente pode ser um portador e com alto risco.

(d) 10% a 15%; ver texto.

(e) Apenas uma pequena porcentagem; ver texto. O risco relacionado com a idade da mulher pode ser relevante.

10. 46,XX,rob(21;21)(q10;q10) ou 46,XX,der(21;21)(q10;q10). (não é necessário adicionar + 21 ao cariótipo, já que o 46 indica que ela deve possuir um 21 normal, além da translocação.)

11. *Crossing over* leva tanto a gametas balanceados ou gametas não viáveis (Fig. 5-13). Assim a prole nativiva é geneticamente balanceada.

CAPÍTULO 7 *Padrões de Herança Monogênica*

1. (b) Autossômico recessivo; 1 em 4, assumindo que a paternidade é a mesma que de seu primeiro filho.

(c) Calvin e Cathy são obrigatoriamente heterozigotos. Uma vez que Calvin e Cathy são primos em primeiro grau, é também muito provável que tenham herdado seu alelo mutante do mesmo avô, via Betty e Barbara. Desta forma, Betty e Barbara são provavelmente portadoras, mas isso não é obrigatório. É teoricamente possível que Cathy tenha herdado seu alelo FC de Bob e que Calvin tenha herdado o seu de seu pai, o marido de Barbara. O teste baseado no DNA para definir o portador deve responder à pergunta de forma definitiva.

2. (a) Heterozigose em cada um dos dois *loci*; por exemplo, *A/a B/b*.

(b) George e Grace são provavelmente portadores de um tipo de surdez autossômica recessiva; Horace é um homozigoto ou um heterozigoto composto neste mesmo *locus* da surdez. Gilbert e Gisele são ambos homozigotos ou heterozigotos compostos para surdez causada por mutações também no *locus* da surdez. O fato de todos os filhos de Horace e Hedy serem surdos sugere que o *locus* da surdez na família de Gilbert e Gisele e o *locus* na família de George e Grace sejam o mesmo. Isaac e Ingrid, no entanto, embora surdos, são surdos por serem cada um homozigoto ou heterozigoto composto em dois *loci* diferentes de surdez, portanto, todos os seus filhos são duplo heterozigotos (como indicado no item a desta questão).

3. Expressividade variável - d; dissomia uniparental - i; consanguinidade—j; endogamia - c; herança ligada ao X dominante - g; mutação nova – e; heterogeneidade alélica – h; heterogeneidade de *locus* – a; homozigose para uma característica autossômica dominante—b; pleiotropia - f.

4. (b) Eles são homozigotos.

(c) 100% para um filho de Elise; virtualmente zero para uma filha, a não ser que o parceiro de Elise tenha hemofilia A.

(d) Enid é uma portadora obrigatória (heterozigota para mutação A de hemofilia), pois seu pai é afetado, mas ela mesma não o é, assim a probabilidade de seu filho ser afetado é de 50%. A probabilidade para uma filha ser portadora é de 50%, mas a probabilidade de uma filha ser afetada é virtualmente zero, a não ser que o parceiro de Enid seja ele mesmo afetado por hemofilia A, o que daria uma chance de 50% de ser afetada, ou se ocorrer uma situação muito pouco usual de inativação do X altamente distorcida ou se a filha tiver síndrome de Turner com um único X materno portador do gene mutante da hemofilia A.

5. Todos são possíveis com exceção de (c), que é pouco provável se os pais são completamente não afetados.

6. (a) Mutação nova ou mosaicismo da linhagem germinativa em um dos pais.

(b) Proporção de mutação no *locus* de *NF1* se for realmente uma mutação nova; se um dos pais é um mosaico de linhagem germinativa, o risco na próxima gestação é uma função da fração de gametas portadores da mutação, que é desconhecida.

(c) Proporção de mutação no *locus* de *NF1* se for realmente uma mutação nova; se o pai é um mosaico de linhagem germinativa para *NF1*, o risco em uma próxima gestação é uma função da fração de esperma que é portadora da mutação, a qual é desconhecida.

(d) 50%.

7. O consulente e sua parceira são primos em primeiro grau. A probabilidade que um filho desta união seja homozigoto em qualquer *locus* para um alelo herdado de um ancestral comum através de cada um dos progenitores é

conhecido como coeficiente de endogamia (F). Na figura que acompanha, suponha que o indivíduo I-1 seja heterozigoto para os alelos *1* e *2*, enquanto o indivíduo I-2 é um *3,4* heterozigoto. A chance de II-2 herdar o alelo *2* é de ½, e a chance de III-2 herdá-lo de II-2 é ½, assim a chance de III-2 herdar o alelo *2* de I-1 é ½ × ½ = ¼. Similarmente, a chance de IV-1 ser portador do alelo *2* herdado de I-1 é ½ × ½ × ½ = ⅛, e a chance de III-2 e IV-1 serem ambos heterozigotos para 2 herdado de I-1 é ¼ × ⅛ = $1/32$. A probabilidade de seu filho ser um homozigoto 22 herdado de I-1 como um ancestral comum é, portanto, ¼ × $1/32$ = $1/128$. Repita esse cálculo para o alelo *1* em I-1, e para o alelo *3* ou *4* em II-1, o que significa que a probabilidade da criança ser homozigota *1,1*, *2,2*, *3,3*, ou *4,4* é igual a 4 × $1/128$ = $1/32$, porque há quatro possibilidades da criança ser homozigota para um alelo herdado de qualquer dos dois ancestrais comuns. Esse é o coeficiente de endogamia.

Uma forma fácil de calcular F em heredograma simples, como neste caso, é o método do caminho, no qual se determina todos os caminhos pelos quais um alelo de um ancestral comum pode ser transmitido ao indivíduo, cujo coeficiente de endogamia busca-se calcular.

Forme todos os caminhos conectando todos os indivíduos pertinentes nesse heredograma (veja Figura). Cada caminho que gera uma alça fechada é um caminho consanguíneo. Há duas alças fechadas: A-D-H-K-L-I-E-A e B-D-H-K-L-I-E-B. Para calcular F, conte todos os "nós" (os pontos representando cada um dos indivíduos) em cada uma das alças fechadas, contando cada nó apenas uma vez. Chame de n. O coeficiente de endogamia, causado por essa alça fechada, é então dado por $(½)^{n-1}$. Assim, neste exemplo, a alça A-D-H-K-L-I-E-A contém sete nós únicos, n = 7. Adicione todos os coeficientes de cada alça junto para encontrar F. Para o heredograma, então:

$(½)^{n-1} = (½)^6 = 1/64$ para a alça A - D - H - K - L - I - E - A
$(1/64)^{n-1} = (1/64)^6 = 1/64$ para a alça B - D - H - K - L - I - E - B
E, portanto, F = $1/32$

8. AD é o mais provável. Transmissão vertical, incluindo de homem para homem, de geração a geração, homens e mulheres afetados.

AR e XR são possíveis, mas improváveis. AR precisaria que ambas as esposas dos dois indivíduos afetados nas gerações I e II fossem portadoras, o que é pouco provável, a não ser que o heredograma venha de um isolamento genético (chamado de herança pseudodominante de um distúrbio recessivo, devido à alta frequência de portadores na população). XR precisaria que as mesmas duas mulheres fossem portadoras e, em adição, que houvesse algo não usual no padrão de inativação do X para os indivíduos do sexo feminino da geração III afetados, enquanto nenhuma das mulheres da geração II (que são ambas obrigatoriamente portadoras) fossem afetadas.

Herança mitocondrial e XD são incompatíveis. Há transmissão de homem para homem, o que elimina esses dois modos de herança. Além disso, há mulheres, descendentes de homens afetados, que não são afetadas.

9. A probabilidade de um filho de dois portadores de fibrose cística ser afetado é de 0,25, com base na herança autossômica recessiva.

A probabilidade de uma criança, cuja mãe é portadora de fibrose cística, mas não o pai, ser afetada é a chance de herdar o alelo mutante da mãe e uma mutação nova no esperma, que é $0,5 \times 1 \times 10^{-6}$, e, portanto, a probabilidade de ambos os pais serem portadores *versus* apenas a mãe é $0,25/(0,5 \times 10^{-6}) = 5 \times 10^7$. As chances a favor de ambos os pais serem portadores são esmagadoras. De fato, a probabilidade de paternidade atribuída erroneamente, com o pai biológico sendo portador, minimiza a probabilidade de uma mutação nova.

CAPÍTULO 8 *A Herança complexa dos Distúrbios Multifatoriais Comuns*

1. (a) Autossômico dominante com penetrância reduzida. Se for realmente multifatorial, o risco para parentes mais distantes cairia em mais de 50% a cada aumento de grau de parentesco.
   (b) Em doenças dominantes, um estudo de múltiplas famílias com a condição revelaria a taxa esperada de 50% de afetados por não afetados nos filhos de um indivíduo afetado (após correção do viés de averiguação das famílias). Na herança multifatorial, haveria menos que os 50% esperados de afetados dentre os filhos de um indivíduo afetado.

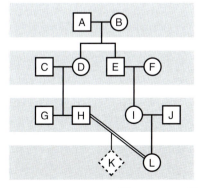 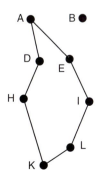 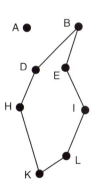

Figura para Capítulo 7, Questão 7.

520 RESPOSTAS DOS PROBLEMAS

2. A transmissão de homem para homem pode refutar a ligação ao X; outro critério da herança multifatorial que pode ser examinada, como no texto.

3. Para herança autossômica recessiva, mas não multifatorial, todos os indivíduos afetados de uma família tendem a ser irmãos, com pais não afetados, enquanto doenças com herança multifatorial podem aparecer como pais afetados com filhos afetados. É geralmente raro para pais de filhos com um distúrbio autossômico recessivo ser ele ou ela mesmo afetado, pois requereria um pai afetado homozigoto ou heterozigoto composto unindo-se com um portador do alelo mutante no mesmo *locus*. Pode haver, no entanto, um aumento na incidência destes cruzamentos raros, quando há *casamento preferencial* ou se o casal é *consanguíneo* ou vem de uma *população endogâmica*.

CAPÍTULO 9 *Variação Genética nas Populações*

1. Uma forma de se determinar isso é reverter a questão e perguntar qual proporção de indivíduos seria de *homozigotos*. Então, a proporção de heterozigotos será 1 menos a proporção de homozigotos. A frequência de homozigotos para o primeiro alelo será $0,40 \times 0,40 = 0,16$, $0,30 \times 0,30 = 0,09$ para o segundo alelo, $0,15 \times 0,15 = 0,0225$ para o alelo três, etc. Somando esses resultados para os cinco alelos ($0,16 + 0,09 + 0,0225 + 0,01 + 0,0025 = 0,285$), temos que 28,5% dos indivíduos seriam homozigotos para o alelo 1 *ou* para o alelo 2 *ou*... alelo 5. Assim, 71,5% dos indivíduos seriam heterozigotos neste *locus*.

2. $q = 0,26$, $p = \approx 0,74$, $p^2 = \approx 0,55$, $2pq = \approx 0,38$, $q^2 = \approx 0,07$

   Frequência do genótipo Rh $-/-$ na mãe = 0,07. Frequência de Rh $+/+$ no pai = 0,55. Frequência de Rh $+/-$ no pai = 0,38.

   Primeira gestação:
   Probabilidade de união Rh $-/-$ na mãe $\times$ Rh $+/+$ no pai = $0,07 \times 0,55 = 3,8\%$.
   Probabilidade de união Rh $-/-$ na mãe $\times$ Rh $+/-$ no pai = $0,07 \times 0,38 = 2,66\%$.

   Segunda gestação:
   Todas as segundas gestações de Rh $-/-$ na mãe $\times$ Rh $+$ $/+$ no pai serão sensibilizadas pela primeira gravidez = 3,8%, e todas estão sob risco de incompatibilidade de Rh na próxima gestação.
   Apenas a metade das primeiras gestações de um Rh $-/-$ na mãe com Rh $+/-$ no pai terá sensibilizado a mãe (Rh $+/-$), assim o risco para uma mãe sensibilizada Rh $-/-$ com um parceiro Rh $+/-$ na segunda gravidez = $^1/_2 \times 2,66\% = 1,33\%$ e a chance de uma mãe sensibilizada Rh $-/-$ ter uma criança Rh $+/-$ quando seu parceiro é Rh $+/- = ^1/_2 \times 1,33\% = 0,66\%$
   O risco total de incompatibilidade é $3,8\% + 0,66\% \approx 4,5\%$ na população no momento da segunda gestação, na ausência de qualquer profilaxia.

3. (a) Assuma que há 100 indivíduos na população portadores de 200 alelos em um *locus* em particular. A frequência de A é $(2 \times {}^{81}/_{200}) + ({}^{18}/_{200}) = 0,9$ e a frequência de $a = 0,1$

   (b) A frequência dos genótipos será a mesma que nesta geração, se assumirmos o equilíbrio de Hardy-Weinberg.

   (c) A frequência de cruzamentos A/a com $A/a = 0,18 \times 0,18 = \approx 0,0324$.

4. (a) Quando q é pequeno, p = $\approx$ 1, e portanto 2pq = $\approx$ 2q. Assim, se 2pq = 0,04, então a frequência do alelo de β-talassemia q = $\approx$ 0,02. (também é possível calcular q exatamente ao deixar $2pq = 2(1 - q)q = 0,04$, ou $q^2 - q + 0,02 = 0$ e resolver a equação quadrada.)

   (b) Se assumirmos que apenas heterozigotos para β-talassemia podem provavelmente se reproduzir (um pressuposto razoável já que o valor adaptativo em β-talassemia é bem baixo), então $0,04 \times 0,04 = 0,0016 = 0,16\%$ das uniões será entre heterozigotos.

   (c) Incidência de fetos ou neonatos afetados = 0,04%, assumindo que não haja aumento de perda fetal na β-talassemia, o que é uma hipótese razoável já que o distúrbio tem uma manifestação pós-natal.

   (d) A incidência de portadores entre os descendentes de casais em que ambos são heterozigotos é de 50%.

5. Apenas (d) está em equilíbrio. Possíveis explicações incluem seleção para ou contra genótipos em particular, uniões não aleatórias, e migração recente.

6. (a) Abby tem $^2/_3$ de chance de ser portadora. Andrew tem aproximadamente $^1/_{150}$ de chance de ser portador. Assim, seu risco de ter um filho afetado é $^2/_3 \times ^1/_{150} \times ^1/_4$, ou $^1/_{900}$.

   (b) $^2/_3 \times ^1/_4 \times ^1/_4 = ^1/_{24}$.

   (c) $^2/_3 \times ^1/_{22} \times ^1/_4 = ^1/_{132}$; $^2/_3 \times ^1/_4 \times ^1/_4 = ^1/_{24}$

7. (a) Distrofia muscular facio-escápulo-umeral: $q = ^1/_{50.000}$, $2pq = ^1/_{25.000}$. Ataxia de Friedreich: $q = ^1/_{158}$, $2pq = ^1/_{79}$. A distrofia muscular de Duchenne é ligada ao X, recessiva e ocorre principalmente em indivíduos do sexo masculino, assim, ignoraremos todas as raras mulheres afetadas. Se ele ocorre na população em uma frequência de 1 em 25.000, então, assumindo que metade da população é do sexo masculino, a frequência em homens deve ser de 1 em 12.500, portanto $q = ^1/_{12.500}$, $2pq = ^1/_{6.250}$.

   (b) Os distúrbios autossômicos dominantes e ligados ao X aumentariam rapidamente, em uma geração, para atingir um novo balanço. Os distúrbios autossômicos recessivos também aumentariam, mas de forma bem lenta, pois a maioria dos alelos mutantes não está sujeita à seleção.

8. As frequências de alelos mutantes são de aproximadamente $^1/_{26}$ e $^1/_{316}$. Duas possíveis explicações para a diferença na frequência do alelo podem ser (1) efeito fundador (ou, mais geralmente, deriva genética) na população inicial de Quebec, quando era pequena e endogâmica, resultando em uma frequência do alelo mutante aumentada, ou (2) condições ambientais de tipo desconhecido

que promoveram uma vantagem do heterozigoto em Quebec que aumenta a frequência do alelo através do valor adaptativo aumentado de portadores heterozigotos.

CAPÍTULO 10 — *Identificação das Bases Genéticas para Doenças Humanas*

1. Os *loci* DH e MNSs encontram-se longe o suficiente um do outro no cromossomo 4 para não serem ligados, mesmo sendo sintênicos.

2. O *LOD score* indica que esse polimorfismo no *locus* do gene da α -globina está estreitamente ligado ao gene do rim policístico. O pico de *LOD score*, 25,85, ocorre em 5 cM. As chances em favor da ligação a esta distância, comparado com a inexistência de qualquer ligação, é $10^{25,85}$: 1 (i.e., quase 10^{26} : 1). Os dados no segundo estudo indicam que *não há* ligação entre o gene da doença e o polimorfismo nessa família. Assim, há heterogeneidade genética neste distúrbio, e a informação de ligação pode, portanto, ser utilizada para diagnóstico, apenas se houver evidência prévia de que a doença nesta família em particular está ligada ao polimorfismo.

3. Todo pai que passa catarata também foi informativo quanto ao *locus* de γ-cristalino, ou seja, era heterozigoto para os alelos do polimorfismo nesse *locus*. A fase é conhecida por inspeção do heredograma nos indivíduos IV-7 e IV-8, porque os dois recebem ambos os alelos da catarata e o alelo A no *locus* de γ-cristalino de seus pais (mas perceba que não sabemos que fase encontrava-se no pai simplesmente por inspeção). Não sabemos a fase nos indivíduos IV-3 ou IV-4, porque não sabemos se eles herdaram a mutação da catarata junto com os alelos A ou B no *locus* de γ-cristalino de sua mãe. A fase também é conhecida nos indivíduos V-1, V-2, V-6, e V-7. A catarata parece cosegregar com o alelo "A". Não há *crossovers*. Uma análise completa de *LOD score* deveria ser feita. Além disso, o próprio gene γ-cristalino poderia ser examinado em busca de mutações em pessoas afetadas, pois seria um candidato razoável a gene em que mutações poderiam causar catarata.

4. (a) A fase na mãe é provavelmente B-WAS (onde WAS é um alelo causador de doença), de acordo com o genótipo do menino afetado. Essa fase pode ser determinada com apenas 95% de certeza, uma vez que há uma chance de 5% que um *crossover* ocorra na meiose levando ao menino afetado. Com base nesta informação, há uma chance de $(0,95 \times 0,95) + (0,05 \times 0,05) = 0,905$ de que o feto (que é do sexo masculino) *não seja afetado*.

    (b) Esse resultado surpreendente (assumindo que a paternidade seja a declarada) indica que a mãe herdou o alelo A (e o alelo WAS) de sua mãe e, portanto, a fase é A-WAS, e não B-WAS. Desta forma, deve ter havido um *crossover* na meiose, levando ao menino afetado. Para confirmar isso, devem-se examinar polimorfismos em ambos os lados deste, no cromossomo X para garantir que os padrões de segregação sejam consistentes com um *crossover*. Com base nesta nova

informação, há agora uma chance de 95% de que o feto da gravidez corrente seja *afetado*.

5. Não, porque não se sabe se II-2 herdou o alelo mutante D junto com o A de seu pai ou o A de sua mãe. A fase torna-se desconhecida de novo, como na Figura 10-10A.

6. Sim, a fase é conhecida na mãe dos dois meninos afetados, pois ela deve ter recebido o alelo mutante do fator VIII (*h*) e o alelo M no *locus* polimórfico no X que recebeu de seu pai.

7. Em 10-7A, D = 0, assim D' = 0.
    Em 10-7B, D = − 0,05, e como D < 0, F = o menor de freq(A)freq(S) *versus* freq(a)freq(s), então F = (0,5)(0,1) = 0,05 *versus* (0,5)(0,9) = 0,45, portanto F = 0,05 e D' = − 0,05/0,05 = − 1, refletindo o completo desequilíbrio de ligação.
    Em 10-7C, D = − 0,04, F = 0,05 novamente, e D' = − 0,8, refletindo um alto grau, mas não perfeito DL.

8. Coeficiente de probabilidade para a variante e doença = (a/b)/(c/d) = ad/bc.
    Risco relativo = [a/(a + b)]/[c/(c + d)] = a(c + d)/c(a +b).
    Com três vezes mais controles, o coeficiente de probabilidade = a(3b)/c(3d) = 3ad/3bc = ad/bc, que é inalterado com relação ao coeficiente de probabilidade anterior.
    Risco relativo= [a/(a + 3b)]/[c/(c + 3d)] = a(c + 3d)/c (a + 3b) que não é o mesmo que o risco relativo previamente calculado.

CAPÍTULO 11 — *As Bases Moleculares das Doenças Genéticas*

1. O heredograma deve conter as seguintes informações: hidropisia fetal, devido a uma total ausência de cadeias α. Os pais, cada um, devem ter o genótipo αα/−−. O genótipo α − é comum em algumas populações, incluindo os melanésios. Pais com esse genótipo não podem transmitir um genótipo − −/− − a seus descendentes.

2. Com exceção de populações isoladas, pacientes com β-talassemia serão frequentemente compostos genéticos, pois há geralmente muitos alelos presentes em uma população na qual a β-talassemia é comum. Em populações isoladas, as chances de que um paciente seja um verdadeiro homozigoto de um alelo único é maior do que seria em uma população em que talassemia é rara. No último grupo, mais "mutações privadas" podem ser esperadas (algumas encontradas somente ou quase somente em um único heredograma). É mais provável que um paciente tenha alelos idênticos se ele ou ela pertencerem a um grupo isolado geograficamente com alta frequência de um único alelo ou alguns alelos, ou se seus pais são consanguíneos. Ver texto do Capítulo 7.

3. Três bandas no *blot* de RNA podem indicar, dentre outras possibilidades, que (a) um alelo está produzindo dois RNAms, um de tamanho normal e o outro anormal, e o outro alelo está produzindo um RNAm de tamanho anormal; (b) ambos os alelos estão produzindo transcritos de tamanhos normal e um transcrito anormal, mas os anormais são de diferentes tamanhos; ou (c) um alelo

522 RESPOSTAS DOS PROBLEMAS

está produzindo três RNAms de tamanhos diferentes, e o outro alelo não está produzindo transcritos.

O cenário (c) é altamente improvável, se for possível de alguma forma. Dois RNAms de um único alelo podem resultar de um defeito de *splicing* que permite que o RNAm normal seja produzido, mas com eficiência reduzida, enquanto leva à síntese de um outro transcrito de tamanho anormal, que resulta ou da incorporação de sequências de íntrons no RNAm ou da perda de sequências de éxons no RNAm. Neste caso, a outra fita anormal tem origem no outro alelo. Uma fita maior originada no outro alelo pode ser resultante de um defeito de *splicing* ou de uma inserção, enquanto uma fita menor pode ser resultado de um defeito de *splicing* ou de uma deleção. A Hb E é causada por um alelo a partir do qual um transcrito normal e um encurtado são produzidas (Fig. 11-10); o RNAm normal produz até 40% do total de RNAm de β-globina, produzindo apenas uma anemia branda.

4. Essas duas mutações afetam diferentes cadeias de globina. Os descendentes esperados são ¼ normal, ¼ Hb M Saskatoon heterozigotos com metemoglobinemia, ¼ Hb M Boston heterozigotos com metemoglobinemia, e ¼ duplo heterozigotos com quatro tipos de hemoglobina: normal, ambos os tipos de Hb M, e um tipo com anormalidades em ambas as cadeias. Nos duplos heterozigotos, as consequências clínicas são desconhecidas – provavelmente uma metemoglobinemia mais severa.

5. ⅔ × ⅔ × ¼ = ⅑.

6. ¼.

7. 8, 1, 2, 7, 10, 4, 9, 5, 6, e 3.

8. Exceções a essa regra podem surgir, por exemplo, das mutações nos sítios de *splicing* que levam retirada inapropriada de um éxon. O éxon pode ser excluído do RNAm, gerando uma deleção *in frame* da sequência proteica ou causando uma mudança na matriz de leitura, levando à inclusão de diferentes aminoácidos na sequência proteica.

9. Aproximadamente dois terços dos casais que deram à luz a essas crianças não sabiam sobre a talassemia ou sobre os programas de prevenção. Aproximadamente 20% recusaram o aborto, e uma falsa paternidade foi identificada em 13% dos casos.

CAPÍTULO 12   *Bases Moleculares, Bioquímicas e Celulares das Doenças Genéticas*

1. Três tipos de mutações podem explicar uma proteína mutante que é 50 kDa maior do que o polipeptídeo normal:

Uma mutação no códon de término normal que permita que a tradução continue.

Uma mutação de *splicing* que resulta na inclusão de sequências de íntron na região codificante. As sequências de íntron seriam livres de códon de término em um comprimento suficiente para permitir a tradução de 50 kDa extras.

Uma inserção, com uma matriz de leitura aberta, na sequência codificante.

Para qualquer uma dessas, aproximadamente 500 resíduos extras seriam adicionados à proteína se o peso molecular médio de um aminoácido for de aproximadamente 100. Quinhentos aminoácidos seriam codificados por 1.500 nucleotídeos.

2. As mutações autossômicas dominantes *PCSK9* com ganho de função que causam hipercolesterolemia familiar são genocópias de mutações autossômicas dominantes com perda de função no gene do receptor LDL (*LDLR*), pois uma genocópia é um genótipo que determina um fenótipo muito similar àquele determinado por um genótipo diferente (para comparação, verifique no *Glossário* a definição de fenocópia).

3. Uma substituição de nucleotídeo que troca um resíduo de aminoácido por outro deve ser chamada de *possível mutação patogênica* e possivelmente um *polimorfismo*, a não ser que (1) tenha sido demonstrado, através de um ensaio funcional da proteína, que a mudança impede o funcionamento em um grau consistente com o fenótipo do paciente, ou (2) em vez de ou em adição a um ensaio funcional, possa ser demonstrado que a mudança de nucleotídeo é encontrada *apenas* em cromossomos mutantes, o que pode ser identificado por análise de haplótipos na população de pacientes e seus pais e *não* em cromossomos normais desta população.

O fato de a mudança de nucleotídeo ser observada apenas raramente na população normal e encontrada com frequência significativamente maior em uma população mutante é evidência de que suporta fortemente, mas não prova que a substituição é uma mutação patogênica.

4. Se Johnny tem FC, as chances são de aproximadamente 0,85 × 0,85, ou 70%, de que ele tenha uma mutação previamente descrita que pode ser identificada de pronto através de análise de DNA. Seus pais são do norte da Europa; assim a probabilidade de que ele seja homozigoto para a mutação Δ F508 é de 0,7 × 0,7, ou 50%, pois aproximadamente 70% dos portadores de FC do norte da Europa possuem esta mutação. Se ele não tem a mutação Δ F508, ele pode certamente ainda ter FC, pois aproximadamente 30% dos alelos (na população do norte Europeu, pelo menos) não são Δ F508. Os passos para o diagnóstico por DNA de FC incluem os seguintes pontos: (1) procurar diretamente pela mutação Δ F508; se não estiver presente, (2) procurar por outras mutações comuns naquela população específica; (3) procurar então diretamente por outras mutações com base nas probabilidades sugeridas pelos dados de haplótipos; (4) se todos os esforços para identificar a mutação falharem (ou se o tempo não permitir), realizar uma análise de ligação com marcadores de DNA polimórficos estreitamente ligados à FC.

5. James pode ter uma mutação nova no cromossomo X, pois Joe herdou o mesmo cromossomo X de sua mãe, e a deleção não estava presente em Joe nem em sua mãe. Se esse é o caso, não há risco de recorrência. Alternativamente, a mãe pode ser um mosaico, e o mosaicismo inclui suas células germinativas. Nesse caso, há um risco

definitivo de que o X mutante possa ser herdado por outro filho ou passado a uma filha portadora. Aproximadamente 5% a 15% dos casos deste tipo parecem se dever ao mosaicismo na linhagem germinativa materna. Assim, o risco é metade deste valor para seu descendente do sexo masculino, pois a chance que um filho herde o X mutante é de ½ × 5% a 15% = 2,5% a 7,5%.

6. Para DMD, como uma clássica doença recessiva ligada ao X que é lctal para indivíduos do sexo masculino, prevê-se que um terço dos casos se deva a mutações novas. O tamanho grande do gene deve, provavelmente, favorecer a alta taxa de mutação nesse *locus* (i.e., é um grande alvo para mutação). A origem étnica do paciente não terá qualquer efeito em qualquer dos fenômenos.

7. Um indivíduo do sexo feminino com DMD como T.N. pode ter a doença, pois carrega uma mutação no gene *DMD* no cromossomo X herdado de sua mãe. T.N. pode mostrar sintomas clínicos se o seu X paterno (portando um alelo normal neste *locus*) tiver sido objeto de inativação não randômica na maioria ou em todas as células. Uma explicação alternativa seria de que ela tem síndrome de Turner e de que seu único cromossomo X (herdado de sua mãe) porte uma mutação no gene *DMD*. Uma terceira explicação seria de que ela tem um translocação X; autossomo balanceada que interfere no gene *DMD* no cromossomo X translocado. Apesar de seu cromossomo X normal portar um alelo normal no *locus DMD*, translocações X; autossomo balanceadas mostram inativação não randômica do X estruturalmente normal em função da seleção celular secundária (Cap. 6).

8. O número limitado de aminoácidos que foram observados substituindo a glicina em colágenos mutantes reflete a natureza do código genético. Substituições de um único nucleotídeo nas três posições dos códons de glicina permitem apenas um número limitado de mutações *missense* (Tabela 3-1).

9. Duas bandas de *G6PD* na eletroforese de um lisado de hemácias indicam que a mulher tem um alelo *G6PD* diferente em cada um dos cromossomos X e que cada alelo está sendo expresso na sua população de hemácias. No entanto, uma única célula não expressa ambos os alelos em função da inativação de um X. Indivíduos do sexo masculino só possuem um único cromossomo X e expressam, portanto, apenas um alelo *G6PD*. Uma mulher com duas bandas pode possuir dois alelos normais com diferentes mobilidades eletroforéticas, um alelo normal e um alelo mutante com diferente mobilidade eletroforética, ou dois alelos mutantes com diferentes mobilidades eletroforéticas. Como os dois alelos deficientes comuns (*A*− e *B* −) migram para a mesma posição que os alelos comuns de atividade normal (*A* e *B*), é provável que a mulher tenha um alelo deficiente comum em ambos os *loci*. Além disso, não se pode dizer muito sobre a possível significância patológica das duas bandas sem medir a atividade enzimática. Se um dos alelos tiver baixa atividade, ela estaria em risco de hemólise na medida em que o alelo de alta atividade é inativado como resultado da inativação do X.

10. O Quadro no Capítulo 12 chamado de "Enzimas Mutantes e Doença: Conceitos Gerais" lista as possíveis causas de perda de atividade de múltiplas enzimas: elas podem dividir um cofator, cuja síntese ou transporte esteja defeituoso; elas podem dividir uma subunidade codificada por um gene mutante; elas podem ser processadas por uma enzima em comum, cuja atividade seja crítica para que se tornem ativas; ou elas podem estar normalmente localizadas na mesma organela, e um defeito nos processos biológicos da organela pode afetar todas as quatro enzimas. Por exemplo, elas podem não ser importadas normalmente para dentro da organela e podem se degradar no citoplasma. Quase todas as enzimopatias são recessivas (veja o texto), e a maioria dos genes é autossômica.

11. Haploinsuficiência. Assim, em algumas situações, as contribuições de ambos os alelos são necessárias para prover uma quantidade suficiente de proteína para prevenir a doença. Um exemplo de haploinsuficiência é fornecido pelos portadores heterozigotos de receptores de LDL deficientes.

12. Essa situação está bem ilustrada por doenças devido a mutações no DNAmt ou no genoma nuclear que prejudica o funcionamento da fosforilação oxidativa. Quase todas as células possuem mitocôndrias e, portanto, a fosforilação oxidativa ocorre em quase todas as células, ainda assim, os fenótipos associados a defeitos na fosforilação oxidativa prejudicam apenas um subconjunto de órgãos, em particular o sistema neuromuscular com sua alta necessidade energética.

13. Um exemplo é fenilcetonúria, em que a deficiência intelectual é o único efeito patológico significante da deficiência de fenilalanina hidroxilase, que não é encontrado no cérebro, mas apenas no fígado e nos rins, órgãos que não são afetados por esse defeito bioquímico. A hipercolesterolemia devida à deficiência de receptores LDL é outro exemplo. Embora o receptor de LDL seja encontrado em muitos tipos de células, sua deficiência hepática é responsável primeiramente pelo aumento nos níveis de colesterol LDL no sangue.

14. Há duas características definidoras destes alelos: a atividade de hex-A que eles codificam é suficientemente reduzida para permitir sua detecção em ensaios de triagem (quando o outro alelo é uma mutação Tay-Sachs comum com virtualmente nenhuma atividade), e sua atividade hex-A é, entretanto, adequada para prevenir o acúmulo do substrato natural (gangliosídeo GM_2). Há, provavelmente, apenas algumas poucas substituições na proteína hex-A que reduziriam a atividade apenas a um nível modesto (i.e., sem paralisar a proteína de forma mais substancial). Portanto, a região dos resíduos 247 a 249 parece ser relativamente tolerante a substituições, pelo menos de Trp por Arg. Substituições que alterem mais drasticamente a carga ou a maioria dos resíduos nestas posições podem muito bem ser alelos causais de doença.

524 RESPOSTAS DOS PROBLEMAS

15. Uma mutação de ganho de função leva a um aumento anormal das atividades realizadas pela proteína selvagem. Consequentemente, a integridade global da proteína e cada um de seus domínios funcionais devem permanecer intactos apesar da mutação de ganho de função. Além disso, é claro, a mutação deve promover o ganho de função. Consequentemente, a mutação não deve fazer nada que prejudique as propriedades normais da proteína e deve melhorar pelo menos uma delas, ou até mais de uma, para promover o ganho de função. Mutações outras que mutações *missense* (p. ex., deleções, inserções, paradas prematuras) são quase que uniformemente altamente nocivas para a estrutura proteica.

16. A presença de três alelos comuns para a doença de Tay-Sachs na população asquenaze parece provavelmente se dever a uma vantagem do heterozigoto ou a uma deriva genética (uma forma desta é o efeito fundador, como explicado no Capítulo 9). A alta frequência destes alelos também deve se dar ao fluxo gênico, embora a população de origem das três mutações comuns não seja aparente, fazendo com que esta explicação pareça menos plausível (em contraste, digamos, com a evidência indicando que os alelos PKU mais comuns em muitas populações em torno do mundo são de origem céltica).

17. Assim como com qualquer distúrbio geneticamente complexo, as outras fontes de variação genética na doença de Alzheimer (DA) podem incluir, como segue: (1) *loci* adicional de DA, com tamanhos de efeito menores, que ainda não tenham sido identificados; (2) efeitos sinergísticos entre genes de DAAD conhecidos (ou entre genes conhecidos e riscos ambientais) que podem ter um efeito maior do que cada um dos genes e fatores ambientais individualmente; (3) genes que abrigam múltiplas mutações muito raras de amplo efeito, mas que não são detectáveis pelos métodos de estudos de associação genômica ampla, pois cada mutação ocorre em um *background* diferente de SNPs.

18. As duas formas de distrofia miotônica são caracterizadas pela expansão de um trinucleotídeo CUG no RNA, o que se pensa levar a uma patogênese mediada por RNA. De acordo com esse modelo, um número muito aumentado de repetições de CUG se liga a uma fração anormalmente grande de proteínas de ligação ao RNA, incluindo, por exemplo, reguladores de *splicing*, empobrecendo assim a célula destas proteínas críticas. Uma abordagem para terapia pode ser a de prevenir essa ligação. Isso pode ser atingido por introdução, talvez por transferência gênica (Cap. 13), de um vetor viral que expresse uma repetição de trinucleotídeo GAC, que deve se ligar a sequências repetidas de CUG no RNA e bloquear a ligação de proteínas de ligação ao RNA às repetições expandidas de CUG. Entretanto, a expressão de um número muito grande de moléculas contendo repetições GAC pode ter por si só efeitos colaterais indesejáveis, incluindo a ligação a códons CUG que codificam leucina, bloqueando sua tradução.

CAPÍTULO 13 *O Tratamento de Doenças Genéticas*

1. Pacientes não responsivos podem ter mutações que prejudicam drasticamente a síntese de um produto gênico funcional. Pacientes responsivos podem ter mutações na região reguladora do gene. Os efeitos dessas mutações podem ser neutralizados pela administração de IFN-γ. Essas mutações podem ser no sítio de ligação ao DNA, que responde a estímulo de interferon, ou em algum outro elemento regulador que participa na resposta à IFN-γ. Alternativamente, pacientes responsivos podem produzir um polipeptídeo citocromo b defeituoso que retém um pequeno grau de função residual. A produção de mais desta proteína mutante, em resposta à IFN-γ, aumenta ligeiramente, mas significativamente, a atividade da oxidase.

2. Uma enzima que é normalmente intracelular pode funcionar extracelularmente se o substrato está em equilíbrio entre os fluídos intracelular e extracelular e se o produto for não essencial dentro da célula ou em um estado de equilíbrio similar. Desta forma, enzimas com substrato e produtos que não se enquadram nesse critério não seriam desejáveis para esta estratégia. Essa abordagem pode não funcionar para a fenilalanina hidroxilase, em função de suas necessidades de tetrahidrobiopterina. No entanto, se a tetrahidrobiopterina pode se difundir livremente através da camada de polietilenoglicol em torno da enzima, a administração de tetrahidrobiopterina oralmente pode ser suficiente. Essa estratégia não funcionará para doenças de armazenamento, pois o substrato da enzima está preso dentro do lisossomo. Na síndrome de Lesch-Nyhan, o processo patológico mais importante acontece no cérebro, e a enzima no fluído extracelular não será capaz de atravessar a barreira hemato-encefálica. A doença de Tay-Sachs não pode ser tratada desta forma, por causa da impossibilidade de difusão do substrato do lisossomo.

3. Mutações de Rhonda previnem a produção de receptores de LDL. Assim, a combinação de uma resina de ligação ao ácido da bile e uma droga (p. ex., lovastatina) para inibir a síntese de colesterol não terá efeito na síntese crescente de receptores de LDL. O menino deve ter um ou dois alelos mutantes que produzem receptores com alguma função residual, e a crescente expressão destes receptores mutantes na superfície dos hepatócitos reduz o colesterol plasmático ligado à LDL.

4. Pacientes não responsivos provavelmente possuem alelos que não produzem nenhuma proteína, isso diminui sua abundância celular de alguma outra forma (p. ex., produz uma proteína instável), ou que prejudica a conformação da proteína tão extensivamente que seu sítio de ligação piridoxal-fosfato não tem afinidade com o cofator, mesmo em altas concentrações. A resposta para a segunda parte desta questão é menos direta. A resposta dada aqui é baseada na generalização de que a maioria dos pacientes com uma rara doença autossômica recessiva, em geral, possui dois alelos diferentes, que assume que não há *hot spot* mutacional no gene e que os pacientes não são descendentes de um "fundador" e não são membros de um

grupo étnico, no qual a doença tem uma alta frequência. Neste contexto, é provável que Tom tenha dois alelos que são responsivos; primos de primeiro grau com a mesma doença recessiva provavelmente dividem apenas um alelo, assim é plausível que Allan tenha um alelo responsivo que compartilha com Tom e outro alelo que pode ser não responsivo ou que responda de modo mais fraco ao cofator do que o outro alelo de Tom.

5. (a) São necessários ambos, um promotor que permitirá a síntese de níveis suficientes de RNAm no mesmo tecido alvo selecionado e o DNAc da fenilalanina hidroxilase. Na realidade, também é necessário um vetor para levar o "gene" para o interior da célula, mas este aspecto do problema não foi extensamente tratado no texto.

(b) O "gene" da fenilalanina hidroxilase será provavelmente efetivo em qualquer tecido que tenha um bom aporte sanguíneo para a distribuição de fenilalanina e uma fonte adequada do cofator da enzima tetrahidrobiopterina. O promotor terá de ser capaz de conduzir a transcrição no tecido alvo selecionado para o tratamento.

(c) Qualquer mutação que reduz severamente a abundância da proteína na célula, mas não tem efeito na transcrição. Esse grupo inclui aquelas mutações que prejudicam a tradunção ou que tornam a proteína altamente instável. As talassemias incluem exemplos de todos esses tipos.

(d) Células do fígado são capazes de produzir tetrahidrobiopterina, enquanto outras células podem não ser. As células-alvo para a transferência de gene devem, portanto, ser capazes de produzir esse cofator; caso contrário, a enzima não funcionará, a não ser que o cofator seja administrado em grandes quantidades.

(e) A fenilalanina hidroxilase humana provavelmente existe como um homodímero ou homotrímero. Em pacientes cujos alelos produzem um polipeptídeo mutante (*versus* nenhum), esses mesmos alelos podem manifestar um efeito dominante negativo no produto do gene transferido. Esse efeito pode ser superado por fazer uma construção gênica que produz mais da proteína fenilalanina hidroxilase normal (diluindo, consequentemente, o efeito do polipeptídeo mutante) ou por transferir o gene para um tipo de célula que não expressaria, normalmente, fenilalanina hidroxilase e que, portanto, não estaria sujeita ao efeito dominante negativo.

6. Devem-se considerar os tipos de mutações que diminuem a abundância de uma proteína, mas que estão associados com função residual. Uma classe destas mutações é aquela que diminui a abundância do RNAm, mas não altera a sequência proteica (i.e., cada molécula proteica produzida tem atividade normal, mas há menos moléculas). Mutações desse tipo podem incluir mutações de acentuadores ou promotores, mutações de *splicing*, ou outras que desestabilizem o RNAm. Neste caso, podem-se considerar estratégias que aumentem a expressão do alelo normal e talvez também do alelo mutante, como é feito com o angioedema hereditário, no qual a administração de danazol aumenta a expressão do produto de ambos os alelos selvagem e mutante. Uma segunda classe destas mutações é aquela dentro da sequência codificante que desestabiliza a proteína, mas ainda permite alguma função residual. Aqui, uma estratégia para aumentar a estabilidade ou a função da proteína mutante deve ser considerada. Por exemplo, se a proteína afetada tem um cofator, pode-se administrar quantidades crescentes do cofator, desde que esta abordagem não tenha efeitos colaterais inaceitáveis.

7. A droga pode facilitar o salto (*skipping*) de um códon de término prematuro, permitindo ao aparato traducional incorporar um aminoácido erroneamente que tenha um códon comparável com o códon de término mutante. Esse tratamento pode permitir a síntese de uma proteína de tamanho normal em ambos os pacientes. No paciente responsivo, o códon *nonsense* está localizado em uma parte funcional "neutra" da proteína, e o aminoácido que é substituído no lugar do códon sem sentido permite o dobramento normal, processamento e funcionamento da proteína "corrigida". No paciente não responsivo, no entanto, a mutação *nonsense* está localizada no códon 117, que no CFTR selvagem é um resíduo Arg (Fig. 12-15). Esse resíduo Arg contribui para o canal de Cl^- de CFTR. No paciente não responsivo, a droga não leva à incorporação de Arg nesta posição e, o canal de Cl^- tem, como resultado, uma condução defeituosa.

CAPÍTULO 14 *Genética do Desenvolvimento e Defeitos Congênitos*

1. Antes da determinação, um embrião pode perder uma ou mais células, e as células remanescentes podem passar por especificação e finalmente se desenvolver em um embrião completo. Uma vez que as células estão determinadas, no entanto, o desenvolvimento em mosaico acontece – um tecido embrionário seguirá seu programa de desenvolvimento, independentemente do que acontecer em outro lugar do embrião. O desenvolvimento regulador significa que uma célula embrionária pode ser removida, por biópsia do blastômero, visando o diagnóstico pré-implantação, sem danificar o restante do embrião.

2. a–3, b–2, c–4, d–1.

3. a–4, b–3, c–5, d–2, e–1.

4. Células T ou B maduras que reorganizaram somaticamente os *loci* de receptores de célula-T ou de imunoglobulina não seriam apropriadas. Essa mudança não é epigenética; é uma alteração permanente da sequência de DNA por ela mesma. Animais derivados de um núcleo único de uma célula T ou B madura são incapazes de preparar uma resposta imunológica ampla apropriada.

5. Considere problemas de regulação *versus* a simples capacidade de realizar uma reação bioquímica. Também considere os efeitos dominantes negativos de fatores de transcrição, levando em conta a frequente natureza binária de tais fatores (domínios de ligação ao DNA e de ativação).

526 RESPOSTAS DOS PROBLEMAS

CAPÍTULO 15 *Genética e Genômica do Câncer*

1. Aproximadamente 15% dos retinoblastomas unilaterais são, na verdade, a forma hereditária, mas afetando apenas um olho. É necessário o histórico familiar; exame cuidadoso da retina de ambos os pais, procurando por sinais de uma cicatriz que pode ter sido um retinoblastoma que regrediu espontaneamente; análise citogenética verificando se o tumor está associado com outras malformações e, o que é de grande importância, buscar uma mutação na criança no DNA do sangue periférico para verificar se é uma mutação na linhagem germinativa. Se a criança é portadora de uma mutação na linhagem germinativa, é um retinoblastoma hereditário, e a criança está sob risco de desenvolver um tumor no outro olho, na glândula pineal, e sarcomas mais tarde em sua vida, em particular associados com radioterapia. Cientes da mutação, os pais podem ser testados para que se verifique se um ou outro é portador não penetrante, e um diagnóstico pré-natal pode ser oferecido para gestações futuras. Mesmo se nenhuma mutação for encontrada em um dos pais, dado que um dos pais pode ser um mosaico na linhagem germinativa com algum aumento de risco recorrente sobre apenas a chance de uma mutação nova, o diagnóstico pré-natal pode ser oferecido usando a mutação encontrada no filho afetado. Se o diagnóstico pré-natal não é usado ou se o feto portar a mutação e os pais escolherem levar a gravidez a termo, o neonato precisará de um exame sob anestesia assim que possível após o nascimento e em intervalos frequentes depois disto, com a instituição de terapia assim que o tumor for encontrado.

   Se a criança não é claramente heterozigota para uma mutação patogênica em seu sangue, ainda é possível que haja um mosaicismo somático e a criança ainda está sob risco aumentado de desenvolver um tumor no outro olho ou, mais comumente, sarcomas mais tarde em sua vida. O sequenciamento do próprio tumor pode mostrar uma mutação que pode ter passado facilmente despercebida, mas que pode ser procurada especificamente em níveis baixos utilizando sequenciamento de DNA de nova geração em sangue periférico.

2. O câncer colorretal parece requerer um número de mutações sequenciais em diversos genes, um processo que pode levar mais tempo que uma (se hereditário) ou duas (se esporádico) mutações no gene do retinoblastoma. A dependência de idade pode também refletir no número, periodicidade e taxa de divisões celulares em células do cólon e nos retinoblastos.

3. Uma linhagem celular com i(17q) é monossômica para 17p e trissomática para 17q. Desta forma, a formação de isocromossomo leva à perda de heterozigosidade para genes em 17p. Isso pode ser particularmente importante porque um ou mais genes supressores de tumor (como o *TP53*) estão presentes em 17p; um "segundo evento" na outra cópia de *TP53* levaria à completa perda da função proteica de p53. Além disso, um número de proto-oncogenes mapeia em 17q. É possível que o aumento de sua dosagem possa conferir uma vantagem de crescimento em células contendo o i(17q).

4. A maior preocupação é a necessidade de reduzir a exposição à radiação para o menor nível possível, em função do risco de câncer em crianças com esse defeito genético.

5. Embora a maioria (> 95%) dos cânceres de mama pareça seguir herança multifatorial, há dois genes conhecidos (*BRCA1* e *BRCA2*) em que mutações conferem um aumento substancial do risco ao longo da vida para câncer de mama (cinco a sete vezes maior) herdado de uma forma autossômica dominante. Algumas mutações em alguns outros genes, como *ATM*, *BARD1*, *BRIP1*, *CDH1*, *CHEK2*, *PALB2*, *PTEN*, e *TP53*, entre outros, aumenta significativamente o risco de câncer de mama ao longo da vida contra o risco usual de 12% na população, mas geralmente não na extensão vista em mutações em *BRCA1* ou *BRCA2*. Na ausência de mutação gênica no gene do câncer de mama hereditário, as figuras de risco empírico são consistentes com um modelo geral multifatorial com uma mistura de formas dominantes da doença que de alguma forma reduzem a penetrância ao longo da vida; desta maneira, há um aumento de aproximadamente duas vezes no risco para câncer de mama em qualquer mulher com um parente em primeiro grau, do sexo feminino com câncer de mama. A detecção direta de mutação pode ser feita, se desejado, pelos probandos nas famílias de Wanda e Wilma, e se uma mutação for encontrada em *BRCA1*, *BRCA2*, ou um dos outros genes que causam substancial aumento de risco de câncer de mama, um teste direto para risco de câncer poderia ser oferecido a seus parentes. Mais recentemente, pesquisadores de câncer de mama sugeriram que uma ampla triagem populacional para mutações causadoras de doença em *BRCA1* ou *BRCA2* deveria ser iniciada independentemente de histórico familiar, seja restrito a grupos étnicos de alto risco ou, de forma mais ampla, a toda a população.

6. É provável que muitos oncogenes ativados, se herdados na linhagem germinativa, possam prejudicar o desenvolvimento normal e ser incompatíveis com a sobrevivência. Há algumas exceções, como ativar a mutação *RET* em MEN2 e ativar mutações em *MET* em câncer renal papilífero hereditário. Esses oncogenes ativados devem ter efeitos oncogênicos em tecidos específicos sem afetar o desenvolvimento. Embora não se saiba por que esses tipos específicos de cânceres ocorrem em indivíduos que herdam mutações nesses oncogenes na linhagem germinativa, uma teoria plausível é que outros genes expressos na maioria dos tecidos do corpo neutralizam o efeito destas mutações ativadas, permitindo, deste modo, o desenvolvimento normal e o suprimento de efeitos oncogênicos na maioria dos tecidos em heterozigotos.

CAPÍTULO 16 *Avaliação de Risco e Aconselhamento Genético*

1. (a) Risco prévio, ¼; risco posterior (dois irmãos normais), $\frac{1}{10}$.

   (b) Zero, a não ser que a forma autossômica dominante possa mostrar não penetrância, caso em que há uma pequena probabilidade de Rosemary, Dorothy, e Elsie serem todas portadoras não penetrantes. Sem conhecer a penetrância, não se pode calcular o risco exato de Elsie ser heterozigota.

2. (a) Restrinja sua atenção e os cálculos de probabilidade condicional às mulheres para as quais temos informações de probabilidade condicional que possam alterar seu risco de portadora. Esses indivíduos são a avó materna (Lucy, veja heredograma), que tem um neto afetado e dois netos não afetados, sua filha Molly, que possui um filho afetado, e Martha, que tem dois filhos não afetados. Maud não contribui com nenhuma informação adicional já que não tem filhos.

Faça um heredograma abreviado (veja ilustração) e calcule todas as possíveis probabilidades prévias. Existem quatro cenários:

Em A, Nathan tem uma mutação nova com probabilidade μ.

Em B, Molly tem uma mutação nova – mas como Lucy *não* é portadora, Molly só pode portar uma mutação nova e não herdou a mutação; sua probabilidade prévia é 2μ (e *não* 4μ), porque a mutação nova pode ter ocorrido tanto em seu cromossomo X paterno quanto materno.

Em C, Lucy é portadora. Como mostrado anteriormente neste capítulo, no Quadro que descreve o cálculo de probabilidade de qualquer indivíduo do sexo feminino ser portador de um distúrbio letal vinculado ao X, a probabilidade prévia de Lucy é 4μ. Molly herda o gene mutante, mas Martha não, portanto a probabilidade de seus dois filhos serem não afetados é essencialmente 1.

Em D, Lucy é portadora, assim como Molly, mas Martha também o é, e ainda assim ela não passa o gene mutante para seus dois filhos.

(Não são consideradas todas as outras combinações de possíveis portadores; como são tão improváveis, podem ser ignoradas. Por exemplo, a possibilidade de Lucy ser uma portadora da mutação, mas de que Molly não herde a mutação de Lucy, e que Nathan tenha *outra* mutação nova é extremamente pequena, pois a probabilidade conjunta de tal evento requereria *duas* mutações novas e incluiria os termos μ^2 na probabilidade conjunta que são muito pequenos para contribuir com a probabilidade posterior.)

As probabilidades condicionais podem então ser calculadas a partir destas várias probabilidades conjuntas.

Para Molly, ela é portadora nas situações B, C, e D, assim sua probabilidade de ser uma portadora é de $13/21$. Similarmente, a da mãe de Molly, Lucy, é $5/21$; de Norma e Nancy, $13/42$; de Olive e Odette, $13/84$; de Martha, $1/21$; de Nora e Nellie, $1/42$; de Maud, $5/42$; de Naomi, $5/84$.

(b) Para ter um risco de 2% de ter um filho afetado, uma mulher deve ter uma chance de 8% de ser portadora; assim Martha, Nora, e Nellie não seriam candidatas óbvias para o diagnóstico pré-natal por análise de DNA, já que seu risco de serem portadoras é menor que 8%.

3. $(1/2)^{13}$ para 13 nascimentos sucessivos de indivíduos do sexo masculino.

$(1/2)^{13} \times 2$ para 13 nascimentos consecutivos do mesmo sexo. (O 2 surge pois essa é a chance de 13 nascimentos consecutivos de indivíduos do sexo masculino *ou* 13 nascimentos consecutivos de indivíduos do sexo feminino, antes do nascimento de qualquer criança.)

$1/2$. A probabilidade de um menino é $1/2$ para cada gravidez, independentemente de quantos meninos nasceram anteriormente (assumindo que haja segregação cromossômica direta, nenhuma anormalidade no desenvolvimento sexual alteraria o inerente 50% para 50% de segregação dos cromossomos X e Y durante a espermatogênese, e nenhum gene letal sexo-específico portado por um dos pais).

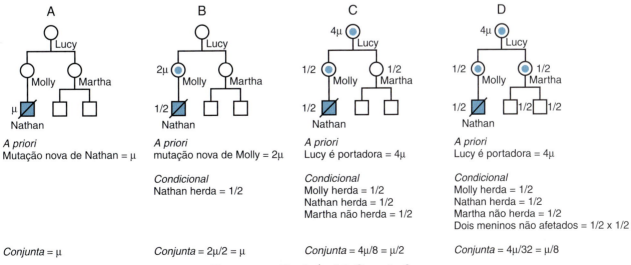

Figura para Capítulo 16, Questão 2.

4. (a) Utilize a primeira equação, I = µ + ½ H. Para encontrar H e substituir H na segunda equação,
   H = 2 µ + ½ H + If. Encontre I, I = 3 µ /(1 − f).
   Substituindo f por 0,7 temos:
   A incidência de indivíduos do sexo masculino afetados I = 10 µ.
   A incidência de indivíduos do sexo feminino portadores H = 18 µ.
   Chance que o próximo filho seja afetado é de ½ × 0,9 = 0,45.
   (b) Substituindo f = 0 nas equações, tem-se I = 3 µ e H = 4 µ.
   (c) 0,147.

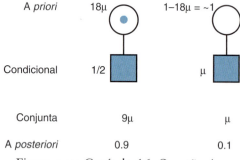

Figura para Capítulo 16, Questão 4.

5. (a) O risco prévio de que Ira ou Margie sejam portadoras de fibrose cística é de ²/₃; assim, a probabilidade de que sejam ambas portadoras é ⅔ × ⅔ = ⁴/₉.
   (b) Seu risco de terem um filho afetado em qualquer gravidez é de ¼ × ⁴/₉ = ⅑.
   (c) Uma análise bayesiana é realizada. Portanto, a chance de que os próximos filhos de Ira e Margie sejam afetados é de ¼ × ¼ = ¹/₁₆.

	Ambos Portadores	Não Ambos Portadores
A priori	⁴/₉	⁵/₉
Condicional (3 crianças normais)	(¾)³	1
Conjunta	⁴/₉ × (¾)³ = 0,19	⁵/₉ = 0,56
A posteriori	0,19/(0,19 + 0,56) = ¼	0,56 / 0,75 = ≈¾

6. A probabilidade prévia de a criança ser portadora de um gene mutante para a distrofia miotônica é ½. Se assumirmos que ele tem uma chance de ½ de ser assintomático, mesmo se ele for portador do gene mutante, então, neste caso, as chances de ser portador e não apresentar sintomas é de ⅓. Testar pode ser um problema complexo. Muitos acreditam que testar uma criança assintomática para uma doença incurável com manifestação na idade adulta seja impróprio, pois a criança deveria ter o direito de tomar esta decisão ela mesma (Cap. 19).

7. (a) Sim; autossômico recessivo, autossômico dominante (mutação nova), ligado ao X recessivo, e herança multifatorial e um distúrbio cromossômico devem ser todos considerados, assim como fatores não genéticos como exposição pré-natal à teratógenos e infecção intrauterina. Um exame físico cuidadoso e testes laboratoriais são necessários para uma avaliação de riscos adequada para esse casal.
   (b) Isso aumenta a suspeita de que o distúrbio seja autossômico recessivo, mas a possibilidade de consanguinidade não prova herança autossômica recessiva, e todas as outras causas ainda devem ser investigadas profundamente.
   (c) Esse fato certamente apoia a probabilidade de que o problema tenha uma explicação genética. O padrão do heredograma seria consistente com herança autossômica recessiva apenas se a irmã do marido fosse portadora do mesmo defeito (o que é possível se ele for do mesmo vilarejo, por exemplo). Um padrão ligado ao X recessivo (particularmente se as crianças afetadas forem meninos) ou um defeito cromossômico (p. ex., as mães das crianças afetadas possuem translocações balanceadas com cariótipos não balanceados nas crianças afetadas) deveriam ser considerados. A mãe e seu filho deveriam receber uma avaliação genética apropriada às descobertas clínicas, como cariotipagem e análise do X frágil.

8. A mulher precisa de aconselhamento genético. Ela tem um risco de 50% de passar o gene mutante *NF1* para sua prole. O fato de ela portar uma mutação nova apenas reduz o risco recorrente em outro lugar na família.

9. Os sete cenários estão mostrados na tabela.

Cálculo de Probabilidade Condicional

Situação	Status das Mulheres Portadoras				Probabilidades Conjuntas*
	I-1	II-1	II-3	III-2	
A	Não	Não	Não	Não	µ
B1	Não	Sim (mutação nova)	Não	Não	{2 µ × ½} × [1] × [½] = µ/2
B2	Não	Sim (mutação nova)	Não	Sim	{2 µ × ½} × [1] × [½ × (½)²] = µ/8
C1	Sim	Sim	Não	Não	{4 µ × ½ × ½} × [½] × [½] = µ/4
C2	Sim	Sim	Sim	Não	{4 µ × ½ × ½} × [½ × (½)²] × [½] = µ/16
C3	Sim	Sim	Não	Sim	{4 µ × ½ × ½} × [½] × [½ × (½)²] = µ/16
C4	Sim	Sim	Sim	Sim	{4 µ × ½ × ½} × [½ × (½)²] × [½ × (½)²] = µ/64

*As probabilidades conjuntas para os indivíduos centrais do heredograma (I-1, II-1, e III-1) estão entre chaves { }, e as probabilidades para os indivíduos II-3 e III-2 estão apresentadas entre colchetes [ ]. Ver Figura 19-7.

Os cenários em que III-2 é portador são B2, C3, e C4. Sua probabilidade a *posteriori* de ser portadora é, portanto,

$$\frac{(\mu/8+\mu/16+\mu/64)}{(\mu+\mu/2+\mu/8+\mu/4+\mu/16+\mu/16+\mu/64)}$$

10. Determina-se que II-1 é o dummy consultand (falso consulente). Procede-se como se III-2 e seus dois filhos não afetados não estivessem presentes, o risco que II-1 seja portador está coberto pelas situações B, C1, e C2 na tabela que acompanha, dando uma probabilidade posterior de

$$\frac{\mu+\mu/2+\mu/8}{\mu+\mu+\mu/2+\mu/8}=13/21$$

Primeiro Passo do Dummy Consultand Method

Situação	Status das Mulheres Portadoras			Probabilidades Conjuntas
	I-1	II-1	II-3	
A	Não	Não	Não	$\{1 \times 1 \times \mu\} = \mu$
B	Não	Sim (mutação nova)	Não	$\{1 \times 2\mu \times \frac{1}{2}\} = \mu$
C1	Sim	Sim	Não	$\{4\mu \times \frac{1}{2} \times \frac{1}{2}\} \times [\frac{1}{2}] = {}^{\mu}/_{2}$
C2	Sim	Sim	Sim	$\{4\mu \times \frac{1}{2} \times \frac{1}{2}\} \times [\frac{1}{2} \times (\frac{1}{2})^{2}] = {}^{\mu}/_{8}$

Pode-se então usar este cálculo como ponto de partida para se determinar que a probabilidade prévia de que III-2 seja portador, ignorando seus dois filhos não afetados, é de ½ a probabilidade de que sua mãe, II-1, seja portadora = $\frac{1}{2} \times {}^{13}/_{21} = {}^{13}/_{42}$; a probabilidade prévia de que ela não seja portadora é $1-({}^{13}/_{42}) = {}^{29}/_{42}$ (veja a Tabela para o segundo passo). Utiliza-se então outra rodada de probabilidade condicional para ver qual efeito os dois filhos não afetados de III-2 têm, para determinar o risco posterior de III-2 ser portador.

Segundo Passo do Dummy Consultand Method

	III-2 é Portadora	III-2 Não é Portadora
Probabilidade a *priori*	${}^{13}/_{42}$	${}^{29}/_{42}$
Condicional (2 filhos não afetados)	$(\frac{1}{2})^{2}$	1
Probabilidade Conjunta	${}^{13}/_{168}$	${}^{29}/_{42}$
Probabilidade a *posteriori*	${}^{13}/_{129}$	${}^{13}/_{116}$

Portanto, a probabilidade a *posteriori* de que III-2 seja portador utilizando o dummy consultand method, dado que ela tem dois filhos não afetados, é ${}^{13}/_{129}$, a mesma de quando se usou a mesma abordagem na Tabela 16-3. Até aqui, tudo bem.

Alguns consideram o dummy consultand method como mais rápido que uma abordagem completa de delinear todos os cenários, mas é também fácil de ser má aplicada, resultando em erros de cálculo. Por exemplo, o dummy consultand method, como descrito aqui, dá o resultado correto apenas para o consulente III-2 em si e não necessariamente para outras mulheres no heredograma. Por exemplo, o risco de ser portadora de ${}^{13}/_{21}$ (62%) para o indivíduo II-1, calculado no primeiro dos dois passos do dummy consultand method, que ignora a informação para o indivíduo III-2, está, na verdade incorreto. O resultado correto para II-1 é a probabilidade a *posteriori* de todas as situações com exceção de A na tabela de cálculo de probabilidade condicional, que é igual a ${}^{65}/_{129}$ (50%). (Agradecemos a Susan Hodge da Columbia University por apontar esse problema com o dummy consultand method.)

CAPÍTULO 17 *Diagnóstico e Triagem Pré-natal*

1. c, e, f, i e j, d, h, g, b, i (e, em parte, j), e a.
2. A criança pode ter apenas síndrome de Down ou monossomia do 21, que é quase sempre letal. Deste modo, eles deveriam receber aconselhamento e considerar outras alternativas para terem filhos.
3. Não, não necessariamente; o problema pode ser contaminação de células maternas.
4. O nível de alfa-proteína no soro materno (MSAFP) é tipicamente alto quando o feto tem um defeito de tubo neural aberto. Os níveis de MSAFP e estriol não conjungado são geralmente reduzidos e o nível de gonadotrofina coriônica humana é geralmente elevado quando o feto tem síndrome de Down.
5. (a) Aproximadamente 15% (Tabela 5-2).
   (b) Pelo menos 50% são cromossomicamente anormais.
   (c) Diagnóstico pré-natal ou cariotipagem dos pais não são usualmente indicados após um único aborto; a maioria dos profissionais ofereceria análise cromossômica parental e diagnóstico pré-natal após três abortos espontâneos não explicados (embora alguns profissionais sugiram oferecer os testes após apenas dois), desde que não haja outras indicações.
6. (a) Sim. Dado que seus níveis de creatina quinase indicam que ela é portadora de DMD e ela tem um irmão afetado, ela deve ter herdado a mutação de sua mãe, pois seu irmão não pode ter recebido a mutação de seu pai. A fase pode ser determinada a partir de análise de seu pai, que deve ter transmitido um cromossomo X normal a sua filha, a consulente.
   (b) Sim. Um feto do sexo masculino que receba o alelo de seu pai ligado ao *locus DMD* não será afetado. Se um feto do sexo masculino recebe o alelo de sua mãe ligado à *DMD*, ele será afetado. Isso, claro, assumindo que não haja recombinação entre os marcadores de microssatélites e a mutação no gene da DMD no cromossomo transmitido.
   (c) Primeiro, o consulente deve passar por um teste para o gene da DMD. As mutações mais comuns em DMD são as deleções (e de forma menos comum, duplicações), embora mutações de ponto também sejam possíveis (Cap. 12). O advento de poderosas novas tecnologias de sequenciamento e novos métodos para determinação de deleções e duplicações, como a amplificação multiplex de

530 RESPOSTAS DOS PROBLEMAS

sondas dependente de ligação (MLPA) ou medições do número de cópias por hibridização genômica comparativa, tornou a detecção de portadores de DMD muito mais sensível do que no passado, quando era limitada pelo tamanho muito grande do gene e dificuldades de determinar uma deleção gênica parcial em uma mulher com duas cópias do gene.

7. Questão para discussão. Deve-se considerar as questões de sensibilidade e especificidade de cada uma das diferentes formas de teste, as questões psicossociais do diagnóstico pré-natal e do aborto em diferentes estágios da gravidez, e os riscos de complicações dos dois métodos invasivos.

8. 600.000 mulheres, 1.000 gestações afetadas.

Assuma que todos desejam participar da triagem sequencial. De 1.000 positivos verdadeiros, a triagem no primeiro trimestre vai identificar 840 "positivos" de alto risco (84%) que passam por CVS; 160 são de baixo risco, e passam por um acompanhamento de segundo trimestre. Destes 160, 130 (81%) são positivos e são submetidos à amniocentese e descobre-se que têm um feto afetado; 30 gestações afetadas não são identificadas.

Dos 599.000 não afetados falsos positivos na triagem de primeiro trimestre, 29.950 positivos precisam de amostragem de vilosidades coriônicas. Os 569.050 remanescentes são de baixo risco e passam por um acompanhamento de segundo trimestre. Você tem 28.452 positivos no acompanhamento de segundo trimestre que passam por amniocentese; as 540.598 gestações remanescentes não afetadas não estão asseguradas.

Em resumo, com triagem sequencial, detectam-se 970 dos 1.000 (97%) e não se identificam 30 (3%). Serão feitos 970 testes invasivos em gestações afetadas, além de 29.950 + 28.452 = 58.402 testes invasivos em gestações não afetadas.

Assim, serão feitos 62 testes invasivos para se detectar cada gestação afetada.

Isso comparado com a situação em que simplesmente se oferecem testes invasivos a todos. Dependendo da aceitação, não é identificada certa fração dos fetos afetados. Se a aceitação fosse 97% (muito, muito improvável para um teste invasivo), acabaria se fazendo 582.000 testes invasivos para encontrar 970 gestações afetadas. As mesmas 30 gestações afetadas dos testes sequenciais não seriam identificadas, mas seriam feitos 10 vezes mais testes invasivos para obter o mesmo índice de detecção.

CAPÍTULO 18 *Aplicação da Genômica à Medicina e Cuidados de Saúde Personalizados*

1.
Trombose Venosa Cerebral Idiopática e Fator V de Leiden

Genótipo	TVCi		
	Afetado	Não Afetado	Total
Homozigoto FVL	1	624	625
Heterozigoto FVL	2	48.748	48.750
Tipo Selvagem	15	950.610	950.625
Total	18	999.982	1.000.000

FVL, Fator V de Leiden; TVCi, Trombose Venosa Cerebral Idiopática.

Espera-se 625 FVL homozigotos e 48.750 heterozigotos.
O risco relativo para TVCi em homozigotos FVL = (1/625)/(15/950.625) = ≈ 101.
O risco relativo para TVCi em heterozigotos FVL = (2/48.750)/(15/950.625) = ≈ 3.
A sensibilidade do teste positivo tanto para um ou dois alelos FVL = 3/18 = 17%.
Os valores preditivos positivos para homozigotos = 1/625 = 0,16%.
Os valores preditivos positivos para heterozigotos = 2/48.748 = 0,004%.

Apesar de os riscos relativos serem altos para FVL, particularmente quando o indivíduo é homozigoto para o alelo, o distúrbio em si é muito raro e, portanto, o VPP é baixo. Esse exemplo destaca o conceito de que um risco relativo é sempre uma comparação para pessoas que não são portadoras de determinado marcador, enquanto um VPP é o real (ou absoluto) risco para alguém portador do marcador.

2.
Trombose Venosa Profunda na Perna, Uso de Contraceptivo Oral e Fator V de Leiden

Genótipo	TVP		
	Afetado	Não Afetado	Total
Homozigoto FVL	3	59	62
Heterozigoto FVL	58	4.825	4.875
Tipo Selvagem	39	95.025	95.063
Total	100	99.000	100.000

FVL, Fator V Leiden; TVP, Trombose Venosa Profunda.

Espera-se ≈ 62 homozigotos para FVL e 4.875 heterozigotos.
O risco relativo para TVP em homozigotos para FVL que tomem contraceptivos orais (COs) = ≈ 118.
O risco relativo para TVP em heterozigotos para FVL que tomem COs = ≈ 30.
A sensibilidade do teste positivo tanto para um ou dois alelos FVL = 62%.
Os valores preditivos positivos para homozigotos = 3/62 = ≈ 5%.
Os valores preditivos positivos para heterozigotos = 58/4.875 = 1,2%.

Perceba que TVP é mais comum do que o exemplo de trombose venosa cerebral idiopática dado na questão 1, enquanto os riscos relativos para homozigotos são de magnitude similar (101 *versus* 118); desta maneira o VPP de teste homozigoto está adequadamente muito mais alto, mas ainda é apenas de 5%.

3. Deve-se primeiro explicar aos pais que o teste é uma rotina realizada para todos os neonatos e que o resultado, como em muitos testes de triagem, é com frequência um falso positivo. Os pais devem também saber que o resultado pode ser um positivo verdadeiro, e que neste caso, um teste mais acurado e definitivo deve ser feito antes de se saber qual a real condição da criança e qual o tratamento necessário. A criança deve ser trazida assim que possível para um exame e coleta apropriada de amostras para

confirmação do nível elevado de fenilalanina para que se determine se a criança tem um caso clássico ou uma variante de PKU ou hiperfenilalaninemia, e para testar possíveis anormalidades no metabolismo de tetrabiopterina. Uma vez feito o diagnóstico, a restrição alimentar para fenilalanina é instituída para baixar os níveis sanguíneos de fenilalanina abaixo do limite considerado tóxico (> 300 μmol/L). A criança deve então ser observada para que ajustes na dieta possam ser feitos, garantindo a permanência dos níveis de fenilalanina no sangue sob controle.

4. Algumas questões a serem consideradas ao formular a resposta são as seguintes:

   Considere os benefícios de se prevenir uma doença por se conhecer o genótipo de um neonato para o *locus* de β-globina. Poder conhecer o genótipo ajuda a prevenir sepse por pneumococos e outras complicações de anemia falciforme?

   Distinguir entre homozigotos *SS* e heterozigotos *AS*. Que dano pode ser acrescido devido à identificação de indivíduos AS pelo rastreamento de neonatos? O que a identificação de um neonato com SS ou AS revela aos pais sobre seus genótipos e os riscos genéticos para futuros descendentes?

5.

TEN e SJS Induzidas por Carbamazepina

Alelo HLA-B*1502 presente	TEN OU SJS		
	Afetado	Não Afetado	Total
+	44	3	47
–	0	98	98
Total	44	101	145

SSJ, Síndrome de Stevens-Johnson; NET, Necrólise Epidérmica Tóxica.

Sensibilidade = 44/44 = 100%.
Especificidade = 98/101 = 97%.
Valores preditivos positivos = 44/47 = 94%.

6. A terfenadina bloqueia o canal cardíaco-específico de potássio HERG codificado por *KCNH2*.

   Vários alelos na porção codificante de *KCNH2* estão associados com prolongação do intervalo de QT em eletrocardiograma, que é associado com morte súbita.

   A terfenadina é metabolizada pela enzima cyp34a do citocromo P450, que tem numerosos alelos associados com metabolismo reduzido.

   Itraconazol é um antifúngico que bloqueia o citocromo CYP3A4 e aumenta os níveis no soro de drogas metabolizadas por esse citocromo.

   O suco de toranja contém uma série de componentes de ocorrência natural, furanocumarina, que se acredita que interferem com o metabolismo de numerosas drogas por CYP3A4, incluindo terfenadina.

   É pouco provável que a cafeína esteja envolvida já que ela tem um efeito muito pequeno em CYP3A4, que, por sua vez, desempenha um papel menor no metabolismo da cafeína. A maior parte da cafeína é metabolizada por CYP1A2.

CAPÍTULO 19 Questões Éticas e Sociais em Genética e Genômica

1. A primeira consideração é testar o menino para uma doença incurável. Como o menino apresenta sintomas e a família está buscando um diagnóstico, a situação *não* é a mesma que se uma criança assintomática estivesse sendo considerada para um teste predicativo para um distúrbio com desencadeamento na idade adulta, como a distrofia miotônica clássica. No entanto, como a doença de Huntington em uma criança é predominantemente o resultado de uma expansão aumentada de repetições triplas em um dos pais, geralmente o pai, encontrar uma expansão marcadamente aumentada na criança elevará automaticamente a possibilidade de que um dos pais, provavelmente o pai, seja um portador de uma repetição que é aumentada o suficiente para causar nele mesmo a doença de Huntington com manifestação na idade adulta. Assim, ao testar a criança, pode-se descobrir, inadvertidamente, algo sobre o risco para os pais. O teste deveria, portanto, ser feito com o consentimento informado dos pais. Outra questão: Se um dos pais é portador do gene *HD*, o que se faz quanto a testar o irmão mais velho e assintomático?

2. Para justificar o rastreamento, deve-se mostrar as vantagens que vêm do rastreamento, os benefícios do teste compensam os danos. Considere a questão de autonomia, pois implicitamente no ato de informar as famílias de que seu filho tem uma anormalidade cromossômica está o fato de que a criança não pode decidir se quer ou não ser testada mais adiante em sua vida. O quão preditivo é esse teste? O diagnóstico de uma possível doença crônica que pode ou não se desenvolver ou, se o faz, pode variar em gravidade, está sendo obtido e quão pouco podem fazer os pais? Pode-se perguntar se há intervenções efetivas para as anormalidades de aprendizado e comportamento que ocorrem em alguns indivíduos com anomalias nos cromossomos sexuais. De fato, há evidências de que informar os pais e promover intervenções psicológicas e na educação antes que maiores problemas venham a surgir se mostra benéfico. Há também, no entanto, a preocupação quanto a uma "profecia autoconsumada" de que contar aos pais que pode existir um problema aumenta o risco de que um problema venha a se desenvolver por alterar o comportamento dos pais em relação à criança. Há uma grande quantidade de literatura sobre o assunto. Veja, por exemplo:

   Bender BG, Harmon RJ, Linden MG, Robinson A: Psychosocial adaptation of 39 adolescents with sex chromosome abnormalities. *Pediatrics* 96(pt 1):302-308, 1995.

   Puck MH: Some considerations bearing on the doctrine of self-fulfilling prophecy in sex chromosome aneuploidy. *Am J Med Genet* 9:129-137, 1981.

   Robinson A, Bender BG, Borelli JB, et al: Sex chromosomal aneuploidy: prospective and longitudinal studies. *Birth Defects Orig Artic Ser* 22:23-71, 1986.

3. Deve-se considerar até que ponto reter informação constitui "uma ameaça séria à saúde e segurança de outra pessoa." Nestes diferentes distúrbios, considere o quão

séria é a ameaça e se há alguma intervenção efetiva, caso o parente seja informado dos seus riscos.

4. Apresente a justificativa pelo distúrbio escolhido. Considere fatores como o quão grande é a ameaça do distúrbio à saúde, se o distúrbio pode possivelmente permanecer desconhecido e uma causa potencial de doença grave se não descoberta por sequenciamento antes dos sintomas se desenvolverem, o quão predicativa é a descoberta de uma mutação gênica para a doença, e quão efetivas, invasivas e arriscadas seriam quaisquer intervenções.

Uma lista inicial (e de certa forma controversa) de 56 destes distúrbios como proposto por um comitê do American College of Medical Genetics and Genomics pode ser encontrada em:

Green RC, Berg JS, Grody WW, et al: ACMG recommendations for reporting of incidental findings in clinical exome and genome sequencing. *Genet Med* 15:565-574, 2013.

Um quadro geral para considerar variações sequenciais potencialmente patogênicas detectadas por sequenciamento de exoma completo ou de genoma completo pode ser encontrado em:

Richards S, Aziz N, Bale S, et al: Standards and guidelines for the interpretation of sequence variants: a joint consensus recommendation of the American College of Medical Genetics and Genomics and the Association for Molecular Pathology. *Genet Med* doi:10.1038/gim.2015.30, 2015.

Índice

Nota: *Páginas com números acompanhados por "f" indicam páginas com figuras, "t" indicam tabelas e "q" indicam quadros.*

A
Aborto(s)
  eletivo, 365
  espontâneo, incidência de anormalidades cromossômicas no, 73, 73t
Abortos espontâneos, incidência de anormalidades cromossômicas em, 73, 73t
Acasalamento, aleatório, lei de Hardy-Weinberg e, 159-160
Acasalamento, preferencial, lei de Hardy-Weinberg e, 159-160
Acentuadores, 25
Ácido desoxirribonucleico. *Ver* DNA.
Ácido ribonucleico. *Ver* RNA.
Acondroplasia, 51, 196
  acasalamento preferencial e, 159
  balanço entre mutação e seleção, 161-162
  sinalização célula a célula e, 301
Aconselhadores genéticos, 334
Aconselhamento genético, 333-347
  aspectos psicológicos do, 336
  avaliação de risco e, 336q
  eugenia e, 389
  indicações para, 334-335, 335t
  na prática clínica, 334-336
  para cariótipos desbalanceados, 65q
  para consanguinidade, 344, 344t
  para diagnóstico pré-natal, 365-366
  para doenças complexas, 342-344
  prestadores para, 334
  risco de recorrência e, 336-342
Aconselhamento. *Ver* Aconselhamento genético.
Acoplamento, 174, 175f
Acúmulo de substrato, nas enzimopatias, 218q, 218f
Adenina, 5-6, 5f
Adenomatose endócrina múltipla, tipo 2 (MEN2), 315
Adenosina-desaminase, modificada, 268
Adenovírus, como vetores de terapia gênica, 277-278
Adoção, para evitar recorrência de doença genética, 335
Aflatoxina, carcinoma hepatocelular e, 331
AFP. *Ver* Alfa-fetoproteína.
Agregação familiar, 135-137
  em características qualitativas, 135-136
  estudos de, limitações de, 140-141
Agrupamento (*clustering*), para criar assinaturas, 327-329
Alças, de solenoides, 8
Alelos, 4. *Ver também* alelos específicos.
  compartilhamento de, entre parentes, 135, 135f
  dominante negativo, 241
  frequências de, nas populações, 155-156
  homozigose, 118
  mutante (variante), 43
  segregação independente de
    em diferentes cromossomos, 172, 173f
    no mesmo cromossomo, 172-174, 173f
  tipo selvagem (comum), 43

Alelos comuns, 43
Alelos CYP2D6, fenótipos metabolizadores a partir de, 374t
Alelos defeituosos para reciclagem, em mutações *LDLR*, 229
Alelos de tipo selvagem, 43
Alelos dominantes negativos, 241
Alelos nulos, nas mutações *LDLR*, 228
Alelos variantes, 43
Alfa-fetoproteína
  medição de, 350, 350t
  no líquido amniótico, 350, 350t
  no soro materno, 350
    defeitos do tubo neural e, 356-357, 357f, 357t
    na síndrome de Down e, 357, 357f
Alterações epigenéticas, 296
Amaurose congênita de Leber, terapia gênica para, 275t
Aminoacidopatias, 217-220
Amioplasia, 284f
Amniocentese, 349-350, 350t, 351f
Amostras de vilosidades coriônicas (CVS), 349-352, 352f
Amplificação gênica, no câncer, 327
Anáfase
  da meiose I, 14
  da mitose, 13
Análise bayesiana, 337-338
Análise cromossômica
  citogenética. *Ver* Citogenética.
  de alta resolução, 59-60, 61f
  na medicina clínica, 3t
Análise cromossômica de alta resolução, 59-60, 61f
Análise de associação, 171
  base genética para, 171-178
  e análise de ligação (*linkage*), comparação de, 186q
Análise de ligação (*linkage*), 171
  base genética para, 171-178
  combinação de informações do LOD *score* através de famílias, 181, 182t
  das doenças mendelianas, 181q
  determinação da ligação de dois *loci*, 180-181
  heredogramas de fase conhecida e de fase desconhecida e, 181-182, 182f
  mapeamento de genes das doenças humanas por, 180-182
  métodos de associação, comparação da, 186q
Análise do DNA, pré-natal, 364-365
Análise genômica, 57-64
  espectro de resolução da, 58f
  indicações clínicas para, 59q
  no câncer, 73
  por sequenciamento de genoma completo, 63-64, 63f
  utilizando microarranjos, 61-63, 62f

Ancestralidade
  genética e, 166-169
  saúde e, 169q
Anemia. *Ver também* anemia falciforme.
  de Fanconi, 322
  hemolítica, 202-205
Anemia falciforme, 165, 195, 202-204, 202f, 202t, 371
  características clínicas da, 202-203
  consequências de, 203
  estratificação e, 159
  genes modificadores na, 203
  patogênese da, 203f
  patologia molecular da, 203
Anemias hemolíticas, 202-205
Aneuploidia, 65-66, 67f, 75-79. *Ver também* distúrbios específicos.
  cromossomo sexual, 94-97, 96t
  no câncer, 327
  triagem pré-natal para, 357-359
Aneussomia, no câncer, 327
Aneussomia segmentar, 80
Angioedema hereditário, 269
  tratamento do, 269
Anomalias congênitas, impacto na saúde pública de, 283
Anomalias renais, prevalência de, 354t
Anormalidades cromossômicas, 64-73, 64f
  abreviações de, 64t
  da estrutura de cromossomos, 66-71, 68f
    rearranjos balanceados como, 69-71
    inversões como, 71, 72f
    translocações como, 70-71, 70f
    rearranjos desbalanceados como, 66-69
    cromossomos dicêntricos como, 69
    deleções como, 69
    duplicações como, 69
    isocromossomos como, 69
    marcadores e cromossomos em anel como, 69
  de número de cromossomos, 65-66
    tetraploidia como, 65
    triploidia como, 65
  dosagem gênica, balanço e desbalanço, 65
  incidência de, 72-73
    em abortos espontâneos, 73, 73t
    em nativivos, 72
  mosaicismo como, 71-72
Anormalidades cromossômicas idiopáticas, 82-83
Anormalidades familiares, segregação de, 83-85
Antagonismo do receptor, para tratamento de anormalidades metabólicas, 262-263, 263f
Antecipação, 125, 251
Anticódon, 29

533

534 ÍNDICE

Antígeno leucocitário humano
alelos e haplótipos, 149q
associação com doença e, 185q
doença de Huntington, 125, 251, 253-254
efeito fundador e, 165
genes, 149, 150f
heredogramas de X frágil e, 127-128
mecanismo de pareamento incorreto
por deslize, 253f
Antígenos de grupo sanguíneo
doença hemolítica do recém-nascido e,
164-165
sistema Rh e, 164-165, 164t
Aplasia renal, 289
Apoenzima, 220
Apoproteína B-100, hipercolesterolemia
familiar e, 227t
Apoptose, 11-12, 290, 306
Arcabouço (scaffold), proteína, 8
Arcabouço proteico (scaffold), 8
Aril hidrocarboneto hidroxilase (AHH),
331-332
Arquitetura da cromatina, 35, 36f
Artrogripose, 284, 284f
Assinatura da expressão, 328
aplicação da, 328-329
Associação de doenças, 376
Ataxia
de Friedreich, 251
espinocerebelar, 251
síndrome de tremor e ataxia associada
ao X frágil e, 252
Ataxia de Friedreich, 251
Ataxias espinocerebelares, 251
mecanismo de pareamento incorreto em,
253f
Ataxia-telangiectasia, 322
Atelosteogênese, 161t
Atividades enzimáticas, perda de múltiplos,
nas enzimopatias, 218q
Atresia duodenal, prevalência da, 354t
Ausência bilateral congênita dos vasos
deferentes (CBAVD), 231
Autismo, relação de risco para, 136t
Autonomia individual, respeito pela, 383
Autonomia, respeito à, 383
Autossomos, 4
Avaliação de risco, 333-347
aconselhamento genético e, 336q
história familiar na, 333-334, 333q
Averiguação, 140
baseada em voluntários, 140
com base populacional, 140
Azoospermia, 80t

B
Bandeamento de alta resolução, 59-60
Bandeamento G, 14, 14f-15f, 58, 60f-61f
Bandeamento Giemsa, 58
Bandeamento na prometáfase, 59-60
Baqueteamento, dos dedos, 301, 302f
Base cromossômica da doença, 75-105
mecanismos das anormalidades, 75, 76t
Base genômica das doenças, 75-105
mecanismos de anormalidades, 75, 76t
Beneficência, 383
Berg, Paul, 21
Biologia do desenvolvimento, 283-287
conceitos fundamentais em, 291q
desenvolvimento embrionário e, 290-295
célula germinativa e, 295
célula-tronco e, 295, 295f
humano, 290-294, 293f
processos celulares durante, 290, 292f

Biologia do desenvolvimento (Cont.)
destino, especificação e determinação e,
295-298
desenvolvimento em mosaico e, 296-298
dismorfologia e, 283-287
causas genéticas, genômicas, ambientais
de malformações e, 285-286, 285f
malformações, deformações e disrupções
e, 284-285, 284f-285f
pleiotropia e, 286-287, 286f
especificação do eixo e formação de padrão
e, 298-300
sistema do gene HOX e, 299-300, 299f
evolução e, 288-289, 288f
genética do desenvolvimento e, 289-290
fatores ambientais e, 289-290
probabilidade e, 289
mecanismos celulares e moleculares,
300-306, 300q
forma e organização celular e, 302, 304f
migração celular e, 302-305, 304f-305f
morfogenes e sinalização célula a célula
e, 301-302, 303f
morte celular programada e, 305-306
regulação gênica por fatores de transcrição e, 300-301, 301f-302f
Blastocisto, 290
definição de, 291q
Blocos de DL, 178
Braço p, dos cromossomos, 14
Braço q, do cromossomo, 14
Brotos dos membros, 306

C
Camadas germinativas, 290-291
definição de, 291q
Canais deferentes, ausência congênita
bilateral, de, 231
Câncer, 309-332. Ver também tipos e locais
específicos.
ambiente e, 330-332
carcinógenos químicos no, 331-332
radiação e, 331
análise do genoma no, 73
base genética do, 309-314, 314q
citogenética do, 3
em famílias, 314-325, 324f
esporádico, 309
estágios na evolução do, 313, 314f
genes supressores de tumor e. Ver Genes
supressores de tumor.
iniciação do, 314q
oncogenes e, 313, 313f
ativado
nas síndromes hereditárias do câncer,
315
no câncer esporádico, 325
perfil de expressão gênica e agrupamento
(clustering), 327-329, 328f
progressão tumoral no, 314q
teoria de dois hits de inativação de gene
supressor de tumor no, 315-317
Câncer colorretal, teste de mutação
germinativa do, 323
Câncer de colo do intestino hereditário,
320-322
Câncer de cólon, gene APC em, 377q
Câncer de mama, familiar, devido a mutações
no BRCA1 e BRCA2, 318-320, 320t
Câncer esporádico, 309
oncogenes ativados no, 325
ativação por translocação cromossômica
e, 325-326, 325f, 326t
telomerase como oncogene e, 326

Câncer esporádico (Cont.)
perda do gene supressor de tumor no,
326-327
Características multifatoriais, com fatores
ambientais conhecidos, 145-152
Caracterização variante, 346q
Carcinógenos químicos, 331-332
Carcinoma hepatocelular, e aflatoxina, 331
Carcinomas, 309, 310f
Cardiopatia, coronária, proteção contra, por
variantes da sequência PCSK9, 230, 230t
Carga genética, 48-49
Cariótipo 46,XX, distúrbios associados ao,
100
Cariótipo 46,XY, distúrbios associados ao,
99-100
Cariótipo(s), 3
desbalanceado, em nativivos,
aconselhamento para, 65q
humano, 13-14, 15f
Caso índice, 108-110
Cefalopolissindactilia de Greig (GCPS), 284,
284f, 306-307
Célula-alvo, para a terapia gênica, 277-278
Células diploides, 11
Células fetais, para análise citogenética,
57-58
Células germinativas, transmissão
da informação genética por, 295
Células haploides, 11
Células progenitoras, definição de, 291q
Células somáticas, 4
Célula-tronco
definição de, 291q
manutenção da capacidade regenerativa
dos tecidos pela, 295, 295f
Células-tronco da córnea, 272
Células-tronco embrionárias, definição de,
291q
Células-tronco hematopoéticas, 272
da medula óssea, transplante de, 272-273,
273f
do cordão umbilical, transplante de, 273,
274f
Células-tronco multipotentes, definição de,
291q
Células-tronco pluripotentes induzidas
(IPSCs), 274-275
Centimorgans, 175-176
Centro de cromatina ativa, 200-201
Centro de inativação do X, 94, 95f
Centrômero, 12, 12f
posição do, 59
Centrossomos, 13
Chaperonas farmacológicas, 265
Ciclo celular, 11-12, 12f
Cistos do plexo coroide, prevalência
de, 354t
Citocinese, 13
Citocromo P-450, variação na resposta
farmacocinética e, 373-374, 373f, 374t
Citogenética, 3
análise do genoma e, 57-64
utilizando microarranjos, 61-63, 62f
anormalidades cromossômicas e. Ver
Anormalidades cromossômicas.
clínica, princípios da, 57-74
hibridização genômica comparativa, 61,
62f
hibridização in situ por fluorescência,
60-61, 61f
métodos de identificação de cromossomos
em, 58-59, 60f-61f
bandeamento de alta resolução na,
59-60

Citogenética *(Cont.)*
    bandeamento G como, 58
    sítios frágeis e, 59
    molecular, 58
    no diagnóstico pré-natal, 361-364
        depois de ultrassonografia, 362
        problemas na, 362-364
Citosina, 5-6
Código genético, 23-24, 28t
    degenerado, 29
Códon de término *(stop codon)*, 29
Códons, 29
    expansão de repetição de, doenças devidas
        à, 253-254
    término (sem sentido/*nonsense*), 29
Códons sem sentido *(nonsense)*, 29
    terapia de moléculas pequenas para
        permitir salto *(skipping)*, 264-265
Coeficiente de correlação, 136
Cofator, problemas na ligação do, 223-224
Colágeno, na osteogênese imperfeita
    anormalidades moleculares do, 241
    estrutura do, 238-241, 239f-240f, 239t
    tipos II, III e IV, produção diminuída de,
        241
    tipo I, produção diminuída de, 241
Colesterol, captação do, pelo receptor
    de LDL, 228
Compensação reprodutiva, 389-390
Complexo glicoproteína distrofina, 233-238
    modificação pós-traducional do, 237
Complexo principal de histocompatibilidade,
    tipo 1
    diabetes melito e, 149-150, 150f
Complexo sinaptonêmico, 14-16
Concordância da doença. *Ver*
    Concordância.
Concordância, em gêmeos monozigóticos
    e dizigóticos, 138-139
Consanguinidade, 112-113, 113f
    lei de Hardy-Weinberg e, 160
    risco de recorrência e, aconselhamento
        genético para, 344, 344t
Constrição primária, 13
Consulente, 108-110
Contracepção, para evitar recorrência
    da doença genética, 335
Contraceptivos orais, trombose venosa e,
    147
Cordocentese, 362
Córion, definição de, 291q
Correlação, 135-137
    coeficiente de, 136
    negativa, 136
    positiva, 136, 137f
Coxins endocárdicos, 306
Craniossinostose, sinalização
    célula a célula e, 301
Crescimento, 290
    problemas de, análise cromossômica
        para, 59
Criança 46,XX, virilização de, 101, 101f
Criança 46,XY, virilização incompleta da,
    101-102, 102f
Crick, Francis, 6
Cromátides, irmãs, 12
Cromatina, 7
Cromossomo Filadélfia, 325-326
Cromossomo X, 4, 91-94
    inativação do, 38t, 39-41, 91-94, 91t, 92f
        aleatório, 41f
        centro de inativação X e, 94, 95f
        não aleatório, 94
        padrões do, 92-94, 93f
        significado de, 94q

Cromossomo Y, 4, 88-91, 89f
    embriologia do sistema reprodutor e,
        89-90, 89f
    gene determinante de testículos e, 90-91,
        90f
        na espermatogênese, 91
Cromossomo(s), 4, 13, 59. *Ver também*
    anormalidades cromossômicas.
    acrocêntrico, 59
    braço do, 14
    cariótipo humano e, 13
    espectro de resolução dos, 58f
    estrutura dos, 6-8, 66-71, 68f
    filha, 13
    homólogo, 4
    identificação, 58-59, 60f-61f
        bandeamento de alta resolução,
        59-60
        bandeamento G, 58
        sítios frágeis e, 59
    metacêntrico, 59
    mitocondrial, 8
    mutações dos, 44, 49, 57
        frequência da doença devido a,
        134t
    na síndrome de Down, 77-79
    no câncer, 73
    organização dos, 8
    sexo. *Ver* Cromossomos sexuais;
        Cromossomo X; Cromossomo Y.
    sítios frágeis, 59
    submetacêntrico, 59
    tamanho e conteúdo gênico, 9f
    telocêntrico, 59
    translocações dos
        ativação de oncogenes por, 325-326,
        325f, 326t
        no câncer, 314q
Cromossomos acrocêntricos, 59
Cromossomos homólogos, 4
Cromossomos mitocondriais, 4f
Cromossomos sexuais, 4. *Ver também*
    Cromossomo X; Cromossomo Y.
    aneuploidia dos, 94-97, 96t
    anomalias citogenéticas dos, 94-97
    anormalidades dos, 87-97, 96t
    determinação do sexo e, 87-88, 88f
    distúrbios relacionados aos, 75-105
Cromossomos submetacêntricos, 59
Cromossomos telocêntricos, 59
Crossing over, 173f
Cuidados de saúde personalizados,
    369-381
    triagem genética e, 369-372, 370f
        de recém-nascidos, 369-372,
        370q, 370t
        validade e utilidade clínica da, 376
    triagem ou suscetibilidade genética para
        doença e, 375-380
        com base no genótipo, 376-377,
        377f
        epidemiologia genética e, 375, 375q
        triagem de heterozigoto como, 379-380,
        379q, 379t
        utilidade clínica da, 377-379

D
Dados de segregação, 346q
Dados funcionais, 346q
Daltonismo vermelho-verde, lei de
    Hardy-Weinberg no, 158, 158t
Decaimento do RNAm mediado por
    mutações sem sentido *(nonsense)*,
    52, 211

Defeitos cardíacos
    congênitos, 141
        lesões de fluxo e, 142, 142f
        riscos de recorrência de, 142t
    prevalência de, 354t
Defeitos congênitos, 283-307
Defeitos de transporte, 230-233. *Ver também*
    Fibrose cística.
Defeitos do tubo neural, 294
    prevenção de, 294
    triagem pré-natal de, 356-357, 357f,
        357t
Deficiência intelectual ligada ao X, 104
Deficiência de acil-CoA desidrogenase
    de cadeia curta (SCAD), 372
Deficiência de adenosina desaminase (ADA),
    tratamento da, 267, 267f
Deficiência de biotinidase, triagem neonatal
    para, 371
Deficiência de cistationina sintase, 223-224,
    224f
Deficiência de desidrogenase de acil-CoA
    de cadeia média (MCAD), 372
Deficiência de produto, nas enzimopatias,
    218q, 218f
Deficiência intelectual, 102-104
    ligada ao X, 104
Deficiência materna de ácido fólico e defeitos
    do tubo neural, 294
Deformações, 284, 284f
Deformidade da fenda na mão, 341
Degeneração macular, estudos de associação
    genômica ampla relacionados à idade,
    187-188, 188f
Degeneração macular relacionada à idade,
    estudos de associação genômica ampla
    para, 187-188, 188f
Deleção, 16p11.2, 80t
Deleção 1q21.1, 80t
Deleções, 53-54, 54f
Deleções no mtDNA transmitidas
    autossomicamente, 250
Depleção, para o tratamento
    de anormalidades metabólicas, 263
Deriva genética, 165
    efeito fundador e, 162-163, 165
    Lei de Hardy-Weinberg e, 162-163
    vantagem do heterozigoto e, 166
Desenvolvimento
    mosaico, 296-298
    problemas de, análise cromossômica
        de, 59
    regulador, 296-297
    gêmeos e, 297, 297f-298f
Desenvolvimento de mosaico, 296-298
    definição de, 291q
Desenvolvimento gonadal, distúrbios, 98-100
Desenvolvimento regulador,
    291q, 296-297
    gêmeos e, 297, 297f-298f
Desenvolvimento regulador e em mosaico, 2,
    296-297
    impacto dos defeitos congênitos na saúde
        pública e, 283
    interação dos mecanismos de
        desenvolvimento na embriogênese,
        306-307
    membros como modelo de organogênese
        e, 306-307, 306f-307f
    terminologia em, 291q
Desenvolvimento sexual, distúrbios gonadais,
    98-100
    desenvolvimento ovariano e manutenção,
    100-101
    envolvendo sexo fenotípico, 101-102

536 ÍNDICE

Desequilíbrio de ligação (*linkage*), 176-178, 176f
  causas biológicas e históricas, 177-178, 177f
  clusters de alelos e, 178, 179f
  medição do, 178
  na fibrose cística, 187
Desvio padrão, 134, 134f
Determinação, 295-298
  definição de, 291q
Dever de alertar, 386-388, 387q
Diabetes melito tipo 1, 148-150
  complexo principal de histocompatibilidade e, 149-150
  outros genes no, 150
  riscos empíricos para aconselhamento em, 151t
  taxa de risco para, 136t
Diagnóstico pré-implantação, 297, 298f, 335
  genética, 352-353
Diagnóstico pré-natal, 349-366
  aconselhamento genético para, 365-366. *Ver também* Aconselhamento genético.
  análise de DNA no, 364-365
  análise do genoma ou, 364-365
  citogenética no, 361-364
  diagnóstico genético de pré-implantação como, 352-353
  distúrbios monogênicos, por ultrassonografia, 355
  distúrbios multifatoriais, 355, 355t
  ensaios bioquímicos para, 364
  fibrose cística no, 233
  impacto do, 365-366
  métodos de, 350-355
    invasivos, 350-353
    indicações, 355-356, 356q
    não invasivos, 353-355
  por ultrassonografia, 353-355, 353f-354f, 354t
Diferenças sexuais
  nas distâncias do mapa, 176
  taxa de mutação, 162
Diferenciação, 290
  definição de, 291q
Discondrosteose, 122, 122f
Discordância, nas doenças, 138-139
Disgenesia gonadal completa (CGD), 98-99
Disgenia, 389-390
Dismorfologia, 283-287
Disostose acrofacial pós-axial, identificação de gene mutado em, 191
Displasia camptomélica, 99
Displasia tanatofórica, 161t
Disrupções, 284-285, 285f
Disseminação de cromossomos, 13, 13f
Dissomia uniparental, 79-80
  das regiões imprintadas, distúrbios devido à, 87
Distância no mapa, 174-176, 174f
  diferenças de, 176
Distribuição gaussiana, 134, 134f
Distribuição normal, 134-135, 134f
Distrofia miotônica, 113, 252-253
Distrofia muscular, 233-238
  testes genéticos, 237-238
Distrofia muscular de Becker, 233-238
  defeitos moleculares e fisiológicos na, 235-237
  fenótipo clínico da, 234, 235f
  genética da, 234-237
  herança da, 234-235

Distrofia muscular de Becker *(Cont.)*
  modificação pós-traducional do complexo da glicoproteína distrofina, 235
  testes genéticos da, 237-238
Distrofia muscular de Duchenne, 118, 118f, 121, 233-238
  defeitos moleculares e fisiológicos na, 235-237
  diagnóstico de, 236f
  diagnóstico pré-natal e detecção de portador, 237-238
  fenótipo clínico da, 234, 234f
  gene *DMD* e produto, 235, 236f-237f
  genética da, 234-237
  herança da, 234-235
  modificação pós-traducional do complexo da glicoproteína distrofina e, 235
  mosaicismo materno na, 238
  testes genéticos na, 237-238
  tratamento para, 238
Distrofina, 237, 237f
Distúrbio esquizoafetivo, 143
Distúrbios autoimunes, 149
Distúrbios cromossômicos, 2, 57
Distúrbios do ciclo da ureia, tratamento de, 261-262, 261f
Distúrbios do desenvolvimento neurológico, 102-104
  desequilíbrio genômico, 102-104
  heterogeneidade clínica e sobreposição de diagnóstico nos, 103f, 104
Distúrbios do desenvolvimento sexual (DDS), 97-102, 98t, 99f
  balanço gênico e, 98q
  características dos, 100t
Distúrbios dominantes
  autossômicos. *Ver* Distúrbios autossômicos, dominantes
  equilíbrio entre mutação e seleção nas, 161-162
  seleção nas, 161
Distúrbios genômicos
  envolvendo recombinação entre duplicações segmentares, 80t
  lições, 81q
  mecanismos de, 75, 76t
  modelo de rearranjos subjacentes, 81f
  síndrome de duplicação como, 80-82
  síndrome de microdeleção como, 80-82
Distúrbios ligados ao X. *Ver também* distúrbios específicos.
  herança dominante, 120-121, 120t, 121q, 121f
    com letalidade do sexo masculino, 121, 121f
    com preservação do sexo masculino, 121, 122f
  herança recessiva, 119-120, 119f, 119t, 120q
    nas mulheres afetadas, 120
  lei de Hardy-Weinberg em, 158, 158t
  mutação nova no, 122
  probabilidade condicional, letal, 340-341, 340f
  recessivos, balanço entre mutação e seleção em, 162
  valor adaptativo em, 122
Distúrbios mitocondriais, diagnóstico pré-natal de, 364
Distúrbios monogênicos, 2
  diagnóstico pré-natal, ultrassonografia para, 355
  tratamento de, 257, 259f
Distúrbios monogênicos, exemplos de tratamento médico pré-natal para, 259t

Distúrbios recessivos
  autossômicos. *Ver* Distúrbios autossômicos recessivos.
  seleção, 160-161
Diversão, para tratamento de anormalidades metabólicas, 261-262, 261f-262f
Diversidade genética, humana, 43-56
  conceito de polimorfismo genético e, 44-45
Diversidade genética humana, 43-56, 44t
Divisão celular, 14. *Ver também* Meiose; Mitose.
  cariótipo humano e, 13
  ciclo celular e, 12
Divisão de redução, 14
DNA
  antissenso (não codificante), 27-28
  bases do, 5f
  bases modificadas, 34f
  cariótipo humano e, 14
  cópia simples, 10
  dano, reparo de, 49
  erros de replicação, 49-50
  estrutura do, 5-6, 6f
  humano, marcador de microssatélite hipotético, 47f
  mitocondrial. *Ver* DNA mitocondrial (DNAmt).
  mutações, taxa de, 50-51
  na cromatina, 8
  origens de replicação, 12
  polimorfismo no, variação hereditária e, 45-48, 46f
  pseudogenes e, 26
  relações de informação entre RNA e proteínas e, 23, 27f
  repetitivo, 10-11
    e doença, 10-11
  senso, 27-28
  síntese de
    fases do ciclo celular, 11, 12f
    na meiose, 14
  transferência para células, vetores virais para, 277-278
DNA antissenso (*antisense*), 27-28
  como doença ecogenética, 225
  deficiência de antitripsina α1, 224-225, 224f-225f
DNA fetal livre de células, 57-58
DNA *proofreading*, 49-50
DNA mitocondrial (DNAmt)
  deleções transmitidas autossomicamente no, 250
  doenças, 246-251
    deleções do DNAmt e, 248
    fenótipos do, 249-250
      fosforilação oxidativa e, 249-250
      inexplicados e inesperados, 250
      interações entre genomas nucleares e mitocondriais e, 250-251
      modificações por genes nucleares, 251
    genética do, 246-247, 247f
    mutações no DNAmt e, 247-249, 248f
DNAs satélites, 10
DNA único, 8-10
Doença arterial coronariana, 143-145
  estudos com gêmeos para, 144t
  etapas que levam a, 145f
  genes e produtos gênicos na, 144q
  risco de recorrência ou, 144, 144t
Doença bipolar, 143
  razão de risco relativo para, 136t
  riscos de recorrência e razões de risco relativo na, 143t

Doença cardíaca coronariana, proteção contra, por variantes da sequência em PCSK9, 230, 230t
Doença da célula I, 222, 223f
Doença da urina em xarope de bordo, triagem do recém-nascido ou, 371-372
Doença de Alzheimer, 150-152, 242-246
gene *APOE* e, 151, 151t, 244-246, 245t
genes da presenilina 1 e 2 na, 243t, 244
genética da, 242, 243t
peptídeo β-amiloide na, 242-243
proteína percursora de β-amiloide na, 243-244, 243t, 244f-245f
proteína tau na, 242-243
riscos específicos da idade e sexo na, 151t
teste de suscetibilidade para, 378, 378t
Doença de Charcot-Marie-Tooth, tipo, 1A, 196
Doença de Crohn, taxa de risco para, 136t
Doença de Gaucher, tratamento da, 268, 268f
Doença de Hirschsprung, 147-148, 148f, 305
Doença de Parkinson, 342
deleções no mtDNA e, 248
Doença de Tay-Sachs, 215-216, 221-222, 221f
alelos da pseudodeficiência hex A e, 222
endogamia e, 160
genética populacional da, 222, 222f
Doença dominante pura, 110
Doença ecogenética, deficiência de α1-antitripsina como, 225
Doença genética
base bioquímica molecular e celular da, 215-254
bases moleculares da, 195-213
categorias de, 2
Doença hemolítica do recém-nascido, 164-165
Doença humana
bases genéticas que identificam a, 171-191
genética, mutação na, 52t
Doença mendeliana
genes modificadores na, 145-146
presente e futuro do tratamento da, 280-281
Doença metabólica, diagnóstico pré-natal de, ensaios bioquímicos, 364
Doença renal policística, 113, 302
Doenças autossômicas, 75-105. *Ver também* distúrbios específicos.
dominante
fenótipo limitado ao sexo, 115-116, 115f
mutação nova e valor adaptativo nos, 117
síndromes de câncer como, genes supressores de tumor nos, 317-322
genômico, 80-82
recessivo
consanguinidade e, 112-113, 113f, 160
frequência do portador e, 112
frequência gênica e, 112
influenciada por sexo, 111-112
lei de Hardy-Weinberg em, 157-158
síndromes de câncer pediátrico como, genes supressores de tumor em, 322
síndromes de deleção como, 83, 84f
Doenças de armazenamento lisossômico, 220-222
doença Tay-Sachs como. *Ver* Doença de Tay-Sachs.
tratamento das, transplante de células-tronco hematopoéticas para, 272-273

Doenças de armazenamento lisossômico *(Cont.)*
a partir da medula óssea, 272-273, 273f
a partir do sangue do cordão umbilical, 273, 274f
Doenças multifatoriais, 133-152.
Ver também distúrbios específicos.
caracteres quantitativos em, 133-135
contribuição genética para, medição de, 136-137
distribuição normal e, 134-135, 134f
herança, 136-137
intervalo normal e, 133-134
características qualitativas nas, 133-135
agregação familiar nas, 135-136
com contribuição genética, 141-145
com herança complexa, 2
desafio das, 152
compartilhamento de alelos entre parentes e, 135, 135f
contribuições relativas dos genes e do ambiente para estudos familiares e, 137-141
estudos com gêmeos e, 138-140, 139f, 139t-140t
familiares não relacionados e, 138
diagnóstico pré-natal, ultrassonografia para, 355, 355t
distúrbios mendelianos, modificadores gênicos em, 145-146
limitações dos estudos, 140-141
malformações congênitas, 141-142, 141t
neuropsiquiátricas, 142-143
Doenças neurodegenerativas, 242-254
de DNAmt. *Ver* DNA mitocondrial (DNAmt), doenças.
devidas à expansão de sequências repetidas instáveis, 251-254, 252f-253f
classe 1 de, 251-252
classe 2 de, 252-253
classe 3 de, 253-254
patogênese das, 251
doença de Alzheimer como. *Ver* Doença de Alzheimer.
Dogma central, 22-24
Dosagem gênica, das hemoglobinas, 201
DSD testicular 46,XX, 98-99
Ductos mesonéfricos, desenvolvimento de, 90
Ductos paramesonéfricos, desenvolvimento de, 90
dupla hélice do DNA, 7f
Duplicações segmentares, 11, 48, 80
Duplos diminutos, 327

E
Ecocardiograma, fetal, 355, 355t
Ecogenética, 225
Ectoderma, 290-291
definição de, 291q
Edema nucal, prevalência de, 354t
Edição gênica, 271-272
Efeito do limiar fenotípico, heteroplasmia do DNAmt e, 249
Efeito fundador, 162-163, 165
Efeitos de origem parental, nos padrões de herança, 124
imprinting genômico e, 124
Eixo anteroposterior, 298
Eixo craniocaudal, 298
Elementos reguladores, 25
Embrião, definição de, 291q
Embriogênese
definição de, 291q
humana, 290-294, 293f
interação dos mecanismos de desenvolvimento na, 306-307

Embriologia, do sistema reprodutor, 89-90, 89f
Empregadores, uso de informação genética pelos, 388
Endoderme, 290-291
definição de, 291q
Endogamia, lei de Hardy-Weinberg e, 160
Ensaios bioquímicos, pré-natais, para doença metabólica, 364
Enzima(s)
de inibição, tratamento de anormalidade metabólica, 262
doenças envolvendo, 216-226
aminoacidopatias como, 217-220
conceitos gerais em, 218q
deficiência de antitripsina-α1 como, 224-225, 224f-225f
doenças de armazenamento lisossomal como, 220-222
função alterada da proteína devido a modificações pós-traducionais anormais e, 222-223
perda de função da proteína devido a prejuízo na ligação ou no metabolismo de cofatores e, 223-224
porfiria aguda intermitente como, 225-226, 226f
Enzimopatias, 218q, 263
Epidemiologia genética, 152, 375, 375q
Epilepsia, do sexo feminino, 121, 122f
Epissomo, 276
Equilíbrio de ligação, 176-177, 176f
Equilíbrio e desequilíbrio de dosagem, os princípios de, 75
Erros inatos do metabolismo, vitamina-sensível, tratamento de, 265-267, 266t, 267f
Esclerose múltipla
estudos caso-controle de, 136
taxa de risco para, 136t
Especificação, 295-298
definição de, 291q
Especificação do eixo, 298-300
Espectroscopia de massa em *tandem*, 371-372, 371t
Espermátides, 18-19
Espermatócitos
primário, 18
secundário, 18-19
Espermatogênese, 18-19, 18f
genes ligados ao Y nos, 90
Espermatogônias, 18-19
Espermatozoide, 18-19
Espondilite anquilosante, alelos HLA e, 185q
Esquizofrenia, 143
relação de risco para, 136t
riscos de recorrência para, 143t
síndrome velocardiofacial e, 141
Esterilização, para evitar recorrência da doença genética, 335
Estratificação da população, estudos de associação genômica ampla e, 185
Estratificação, lei de Hardy-Weinberg e, 165
Estriol não conjugado, na triagem pré-natal, 358t, 359
Estruturas análogas, 289
Estruturas homólogas, 288-289, 288f
Estudos caso-controle, 182
agregação familiar, 136
de trombose venosa cerebral, 183, 183t
razão de chances (*odds ratio*) em, 183

538 ÍNDICE

Estudos com gêmeos
distinção entre influências genética
e ambientais por meio de, 138-140
estimativa de herança em, 139
limitações, 140-141
potenciais diferenças genéticas
ou epigenéticas em, 140
Estudos de associação genômica ampla, 184,
189q
armadilhas no desenho e análise de,
185-186
associações descobertas, importância das,
188-189
encontrando genes que contribuem
para doença complexa por, 187-189
mapeamento gênico por, em traços
complexos, 184-186, 185q
Estudos de associação genômica ampla, 189q
Estudos de coorte, 182-183
miopatia induzida por estatinas e, 184
risco relativo nos, 183
Estudos familiares, distinção entre
influências genéticas e ambientais
utilizando, 137-138
Ética biomédica, princípios da, 383
Etnia, diferenças na frequência das doenças
genéticas e, 163-166, 164t
deriva genética e, 165
efeito fundador, 165
vantagem do heterozigoto e, 165
Eucarioto, 22-23
Eugenia, 388-390
Euploidia, 65
Evitar a maleficência, 383
Evolução
convergente, 289
desenvolvimento e, 288-289, 288f
Evolução convergente, 289
Exon *skipping*, indução de, 270-271, 271f
Éxons, 24-25
Expansões de repetição instáveis, 124-128
distúrbios de poliglutamina, 125-126,
126f
síndrome do X frágil, 126-127, 127f
Expressão alélica, 38f
Expressão desequilibrada, na expressão
gênica, 38t
Expressão do gene da β-globina, 32
início da transcrição e, 29-30, 30f
poliadenilação e, 32
regulação do desenvolvimento da,
199-201, 201f
splicing do RNA e, 32
alternativo, 32
Expressão gênica, 27-29. *Ver também* genes
específicos.
centro de inativação X e gene *XIST*, 41
como integração de sinais genômicos
e epigenômicos, 35-36
desequilíbrio alélico na, 36-41, 38t
do *locus* não afetado pela doença,
aumento, 269-270, 270f
do produto gênico mutante dominante,
reduzindo, 270
ectópica, mutações associadas com, 197
em ação, 29-33
epigenética e aspectos epigenômicos de,
33-35, 34f, 37q
gene da β-globina, 29
heterocrônica, mutações associadas à, 197
início da transcrição e, 30-32
modulação da, 269-272
monoalélico, 37-41, 38t
perfil
no prognóstico do câncer, 329-330, 329f

Expressão gênica *(Cont.)*
para individualização da terapia
do câncer, 327-329, 328f
poliadenilação, 32
splicing do RNA e, 32
alternativo, 32
tradução e código genético, 28-29, 28t
transcrição e, 27-28
genoma mitocondrial, 29
início da, 27
variação, relevância para a medicina,
41-42
Expressão gênica ectópica, mutações
associadas à, 197
Expressão gênica heterocrônica, mutações
associadas, 197
Expressão gênica monoalélica, 37-41, 38t
aleatória, 38-39
Expressão variável, 108
Expressividade, 108

F
Falha ovariana, prematura, 100-101
Família Alu, 10
Família do elemento nuclear intercalado
longo (LINE), 10
Família LINE, 10
Famílias de genes, 25-26
Farmacocinética, 372
variação na resposta farmacocinética
e, 373-374
variação na resposta farmacodinâmica
e, 374
Farmacodinâmica, 372
hipertermia maligna e, 374
variação na resposta farmacodinâmica
e, 374
Farmacogenética
citocromo P-450 e, 373-374, 373f, 374t
variação na resposta farmacocinética e,
373-374
variação na resposta farmacodinâmica e, 374
Farmacogenômica, 372-375, 372t
como característica complexa, 375
Fase, detecção de eventos de recombinação e,
174-175, 175f
Fase fetal, de desenvolvimento, 294-295
Fase G_0, do ciclo celular, 11
Fase G_1, do ciclo celular, 12, 12f
Fase G_2, do ciclo celular, 12, 12f
Fase S, do ciclo celular, 12
Fator de crescimento transformador β,
fibrose cística e, 145-146
Fatores ambientais
causa de malformações e, 285-286, 285f
na doença arterial coronariana, 143-145,
144q, 144t, 145f
na doença bipolar, 136t, 143, 143t
na doença de Alzheimer, 150-152, 151t
na doença Hirschsprung, 147-148, 148f
na esquizofrenia, 136t, 143, 143t
no câncer, 330-332
carcinógenos químicos e, 331-332
radiação e, 331
no desenvolvimento, 289-290
no diabetes melito tipo 1, 136t, 148-150,
151t
nos defeitos cardíacos congênitos, 141,
142f
nos distúrbios multifatoriais.
Ver Distúrbios multifatoriais.
Fatores de azoospermia, 91
Fatores de transcrição, 27, 30
regulação gênica dos, 300-301, 301f-302f

Fator V de Leiden, na trombose venosa, 147,
147f
Feminilização testicular, 102
Fenilcetonúria
clássica, 215, 217-218, 217f, 217t
lei de Hardy-Weinberg na, 157
materna, 220
triagem de recém-nascido ou, 220, 370
variante, 218-219
Fenilcetonúria materna, 220
Fenocópias, 141
Fenótipo, 21, 107-108. *Ver também*
distúrbios específicos.
clínico, no tratamento no nível de, 257
correlação com genótipo, 130
definição de, 107
influência do sexo, 111-112
instabilidade positiva de microssatélites,
321
na doença ligada ao X, 118, 118t
na síndrome de Down, 76, 77f
relação entre genótipo e, de doença
genética, 197-198
Fenótipo quantitativo, 134
Fertilidade, problemas de, análise
cromossômica na, 59
Fertilização, 19
in vitro, diagnóstico genético
pré-implantação e, 297, 298f, 335,
352
Feto
definição de, 291q
determinação do sexo do, 355
diagnóstico pré-natal e. *Ver* Diagnóstico
pré-natal.
Fibroblastos, para análise citogenética, 57-58
Fibrose cística, 112, 145, 230-233
desequilíbrio de ligação na, 187
diagnóstico pré-natal na, 233
fenótipos da, 231
fisiopatologia da, 232
gene e proteína CFTR na, 231-232, 231f
genética da, 232-233
análise de famílias de pacientes na, 233,
233
correlações genótipo-fenótipo e, 232-233
gene da fibrose cística em populações
e, 233
molecular, 233
mutações na polipeptídeo regulador
transmembranar da fibrose cística
e, 232
mutações no gene do canal de sódio
epitelial SCNN1 e, 232
tratamento e, 233
triagem populacional na, 233
Fita senso de DNA, 27-28
Fluxo de genes, migração e, 163, 163f,
164q
Formação de padrões, 299-300, 299f
Forma e organização celular, 302, 304f
Fosforilação oxidativa, doenças do DNAmt
e, 249-250
Fosforilação oxidativa, e doenças do
DNAmt, 249-250
Frequência de mutações por *locus* da doença
por geração, 48-49
Frequência de mutações por *locus*, por
divisão celular, 48-49
Frequência de recombinação, 174-176, 174f
como medida de distância entre *loci*, 174
detecção de eventos de recombinação e,
174-175, 175f
ligação e, 175
mapas genéticos e mapas físicos, 175-176

ÍNDICE **539**

Frequência na população, 346q
Função da proteína
  alterada, devido à modificação
     pós-traducional anormal, 222-223
  mutação, 195-197, 196f
    associada à expressão gênica
      heterocrônica ou ectópica, 197
    ganho de função, 196
    perda de função, 195-196
    propriedades novas, 197
  perda de, devido a problemas de ligação
    ou metabolismo de cofatores, 223-224
Fuso mitótico, 12

G
Galactosemia
  tratamento da, 260
  triagem de recém-nascido para, 371
Galton, Francis, 388-389
Gametas, 11
Gametogênese, 18-20
Gangliosidose, GM2. *Ver* Doença de Tay
  -Sachs.
Gangliosidoses GM2, 221, 221f
Gargalo genético mitocondrial, 129-130,
  250q
Gastrulação, definição de, 291q
Gêmeo(s)
  criados separados, 139-140, 140t
  desenvolvimento regulador, 297, 297f-298f
  dicoriônicos, 297
    definição de, 291q
  dizigóticos, 135, 138
    concordância de doença em, 138-139,
      139t
    impressões digitais de DNA de, 138, 139f
  monoamnióticos, 297
    definição de, 291q
  monocoriônicos, 297
    definição de, 291q
  monozigóticos, 135, 138, 291q
    concordância de doença em, 138-139,
      139t
  unidos, 297-298
Gêmeos dicoriônicos, 297
  definição de, 291q
Gêmeos dizigóticos, 135, 138
  concordância da doença em, 138-139, 139t
Gêmeos monoamnióticos, 297
  definição de, 291q
Gêmeos monocoriônicos, 297
  definição de, 291q
Gêmeos monozigóticos, 135, 138, 291q
  discordância de doença, 138-139, 139t
Gêmeos siameses, 297-298
Geminação, 138
Gene APOE, na doença de Alzheimer, 151,
  151t, 152f, 244-246, 245t
  alelo e4 do, 151-152, 151t
Gene da determinação testicular, 90-91, 90f
Gene da formina, 289
Gene da protrombina, 147
Gene do receptor LDL, mutações do, hiper-
  colesterolemia devido a, 227-228, 227t
Gene APC, 320-321
Gene BCL11A, na expressão do gene da
  γ-globina, 203-204
Gene CACNL1A3, 374
Gene CCR5
  fluxo gênico e, 163, 163f
  resistência do HIV e, 155, 156t, 157
Gene CFTR, 187, 231-232, 231f, 379-380
  fibrose cística e, 145
Gene DMD, 235, 236f-237f

Gene DQA1, diabetes melito tipo 1 e,
  149-150
Gene DQB1, diabetes melito tipo 1 e,
  149-150
Gene FMR1, 251-252
Gene HLA-DR3, diabetes melito e, 149
Gene *homeobox*
  formação de padrão e, 299-300, 299f
  sinpolidactilia e, 301, 302f
Gene *HOX*
  padrão de formação e, 299-300, 299f
  sinpolidactilia e, 301, 302f
Gene LCGR, 115
Gene MBL2, 145-146
Gene MLH1, 316t, 321-322
Gene MSH2, 316t, 321
Gene MSH6, 321
Gene MYB, na expressão do gene
  da γ-globina, 204, 204f
Gene MYCN, 327
Gene PAH
  em resposta a mutações
    na tetra-hidrobiopterina, 220
  na heterogeneidade alélica,
    na hiperfenilalaninemia, 219-220, 219f
Gene RAS, 325
Gene RB1, 260, 316t, 317, 326-327
Gene RET, 148, 315, 316f
Gene RYR1, 374
Gene SCNN1, mutações no, 232
Gene SERPINA1, 224
Gene SORL1, na doença de Alzheimer, 246
Gene SRY, 90-91, 90f
Gene TGFB1, 145-146
Gene TGFBR2, 321-322
Gene TP53, 316t, 326-327, 331
Gene TREM2, na doença de Alzheimer, 246
Gene VHL, 316t
Gene(s), 3, 5q. *Ver também* genes específicos.
  assinaturas do, 328-329
  características estruturais da, 25
  definição molecular de, 25
  doença humana, taxa de mutação, 51t
  essencial, inativação por inserção de, 278
  herança monogênica e. *Ver* Herança
    monogênica.
  ligada ao Y, na espermatogênese, 90
  microRNA, 26-27
  modificador, 145-146
  mutações, 49-52, 50f
    taxa de causador da doença, 51-52
  no cromossomo, 11, 23f
  no desenvolvimento, 289-290
  nuclear, modificação de fenótipos
    da doença de DNAmt, 250
  organização e estrutura, 24-27, 24f
  região promotora de, 25
  RNA, não codificante, 26-27, 26q
  transcrição da, 27-28
Genes da presenilina 1 e 2, na doença
  de Alzheimer, 243t, 244
Genes de globina, 199
  expressão de desenvolvimento da, 199,
    200f, 201
  genes α-globina, deleção de, 206-207, 206f
  RNAm da β-globina, defeitos de capeamen-
    to (*capping*) e cauda (*tailing*) de, 211
Genes de MicroRNA, 26-27
Genes BRCA1/BRCA2, 316t, 318-320, 323
  mutações dos
    mutações dos, 318-320, 320t
    penetrância dos, 319-320
    testes de mutação germinativa para,
      322-323
  teste para, 323

Genes ligados ao Y, na espermatogênese, 91
Genes modificadores, 198
  em distúrbios mendelianos, 145-146
  na anemia falciforme, 203
Genes supressores de tumor (ETG), 313,
  314q, 316t
  cuidadores, 316t
  em síndromes autossômicas dominantes
    de câncer, 317-322
  em síndromes autossômicas recessivas
    de câncer pediátrico, 326-327
  perda de, no câncer esporádico, 326-327
  teoria de dois eventos (*hits*) de inativação
    de, no câncer, 315-317
Genética
  bioquímica, 195
  na medicina, 1-2, 390
  nascimento e desenvolvimento da, 1
  prática da, 1-2
Genética bioquímica, 195
Genética de populações, 155
  doença de Tay-Sachs e, 222, 222f
  raça, etnia e, 168-169, 169q
Genética do desenvolvimento, 283-307
Genética médica, dilemas éticos em, 383-386,
  384t
Geneticistas enfermeiros, 334
Genoma humano, 3-20, 4f
  base cromossômica da hereditariedade e,
    3-11
  conteúdo de informação, 21-22
  cromatina, 7f
  cromossomos do. *Ver* Cromossomo(s).
  estrutura do DNA e, 5-6, 6f
  estrutura e função gênica, 21-42
  expressão gênica e, 27-29, 27f
  genes no, 5q
  mapeamento genético e. *Ver* Mapeamento
    genético.
  organização do, 8-11
  organização e estrutura gênica e, 24-27,
    24f
  polimorfismo no, 47f
  relevância para a medicina, 41-42
  sequência, 8, 9f
  transmissão de, 11-18
  variação comum, 46t
  variação no, 11
Genoma mitocondrial, de transcrição, 29
Genoma(s)
  amplificação da informação genética de,
    22f
  humana. *Ver* Genoma humano.
  mitocondrial, interação com genoma
    nuclear, 250-251
  mutações, frequência da doença devido a,
    134t
  nuclear
    interação com genoma mitocondrial,
      250-251
    transcrição, 29
  somática, modificação de, pelo transplante.
    Ver Transplante.
  variação na, 54-55, 55q
Genômica
  aplicação da, na medicina e cuidados
    de saúde personalizados, 369-381
  na medicina, 1-2
  nascimento e desenvolvimento da, 1
Genômica direta ao consumidor (DTC), 55q
Genótipo, 107-108, 108f
  correlação com fenótipo, 130
  definição de, 107
  frequências de, nas populações, 155-156
  na doença ligada ao X, 118, 118t

540 ÍNDICE

Genótipo *(Cont.)*
relação entre fenótipo e, na doença
genética, 197-198
teste de sensibilidade com base no,
376-377, 377f
Glicosilação
ganhos de, 223
perda de, 222
β-globina, sequência de nucleotídeos, 31f
Glomeruloesclerose segmentar focal, 166
Gonadotrofina coriônica humana, na triagem
pré-natal, 357, 358t
Gravidez
análise cromossômica na, 59
interrupção, eletiva, 365
Grupos sanguíneos ABO, 110-111, 111t
Guanina, 5-6, 5f

H
Haploinsuficiência, 69
Haplótipo, 174, 175f
definição de, 107
Haplótipo contendo doença, 177-178, 177f
Hardy, Godfrey, 156
Hb E, 202t, 211
Hb Hammersmith, 202t, 204-205
Hb Hyde Park, 202t, 205
Hb Kempsey, 196, 202t, 205
Hb S, 195, 202-204, 202f, 202t
consequências da, 203
genes modificadores na, 203
patogênese da, 203f
patologia molecular da, 203
Health Insurance Portability
and Accountability Act, 386-388
Hemocromatose, 111-112
hereditária, teste de sensibilidade
para, 378
tratamento de, 263
Hemocromatose hereditária, teste
de sensibilidade para, 378
Hemofilia, 122
Hemofilia A, 119, 119f, 162
Hemofilia B, terapia genética para, 275t, 279
Hemoglobina fetal, persistência hereditária
de, 208, 211-212, 211f
Hemoglobinas, 198-201
anemia falciforme e, 202-204, 202f, 202t
consequências de, 203
genes modificadores na, 203
patogênese da, 203f
patologia molecular da, 203
com afinidade pelo oxigênio alterada, 205
com novas propriedades físicas, 202-204
dosagem gênica, expressão gênica e
desenvolvimento da globina e doença
clínica, 201
estrutura e função, 199, 199f
expressão do desenvolvimento dos genes
da globina e mudança (*switching*)
da globina, 199, 200f
fetal, persistência hereditária de, 208,
21-212, 211f
Hb E, 202t
Hb Hammersmith, 202t
Hb Hyde Park, 202t
Hb Kempsey, 196, 202t
Hb S, 202t
instável, 204-205, 204f
monômero de, 205
regulação do desenvolvimento da
expressão do gene β-globina
e, 199-201, 201f
tetrâmero de, 205

Hemoglobinopatias, 201-213
com fenótipos de talassemia.
Ver Talassemias.
vantagem do heterozigoto e, 165-166
variantes estruturais da hemoglobina e,
201-205, 202f, 202t
e transporte de oxigênio alterado, 205
nas anemias hemolíticas, 202-205
Herança autossômica
características da, 113q, 116q
dominante, 113-117, 114f, 114t
efeito da penetrância incompleta,
expressividade variável e mutações
novas na, 116-117
incompleta, 115
pura, 114-115
recessiva, 111-113, 112f, 112t
Herança autossômica monogênica, 110
características recessivas, 110-111
definição de, 107
efeitos de origem parental, sobre padrões
de herança, 124
expansões de repetição instáveis e, 124-128
distúrbios de poliglutamina, 125-126,
126f
síndrome do X frágil, 126-127, 127f
fenótipo e, 107-108
correlação com genótipo, 130
genótipo e, 107-108, 108f
correlação com fenótipo, 130
herança mendeliana, 110-111
heredogramas (*pedigrees*) e, 108-110,
109f
história familiar, na prática médica,
130-131
imprinting na, padrões de herança
incomuns devido a, 124
ligada ao X. *Ver* Herança ligada ao X.
mitocondrial, 110
mosaicismo e, 122-124, 123f
mutações no genoma mitocondrial e,
distúrbios causados por herança
materna de, 128-130
padrões autossômicos, 111-117
padrões de, 107-131
penetrância e expressividade, 108
pseudoautossômica, 122, 122f
traços dominantes, 110-111
Herança codominante, 110
Herança complexa. *Ver Distúrbios*
multifatoriais; Herança multifatorial.
Traços complexos, estudos de associação
genômica ampla em.
encontrar genes que contribuem para,
187-189
por mapeamento gênico, 184-186
Herança digênica, 146
Herança dominante
autossômica, 113-117, 114f, 114t
características da, 116q
efeito de penetrância incompleta,
expressividade variável e mutações
novas na, 116-117
incompleta, 115
pura, 114-115
de distúrbios ligados ao X e, 120-121,
120t, 121q, 121f
com letalidade do sexo masculino, 121,
121f
com preservação do sexo masculino,
121, 122f
Herança incompletamente dominante, 110
Herança ligada ao X, 110, 118-122
Herança materna, de doenças do DNAmt,
128, 128f

Herança mendeliana, 110-111. *Ver também*
Herança de um único gene.
padrões de autossômicos, 111-117
Herança mendeliana no homem, 195
Herança mitocondrial, 110
características, 129q
causada por, 128-130
genoma mitocondrial, mutações em,
herança materna de distúrbios
herança materna do DNAmt e, 128,
128f
homoplasmia e heteroplasmia e, 128-130,
129f
segregação replicativa, 128
Herança multifatorial, 133-152. *Ver também*
Distúrbios multifatoriais;
Distúrbios específicos.
características, 141q
frequência de doença devida a, 134t
malformações congênitas na, 141t
Herança pseudoautossômica, 122, 122f
Herança recessiva, 111-113, 112f, 112t
características, 113q
consanguinidade e, 112-113, 113f
distúrbios ligados ao X, 119-120, 119f,
119t, 120q
em mulheres afetadas, 120
Herança semidominante, 110
Herdabilidade, 136-137
estimativa da, estudos com gêmeos para,
139
estudos de limitações de, 140-141
Heredogramas da síndrome do X frágil,
doença de Huntington e, 127-128
Heredogramas (*pedigrees*), 108-110, 109f
fase conhecida e fase desconhecida, análise
de ligação e, 181-182, 182f
Hermafroditismo, 100
Hérnia diafragmática, prevalência da,
354t
Heterogeneidade
tipos de, 198t
Heterogeneidade alélica, 130, 198, 198t
Heterogeneidade celular, dentro de tumores
individuais, 313-314
Heterogeneidade clínica, 130
Heterogeneidade de *locus*, 130, 198, 198t
em hiperfenilalaninemias, 217t
Heterogeneidade genética, tratamento e,
260
Heteroplasmia, 128-130, 129f, 250q
Heteroploidia, 65
Heterozigosidade
detecção de eventos de recombinação e,
174-175
perda de, 318, 319f
Heterozigoto(s), 107, 202-203
compostos, 112-113
manifestação, 120
Hibridização genômica comparativa (CGH),
61, 62f
Hibridização *in situ* por fluorescência, 60-61,
61f
Hidropisia fetal, 206
Higroma cístico, prevalência do, 354t
HIPAA, 386-388
Hipercolesterolemia familiar, 113, 226-230,
227f, 227t
doença arterial coronariana e, 144
implicações clínicas da genética da, 230
mutações do receptor de LDL e,
227-228
captação de colesterol e, 228, 229f
classes de, 228-229
genética da, de, 227-228, 228f

ÍNDICE 541

Hipercolesterolemia familiar *(Cont.)*
  protease PCSK9 na, 229-230
  redução dos níveis de colesterol
    em heterozigotos, 262, 262f
Hiperfenilalaninemia(s), 217-219, 217f
  defeitos do metabolismo
    da tetra-hidrobiopterina, 219-220
  fenilcetonúria como, 217-218
  heterogeneidade alélica e de *locus* na, 217t,
    219-220
  não fenilcetonúrica, 218-219
  variante, 218-219
Hiperlipidemia, genética, 226-230
Hiperlipoproteinemias, 226. *Ver também*
  Hipercolesterolemia familiar.
Hiperplasia adrenal congênita, 101,
  101f
  triagem neonatal para, 371
Hiperplasia suprarrenal congênita, triagem
  neonatal para, 371
Hipertermia maligna, 374
Hipometilação do DNA, 269
Hipotireoidismo
  congênito, tratamento de, 261
  triagem de recém-nascido para,
    370-371
Histona
  modificações nas, 34-35
  variantes das, 35
História familiar
  estudo caso-controle, 136
  na análise cromossômica, 59
  na avaliação de risco, 333-334, 333q
  na prática médica, importância de,
    130-131
  na triagem genética, 369, 370f
  positiva, 136
História familiar positiva, 136
Holoenzima, 220
Holoprosencefalia, 301-302, 303f
Homocistinúria, 223-224, 224f
  tratamento da, 265-267, 267f
  triagem de recém-nascido, 371-372
Homologia fenotípica, de enzimopatias,
  218q
Homólogos, 4
Homoplasmia, 128-130, 246
Homozigoto, 107

I
Idade de manifestação, tardia, probabilidade
  condicional em distúrbios com, 342,
  342f-343f
Identificação de genes
  que contribuem para doença complexa
    por estudos de associação do genoma,
    187-189
  responsáveis ou doença por sequenciamento
    do genoma, 189-191
  no distúrbio mendeliano comum por
    mapeamento de ligação, 187
  por mapeamento de genes para, 186-189
Ilhas CpG, 30-31, 34f
Impressão digital do DNA, 47-48
Imprinting de origem parental, 39
Imprinting genômico, 38t, 39, 40f
  distúrbios associados ao, 85-87
Imunodeficiência combinada grave (SCID),
  267
  ligada ao X, terapia gênica para,
    278-279
Imunodeficiências ligada ao X, 120
Imunoglobulinas, rearranjo somático de,
  37

Inativação do X, compensação de dose,
  e expressão de genes ligados ao X na,
  118-119
Índice de massa corporal, em estudos
  com gêmeos, 139-140, 140t
Inibição, para tratamento de anormalidade
  metabólica, 262
Inibidor de enzima, mutações do, 224-225
Inibina A, na triagem pré-natal, 358t, 359
Iniciação tumoral, 314q
Inseminação artificial, para evitar recorrência
  de doença genética, 335-336
Inserções, 53-54, 54f
Insuficiência ovariana prematura, 100-101
Insuladores, 25
Interação gene-ambiente, 133
Interação gene-gene, 133
Interfase, 11
Intervalo de confiança, 183
Íntron(s), 24-25
Isolados genéticos, e distúrbios
  recessivos, 160

J
Justiça, 383

L
Lábio leporino, com ou sem fenda palatina,
  137
  risco para, 138t
Lábio leporino não sindrômico, 137-138
Lábio leporino sindrômico, 137-138
Lectina ligante de manose, fibrose cística e,
  145-146
Lei de Hardy-Weinberg, 156-157, 156q,
  157t
  fatores que perturbam, 158-163
    exceções às frequências alélicas
      constantes como, 160-163
    exceções para grandes populações
      com cruzamentos aleatórios como,
      159-160
    na doença autossômica recessiva,
      157-158
    na doença ligada ao X, 158, 15
    seleção equilibrada e, 166q
Lentivírus, como vetores de terapia gênica,
  277-278
Letal genético, 160
Leucemia. *Ver também* tipos específicos
  de leucemia.
  translocações cromossômicas na, 326t
Leucemia linfoblástica aguda, translocação
  cromossômica na, 326t
Leucemia linfocítica aguda, translocação
  cromossômica na, 326t
Leucemia linfocítica crônica, translocação
  cromossômica na, 326t
Leucemia mieloide crônica (LMC),
  translocação cromossômica na,
  325-326, 326t
Leucemia promielocítica aguda, translocação
  cromossômica na, 326t
Leucodistrofia metacromática (MLD), 279,
  280f
Ligação *(linkage)*, frequência
  de recombinação e, 175
Ligante, 301
Linfoma
  de Burkitt, translocações cromossômicas
    no, 326, 326t
  folicular, translocações cromossômicas no,
    326t

Linhagem germinativa, 4, 49
Linhagens celulares linfoblastoides,
  para análise citogenética, 57-58
Líquido amniótico, alfa-fetoproteína no, 350,
  350t
  peptídeo β-amiloide, na doença
    de Alzheimer, 242-243
  proteína precursora de amiloide e,
    243-244, 243t, 244f-245f
Lissencefalia, 303
Loci autossômicos, 110-111
Loci ligados ao X, 111
Loci pseudoautossômicos, 122
Locus(i)
  distância do mapa entre, 175-176
  distância entre, frequência
    de recombinação como medida
    de, 174
  mutante, expressão gênica aumentada,
    269, 269t
  não afetados pela doença, expressão gênica
    aumentada, 269-270, 270f
  tipo selvagem, aumento da expressão
    do gene a partir de, 269, 269t
  variedade independente e recombinação
    homóloga e de alelos em *loci* em
    cromossomos diferentes, 172, 173f
  de alelos em *loci* no mesmo
    cromossomo, com *crossover*
    em cada meiose, 172-174, 173f
Locus mutante, aumentando a expressão
  gênica, 269, 269t
Locus tipo selvagem, aumento da expressão
  gênica no, 269, 269t

M
Malária, vantagem do heterozigoto e,
  165-166
Maleficência, evitar, 383
Malformação de fenda na mão/pé, 116,
  116f
Malformações, 284, 284f
  causas genéticas, genômicas e ambientais,
    de, 285-286, 285f
Malformações congênitas, multifatoriais,
  141-142, 141t
Mapa de haplótipos (HapMap), 184
Mapeamento de ligação, descoberta
  de genes em distúrbios mendelianos
  comuns, 187
Mapeamento gênico, 3, 178-186
  frequência de recombinação e, 174-176,
    174f
    como medida da distância entre *loci*,
      174
    detecção de eventos de recombinação,
      174-175, 175f
    ligação e, 175
    mapeamento genético e mapas físicos,
      175-176
  identificação gênica e, 186-189
    armadilhas no desenho e análise de,
      185-186
    de características complexas, 184-186
    Haplotype Map (HapMap)/mapa
      de haplótipos, 184
    por estudos de associação genômica
      ampla, 184, 187-189
    por mapeamento de ligação, 187
    por sequenciamento genômico, 189-191
  por análise de ligação, 171, 180-182
    combinando informações de classificação
      de LOD *score* através das famílias,
      181, 182t

542 ÍNDICE

Mapeamento gênico *(Cont.)*
    determinação se dois *loci* estão ligados, 180-181
    heredograms de fase conhecida e de fase desconhecida e, 181-182, 182f
    por associação, 182-184
        desenho de um estudo de associação, 182-183, 183t
        odds ratio e risco relativo em, 183-184, 183t
Marcadores informativos de ancestralidade, 166-168, 167f-168f
Massa celular interna, 290
    do blastocisto, 291q
Matriz de leitura, 29
Média, 134, 134f
Medicina de precisão, 280-281
Medicina genômica, 1, 55
    personalizada, 380-381
Médico geneticista, 1
Medula óssea, para análise citogenética, 57-58
Meiose, 14-18, 16f
    I
        anáfase da, 14
        metáfase da, 16
        prófase de, 14-16
        telófase da, 17-18
    II, 18
    segregação independente e recombinação homóloga, 172-174, 172f
        de alelos em *loci* nos cromossomos diferentes, 172, 173f
        de alelos em *loci* no mesmo cromossomo com *crossover* meiótico, 172-174, 173f
    significado biológico da, 20
MELAS, 249, 249t
Membro, como modelo de organogênese, 306-307, 306f-307f
Membros da família não relacionados, 138
MERRF, 249t
Mesoderma, 290-291
    definição de, 291q
Metabolismo da tetra-hidrobiopterina, nos defeitos, na hiperfenilalaninemia, 219-220
Metabolismo de fármacos
    normal, lento e ultrarrápido, 373, 373f
    variação na, 373-374
Metabolismo, manipulação de, tratamento de doenças genéticas, 260-263, 261t
    antagonismo do receptor como, 262-263, 263f
    depleção como, 263
    desvio como, 261-262, 261f-262f
    inibição como, 262
    restrição alimentar como, 260-261
    substituição como, 261
Metáfase, 57
    da meiose I, 16
    da mitose, 13
Metástase, 309
Metemoglobinas, 205
Metilação do DNA, 30-31, 33-34
MHC. *Ver* Complexo de histocompatibilidade principal.
Micobacteriose, suscetibilidade mendeliana à, 223
Microarranjos cromossômicos, 57
Migração celular, 302-305, 304f-305f
Migrações, 290
    fluxo de genes e, 163, 163f, 164q
Miopatia induzida por estatina, estudo de coorte para, 184

miRNA, 311-312
    na expressão do gene γ-globina, 204, 204f
Mitose, 13, 13f
    processo de, 13
    significado biológico de, 20
Módulos de regulação da transcrição, 300
Mola hidatiforme, parcial, 65
Monômero, de hemoglobinas, 205
Monossomia, 65-66
    parcial, 66
Morfogênese, 290, 291q
Morfogênio, 295-296
    definição de, 291q
    sinalização célula a célula e, 301-302, 303f
Morte celular programada, 305-306
Morte neonatal, análise cromossômica na, 59
Mórula, 290
    definição de, 291q
Mosaicismo, 71-72
    confinado ao embrião, 363f
    da linhagem germinativa, 123-124, 124f
    diagnóstico citogenético pré-natal de, 362-363, 363f
    generalizado, afetando feto e placenta, 363f
    herança monogênica e, 123-124, 123f
    placentário, confinado, 122, 362, 363f
    pseudomosaicismo, 362
    segmentar, 123
    somático, 123
    verdadeiro, 362
Mosaico, definição de, 291q
mtDNA. *Ver* DNA mitocondrial (DNAmt).
Mucopolissacaridoses, 218
Mudança *(switching)* da globina, 199, 200f
Mutação *de novo*, 346q
Mutação(ões), 43-56.
    conceito de, 43-44
    cromossomo, 49
    dinâmica, 53-54
    e câncer, 309-311
    em diferentes classes de proteínas, 215-216, 216f
    espontânea, 50
    função das proteínas, 195-197, 196f
        associada à expressão do gene heterocrônico ou ectópica, 197
        ganho de função, 196
        nova propriedade de, 197
        perda de função, 195-196
    gene, 49-52
    impacto da, e polimorfismo, 55-56
    íntron, 209
    junção de recomposição *(splice)*, 209
    lei de Hardy-Weinberg e, 160
    regional, 49
    sinônimo, 209
    taxas de, diferenças sexuais e efeitos da idade sobre, 51
    tipos de, 52-54
        doenças genéticas humanas, 52t
        inserções, deleções e rearranjos, 53-54, 54f
        origem e frequência de, 48-52
        substituições de nucleotídeos, 52-53
Mutação pontual, ativação de oncogenes por, 325
Mutação sinônima, 209
Mutações de ganho de função, 196

Mutações de junção de *splicing*, 208
Mutações de propriedade nova, 197
Mutações de sentido trocado *(missense)*, 52
Mutações dinâmicas, 53-54, 124-128
Mutações genéticas condutoras
    espectro de, 311
    funções celulares das, 311-312, 311t, 312f
Mutações gênicas causadoras de doenças, taxa de, 51-52
Mutações gênicas. *Ver* Mutação(ões).
Mutações *LDLR* associadas
    a transporte deficiente, 228
Mutações intrônicas, 209
Mutações monogênicas, frequência de doença devido a, 134t
Mutações por perda de função, 195-196
Mutações regionais, 44, 49, 57
Mutações sem sentido *(nonsense)*, 52
Mutações somáticas, 49
Mutações subcromossômicas, 44

N

Nanismo tanatofórico, 117
Não disjunção meiótica, 66
Não disjunção, na meiose I, consequências da, 68f
Natimorto, análise cromossômica, 59
Nativivos
    cariótipos desbalanceados e genomas, diretrizes do aconselhamento em, 65q
    incidência de anormalidades cromossômicas em, 73
    na síndrome de Down, 76t
Necrólise epidérmica tóxica (NET), 374-375
Neoplasia, 309. *Ver também* Câncer; neoplasias específicas.
    e análise cromossômica, 59
Neoplasias malignas hematopoiéticas, 309
Neoplasias malignas linfoides, 309
Neuroblastoma, 327
Neurofibromatose, 117, 123
    tipo 1
        genes supressores de tumor na, 317
        heredogramas de fase conhecida e de fase desconhecida e, 182, 182f
Neuromas, na adenomatose endócrina múltipla tipo 2, 315
Neuropatia óptica hereditária de Leber, 128, 249t, 251
Nucleossomos, 8

O

Ocorrência primária, 346q
Odds ratio, 183-184, 188
Oncogenes, 313, 313f, 314q
    ativados
        ativação por translocação cromossômica, 325-326, 325f, 326t
        nas síndromes hereditárias de câncer, 315
        no câncer esporádico, 325
        telomerase como, 326
Oncogênese, 311-312
Oncomirs, 311-312
Onfalocele, prevalência da, 354t
Organogênese, 291-294
    definição de, 291q
    membro como modelo de, 306-307, 306f-307f

ÍNDICE **543**

Origens, da replicação do DNA, 12
Osteogênese imperfeita, 238-242, 238f
  anormalidades moleculares de colágeno na, 241
  estrutura do colágeno na, 238-241, 239f-240f, 239t
  formas novas, 241
  genética de, 241-242
  manejo clínico da, 242
  tipo II, 161t
Ovário, desenvolvimento e manutenção, distúrbios do, 100-101
Ovocitogênese, 19, 19f
Ovócitos primários, 19
Óvulo, 19
  doado, para evitar recorrência de doença genética, 335-336
Oxi-hemoglobina, 205

P
Padrões de herança, de enzimopatias, 218q
Paquíteno, 14-16
Paragangliomas hereditários (pGLS), 124, 125f
Parentes, 108-110, 109f
Parentes de primeiro grau, 108-110, 135
Parentes de segundo grau, 108-110
Parentes de terceiro grau, 108-110
Parentes. *Ver também* História familiar; Linhagens (*pedigrees*).
  compartilhamento de alelos entre, 135, 135f
Penetrância, 108
  incompleta, 108
    probabilidade condicional nos distúrbios com, 341-342, 342f
  reduzida, 108
Perda auditiva progressiva, 117
Perda auditiva, triagem neonatal para, 370-371
Perda de heterozigosidade, 318, 319f
Perda de múltiplas atividades enzimáticas, nas enzimopatias, 218q
Perfil de expressão, para individualização da terapia do câncer, 327-329, 328f
Permissão para avisar, 386-388
Persistência hereditária da hemoglobina fetal, 208, 211-212, 211f
Piridoxal fosfato, homocistinúria e, 223
Pirimidinas, 5-6
PKU. *Ver* Fenilcetonúria.
Pleiotropia, 107, 286-287, 286f
Poliadenilação, 32
Polidactilia, 284, 284f
Polimorfismo, 43-56
  em populações. *Ver* Genética de populações.
  impacto da mutação e, 55-56
  no genoma humano, 45q, 47f
Polimorfismo de inserção de elemento móvel, 48
Polimorfismo de inserção-deleção, 46-48
  microssatélites, 46-48
Polimorfismo de inversão, 48
Polimorfismo de microssatélites, 46-48
Polimorfismo genético. *Ver* Polimorfismo; Genética de populações.

Polimorfismos de nucleotídeo único, 45-46
  em estudo de associação genômica ampla ou degeneração macular, 187, 188f
Polimorfismos em repetições curtas em *tandem* (STR), 46-47
Polipose adenomatosa familiar (FAP), 320-321
Polipose do colo do intestino, 317
Pontos de checagem (*checkpoints*), 11-12
Pool gênico, 155-156
Porfiria aguda intermitente, 225-226, 226f
Predisposição para doença, testes genéticos para, 384-385
Prejuízo cognitivo, 121, 122f
Pré-mutações, 125-126
Privacidade, da informação genética, 386-388
  dever de alertar e permissão para advertir e, 386-388, 387q
  membros da família na história familiar, 386
  utilização da informação genética e por empregadores e seguradoras, 388
Probabilidade
  anterior, 339, 341q
  articular, 339
  condicional, 338, 338f
    cenários possíveis, 338-340
    em distúrbios com manifestação em idade tardia, 342, 342f-343f
    em distúrbios com penetrância incompleta, 341-342, 342f
    nos distúrbios letais ligados ao X, 340-341, 340f
  no desenvolvimento, 289
  posterior, 339
Probabilidade, 339, 341q
Probabilidade *a posteriori*, 339
Probabilidade condicional, 338, 338f
  cenários possíveis em, 338-340, 339f
  nos distúrbios com manifestação tardia, 342, 342f-343f
  nos distúrbios com penetrância incompleta, 341-342, 342f
  nos distúrbios ligados ao X letais, 340-341, 340f
Probabilidades conjugadas, 339
Probando, 108-110
Produto gênico mutante, dominante, reduzindo a expressão, 270
Prófase
  da meiose I, 14-16
  da mitose, 13
Projeto ENCODE, 33
Projeto Genoma Humano, 1
Proliferação, 290
Prometáfase, da mitose, 13
Pró-núcleos, 20
Propósito, 108-110
Protease PCSK9
  hipercolesterolemia familiar e, 227t, 229-230
  proteção, contra doenças coronarianas, 230, 230t
Proteína adaptadora ARH, hipercolesterolemia familiar e, 227t
Proteína Bcr-Abl, 325-326
Proteína de ligação de CREB (CBP), 306-307
Proteína FMRP, 251-252
Proteína Hedgehog, 301
Proteína IFNGR2, na suscetibilidade mendeliana à micobacteriose, 223

Proteína plasmática A associada à gravidez, na triagem pré-natal, 357, 358t
Proteína(s)
  aumento de, 267-269
  biologicamente normais, mutações interrompendo a formação de, 197, 197t
  defeitos no receptor de, 226-230
  de manutenção (*housekeeping*), 215-216
  diversidade funcional crescente de, 29q
  especialidade, 215-216
  estrutural, distúrbios de, 233-242
    complexo da glicoproteína distrofina como, 233-238
    mutações em genes que codificam o colágeno, 238-242
  hipercolesterolemia e, 226-230
  mutante, terapia com pequenas moléculas para melhorar a função, 263-267
  proteínas G como, 325
  relações informacionais entre DNA e RNA e, 23, 27f
Proteínas de manutenção (*Housekeeping*), 215-216
Proteínas de membrana mutantes, tráfego correto de, pequenas moléculas para aumentar a função das, 265, 266f
Proteínas especiais, 215-216
Proteínas G, 325
Proteínas receptoras, defeitos das, 226-230
Proteína tau, na doença de Alzheimer, 242-243
Proteoma, 21
Proto-oncogene, 314q
Pseudodeficiência de alelos *Hex A*, 221-222
Pseudogenes, 26
  não processados, 26
  processados, 26
Pseudomonas aeruginosa, na fibrose cística, 232
Puberdade precoce limitada aos homens, 115, 115f
Purinas, 5-6

Q
Questões éticas, 383-390
  de crianças assintomáticas, 385
  dever de alertar e permissão para alertar e, 386-388, 387q
  disgenia como, 389-390
  eugenia como, 388-390
  membros da família na história familiar, 386
  na triagem neonatal, 386
  nos testes genéticos e, 383-386
  para predisposição à doença, 384-385
  pré-natal, 383-384
  princípios das, 383
  privacidade da informação genética como, 386-388
  utilização da informação genética por empregadores e "seguradoras" e, 388
Quimera, 296
  definição de, 291q

R
Radiação, câncer associado à, 331
Razão de risco relativo, 135-136, 136t
Reações adversas a medicamentos, 374-375
Rearranjos, 53-54, 54f
Rearranjo somático, 37-38

544 ÍNDICE

Recém-nascidos
  doença hemolítica, 164-165
  triagem de, 369-372, 370q, 370t
    dilemas éticos em, 386
    para espectroscopia de massa em *tandem* ou, 371-372, 371t
    para fenilcetonúria, 220, 370
Recombinação, 14, 17q, 17f
  homóloga, distribuição independente e, na meiose, 172-174, 172f
    de alelos em *loci* em cromossomos diferentes, 172, 173f
    de alelos em *loci* no mesmo cromossomo com *crossover* em cada meiose, 172-174, 173f
  hot spots de, 176
Recombinação genética (*crossover* meiótico), 14
Recombinação homóloga, distribuição independente e, 172-174, 172f
Recorrência
  determinação de risco, 336-342, 337f
    quando genótipos são totalmente conhecidos, 337, 337f
    quando são possíveis genótipos alternativos, 337-342
  diagnóstico molecular e baseado no genoma e, 344-347
    interpretação da variante e "variantes de significado desconhecido", 345-347
    painéis de genes e "exomas clínicos completos", 345
  manejo do risco, 335-336
  risco empírico de, 342-344
    de distúrbios complexos, 342-344
    consanguinidade e, 344, 344t
Redundância genética, 215-216
Região promotora, 25
Regiões de controle de *locus*, 25, 32, 199-201, 201f
Regiões pseudoautossômicas, de cromossomos sexuais, 122
Regulação gênica, por fatores de transcrição, 300-301, 301f-302f
Reposição, para tratamento de anormalidade metabólica, 261
Repulsão, 174, 175f
Resgate de trissomia, 362-363
Respeito pela autonomia individual, 383
Restrição alimentar, para tratamento de anormalidade metabólica, 260-261
Retinite pigmentosa, 130, 146, 146f
  heterozigose e fase, 175, 175f
  LOD *score* na, 181, 182t
Retinoblastoma, 195, 315-317
  genes supressores de tumor no, 317-318, 318f
  natureza do segundo evento (*hit*), 318
  perda de heterozigose no, 318, 319f
Retrotransposição, 26
  processo de, 48
Retrovírus, como vetores de terapia gênica, 277-278
Ribossomos, 23-24
Risco relativo, 183-184
RNA, 23
  edição, diferenças na sequência de RNA-DNA, 32-33
  estrutura do, 23
  não codificante, 22
  nucleotídeo no, estrutura do, 23f
  recomposição (*splicing*), 27, 32
    alternativo, 32
    mutações, em β-talassemia, 209, 210f

RNA *(Cont.)*
  significado médico de, 32
  relações de informação entre DNA e proteínas e, 23, 27f
  ribossômico, 23-24, 23f
  síntese do, 23
  transcrição do, 27-28
    mutações afetando, 52
  transferência de, 23-24
RNA de interferência (RNAi), 270
RNA de transferência ou transportador (RNAt), 23-24
  no genoma mitocondrial, 249
RNAm, 23-24
  decaimento do, mediado por mutação sem sentido (*nonsense*), 211
  leitura, 29
  não funcional, 209-211
  síntese de, 25
  tradução de, 26, 28
  β-globina, defeitos de capeamento (*capping*) e cauda (*tailing*), 211
RNA mensageiro. *Ver* RNAm.
RNA não codificante, 22, 26q, 311-312
RNA ribossômico (RNAr), 23-24, 23f
  no genoma mitocondrial, 249
Ruptura do âmnio, 284-285, 285f

S

Safer v Estate of Pack, 387
Sarcomas, 309
Satélites, 59
Segmentação defeituosa, nas mutações do *LDLR*, 229
Segregação cromossômica, 13
Segregação independente, recombinação homóloga na meiose e, 172-174, 172f
  de alelos em *loci* de cromossomos diferentes, 172, 173f
  de alelos em *loci* no mesmo cromossomo com permuta (*crossover*) em cada meiose, 172-174, 173f
Segregação replicativa, 128, 246
Seguradoras, utilização de informação genética por, 388
Seleção
  coeficiente de, 160
  distúrbios dominantes, 161, 161t
  distúrbios recessivos, 160-161
  equilibrada
    lei de Hardy-Weinberg e, 166q
    outras doenças infecciosas, 166
  lei de Hardy-Weinberg e, 160-162
  positiva, para heterozigotos, 165-166
Sequência, definição de, 286
Sequência de Robin, 286-287, 287f
Sequenciamento de exoma completo, 55, 189
  achados incidentais e secundários de, 385-386
  aplicações de, em quadros clínicos, 191
  de DNA fetal, 364-365
  filtragem de, 189-191, 190f
Sequenciamento de genoma completo, 50-51, 55, 57, 189
  achados incidentais e secundários de, 385-386
  análise do genoma por, 63-64, 63f
  aplicações do, em quadros clínicos, 191
  DNA fetal, 364-365
  filtragem, 189-191, 190f

Sequenciamento genômico, 189-191
  aplicações em ambientes clínicos, 191
  filtragem dados para encontrar possíveis variantes causadoras, 189-191, 190f
Sequências de DNA de cópia única, 10
Sequências de DNA repetitivas, 10-11
  e doença, 10-11
Sequências de repetição, instáveis, desordens devidas à expansão de, 251-254, 252f-253f
Sexo
  determinação do
    base cromossômica da, 87-88, 88f
    fetal, 355
  distúrbios autossômicos recessivos influenciados pelo, 111-112
  fenótipos limitados, doença autossômica dominante em, 115-116, 115f
Sibship, 108-110
Silenciamento alélico, 38t
Sinalização célula-célula, morfogênese e, 301-302, 303f
Sinapse, 14-16
Sindactilia, 284 , 284f
Síndrome, definição de, 286
Síndrome 47, XXX, 95-97, 97f
Síndrome alcoólica fetal, 290
Síndrome ATR-X, 207
Síndrome da depleção do mtDNA, 250
Síndrome da talidomida, 290
Síndrome de Angelman, 80t, 85-87, 85t, 86f, 124
Síndrome de Bardet-Biedl, 146
Síndrome de Bloom, 322
Síndrome de Cornelia de Lange, 161t
Síndrome de cri du chat, 83, 84f
Síndrome de deleção, 22q11, 2, 80-82, 82f
Síndrome de DiGeorge, 80t
  morte celular programada na, 306
Síndrome de Down, 66, 67f, 76-79, 76f, 196
  cromossomos na, 77-79
  fenótipo na, 76, 77f
  pacientes mosaico, 78
  risco de recorrência de, 79
  risco para, 79
  sobrevida pós-natal na, 76t
  translocação, 21q21q na, 78-79
  translocação robertsoniana na, 78, 78f
  trissomia parcial do, 21, 79
Síndrome de duplicação, 22q11, 2, 80-82, 80t, 82f
Síndrome de duplicação, 80-82, 80t
Síndrome de Gardner, 320-321
Síndrome de genes contíguos, 80
Síndrome de Gorlin, 306-307
Síndrome de insensibilidade androgênica, 101-102, 102f
Síndrome de Kearns-Sayre, 248, 249t
Síndrome de Klinefelter, 95-97, 97f
Síndrome de Leigh, 249t
Síndrome de Lesch-Nyhan, 218q
Síndrome de Li-Fraumeni (LFS), 321q
Síndrome de Lowe, 285
Síndrome de Lynch, 321-322, 322f
Síndrome de Miller-Dieker, 303
Síndrome de Pallister-Hall, 306-307
Síndrome de Prader-Willi, 80t, 85-87, 85t, 86f, 124
Síndrome de Rett, 121, 207
Síndrome de Rubinstein-Taybi, 286, 286f, 306-307
Síndrome de Smith-Lemli-Opitz, 285
Síndrome de Smith-Magenis, 80t
Síndrome de Stevens-Johnson, 374-375
Síndrome de Stickler, 286-287

ÍNDICE 545

Síndrome de Turner, 66, 195
Síndrome de Waardenburg, 305, 305f
Síndrome de Williams, 80t
Síndrome displásica branquio-oto-renal, 286
Síndrome do olho de gato, 80t
Síndrome do tremor e ataxia associada ao X
frágil (FXTAS), mutações de mudança
de matriz de leitura (*frameshift*), 53
Síndrome do X frágil, 59, 251-252
Síndrome retinoide fetal, 289-290
Síndrome velocardiofacial, 80t
esquizofrenia e, 141
Síndromes de câncer hereditário, 314-315.
Ver também síndromes específicas.
critérios de diagnóstico, 321q
em oncogenes ativados, 315
Síndromes de microdeleção, 59-60, 80-82
Síndromes dos telômeros, 12q
Sinpolidactilia, 301, 302f
Síntese da cadeia globina, desequilíbrio na,
205-213
Sistema reprodutivo, embriologia do, 89-90, 89f
Sistema Rh, 164-165
Sítios crípticos de *splicing*, 209
Sítios frágeis, 59
SNPs. *Ver* Polimorfismos de nucleotídeo
único.
Solenoides, 8
Substratos difusíveis *versus* substratos
macromoleculares nas enzimopatias,
218q
Substratos macromoleculares *versus*
substratos difusíveis nas enzimopatias,
218q
Surdez, 249t
congênita, triagem do recém-nascido,
370-371
Suscetibilidade mendeliana à micobacteriose
(MSMD), 223

T
Tabaco, carcinogênese e, 331
Tabagismo, carcinogênese e, 331-332
Talassemias, 195, 205-213
abordagens de saúde pública
para a prevenção, 212-213
complexo, 208, 211-212, 211f
triagem populacional em larga escala, 212,
212q
triagem restrita a famílias extensas para,
212
α-talassemias, 195, 205-207
como genes modificadores
de β-talassemia, 207
deleções de genes da α-globinas e,
206-207, 206f, 206t
formas de, 206
β-talassemias, 195, 204f, 207-211, 280
alelos da α-talassemia como genes
de modificadores, 207
base molecular, 208-211, 208t, 209f
hemoglobina variante com fenótipo
de talassemia e, 211
triagem populacional, questões éticas
e sociais, 212q
*Tarasoff v the Regents of the University
of California*, 387
TATA box, 30
Tecnologia das células-tronco embrionárias,
296q, 296f
Telófase
da meiose I, 17-18
da mitose, 13
Telomerase, 12, 326

Teoria de dois eventos (*hits*) da inativação
do gene supressor, no câncer, 315-317,
317f
Terapia de câncer orientada, 330, 330t
Terapia de reposição enzimática (TRE), 268-269
Terapia gênica, 275-280, 275t
célula-alvo para, 277-278
considerações gerais da, 276
doenças passíveis de, 278-280
estratégias de transferência gênica para,
276-277, 277f
perspectivas da, 280
requisitos essenciais da, 276q
riscos da, 278
vetores para, viral, 277-278
Terapia. *Ver* Tratamento; doenças
e tratamentos específicos.
Testes de sensibilidade
com base no genótipo, 376-377, 377f
epidemiologia genética e, 375, 375q
triagem de heterozigoto como, 379-380,
379q, 379t
utilidade clínica dos, 377-379
Testes genéticos
de crianças assintomáticas, 385
dilemas éticos em, 383-386
para predisposição à doença, 384-385
pré-natal, 383-384
Tetrâmero, das hemoglobinas, 205
Tetraploidia, 65
Timina, 5-6
Tirosinemia tipo 1, efeito fundador e, 165
Traço falciforme, 202-203
Traços qualitativos
agregação familiar em, 135-136
em distúrbios multifatoriais, 133-135
Traços quantitativos
contribuição genética para, medidas de,
136-137
distribuição normal e, 134-135, 134f
em distúrbios multifatoriais, 133-135
herança e, 136-137
intervalo normal e, 133-134
Tradução, 28-29
e código genético, 28-29
Transcrição
de genoma nuclear, 29
do genoma mitocondrial, 29
início da, 27
Translocação, 21q21q, 78-79
Translocação robertsoniana, na síndrome
de Down, 78, 78f
Translocações balanceadas, com fenótipos
de desenvolvimento, 83
Translocações recíprocas, 70-71
Translucência nucal, 357, 358f
Transmissão homem a homem, 120
Transplante de células do sangue do cordão
umbilical placentário, para doenças de
armazenamento lisossômico, 273, 274f
Transplante de células-tronco
a partir de medula óssea, 272-273, 273f
devido a sangue do cordão placentário,
273, 274f
doenças de não armazenamento, 272
modificação do genoma somático, 272-273
para doenças de armazenamento lisossômico, 272-273
Transplante de fígado, modificação do
genoma somático por, 273-274
Transplante, modificação do genoma
somático por, 272-275
problemas e futuro do, 274-275
transplante de células-tronco, 272-273
transplante hepático, 273-274

Transtornos maníaco-depressivos, risco de,
136t
Tratamento, de doença genética, 257-281.
Ver também doenças e tratamentos
específicos.
avaliação de longo prazo de, 259-260
células-tronco, 272-273
estado atual do, 257-259, 258f-259f, 259t
doenças geneticamente complexas, 257
doenças monogênicas, 257, 259f
fenótipo clínico e, 257
fígado, 273-274
heterogeneidade genética e, 260
molecular, 263, 264f
nível de proteína, 263-269
aumento de proteína como, 267-269
como terapia de reposição enzimática,
267-268
terapia de pequenas moléculas para
melhora da função da proteína
mutante, 263-267
para modular expressão gênica,
269-272
por manipulação do metabolismo,
260-263, 261f
antagonismo do receptor como,
262-263, 263f
depleção como, 263
desvio como, 261-262, 261f-262f
inibição como, 262
restrição alimentar como, 260-261
substituição como, 261
problemas e futuro do, 274-275
transplante como, 272-275
Triagem, 359
Triagem do heterozigoto, 379-380, 379q,
379t
Triagem genética, 369-372, 370f
de recém-nascidos, 369-372, 370q, 370t
espectroscopia de massa em *tandem*
para, 371-372, 371t
para fenilcetonúria, 370
para suscetibilidade genética à doença,
375-380
com base no genótipo, 376-377, 377f
epidemiologia genética e, 375, 375q
triagem de heterozigoto como, 379-380,
379q, 379t
utilidade clínica da, 377-379
validade e utilidade clínica da, 376
Triagem (*screening*)
do recém-nascido, para fenilcetonúria, 220
populacional, para fibrose cística, 233
Triagem pré-natal, 349-366
aconselhamento genético para, 365-366
estriol não conjugado na, 358t, 359
gonadotrofina coriônica humana e, 357,
358t
inibina A, 358t, 359
integrada, 359-360, 360t, 361f
para aneuploidias, 357-359
para defeitos do tubo neural, 356-357,
357f, 357t
para síndrome de Down, 357-359, 357f,
358t
proteína plasmática associada à gravidez
A, 357, 358t
ultrassonografia para, 357, 358f
Triagem pré-natal não invasiva (PIN), 359,
360f
Triploidia, 65
Trissomia, 13, 75
expressão do gene γ-globina, 204, 204f
Trissomia, 65-66
Trissomia do 18, 75

546 ÍNDICE

Trissomia do 21, 66, 67f, 75, 77, 196.
    Ver também Síndrome de Down.
    diagnóstico pré-natal de, 355
    parcial, 79
    triagem pré-natal ou, 357-359, 357f, 360t
Trissomia parcial, 66
Trombose venosa, 146-147
Trombose venosa cerebral, estudo
    caso-controle da, 183, 183t
Trombose venosa cerebral idiopática, 147
Trombose venosa profunda, 147
Tumores benignos, 309
Tumores malignos, 309. *Ver também* Câncer;
    tumores malignos específicos.

U
Ultrassonografia
    análise cromossômica após, 362
    diagnóstico pré-natal de anomalias usando,
      353-355, 353f-354f, 354t
    para distúrbios monogênicos, 355
    para distúrbios multifatoriais, 355, 355t
    para o sexo fetal, 355
    triagem pré-natal utilizando, 357, 358f
Uracila, 23f
Utilidade clínica, 376

V
Validade clínica, 376
Valor adaptativo *(fitness)*
    distúrbios ligados ao X, 121
    Lei de Hardy-Weinberg e, 160-162

Valor adaptativo *(fitness) (Cont.)*
    na herança autossômica dominante,
      117
Valor preditivo, positivo e negativo, 376,
    376t
Vantagem do heterozigoto, 165-166
    deriva e, 166
Variação fenotípica, 136
Variação genética, 155-169
    diferenças étnicas na frequência
      das doenças genéticas e, 163-166,
      164t
      deriva genética e, 165
      efeito fundador e, 165
      vantagem do heterozigoto e, 165
    frequências alélicas e genotípicas na,
      155-156
    Lei de Hardy-Weinberg e, 156-157,
      156q, 157t
      fatores que perturbam, 158-163
      na doença autossômica recessiva,
      157-158
      na doença ligada ao X, 158, 158t
    natureza da, 43-45
    raça e, 168-169, 169q
Variação normal, 133-134
Variância, 134, 134f
Variante gênica, avaliando significado
    clínico da, 346q
Variantes de número de cópias, 48, 62-63
Ventriculomegalia, prevalência da, 354t
Vetores, para terapia gênica
    resposta adversa aos, 278
    virais, 277-278

Vetores virais, 277-278
Via biossintética, desregulação da,
    225-226
Viés
    anulação, 140
    averiguação, 140
    de transmissão parental, 125
    fontes potenciais de, 140
Vilosidades terciárias, 352f
Vírus adenoassociados (AAV), como vetores
    de terapia gênica, 277-278
Vírus da imunodeficiência humana,
    resistência ao, fatores genéticos e, 155,
    156t
Vírus de RNA, como vetores de terapia
    gênica, 277-278

W
Watson, James, 6
Weinberg, Wilhelm, 156

X
Xeroderma pigmentoso, 113, 322

Z
Zigóteno, 14-16
Zigoto, 11
    definição de, 291q
Zona de atividade de polarização, 301,
    303f